AF344143

# ENCYCLOPÉDIE

## DES

# SCIENCES MÉDICALES;

PAR MM. ALIBERT, BAYLE, BAUDELOQUE, BEUGNOT, BOUSQUET, BRACHET,
BRICHETEAU, CAPURON, CAVENTOU, CAYOL, CLARION, CLOQUET,
COTTEREAU, DOUBLE, FUSTER, GERDY, GIBERT, GUÉRARD, HUGUIER, LAENNEC,
LENOIR, LISFRANC, MALLE, MARJOLIN, MARTINET, PELLETAN,
RÉCAMIER, DE SALES, SÉGALAS, SERRES, AUG. THILLAYE, VELPEAU, VIREY.

### M. BAYLE, RÉDACTEUR EN CHEF.

---

**SEPTIÈME DIVISION.**

## COLLECTION DES AUTEURS CLASSIQUES.

---

### PRINGLE.

### LIND.

---

### Soixante-deuxième Livraison.

---

# PARIS.

## AU BUREAU DE L'ENCYCLOPÉDIE,

RUE SERVANDONI, 17.

DÉCEMBRE **1837.**

# ENCYCLOPÉDIE

## DES

# SCIENCES MÉDICALES.

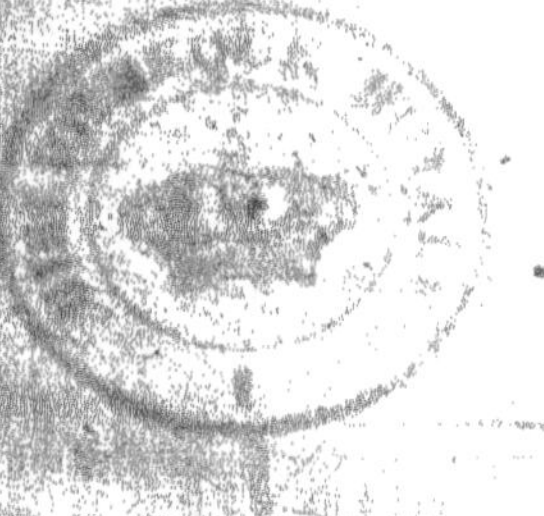

# ENCYCLOPÉDIE

## DES

# SCIENCES MÉDICALES;

OU

## TRAITÉ GÉNÉRAL, MÉTHODIQUE ET COMPLET DES DIVERSES BRANCHES DE L'ART DE GUÉRIR ;

PAR MM. BAYLE, BAUDELOCQUE, BEUGNOT, BOUSQUET, BRACHET, BRICHETEAU, CAPURON, CAVENTOU, CAYOL, CLARION, COQUET, COTTEREAU, DOUBLE, FUSTER, GERDY, GIBERT, GUÉRARD, LAENNEC, LISFRANC, MALLE, MARTINET, PELLETAN, RÉCAMIER, DE SALES, SÉGALAS, SERRES, AUGUSTE THILLAYE, VELPEAU, VIREY.

M. BAYLE, RÉDACTEUR EN CHEF.

---

**SEPTIÈME DIVISION.**

## COLLECTION DES AUTEURS CLASSIQUES.

*PRINGLE.*

*LIND.*

# PARIS.

## AU BUREAU DE L'ENCYCLOPÉDIE,

RUE SERVANDONI, 17.

**1837.**

PARIS. — IMP. DE BÉTHUNE ET PLON,
RUE DE VAUGIRARD, 30.

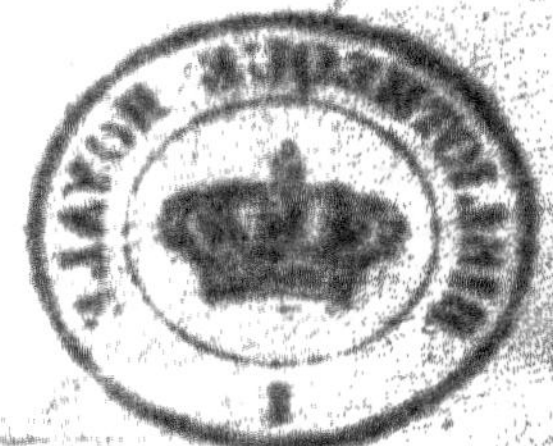

Ce volume est consacré aux principaux travaux de deux médecins anglais justement célèbres, PRINGLE et LIND.

Le Traité des *Maladies des Armées* du premier de ces auteurs, dont la première édition date de 1752, est tellement connu qu'il serait inutile d'en faire l'éloge. Son débit d'ailleurs atteste suffisamment le grand succès dont il n'a cessé de jouir depuis sa publication. Il en a été fait plus de dix éditions anglaises, dont les dernières sont très-récentes. L'ouvrage a été traduit dans toutes les langues, et a conservé partout la réputation qu'il obtint à son origine. C'est que les travaux des véritables observateurs ne vieillissent jamais, parce qu'ils sont l'expression fidèle de la nature, qui est la même dans tous les temps.

La traduction française que nous donnons est la réimpression de la troisième édition de celle qui a été publiée à Paris, en 1795, sans nom d'auteur. Elle est remarquable par son exactitude.

Elle renferme, indépendamment des observations sur les maladies des armées, les mémoires classiques de Pringle sur les *Substances septiques et anti-septiques*, qui furent couronnés, en 1752, par la société royale de Londres, ainsi que la réponse qu'il fit aux objections de De Haen et de Gaber.

Le *Traité du Scorbut* de Lind est une monographie de cette maladie excellente et complète, à laquelle les travaux modernes n'ont rien ou presque rien ajouté; aussi est-elle lue et consultée aujourd'hui presque autant qu'à l'époque où elle parut.

*Pringle* et *Lind.*

Le scorbut avait été confondu avec une foule d'autres maladies avec lesquelles il a plus ou moins de rapports ; tantôt on avait regardé comme scorbutiques des affections qui ne le sont pas ; tantôt on avait exclu de cette maladie des symptômes qui lui appartiennent. On avait admis des scorbuts froids, chauds, acides, alcalins, etc.

Lind examine les différentes descriptions que les auteurs avaient données avant lui ; il les compare, les analyse et découvre la source des erreurs dans lesquelles ils étaient tombés ; il prouve par l'expérience, qu'il n'y a qu'une seule espèce de scorbut, que cette espèce est de la même nature sur mer que sur terre, et que l'opinion générale sur sa contagion et son hérédité n'est pas conforme à l'observation.

Dans l'exposé des causes, des symptômes et du traitement de cette maladie, il n'imite point ses devanciers, qui inventaient toutes sortes d'hypothèses pour expliquer les phénomènes et l'origine de cette affection, et pour trouver des indications et des moyens thérapeutiques. Les expériences, les faits, voilà ses guides. Je n'oserais dire cependant qu'il a pu secouer entièrement l'influence des théories régnantes de son temps.

La traduction que nous donnons est celle dont la deuxième édition a paru en 1788, à Paris, en deux volumes in-12.

L'auteur y a joint la traduction du *Traité du scorbut* de Boerhaave, commenté par Van-Swiéten.

# OBSERVATIONS

SUR

# LES MALADIES DES ARMÉES

## DANS LES CAMPS ET LES GARNISONS;

SUIVIES

### DE MÉMOIRES SUR LES SUBSTANCES SEPTIQUES ET ANTI-SEPTIQUES, ET DE LA RÉPONSE A DE HAEN ET A GABER;

## PAR PRINGLE.

---

## AVERTISSEMENT DU TRADUCTEUR.

Je n'entreprendrai point l'éloge de l'ouvrage de M. le chevalier Pringle. L'accueil que lui ont fait les vrais savants (1) dans tous les pays où les sciences sont en honneur a quelque chose de plus flatteur que toutes les louanges que pourrait donner un traducteur, toujours soupçonné de se passionner pour l'auteur qu'il traduit. M. Pringle est fils de Jean Pringle de Stitchil, près de Berwick, chevalier-baronnet. Ce titre, qui est héréditaire, a passé avec la terre de Stitchil à son frère aîné le chevalier Robert Pringle. Le roi actuellement régnant a créé notre savant chevalier-baronnet. Son goût l'ayant porté à se consacrer à la médecine, il reçut à Leyde, en 1730, le titre de docteur. Sa dissertation qui roulait sur le desséchement des vieillards (2), *de Marcore senili*, annonçait déjà ce qu'on devait attendre de lui.

---

(1) Il a été traduit en allemand et en italien.

(2) Voyez l'extrait qu'en a donné le Journal des savants, au mois d'avril 1731.

*Pringle.*

1

La guerre étant survenue en 1742 , M. le chevalier Pringle suivit les armées , et par les services qu'il rendit , il mérita d'avoir la place de médecin du duc de Cumberland , et ensuite celle de médecin général des armées du roi d'Angleterre.

Il donna en 1750 ses observations sur la nature et le traitement des fièvres des hôpitaux et des prisons. Elles étaient adressées en forme de lettre au docteur Mead , médecin du roi d'Angleterre. Mais elles furent publiées à la hâte , à l'occasion de cette maladie contagieuse qui enleva quelques-uns des magistrats de Londres , qui avaient tenu les assises au mois de mai 1750 , le chevalier Samuel Pennant , lord-maire de Londres , le chevalier Thomas Abney et le baron Clarke , juges ; le chevalier Daniel Lambert , alderman , et un grand nombre d'autres personnes qui avaient assisté à ces assises.

Cette maladie tirait son origine de Newgate, prison qui a le désavantage de recevoir de toutes les autres les criminels qu'on y conduit dans le temps des assises. L'air renfermé , l'humidité et la malpropreté du lieu et de ceux qui l'occupent , rendent comme impossible d'y éviter un mal qui se communique si aisément,

Des accidents de ce genre montrent assez combien il importe de renouveler l'air des lieux qui renferment une multitude de gens malpropres. On a depuis tâché de détruire le principe de ce mal contagieux dans la prison de Newgate. On permet au prisonnier de se promener trois fois par jour dans une grande cour , qu'on lave souvent et qu'on purifie de même que les chambres , en y faisant brûler du soufre toutes les six semaines. Ces attentions, avec l'usage du ventilateur (1), ont sauvé tous les ans la vie à grand nombre de personnes. J'ai vu ce ventilateur dans la prison de Newgate, et la manière dont on l'y a placé m'a paru très-ingénieuse. Les vingt-quatre tuyaux des différents appartements communiquent à un tronc principal, ou à un corps de pompe aérienne , qu'un moulin à vent placé au haut de la prison fait agir. Il serait à souhaiter qu'on eût les mêmes attentions pour nos hôpitaux et pour nos prisons , et que nos magistrats , dont on connaît assez le zèle pour le bien public, y fissent construire de pareilles machines.

Cette fièvre des prisons a tant de rapport avec la fièvre pestilentielle des hôpitaux qui cause de si grands ravages dans les armées, que M. Pringle n'a pas voulu priver ses lecteurs des observations qu'il avait publiées dans sa lettre sur ce sujet. Il les a donc refondues , et après y avoir fait les chan-

---

(1) Voyez la description de cette machine, dans le livre du docteur Hales.

gements et les corrections qu'il a crus nécessaires pour les perfectionner, il en a fait un chapitre à part, qu'il a inséré dans la troisième partie de cet ouvrage.

Cette édition a un avantage considérable sur la précédente. Je l'ai revue avec soin sur la dernière édition anglaise, dont l'auteur m'a envoyé les feuilles à mesure qu'elles s'imprimaient. Indépendamment d'un grand nombre de changements qu'a faits l'auteur dans le corps de l'ouvrage, il y a des additions considérables. Par exemple, le § 6 du chapitre II de la seconde partie, qui n'avait dans la seconde édition anglaise qu'une demi-page, en occupe actuellement huit; et le chapitre de la dysenterie, qui dans cette seconde édition n'avait que vingt-huit pages, en a plus de quatre-vingt actuellement.

Qui croirait qu'un ouvrage qui est le fruit d'une expérience consommée eût rencontré des censeurs? M. de Haen, professeur en médecine à Vienne, attaqua notre savant en 1760, au sujet de la fièvre pétéchiale; mais il lui a répondu d'une manière victorieuse. Le docteur de Haen prête à M. le chevalier Pringle des sentiments qu'il n'a jamais eus, et l'on dirait qu'il a pris à tâche de le décrier. Tantôt ce sont des maximes générales tirées d'Hippocrate et de Sydenham, qu'on ne peut appliquer aux cas particuliers qu'a eus sous les yeux notre savant; tantôt ce sont des passages qui, étant isolés, n'ont plus la même signification qu'ils avaient dans le corps de l'ouvrage; tantôt ce sont des réticences qui dénaturent les pensées de l'auteur. Quel nom donner à un pareil procédé? Je me tais. Interprète des sentiments de M. le chevalier Pringle, de même que de ses écrits, je me fais gloire d'imiter sa modération.

M. le chevalier Pringle a joint aux observations sur les maladies des armées des mémoires sur les substances septiques et anti-septiques. Ils ont été lus successivement à la société royale, depuis le 28 juin 1750 jusqu'au 13 février 1752.

Rien n'a plus nui aux progrès de la médecine que les systèmes formés avec précipitation sur des connaissances imparfaites de la nature. La théorie de la putréfaction en offre un exemple, et les expériences de M. le chevalier Pringle montrent à combien d'égards les idées communes sur la corruption des substances animales, et les conclusions qu'on en a tirées pour la pratique, s'éloignent de la vérité. On avait, par exemple, regardé comme septiques les sels alcalis volatils, et les auteurs du Dictionnaire encyclopédique, ouvrage si estimable d'ailleurs, sont tombés dans la même erreur. Mais M. le chevalier Pringle s'est vu convaincu, d'après les expériences

1.

qu'il a faites, que ces sels, bien loin de hâter la putréfaction, la préviennent ou l'arrêtent.

La société royale a reçu ces mémoires avec applaudissement ; mais elle ne s'est pas bornée à des éloges stériles. Dans son assemblée du 20 novembre 1752, elle gratifia M. le chevalier Pringle de la médaille annuelle assignée par le feu chevalier Copley à celui qui dans le cours de l'année se distinguerait par quelque découverte curieuse et utile. Personne ne la méritait à plus juste titre. Si l'on considère en effet les difficultés sans nombre qu'il a fallu surmonter, et le danger qui accompagne des expériences de cette nature, on conviendra sans peine qu'un homme qui sacrifie son temps, ses veilles et sa santé à acquérir des connaissances si utiles, doit être regardé comme un des bienfaiteurs de l'humanité.

On ne doit point être surpris, d'après ce court exposé, que ce savant jouisse dans les pays étrangers de la même estime que dans sa patrie. L'empereur et l'impératrice-reine en font un cas particulier ; et le premier janvier 1769, son excellence le comte de Seilern, ambassadeur de leurs majestés impériales à la cour d'Angleterre, fit de leur part présent à M. le chevalier Pringle de trois médailles d'or et de dix-huit médailles d'argent, comme un témoignage de leur estime.

# PRÉFACE.

Il ne paraît pas qu'aucun médecin dans l'antiquité ait écrit sur les maladies des armées; les historiens nous ont pareillement laissés dans une profonde ignorance à ce sujet, à moins qu'il ne soit survenu quelque maladie fatale et extraordinaire.

Ainsi, Xénophon, dans son histoire de la fameuse (1) retraite des dix mille, fait mention de la faim canine, de la perte de la vue et de la mortification dans les extrémités, provenant de la neige et du froid excessif auxquels ces troupes furent exposées dans leur marche. Pline le naturaliste est le premier qui parle du scorbut qui affligea l'armée romaine en Germanie (2), après qu'elle y eut séjourné deux ans; et nous voyons aussi que les Romains se virent quelquefois obligés de changer souvent de camp, à cause du mauvais air des marais voisins. Plutarque observe que (3) Démétrius perdit dans sa dernière expédition plus de huit mille hommes, par une maladie qui suivit une disette de provisions.

Tite-Live parle d'une maladie pestilentielle qui fit en Sicile de grands ravages dans les armées des Romains et des Carthaginois. Diodore de Sicile en décrit une autre, accompagnée d'un flux de sang, qui fit périr presque entièrement ces derniers, alors occupés au siége de Syracuse. Quoiqu'il attribue (4) cette calamité à la colère des dieux qui voulaient punir

---

(1) Liv. iv, pag. 219, édit. d'Oxford.

(2) L'ancienne Germanie renfermait la partie septentrionale des Pays-Bas, et il paraît que c'est là le pays marécageux dont Pline veut parler, puisqu'il ajoute *trans Rhenum maritimo tractu* : ce qui s'accorde avec la relation que Tacite a publiée de cette expédition sous Germanicus. (Voyez Pline, livre xxv, chap. iii.) Les recherches que j'ai faites depuis m'ont appris que Pline n'avait pas le premier parlé de la stomacace et du synonyme scélotyrbe, qui est le scorbut de nos jours. Strabon fait mention de cette maladie dans l'histoire de l'expédition que les Romains firent en Arabie, sous le commandement de Sélius Gallus : cette expédition fut un peu antérieure à celle qu'ils firent en Allemagne sous Germanicus. (Voyez Strab., Geograph., lib. xiii.)

(3) Vitæ parallel., vol. v, pag. 57, ex edit. Londin.

(4) Diodor. Sicul., lib. xiv, tom. i, pag. 697, ex edit. Wessel. Amst., 1746.

leur impiété, il ne laisse pas cependant d'en expliquer les causes naturelles d'une manière plus ample et plus satisfaisante que les historiens n'ont coutume de le faire en de semblables occasions.

Si l'on excepte ces exemples et un petit nombre d'autres encore, on ne trouve rien, dans ce que nous ont laissé les anciens, qui ait rapport aux maladies des armées. Il paraît étonnant que Végèce, dans son livre sur l'art militaire, ait fait un chapitre exprès sur les moyens de conserver la santé des soldats, et qu'il n'ait parlé nulle part des maladies auxquelles ils étaient particulièrement sujets; qu'il ait fait mention des médecins qui accompagnaient les armées, et qu'il ait passé sous silence la manière dont on disposait les malades dans des hôpitaux ou autres lieux semblables.

On doit d'autant plus regretter le silence des anciens sur cet article, que, faisant de la guerre leur principale étude, on ne peut guère douter que ce qui regardait le soin des malades n'ait été porté à un aussi haut point de perfection que les autres parties de leur science militaire. Les troupes se trouvant continuellement en campagne, et dans des climats fort différents, les médecins étaient alors plus à portée de faire d'utiles observations sur la nature et les causes des maladies des camps, et sur la méthode la plus sûre de les traiter.

Lorsque je fus employé pour la première fois à l'armée, il y avait bien peu de médecins parmi les modernes qui eussent essayé d'écrire sur ce sujet; encore n'avaient-ils point été attachés aux armées et aux hôpitaux militaires, ou du moins ils l'avaient été fort peu. Ainsi, cette partie de la médecine, qui depuis long-temps aurait dû être parfaite, est, pour ainsi dire, encore nouvelle : la vie militaire étant si peu compatible avec la tranquillité nécessaire pour l'étude et les observations.

M'étant donc aperçu du peu de secours que je devais attendre des livres, je pris le parti de mettre par écrit mes observations à mesure qu'elles se présentaient, dans l'espérance de les trouver par la suite de quelque utilité dans la pratique. Ayant continué cette méthode jusqu'à la fin de la guerre (1), j'ai depuis rédigé ces matériaux, et j'ai tâché de suppléer en quelque sorte par ma propre expérience, avec autant de clarté et de précision que je le pouvais, à ce qui manquait sur ce sujet.

J'ai partagé cet ouvrage en trois parties. Dans la première, après une relation succincte des qualités de l'air et des maladies particulières aux Pays-Bas, théâtre ordinaire de nos guerres, je donne un abrégé du journal de médecine des différentes campagnes. J'y fais mention des maladies épidé-

---

(1) La guerre de 1743.

miques , c'est-à-dire de celles qui arrivèrent le plus fréquemment parmi nos troupes , dans l'ordre qu'elles se sont présentées, des embarquements, des campements , des quartiers d'hiver , des saisons, des changements de temps , en un mot , de toutes les positions où se trouve une armée , qui me paraissent devoir affecter la santé des soldats. Bien loin de traiter en cette partie de la guérison des maladies, je n'ai fait qu'en effleurer la description, réservant ces deux points pour la suite de mon ouvrage. Mon but était d'y rassembler des matériaux pour remonter aux causes les plus évidentes des maladies militaires , afin de pouvoir établir d'une manière sûre tout ce qui se trouvait compatible avec le service , et qui dépendait de ceux qui ont l'autorité en main , et afin de suggérer des mesures convenables pour prévenir ou pour diminuer par la suite les causes de ces maladies dans toute autre campagne. Je me suis d'autant plus attaché à rendre ces observations exactes , que j'ai prévu que cette partie , étant surtout un récit de faits dont j'ai été témoin oculaire , ne laisserait pas d'être reçue favorablement, quelque accueil qu'on fît d'ailleurs au reste de l'ouvrage. Les conséquences que je tire de ces faits sont courtes et en petit nombre, parce qu'une discussion trop étendue aurait interrompu leur enchaînement , et qu'on devait les présenter sous un seul point de vue.

J'ai , par cette raison , renvoyé à la seconde partie la plupart des raisonnements qui résultent de la première. Après avoir divisé et rangé par classes les maladies qui sont communes à la vie militaire , j'en examine les causes générales , je veux dire celles qui dépendent de l'air , du régime et de ces autres circonstances qu'on comprend communément , quoique improprement, sous les noms de *non naturels*. Je rapporte quelques-unes de ces maladies à des causes fort différentes de celles que les autres écrivains leur attribuent communément ; et je fais voir que telles causes qu'on a regardées jusqu'ici comme des sources fréquentes de plusieurs maladies militaires n'y ont pas la moindre part. J'espère qu'on excusera ces libertés, si l'on fait attention que je me suis trouvé plus à portée de faire ces remarques que ceux qui m'ont précédé : les connaissances de la nature se perfectionnant d'ailleurs tous les jours , il est vraisemblable que ceux qui écrivent les derniers sur de pareils sujets approchent davantage de la perfection.

Le lecteur s'attend fort peu à me voir mettre les hôpitaux, dont l'unique destination est de servir au rétablissement et à la conservation de la santé , au nombre des principales causes des maladies , et des ravages que fait la mort dans les armées. Ce qui m'y a déterminé est le mauvais air et les autres inconvénients qui en sont inséparables. Pendant la première guerre on rendit les hôpitaux plus commodes , et on les porta à un point de perfection qu'on n'avait point encore connu. On avait été jusqu'alors dans l'usage de transporter les malades fort loin de l'armée, quand l'ennemi était proche, ce qui en faisait périr un grand nombre avant que les médecins en eussent pris soin. Le feu comte de Stair, mon illustre protecteur, instruit de cet inconvénient, engagea, dans le temps que l'armée était à Aschaffenbour, le maréchal de Noailles dont il connaissait parfaitement l'humanité , à regarder des deux côtés les hôpitaux comme des sanctuaires, et à les protéger mutuellement. Le général français y consentit de bonne grâce, et saisit la première occasion qui se présenta , pour montrer l'attention particulière qu'il avait à remplir ses engagements. Car tandis qu'après la bataille de Dettingen, notre hôpital était à Feckenhein, village sur le Mein, assez éloigné du camp, le maréchal de Noailles , voulant envoyer un détachement à un autre village situé sur la rive opposée, et craignant que cela ne causât quelque alarme aux malades, il leur envoya dire qu'étant informé que l'hôpital anglais se trouvait en cet endroit, il avait donné des ordres exprès à ses troupes de ne le point inquiéter. Cet accord s'observa strictement des deux côtés durant cette campagne ; et, quoiqu'il ait été négligé depuis, on espère cependant que dans la suite les généraux le regarderont comme un exemple, qu'ils s'empresseront de faire revivre.

Après avoir expliqué les causes générales des maladies des armées, je traite ensuite des moyens d'en écarter quelques-unes, et de rendre les autres moins dangereuses. Sans cela les observations antérieures eussent été de fort peu d'utilité. Mais il est aisé de concevoir que ce n'est point par des remèdes qu'on doit prévenir les maladies, et qu'on ne doit point faire dépendre cet article essentiel de quelque chose qu'il soit au pouvoir du soldat de négliger ; mais d'ordres formels, qui, en même temps qu'il se voit dans la nécessité d'y obéir, ne lui paraissent pas déraisonnables.

Je termine la seconde partie par comparer les diverses quantités de malades en différentes saisons, afin que le général puisse savoir avec quelque degré de certitude le nombre de troupes sur lequel il peut compter en quelque temps que ce soit ; qu'il puisse connaître les effets que fait sur la santé une campagne d'une longue ou d'une courte durée, une campagne commencée de trop bonne heure, et des quartiers d'hiver pris trop tard, et beaucoup d'autres calculs fondés sur les matériaux amassés pendant la dernière guerre. Les *données* sont en trop petit nombre pour en déduire des conséquences certaines ; mais, comme je n'en ai point trouvé d'autres sur lesquelles je pusse compter, je me suis vu forcé d'en faire le meilleur usage que je pouvais. Cela servira du moins comme un essai de ce qu'on pourrait faire sur ce sujet en acquérant plus d'expérience.

Comme j'ai eu en vue dans ces deux parties l'instruction des officiers autant que celle des médecins, j'ai tâché de raconter clairement les faits et d'en tirer les conséquences de la manière la plus simple, sans me servir des termes de l'art, autant que me l'a permis la nature du sujet; de me rendre, en un mot, si clair, que je fusse entendu de quiconque posséderait les premiers principes de la connaissance de la nature.

Mais la troisième partie, qui renferme la pratique, n'a été écrite que pour les médecins, parce qu'on n'aurait pu expliquer suffisamment ce sujet aux autres, et qu'il aurait été fort peu instructif pour eux. Je balançai longtemps sur la manière dont je devais traiter cette partie, incertain si j'omettrais les choses généralement connues, ou si je parlerais d'une manière ample et régulière de toutes les maladies dont il y est fait mention. Je me déterminai enfin pour la méthode suivante.

Je conçois qu'on peut diviser les maladies auxquelles une armée est le plus sujette en deux classes : la première renferme celles qui sont communes à la Grande-Bretagne et aux autres pays ; et l'autre, celles qui sont propres à un climat différent et à l'état de soldat. Or, comme les maladies de la première classe ont été amplement traitées par plusieurs savants auteurs, dont les ouvrages sont entre les mains de tous les médecins, et que d'ailleurs elles se rencontrent tous les jours, j'en parle à la hâte et sans m'y arrêter, me contentant d'établir ma méthode générale, et la différence, supposé qu'il y en ait, qu'il faut observer dans les ordonnances par rapport aux hôpitaux militaires.

A l'égard de l'autre classe qui renferme les fièvres rémittentes et intermittentes d'automne, la fièvre d'hôpital et de prison et la dysenterie, comme ces maladies sont moins fréquentes en ce pays-ci (1), j'ai jugé à propos [de les traiter plus au long, et d'une manière propre à instruire ceux qui les auraient peu connues auparavant.

Mes observations sur la fièvre d'hôpital furent imprimées pour la première fois en 1750, dans une lettre adressée au docteur Mead. Mais comme elle fut publiée à la hâte à l'occasion de la maladie de prison, qui parut vers ce temps-là à Londres, je fus forcé d'omettre beaucoup de choses que j'ai depuis suppléées, et il m'échappa des méprises que j'ai tâché de rectifier dans cet ouvrage, qui renferme aussi cette dissertation (2).

---

(1) L'Angleterre.

(2) On publia en Angleterre, en 1722, un traité dont le titre est *Recherches raison-*

J'ai joint à cette description de la fièvre d'hôpital, aussi bien qu'à celle des fièvres d'automne et de la dysenterie, quelques conjectures sur leurs causes internes et plus cachées, quoique je n'ignore point qu'une tentative de cette espèce pouvait tendre plutôt à affaiblir qu'à confirmer mes observations, parce qu'on ne voit que trop souvent que la théorie influe sur le jugement et le pervertit. Mais j'avais non-seulement fait ces descriptions, mais encore établi le traitement de toutes ces maladies long-temps avant que d'avoir songé à en assigner ces causes, qui quelquefois ne m'ont été d'abord suggérées que par les effets des remèdes. Cependant une théorie juste et éclairée peut être utile, non-seulement pour découvrir des remèdes plus efficaces, mais encore pour varier ceux que nous connaissons, quand le jugement ne peut être aidé par l'expérience, ou même par analogie avec d'autres fièvres.

En raisonnant sur la nature de ces maladies, j'ai eu si souvent recours au principe septique, que le lecteur pourrait s'imaginer que je le regarde comme une cause plus universelle que je ne le pense réellement. Car, si l'on excepte ces maladies et un petit nombre d'autres auxquelles je fais allusion dans cet ouvrage, je n'en ai rapporté aucune autre à cette origine. Mais à l'égard de la réalité de ce principe, quoique je l'aie suffisamment prouvé dans mes observations, quelques personnes seront bien aises d'apprendre qu'Hippocrate donne à penser qu'il regardait la corruption des humeurs comme la cause de certaines maladies ; que Galien en parle plus au long ; que dans les temps postérieurs, on a traité plus amplement de ce principe, et qu'on l'a appliqué à la médecine, comme il paraît par les *Aphorismes de Sanctorius*, et autres ouvrages du même temps. Quoique ce principe ait été détruit par les systèmes de Sylvius et de Willis, et celui des premiers écrivains mécaniques, cependant Boerhaave l'a rétabli, en comprenant parmi les alcalis tout ce qu'il croyait septique ou putride.

Mais comme cet auteur célèbre n'eut pas le temps d'appuyer toutes les parties de sa doctrine par des expériences, il n'est point surprenant qu'on

---

*nables sur la nature de la peste, faites d'après des remarques historiques, par Jean Pringle, docteur en médecine.* Comme ce sujet ressemblait au mien, et que l'auteur portait le même nom que moi, on a, dans l'index de l'édition du *Methodus studii medici* de Boerhaave, donnée par Haller, rapporté à une seule et même personne cette pièce, ma lettre au docteur Mead et la dissertation *de Marcore senili*, que je fis paraître à Leyde en 1730, lorsque je pris le bonnet de docteur. Je me fais un devoir de rendre justice au célèbre médecin, auteur de cet ouvrage, et je saisis avec plaisir cette occasion, pour instruire le public d'une méprise où il était naturel à un étranger de tomber.

ait fait quelques méprises, et que l'on n'ait point assez compris toute l'étendue de ce principe.

Deux circonstances m'engagèrent à continuer ce sujet : le grand nombre de maladies putrides, dont je fus obligé de prendre soin dans les hôpitaux, et l'autorité du lord Bacon, qui présente de bonnes raisons pour engager à considérer la connaissance de ce qui cause, ou de ce qui retarde la putréfaction, comme la chose vraisemblablement la plus propre pour expliquer les opérations les plus cachées de la nature. Je lus dans diverses assemblées de la société royale plusieurs mémoires à ce sujet. Les trois premiers ont été publiés dans les Transactions philosophiques ; mais, tandis que les autres étaient entre les mains du secrétaire de la société, pour y être pareillement insérés, me voyant dans la nécessité de renvoyer souvent aux expériences qu'ils contiennent, j'ai jugé à propos de joindre le tout à cet ouvrage, dans le même ordre que je les ai présentés. Je me suis contenté seulement d'y ajouter un petit nombre de notes, afin d'éclaircir ce que l'on n'avait point assez amplement ou assez clairement exprimé auparavant, et pour lier davantage ces faits avec les observations précédentes. La société s'est fait une règle de ne point publier dans ses mémoires les dissertations qui, ayant été lues dans ses assemblées, ont été depuis publiées par les auteurs. C'est par cette raison qu'on ne trouve dans les Transactions philosophiques que mes trois premiers mémoires sur les substances septiques et anti-septiques.

Cet ouvrage parut, pour la première fois, en 1752. Il fut réimprimé l'année suivante (1) avec quelques additions. Je corrigeai, dans la troisième édition, quelques-unes de mes observations, d'après une plus grande expérience dans les camps que j'ai suivis en Angleterre pendant trois étés, au commencement de la dernière guerre. Comme j'ai trouvé que les maladies de ces hôpitaux étaient les mêmes que celles que j'avais observées en Allemagne et en Flandre durant la guerre précédente, quoique plus bénignes à cause de la nature de notre climat, et que les soldats n'avaient point à souffrir les fatigues auxquelles ils sont exposés en présence de l'ennemi, je n'ai point cru nécessaire d'entrer dans aucune particularité par rapport à ces campagnes.

J'ai revu, avec tout le soin possible, les trois éditions suivantes, aussi bien que celle-ci. Des réflexions plus mûres, ma pratique particulière, et les conversations que j'ai eues avec ceux qui ont été employés dans les hôpitaux étrangers en différents climats, depuis le commencement de la

---

(1) Ma traduction fut faite sur la seconde édition.

dernière guerre jusqu'à la paix, m'ont mis à portée de les perfectionner, en présentant, avec plus d'assurance, des remarques que je n'avais publiées qu'avec une sorte de défiance, et en en omettant d'autres que j'avais avancées sans aucune raison suffisante. J'ai pareillement ajouté quelques nouvelles observations à la plupart des articles de la troisième partie, et particulièrement au chapitre sur la dysenterie. Quoique cette maladie ne soit pas commune en ce pays-ci, cependant elle le fut pendant l'automne de 1762, et cela me donna occasion de faire un plus grand nombre d'expériences. J'ai évité avec soin, dans cette édition, toutes les dénominations de fièvres qui ne donnent point d'idée claire de leur nature, ou qui peuvent en donner de fausses. L'on ne trouvera plus par conséquent les termes de fièvres *nerveuses*, *bilieuses*, *putrides* ou *malignes*, ou du moins on les définira de manière à ne plus causer d'ambiguité.

Je suis persuadé que, malgré tous les soins et toutes les attentions que j'ai apportés en faisant ces observations et ces expériences, et les différentes occasions que j'ai eues de revoir et de corriger cet ouvrage, il m'est échappé plusieurs inexactitudes et quelques méprises. Ceux qui se sont appliqués à des recherches de cette nature, et qui n'ignorent point les difficultés qui les accompagnent, seront très-portés à les excuser. Cependant, tout imparfait que cet ouvrage peut être, j'ai la satisfaction de voir qu'il a servi de fondement à des écrivains qui ont concouru avec moi à faire leurs efforts pour tirer, des malheurs même de la guerre, quelque avantage pour le genre humain.

# OBSERVATIONS

SUR

# LES MALADIES DES ARMÉES

## DANS LES CAMPS ET LES GARNISONS.

## PREMIÈRE PARTIE.

### CHAPITRE PREMIER.

#### DE L'AIR ET DES MALADIES DES PAYS-BAS.

La Lis, qui prend sa source en Artois, et se jette, à Gand, dans l'Escaut, sépare, avec la partie inférieure de cette rivière, la partie élevée et sèche de la Flandre de la partie basse et humide. Entre cette ligne et la mer, le pays est plat, marécageux et malsain. Cet espace renferme quelques villes frontières, qui appartiennent aux Hollandais, aux Français et aux Autrichiens, dont les plus malsaines sont Furnes et l'Écluse. Le reste de la Flandre est plus élevé, et forme, avec les autres Pays-Bas autrichiens, un pays sec et fort sain. — Une grande partie des Provinces-Unies, de même que le Brabant hollandais, depuis Grave en descendant le long de la Meuse, étant pareillement située dans un terrain bas et humide, est sujette aux mêmes maladies que la partie plate de la Flandre. La Zélande l'emporte par les mauvaises qualités de l'air qu'on y respire, étant non-seulement basse et couverte d'eau, mais encore environnée des bords bourbeux et fangeux de l'Escaut oriental et occidental, et des endroits les plus marécageux de tout le pays ; de sorte qu'il n'y a presque point de vent, excepté ceux de mer, qui n'aug-

mente l'humidité qui lui est naturelle et les exhalaisons infectes. — Toute cette contrée des Pays-Bas, ne se trouvant guère plus haute que le niveau de la mer et des rivières qui la traversent, était autrefois tellement exposée aux inondations dans les débordements et dans les grandes marées, que jusqu'à ce qu'on eût fait des digues, et qu'on eût pratiqué des écoulements, ce n'était qu'un large marais ; et maintenant, après des travaux incroyables, le pays est encore sujet à être inondé dans les marées extraordinaires, ou lorsque l'eau trouve par hasard quelque passage libre. L'évaporation de ces eaux croupies, et de celles des canaux et des fossés, dans lesquels se pourrissent une infinité de plantes et d'insectes, surcharge l'air, pendant l'automne et vers la fin de l'été, de vapeurs humides, putrides et très-nuisibles à la santé.

Une seconde cause de l'humidité, à la vérité moins remarquable, vient de l'eau qui séjourne sous terre. On la rencontre en effet si près de sa surface, qu'il est rare d'y voir des fossés ; et le sol de la terre étant léger, l'humidité transpire aisément, et charge en été l'air de vapeurs, dans les endroits même où l'eau n'est pas visible. Tel est l'état de la plus grande partie du Brabant hollandais, dont les habitants sont plus ou moins sujets aux fièvres intermittentes, à proportion du plus ou du moins de distance de cette eau à la surface de la terre : de sorte que, par l'inspection seule des puits, on peut déterminer le degré de salubrité de plusieurs villages. Ces puits, entretenus par les eaux souterraines, avec lesquelles ils sont toujours de niveau, et diminuant à proportion de la sécheresse de l'été, sont une preuve que la chaleur du soleil attire continuellement cette eau à travers les pores de la terre, et servent en même temps de règle pour déterminer la quantité qui s'en évapore. — En Zélande et sur les côtes de la Flandre et du Brabant opposées à cette province, on remarque une espèce singulière de vapeur, qui, dans les basses marées, s'élève d'un rivage bourbeux et couvert de limon, d'autant plus sujet peut-être à se corrompre, que l'eau douce s'y mêle avec l'eau salée (1). Les habitants de ces pays sont sujets à de grandes maladies ; mais ceux d'Ostende, qui est une place située sur l'Océan, jouissent communément d'une bonne santé, parce qu'il n'y a point de marais dans ses environs. — Une ventilation imparfaite est une autre cause de l'humidité et de la corruption de l'atmosphère. Il ne se trouve point de montagnes pour diriger les vents sur les lieux les plus bas ; de là vient que l'air est sujet à croupir et à perdre son élasticité, d'autant plus qu'on y voit un grand nombre de plantations pour le plaisir et le chauffage, ou qui servent d'enclos. Les fermes et les petits villages sont couverts d'arbres, ce qui non-seulement empêche l'air de circuler, mais encore lui laisse, au moyen de leur transpiration, une certaine humidité. Cette espèce d'humidité se trouve en moindre quantité dans les villes ; le pavé des rues, les maisons et le feu continuel qu'on y fait, ne contribuent pas peu à empêcher ces exhalaisons ; aussi les maladies, causées par l'humidité, y sont-elles moins dangereuses et moins fréquentes.

On doit ajouter aux causes des fièvres des pays plats et marécageux, l'eau malsaine qu'on y boit communément. Cette eau vient de la pluie, et se conserve dans des citernes, ou bien on la tire de puits

qui n'ont point de profondeur : ce qui fait qu'elle se corrompt aisément dans les temps chauds et secs. Ainsi la disposition générale à la putréfaction peut s'augmenter par l'usage d'une telle eau et par celle des viandes, qui se gâtent fort vite lorsque l'air n'est pas renouvelé, qu'il est chaud et chargé de vapeurs humides. Différentes circonstances conspirent donc en été, non-seulement à relâcher les solides, mais encore à disposer les humeurs à la putréfaction ; et, comme la combinaison de la chaleur et de l'humidité est la grande cause de la prompte corruption des substances animales, aussi remarque-t-on qu'elle produit partout des fièvres rémittentes et intermittentes, et d'autres maladies d'une espèce putride, qui sont exactement les mêmes que celles qui se rencontrent dans les parties basses et marécageuses des Pays-Bas. — Telle est la nature du pays ; mais les maladies épidémiques commencent plus tôt ou plus tard, sont d'une durée plus ou moins longue et accompagnées de symptômes plus ou moins effrayants, suivant les différents degrés de la chaleur et de l'humidité de la saison. Si les chaleurs commencent de bonne heure, et qu'elles continuent pendant tout l'automne, sans être modérées par des vents et par des pluies, la saison devient extrêmement malsaine, les maladies paraissent de bonne heure et sont dangereuses ; mais si l'été est tardif, et que les pluies et les vents fréquents le tempèrent, ou bien si les froids de l'automne commencent de bonne heure, alors il y a peu de maladies, les symptômes sont favorables, et la guérison aisée (1). — Il est à propos d'observer ici la différence qui se trouve dans les saisons humides et pluvieuses. Dans les pays marécageux, les chaleurs excessives et continuelles, même sans pluie, occasionnent la plus grande humidité dans l'atmosphère, à cause des exhalaisons qu'elles y élèvent et y entretiennent ; au lieu que les pluies fréquentes, durant les chaleurs, rafraîchissent l'air, répriment l'élévation des vapeurs, délayent et renouvellent l'eau croupie, et précipitent les émanations putrides et nuisibles. Mais, si des pluies considéra-

---

(1) Vid. Lancis. de Nox. Palud. Efflux., lib. I, p. I, c. VIII.

(1) Tout ceci est conforme à un registre des variations du temps et des maladies, que le docteur Stocke, médecin de Middlebourg en Zélande, a tenu pendant plusieurs années.

bles sont suivies, au commencement de l'été, par des chaleurs violentes et continuelles, ces eaux, rassemblées dans des terrains bas, venant à y croupir et à s'y corrompre, fournissent plus de matière aux exhalaisons, rendent la saison plus malsaine, et les maladies plus terribles. On peut remarquer aussi que les maladies ne commencent jamais que lorsque les chaleurs ont assez continué pour que la putréfaction et l'évaporation des eaux aient le temps de se faire. On peut, par conséquent, dater le commencement des maladies épidémiques de ce pays de la fin de juillet ou du commencement d'août, pendant les jours caniculaires ; leur déclin sensible est vers la première chute des feuilles, et leur fin, lorsqu'il commence à geler ; le reste de l'année, il y a beaucoup moins de disposition aux maladies.

Il faut encore observer que, quoiqu'au mois de septembre les plus grandes chaleurs soient passées, les maladies ne laissent pas de continuer, à cause de la grande variation du chaud et du froid. Les jours sont encore chauds, mais les nuits sont froides et humides, et souvent il y a des brouillards. Ces transitions subites arrêtent la transpiration ; les parties du sang les plus putrescibles restent dans le corps, ou bien les pores des poumons et de la peau ont plus de disposition à absorber quelques particules nuisibles, capables de produire des fièvres et des cours de ventre. On doit aussi se rappeler que les étés sont, dans la même latitude, plus chauds sur le continent qu'en Angleterre ; et que, dans les Pays-Bas, les chaleurs sont plus fortes et plus étouffantes que dans les pays de montagnes. — La maladie épidémique de l'automne et la maladie dominante des pays marécageux et de celui-ci (1) est une fièvre d'une nature intermittente, communément tierce, mais d'une mauvaise espèce. Dans les endroits les plus humides, et durant les saisons les plus malsaines, ce sont des fièvres double-tierces, rémittentes, ou même des fièvres ardentes (2). Toutes ces maladies, quoique variées à cause de la différence des tempéraments, et par d'autres circonstances, sont néanmoins de la même nature. En effet, quoiqu'au commencement de

la maladie épidémique, lorsque la chaleur, ou plutôt lorsque la putréfaction de l'air est le plus considérable, elles deviennent continues ou rémittentes ; cependant, vers la fin de l'automne, elles se terminent ordinairement en fièvres intermittentes régulières. — En Zélande, où l'air est plus malsain, on appelle cette fièvre maladie de la bile. En effet, sa grande abondance et sa dépravation sont quelquefois si considérables dans cette maladie, qu'il est naturel d'en attribuer la cause au débordement et à la corruption de cette humeur. Quoique je ne considère pas la bile comme la cause primitive de ces fièvres, cependant la maladie peut s'entretenir, et les symptômes s'aggraver par une trop grande sécrétion de cette humeur et par sa putréfaction, occasionnées par la fièvre. Dans cette maladie, de même qu'en d'autres, la cause première peut produire un effet, et cet effet occasionner de nouveaux symptômes.

A proportion de la fraîcheur de la saison, de l'élévation et de l'aridité du pays, cette fièvre est plus bénigne, devient plutôt rémittente et intermittente, et s'écarte davantage de la nature d'une fièvre continue ; mais, à en juger d'après son plus fâcheux état, ne faut-il pas rapporter la plupart des symptômes à une cause septique, puisque ces fièvres sont accompagnées d'une altération et d'une chaleur excessives, que la langue est fort chargée, que la bouche est amère, qu'on désire les acides, qu'on a des nausées, une aversion pour toute nourriture animale, des vomissements désagréables, une grande oppression d'estomac, quelquefois avec des taches livides, et autres semblables indications de la corruption des humeurs ? Comme, avec ces symptômes, la maladie prend toujours une forme intermittente et rémittente, on serait tenté de croire que les fièvres intermittentes et rémittentes de cette saison, même les plus bénignes, doivent s'attribuer à quelque degré de putréfaction. — Quoique le *choléra-morbus* et la dysenterie ne soient jamais aussi épidémiques que les fièvres, ce sont néanmoins les maladies fréquentes dans les pays humides. Comme elles paraissent dans la même saison que ces fièvres, on suppose qu'elles ne sont qu'une détermination particulière des humeurs corrompues. Si les premières voies donnent passage à ces humeurs, il en résulte un *choléra-morbus*, ou une dysenterie ; mais si elles

_______________

(1) La Zélande.
(2) Voyez la définition de la fièvre ardente, part. III, chap. IV, § 2.

restent dans le corps, et qu'elles soient portées dans le sang, elles occasionnent une fièvre intermittente ou rémittente. — Les fièvres et les flux de ventre sont souvent accompagnés de vers, qu'on ne doit pas regarder comme la cause de ces maladies, mais seulement comme une marque du mauvais état des entrailles, de la corruption des aliments et de la faiblesse des intestins, causés par la chaleur, l'humidité et l'état putride de l'air.

Telles sont les maladies aiguës des parties marécageuses des Pays-Bas. La principale maladie chronique est une espèce de scorbut, particulier à ceux qui vivent dans un air humide et corrompu, principalement s'ils font usage de viandes salées. Quoique les symptômes en soient moins fâcheux que ceux du scorbut de mer, cependant, comme ils en approchent beaucoup, on doit le regarder comme la même maladie. Les exhalaisons putrides qui s'élèvent des canaux et des marais, pendant les chaleurs, agissent de même que celles qui s'élèvent d'un vaisseau sale et trop chargé de monde, et corrompent les humeurs. L'air de la mer n'est point la cause du scorbut; car à bord d'un vaisseau il y a des préservatifs, dans les plus longs voyages, contre le scorbut de mer; et les habitants des côtes maritimes ont beau respirer l'air de la mer, ils n'ont jamais cette maladie, s'il n'y a point de marais dans leur voisinage (1). — En général, les personnes riches ou aisées sont moins sujettes aux maladies des marais. Car ces climats exigent des maisons sèches, des appartements élevés, un exercice modéré, sans travailler au soleil, ou parmi les vapeurs du soir, une quantité raisonnable de liqueurs fermentées, et des aliments bons et sains, tels que des végétaux et de la viande fraîche. Sans ces secours, non-seulement les étrangers, mais les naturels eux-mêmes, sont fort exposés à ces maladies, principalement après des étés chauds, dont l'air n'a point été renouvelé par les vents. Les tempéraments les plus robustes ne s'en trouvent guère plus exempts que les autres; et c'est par cette raison que les troupes anglaises sont si sujettes à ces

fièvres et à la dysenterie dans les Pays-Bas; mais elles ne le sont pas toujours au scorbut, parce qu'elles ne font pas, en temps de guerre, dans les parties les plus humides de ce pays, un séjour assez long pour contracter cette maladie.

Quoique les maladies de l'été et de l'automne soient fréquentes et violentes dans les endroits marécageux de la Flandre et de la Hollande, il y a cependant peu de pays qui s'en trouvent totalement exempts; car si les chaleurs sont grandes, elles relâchent les solides, et tendent à corrompre les humeurs. Si en automne on s'expose, dans ces circonstances, aux brouillards, aux vapeurs de la nuit, ou à toute autre cause qui arrête la transpiration; si on prend une nourriture qui ne soit pas saine, on sera exposé, dans un pays sec, ainsi que dans un pays humide et marécageux, aux mêmes sortes de maladies, quoique moins caractérisées et moins fréquentes. De là vient que, même dans les camps les plus secs, ces fièvres d'été et d'automne, et ces dysenteries, sont plus ou moins communes après de grandes chaleurs continues. Car, indépendamment de l'humidité naturelle de la tente, les soldats sont souvent exposés, soit par état, soit par leur faute, aux vapeurs et aux froids de la nuit, à l'humidité de la terre, et à porter des habits mouillés, et ils courent d'autant plus de risque de tomber alors dans ces maladies, que les passages du chaud au froid, et du froid au chaud, sont plus fréquents et plus sensibles en campagne que dans les quartiers. — Or, une suppression subite de la transpiration, survenant lorsque les fibres sont relâchées, et lorsque le sang est dans un état de putréfaction causé par une exposition continuelle au soleil, occasionne généralement une fièvre rémittente ou intermittente, un *choléra-morbus* ou une dysenterie, si l'on n'y remédie pas à temps. Ces maladies sont par conséquent presque aussi naturelles à un camp qu'à un pays bas et marécageux.

## CHAPITRE II.

RELATION GÉNÉRALE DES MALADIES QU'É-PROUVÈRENT LES TROUPES ANGLAISES EN FLANDRE ET DANS LES QUARTIERS D'AL-LEMAGNE, 1742 ET 1743.

Au commencement de juin 1742 (1),

_________________

(1) Voyez l'expérience quarante-huitième, sur les substances septiques et anti-septiques, où l'on explique plus amplement la nature du scorbut.

(1) On s'est servi du nouveau style par-

nouveau style, les troupes anglaises commencèrent à s'embarquer pour la Flandre. Il y avait en tout environ seize mille hommes, tant infanterie que cavalerie. Les vents furent favorables, les passages courts; les soldats abordèrent en bonne santé et se rendirent à leurs garnisons respectives. — On établit le quartier-général à Gand, avec la plus grande partie de la cavalerie, trois bataillons des gardes, un régiment et l'artillerie; on mit huit bataillons en quartier à Bruges, deux à Courtrai, un régiment de dragons à Oudenarde, et une autre partie à Alost, partie à Grammont. On plaça l'hôpital général à Gand; mais dans les autres garnisons on confia le soin des malades aux chirurgiens de chaque régiment. — Pendant l'été et l'automne, le temps fut beau, les chaleurs douces et modérées, et en général il n'y eut point de maladies dans le pays. Les officiers anglais continuèrent à se bien porter; mais il y eut beaucoup de soldats qui tombèrent malades : en voici la cause la plus vraisemblable. — Gand est situé entre la partie élevée et la partie basse de la Flandre. Le quartier de la ville qu'on appelle la *Montagne-St-Pierre* est beaucoup plus haut que le reste de la ville. Les casernes qu'on y avait pratiquées, ayant des écoulements pour les eaux et un air libre, étaient tout-à-fait sèches, de sorte que les troupes qui y logeaient jouirent d'une santé parfaite; mais celles qui étaient en quartier dans la partie basse de la ville, et qui se trouvaient là plupart logées au rez-de-chaussée, dans des maisons ruinées, sans écoulement pour les eaux, et par conséquent fort humides, furent sujettes à beaucoup de maladies. Le bataillon du premier régiment des gardes est un exemple remarquable de l'effet causé par la différence des quartiers. Deux de ses compagnies étaient sur la montagne Saint-Pierre, les huit autres dans la partie basse de la ville. Ces dernières occupaient des chambres si humides, qu'à peine les soldats pouvaient-ils empêcher leurs souliers et leurs baudriers de se moisir. Au mois de juillet, les malades de ce bataillon montaient à environ cent quarante (1); de ce nombre, il n'y en avait que deux qui appartinssent aux compagnies de la montagne Saint-Pierre, et tout le reste à celles de la basse ville. Mais vers le milieu d'août, en changeant de casernes, la maladie diminua aussitôt. Le reste de la garnison souffrit beaucoup moins à proportion. Les plus grandes listes des malades de l'infanterie n'excédèrent, en aucun temps, soixante-dix hommes par bataillon, et quarante par régiment de dragons (1). Quoiqu'on comprît dans ces listes tous les accidents qui empêchent un soldat de vaquer à ses fonctions, et que le nombre des malades fût alors trois fois plus grand qu'il ne l'est communément lorsque les troupes sont dans leur pays, cependant il ne parut pas exorbitant dans cette garnison. Les plus grandes listes furent au mois d'août. Ces maladies étaient alors principalement des fièvres intermittentes et rémittentes, et des cours de ventre.

Les maladies furent plus considérables à Bruges, ville de la division de la Flandre basse, et plus humide que Gand. Les soldats étaient, outre cela, logés dans des barraques plus humides. Les fièvres intermittentes et rémittentes commencèrent au mois de juillet. Au mois d'août, les intermittentes se trouvèrent très-nombreuses; elles continuèrent pendant tout le mois de septembre, diminuèrent au mois d'octobre, et cessèrent avec les gelées en novembre. Ces fièvres étaient non-seulement d'une espèce plus dangereuse que celles de Gand, mais le nombre des malades fut trois fois plus grand, et il en mourut davantage à proportion. Après les fièvres, les flux de ventre furent ce qu'il y eut de plus fréquent, et quoiqu'ils ne fussent pas toujours des flux de sang, c'était cependant une espèce de dysenterie. On remarqua alors que ceux qui logeaient dans des étages élevés se portèrent beau-

---

tout, quoiqu'il n'ait commencé en Angleterre qu'au mois de septembre 1752.

(1) Un bataillon complet consistait alors en huit cent treize hommes; mais comme on ne met pas dans les listes des malades les officiers brevetés, on ne doit compter dans le corps entier que sept cent cinquante soldats, et les officiers sans brevet, dont on porte les noms au commandant de chaque régiment, lorsqu'il leur survient quelque indisposition qui les empêche de s'acquitter de leur devoir.

(1) Les régiments de dragons étaient composés de trois escadrons, et chaque escadron de cent cinquante-huit hommes, sans compter les officiers brevetés.

*Pringle.* 2

coup mieux que ceux qui demeuraient aux rez-de-chaussée, qui étaient tous très-humides. — Les deux bataillons en garnison à Courtrai étaient logés différemment ; l'un avait des casernes sèches et l'autre humides. Le dernier eut le double de malades pendant tout l'automne ; mais les plus grandes listes n'allèrent pas au-delà de 70 hommes.

Oudenarde se trouve dans la division de la Flandre haute ; mais les casernes étant humides, sans écoulement pour les eaux, et dans une situation basse, les fusiliers gallois qu'on y avait mis souffrirent autant, à proportion, que la garnison de Bruges. — Mais à Alost et à Grammont, villes de la même division, où un régiment de dragons fut logé par billet, dans les maisons des particuliers, à peine y vit-on la moindre maladie ; et ce corps se porta si bien, que lorsque l'armée marcha en Allemagne, il ne fut point obligé d'abandonner un seul homme. — Le grand nombre de malades, et le défaut d'expérience dans le traitement des maladies ordinaires à un climat humide, furent cause qu'on traita peut-être alors ces fièvres avec moins de succès qu'elles ne le furent par la suite. Plusieurs fièvres rémittentes dégénérèrent en fièvres continues, souvent mortelles. Les intermittentes se changèrent pareillement en fièvres continues, ou finirent en obstructions dangereuses des viscères, parce qu'on les avait arrêtées avant les évacuations convenables, ou parce qu'on ne s'était pas assez précautionné contre les rechutes. — Après les gelées de novembre, les fièvres intermittentes ne parurent plus, à moins qu'on ne prît du froid, et même il n'y eût que ceux qui en avaient été attaqués en automne, qui en furent saisis de nouveau. — Les maladies épidémiques de l'automne cessèrent, et firent place à celles de l'hiver. Ces dernières provenaient du froid, et se partageaient en différentes espèces ; les plus communes étaient des toux sèches, des rhumatismes, des points de côté, des inflammations du poumon, et autres semblables. Nos soldats n'étant point accoutumés aux exercices militaires, ni à des quartiers froids, et ne se trouvant pas pourvus d'habits propres au climat et à la saison, qui est très-rude en ce temps-là, furent sujets à toutes ces maladies. — Il n'y eut point d'autre incommodité considérable, si l'on excepte la gale. Elle devint si universelle en effet, quelque temps après le débarque-

ment des troupes, que beaucoup de personnes crurent devoir attribuer la cause d'un mal si étendu et si subit, aux provisions salées dont on fit usage sur mer, ou bien au changement d'air. La seule cause de cette contagion provenait d'un petit nombre de soldats qui, s'en trouvant infectés avant l'embarquement, le communiquèrent à bord à leurs camarades, ou après leur arrivée en Flandre, dans les casernes.

Telles furent les principales maladies de nos troupes dans les garnisons. Les moins fréquentes furent des hydropisies et des consomptions ; les premières, une suite des fièvres d'automne opiniâtres mal guéries, et les autres, d'un rhume négligé. — Mais la plus alarmante fut, dans l'hôpital, une fièvre d'une espèce particulière, lente dans son cours, accompagnée d'un pouls profond et d'une stupeur constante. La nouveauté et le danger, plutôt que le nombre des personnes qui en furent attaquées, la rendirent considérable. On se méprit d'abord à la cause ; on s'aperçut ensuite qu'elle provenait du mauvais air de quelques-unes des salles trop pleines de malades, et principalement d'une où il y avait un homme dont un membre était gangréné. Cette fièvre ne parut point hors de l'hôpital, et comme elle commence, la plupart du temps, dans les hôpitaux ou les prisons, on l'appellera dorénavant, pour la distinguer, fièvre d'hôpital ou de prison. — Les troupes sortirent de leurs quartiers d'hiver au commencement de février 1743, et marchant en Allemagne, on les cantonna dans le pays de Juliers et à Aix-la-Chapelle. On laissa seulement une partie de la cavalerie à Bruxelles. Le nombre des malades et de ceux à qui la faiblesse ne permettait pas encore de se mettre en marche se montait à environ six cents : on les rassembla de toutes les garnisons, dans l'hôpital - général de Gand. Le temps étant favorable, les troupes entrèrent en Allemagne en fort bon état. — Bientôt après, l'*influenza* (1) parcourut la plus grande partie de l'Europe, et se fit sentir vivement à Bruxelles ; mais dans les quartiers on ne s'en aperçut que par les rechutes de ceux qui, l'automne précédent, avaient été attaqués de fièvres intermittentes. Les autres maladies furent les mêmes qu'en

_____________

(1) Fièvre de courte durée, accompagnée d'un catarrhe violent.

Flandre, des rhumes, des pleurésies, et autres semblables, occasionnées par le froid et la rigueur de la saison.

Depuis l'arrivée des troupes à leurs quartiers, jusqu'au commencement de mai, le temps fut extrêmement froid; il tomba beaucoup de neige vers la fin de mars, pendant dix-sept jours sans discontinuer. Les troupes abandonnèrent en ce temps-là leurs quartiers, et traversèrent le Rhin ; la marche fut longue, et les mauvais chemins la rendirent pénible. Mais, comme les soldats passaient les nuits dans des maisons chaudes, et qu'ils avaient de bonnes provisions, il y en eut si peu qui tombèrent malades en route, que dans la marche, depuis Gand aux quartiers d'Allemagne, et de ces quartiers à l'endroit où nous campâmes en hiver et par le temps le plus fâcheux, nous ne perdîmes pas en tout vingt hommes. — Au commencement de mai, le temps changea tout-à-coup, et les troupes campèrent le 17 à Hoechst (1), sur les bords du Mein dans un pays sec, ou vert et sain.

## CHAPITRE III.

RELATION GÉNÉRALE DES MALADIES AUXQUELLES LES TROUPES FURENT SUJETTES PENDANT LA CAMPAGNE DE 1743, EN ALLEMAGNE, ET L'HIVER SUIVANT, EN FLANDRE.

Le terrain, quoique naturellement bon, n'était pas encore parfaitement sec. Malgré la chaleur des jours, les nuits ne laissaient pas d'être froides, et condensaient les vapeurs. Ces vicissitudes de chaud et de froid, jointes à l'humidité inséparable des tentes, ne pouvaient qu'affecter la santé des troupes qui faisaient leur première campagne. Ainsi, il y eut beaucoup de maladies inflammatoires. — On ouvrit l'*hôpital volant* à Nied, village dans le voisinage du camp; en trois semaines, on y reçut environ deux cent cinquante malades. Lorsqu'ils eurent été réduits à deux cent vingt, on rangea les maladies par classes, de la manière suivante : pleurésies et péripneumonies, soixante et onze; rhumatismes avec plus ou moins de fièvre, cinquante et un; fièvres inflammatoires, sans douleur de rhumatisme ou pleurétiques, vingt-cinq; fièvres intermittentes, trente; toux violentes sans fièvre,

neuf ; rhumes anciens et consomptions, sept. Les autres avaient un flux de ventre, ou quelques symptômes inflammatoires, différents de ceux dont on vient de parler ; et quelques personnes, légèrement incommodées, restèrent dans le camp. Les fièvres intermittentes et les flux de ventre furent aussi accompagnés de quelque peu d'inflammation. — Tel fut à peu près le premier état des maladies du camp. Car les nuits étant encore froides et la terre humide, il est aisé de concevoir que des hommes qui couchent sous des tentes, sans rien avoir pour se couvrir, ont beaucoup à souffrir. Les soldats d'ailleurs sont souvent exposés à la pluie, et ne peuvent faire sécher leurs habits ; d'autrefois, ils se couchent sur l'herbe faute d'occupation, et dorment au soleil dans la saison la plus chaude. — De là vient que les maladies, depuis que l'on commença à camper jusqu'après le solstice d'été, ont été presque toujours inflammatoires. Les flux de ventre, les fièvres rémittentes et intermittentes n'ont jamais été générales durant ce période, et celles qui se rencontrèrent ont été rarement sans quelque inflammation. — La cavalerie n'eut pas, à beaucoup près, autant de malades, et l'on remarque que dans les camps, elle en a toujours moins à proportion; car le soin des chevaux donne aux cavaliers un emploi aisé, mais continuel; leurs manteaux les garantissent de la pluie, et leur servent de couvertures pendant la nuit. Pour les officiers, ils jouissaient tous d'une santé parfaite, comme c'est assez l'ordinaire dans la première partie d'une campagne. — Le 22 juin, l'armée marcha à (1) Aschaffembourg, où elle campa dans un endroit sec et aéré. On laissa cinq cents hommes à l'hôpital, de sorte qu'en cinq semaines, la proportion des malades, au total, fut d'environ un à vingt-neuf. Avant ce mouvement des troupes, la maladie avait diminué sensiblement, et elle continua toujours à baisser dans le nouveau camp ; car les plus faibles étaient déjà dans l'hôpital, et le reste commençait à s'accoutumer aux fatigues de la campagne. Ajoutez à cela qu'il faisait alors chaud pendant la nuit, et qu'il n'était point tombé de pluie qui pût mouiller les habits des soldats, ou rendre humide la terre sur laquelle ils couchaient.

---

(1) Petite ville de l'électorat de Mayence.

(1) Ville d'Allemagne sur le Mein, appartenant à l'électeur de Mayence.

Le 26, sur le soir, on plia les tentes ; l'armée marcha toute la nuit, et le lendemain matin se donna la bataille de Dettingen. La nuit suivante, les troupes couchèrent sur le champ de bataille sans tentes, exposées à une grande pluie. Le lendemain, elles marchèrent à Hanau, où elles campèrent dans une campagne ouverte et sur un bon terrain, mais alors mouillé ; et elles n'eurent point de paille la première nuit et peut-être même la seconde aussi. Ces accidents occasionnèrent un changement subit dans la santé des soldats. Car l'été avait commencé de bonne heure, et les chaleurs jusqu'alors avaient été grandes et continuelles ; mais il paraît que la transpiration libre et non interrompue avait empêché qu'elles ne produisissent quelque maladie générale. Les pores s'étant ensuite subitement bouchés, le corps se refroidit, et les humeurs tendant à la dissolution, à cause des chaleurs précédentes, se jetèrent en cet état dans les intestins, et occasionnèrent une dysenterie qui continua une grande partie de la saison. Dans l'espace de huit jours après la bataille, il y eut cinq cents personnes attaquées de cette maladie, et en quelques semaines, près de la moitié des troupes l'avait ou venait d'en relever. Elle n'épargna point les officiers, mais elle ne fut pas aussi commune parmi eux. Elle se fit d'abord sentir à tous ceux qui se couchèrent tout mouillés à Dettingen, et les autres la gagnèrent par contagion. — La dysenterie, cette maladie épidémique qui arrive si fréquemment dans les camps, et qui leur est si funeste, commença plus tôt cette campagne que dans aucune des suivantes. Comme elle ne paraît guère avant la fin de l'été ou le commencement de l'automne, on en attribue ordinairement la cause à des excès de fruits. Les circonstances suivantes contredisent cette opinion ; la dysenterie commença, et fit le plus de ravage avant la saison des fruits, si l'on en excepte les fraises, dont les soldats ne goûtèrent pas à cause de leur cherté, et elle finit vers le temps que le raisin est mûr, quoique chacun en mangeât tant qu'il voulut, les vignobles étant ouverts de tous côtés.

Ajoutons à cette observation l'événement dont voici les détails. Trois compagnies du régiment d'Howard, qui n'avaient point joint l'armée, marchèrent, avec le bagage du roi, depuis Ostende jusqu'à Hanau ; elles y arrivèrent une nuit ou deux avant la bataille, et ayant reçu ordre de s'arrêter, elles campèrent, pour la première fois, à une petite distance du terrain qu'occupa depuis l'armée. Ces soldats n'avaient point été exposés à la pluie et ne s'étaient point couchés mouillés. Par cette séparation des lignes, ils se trouvèrent pareillement éloignés de la contagion des privés, et ayant établi leur camp sur le bord de la rivière, ils jouirent d'un courant d'air continuel. Au moyen de ces circonstances favorables, on remarqua que, tandis que l'armée souffrait le plus, ce petit camp échappa presque entièrement à la maladie (1), quoique la nourriture fût la même, qu'il bût de la même eau, et qu'il respirât le même air, si l'on en excepte la portion infectée. Il continua à en être exempt pendant six semaines, jusqu'à ce que les troupes étant décampées de Hanau, il se joignit au gros de l'armée, et campa dans les lignes. Il fut alors attaqué de cette maladie ; mais comme elle était sur son déclin, il en souffrit peu. —

La dysenterie continua tout le mois de juillet et partie du mois d'août ; elle fut entretenue par la chaleur du temps et le mauvais air du camp. Les chaleurs revinrent bientôt après les pluies dont j'ai parlé plus haut, qui avaient rafraîchi l'air, et elles furent si considérables pendant quelques semaines, que les humeurs qui n'étaient déjà que trop disposées à recevoir l'infection, le furent encore davantage. Il paraît que la mauvaise paille et les privés servirent surtout à entretenir le mal, puisque aussitôt que nous eûmes quitté ce terrain, il diminua sensiblement. — Le nombre des maladies ne fit qu'aggraver les symptômes, comme c'est l'ordinaire dans la petite vérole, la peste, et dans toute autre maladie putride et contagieuse. Mais la dysenterie est surtout funeste dans les hôpitaux trop remplis, où les exhalaisons corrompues, étant resserrées et accumulées, sont portées à un grand degré de malignité. Cette même maladie en a fourni un exemple fatal. — On choisit pour servir d'hôpital le village de Feckenheim, environ à une lieue du camp. On y envoya du camp, pendant le séjour que l'armée fit à Hanau, autour de quinze cents malades, sans compter les bles-

---

(1) Je n'ai entendu parler que d'un seul homme qui ait été attaqué d'un flux de sang.

sés, et de ce nombre, la plus grande partie avait la dysenterie. Au moyen de quoi l'air se corrompit à un tel point, que non-seulement le reste des malades eut la dysenterie, mais encore les apothicaires, les garde-malades, et autres personnes employées dans les hôpitaux, en furent pareillement attaqués avec la plus grande partie des habitants du village. Il s'y joignit encore une maladie beaucoup plus formidable, je veux dire la *fièvre d'hôpital* ou *de prison*, suite ordinaire d'un air infecté par la corruption animale et par une trop grande quantité de personnes resserrées dans un même endroit. Ces deux maladies combinées occasionnèrent une grande mortalité dans ce village parmi les habitants, de même que parmi les soldats ; tandis que d'un autre côté, ceux d'entre nous qui eurent la dysenterie, et qu'on ne transporta pas hors du camp, quoique dépourvus d'ailleurs de toutes les commodités dont jouissaient ceux qui étaient dans les hôpitaux, se virent exempts de cette fièvre et recouvrèrent la plupart la santé.

Le 16 d'août nous décampâmes de Hanau, et nous allâmes à Wisbaden, où nous fûmes joints par quatre bataillons nouvellement arrivés d'Angleterre. Le 23, nous traversâmes le Rhin, et le 30 du même mois, nous campâmes à Worms, le long de la rivière, et nous y séjournâmes jusqu'au 25 septembre. Tous ces campements se firent sur un terrain sec et dans un pays ouvert. — Le mois d'août fut toujours chaud, sec et sans brouillards ; le beau temps continua le reste de l'automne. La chaleur seule diminua, et il y eut des rosées abondantes, comme il est ordinaire dans cette saison. Sur la fin d'août, quoique les jours fussent toujours chauds, les nuits devinrent froides, et au commencement d'octobre, le froid fit de si grands progrès, que les campagnes étaient, le matin, quelquefois couvertes de gelée blanche. — Depuis le temps qu'on décampa de Hanau, la dysenterie diminua d'une manière si sensible, qu'on ne peut en attribuer la cause qu'au changement d'un camp devenu fort malsain par l'infection des privés, la putréfaction de la paille, et toutes les autres ordures qu'un long séjour ne manque jamais d'y occasionner. Lorsque l'armée traversa le Rhin, les soldats attaqués de la dysenterie ne composaient guère que le tiers des malades, quoique peu de temps auparavant cette maladie

fût presque la seule. Un mois après, elle se fit à peine remarquer, si ce n'est dans un petit nombre qui, n'ayant point été guéri parfaitement, ou ayant pris du froid, ou enfin faute de régime, éprouva une rechute.

Vers le milieu du mois d'août, lorsque la dysenterie était sur son déclin, il parut une nouvelle maladie qui augmenta tous les jours, tant que les troupes restèrent en campagne. C'était une fièvre rémittente ; les paroxysmes revenaient tous les soirs, accompagnés d'une grande chaleur, d'une soif ardente, d'un mal de tête violent, et souvent d'un délire. Ces symptômes duraient la plus grande partie de la nuit, mais ils diminuaient le matin avec une sueur imparfaite, quelquefois avec une hémorrhagie de nez, ou avec un cours de ventre. L'estomac était fort incommodé, dès les commencements, par des nausées, des oppressions, et de fréquents vomissements bilieux et putrides. Si l'on manquait à évacuer, ou qu'on ne le fît pas abondamment, le malade tombait dans une fièvre continue, et quelquefois il devenait jaune, comme dans la jaunisse. Lorsque la saison fut bien avancée, et les froids plus fréquents, cette fièvre fut accompagnée de toux, de douleurs de rhumatisme et d'un sang couenneux. Les officiers s'en sentirent moins que les soldats, parce qu'ils n'étaient pas si exposés au froid, et, par la même raison, la cavalerie qui avait des manteaux pour s'en garantir pendant la nuit fut moins incommodée. Des gens qui étaient aussi de l'armée, mais qui se trouvaient en quartiers, en furent d'autant moins attaqués, qu'ils avaient été fort peu exposés aux chaleurs, aux vapeurs nocturnes et aux autres fatigues inséparables du service. Je distinguerai dorénavant cette autre maladie épidémique, commune dans les armées, par le nom de *fièvre rémittente d'automne*, et de *fièvre intermittente des camps*. — Dans le cours de la dysenterie et de cette fièvre, plusieurs rendirent des vers ronds, et ce même symptôme s'est rencontré chaque campagne dans ces deux maladies. Mais on ne doit pas pour cela s'imaginer que les vers soient la cause de la fièvre ou de la dysenterie (1); tout ce qu'on peut penser est qu'étant joints à l'une ou à l'autre, ils la rendent plus dangereuse. — Le 25 septembre, l'armée

_______________

(1) Voyez chap. premier, p. 7.

marcha à Spire. Il ne s'y trouvait plus, il est vrai, de dysenterie, mais les fièvres rémittentes faisaient tous les jours de nouveaux progrès. Les troupes retournèrent le 13 octobre; le temps avait changé; il fit froid et il plut beaucoup pendant la marche : cela causa tant de maladies dans ce peu de temps, qu'à leur retour on envoya plus de huit cents hommes à l'hôpital, la plus grande partie malades de cette fièvre.

Trois jours après l'armée gagna Biberic, et, rompant son camp, elle retourna dans le Pays-bas, en différentes divisions. Le temps fut extrêmement favorable pendant la marche, et il continua ainsi pendant un mois. Les soldats ayant toutes les nuits de bons logements, il en tomba si peu de malades, que nos troupes arrivèrent à leurs garnisons respectives sans presque perdre un seul homme. — Mais on laissa trois mille malades en Allemagne, partie à Feckenheim près de Hanau, et partie à Osthoven et à Bechtheim, deux villages dans le voisinage de Worms. On a déjà fait mention (1) de l'état où se trouvaient ceux de Feckenheim : la fièvre d'hôpital et la dysenterie y continuèrent avec violence, peu de personnes en échappèrent. Car, quelque favorable ou quelque maligne que fût la dysenterie, pour la guérison de laquelle on envoyait quelqu'un à l'hôpital, cette fièvre survenait presque toujours. Les taches pétéchiales, les pustules, les parotides, les fréquentes mortifications, sa qualité contagieuse et la grande mortalité, firent voir qu'elle était de la nature de la peste. De quatorze aides employés auprès des malades, on en perdit cinq, et si l'on en excepte un ou deux, les autres avaient été fort mal et en danger. Près de la moitié des malades mourut dans l'hôpital; les habitants du village ayant gagné d'abord la dysenterie, et la fièvre ensuite par contagion, ils périrent presque entièrement. — Les deux hopitaux près de Worms étaient dans un meilleur état. Les malades s'y trouvaient plus au large; ils y avaient été envoyés dans une saison plus fraîche, et les maladies étaient plus bénignes. Mais un hôpital général ayant été établi à Newied, et les malades y ayant été transportés de leurs quartiers différents, en leur faisant descendre le Rhin, le changement d'air soulagea d'a-

bord, il est vrai, ceux de l'hôpital de Feckenheim; mais les autres, qui avaient été mêlés avec eux, gagnèrent l'infection, et la circonstance suivante ne fit que la rendre plus générale et plus funeste. Car, des ordres étant venus peu de temps après pour transférer tous les malades d'Allemagne en Flandre, on les embarqua dans des belandes (1), et on les transporta par eau à Gand, où ils n'arrivèrent que vers le milieu de décembre. Dans ce voyage ennuyeux, la fièvre ayant pris de nouvelles forces, par l'air enfermé et resserré des belandes, par les mortifications et autres émanations putrides, elle parvint à un tel degré de virulence et de malignité, qu'il en périt plus de la moitié dans les bateaux et plusieurs autres peu de temps après leur arrivée. On peut encore démontrer davantage la ressemblance de cette maladie avec une véritable peste, par l'événement suivant. On mit à bord des mêmes vaisseaux qui portaient les malades, un paquet de vieilles tentes, qui leur servirent de couvertures de lit. Ces tentes ayant besoin de réparation, on les mit entre les mains d'un ouvrier de Gand. Il employa vingt-trois compagnons pour les mettre en état. Mais ces infortunés se virent bientôt saisis de la maladie, qui en enleva dix-sept, quoiqu'ils n'eussent communiqué d'aucune autre manière avec les personnes qui en étaient attaquées.

Les hommes qu'on laissa dans les hôpitaux, à la fin de la campagne, étaient à ceux qui parvinrent sains et saufs à leur garnison, comme trois à treize. — On assigna aux troupes, pour quartiers d'hiver, Gand, Bruges, Ostende et Bruxelles; cette dernière ville est la plus élevée et la mieux aérée. Mais en hiver, comme il y a fort peu d'exhalaisons, et par conséquent nulle humidité dangereuse répandue dans l'air, la situation de la ville importe peu. La seule attention est d'avoir des casernes chaudes et sèches, et du feu suffisamment. Les meilleurs quartiers étaient à Bruxelles, et en conséquence la maladie n'y fit pas, à beaucoup près, tant de ravage qu'à Gand et à Bruges, où l'humidité des casernes, jointe à quelques restes des indispositions de la campagne précédente, occasionna de fréquentes maladies au commencement de l'hiver. Quoique les troupes retournas-

---

(1) Chap. III, p. 20.

(1) Belande ou bilande, sorte de petit vaisseau flamand.

sent en Flandre en apparence en bonne santé, cependant, bientôt après leur arrivée, plusieurs soldats se sentirent incommodés de fièvres rémittentes, accompagnées de symptômes inflammatoires. On vit par là que le germe de cette fièvre pouvait se tenir quelque temps renfermé dans le corps, et se montrer ensuite tout-à-coup, suivant les occasions, avant que les gelées eussent rétabli le ton des intestins, qu'elles eussent fortifié le tempérament et purifié la masse du sang.

C'est pourquoi ces fièvres rémittentes furent, au commencement de l'hiver, la maladie dominante des garnisons, et ensuite les jaunisses sans fièvre. A Bruxelles, où les casernes étaient chaudes et sèches, les fièvres furent en petit nombre et la jaunisse rare ; mais elles devinrent toutes les deux fort nombreuses à Gand et à Bruges. La fièvre ne continua cependant que fort peu de temps, car elle disparut au mois de décembre, et ne fut suivie que par des toux et des inflammations provenant du froid, de même que l'hiver précédent. — Il ne parut aucune maladie épidémique au printemps. A l'exception des rhumes, il n'y eut d'autre maladie que la fièvre contagieuse qui vint d'Allemagne, et qui continua dans l'hôpital de Gand. Elle se fit sentir plus faiblement à Bruges dans les infirmeries des régiments, qui étaient trop remplies lorsque les troupes entrèrent dans leurs quartiers d'hiver.

## CHAPITRE IV.

### RELATION GÉNÉRALE DES MALADIES DURANT LA CAMPAGNE DE FLANDRE, en 1744.

Nos troupes campèrent d'abord, le 31 mai, à Anderlecht, à une lieue de Bruxelles. Le 1er juin elles allèrent à Berleghem, et y restèrent jusqu'au 31 juillet, que l'armée traversa l'Escaut, et campa à Anstain, dans le territoire de Lille, où elle séjourna presque tout le reste de la campagne. — Les Anglais entrèrent cette année en campagne avec cinq nouveaux bataillons, et l'on reçut à Berleghem un renfort de cinq autres bataillons venus d'Angleterre. Cette augmentation, jointe à celle des dragons et aux recrues, rendit les troupes nationales supérieures de dix mille hommes au moins à celles de la première campagne. — Les trois premiers jours qu'on fut campé, il fit fort chaud pour la saison, et il fit froid pendant les dix suivants ; mais le temps s'a-

doucissant ensuite, et continuant de la sorte avec des chaleurs modérées, l'été fut en général très-favorable aux opérations de la campagne. Avant que l'armée passât l'Escaut, comme le service n'avait point été rude, et que le fourrage se trouvait fort près, les soldats souffrirent peu, et eurent rarement leurs habits mouillés. De là vient que la maladie fut si modérée que pendant les dix première semaines qu'on campa, nos troupes envoyèrent seulement six cents hommes dans les hôpitaux de Gand et de Bruxelles, ce qui ne faisait que la quarante-troisième partie du total. — Les deux tiers de ces maladies étaient purement inflammatoires, telles que des pleurésies, des péripneumonies, des esquinancies, des rhumatismes accompagnés de fièvres, ou autres semblables. Le reste était, pour la plupart, des fièvres printanières intermittentes, quelques dysenteries et autres maladies accidentelles, généralement accompagnées d'inflammation, comme au commencement de la précédente campagne (1).

Il est à propos d'observer encore une fois, par rapport aux maladies inflammatoires d'un camp, que, quoiqu'au commencement de la campagne, les toux et les points de côté, avec inflammations des poumons et de la plèvre, soient les effets ordinaires du froid qu'on a pris ; cependant, lorsqu'on approche du solstice d'été, comme le temps devient plus chaud, la poitrine est moins sujette à être affectée, et ces causes produisent plutôt des fièvres continues ou des rémittentes, avec un sang couenneux, que quelques-unes des inflammations dont on a parlé plus haut. On doit encore observer que cette fièvre peut se guérir aisément en peu de jours, si on la traite comme il faut. Mais si on la néglige au commencement, soit en omettant la saignée, soit en faisant rester les malades dans le camp, ou en les faisant transporter dans des chariots à des hôpitaux éloignés, elle n'est jamais sans danger. — Lorsque l'armée fut arrivée dans le territoire de Lille, on ouvrit un hôpital à Tournai, le 23 août, dans lequel on n'envoya d'abord que cinquante hommes ; et comme c'étaient les seuls qui fussent tombés malades depuis qu'on eut traversé l'Escaut, cela prouva que le camp était alors fort sain. Mais parmi ce petit nombre, il se fit

---

(1) Chap. III, pag. 16.

un changement dans leurs maladies ; d'inflammatoires, elles devinrent putrides, la plupart étant des fièvres rémittentes ou des dysenteries. — Depuis la fin du mois d'août jusqu'au milieu de septembre, il tomba une grande quantité de pluie ; ainsi ceux qui allaient au fourrage non-seulement furent souvent mouillés, mais encore le terrain sur lequel l'infanterie campait étant bas, il conserva l'eau de la pluie. De sorte qu'il y eut dans l'hôpital, le 1er octobre, plus de quatre cent cinquante personnes attaquées de la dysenterie, sans compter quelques autres qui l'eurent plus faiblement, et qu'on ne jugea pas à propos de transporter hors du camp.

Ce fut là toutefois le plus grand nombre de nos malades ; ce qui, vu l'augmentation de nos troupes, était peu considérable, si l'on examine combien cette maladie avait été fréquente la campagne précédente. La raison en est fort simple. Le temps, au commencement de la première campagne, avait été si chaud que, vers la fin de juin, les humeurs avaient déjà de la disposition à se putréfier. Tandis que les choses étaient dans cet état, les pluies qui tombèrent à Dettingen, et le terrain mouillé sur lequel nos troupes couchèrent, ayant arrêté la transpiration, ou affecté d'une autre manière leur tempérament, produisirent la dysenterie, qui fut augmentée par la contagion, la chaleur du temps, la paille pourrie et les privés d'un camp où l'on avait fait un long séjour. Mais cet été étant fort tempéré, la maladie commença tard, et le froid de la saison l'empêcha de faire de grands progrès. — La fièvre rémittente du camp se fit sentir plus périodiquement que la dysenterie. Elle commença seulement un peu plus tard que l'année précédente, fut assez fréquente sur la fin de septembre, mais elle ne se trouva en aucun temps aussi générale qu'elle l'avait été auparavant. Les symptômes furent aussi plus modérés, et la peau parut rarement jaune, comme dans la campagne précédente ; mais quand le temps devint froid, cette fièvre fut souvent accompagnée de toux, d'obstruction des poumons, ou de douleurs de rhumatisme. Ces symptômes (1), comme on l'a dit plus haut, n'appartenaient pas proprement à la fièvre ; ils y étaient seulement accessoires et causés

par le froid. — Le beau temps succéda aux pluies, et il dura jusqu'au commencement d'octobre, mais ayant été suivie de nouveau par des pluies abondantes et froides, la maladie aurait certainement augmenté, si la campagne n'eût pas fini peu de temps après. Car, le 16 de ce mois, on envoya une partie des troupes en quartier d'hiver, et quelques jours après elles furent suivies par le reste de l'armée.

Lorsqu'on décampa, il y avait dans les hôpitaux de Tournai, de Gand et de Bruxelles, autour de quinze cents malades, ce qui faisait seulement la dix-septième partie des troupes qui entrèrent en campagne. Le nombre de soldats qu'on perdit pendant la campagne et dans les hôpitaux, après qu'elle fut finie, n'alla pas au-delà de trois cents. La douceur de la saison, les campements dans un pays sec, l'exercice fréquent qu'on donna aux troupes, en les envoyant en partie pour fourrager, lorsqu'on eut fixé le camp à Anstain, et les quartiers d'hiver qu'on prit de bonne heure, furent autant de circonstances qui concoururent à conserver l'armée en santé. — Les troupes, retournant à leurs garnisons de si bonne heure et en aussi bon état, emportèrent peu de germes de maladies. Comme la dysenterie avait été pendant quelque temps sur son déclin, la pluie l'augmenta bien peu, et la moitié de l'armée étant déjà endurcie par deux campagnes, la fièvre rémittente ne se fit guère sentir, dans les quartiers, qu'aux recrues et aux nouveaux régiments qui campaient cet été pour la première fois. — Les troupes retournèrent aux mêmes garnisons qu'elles avaient laissées. On conserva à Bruxelles l'hôpital général, mais on n'en établit point à Bruges ni à Gand : on donna seulement ordre aux chirurgiens de chaque régiment de prendre soin de tous leurs malades, dans les casernes qu'on leur avait destinées, et on leur fournit, aux dépens du public, les remèdes et tout ce qui leur était nécessaire. En chacune de ces garnisons, il y avait un médecin à qui les chirurgiens devaient s'adresser dans l'occasion. En établissant des infirmeries particulières pour chaque régiment, on n'eut en vue que d'épargner la dépense d'un grand hôpital. On en retira cependant un autre avantage en prévenant l'infection, suite ordinaire et fatale d'un hôpital général qui se trouve trop rempli, comme on l'a déjà remarqué. — Deux bataillons qui

---

(1) Chap. III, pag. 47.

étaient restés pendant la campagne en garnison à Ostende avaient joui d'une fort bonne santé. La fièvre rémittente y était inconnue, et il n'y eut que quelques soldats qui, par les gardes avancées et par le service de nuit, ayant été beaucoup exposés au froid et à la pluie, eurent des fièvres intermittentes et des dysenteries bénignes. Nos officiers et les habitants de cette place en furent entièrement exempts.

## CHAPITRE V.

RELATION GÉNÉRALE DES MALADIES PENDANT LA CAMPAGNE DE FLANDRE, EN 1745.

Les troupes sortirent de leurs quartiers le 25 avril; elles allèrent camper encore à Anderlecht, et le 9 mai à Briffoel. — Le temps étant doux, la maladie fut modérée, et de la même espèce que celle des campagnes précédentes. Il y eut aussi beaucoup d'inflammations, qui prirent, comme auparavant, la forme de pleurésies ou de péripneumonies; mais il y eut moins de rhumatismes aigus, parce que la saison se trouvait encore trop froide pour engager les soldats à dormir sur l'herbe, ce qui leur cause ordinairement cette maladie. Les fièvres intermittentes printanières étaient aussi d'une espèce inflammatoire, ainsi que le petit nombre de dysenteries qui parut alors. La petite vérole, la seule maladie particulière à cette campagne, était venue d'Angleterre avec les recrues, mais elle ne se répandit pas; et nous n'avons jamais remarqué qu'elle ait fait beaucoup de ravage dans un camp. — La bataille de Fontenoy se donna le 11 : il fit très-beau; la nuit suivante fut si sèche et si douce que, quoique la plupart des soldats n'eussent rien pour se couvrir, et qu'ils fussent tous extrêmement fatigués, ils n'éprouvèrent aucune maladie. Le jour suivant on établit un hôpital à Ath, dans les casernes de Saint-Roch, et on y mit environ six cents blessés; le reste, qui se montait à plus de douze cents, ayant été emmené par les Français, et envoyé à leurs hôpitaux.

Le 16 du même mois, l'armée abandonna Ath, et alla camper à Lessines, où elle resta jusqu'au 30 juin. La plus grande partie du mois de mai étant sèche, avec des chaleurs modérées, fut favorable aux blessés et aux soldats qui se trouvaient dans le camp. Mais, comme le temps fut froid et pluvieux en juin, les fièvres intermittentes printanières et les dysenteries reparurent. Les vieilles troupes qui étaient endurcies ne souffrirent pas beaucoup; mais ces maladies se firent cruellement sentir dans les régiments de Price et de Mordaunt, qu'on venait de former, et qui campaient à Lessines pour la première fois. — L'armée se rendit à Grammont, où elle séjourna dix jours; et de là marchant à Bruxelles, elle campa dans la plaine de Dieghem, qui, étant sèche, ouverte et élevée, passe pour l'endroit le plus sain des Pays-Bas, et le plus propre à asseoir un camp. Après y avoir resté un mois, l'armée se rendit à Vilvorde; le sol de la terre y étant sec, le pays aéré et les chaleurs modérées, les troupes continuèrent à jouir d'une santé peu ordinaire. Car, au milieu de septembre, il y eut rarement plus de douze malades par bataillon; nombre aussi petit qu'on puisse l'espérer dans les meilleurs quartiers.

La température de la saison, la sécheresse du terrain, et le peu de fatigues que les troupes eurent à essuyer, contribuèrent à rendre l'automne extrêmement sain, quoiqu'il ne le soit pas communément. La dysenterie seule avait été fréquente dans les nouveaux régiments; on en guérissait aisément, et l'on ne pouvait pas non plus donner le nom d'*épidémique* à la fièvre rémittente. Car, quoiqu'elle eût commencé vers la fin d'août et que ce fût la maladie la plus ordinaire le reste de cette campagne, elle fit cependant si peu de progrès, qu'il n'y eut en aucun temps plus de sept à huit personnes par bataillon qui en furent attaquées; les symptômes en furent même beaucoup plus favorables que ceux des campagnes précédentes. — Les troupes s'étant un peu éloignées pour former une ligne le long du grand canal, on remarqua que, le terrain étant bas et planté d'arbres, d'une manière fort serrée, les effets de l'humidité commencèrent bientôt à se manifester; mais ils disparurent dès qu'elles furent de retour au premier camp. — Le 24 octobre, le temps continuant à être beau et tempéré, on leva le camp, et les troupes entrèrent dans leurs quartiers d'hiver. Quelque temps auparavant on avait renvoyé en Angleterre dix bataillons, et au commencement de novembre, toute l'infanterie anglaise, avec partie de la cavalerie, ayant été rappelée pour réprimer la rébellion, elle marcha à Wilemstad, où elle s'embarqua pour l'Angleterre.

Nous avons jusqu'à présent parlé de la santé du gros de notre armée ; nous allons dire deux mots des corps qui en furent séparés. Ostende s'étant rendue sur la fin du mois d'août, la garnison, composée de cinq bataillons anglais, fut conduite à Mons, où elle resta environ trois semaines. Ces troupes s'étaient si bien portées, que, lorsqu'elles sortirent, suivant la capitulation, elles ne laissèrent que dix malades, malgré la grande fatigue qu'elles avaient essuyée pendant le siége. Mais le même corps ayant été mis ensuite, à Mons, dans des casernes humides, tandis que les dehors de la ville étaient inondés, les maladies d'automne prévalurent alors à un tel point, que dans ce court espace il y eut deux cent cinquante malades qu'on fut obligé d'y laisser, lorsque le reste de ce corps marcha à Bruxelles. C'étaient des dysenteries, des fièvres rémittentes et intermittentes ; et il s'y joignit, comme c'est assez l'ordinaire vers la fin de l'automne, des toux, des douleurs de rhumatisme, et autres maladies provenant du froid. Il s'y mêla aussi un peu de fièvre d'hôpital, causée par le mauvais air des logements étroits et malsains où les soldats restèrent à Mons.

On envoya, vers le milieu de juillet, dans la citadelle d'Anvers, le régiment de Handyside, qui formait aussi un corps séparé, et qui était arrivé cet été pour la première fois. L'air de cette ville est humide ; le fort, surtout, se trouve exposé aux exhalaisons des marais voisins. Les casernes étaient d'ailleurs à rez-de-chaussée et extrêmement humides ; ce qui rendit d'une mauvaise espèce et générales la dysenterie, les fièvres intermittentes et les rémittentes. Au commencement d'octobre, il y eut 163 malades dans ce seul bataillon, ce qui était cinq ou six fois plus que n'en avaient les autres régiments qui se trouvaient dans les lignes. On ne peut imputer cette disproportion qu'à l'humidité, puisque les autres régiments nouveaux, qui campaient alors, souffrirent fort peu, et que dans la ville même les dysenteries, les fièvres intermittentes et rémittentes furent très-communes parmi les habitants, tandis que ceux de Bruxelles jouissaient d'une santé parfaite. Une partie des dragons de Ric, s'étant échappée à la prise de Gand, se retirèrent à Anvers ; ils y furent attaqués par les maladies épidémiques qui

régnaient dans la ville, tandis que le reste de ce régiment, qui était au camp, continua en bonne santé, sans fièvre et sans dysenterie.

On laissa, à la fin de la campagne, dans les différents hôpitaux d'Anvers, de Bruxelles et de Mons, environ mille malades en tout ; ce qui fait un fort petit nombre, si l'on considère que pendant cette campagne il y avait eu en même temps en Flandre, sans compter la cavalerie, vingt-neuf bataillons, dont quelques-uns n'avaient jamais fait de campagne auparavant. Le nombre des morts, depuis le commencement jusqu'à la fin de la campagne, si l'on excepte les soldats qui furent tués ou qui moururent de leurs blessures, n'alla pas au-delà de deux cents. Les chaleurs modérées, la sécheresse du terrain où l'on campa, le peu de fatigues qu'essuyèrent les troupes, joints à ce qu'elles furent assez peu exposées dans les marches et en faction aux vapeurs humides et à la pluie, et qu'elles entrèrent de bonne heure en quartiers d'hiver, concoururent à rendre cette campagne la plus salubre de toutes.

## CHAPITRE VI.

### RELATION GÉNÉRALE DES MALADIES DES CAMPAGNES DE 1745 ET DE 1746, DANS LA GRANDE-BRETAGNE.

Vers la fin de la campagne de 1745, les trois bataillons des gardes à pied et sept autres s'embarquèrent en Hollande : ils abordèrent au sud de l'Angleterre. Le passage fut court, et ces troupes ayant quitté la Flandre avant que les nuits devinssent froides, elles arrivèrent en parfaite santé. Le reste de l'infanterie, ayant campé plus long-temps, s'embarqua lorsque la saison était déjà avancée, et les vents contraires ayant retenu ces soldats en mer, ils débarquèrent malades à Newcastle, à Holy-Island et à Berwick ; car pendant la traversée, plusieurs furent attaqués de fièvres rémittentes, qui, par le grand nombre de personnes et par l'air corrompu et renfermé du fond de cale, se tournèrent bien vite en fièvres de prison, et devinrent contagieuses. On choisit à Newcastle un certain nombre de maisons pour les malades qui y abordèrent. Comme on mit aussi dans ces mêmes maisons ceux qui se trouvèrent mal à l'armée du maréchal Wade, il furent si serrés, que l'air se corrompit en peu de temps. La fièvre devint si contagieuse que la plupart des garde-malades et de ceux qui prirent soin de cet hôpital en furent attaqués ; trois apothicaires de cette ville, quatre de leurs apprentis et deux garçons en moururent.

Les régiments de Ligonier et de Price abordèrent à Holy-Island. Ayant laissé leurs malades à Anvers, ils s'embarquèrent en parfaite santé ; mais, lorsqu'ils arrivèrent, ils se trouvèrent dans un état aussi fâcheux que ceux qui étaient à Newcastle. L'on n'avait point prévu ce désastre, et il se fit sentir dans le temps qu'on était dépourvu de tout. On tira des vaisseaux quatre-vingt-dix-sept soldats attaqués de la fièvre de prison ; quarante en moururent. L'infection s'étant répandue dans l'île, elle emporta cinquante personnes en quelques semaines, ce qui fait un sixième des habitants de ce petit pays. La même fièvre fut portée à Berwick, par les soldats qui y débarquèrent ; mais les malades étant en plus petit nombre, la maladie ne fit pas de progrès.—Au commencement de décembre, on assembla à Litchfield, sous les ordres du duc de Cumberland, un corps de troupes composé de douze bataillons et de trois régiments de cavalerie. Les quakers avaient fait présent aux soldats de camisoles de flanelle, ce qui fut fort avantageux et fort commode pour une campagne d'hiver. On ne fut point mouillé pendant la marche ; l'armée ne campa à Packington que trois jours et les soldats passèrent une nuit à Stonne, sans quitter leurs armes ; mais comme ils couchèrent le reste du temps dans des maisons, et qu'ils eurent la paille, le chauffage et les vivres en abondance, ils se conservèrent en meilleure santé qu'on ne devait s'y attendre dans cette saison.

On envoya, vers la fin de décembre, la plus grande partie de l'infanterie en quartiers d'hiver, tandis que la cavalerie et mille hommes de pied s'avancèrent jusqu'à Carlisle. On laissa dans les villes qu'on trouva sur la route le petit nombre de ceux qui tombèrent malades pendant la marche, et on les mit entre les mains des chirurgiens du pays, qui, en général, les traitèrent bien.—Les troupes ayant séjourné quelques jours à Litchfield, on y laissa plus de malades que dans tout autre endroit, ce qui détermina à faire de la maison de force un hôpital. Mais, comme on y en admit un trop grand nombre, l'air se corrompit, et les fièvres inflammatoires ordinaires se changeant en fièvre de prison, plusieurs en

moururent. Cette fièvre fut inconnue dans tous les autres endroits où il n'y eut point d'hôpital général. — La fièvre d'automne rémittente, quoique déguisée par divers symptômes de froid, se fit cependant remarquer dans les troupes qui vinrent de Flandre, jusqu'à ce que les gelées du mois de décembre y mirent fin. Mais les maladies dominantes furent des toux violentes, des points de côté, des douleurs de rhumatisme et de pleurésie, avec un petit nombre de dysenteries, suites naturelles du froid et de la pluie auxquels les soldats avaient été exposés lorsqu'ils étaient en faction, ou bien en marche. Il y eut outre cela quelques fièvres intermittentes, mais toutes tellement mêlées de toux et d'embarras dans les poumons, qu'on regarda la saignée comme le remède le plus nécessaire. Elle l'était en général au point que, dans toutes les villes où les troupes passaient, et où on laissait des malades, je regardais les chirurgiens et les apothicaires de ces villes comme suffisamment instruits sur la manière dont il fallait traiter les malades confiés à leurs soins, quand je leur avais inculqué la nécessité des saignées abondantes et réitérées : car les troupes étaient en ce temps-là bien nourries, et leur sang s'était bientôt enflammé en prenant du froid.

On investit Carlisle au commencement de janvier, et cette place fut prise quelques jours après. Le peu de temps que dura le siége, la température de l'air, et l'excellent abri que les troupes trouvèrent près des fortifications, tant que dura le siége, rendirent la maladie si peu considérable, qu'elle n'enleva qu'un seul homme. Pendant toute cette expédition, ce corps perdit au plus quarante hommes, quoiqu'il eût eu six à sept cents malades. —Le 10 février, l'armée marcha d'Edimbourg à Perth, sous les ordres du duc de Cumberland. Elle était composée de quatorze bataillons et de trois régiments de cavalerie. Comme ces troupes se trouvaient trop nombreuses pour pouvoir être logées par billets dans les maisons des particuliers, on mit deux bataillons en quartiers dans les églises. On avait des provisions en abondance ; mais les quartiers étaient généralement froids, de sorte qu'un très-grand nombre éprouvèrent les maladies inflammatoires ordinaires en hiver. Les toux violentes, les pleurésies et les péripneumonies furent en particulier très-fréquentes.—Les troupes décampèrent de Perth au commencement de mars pour aller à Montrose, et de là à Aberdeen, en laissant derrière elles trois cents malades qu'on traita et qu'on pourvut de ce qui leur était nécessaire dans les salles *des corporations* (1), ou dans des maisons bourgeoises. — L'infanterie entière resta en quartier à Aberdeen jusqu'à la fin de mars ; mais on mit par la suite neuf bataillons en garnison à Inverurie et à Strathbogie, et dans ce même temps, un bataillon débarqua à Aberdeen, et vint joindre l'armée. — Les gelées, la neige et les vents d'est ayant rendu le temps extrêmement vif, les maladies inflammatoires continuèrent ; mais, tandis que les simples soldats souffraient, à cause des lits froids, des factions, des gardes, ou même à cause de leur peu de conduite, les officiers dont les quartiers étaient chauds, et qui se trouvaient moins exposés au froid, se portaient bien : mais le temps étant devenu très-rude vers le commencement de mars, quelques-uns ressentirent des attaques de goutte. — Les malades étant bien logés dans l'hôpital de la ville et dans d'autres grandes maisons, où ils respiraient un air libre, ne furent point attaqués de la fièvre d'hôpital. Lorsque l'armée se mit en marche, on laissa quatre cents malades, y compris ceux d'Inverurie et de Strathbogie ; mais fort peu moururent.

L'armée campa d'abord, le 22 avril, à Cullen ; le jour suivant, elle passa le Spey, et, le 27, après la bataille de Culloden, elle alla à Inverness, et campa au sud de la ville. — Le service avait été continuel à Strathbogie et à Inverurie, pour se précautionner contre les surprises ; on avait marché un jour longtemps et par la pluie ; on avait campé de bonne heure, et les rivières, passées à gué, avaient occasionné bien des rhumes. Toutes ces circonstances concoururent à rendre la maladie considérable. Soixante à soixante-dix hommes tombèrent malades avant que l'armée eût atteint Inverness : on les laissa dans les villes qui se trouvèrent sur la route. Lorsqu'on y fut arrivé, les maladies inflammatoires ne firent qu'augmenter ; elles devinrent d'autant plus considérables, que le climat est froid, et que le camp était exposé à des vents perçants, dans un pays ouvert de toutes parts. Les pleurésies et les péripneumonies en

particulier alarmèrent d'autant plus qu'elles vinrent bien vite à suppuration. — On mit à Inverness, dans deux granges à drèche, les blessés, qui se montaient en tout à deux cent soixante-dix hommes. Plusieurs avaient reçu des entailles faites avec de larges sabres, blessures jusqu'alors peu connues dans les hôpitaux ; mais on en guérit d'autant plus aisément que la largeur de l'orifice de la plaie était proportionnée à sa profondeur, qu'elle avait d'abord beaucoup saigné, et qu'il n'y avait ni contusion ni eschares, qui pussent mettre obstacle à une bonne suppuration, comme cela se rencontre dans les plaies faites avec des armes à feu. — Outre ces deux granges occupées par les blessés, on choisit deux maisons bien aérées pour servir d'hôpital aux malades. Les chirurgiens des régiments eurent aussi des ordres de se pourvoir d'endroits commodes pour recevoir les soldats aussitôt qu'ils tomberaient malades, et on leur permit d'envoyer à l'hôpital général autant de ceux qui étaient le plus mal qu'il en faudrait pour diminuer leur travail, sans cependant surcharger cet hôpital. On espéra qu'au moyen de la dispersion des malades, et de l'air pur qu'on tâchait de conserver dans les quartiers, on pourrait au moins modérer la contagion, si on ne la prévenait pas ; quoiqu'on eût d'autant plus sujet de la craindre, que la ville est fort petite, que les prisons étaient pleines de prisonniers, dont plusieurs étaient blessés, qu'on prévoyait les suites d'un long campement et des maladies du camp. La multitude de monde, la malpropreté d'une petite place où se tenaient les marchés de l'armée, et enfin l'air malsain d'une ville où la rougeole et la petite vérole avaient fait beaucoup de ravages avant l'arrivée de l'armée, augmentaient beaucoup nos frayeurs. — Toutes ces circonstances concouraient à nous faire appréhender les suites les plus fâcheuses. On eut, par cette raison, grand soin de partager les malades en plusieurs bandes, et de tenir leurs quartiers bien propres. On donna pareillement ordre de nettoyer tous les jours les prisons, et d'enlever promptement les corps de ceux qui y mouraient. Pour prévenir les inconvénients de la trop grande affluence, on mit une partie des prisonniers à bord de quelques vaisseaux qui se trouvaient à la rade, et on leur laissa la liberté de venir respirer l'air sur le tillac.

---

(1) Les hôtels des différents corps des marchands.

Ainsi le mois de mai se passa sans aucune infection ; le temps étant extraordinairement sec et chaud pour le climat, la maladie inflammatoire avait baissé à vue d'œil dans le camp, lorsqu'un accident imprévu fit que la fièvre maligne devint plus générale et plus fatale qu'on ne l'avait craint d'abord.—Vers la fin de ce mois, le régiment d'Hougthon et trois autres, qui avaient été envoyés pour renforcer les troupes, abordèrent à Nairn, et joignirent l'armée. Douze soldats de ce corps tombèrent malades de la fièvre quelques jours après ; on les envoya à l'hôpital où ils furent abondamment saignés. Mais, le jour suivant, le médecin n'ayant remarqué ni toux, ni point de côté, ni douleur rhumatismale, symptômes ordinaires de la fièvre qui dominait alors dans le camp, voyant d'ailleurs que la saignée leur avait abattu le pouls, et que quelques-uns avaient une stupeur extraordinaire, je rapportai sur-le-champ cette fièvre à une espèce contagieuse et de prison, et je conclus qu'elle tirait son origine de l'air infect et renfermé des vaisseaux, qu'ils avaient respiré pendant le voyage. Je ne pus cependant m'empêcher d'abord d'être étonné de ce que ce bataillon était si malade, tandis que le reste se portait bien. — Mais, après de plus amples recherches, j'appris que cette fièvre venait directement par contagion de la véritable maladie de prison, qui se communiqua de la manière suivante. Quelque temps auparavant, on avait pris, sur les côtes d'Angleterre, un vaisseau français, à bord duquel il y avait des troupes destinées à secourir les rebelles. Il se trouva parmi ces troupes quelques Anglais qui avaient déserté en Flandre. Ces derniers ayant été pris, furent jetés dans les prisons à leur arrivée en Angleterre, où on les garda jusqu'à ce qu'il se présentât une occasion pour les transporter à Inverness, afin d'y être jugés par le conseil de guerre. Les prisonniers, au nombre de trente-six, ayant apporté avec eux la fièvre de prison, la communiquèrent à ce régiment qui s'était embarqué avec eux.

Trois jours après leur débarquement, six officiers en furent attaqués, et le régiment laissa environ quatre-vingt malades à Nairn, pendant le peu de séjour qu'il y fit. Les dix jours suivants, qu'il passa au camp d'Inverness, il envoya à l'hôpital environ cent vingt hommes avec la même fièvre ; mais, quoique la force de la maladie eût diminué dans la marche qu'il fit ensuite pour gagner le fort Auguste et le fort Guillaume, ce corps resta cependant maladif pendant un temps considérable. — Les symptômes de la maladie de prison ressemblaient totalement à ceux de la fièvre d'hôpital. On avait auparavant soupçonné ces maladies d'être la même : les conjectures se changèrent alors en certitude. La première ayant été introduite de la sorte, elle se répandit bientôt, non-seulement dans les hôpitaux, mais encore parmi les habitants de la ville ; tandis que le nombre et la violence des maladies ordinaires aux camps diminuèrent sensiblement après le commencement de mai. Le temps se trouvant non-seulement sec pendant tout le mois de mai, mais encore fort chaud pour le climat, il ne se trouva alors d'autres maladies dans le camp que celles qui se font sentir au commencement d'une campagne, si l'on en excepte un petit nombre de fièvres intermittentes et un plus grand nombre de diarrhées. Ces cours de ventre accompagnaient pour l'ordinaire la plupart des maladies, mais ils étaient légers, et semblaient moins provenir du froid que de l'eau de la rivière qui sort du lac de Ness, et qu'on a toujours regardée comme laxative pour ceux qui ne sont pas accoutumés à en boire. Ces diarrhées s'en allaient d'elles-mêmes, ou cédaient bien vite aux astringents. — Le 3 juin, on laissa quatre bataillons dans Inverness, et neuf autres, avec un régiment de cavalerie, se mirent en marche pour le fort Auguste, laissant dans l'hôpital environ six cents malades, sans compter les blessés.

Le nouveau campement se fit contre le fort, à l'extrémité du lac de Ness, dans une petite vallée environnée de montagnes, excepté du côté qu'elle donne sur le lac. Ce lac est considérable, l'eau en est douce, il a vingt-quatre milles de long sur un peu plus d'un mille de large. Il est situé entre deux rangs de montagnes parallèles l'un à l'autre, ce qui le fait paraître un vaste canal. Il est remarquable par sa profondeur et par la propriété qu'il a de ne geler jamais. Partout où on l'a sondé, on a trouvé depuis cent seize jusqu'à cent vingt brasses, et dans un endroit jusqu'à cent trente-cinq. Son eau est parfaitement douce au toucher et au goût, elle dissout aisément le savon. Cependant elle est laxative pour quelques-uns, et se trouve toujours un peu diurétique. Les habitants en font grand cas pour le scorbut ; et véritablement on peut croire par ces qualités qu'elle peut convenir dans quelques espèces de cette maladie (1). On voit sur ses bords un grand nombre de petites pierres pesantes, qui sont une espèce de marcassite ; et il paraît fort probable que le fond s'en trouve pareillement couvert ; mais il est difficile de déterminer si quelque principe minéral, quelque source d'eau ou la grande profondeur de ce lac, empêchent son eau de geler (2). Comme il est plein de poissons excellents, et que son eau n'a aucun goût particulier, il ne paraît pas qu'elle soit beaucoup imprégnée de particules minérales, si tant est qu'elle le soit. D'ailleurs, comme elle est toujours fraîche, on a d'autant moins de raison de supposer au fond quelque source d'eau chaude, qu'on n'en trouve aucune de cette nature dans tout le pays. Ce lac est entretenu par plusieurs petites rivières, toutes sujettes à geler, et se jette dans le Ness, rivière assez grande, qui,

-----

(1) Savoir dans la galle de la tête, les dartres, et dans les degrés inférieurs de la lèpre, qu'on suppose communément, quoiqu'improprement, provenir d'une humeur scorbutique. (Voyez, part. III, chap. VII.)

(2) Il est très-probable que la grande profondeur de ce lac l'empêche de geler : car le comte de Marsilly observe, dans son *Histoire physique de la mer*, que la mer, depuis dix jusqu'à cent-vingt brasses, a le même degré de chaleur depuis le mois de décembre jusqu'au commencement d'avril, et il conjecture qu'elle persiste dans cet état le reste de l'année, avec fort peu de variation. Or il paraît naturel de croire que l'eau douce, à une grande profondeur, n'est pas plus affectée par le chaud et par le froid de l'air, que ne l'est celle de la mer à une même profondeur ; d'où l'on voit que la surface du *lac Ness* peut fort bien ne jamais geler, à cause de la grande quantité d'eau de dessous, qui est d'un degré de chaleur supérieur au point de la congélation. Une autre circonstance peut encore y contribuer. Ce lac ne se trouve jamais dans un calme parfait, et le vent qui souffle toujours d'une extrémité à l'autre excite de telles ondulations, qu'elles sont un obstacle à la congélation. Cette relation se confirme par la remarque qu'on fait communément dans le voisinage, que si l'on prend de l'eau du lac, et qu'on la tienne tranquille et sans mouvement, elle gèle alors aussitôt que toute autre eau,

après un cours de six milles, va se perdre dans le détroit de Murray, à Inverness, et qui, de même que la source, ne gèle jamais.

On a toujours regardé le fort Auguste comme une garnison fort saine ; mais il n'en est pas de même du fort Guillaume, qui est sur la côte occidentale, à vingt-huit milles environ de l'autre. On y est surtout sujet à la fièvre intermittente et au flux de sang. Il pleut continuellement sur cette côte, et le fort se trouve situé dans une vallée étroite, humide et environnée de montagnes ; de sorte que, non-seulement il y tombe beaucoup plus de pluie que dans tout le reste du pays, mais encore que l'évaporation s'y fait beaucoup plus lentement. — Comme il n'y avait point de paille au fort Auguste, on ordonna aux soldats de couper les bruyères, et d'en faire usage pour se coucher ; l'on remarqua que les plus diligents à s'en servir et ceux qui les renouvelèrent plus souvent se portèrent mieux. — Le temps, depuis le milieu de mai jusqu'à la fin du même mois, fut, ainsi qu'au commencement de juin, extraordinairement sec et chaud ; mais il devint ensuite froid et pluvieux. Ce changement rendit les dysenteries beaucoup plus fréquentes ; mais, comme il y eut des vents continuels, qui tinrent la terre assez sèche, ils prévinrent la contagion, et la maladie n'augmenta point. — La dysenterie et toutes les autres maladies de ce camp, étant accompagnées d'un sang couenneux et d'autres marques d'une grande inflammation, rendirent les saignées abondantes et réitérées plus nécessaires ici qu'elles ne l'auraient été dans un climat plus chaud. Les vomitifs n'eurent pas autant de succès qu'ils en avaient eu en Flandre, quoiqu'ils fussent alors plus efficaces qu'au printemps, comme s'il y eût eu déjà, même dans cette latitude, quelques dispositions aux maladies d'automne. — Outre les dysenteries, il y eut parmi les soldats des flux de ventre d'une espèce plus douce, provenant en partie de défaut de régime, de ce qu'ils avaient eu les pieds et les habits mouillés ; ou bien ces diarrhées accompagnaient les fièvres, quand, faute d'être assez couverts, les malades ne pouvaient transpirer librement. — A mesure que l'été avançait, les fièvres inflammatoires paraissaient avec des symptômes moins violents, et, à moins qu'on ne fût extraordinairement exposé au froid, elles ne prenaient pas si souvent la forme de péripneumonie, de pleurésie, de rhumatisme aigu, ou autre semblable ; ce qui surtout les caractérisait, était un sang épais et couenneux. — Les fièvres intermittentes participaient de la nature de la fièvre rémittente d'automne et de l'inflammatoire. Par cette raison, elles exigeaient la saignée et les évacuations des premières voies ; mais elles ne furent point en grand nombre, les vents continuels empêchant la stagnation de l'air, et séchant bien vite la terre, après qu'il était tombé de la pluie. — Nous n'avions, pour loger nos malades, que quelques misérables cabanes, dans le voisinage du camp. Comme on craignait, par cette raison, le mauvais air, on transporta à Inverness tous ceux qui purent l'être. Cette précaution retarda la fièvre d'hôpital, mais elle ne la prévint point. Car, les malades s'étant multipliés, ces cabanes, qui servaient d'infirmeries, furent bientôt pleines, l'air se corrompit ; la fièvre d'hôpital parut avec violence et devint funeste. Lorsqu'elle se joignit à quelque maladie inflammatoire commune, il se fit alors un mélange de ces deux maladies, qui rendait le cas d'autant plus embarrassant, que les indications curatives étaient plus contradictoires. — Vers le milieu du mois d'août, on leva le camp, et on laissa au fort Auguste environ trois à quatre cents malades, qu'on transporta depuis à Inverness. Dans ce même temps, la fièvre d'hôpital devint fréquente parmi les habitants de cette ville, mais elle fut moins mortelle qu'à l'ordinaire, à cause de la fraîcheur du temps et de la situation favorable de la place. — Depuis le milieu de février, que l'armée traversa la rivière de Fort, jusqu'à la fin de la campagne, il y eut dans les hôpitaux plus de deux mille malades, en y comprenant les blessés ; près de trois cents moururent, et la plupart de cette fièvre contagieuse.

## CHAPITRE VII.

RELATION GÉNÉRALE DES MALADIES DES CAMPAGNES DE 1746 ET 1747, DANS LE BRABANT HOLLANDAIS.

Tel fut l'état de la santé des troupes dans la Grande-Bretagne. Il n'y avait eu dans les Pays-Bas, depuis le commencement de cette campagne, que trois bataillons et neuf escadrons de troupes anglaises. Au mois d'août, on envoya d'Écosse quatre bataillons pour joindre l'armée. Étant abordés à Willemstad, et ayant séjourné quelque temps dans ce terrain bas et marécageux, pendant la plus mauvaise saison, ils gagnèrent bientôt les fièvres intermittentes et rémittentes du pays, et se virent obligés, avant de se mettre en marche, d'envoyer un grand nombre de malades à l'hôpital d'Ooster-Hout. — Les troupes ayant essuyé dans cette campagne, qui finit tard, des marches fatigantes par des pluies considérables en automne, après un été fort chaud, elles s'en trouvèrent très-incommodées ; car, à la fin de la campagne, sans y comprendre ceux qui furent blessés à la bataille de Raucoux, il y avait environ quinze cents de nos soldats dans les hôpitaux : ce qui faisait presque le quart de nos troupes. Mais on ne remarqua rien d'extraordinaire dans les maladies ; et elles furent les mêmes que celles qu'on voit communément dans toutes les campagnes (1).

Le printemps suivant, l'armée entra en campagne le 23 avril 1747, et campa d'abord à Gilsen près de Breda. L'armée anglaise était, au commencement, composée de quinze bataillons et de quatorze escadrons, et, quelque temps après, il vint d'Angleterre un renfort de sept bataillons ; mais, comme on en envoya quatre en Zélande, et les trois autres aux lignes de Berg-Opzoom, ils ne joignirent point l'armée. — Les premiers jours qu'on fut campé, il fit froid, le temps se radoucit ensuite, et il continua de la sorte jusqu'au commencement de juin qu'il devint très-chaud. Depuis qu'on fut entré en campagne, jusque vers la fin de juin, il tomba fort peu de pluie, et tous les endroits où on campa étaient secs. — Les six premières semaines on envoya dans les hôpitaux environ deux cent cinquante malades, nombre fort modéré, si l'on considère que les troupes sortirent de fort bonne heure de leurs quartiers. Les maladies prirent leur cours ordinaire, c'est-à-dire qu'elles se trouvèrent pour la plupart inflammatoires. — La bataille de Laffeld se donna le 2 juillet, et environ depuis ce temps-là il tomba beaucoup de pluie qui rafraîchit l'air. On conduisit à Maëstricht autour de huit

_____

(1) L'auteur suivit pendant cette campagne l'armée en Écosse ; il n'a pu, par cette raison, donner une relation plus détaillée des maladies des troupes employées dans les Pays-Bas.

cents blessés , et l'on choisit , entre autres bâtiments , pour servir d'hôpital , une grande église qui non-seulement contint beaucoup de malades , mais qui encore , par sa grandeur , prévint la fièvre d'hôpital , quoiqu'un grand nombre de personnes attaquées de la dysenterie et d'autres maladies putrides y fussent renfermées pendant le reste de la campagne. — L'armée traversa la Meuse après la bataille , et campa à Richolt. Quelque temps après , elle alla à Richel et ensuite à Argenteau , sans quitter le voisinage de Maëstricht. Tous ces camps, par leur situation , étaient secs et aérés ; et , dans les commencements , n'y ayant pas de service extraordinaire pendant la nuit, les maladies se trouvèrent peu nombreuses et très-peu inflammatoires. La dysenterie ne se fit point sentir, si ce n'est aux gardes qui étaient à Richolt sur un terrain bas et alors un peu mouillé , mais le nombre des malades ne fut point considérable , et les symptômes furent favorables.

Depuis le 20 juillet jusqu'au 10 septembre, il fit une chaleur étouffante, et, jusqu'au milieu d'août, les nuits furent presque aussi chaudes que le jour. Le camp jouit d'une parfaite santé pendant tout ce temps ; mais les blessés souffrirent beaucoup, car l'extrême chaleur occasionna des fièvres lentes , ou bien , en relâchant les fibres et en rendant âcres les humeurs , tantôt elle empêchait les plaies de se cicatriser , et tantôt elle les disposait à se rouvrir après avoir été guéries. Vers le milieu d'août, malgré la chaleur des jours, les nuits ne laissèrent pas de devenir fraîches , et il commença à tomber d'abondantes rosées. C'est à ces variations de temps, auxquelles les troupes du camp étaient continuellement exposées, qu'on doit attribuer l'origine de la dysenterie, puisqu'elle arrive communément lorsque la transpiration est arrêtée par le froid et les vapeurs humides, après que le sang a éprouvé quelque altération par les chaleurs continuelles. — Plus de la moitié des soldats gagnèrent la maladie à différents degrés ; elle fut aussi plus fréquente parmi les officiers qu'elle ne l'avait été jusqu'alors. La contagion se communiqua aux villages voisins, et fit de grands ravages parmi les paysans, soit qu'ils manquassent tout-à-fait de remèdes , ou qu'ils en employassent dont ils auraient dû plutôt se passer. Mais Maëstrich souffrit peu, malgré son commerce journalier avec le

camp ; car cette ville , étant bâtie sur une fort grande rivière , dans un pays ouvert , est bien aérée et salubre. — Nonobstant le grand nombre de dysenteries , peu de nos soldats en moururent , car les malades étaient plus dispersés , les hôpitaux mieux aérés qu'à l'ordinaire, et les chirurgiens de l'armée , instruits par l'expérience , guérissaient ceux qui étaient dans les hôpitaux du camp , ou bien , après quelques évacuations nécessaires, ils les envoyaient à Maëstricht. — Au commencement d'octobre, il tomba beaucoup de pluie , et les soldats qui s'y trouvèrent exposés furent attaqués de la dysenterie ; mais cette pluie devint en général fort favorable à l'armée, à cause qu'elle rafraîchit l'air, et que par là elle mit plus tôt fin à la maladie. — Les fièvres rémittentes d'automne, qui avaient paru vers la fin du mois d'août , devinrent alors fréquentes , mais il n'y eut rien de nouveau ni dans les symptômes ni dans la cure.

Quelques jours après les pluies, l'armée se mit en marche du côté de Breda , et , comme le temps commençait alors à être froid, les toux , les points de côté pleurétiques, les douleurs de rhumatisme furent communs , et parurent seuls ou se joignirent à la fièvre rémittente. — Le 12 novembre , les troupes entrèrent en quartiers d'hiver. — Quoiqu'il y eût eu dans le grand camp beaucoup de maladies pendant la campagne, la mortalité ne fut pas cependant considérable , et le nombre de ceux qu'on envoya aux hôpitaux à la fin de cette même campagne doit paraître fort modéré si l'on considère qu'elle finit fort tard. — Mais, en Zélande, la maladie fut considérable dans les quatre bataillons qui, depuis le commencement de la campagne, y avaient été en partie campés , et en partie dans des quartiers, les uns dans le Zuit-Beveland (1) , et les autres dans l'île de Walcheren, deux petits pays du département de cette province. Ces troupes furent tellement incommodées , soit dans le camp , soit dans les quartiers, que, lorsque la maladie parvint à son plus haut période, quelques-uns de ces corps avaient au plus cent hommes en état de faire le service , ce qui faisait seulement

_______________

(1) Beveland, île de la Zélande, partagée par l'Escaut en Zuit-Beveland et Nort-Beveland , Beveland méridional et Beveland septentrional.

environ la septième partie d'un bataillon complet. Le Royal, en particulier, n'eut, à la fin de la campagne, que quatre hommes qui se fussent toujours bien portés. Or, comme nous avons déjà traité suffisamment de la nature de l'air de la Zélande, et que nous avons prouvé que les fièvres rémittentes et intermittentes, et les dysenteries, en sont les effets et la suite (1), il suffit de renvoyer nos lecteurs à cette partie de notre ouvrage, afin qu'ils puissent se former une idée générale de ces maladies. Pour ceux qui veulent les connaître plus particulièrement, ils peuvent avoir recours à la troisième partie de cet ouvrage (2). Je me contenterai de remarquer ici que ces fièvres épidémiques, non-seulement commencèrent en Zélande beaucoup plus tôt qu'à l'ordinaire, à cause des grandes chaleurs, mais encore se firent sentir plus violemment, et devinrent aussi funestes aux habitants qu'à nous-mêmes. Les officiers ne furent pas plus épargnés; mais comme on prit plus de soin d'eux, et plus à temps, leurs fièvres se trouvèrent accompagnées de symptômes moins violents et moins fâcheux que celles des soldats. Mais l'escadre commandée par M. Mirchell, qui pendant tout ce temps-là était à l'ancre dans le canal, entre le Zuit-Beveland et l'île de Walcheren, où la maladie parut avec tant de violence, ne se trouva attaquée ni de fièvres ni de dysenteries, et, au milieu de cette contagion, elle jouit d'une santé parfaite, preuve que l'air humide et putride des marais était dissipé, ou du moins corrigé, avant que de parvenir à l'escadre, et qu'une situation en plein air est un des meilleurs préservatifs contre les maladies d'un pays bas et marécageux, dans le voisinage duquel on se trouve.

A proportion que l'automne devint plus frais, ces fièvres diminuèrent de leur ardeur, et se changèrent plus aisément en intermittentes, quoique toujours irrégulières et d'une mauvaise espèce. La dysenterie ne fut pas générale, quoique assez commune, et l'on remarqua que ceux qui en étaient attaqués évitaient ordinairement la fièvre, ou que si quelqu'un les avait toutes les deux, c'était alternativement, de sorte que, lorsque la dysenterie paraissait, la fièvre cessait, et, lorsque la dysenterie était arrêtée, l'autre revenait. Il s'ensuit que, quoique ces maladies fussent bien différentes, elles provenaient cependant d'une même cause. — A l'égard des trois autres bataillons qu'on envoya à Berg-op-Zoom, ils campèrent dans les lignes de cette place, et ils y restèrent pendant la campagne. Cette ville se trouve située sur une petite hauteur; mais, le pays qui l'environne étant en quelques endroits marécageux, l'air y est moins sec qu'aux environs de Maëstricht, quoiqu'il n'y soit pas aussi humide qu'en Zélande. La maladie fut dans la même proportion, soit pour l'espèce, soit pour la violence, et garda un milieu entre celles qui dominèrent dans ces deux endroits, c'est-à-dire que les fièvres furent autant au-dessous de la violence de celles de la Zélande, qu'elles étaient au-dessus des fièvres douces rémittentes du grand camp. Si les dysenteries parurent plus fréquemment dans les lignes de Berg-op-Zoom qu'en Zélande, cela vient de ce que les soldats étaient plus exposés à la pluie, et qu'étant dans un camp fixe, la maladie se communiquait plus aisément. — A la fin de la campagne, il se trouva dans les hôpitaux, sans compter les blessés, plus de quatre mille hommes, tant du gros de l'armée anglaise que des détachements, ce qui faisait un peu plus du cinquième du total. Mais on doit observer que les quatre bataillons qui étaient en Zélande en fournirent eux seuls près de la moitié; de sorte que, lorsqu'ils entrèrent dans leurs quartiers d'hiver, les malades étaient, à ceux qui se portaient bien, à peu près comme quatre à un.

## CHAPITRE VIII.

RELATION GÉNÉRALE DES MALADIES DE LA CAMPAGNE DANS LE BRABANT-HOLLANDAIS EN 1748.

Cette campagne, qui fut la dernière, commença de très-bonne heure, car le 8 avril l'armée campa à Hillenraet, près de Ruremonde, avec quinze bataillons et quatorze escadrons. Depuis l'ouverture de la campagne jusqu'au commencement de mai, il fit très-froid, il tomba de la neige, et il y eut des vents violents accompagnés de pluie; mais le service ne fut pas rude, et le terrain était sec. — Le 12 mai, l'armée quitta Hillenraet, et en peu de jours elle vint à Nistelroy, où

(1) Chap. i.
(2) Chap. iv, § 2.

*Pringle.*                                          3

nous campâmes pour la dernière fois, laissant dans l'hôpital de Cuick environ cinq cents hommes, qui, pour la plupart, avaient des maladies inflammatoires. Il parut un nombre extraordinaire de fièvres intermittentes; elles n'étaient communément que des rechutes de ceux qui en avaient été attaqués en Zélande et dans les lignes de Berg-op-Zoom, dans la campagne précédente. Elles furent aussi accompagnées d'un peu d'inflammation, qu'on doit attribuer au froid de la saison. — On nous envoya d'Angleterre en ce camp un renfort de sept bataillons. La chaleur commençait alors à se faire sentir, et souvent elle était considérable; mais quelques orages, accompagnés de tonnerre et d'éclairs, survenant à propos, détournèrent les chaleurs étouffantes et purifièrent l'air en le dégageant de ses particules les plus malsaines : car on a remarqué que le tonnerre étant plus fréquent dans les pays couverts et marécageux, il peut avoir pour cause finale de rafraîchir l'air et d'en corriger la putréfaction lorsque les chaleurs sont le plus excessives (1). Le terrain était pareillement sec, et le camp aéré, de sorte que, tant que les troupes restèrent en campagne, la maladie fut très-peu considérable. — J'excepte toutefois les quatre bataillons qui avaient été la campagne précédente en Zélande; car ils furent sujets à retomber dans des fièvres intermittentes irrégulières qui se terminaient souvent en hydropisies. Leurs malades étant en grand nombre et les hôpitaux des régiments, qu'on avait placés dans des cabanes près des lignes, se trouvant remplis, il s'y engendra bientôt la fièvre d'hôpital, qui, de là, se communiqua à l'hôpital général établi alors à Ravenstein. Mais les quartiers de cet hôpital étant spacieux et bien aérés, la contagion ne fit pas plus de progrès, quoique plusieurs des soldats qu'on y amena fussent couverts de taches pétéchiales. — L'armée décampa le 9 juillet, et s'en alla en quartiers. On établit à Eyndhoven le quartier principal avec les trois bataillons de gardes. On plaça le reste de l'infanterie dans les villages des environs, et la cavalerie près de Bois-le-Duc. — Il n'y avait en ce temps-là que mille malades dans les hôpitaux, en comptant ceux qui y étaient restés de

l'hiver dernier et de la campagne précédente; mais, quelques jours après qu'on eut cessé la campagne, il parut une fièvre qui devint en peu de temps aussi fréquente qu'aucune de celles qui avaient jusqu'alors affligé l'armée. Voici les raisons qu'on en donna. — Cette partie du Brabant est presque aussi unie qu'aucun autre endroit des Pays-Bas; ses seules inégalités sont quelques montagnes sablonneuses et quelques élévations presque insensibles qui donnent à quelques villages l'avantage de quelques pieds audessus du niveau du reste du pays. Le terroir est sablonneux et stérile; l'on y aperçoit si peu d'eau, qu'au premier coup d'œil on s'imagine qu'il est aride et fort sain. Les apparences sont trompeuses; on trouve partout l'eau à deux ou trois pieds de la surface, et à proportion qu'elle est plus ou moins avant en terre, les habitants se trouvent plus ou moins sujets aux maladies. Le pays étant situé le long des bords de la partie inférieure de la Meuse, est non-seulement très-malsain à cet égard; mais, à cause des inondations des petites rivières qui l'arrosent, il reste sous l'eau d'hiver entier, et, pendant l'été, il continue d'être humide. Les inondations qu'on a faites depuis le commencement de la guerre, autour des villes fortifiées, n'ont pas peu contribué à augmenter l'humidité et la corruption de l'air. Ces inondations devinrent surtout nuisibles au commencement de l'été, qu'on fit rentrer une partie de ces eaux dans leur lit, après qu'on eut signé les articles préliminaires de la paix; car ce terrain, qui avait été entièrement couvert d'eau, n'ayant été saigné qu'à demi, et devenant par là marécageux, chargea l'air de vapeurs humides et putrides. Les états-généraux, s'en étant aperçus à la contagion qui se fit sentir avec violence à Bréda et dans les villages voisins, donnèrent ordre de remettre l'inondation dans son premier état, et de l'y contenir jusqu'à l'hiver.

La maladie fut incomparablement plus grande près de Bréda et de Bois-le-Duc qu'à Eyndhoven, qui était à une beaucoup plus grande distance des inondations et des autres terrains marécageux. C'est pourquoi l'humidité de la plupart des quartiers provenait principalement des eaux souterraines qui s'évaporaient à travers le sable (1). Il y

_________

(1) Musschenbroek, Instit. phys., cap. XL.

(1) Vid. chap. r.

avait, près d'Eyndhoven, deux villages, Lind et Zelst, l'un élevé de dix pieds au-dessus de la surface de l'eau, et l'autre de quatorze, hauteur prodigieuse pour le pays ; on remarqua que les soldats qu'on y avait envoyés en quartiers se portèrent mieux que partout ailleurs. — On mit en quartier à Eyndhoven deux bataillons des gardes, et le troisième à la campagne dans les maisons des paysans, de manière qu'ils ne formaient ensemble que l'enceinte d'un mille. Ce qu'il y eut de surprenant fut que le bataillon logé hors de la ville eut toujours trois fois plus de malades que chacun des deux autres, quoique l'un d'eux eût été très-incommodé en Zélande l'année précédente. Or, la hauteur du terrain étant partout la même, on ne peut attribuer cette différence qu'à la grande humidité des cabanes (1) ; car ces corps se ressemblaient à tous autres égards : même nourriture, même service et même exercice. Il arriva un cas semblable à un régiment d'infanterie. Une de ses compagnies ayant été mise en quartiers dans des maisons situées parmi des bruyères, elle y jouit d'une santé passable ; mais le reste étant dans un bois s'y trouva fort incommodé. Le camp des Hollandais établi à Gilsen, tout près de nos quartiers, mais situé sur une bruyère ouverte de tous côtés, se conserva en bonne santé, tandis que nous étions fort mal, ce qui sert encore à prouver qu'il est très-préjudiciable d'empêcher dans un pays humide, par des plantations serrées, l'air de circuler. — Telle fut la situation où nous nous trouvâmes. Nous allons voir maintenant jusqu'à quel point le temps concourut à causer cette maladie épidémique. — Il avait fait très-chaud jusqu'alors ; mais pendant les mois de juillet et d'août, que la maladie se trouvait la plus violente, il n'y eut point de pluie, et le temps fut étouffant et sans air. Près des inondations, les brouillards de la nuit étaient épais et fétides ; Les chaleurs diminuèrent au commencement de septembre, et la maladie à proportion ; mais le froid ne se fit sentir que vers le 20 d'octobre. Nous eûmes, dans ce temps-là, quelques jours de pluie et des vents considérables. Vers la fin du mois, il y eut pendant la nuit quelques gelées un peu fortes. Le temps s'adoucit ensuite, et continua de la sorte

tant que les troupes restèrent dans le pays.

La maladie épidémique parut d'abord sous la forme d'une fièvre ardente, et ce fut la pire de toutes. Ceux qui en étaient attaqués ressentaient tout-à-coup de violents maux de tête, et tombaient souvent en délire. S'ils avaient l'usage de la raison, ils se plaignaient de douleurs dans le dos et dans les reins, d'une soif excessive, d'une chaleur brûlante, accompagnées d'un grand mal et d'une grande oppression d'estomac, ou bien ils vomissaient de la bile avec beaucoup d'efforts ; d'autres l'évacuaient par des selles, avec un ténesme et des douleurs dans les intestins. Cette fièvre devenait généralement rémittente dès les commencements, surtout en tirant du sang et en évacuant les premières voies. Mais, si l'on venait à négliger ces précautions, la maladie devenait presque continue. La tendance à la putréfaction était telle, que plusieurs avaient des taches, des pustules, et même des mortifications presque toujours funestes.

Dans les quartiers voisins des inondations, la plupart des malades éprouvèrent ces symptômes et autres semblables, pendant la première fureur de la maladie. Mais les quartiers plus éloignés de l'eau, qui ne se trouvaient exposés qu'à l'humidité naturelle au pays, et à la chaleur de la saison, eurent des fièvres plus bénignes et en plus petit nombre. — Ainsi, quoique la maladie fût générale, les troupes qui étaient près des marais souffrirent davantage, soit par le nombre des maladies qu'elles eurent, soit par la violence des symptômes. Le régiment de Gray, en quartier à Vucht, village à une lieue de Bois-le-Duc, et environné de prairies alors couvertes d'eau, ou qui avaient été saignées peu de temps auparavant, se trouva le plus incommodé. Les quinze premiers jours, ce régiment n'eut aucun malade ; mais cinq semaines après, il y en eut à la fois sur les listes cent cinquante ; deux mois ensuite, il y en eut deux cent soixante, ce qui était plus de la moitié du régiment, et à la fin de la campagne, il n'y avait en tout que trente hommes qui se fussent toujours bien portés. Les dragons de Rhotes et de Rieh, qui étaient près des inondations, furent aussi extrêmement malades. Le régiment de Johnson, à Nieuland, où les prairies avaient été couvertes d'eau pendant tout l'hiver, et qui venaient d'être saignées, eut quelquefois plus de

_____

(1) Ibidem.

la moitié de malades. Les fusiliers écossais qui se trouvaient à Dinther, quoiqu'ils fussent à quelque distance des inondations, eurent plus de trois cents malades à la fois, parce que leurs quartiers étaient dans un village bas et humide.

Ce qui parut surprenant, c'est qu'un régiment de dragons en quartier à Helvoirt, village situé seulement à une demi-lieue sud-ouest de Vucht, fut en grande partie exempt du malheur de ses voisins, les fièvres rémittentes et intermittentes n'y étant pas aussi nombreuses et d'une aussi mauvaise espèce ; tant il était avantageux d'être éloigné des marais, d'avoir des vents qui soufflassent surtout d'un endroit sec, et d'être placé sur un terrain un peu plus élevé, sur des bruyères ouvertes de tout côté. — Ainsi les troupes furent à peine un mois en quartier, que les listes des malades furent en tout augmentées de deux mille, et qu'elles montèrent dans la suite beaucoup plus haut. Car la maladie continua pendant tout le mois d'août, et ne diminua qu'avec les chaleurs, vers le milieu de septembre. Les fièvres alors commencèrent, il est vrai, à n'être plus si nombreuses, ni si violentes ; les rémissions furent aussi plus libres ; de sorte qu'insensiblement, avec la fraîcheur du temps, cette fièvre devint régulière intermittente, et cessa totalement aux approches de l'hiver. Il était assez curieux de remarquer que ces fièvres intermittentes baissaient proportionnellement au dessèchement et à la chute des feuilles. Il s'élève en ce temps-là beaucoup moins de vapeurs, et par la chute des feuilles les villages sont exposés davantage au vent, l'air circule plus librement, et ils deviennent, par conséquent, plus secs et plus sains. — Les officiers furent partout moins incommodés que les simples soldats ; avantage qu'on peut attribuer aux bons lits, aux chambres sèches et à une meilleure nourriture. — Les paysans souffrirent beaucoup, surtout ceux qui demeuraient près de Breda et de Bois-le-Duc ; mais dans les villes il y eut moins de malades et moins de morts à proportion (1). La maladie fut en général plus fréquente parmi les pauvres qui couchaient dans des rez-de-chaussée, se nourrissaient mal et manquaient de remèdes. Car, sans les évacuations artifi-

_____
(1) On en donne la raison plus haut.

cielles, la nature n'était pas capable de guérir, ou bien elle ne le faisait que lentement et imparfaitement. Ce pays n'avait pas éprouvé de tels malheurs depuis un grand nombre d'années, parce que leurs deux grandes causes n'y avaient pas concouru ; je veux dire les inondations accompagnées d'un été et d'un automne excessivement chauds et sans air.

La dysenterie se trouva peu fréquente pendant tout ce temps, circonstance qui, si l'on considère la corruption des humeurs, et combien elles étaient portées à affecter les intestins, mérite qu'on y fasse quelque attention. On peut se ressouvenir qu'on a dit que la dysenterie paraissait lorsque, après de grandes chaleurs, la transpiration était subitement arrêtée, soit par les habits mouillés, le terrain mouillé, ou bien par les brouillards de la nuit et les rosées. Mais, quoique ces inconvénients se présentent communément dans un camp, ils sont cependant fort rares dans les quartiers. Ajoutez à cela que la cause de la communication de la dysenterie est moins due à la saison, aux habits mouillés, ou à d'autres accidents, qu'à la contagion provenant des excréments putrides de ceux qui sont d'abord attaqués de cette maladie. Or, dans les quartiers, les soldats étaient non-seulement moins exposés à avoir leurs habits mouillés ; mais si quelques-uns se trouvaient affectés de ce mal, ils étaient tellement dispersés, que les privés ne pouvaient occasionner de contagion. — La paix ayant été conclue vers le milieu de novembre, les troupes sortirent de leurs quartiers pour aller à Willemstad, où elles s'embarquèrent sur-le-champ. Mais les vents contraires ayant forcé plusieurs vaisseaux à rester à l'ancre plus d'un mois, et les troupes ayant eu après cela un passage ennuyeux et orageux, pendant lequel la plupart des soldats restèrent enfermés, l'air se corrompit et produisit la fièvre de prison ou d'hôpital.

Ce fut encore pis sur les vaisseaux qui transportèrent à Ipswich les malades de l'hôpital-général d'Oosterhout. Car, soit qu'il y eût déjà parmi eux quelques germes de maladie, soit qu'ils fussent trop serrés à fond de cale, où ils restèrent trois semaines, plusieurs se virent attaqués de cette fièvre à bord, ou bientôt après leur débarquement. On remarqua que le plus grand nombre de maladies, et celles où il parut plus de malignité, se trouvèrent sur un vaisseau dans lequel il y avait deux hommes dont les membres étaient gangrénés. Cet accident fut non-seulement cause que l'infection se répandit davantage sur mer, mais aussi dans les salles de l'hôpital où on les mit, après qu'on eut abordé. — L'hôpital préparé à Ipswich, qui n'était destiné qu'aux malades d'Oosterhout, se vit forcé d'en admettre d'autres, que le mauvais temps obligea de relâcher à cette côte : de sorte qu'il y avait en tout quatre cents personnes, la plupart malades de cette fièvre contagieuse. Il y en eut un si grand nombre à la dernière extrémité, parmi ceux qui venaient de dessus les vaisseaux destinés à transporter les malades, que l'infection et la mortalité furent d'abord considérables. Mais, comme les salles étaient spacieuses, et qu'on logeait en ville les malades à mesure qu'ils se rétablissaient, on les éloignait par là d'une nouvelle contagion ; et, comme l'on gagnait plus d'espace pour ceux qui continuaient toujours à ne se pas bien porter, l'air se purifia de jour en jour, et la maladie baissa plus tôt qu'on ne s'y était attendu. Ainsi on supprima l'hôpital, qui avait duré près de trois mois en Angleterre.

# SECONDE PARTIE.

J'ai donné dans la première partie une relation générale des maladies les plus fréquentes à l'armée, dans l'ordre qu'elles se présentent pendant le cours de la guerre ; mais j'ai réservé pour différentes parties de cet ouvrage les descriptions particulières, les causes, les préservatifs et les traitements, parce que ce détail aurait trop interrompu la suite des faits, qu'on devait présenter sous un seul point de vue ; c'est pourquoi je vais procéder comme il suit : 1° Je rangerai ces maladies suivant leurs classes différentes. — 2° Je rechercherai leurs causes en tant qu'elles dépendent de l'air, de la nourriture et du reste des choses non naturelles. — 3° Je proposerai quelques moyens pour les prévenir. — 4° Je comparerai les saisons par rapport à la santé et à la maladie, afin de calculer le nombre d'hommes sur lequel on peut compter pour le service, en différents temps de l'année.

## CHAPITRE PREMIER.

### DE LA DIVISION DES MALADIES LES PLUS ORDINAIRES A UNE ARMÉE.

Les soldats se trouvent en temps de guerre dans des circonstances bien différentes de celles des autres personnes, en ce qu'ils sont exposés davantage aux injures de l'air, et en ce qu'ils sont pressés les uns sur les autres dans les camps, dans les casernes et dans les hôpitaux. C'est pourquoi la division la plus générale de ces maladies est en celles qui proviennent de l'intempérie de la saison, du mauvais air et de la contagion. — On peut réduire à deux sortes les maladies militaires qui dépendent de la saison, savoir : à celles d'été et à celles d'hiver, ou, ce qui est la même chose, aux maladies des camps et à celles des garnisons. Comme on ne peut éviter d'être exposé au froid au commencement d'une campagne, et quelque temps avant qu'on la quitte, les maladies d'hiver se font sentir vers la fin de l'automne, et ne cessent entièrement que vers le milieu de l'été. D'un autre côté, comme les chaleurs de l'été et les vapeurs humides de l'automne disposent le corps à la maladie, celles qui règnent dans le camp ne finissent jamais entièrement avec la campagne ; mais elles continuent encore quelque temps après que les troupes se sont retirées dans leurs quartiers d'hiver. De sorte que partout où nous ferons mention des maladies d'été ou d'hiver, des camps ou des garnisons, on doit supposer qu'elles se prolongent ainsi. — Si, au lieu de déterminer par les saisons les maladies les plus générales d'une armée, on veut le faire par l'état où se trouve alors le corps, on peut les diviser en inflammatoires et en putrides ; les maladies inflammatoires se trouvant les mêmes que celles d'hiver et du commencement de la campagne ; et les putrides n'étant autres que celles d'été, d'automne, et partie de celles qui sont portées du camp dans les garnisons.

Les maladies inflammatoires, ou d'hiver, les plus fréquentes sont des toux, des pleurésies, des péripneumonies, des rhumatismes aigus, des inflammations du cerveau, des intestins et d'autres parties, accompagnées de fièvre. Il se trouve des inflammations plus légères avec peu de fièvre, et des fièvres d'une espèce inflammatoire, où il n'y a point de partie assez particulièrement affectée pour pouvoir donner un nom à la maladie. On peut aussi rapporter à la même classe ces maladies chroniques qui doivent leur origine à des inflammations ; les principales sont des rhumes anciens, des consomptions et des rhumatismes sans fièvre. Or, toutes ces maladies viennent originairement d'une suppression de la transpiration, dans le temps que les fibres sont très-tendues, et que les pores de la peau et le poumon se trouvent plus resserrés. Mais la cause ne dépend-elle pas plutôt de quelque chose qui est dans l'air, et qu'on a pris avec la respiration ? c'est ce qui n'est pas encore clair. — La nature des maladies d'été et d'automne est tout-à-fait différente. Dans ces saisons les fibres sont relâchées, les fluides plus raréfiés et plus disposés à la putréfaction. Si dans cet état il arrive que la transpiration ou quelque autre excrétion, destinée à évacuer les parties les plus volatiles ou putrides du sang, soit arrêtée, il s'ensuivra une fièvre rémittente ou intermittente, un *choléra-morbus* ou une dysenterie, suivant l'acrimonie des humeurs, le lieu qu'elles occupent et le cours qu'elles auront pris. Hippocrate attribue les maladies de cette nature à la trop grande abondance de la bile, et la plupart des autres auteurs à sa corruption ; de sorte qu'il est fort ancien et fort général de leur donner le nom de bilieuses, quoique peut-être le nom de putrides leur convînt davantage. En effet, dans tous les pays chauds et dans les camps où les soldats sont exposés au soleil, si la bile n'est pas plus abondante, elle est du moins plus disposée à la corruption qu'à l'ordinaire, et, quoique cette circonstance ne soit pas probablement la première cause de la fièvre, cependant elle l'accompagne fréquemment, et les maladies d'été et d'automne, et concourt peut-être à les rendre plus dangereuses.

Mais quand les choses opèrent plus lentement, ou que les maladies dont je viens de faire mention ne sont guéries qu'imparfaitement, il se forme des obstructions dans les viscères, ou ils sont affectés de manière à donner lieu à diverses maladies chroniques. Ainsi, en observant la variété et la fréquence des maladies qui paraissent en ce temps, on trouvera l'ancienne maxime, qui veut que l'été et l'automne soient les plus malsaines de toutes les saisons (1), non-seulement vérifiée par rapport aux climats plus chauds, mais encore par rapport à un camp, où les hommes sont si fort exposés à la chaleur et à l'humidité, causes des maladies putrides et contagieuses. — Après avoir établi cette distinction générale entre les maladies d'été et d'hiver, il est à propos de considérer les parties de ces deux saisons, pour voir leurs effets sur la santé des troupes dans les camps et en garnison. Lorsque l'hiver commence, les soldats, étant très-peu couverts, se trouvent particulièrement sujets à des rhumes, des pleurésies, des péripneumonies et autres maladies inflammatoires qui proviennent du froid. Les mêmes continuent pendant tout le printemps ; mais, comme le temps devient alors plus doux, elles diminuent considérablement ; ainsi cette saison est la plus salubre pour une armée. Mais aussitôt que les troupes entrent en campagne, quand même ce ne serait pas avant le commencement ou le milieu de mai, ce changement occasionne de nouveau toutes les maladies d'hiver, avec quelques fièvres intermittentes et des flux de ventre d'une espèce inflammatoire. Au commencement de juin, la plupart des maladies inflammatoires ou d'hiver disparaissent, et ce qui en reste s'adoucit. C'est par cette raison que ce mois est communément le plus salubre de la campagne, et parce que les fièvres épidémiques d'automne n'ont fait encore aucun progrès. Le mois de juillet se trouve pareillement favorable si jusqu'alors l'été n'a point été trop chaud, et si les soldats ne se sont point couchés sur un terrain mouillé ou avec des habits mouillés, accidents qui donnent la plupart du temps naissance à la dysenterie. Mais les maladies n'ayant pas tant de violence lorsque les chaleurs sont douces et qu'on campe sur un terrain sec, les fièvres rémittentes et les flux de ventre ne commencent que vers le milieu ou la

_______

(1) Saluberrimum ver est ; proxime deinde ab hoc hiems ; periculosior æstas ; autumnus longe periculosissimus. Cels. (Ex Hipp. Aphor.) lib. ii, cap. i.

fin d'août, temps où les jours sont encore fort chauds, mais où la fraîcheur des nuits occasionne des rosées abondantes et des brouillards. La dysenterie baisse avec l'automne, mais les fièvres rémittentes continuent tant qu'on reste campé, et ne cessent jamais entièrement qu'avec les premières gelées. Enfin, vers la fin de la campagne, le froid renouvelle une grande partie des symptômes inflammatoires. Ces inflammations sont souvent seules les premières maladies de l'hiver, mais communément elles se trouvent jointes à la fièvre rémittente.—Tel est le cours ordinaire de ces fièvres. On peut cependant remarquer que ni les maladies inflammatoires ni celles d'automne ne sont pas tellement bornées à leurs saisons, que divers accidents n'y apportent quelquefois du changement. Quoiqu'il ne puisse y avoir de précision à cet égard, il n'en est pas moins important de connaître ce qui se présente le plus souvent. En 1746, que les troupes campèrent dans le nord de l'Ecosse, les maladies inflammatoires continuèrent pendant tout l'été, à cause de la froideur du climat; et l'on ne vit aucune fièvre d'automne, ou, s'il y en eut, elle fut accompagnée de tant d'inflammation, que la saignée opéra la plus grande partie de la guérison.

On doit de plus observer que, comme le passage d'une saison à l'autre se fait par degrés insensibles, il se trouve à leur jonction un mélange de ces deux espèces de maladies. Ainsi, sur la fin du mois de juin ou au commencement de juillet, les symptômes inflammatoires diminuent ou se retirent, et ceux qu'on appelle bilieux (1) ou putrides avancent de leur côté, de sorte que, quelles que soient les causes qui occasionnent une maladie, elle vient d'inflammation ou de la corruption des humeurs, ou d'un mélange des deux. De même, vers le déclin de l'automne, les toux, les points de côté, les douleurs de rhumatisme et autres symptômes des inflammations d'hiver, se joignent aux fièvres d'automne.

_______________

(1) J'avertis encore une fois le lecteur que, par ce terme *bilieux*, je distingue quelques maladies, plutôt par complaisance pour les opinions communes, que suivant la pathologie; puisqu'on n'a jamais prouvé que les fièvres d'automne, ou les dysenteries, fussent causées par la trop grande abondance de bile ou par sa corruption.

—Enfin, il est à propos de remarquer que les maladies d'hiver et d'été diffèrent beaucoup par rapport à leur traitement. Ainsi, dans toutes les maladies inflammatoires ou d'hiver, la première attention est de diminuer la force du sang, de relâcher les fibres, et de faire une révulsion des parties enflammées. Les principaux remèdes pour y réussir sont la saignée et les vésicatoires. Mais en été et dans l'automne, les humeurs se trouvant dans un état de putréfaction et les solides trop relâchés, on aura surtout besoin de remèdes qui débarrassent les premières voies, qui corrigent ou expulsent les parties les plus corrompues des fluides, et qui fortifient les fibres. De là vient qu'on se sert généralement des vomitifs, des purgations, des acides et du quinquina. — Tel est l'ordre dans lequel nous pouvons ranger les maladies qui dépendent des saisons ou du temps. Il nous reste à considérer celles qui proviennent du mauvais air et de la contagion. Les plus fatales sont la dysenterie et la fièvre d'hôpital, qui se répandent le plus souvent par infection, quoiqu'elles soient produites par d'autres causes. La petite vérole et la rougeole sont aussi d'une nature contagieuse, mais comme elles n'ont jamais été générales, je ne les mettrai point au nombre des épidémiques d'une armée. — Les maladies vénériennes et la gale sont des infections d'une espèce différente. La première n'étant pas plus ordinaire aux soldats qu'aux autres hommes, je la passerai pareillement sous silence; mais comme la dernière arrive si fréquemment dans les camps, dans les casernes et dans les hôpitaux, on peut la mettre au nombre des maladies militaires, et par cette raison, j'en parlerai dans la suite.

## CHAPITRE II.

### DES CAUSES DES MALADIES LES PLUS ORDINAIRES A UNE ARMÉE.

Il paraît par la première partie que les maladies les plus fréquentes d'une armée étant occasionnées par les changements sensibles qui arrivent dans l'air, elles doivent par conséquent avoir leurs révolutions et leurs périodes, comme les saisons dont elles dépendent; ou bien elles sont produites par les accidents presque inséparables de la vie militaire. Il est donc fort à propos d'avoir une connaissance parfaite de ces deux causes, afin de trouver les moyens de diminuer leur influence.

§ I<sup>er</sup>. *Des maladies occasionnées par le chaud et par le froid.* — Les grandes chaleurs auxquelles les soldats (1) sont exposés tout le jour, en relâchant les fibres et en disposant les humeurs à la putréfaction, sont la cause éloignée plutôt qu'immédiate d'une maladie générale. C'est ce qui arrive dans toutes les campagnes, où l'on a observé que jamais on n'a vu de maladies épidémiques à la suite des grandes chaleurs, à moins que la transpiration n'eût été arrêtée par des habits ou des lits mouillés, ou par des rosées et des brouillards ; et, en ce cas, des fièvres ou des dysenteries ne manquaient pas de s'ensuivre. Quoique les chaleurs eussent continué long-temps pendant la campagne de 1743, cependant nous n'eûmes de grandes maladies qu'après la bataille de Dettingen ; nos soldats s'étant couchés mouillés la nuit qui la suivit, la dysenterie parut immédiatement (2). L'été de 1747 fut pareillement très-chaud, mais sans aucun mauvais effet, jusque vers la fin du mois d'août. Les nuits devenant alors froides, et les rosées et les brouillards de la nuit arrêtant la transpiration, amenèrent visiblement la même maladie (3). Quoique les chaleurs fussent grandes dans la dernière campagne, elles causèrent peu de maladies, jusqu'à ce qu'on eût mis les troupes en quartier au milieu des marais. L'humidité et la putréfaction s'y trouvant réunies et portées à un degré considérable, les fièvres ardentes, rémittentes et intermittentes, et le flux de ventre ne furent que les effets éloignés de la chaleur (4).

---

(1) Les soldats, dans le camp, souffrent beaucoup de la chaleur, parce qu'ils sont continuellement exposés à l'ardeur du soleil, sans avoir rien pour s'en défendre que des tentes assez minces, où l'air se trouve tellement resserré que la chaleur y est quelquefois plus insupportable qu'au soleil. Cette circonstance, jointe aux exhalaisons d'un camp, cause, même dans le Nord, une très-grande ressemblance entre les maladies épidémiques d'été et d'automne qui arrivent dans les armées et celles des pays méridionaux, de ceux surtout où l'air est humide.

(2) Part. I, chap. III.

(3) Part. I, chap. VII.

(4) Part. I, chap. VIII.

On doit cependant convenir que les chaleurs se sont trouvées quelquefois si grandes, qu'elles sont devenues la cause la plus immédiate de quelques maladies particulières. Par exemple, lorsque, dans des chaleurs brûlantes, les sentinelles n'ont rien pour se mettre à couvert, ou qu'on ne les relève pas souvent ; lorsque les troupes sont en marche, qu'on leur fait faire l'exercice pendant la chaleur du jour, ou bien, lorsque par imprudence les soldats se couchent et s'endorment au soleil ; toutes ces circonstances peuvent produire des maladies qui varient suivant les saisons. Au commencement de l'été, elles occasionnent des fièvres inflammatoires ; sur la fin de cette même saison, ou au commencement de l'automne, des fièvres rémittentes ou des dysenteries. — Mais le froid est le plus souvent la cause la plus immédiate des maladies. Il est nuisible de deux manières, seul ou accompagné d'humidité. Le dernier cas paraît le pire de tous. Les maladies qui proviennent du froid sont toutes d'une espèce inflammatoire, savoir des rhumes, des pleurésies, des péripneumonies, des douleurs de rhumatisme, et autres semblables, et des consomptions que dans une armée on doit presque toujours attribuer à un rhume négligé. Nos troupes se trouvent en temps de paix beaucoup moins exposées au froid, à cause de la douceur de nos hivers, et du peu de fatigue qu'elles ont à essuyer. Mais qu'on se rappelle ce qu'un soldat doit souffrir en temps de guerre, lorsque, sans être plus vêtu qu'à l'ordinaire, il quitte, en sortant d'Angleterre, un lit chaud et le feu de son hôte, pour des casernes froides, un feu modique, et les hivers rigoureux des Pays-Bas. Or, on a vu dans la relation de la première maladie des garnisons, et dans celles des maladies du commencement et de la fin de chaque campagne, combien nos troupes étaient sensibles aux impressions du froid.

§ II. *Des maladies occasionnées par l'humidité.* — L'humidité est une cause des plus fréquentes du dérangement de la santé. Dans le compte que nous rendîmes des maladies du premier hiver, nous observâmes combien les troupes souffrirent, surtout à Bruges, de l'humidité de leurs casernes. On fit la même remarque l'hiver suivant et dans la campagne de 1745. Mais les soldats se trouvent pareillement exposés à l'humidité dans leurs tentes, où la terre ne peut jamais être parfaitement sèche, à cause des exhalaisons continuelles et de la pluie dont elle est souvent abreuvée. Ces exhalaisons sont communes à tous les camps, et particulièrement à ceux des contrées basses et humides des Pays-Bas. Mais ni les canaux, ni les grandes inondations, lorsque l'eau est profonde, ne se trouvent pas à beaucoup près si dangereux, et n'exhalent pas des vapeurs aussi pernicieuses que des terrains marécageux, des prairies qui, après avoir été couvertes d'eau, ont depuis peu été saignées, ou des champs qui, quoique secs en apparence, ne laissent pas d'être humides par la transpiration des eaux souterraines. On évalue communément l'humidité d'une saison par la quantité d'eau qui tombe, au lieu qu'on doit plutôt le faire par la continuité des vents humides, soit qu'ils amènent des pluies (1) ou non, mais surtout par un temps chaud et sans air, principalement dans les lieux bas et couverts de bois. Si, après une inondation, l'eau croupit et se corrompt sur un terrain bas, les pluies produisent alors dans l'air une humidité fort dangereuse; mais si les pays les plus unis ont des écoulements, les pluies fréquentes deviennent salutaires en été, parce qu'elles tempèrent la chaleur, qu'elles rafraîchissent l'eau croupie, et qu'elles précipitent toutes les exhalaisons putrides (2). On peut remarquer que des maladies pestilentielles ont souvent paru dans des étés secs et chauds (3); j'ai pareillement observé que les saisons les plus malsaines, dans une campagne, se trouvent toujours accompagnées des plus grandes chaleurs avec très-peu de pluie. Mais il faut aussi ajouter que, quoique les pluies soient communément salutaires en été, elles ont

cependant des suites fâcheuses, si les soldats sont obligés de se coucher sur la terre mouillée, ou bien de marcher pendant qu'elles tombent. — Le froid et l'humidité, affectant le corps pendant l'hiver, produisirent plusieurs maladies inflammatoires, et occasionnèrent des rechutes parmi ceux qui ne s'étaient pas bien portés l'automne précédent. Cet effet parut encore d'une manière plus sensible au printemps et au commencement de l'été, lorsque les troupes quittèrent leurs quartiers et se mirent en campagne. — Les suites de l'humidité de l'air sont plus à craindre après de grandes chaleurs, et lorsque le sang se trouve raréfié, car l'humidité non-seulement relâche les fibres, mais elle arrête encore la transpiration et affaiblit la force vitale. Ainsi, les humeurs étant beaucoup disposées à la corruption par la chaleur, il n'est pas étonnant qu'il en résulte des maladies d'une nature putride, telles que des fièvres d'automne et des dysenteries. — Plusieurs auteurs regardent la trop grande sécheresse de l'air comme une cause ordinaire des maladies épidémiques, mais je pense que c'est sans raison, puisque, dans les camps et dans les quartiers d'hiver, les soldats se trouvent toujours exposés à une trop grande humidité. Quelque grandes que paraissent les sécheresses de l'été, on ne peut en conclure une aridité excessive de l'air, mais plutôt le contraire. En effet, plus l'air est chaud, et plus il dissout d'eau, et les pluies le débarrassent d'une grande partie de son humidité. Ainsi ce n'est peut-être que parmi des sables arides qu'on peut apprendre à quelles maladies les hommes sont sujets dans une atmosphère trop sèche.

§ III. *Des maladies qui proviennent d'un air putride.* — Je vais maintenant examiner la putréfaction de l'air, qui, de toutes les causes des maladies, est la plus funeste, et celle qu'on comprend le moins. Ce mauvais air, si pernicieux aux armées, peut se diviser en quatre espèces. La première vient de l'eau corrompue des marais; la seconde, des excréments qui sont autour du camp pendant les chaleurs, et lorsque la dysenterie est fréquente; la troisième espèce tire son origine de la paille qui se pourrit dans les tentes, et la quatrième provient de l'air qu'on respire dans les hôpitaux pleins de gens incommodés de maladies putrides. On doit aussi rapporter à un degré inférieur de cette dernière espèce l'air des caser-

---

(1) Je n'ai fait en particulier aucune expérience sur la sécheresse et sur l'humidité des différents vents des Pays-Bas, mais je m'en suis rapporté à l'estimation des autres. Le savant Musschenbroek pense que tous les vents du nord dessèchent en ce pays, que ceux d'est et de nord-est y sont les plus secs de tous, et les vents d'ouest et du sud-ouest les plus humides. (Vid. Instit. Physic., cap. XLIII. Comparez aussi lord Bacon, Hist. nat. cent. VIII, exp. 786.)

(2) Voy. part. I, chap. I.

(3) Voyez lord Bacon, Hist. nat. cent. IV. Exp. 385. (Diemerbr. de pest., lib. I, cap. VIII, et la troisième partie de cet ouvrage, chap. IV, § 4.)

nes, quand elles sont trop pleines, et qu'on n'a pas le soin de les entretenir proprement ; et celui des vaisseaux de transport, lorsqu'on se trouve fort serré et qu'on reste long-temps en mer.

On peut observer, à l'égard de la première espèce de mauvais air, que pendant la dernière guerre l'armée entière n'a jamais campé assez près des marais, pour qu'elle en fût sensiblement incommodée, mais quelques détachements souffrirent de cette cause, un en Zélande, et un autre dans les lignes de Berg-op-Zoom (1) ; et la dernière année de la guerre, une grande partie des troupes ayant été mise en quartier près des inondations de Bois-le-Duc, elles devinrent extrêmement malades (2). Or, comme les exhalaisons qui s'élèvent des marais sont composées non-seulement de particules aqueuses, mais encore d'émanations putrides produites par une innombrable multitude de plantes et d'insectes qui y meurent et y pourrissent, il ne paraît pas surprenant que les maladies dont se trouvent affectés ceux qui respirent cet air soient d'une nature putride et maligne, et que les fièvres d'automne et les flux de ventre soient dans ce pays si fréquents, si infects et si dangereux (3).

Après les marais, les endroits les plus mauvais pour camper sont les terrains bas et trop chargés d'arbres. L'air se trouve alors non-seulement humide et malsain en lui-même, mais en croupissant, il devient encore plus susceptible de corruption à cause des ordures du camp. — La seconde et la troisième espèce de mauvais air viennent des privés du camp et de la paille pourrie. Ces deux choses sont toujours nuisibles ; mais elles deviennent d'autant plus infectes et dangereuses qu'elles renferment les émanations et les excréments putrides des malades, dans le temps que les flux de sang dominent. Il y a des saisons où les personnes les plus robustes et qui se portent le mieux se sentent quelques dispositions à la dysenterie. Ces dispositions pourraient se dissiper d'elles-mêmes sans ces vapeurs pernicieuses qui agissent comme un ferment, et développent la maladie. — La dernière espèce tire son origine des hôpitaux, des casernes, des vaisseaux de transport ; en un mot, de tout endroit plein de monde, où l'air se trouve tellement renfermé, qu'il perd, par la fréquente respiration, non-seulement une partie de son principe vital, mais encore qu'il se corrompt par la matière de la transpiration, qui, étant la partie la plus volatile des humeurs, est aussi la plus sujette à la putréfaction. Il s'ensuit de là que la fièvre contagieuse devient fréquente et mortelle à proportion de la malpropreté de ces endroits, du nombre de dysenteries, d'ulcères, et surtout de mortifications qui s'y trouvent (1).

§ IV. *Des maladies qui proviennent de défauts dans le régime.* — On suppose communément, quoique injustement, que les maladies militaires proviennent en grande partie de l'irrégularité du régime. Si cela se trouvait fondé, les vicissitudes du temps et des saisons n'affecteraient pas si visiblement la santé des soldats ; les corps les plus sobres et les plus réguliers ne seraient pas si maladifs ; des nations différentes qui demeurent dans le même camp et qui vivent chacune à leur manière ne se verraient pas sujettes aux mêmes maladies, et l'on n'apercevrait pas, en différentes années, une si grande inégalité dans le nombre des malades, si la plupart des maladies provenaient de quelques autres causes que celles qu'on a déjà rapportées. Je conviens qu'il peut y avoir certains régimes qui rendent les soldats un peu moins sujets à la maladie, mais je n'en connais point qui puisse les conserver en santé, si le temps, le terrain sur lequel on campe, et mille autres circonstances ne contribuent pas à l'entretenir (2). — Un soldat ne peut, à cause de la modicité de sa paye, donner en temps de guerre dans des excès du côté de la nourriture, défaut le plus ordinaire dans le régime. Il y a plutôt à craindre qu'il ne se nourrisse pas suffisamment ; car lorsqu'on ne le met pas dans la nécessité de manger à un plat commun, il s'en trouve quelques-uns qui dépensent leur paye en liqueurs fortes,

---

(1) Part. I, chap. VII.
(2) Part. I, chap. VIII.
(3) Part. I, chap. VII et VIII.

(1) On traitera plus amplement dans la troisième partie, chap. VI, § 6, des maladies occasionnées par un air putride.

(2) Ce qu'on dit ici du régime ne doit s'entendre que des soldats qui sont en bonne santé, et non pas des malades auxquels on fait observer le régime le plus exact, sans s'en rapporter ni à eux-mêmes, ni à leurs gardes.

et qui dissipent en un jour ce qui suffirait sans peine pour les faire vivre pendant une semaine. Mais quand on oblige le soldat à fournir son contingent pour vivre en commun, on peut être sûr que la paye se trouvant presque toute employée à une nourriture commune, il ne peut y avoir dans le régime de défaut qui soit de quelque conséquence. On accuse, il est vrai, assez ordinairement les soldats de faire des excès de fruits et de liqueurs, et l'on prétend qu'ils sont fort sujets à boire de la mauvaise eau; mais je ne balance point à soutenir que ces trois causes, combinées ensemble, n'ont jamais occasionné la dixième partie des maladies de l'armée dans aucune de nos campagnes.

Premièrement, il faut observer que les liqueurs prises même avec excès, tendent plutôt à affaiblir le tempérament qu'à produire aucune des maladies communes au camp; ou s'il arrive à quelques soldats de tomber malades après en avoir bu, il n'en est pas moins certain qu'il s'en trouve un beaucoup plus grand nombre qui ne se conservent en santé qu'en prenant de ces liqueurs avec modération. Ne confondons donc point l'usage nécessaire des liqueurs dans un camp, avec les excès où les soldats tombent chez nous en temps de paix. Faisons attention qu'ils ont souvent à lutter contre les deux extrêmes, le chaud et le froid, un air humide et mauvais, de longues marches, des habits mouillés et des provisions assez minces. Or, pour pouvoir soutenir toutes ces fatigues, il est nécessaire que leur boisson soit plus forte que l'eau, et même que la petite bière qui, dans les camps, se trouve communément nouvelle et mauvaise, et même trop chère pour en faire un usage constant. — Passons maintenant aux fruits. On les regarde ordinairement comme une des causes de la fièvre d'automne et de la dysenterie. Mais ces maladies étant de leur nature ou inflammatoires ou putrides, on ne peut par conséquent les attribuer à des substances si acides. Si la dysenterie provenait d'avoir mangé trop de fruit, cette maladie ne serait-elle pas plus commune parmi les enfants? Les soldats ne les aiment pas avec tant de passion; d'ailleurs ils n'ont pas le moyen d'en acheter. Il n'est pas concevable qu'après ce qu'on retient de la paye journalière, le reste suffisant à peine pour acheter une livre de bonne viande un soldat en veuille mettre une partie en fruit. Un petit nombre de maraudeurs en volent, il est vrai, dans les jardins; mais les plus rangés d'entre les soldats se trouvent également sujets à la dysenterie et à la fièvre des camps. On peut encore remarquer que le plus dangereux flux de ventre que nous ayons éprouvé commença vers la fin de juin (1), dans le temps qu'on ne voyait à la campagne d'autres fruits que des fraises dont les soldats cependant ne goûtèrent point; et que la même maladie cessa entièrement avant le premier d'octobre, lorsque le raisin était mûr, et en si grande abondance que, les vignobles étant ouverts de tous les côtés, les soldats en mangèrent autant que bon leur sembla. Ajoutons à ces raisonnements l'autorité de Sydenham, qui ne met jamais les fruits au nombre des causes des dysenteries épidémiques qui parurent de son temps à Londres (2). — Degnoras, autre observateur exact, qui a fait sur cette maladie un excellent traité, déclare expressément que les fruits ne furent nullement la cause de la dysenterie, qui fit, il y a quelques années, tant de ravages à Nimègue (3).

Ce point étant aussi évident, il semble étonnant que l'opinion contraire ait été si généralement admise. Mais voici les raisons qui ont pu servir à établir ce préjugé. Le flux de sang arrive communément dans la saison des fruits; comme ils lâchent le ventre, et qu'ils causent ordinairement des tranchées, il était naturel de n'attribuer la dysenterie qu'à un excès en ce genre, d'autant plus que la véritable cause paraissait moins remarquable. Mais indépendamment que les fruits occasionnent rarement un cours de ventre aux personnes robustes, on doit faire attention que la dysenterie des camps diffère beaucoup de la diarrhée ordinaire par les symptômes, le danger et le traitement. Je conviens que les fruits, pris avec excès, surtout dans un pays humide, peuvent disposer le corps à des fièvres intermittentes; mais la fièvre rémittente du camp est non-seulement d'une nature plus putride, mais encore la plupart du temps accompagnée d'une inflammation sensible. Quand même les fruits seraient capables de produire ces fièvres et ces flux de ventre qui dominent

_______

(1) Part. I, chap. III.
(2) Vid. Op., § 4, cap. III.
(3) Vid. Hist. dysent., cap. II, § 30.

dans une armée, cependant comme chez plusieurs centaines de personnes attaquées de ces maladies, dont j'ai pris soin, je n'ai jamais remarqué, après les recherches les plus exactes, que les fruits en aient été la cause, je conclus que c'est un cas si rare qu'on peut l'omettre dans la relation qu'on donne de la dysenterie. Il est en même temps à propos d'observer que quiconque a un flux de ventre, ou qui, peu de temps auparavant en a été incommodé, doit s'abstenir de manger du fruit. Car, quoique les acides soient bons pour corriger la disposition à la putréfaction, cependant les intestins peuvent être trop relâchés et trop délicats pour souffrir un aliment acide, froid et venteux. Par la même raison, ceux qui relèvent depuis peu de fièvres intermittentes doivent s'abstenir de fruits, ou en manger modérément. Les personnes qui se portent le mieux ne doivent pas non plus en faire des excès dans les pays marécageux et où l'air n'est pas renouvelé; parce que tout ce qui est froid et relâchant de sa nature affaiblit trop le tempérament et l'estomac en particulier; au moyen de quoi, le fruit, quoiqu'il soit en lui-même antiseptique, peut servir de fondement à quelque maladie putride.

Enfin, on prétend que la mauvaise eau occasionne un grand nombre de maladies, et c'est une opinion généralement reçue et très-ancienne. Hippocrate luimême attribue beaucoup d'incommodités à cette cause. Mais sans vouloir approfondir la justesse de ces idées, je remarquerai seulement qu'il ne faut pas appliquer ce que ces auteurs ont écrit de l'eau des pays où ils vivaient, à celle dont notre armée faisait usage communément, et qui était abondante et bonne. J'en excepte l'eau qu'on but en Zélande, qui, étant moins pure, put concourir avec d'autres causes à rendre la maladie si générale dans ce pays (1). Mais tout le reste du temps et partout ailleurs, l'eau était bonne, et particulièrement dans les deux saisons où le flux de sang parut le plus épidémique (2). — Enfin, si l'on veut se donner la peine de lire la relation que nous avons donnée des différentes campagnes, on y verra une si grande conformité dans la naissance et les

périodes des maladies, avec la salubrité ou l'insalubrité de l'air, qu'on doit être convaincu que ni l'abus des liqueurs et des fruits, ni les mauvaises eaux ne peuvent beaucoup contribuer à les produire.

§ V. *Des maladies occasionnées par l'excès du repos et du mouvement, du sommeil et des veilles, et par la malpropreté.* — La vie d'un fantassin se trouve communément sujette aux deux extrêmes, le travail et l'inaction. Quelquefois il est prêt à succomber sous la fatigue, lorsque avec ses armes, son havre-sac et le reste de l'attirail qu'il lui faut porter, il se voit encore obligé de faire de longues marches, surtout par des temps chauds et pluvieux; mais il lui arrive plus souvent de croupir dans le repos. Les cavaliers mènent un genre de vie plus uniforme, et les marches ne leur sont pas fort pénibles; soit en campagne, soit en quartier, le soin de leurs chevaux leur donne un exercice continuel, mais modéré et facile; raison de plus pour se conserver en bonne santé. — Le service devient quelquefois si fréquent et si pressé que les troupes n'ont pas le temps de dormir; mais cela ne se rencontre qu'assez rarement et communément, lorsque les soldats ne sont plus en faction, ils dorment trop; ce qui énerve le corps et le rend sujet aux maladies. — Personne n'ignore la nécessité d'entretenir la transpiration, et que la malpropreté concourt avec d'autres causes à la supprimer. J'ai remarqué dans les hôpitaux que lorsqu'on y apportait du camp des gens qui avaient la fièvre, rien ne provoquait tant les sueurs que de leur laver les pieds, les mains et quelquefois le corps entier avec du vinaigre et de l'eau chaude, et de leur donner du linge blanc. Aussi les officiers ont-ils raison, soit pour la montre, soit pour la santé des soldats, d'exiger avec tant de rigueur la propreté de leurs personnes et de leur habits. — Il est à propos de parler ici de la gale, maladie si commune parmi les soldats. Elle se répand si aisément par le contact de la personne incommodée ou de ses habits, qu'un seul homme la communiquera bientôt à tous les autres sous la même tente, dans la même caserne. Cette circonstance, jointe au peu d'attention pour la propreté qu'ont les personnes de cet état, fait qu'il est presque impossible d'extirper cette maladie, quoique la guérison de chacun en particulier soit fort aisée.

---

(1) Voyez part. I, chap. I et VII.

(2) Savoir au camp de Hanau, en 1743, et à Maestricht en 1747. (Voyez qart. I, chap. III et VI.

## CHAPITRE III.

### DES MOYENS GÉNÉRAUX POUR PRÉVENIR LES MALADIES DANS UNE ARMÉE.

Quoiqu'on puisse à peine éviter la plupart des causes dont on a fait mention ci-dessus, savoir : l'excès du chaud, du froid ou de l'humidité, l'état putride de l'air, la grande fatigue, les habits mouillés et mille autres circonstances, cependant, comme toutes ces choses disposent seulement le corps à la maladie, et ne la causent pas nécessairement, il s'ensuit qu'on peut prendre des précautions qui mettront le soldat en état de résister à la plupart des fatigues auxquelles il se voit exposé dans la vie militaire. Il est presque inutile d'ajouter que les préservatifs contre les maladies ne doivent point consister en remèdes, ou dépendre de quelque chose que le soldat peut négliger ; mais d'ordres seulement qu'on lui fera exécuter avec d'autant plus de facilité, qu'ils ne lui paraîtront point déraisonnables. — Nous allons donc examiner les moyens dont on doit faire usage pour se préserver des maladies, et nous suivrons l'ordre des causes dont on a fait mention (1). Les principales dépendant de l'air, nous considérerons les diverses précautions qu'il faut prendre à cet égard, et nous proposerons ensuite des réglements au sujet du régime, et des autres points importants qu'il dépend des officiers de faire observer.

§ Ier. *Comment on peut prévenir les maladies qui proviennent du chaud et du froid.* — Pour pallier les effets d'une chaleur excessive, les généraux ont jugé à propos de régler les marches, de façon que les soldats puissent arriver à l'endroit destiné avant la grande chaleur du jour ; ils ont pareillement donné des ordres fort précis, pour qu'aucun soldat n'eût à dormir hors de sa tente, qu'il peut couvrir, dans les campements fixes avec des branches d'arbres, pour se garantir par le moyen de leur ombre de l'ardeur du soleil (2). Il est de la dernière importance de faire lever les soldats de bonne heure, et de leur faire faire l'exercice avant que la fraîcheur de la matinée soit tout-à-fait passée. On évite par-là non-seulement les chaleurs excessives, mais encore, le sang étant ra-

fraîchi et les fibres fortifiées, le corps se trouve plus en état de supporter la chaleur du jour. Enfin, dans les temps fort chauds, on a regardé comme très-utile d'abréger le temps que les sentinelles doivent être en faction, lorsqu'il faut nécessairement qu'elles soient exposées au soleil. — Les préservatifs contre le froid consistent en habits, en couvertures de lit et en un feu modéré. L'expérience que nous avons eue de l'utilité des camisoles, pendant la campagne que nous fîmes en hiver dans la Grande-Bretagne (1), devrait nous apprendre à pourvoir de même nos armées dans une autre guerre. Il n'y a point, parmi les étrangers, de soldats qui soient sans cette partie nécessaire de l'habillement, ni même de gens de la plus vile condition. Ces camisoles seraient non-seulement utiles dans les quartiers d'hiver, mais encore dans les commencements et sur la fin d'une campagne. L'on aurait pareillement besoin de manteaux pour les soldats qui sont en faction ; la relation générale des maladies du premier hiver en fait assez sentir les avantages. Un troisième article, non moins important, est de donner aux soldats des souliers forts, puisque personne n'ignore combien il est aisé de gagner un rhume lorsqu'on a les pieds humides. — Le second moyen pour préserver les troupes des maladies dont on a fait mention, consiste à distribuer une couverture par chaque tente de l'infanterie. Ce réglement, quoiqu'en usage partout ailleurs, n'a presque pas eu lieu dans l'armée française ou dans la nôtre. Nous avons observé combien les manteaux étaient utiles à la cavalerie (2). De quel avantage ne seraient donc pas des couvertures pour conserver la santé des soldats, à la fin et au commencement d'une campagne ! La seule chose qu'on doive examiner, est de voir si la dépense et l'embarras de ce surplus de bagage l'emporte ou non sur l'avantage qu'on pourrait en retirer (3). — Le dernier article regarde le feu. Nos soldats ne peuvent s'en passer, puisque

---

(1) Chap. II.
(2) Part. I, chap. VI.

(1) Ne aridis, et sine opacitate arborum, campis aut collibus, ne sine tentoriis æstate, milites commorentur. (Veget. de re milit., lib. III, cap. II.
(2) Voyez part. I, chap. III.
(3) Depuis les premières éditions de cet ouvrage, on a donné des couvertures à l'infanterie.

de tous les peuples guerriers ce sont les moins accoutumés au froid. Mais, comme il est avantageux qu'ils en endurent un peu, afin de s'endurcir contre les commencements d'une campagne, on ne doit leur fournir du feu qu'autant qu'il leur en faut pour faire cuire leurs aliments, corriger l'humidité de leurs casernes et pour adoucir la rigueur d'un hiver trop rude. Du reste, il faut plutôt se fixer à des habits chauds et à leurs exercices qu'au feu, pour les garantir des maladies causées par le froid. Végèce (1), qui a fait un recueil des principales maximes de l'ancienne discipline militaire des Romains, recommande aux officiers ces deux articles essentiels, les habits et le feu.

§ II. *Comment on peut prévenir les maladies qui proviennent de l'humidité.* — Quand les troupes vont en garnison, les maréchaux-de-logis sont obligés par leur devoir d'examiner toutes les casernes que les magistrats du lieu leur présentent, et de rejeter tous les rez-de-chaussée des maisons inhabitées, ou qui paraissent humides. Nous avons eu un exemple qui nous a mis à portée de juger, par comparaison, des avantages que procure la sécheresse des étages élevés (2), qui sont toujours préférables, surtout dans les Pays-Bas, où les maisons n'ont point d'écoulements. Mais, en cas qu'on ne puisse point avoir de logement sec, la seule ressource contre les maladies provenant de l'humidité serait d'augmenter le feu. — Le plus sûr moyen, lorsqu'on se trouve en campagne, est de faire des tranchées tout autour des tentes : ce qui, non-seulement diminue l'humidité naturelle de la terre, mais encore intercepte l'eau de la pluie qui s'écoule sans mouiller la paille. Cette précaution est toujours nécessaire, quand on ne resterait campé que quelques jours dans le même endroit. — Il est de la dernière importance de faire distribuer aux soldats de la paille en abondance, et de la faire souvent renouveler; un lit sec et nouveau est non-seulement plus agréable, mais sert encore de préservatif contre les maladies. C'est aussi par

cette raison que les soldats en changeant de camp, jouissent communément d'une meilleure santé; parce qu'alors on abandonne la paille humide et pourrie. Mais dans les camps fixes, où on ne saurait toujours se procurer de la paille nouvelle aussi souvent qu'il serait utile de le faire, il est à propos d'ouvrir les tentes tous les jours pendant quelques heures, et de faire tirer hors de la tente la paille quelquefois par semaine, et de la faire sécher à l'air. Sans cette précaution, non-seulement elle contractera de l'humidité, mais elle se pourrira en peu de temps et deviendra fort malsaine. — Il est pareillement nécessaire que les officiers donnent tous les jours de l'air à leurs tentes, sans quoi tout y périrait par l'humidité. On leur conseille encore de ne jamais mettre leur matelas sur la terre, de faire élever leur lit, ou de se servir d'un bois de lit. Des toiles huilées, étendues sur le terrain qu'occupent leurs tentes, interceptent une partie des vapeurs qui s'élèvent. Vers la fin de la saison, lorsque le temps devient froid et humide, il est utile de brûler de l'esprit-de-vin sur le soir, afin d'échauffer et de corriger l'air de l'intérieur de la tente. Mais les officiers ne doivent en aucun temps tenir l'air trop enfermé, même pendant les froids, surtout lorsqu'ils sont malades; prenant toujours pour règle qu'il y a plus de danger à respirer dans une atmosphère humide, chargée des émanations qui sortent de leurs corps, que dans une tente ouverte avec une marquise baissée.

Les soldats se trouvent inévitablement exposés à la pluie, lorsqu'ils sont en faction ou en marche; leurs habits mouillés les rendent extrêmement sujets aux maladies, à moins qu'on ne leur permette de couper du bois et d'allumer du feu à l'extrémité du camp; indulgence dont j'ai toujours remarqué l'utilité dans ces occasions. — Les camps sont dans une situation plus saine sur les bords d'une grande rivière, lorsque le terrain est également sec; parce que, dans le temps des chaleurs, l'air, au moyen de l'eau, se renouvelle continuellement et dissipe les exhalaisons putrides. A l'égard des quartiers, on doit non-seulement chercher des villages éloignés des endroits marécageux, mais encore ceux où l'air est moins resserré par les plantations, et qui se trouvent plus élevés au-dessus des eaux souterraines. Dans les pays humides, les villes sont communément préfé-

---

(1) Non lignorum patiantur (milites) inopiam; aut minor illis vestium suppetat copia; nec sanitati enim, nec expeditioni idoneus miles est, qui algere compellitur. (De re milit., lib. III, cap. II.)

(2) Voyez part. I, chap. II.

rables aux villages ou aux simples fermes, par les raisons qu'on a déjà alléguées (1).

§ III. *Comment on doit prévenir les maladies qui proviennent d'un air putride.* — Nous avons rapporté, dans le chapitre précédent, les causes d'un air putride qui affectent communément une armée; il ne me reste plus qu'à présenter ici quelques réflexions sur les moyens de les écarter ou de les diminuer chacune en particulier. — Premièrement, on peut appliquer à l'air putride des marais et des autres eaux dormantes la plupart des préservatifs dont on a parlé à l'article de l'air humide. Si les opérations militaires obligent une armée de rester long-temps sur un terrain si mal sain, le meilleur expédient est de ne pas toujours demeurer dans le même camp (2); car, en changeant de camp, on changera pareillement de paille; les troupes auront plus d'exercice, et on laissera derrière soi les privés, qui, dans les camps, deviennent extrêmement dangereux, à cause du grand nombre de dysenteries. — A l'égard des quartiers dans les pays marécageux, si les troupes doivent y séjourner pendant la mauvaise saison, il vaut beaucoup mieux inonder tout-à-fait les campagnes, que de les laisser à moitié sèches; car plus l'eau est basse et plus tôt elle se corrompt, et l'évaporation augmente aussi à proportion. Le régiment qu'on avait mis à Helvoirt, éloigné seulement d'une demi-lieue de l'inondation, peut servir à prouver combien les troupes peuvent être près des marais sans en être notablement incommodées (3), pourvu que le vent porte les vapeurs d'un autre côté. L'escadre de M. Mitchel, en Zélande, et les quartiers salutaires d'Eyndhoven, de Lind et de Zelst, dont le voisinage était malsain, fournissent d'autres preuves de la même nature (4). De plus, on a observé, à Rome, que la sphère des vapeurs malignes qui s'exhalent des marais voisins s'étend seulement aux endroits de la ville qui en sont plus près, et qu'elles y occasionnent des fièvres, tandis que dans le reste de la ville on jouit d'une santé parfaite (1). Ainsi, en s'éloignant un peu des marais, on peut quelquefois prévenir une maladie générale; mais si cela se trouve incompatible avec le service, comme il arriva pendant la campagne de 1747, qu'on fut obligé d'envoyer quelques bataillons en Zélande, et pendant l'été, suivant, que nos troupes furent cantonnées au milieu des inondations, l'on doit alors se contenter de diminuer les maux qu'on ne saurait totalement éviter. Mais comme c'est par le régime et par l'exercice qu'on en vient à bout, je différerai de donner des règles là-dessus, jusqu'à ce que j'en sois à ces articles.

Quand la dysenterie commence à faire des progrès, le meilleur moyen pour s'en garantir est de quitter le terrain où l'on campe, avec les privés, la paille pourrie, et toutes les autres immondices du camp. Si cette méthode ne se trouve pas incompatible avec les opérations militaires, on doit les réitérer une fois ou deux, et même plus souvent, ou du moins jusque vers le milieu de septembre, temps où le danger tire en grande partie vers sa fin. La première campagne me fournit une preuve de la bonté de cette méthode; car le long séjour qu'on fit à Hanau ne fit qu'entretenir la violence de la dysenterie, qui, dès qu'on eut abandonné ce camp, diminua subitement (2). En 1745, ce flux de ventre fut moins dangereux qu'on ne l'avait jamais vu auparavant; on en attribua la cause non-seulement à la fraîcheur de la saison, mais encore aux fréquents changements de camps, pendant que l'armée était le plus en proie à cette maladie (3). Mais si quelques circonstances rendent impraticable le changement de camp, lorsque la dysenterie commence à se répandre, on peut alors se servir d'autres méthodes pour en arrêter les progrès.— Afin de conserver la salubrité de l'air pendant la saison de la dysenterie, on peut défendre aux soldats de se décharger le ventre partout ailleurs qu'aux privés, et imposer une légère punition aux

---

(1) Part. i, chap. i et viii.

(2) Si autumnali, æstivoque tempore diutius in iisdem locis militum multitudo consistat, ex contagione aquarum et odoris ipsius fœditate, vitiatis haustibus et aere corrupto, perniciosissimus nascitur morbus, qui prohiberi aliter non potest nisi frequenti mutatione castrorum. (Veget. de re milit., lib. iii, cap. ii.)

(3) Voyez Part. i, chap. viii.

(4) Voyez Part. i, chap. vii et viii.

(1) Lancis., De nox. palud. effluv., lib. ii, epid. i, cap. iii.

(2) Voyez part. i, chap. iii.

(3) Voyez part. i, chap. v.

contrevenants. D'ailleurs depuis le milieu de juillet, ou dès qu'on s'aperçoit que cette maladie commence à se répandre, on peut rendre les privés plus profonds qu'à l'ordinaire, et y faire jeter une fois par jour une couche épaisse de terre, jusqu'à ce que les fosses soient près d'être pleines, et lorsqu'elles le sont, on doit bien les couvrir de terre et en creuser de nouvelles. On doit faire creuser les fosses à la tête ou à la queue du camp, précaution fort utile, parce qu'alors les vents en emportent les exhalaisons au loin. Il est de plus nécessaire de renouveler souvent la paille, non-seulement parce qu'elle se trouve sujette à se pourrir, mais encore parce qu'elle retient aisément les émanations infectes de ceux qui ont été attaqués de cette maladie. Si l'on ne peut pas se procurer de la paille nouvelle, on doit prendre plus de soin à donner de l'air à la tente et à la paille, et à les tenir sèches, comme on l'a observé auparavant.

Enfin, quand la maladie commence à être fréquente, on ne doit pas mettre les malades dans un hôpital-général; du moins on ne doit pas y en envoyer un assez grand nombre pour corrompre l'air, et par là non-seulement communiquer aux autres l'infection, mais encore l'entretenir et la conserver parmi eux. Ce réglement paraîtra d'autant plus juste, si l'on compare les faits allégués dans la relation de la campagne d'Allemagne (1), avec ce qui se passa pendant l'été de 1747 (2). C'est pourquoi, lorsque la dysenterie domine, les chirurgiens de chaque régiment doivent traiter les cas légers dans le camp même; pour les soldats qui sont plus mal, on les mettra dans les hôpitaux des régiments, qu'on doit surtout choisir bien spacieux et bien aérés, et ils n'en soigneront qu'autant qu'ils le pourront. Les granges et autres lieux semblables sont excellents, parce que les vapeurs s'y trouvent dispersées, sans qu'il y ait de risque à courir du côté du froid, puisque le temps est communément chaud pendant cette saison. A l'égard de l'hôpital-général, qu'on n'y admette que ceux que les hôpitaux des régiments ne peuvent contenir, et les malades qui ne sauraient suivre l'armée. Si l'on ne disperse point les malades de la sorte, l'hôpital-général peut, dans les mauvai-

ses saisons, être chargé de plusieurs milliers de malades, qui ne sauraient être soignés que par un plus grand nombre de médecins que le public n'y en emploie. Mais quand même on obvierait à cet inconvénient, il serait toujours fort imprudent de n'avoir qu'un hôpital-général, à cause de la grande mortalité qui s'ensuit toujours, de ce qu'un grand nombre de gens attaqués de maladies putrides et contagieuses sont, pour ainsi dire, entassés les uns sur les autres. — Après avoir fait voir, dans la relation de presque toutes les campagnes, les terribles effets de la fièvre d'hôpital, je n'ai pas besoin d'appuyer sur la nécessité de se servir de toutes sortes de précautions pour s'en garantir. Il est inutile d'entrer ici dans une description particulière de cette maladie, je la réserve pour la troisième partie de mon ouvrage; je me contenterai seulement de proposer les moyens qui peuvent l'empêcher de paraître tout-à-fait, ou du moins avec autant de contagion et de danger. Je considérerai ces moyens sous les deux articles suivants : le choix des hôpitaux, et la méthode de renouveler l'air qui y est renfermé.

En traitant du flux de sang, j'ai recommandé, pour la guérison plus prompte des malades et pour prévenir l'infection, qu'on eût à se pourvoir, dans le voisinage du camp, de maisons spacieuses et bien aérées. Les mêmes moyens préviendront pareillement la fièvre d'hôpital, puisque la dysenterie en est souvent la cause (1). Il est assez ordinaire de chercher en ces occasions des maisons chaudes et bien fermées, et de préférer par cette raison la maison d'un paysan à sa grange; mais l'expérience nous a convaincu que l'air est plus nécessaire que la chaleur. Par conséquent, non-seulement les granges, les étables, mais surtout les églises, sont les meilleurs hôpitaux, depuis le commencement de juin jusqu'au mois d'octobre. On en vit un exemple pendant la campagne de 1747, qu'on fit servir à cet usage une grande église de Maëstricht. Quoique plus de cent personnes

---

(1) Voyez part. I, chap. III.
(2) Voyez part. I, chap. VII.

(1) Les émanations putrides des matières fécales dysentériques sont non-seulement propres à propager la dysenterie, mais encore à causer la fièvre de prison ou d'hôpital, avec des selles sanguinolentes, ou sans ce dernier symptôme.

incommodées d'ulcères, de flux de ventre et d'autres maladies putrides, y fussent pendant plus de trois mois de suite, et quoique pendant la plus grande partie de ce temps il fit extrêmement chaud, cependant cette fièvre ne parut pas (1). Nous pouvons par conséquent poser pour règle que plus on laisse entrer d'air frais dans les hôpitaux, et moins il y a de danger d'y causer cette maladie contagieuse.

Un autre point qu'on doit observer dans un camp fixe, c'est de disperser de côté et d'autre les hôpitaux des régiments, et de ne les point placer les uns près des autres dans le même village. Par la même raison, si l'hôpital-général est obligé d'admettre à la fois un grand nombre de malades (ce qui arrive toujours lorsque l'armée se met en marche après un long campement), il est à propos de les disperser dans deux ou trois villages, plutôt que de les tenir renfermés dans un seul, quoique l'économie de l'hôpital et la commodité de ceux qui doivent en prendre soin exigent le contraire. On ne peut jamais compenser le manque d'air pur et salubre par le régime et par les remèdes. De sorte qu'il est de la dernière nécessité que les malades qu'on peut commodément transporter dans des chariots suivent partout leurs régiments respectifs.

Il est à propos d'ajouter la distinction suivante. Au commencement d'une campagne, lorsque les maladies inflammatoires dominent, on doit laisser derrière ceux qui en sont attaqués, d'autant plus que leur situation ne permet pas le changement de place, et que cette maladie n'est pas alors contagieuse. Mais pour ceux qui tombent malades depuis la fin de l'été jusqu'au déclin de l'automne, comme ces maladies sont d'une espèce putride, qu'elles permettent le mouvement, et que communément elles guérissent en changeant d'air, on doit, par cette raison, les faire plutôt suivre l'armée et les disperser, que de les rassembler dans un hôpital-général, qui propagera l'infection. — Comme les hôpitaux à la suite de chaque régiment sont de la dernière conséquence, il est nécessaire de les fournir de couvertures, et de remèdes tirés des magasins publics, et de donner aux malades des gardes et les autres choses dont ils peuvent avoir besoin. On doit non-seulement conserver ces hôpitaux pendant qu'on est en cam-

pagne, mais encore dans les quartiers d'hiver; parce qu'il se trouvera toujours à la fin d'une campagne plus de malades que les médecins et ceux qui travaillent sous eux n'en peuvent soigner. Dans la campagne de 1743, on laissa dans l'hôpital-général près de trois mille malades; et en 1747, lorsque les troupes entrèrent en quartiers d'hiver, les listes des malades montaient à quatre mille. Dans le cours de la guerre précédente, un médecin était quelquefois chargé de sept cents malades en même temps; dans ce cas-là, quoiqu'on puisse dire que l'hôpital ait un médecin, il n'en peut tirer que bien peu d'utilité. Mais quand même on emploierait autant de médecins qu'il serait nécessaire, et que le reste serait à proportion, cependant la multitude, en corrompant l'air, rendrait presque toutes leurs peines infructueuses. C'est ce qu'on peut aisément concevoir par ce qui arriva en effet. Car, sans compter la mortalité plus que pestilentielle qui régna dans les hôpitaux de la première campagne, et prenant un terme moyen pour le reste, l'air fut toujours communément si malsain, et rendit tous les soins si infructueux, que, suivant un calcul modéré, de dix personnes qu'on admettait à l'hôpital, il y en avait toujours une qui mourait. Outre l'avantage d'un air meilleur, avantage que procurent les hôpitaux à la suite de chaque régiment, il s'y en rencontre encore un autre; c'est que les chirurgiens connaissent mieux le tempérament, la disposition de leurs malades, et toutes les circonstances de leurs maladies. Comme on doit toujours avoir recours au médecin dans les cas difficiles, et qu'il est obligé de faire régulièrement ses visites, on ne peut faire d'objection contre cette méthode de traiter les malades, dans laquelle j'ai toujours remarqué beaucoup plus d'avantage que dans celle d'un grand hôpital général. Pour mettre les chirurgiens en état d'avoir plus de soin des malades de leurs régiments, il serait nécessaire de donner à chacun un aide de plus en temps de guerre, parce qu'il arrive souvent que les malades sont en trop grand nombre pour que deux personnes seulement puissent en prendre soin. D'ailleurs, dans les saisons maladives, l'un de ces aides, et quelquefois tous les deux, peuvent tomber malades en même temps. — Examinons maintenant les hôpitaux généraux. Il y en a de deux espèces : l'hôpital volant, qui suit toujours le camp à

____

(1) Voyez Part. I, chap. VII.
*Pringle.*                                   4

une distance convenable, et l'hôpital fixe qui reste dans la même place. On doit sérieusement recommander à ceux qui ont l'inspection de ces deux hôpitaux, de faire en sorte que les salles soient grandes et bien aérées ; ils doivent faire attention que la chaleur ne manque pas en été, et qu'en hiver on puisse se la procurer au moyen du feu. Il est aussi beaucoup plus avantageux de placer les hôpitaux-généraux dans les villes que dans les villages, parce que, sans compter mille autres commodités, on peut se procurer des salles plus grandes. — A l'égard de la disposition des hôpitaux, pour conserver la pureté de l'air, la meilleure règle est d'admettre dans chaque salle si peu de malades qu'une personne qui ne connaît pas le danger du mauvais air croirait qu'elle en pourrait contenir le double ou le triple. Si les plafonds se trouvent bas, on fera fort bien de mettre autre part une partie des malades, et d'ouvrir jusqu'aux toits l'étage supérieur. Une expérience constante démontre qu'en peu de jours l'air est renfermé. Ce qui rend encore plus difficile de remédier à cet inconvénient, c'est l'impossibilité de convaincre les gardes et les malades eux-mêmes de la nécessité d'ouvrir en aucun temps les portes ou les fenêtres pour avoir de l'air. J'ai toujours remarqué que les salles dont on ne pouvait exclure l'air extérieur parce que les fenêtres étaient brisées, se trouvaient les plus saines. — Il est probable, par conséquent, que lorsque les cheminées manquent, le meilleur préservatif serait de se servir des ventilateurs du docteur Hales, et pour l'usage des hôpitaux on en pourrait construire de petits qu'il serait aisé de transporter partout. Nous pourrions, par leur moyen, renouveler l'air dans toutes les salles, et les convalescents s'exerceraient à les mettre en jeu. Comme ces ventilateurs doivent être d'une dimension fort petite pour qu'on puisse les voiturer aisément, on peut aussi s'en servir sur les vaisseaux de transport (1).

(1) Le célèbre inventeur de cette machine, que j'ai consulté en cette occasion, a eu la bonté de m'envoyer les avis suivants ; mais on ne s'est jamais servi de sa méthode.

« *Réflexions sur les moyens de tirer le mauvais air des chambres des malades dans les hôpitaux des armées, soit en ville, soit dans les maisons particulières.*

« On ne doit pas pomper le mauvais air de ces chambres par de petits ventilateurs mobiles, placés dans les passages qui se rencontrent entre les chambres ; car le mauvais air qu'on tire, retourne bientôt, de ces passages ou corridors, dans les chambres des malades ; de sorte que le moyen le plus vraisemblable pour y réussir, est d'avoir une planche ferrée, d'une manière solide, avec des vis à la partie supérieure de la fenêtre en dehors, et non clouée à cause du bruit. Cette planche doit être percée en rond, de manière que ce trou soit propre à recevoir un tuyau d'une longueur suffisante pour atteindre de la fenêtre à un petit ventilateur qui est à terre. Le mauvais air de toutes les chambres se tire à travers ce tuyau, l'air frais entre par la porte. On doit recommencer tous les jours aussi souvent qu'on le jugera à propos.

« Il est nécessaire que le trou de la planche attaché au haut de la fenêtre, et celui qui est au côté du ventilateur, soient ronds pour recevoir les orifices des tuyaux qui y correspondent. Au moyen de quoi le même tuyau peut servir pour des fenêtres de différente hauteur, en les plaçant plus ou moins obliquement : savoir X, l'extrémité du côté de la fenêtre ; Z, celle qui est attachée au ventilateur.

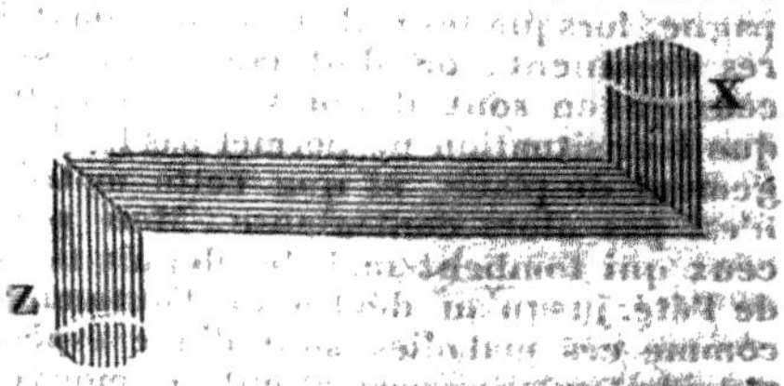


« On peut faire des tuyaux de différente longueur, qui se joindront l'un à l'autre, et qui serviront aux fenêtres plus élevées. Comme ces tuyaux doivent être de planches de sapin fort minces, d'environ cinq pouces de large, il n'est pas nécessaire de les clouer ensemble dans la forme d'un tuyau, jusqu'à ce qu'on en ait besoin ; elles peuvent, par cette raison, occuper moins de place.

« On peut se contenter d'un très-petit ventilateur, de cinq pieds de long environ, et de vingt pouces de largeur et de profondeur, tel que celui que j'ai décrit dans mon ventilateur, figure sixième. »

Dans les hôpitaux d'hiver, on doit échauffer les salles avec des cheminées, et jamais avec des poêles. Car, quoique ces derniers puissent entretenir ces salles plus chaudement et à beaucoup moins de frais, cependant, comme ils n'attirent point l'air, ils ne sont propres qu'à augmenter sa qualité putride; au lieu que le feu que l'on fait dans les cheminées agit comme un ventilateur perpétuel. — Si l'on se sert de ventilateurs, les autres précautions seront moins nécessaires; mais si l'on ne s'en sert pas, il faut avoir recours à d'autres moyens pour purifier l'air. Les plus communs sont de brûler de l'encens, du bois ou des baies de genièvre, ou quelque autre végétal résineux anti-septique. On recommande souvent en cette occasion l'odeur du vinaigre, et peut-être répond-elle mieux au but qu'on se propose; mais comme elle ne se répand pas aussi commodément que les autres choses qu'on brûle, on n'en a pas fait l'épreuve jusqu'à présent. Il y a des auteurs qui font aussi mention du soufre et de la poudre à canon, et il est très-probable que ces matières sont aussi fort utiles, à cause de leurs vapeurs acides.

§ IV. *Comment on peut prévenir les maladies causées par un mauvais régime.* — On doit observer qu'il n'y a point d'ordres assez forts pour empêcher les soldats de manger et de boire ce qui leur plaît, quand ils peuvent l'acheter. C'est par cette raison une règle fondamentale, et presque la seule nécessaire, d'obliger les soldats de manger en commun. On sera assuré par là qu'ils emploieront la meilleure partie de leur paie en nourriture saine, parce qu'heureusement c'est le goût du plus grand nombre. A l'égard du choix, il suffit de s'en rapporter à leur goût et à leur expérience, sans examiner trop scrupuleusement la nature des aliments particuliers, qui n'incommodent pas tant, même les personnes les plus délicates, par leur espèce que par l'excès qu'on en fait. Le plus grand obstacle à ces repas communs vient de ce que la plupart des soldats ont des femmes et des enfants qu'ils doivent entretenir sur leur paie. Dans de pareilles circonstances, ce n'est pas la mauvaise nourriture, mais le manquement de toute nourriture, qui peut mettre en danger la santé du soldat. Le repas commun étant une fois établi, il ne reste plus que d'avoir soin que le pain ne manque point, que les marchés soient tellement réglés, que les marchands trouvent de l'encouragement à venir au camp, et que les chambrées aient de bonnes provisions à un prix modéré, et en particulier les herbages, qui, pendant les chaleurs, doivent faire une grande partie de la nourriture. La paie (1) des soldats en Angleterre est plus forte que celle des troupes des puissances étrangères, mais ils ne sont pas aussi économes; de sorte qu'après avoir payé leur part du repas commun, on n'a pas sujet de craindre qu'il leur reste de quoi s'incommoder par des excès. On a fait voir un peu plus haut (2) jusqu'à quel point les liqueurs fortes, prises modérément, peuvent être utiles.

Comme les chaleurs de l'été, en disposant les humeurs à la corruption, tendent à produire des maladies pendant l'automne, il serait à désirer qu'on réglât dans cette saison la nourriture de manière qu'elle corrigeât un peu cette disposition. Les Romains considéraient le vinaigre (3) comme une des plus indispensables provisions d'une armée; et cette conduite mérite notre attention. Or, soit qu'ils s'en servissent pour assaisonner leurs aliments, ou qu'ils en bussent mêlé avec de l'eau lorsqu'ils avaient chaud et qu'ils se sentaient quelque disposition à la fièvre, cela devait faire un très-bon effet pour corriger pendant l'été la trop grande tendance du sang à la putréfaction. Le petit-lait fait avec le vinaigre, déjà connu dans les hôpitaux, est un excellent rafraîchissant dans les fièvres inflammatoires, et il se trouvait du goût des malades. Mais la plus sûre méthode pour faire prendre un acide aux soldats serait de mêler du vinaigre ou tout autre acide avec autant de liqueur qu'un homme en peut prendre raisonnablement, et de lui faire boire cette mixtion pour lui servir de préservatif contre les maladies, surtout quand on envoie pendant la mauvaise saison des détachements en Zélande et dans les parties les plus marécageuses du Brabant et de la Flandre.

- - -

(1) La cavalerie a par jour deux shillings six sous, qui font près de trois livres de notre monnaie; les dragons un shilling neuf sous, qui font près de deux livres deux sous, et l'infanterie huit sous qui font près de seize sous de notre monnaie.

(2) Part. II, chap. II, § 4.

(3) Hieme lignorum et pabuli, æstate aquarum vitanda est difficultas. Frumenti vero, vini, *aceti*, nec non etiam salis omni tempore vitanda necessitas. (Veget., De re milit., lib. III, cap. III.)

4.

On a quelquefois défendu le porc dans les camps, parce qu'on le regarde comme malsain. Sanctorius observe qu'il arrête la transpiration; et, comme il se corrompt plus tôt que le bœuf et le mouton, on peut présumer qu'il fournit une nourriture moins convenable que l'un ou l'autre, lorsqu'il y a du danger du côté de la putréfaction. On croit aussi qu'on saigne communément trop peu la viande dans les camps, ce qui la rend très-sujette à se corrompre, et coucourt, avec d'autres causes, à engendrer des maladies putrides. — En rétablissant les repas communs, on pourrait faire quelques réglements par rapport à la déduction nécessaire pour les liqueurs, soit en les retenant sur la paie, ou d'une autre manière. Cette méthode est déjà en usage dans la marine, et sans doute, par les mêmes raisons, qu'elle conviendrait fort ici, puisque dans les vaisseaux les hommes se trouvent aussi sujets aux maladies qui proviennent d'un air humide et corrompu. — A l'égard des officiers, ils sont exposés dans les camps ou dans les quartiers humides aux mêmes maladies de la saison et du climat, quoiqu'ils le soient beaucoup moins que le commun des soldats. La principale règle qu'ils doivent observer dans les temps malsains est de manger avec modération et d'éviter toute réplétion et indigestion (1). Le vin est nécessaire, mais l'excès en tout devient dangereux, particulièrement en ce temps-là. Je finirai par cette maxime prudente de Celse, pour se garantir des maladies qui proviennent d'un air humide et corrompu : *Tum vitare oportet fatigationem, cruditatem, frigus, calorem, libidinem* (2).

§ V. *Comment il faut prévenir les maladies qui proviennent de défauts dans l'exercice.* — Les plus grandes fatigues qu'un soldat ait à soutenir sont les longues marches, surtout dans les temps chauds ou dans les temps pluvieux. Lorsque le service l'exige, on doit les endurer; mais elles ne seront pas suivies par tant de maladies, si l'on prend soin de se pourvoir de bonnes provisions et d'une grande abondance de paille sèche. Dans d'autres temps, lorsqu'on ne sera pas si pressé, on peut ordonner de petites mar-

ches avant la chaleur du jour, et faire faire halte aux troupes de temps en temps. Une pareille conduite, bien loin de les fatiguer, contribue infiniment à les conserver en santé. Comme l'inaction occasionne toujours plus de maladies que la fatigue, il est indipensable, lorsqu'on se trouve dans un camp fixe, de faire des réglements convenables au sujet de l'exercice; et cela d'autant plus que nos soldats, lorsqu'on les abandonne à eux-mêmes, sont naturellement indolents. — L'exercice que doivent prendre les troupes peut se considérer sous trois points différents : le premier a rapport à leur devoir, le second regarde les commodités de la vie, et le troisième leurs divertissements.

Le premier point consistant dans ce qu'on appelle proprement l'exercice militaire, en même temps qu'il rend le soldat expert et habile dans son métier, il lui sert de moyens pour se conserver en santé (1). Il est plus avantageux de réitérer souvent cet exercice de bon matin, avant que le soleil ait acquis un certain degré de chaleur, que de le faire rarement et d'être plus long-temps à chaque fois; car un camp ne pouvant fournir beaucoup de commodités pour le rafraîchissement, on doit éviter toute fatigue inutile. — A l'égard du second article, on peut leur faire couper des branches d'arbres pour ombrager leurs tentes, leur faire faire des tranchées tout autour de leurs tentes, afin de laisser un écoulement à l'eau, aérer la paille, nettoyer leurs habits et leurs fournitures, et aider à la cuisine. Il doit y avoir des ordres précis à ce sujet, et ce ne peut être un exercice désagréable pendant une partie du jour. — Enfin, par rapport aux divertissements, on ne peut les y obliger; mais on doit se contenter de les encourager. Les officiers le peuvent faire par leur exemple, ou par de légères récompenses envers ceux qui excellent dans quelque jeu qu'on jugera propre à répondre au but qu'on se propose. Il y a

---

(1) Si qua intemperantia subest, tutior est in potione quam in asca. (Celsus, De med., lib. ı, cap. ıı.)
(2) Lib. ı, cap. x,

(1) Rei militaris periti, plus quotidiana armorum exercitia, ad sanitatem militum putaverunt prodesse, quam medicos.... ex quo intelligitur quanto studiosius armorum artem docendus sit semper exercitus, cum ei laboris consuetudo et in castris sanitatem, et in conflictu possit præstare victoriam. (Veget., De re milit., lib. ııı, cap. ıı.)

quelques précautions à prendre sur cet article des divertissements. Le peuple parmi nous est excessif en tout; il ne connaît aucun milieu entre l'amour du repos et les exercices les plus violents. Quelque nécessaire que puisse être le mouvement aux troupes dans un camp fixe, on doit, d'un autre côté, prendre garde de les fatiguer trop, principalement dans les chaleurs et dans les saisons malsaines, et surtout de les exposer à porter leurs habits mouillés, ce qui est la cause la plus fréquente des maladies des camps, comme nous l'avons prouvé assez amplement.

## CHAPITRE IV.

### COMPARAISON DES SAISONS PAR RAPPORT A LA SANTÉ D'UNE ARMÉE.

Nous devons nous attendre, au commencement de chaque campagne, du moins pendant le premier mois, à voir les listes des malades beaucoup plus fortes que si les troupes fussent restées dans leurs quartiers. En 1748, on ouvrit la campagne le 8 avril (1), et c'est le plus tôt qu'elle ait jamais commencé; aussi y eut-il un si grand nombre de malades que les listes montèrent, en un mois, à $\frac{4}{27}$ de l'armée entière. En 1745, on ouvrit la campagne dans les Pays-Bas, le 25 avril, et en 1747, le 23 du même mois, dans le même pays. Mais en 1746, les troupes campèrent, le 23 avril, dans le nord de l'Ecosse; si l'on considère la latitude de ce pays, on doit regarder cette campagne comme la plus avancée de toutes. On a raison de croire par tous ces exemples que lorsque l'armée quittera en Flandre ses quartiers la première ou la seconde semaine d'avril, on trouvera entre les malades et ceux qui ne le sont pas la même proportion qu'on a vue ci-dessus. — Mais si les troupes continuaient dans les quartiers jusqu'au milieu de mai, la maladie serait moins considérable le premier mois, quoiqu'elle ne le fût peut-être pas autant qu'on pourrait s'y attendre. Ainsi, dans la première année, les troupes campèrent le 17 mai (2), et il y eut, dans les hôpitaux, un mois après, environ $\frac{4}{52}$ de l'armée entière : proportion cependant que je ne veux pas regarder comme générale, parce que les soldats

avaient fait une longue marche, et que c'était leur première campagne. L'année suivante, les troupes sortirent de leurs quartiers le 13 mai; après un campement d'un mois, il ne se trouva, dans les hôpitaux, qu'environ $\frac{4}{40}$ du total. Mais comme le temps fut fort doux, et que d'autres circonstances favorables concoururent ensemble, on peut réduire la proportion, année commune, à $\frac{4}{56}$; de sorte que, tout étant égal d'ailleurs, le nombre des malades sera, après le premier mois, environ $\frac{4}{4}$ plus grand lorsque l'armée campe au milieu d'avril, que lorsqu'elle entre en campagne un mois plus tard. — Quinze jours ou trois semaines après le premier campement, la maladie diminue d'une manière sensible; les plus infirmes sont déjà dans les hôpitaux, le reste se trouve plus accoutumé à la fatigue, et le temps devient plus chaud de jour en jour. Cet état de santé continue pendant tout l'été (1), à moins que les soldats, venant à être exposés à la pluie, n'aient leurs habits ou leurs lits mouillés; et en ce cas les dyssenteries sont plus ou moins fréquentes, à proportion des chaleurs qui ont précédé. — La grande maladie commence ordinairement vers le milieu ou vers la fin d'août; car si les jours se trouvent encore chauds, les nuits sont humides et refroidies par les brouillards et les rosées. La dyssenterie devient alors dominante, si elle ne l'a pas été plus tôt; et quoique vers le commencement d'octobre sa violence soit beaucoup diminuée, cependant, comme les fièvres rémittentes, gagnant alors du terrain, elle continue le reste de la campagne et ne cesse jamais entièrement, même dans les quartiers, que vers le temps des premières gelées.

La maladie est tellement uniforme au commencement de chaque campagne, qu'on peut prédire à peu près le nombre de ceux qui en seront attaqués. Mais pendant le reste de la saison, comme les maladies sont alors d'une nature contagieuse, et qu'elles dépendent en grande partie des chaleurs de l'été, il est impossible de prévoir combien il y aura de malades depuis le commencement jusqu'à la fin de l'automne. A la fin de la campagne d'Allemagne, le nombre des hommes qui se trouvaient dans les hôpitaux était à ceux qui se portaient bien

---

comme trois à treize. Lorsque les troupes, en 1747, entrèrent dans leurs quartiers, les malades faisaient environ $\frac{1}{5}$ de toute l'armée. Mais si l'on examine à part le détachement qu'on envoya cette année en Zélande, la proportion est presque inverse ; car ceux qui se trouvaient en bonne santé étaient aux malades comme un est à quatre. Lorsqu'on termina la campagne de 1744, quoique la moitié de l'armée ne fût composée que de troupes nouvelles, il n'y eut cependant de malades qu'un sur dix-sept, et l'année suivante, qui fut remarquable par sa salubrité, il n'y en eut qu'un sur vingt-six ; mais aussi les troupes entrèrent ces deux années en quartiers d'hiver plus tôt qu'à l'ordinaire. — J'ai remarqué que si l'on prolonge une campagne jusqu'au premier novembre, il y a plus de maladies les quinze derniers jours, que les deux premiers mois de campement. — C'est pourquoi, si l'on doit rester campé pendant six mois, il importe beaucoup pour la santé que les campagnes commencent de bonne heure. Car, quoiqu'on pense qu'il est plus salutaire pour les troupes de différer à entrer en campagne jusqu'au commencement du mois de mai, et de rester campées jusqu'à la fin d'octobre, cependant l'expérience fait voir qu'il vaut mieux commencer la campagne quinze jours auparavant, afin de rentrer d'autant plus tôt dans les quartiers d'hiver.

Nous avons déjà remarqué que la fièvre rémittente ne finit pas toujours avec la campagne, et qu'elle continue dans les quartiers jusqu'aux premières gelées. Nous avons pareillement observé qu'il n'y a point d'autres maladies aiguës, à moins qu'elles ne soient occasionnées par des froids (1) violents, depuis ce période jusqu'au campement suivant. Mais il se trouvera toujours une grande variété de maladies chroniques causées communément par des obstructions dans les viscères et par l'automne précédent ; cependant les rôles des malades diminueront tellement, que si les troupes ont le nécessaire, et que l'automne précédent n'ait point été extraordinairement malsain, suivant les apparences elles entreront en campagne le printemps suivant, sans avoir plus d'un malade sur quarante hommes.

Quoique les expéditions d'hiver soient rudes en apparence, elles se trouvent accompagnées de fort peu de maladies, si l'on fournit aux soldats des souliers forts, du feu, de bonnes provisions et de bons quartiers. Nous en avons eu une preuve lorsque nous marchâmes en Allemagne ; nous en eûmes une autre dans la campagne du Nord, l'année de la rébellion. Mais il est dangereux de faire de longues marches en été, à moins qu'on ne les fasse pendant la nuit, ou si matin qu'elles puissent cesser avant la chaleur du jour. — Ceux qui tombent malades dans le camp, surtout avant la fin de l'été, et qui sont obligés d'être pendant quelque temps à l'hôpital, ne se trouvent pas en état de servir cette saison : car, étant affaiblis par la maladie et la manière chaude dont on les tient, tandis qu'ils sont entre les mains des médecins, il est probable qu'ils retomberont aussitôt qu'ils rentreront en campagne. Il serait, par conséquent, à propos de mettre les convalescents dans les garnisons pour le reste de la campagne, ou du moins jusqu'à ce qu'ils soient parfaitement rétablis ; les hôpitaux n'ayant ni les commodités nécessaires, ni un air assez bon pour cela. Il serait fort utile, pour prévenir les maladies, d'envoyer, lorsqu'on le pourrait commodément, les corps maladifs, ou qui ne sont pas accoutumés à la fatigue, en quartier d'hiver quinze jours plus tôt que le reste des troupes. — Puisque je viens de parler de la manière d'accoutumer les troupes à la fatigue, il est à propos d'ajouter la précaution suivante, parce qu'il est fort aisé de se tromper en cette matière. On entend communément par des troupes endurcies à la fatigue, des troupes qui en ont beaucoup éprouvé, et qu'on croit, par cette raison, en état d'en supporter beaucoup davantage. Mais nous pouvons nous tromper en cela, parce que ces corps, que le service a rendus maladifs, ne seront jamais forts, ou en état de supporter de nouveaux travaux, jusqu'à ce que tous les infirmes soient morts, ou qu'on les ait renvoyés. Car, comme les soldats en temps de guerre sont non-seulement sujets à des maladies violentes, mais encore qu'ils ont peu de temps pour se rétablir, et aucune commodité propre à cela, s'ils tombent une fois malades, il est presque sûr que leur tempérament s'affaiblira tellement, qu'ils seront toujours par la suite plus sujets aux maladies. J'en vais rapporter deux exemples. Nos troupes ayant campé, l'année qui précéda la guerre, à Lexden-Heath, près de Colchester, et y étan

_______________

(1) Part. II, chap. I.

restées fort tard, elles entrèrent en quartiers toutes malades. Or, on remarqua que dans les garnisons la maladie commença par ceux qui s'étaient rétablis et qui avaient passé en Flandre ; que les mêmes, avec les autres qui avaient été malades dans les Pays-Bas, le furent encore les premiers dans les quartiers, et ensuite dans le camp en Allemagne. De sorte que ces corps ne se portèrent bien que lorsqu'ils eurent perdu tous ceux d'entre eux qui étaient faibles ; ce qui arriva en grande partie pendant le cours de la première campagne. Le second exemple est celui des détachements qu'on envoya en Zélande et à Berg-Op-zoom, et qui souffrirent beaucoup par le mauvais air du pays. Les mêmes bataillons furent au commencement de la campagne suivante beaucoup plus malades qu'aucun autre (1). Mais comme la première campagne de Flandre fut très-saine (2) (quoiqu'à la suite d'une fort maladive en Allemagne), et que la suivante le fut encore davantage (3), quelques-uns pourraient inférer de-là que les troupes ne sont sujettes à souffrir que la première année, et que les soldats étant alors endurcis à la fatigue, ils peuvent supporter les travaux militaires sans en être incommodés. Mais outre que le temps fut fort favorable pendant la seconde et la troisième campagne, et qu'on entra en quartiers de fort bonne heure, on doit se rappeler que toutes les troupes qui avaient été en Allemagne y avaient perdu presque tous leurs malades ; de sorte

que ceux qui entrèrent en campagne l'année suivante étaient de vieux soldats qui s'étaient toujours bien portés, des recrues ou des régiments nouvellement levés qui arrivaient d'Angleterre ; ce qui est une nouvelle preuve de ce que nous avons avancé plus haut. Si la troisième campagne fut encore plus saine que la seconde, on doit remarquer que l'armée était alors dans son premier état, étant surtout composée de soldats nouvellement levés, ou qui n'avaient jamais été malades, ou d'autres enfin qui s'étaient habitués à la fatigue en faisant une petite campagne par un temps modéré. Mais, preuve évidente qu'on ne doit ni mesurer la santé des troupes par le temps qu'elles ont servi, ni en conclure qu'elles sont faites aux saisons, c'est que, dans les deux dernières années de la guerre, les malades furent en aussi grand nombre à proportion qu'ils l'avaient été les deux premières. Ce qui arriva dans les quartiers du Brabant-Hollandais pendant la dernière campagne fait voir qu'il n'y a point d'habitude à la fatigue qui puisse être de quelque utilité contre l'influence de l'air humide et corrompu des marais. — Ce que nous venons de dire peut se réduire à ceci : vu toutes les fatigues et le froid qu'éprouvent les troupes dans le service le plus doux, on peut assurer que celles dont le tempérament aura été moins affaibli par les fatigues et le mauvais temps d'une première campagne seront plus propres à soutenir les travaux d'une seconde.

# TROISIÈME PARTIE.

## CHAPITRE PREMIER.

### OBSERVATIONS SUR LES FIÈVRES INFLAMMATOIRES EN GÉNÉRAL.

Après avoir divisé les maladies qui arrivent le plus fréquemment à une armée, et après avoir parlé de leurs causes éloignées et des moyens de les prévenir, je présenterai dans cette partie quelques

observations pratiques sur chaque maladie, dans l'ordre qu'on les a proposées (1); c'est pourquoi je vais commencer par celles qui sont simplement inflammatoires.— Mais, comme les maladies inflammatoires sont communes partout, et que ce sujet a été souvent traité, je n'entrerai ici dans aucun détail ; je me contenterai seulement de faire quelques remarques sur celles qui reviennent le plus souvent dans les hôpitaux d'armées. —

___

(1) Part. I, chap. XII.
(2) Part. I, chap. IV.
(3) Chap. V.

(1) Voyez Part. II, chap. I.

Au commencement d'une campagne, de même que pendant l'hiver , les pleurésies et les péripneumonies sont les formes sous lesquelles la fièvre inflammatoire paraît le plus communément ; viennent ensuite les fièvres accompagnées de douleurs de rhumatisme. L'inflammation se jette aussi sur le cerveau , le foie , l'estomac et les autres viscères en général. La fièvre provenant d'une transpiration supprimée , ou de tout ce qui est le principal effet du froid , en causant de l'inflammation à quelqu'une de ces parties, s'entretient ordinairement par cette inflammation. — Quelquefois on ne remarque pas qu'une partie soit plus affectée qu'une autre, et l'on n'aperçoit que quelques symptômes généraux d'inflammation. On appelle alors la maladie simplement fièvre inflammatoire, quoiqu'il soit probable que quelques-unes des parties les plus indolentes soient enflammées. Cette fièvre est plus commune lorsque le temps commence à devenir chaud. Mais, sur la fin de l'été, ou en automne, il n'y a point de fièvre inflammatoire qui soit simple ; car dans cette saison , l'exposition au froid et à l'humidité produit des fièvres et des flux de ventre d'une espèce putride, et l'inflammation ne paraît souvent que la moindre partie de la maladie. — Car, après le solstice d'été, la plupart des fièvres tendent à être rémittentes , et le sang est moins couenneux et plus disposé à la putréfaction. Mais, vers la fin de la campagne, lorsque le temps devient froid, il s'y joint un plus grand nombre de symptômes inflammatoires ; de sorte qu'on peut dire que les fièvres dépendent en ce temps-là de deux causes différentes. — On peut mettre pareillement au nombre des fièvres inflammatoires mixtes, les intermittentes du printemps, qui attaquent, au commencement d'une campagne , non-seulement ceux qui en ont eu l'automne précédent, mais encore ceux qui se sont bien portés. On doit les distinguer des véritables fièvres intermittentes, avec d'autant plus de soin , qu'il faut surtout faire usage pour les guérir des saignées et des remèdes antiphlogistiques. Si l'on donne le quinquina tandis que le sang est enflammé, ou avant une intermission convenable, j'ai remarqué que la maladie se changeait en fièvre continue, ou qu'elle s'arrêtait quelque temps, pour revenir ensuite avec des symptômes plus fâcheux.

Les fièvres inflammatoires d'une armée ne diffèrent des autres qu'en ce qu'elles sont plus violentes et peut-être plus fréquemment accompagnées de diarrhées. La rigueur des saisons à laquelle un soldat se trouve particulièrement exposé , sa négligence à se plaindre des premiers symptômes , et la dure sur laquelle il est couché au commencement de sa maladie ; l'incommodité du chariot sur lequel on le transporte à un hôpital assez éloigné, dans le temps qu'il a déjà la fièvre , sont autant de circonstances qui suffisent pour rendre raison de la violence de la fièvre inflammatoire ; et c'est la transpiration arrêtée par les lits froids ou par des boissons peu convenables , au commencement du mal , qui occasionne le flux de ventre. Comme la saignée est le remède le plus indispensable pour la guérison de toutes les maladies inflammatoires , il s'ensuit que si on la diffère trop long-temps, ou que si on ne la réitère pas assez souvent , dans les commencements des rhumes fâcheux , ils se terminent par des fièvres dangereuses , des rhumatismes , ou des consomptions. Comme un soldat s'adresse d'abord au chirurgien de son régiment, il dépend de lui de prévenir la mort de beaucoup de personnes, en faisant de bonne heure usage de la lancette. Les jeunes praticiens , en général, ne sont pas portés à tirer beaucoup de sang , et diffèrent trop long-temps la saignée. Mais le chirurgien peut être sûr que les soldats se plaignent rarement de toux , ou de douleurs avec symptômes inflammatoires , où cette opération ne soit pas sur-le-champ nécessaire. Il doit juger, par la continuation des douleurs , de la nécessité de recommencer la saignée , et si le malade a un point de côté, ou sent quelque difficulté à respirer , il ne doit pas balancer à lui en faire une , même dans l'état avancé de la fièvre. Je fais tirer communément dans les inflammations , depuis douze jusqu'à seize onces de sang, pour la première ou la seconde saignée , et un peu moins pour les autres. Il est à propos de suivre ici la règle de Celse , et faire attention à la couleur et à la consistance du sang, pendant qu'il coule, c'est-à-dire s'il est un peu épais et noirâtre ( ce qui arrive toujours dans une respiration difficile et dans les grandes inflammations ), on peut en tirer plus abondamment (1). Dans tous

_________

(1) De med., lib. ii, cap. x

les cas où une saignée abondante est nécessaire, il vaut mieux la faire au lit, afin de prévenir l'évanouissement, qui, en tout autre cas, est une circonstance favorable dans les maladies inflammatoires, lorsqu'il arrive pendant la saignée.

Un autre préservatif consiste à exciter les sueurs de bonne heure. Une des meilleures recettes pour les provoquer est de prendre, en se couchant, un peu d'esprit de corne de cerf, dans une dose considérable de petit-lait fait avec du vinaigre (1). On donne communément dans ce desscin de la thériaque, ou quelque autre remède chaud; mais si ces remèdes ne provoquent point la sueur, ils ne font qu'augmenter la fièvre; au lieu que les préparations salines opèrent sans échauffer. La thériaque devient plus sudorifique en y ajoutant, sur un demi-gros, quelques grains de sel de corne de cerf, et en excitant la sueur par du petit-lait fait avec du vinaigre ou par de l'eau de gruau légère et acidulée avec du vinaigre. Mais, quant à ce qui regarde la méthode pour prévenir les fièvres, elle dépend plus des chirurgiens des régiments, que des médecins des hôpitaux, qui voient rarement le malade que la fièvre ne soit tout-à-fait formée, ou tellement avancée, qu'on ne peut plus l'arrêter avec les sudorifiques. — C'est pourquoi, si un rhume, ou quelque disposition à la fièvre, dure pendant deux ou trois jours, on doit se contenter seulement de saigner, et n'employer que les remèdes qui, sans être échauffants, tendent cependant à écarter les obstructions inflammatoires et à procurer la transpiration. Quelques personnes pensent qu'il n'y a rien de si efficace en ce genre, que le *spiritus Mindereri* (2). Le savant Boerhaave (3) a le premier fait mention de son usage interne : il est devenu depuis fort commun à Édimbourg, où le docteur Clerk (1), célèbre méde-

_______________

(1) On peut donner aussi sur le soir, en une seule fois, deux scrupules de sel de corne de cerf rassasiés avec environ trois cuillerées de vinaigre commun, et provoquer la sueur par quelque boisson tiède délayante.

(2) Pharmacop. Edimburgensis. — On doit observer qu'à moins que je ne m'exprime autrement, comme ici, je suis, par rapport aux noms et aux compositions des remèdes, la dernière édition de la Pharmacopée de Londres, savoir celle de l'année 1746.

(3) Chem., vol. II, proc. 108.

_______________

(1) Comme les observations du docteur Clerk, sur les effets de ce remède en différents cas, peuvent faire plaisir à mes lecteurs, je joindrai ici ses propres expressions tirées de l'extrait d'une lettre sur ce sujet, dont il m'a honoré.

« Je ne donne jamais plus d'une demi-
» once de *spiritus Mindereri* pour une dose.
» Quand j'ai intention de provoquer l'u-
» rine, je donne la même quantité deux
» fois le jour, mêlée avec autant de *sirop*
» *d'althea*, et rarement ce remède man-
» que-t-il de faire effet. Mais, dans une-
» hydropisie, je fais plus communément
» usage du *julapium diureticum* (*Pharma-*
» *copœiæ pauperum Edimburgensis*). J'a-
» joute quelquefois du *sel de succin*, quand
» je suis sûr qu'il est véritable; mais on
» le trouve rarement tel. On l'a retran-
» ché, par cette raison, de la pharmaco-
» pée des pauvres, et l'on a mis en sa
» place l'esprit, qui est en même raison
» au sel, que l'esprit de corne de cerf est
» à son sel, quoique, n'étant pas jusqu'a-
» lors en usage, on le jetât comme
» n'ayant aucune valeur. Lorsque je
» donne le *spiritus Mindereri* pour exciter
» la sueur, j'ajoute toujours une petite
» quantité de sel de corne de cerf, pour
» lui donner une teinture alcaline, comme
» dans le *haustus diaphoreticus* (*Pharma-*
» *cop. pauper*). Quand je veux exciter une
» sueur abondante, comme dans les rhu-
» matismes, je donne deux cuillerées du
» *julapium diaphoreticum* ( *Pharmacop.*
» *pauper.*) d'heure en heure, ou toutes les
» heures une et demie, jusqu'à ce que la
» sueur paraisse; et, je le répète, suivant
» que le besoin l'exige, lorque les li-
» queurs chaudes délayantes ne suffisent
» pas pour l'entretenir. J'ai donné de
» cette manière environ deux onces d'es-
» prit et dix grains de sel de corne de
» cerf dans l'espace de vingt-quatre heu-
» res. Dans les inflammations topiques,
» je lui donne un goût d'acide, en y mê-
» lant une égale quantité d'*acetum scilli-*
» *ticum*. Je l'ai souvent ordonné de la
» sorte dans les pleurésies et les péri-
» pneumonies. Je sais que plusieurs de
» mes confrères ne se servent que de cette
» formule. Je crois que, de tous les sels
» neutres, le sel ammoniac cru approche
» davantage du *spiritus Mindereri*. Je fais
» quelquefois usage du *bol diaphorétique*
» (*Pharm. Pauper.*), mais je ne trouve pas
» qu'il soit, à beaucoup près, aussi effi-
» cace que le *julep*. »

Ayant eu, depuis la mort du docteur Clerk, quelques doutes au sujet de la

cin de cette ville, l'a introduit. Mais j'ai suivi, dans la guerre précédente, la pratique commune, en joignant les testacées au nitre, sans faire d'abord une attention particulière à l'effet des premiers; mais ayant depuis découvert, par des expériences faites hors du corps, la qualité septique de ces substances, il était naturel de conclure que, prises intérieurement, elles devaient faire le même effet (1). Et peut-être qu'on s'en apercevrait plus souvent, sans la quantité des acides qu'on donne ordinairement dans les maladies aiguës. Dans ce cas, non-seulement la qualité septique des testacées peut être détruite, mais les acides peuvent devenir neutres, et avoir par là une vertu plus diaphorétique. On peut aussi corriger la qualité putréfactive de ces poudres, par la racine de *contrayerva* et le camphre qu'on y ajoute. Là dose ordinaire est d'un scrupule de poudre de contrayerva composée de dix grains de nitre et de trois grains de camphre réduit en poudre; cette dose se partage en quatre parties, qu'on donne quatre fois par jour dans un peu d'eau d'orge.

---

dose de l'*acetum scilliticum*, je consultai son fils, un des médecins de l'infirmerie royale d'Edimbourg. Il m'apprit qu'il y avait une méprise dans la lettre de son père, qu'il devait y avoir *sirupus scilliticus*, au lieu de *acetum scilliticum*, et que son père ne donnait jamais le *spiritus Mindereri* en pareille quantité, soit qu'on le joignît ou non au *sirupus scilliticus*. Il ajouta qu'il avait trouvé dans le journal de son père la recette suivante. Pr. *Aquæ hissopi (vel cinnamomi sine vino) spiritus Mindereri, syrupi scillitici aa. ij unc. misce. dentur cochlearia ij bis die.* Telle était la dose ordinaire de tous les juleps scillitiques de son père; mais quand l'estomac n'en pouvait pas supporter une dose si forte dans la matinée, il n'en donnait qu'une cuillerée. Il ne se rappelait pas particulièrement la quantité de cette mixture, que son père donnait dans la pleurésie et la péripneumonie; mais il pensait qu'elle ne passait pas quatre à cinq cuillerées par jour. Il finit par remarquer que, vu la différente manière de faire le vinaigre de squille à Londres et à Edimbourg, celui de Londres devait être plus fort.

(1) Voyez les Mémoires sur les substances septiques et anti-septiques (Mem. III, expérience XXIII, à la fin du second volume).

On donne ces poudres en partie pour provoquer les sueurs, quand la nature paraît l'indiquer, et en partie pour apaiser les spasmes, parce que la tête est dans cet état fort sujette à être affectée. Après tout, ce remède a un effet très-peu sensible; aussi je compte fort peu dessus. Il est bon d'observer qu'indépendamment des remèdes dont l'action est manifeste, les médecins en ont employé d'autres dans les fièvres, en différents pays et en différents siècles, qu'on a regardés de quelque efficacité pour détruire la maladie, quoiqu'ils opérassent d'une manière imperceptible. Mais comme leur pratique était fondée sur la théorie dominante en ce temps-là, quand celle-ci vint à changer, l'autre changea pareillement, et cela ne manquera jamais d'arriver, jusqu'à ce qu'on connaisse mieux la nature de la fièvre, ou qu'un heureux hasard fasse découvrir un plus grand nombre de remèdes qui diminuent sensiblement sa violence. — Dans les commencements que je pratiquais, je faisais appliquer les vésicatoires dans toutes les fièvres inflammatoires, et principalement dans leur état avancé, lorsque je croyais que le malade ne pouvait plus supporter la saignée. Mais ayant découvert dans la suite, par des expériences réitérées, qu'on ne pouvait, par cette méthode, s'en procurer la guérison, j'en bornai l'usage au cas où j'étais sûr de leur efficacité. Par exemple, quand par la première saignée, ou en tenant le ventre libre, on n'emportait pas le mal de tête, les vésicatoires entre les épaules manquaient rarement de procurer du soulagement. Lorsque le malade avait une toux, comme cela est assez ordinaire, ou tout autre signe d'inflammation dans les poumons, j'appliquais au même endroit les vésicatoires, sans avoir cependant la même certitude du succès; mais s'il se plaignait d'un point de côté, je les faisais mettre sur la partie affectée. J'ordonnais dans ces circonstances quelque boisson pectorale et une mixture huileuse, dont je ferai mention lorsque j'en serai à la pleurésie. Dans le délire, je faisais pareillement usage des vésicatoires, et je suivais la méthode dont je parlerai dans le chapitre suivant.

Si le malade était constipé, j'avais recours, après la première saignée, à quelque laxatif doux; mais dans le temps de la fièvre, je trouvais suffisant de faire prendre tous les jours un lavement (1), afin de prévenir la constipation, en cas qu'il n'allât point régulièrement au siége. Lorsque le malade est rétabli, il est souvent nécessaire de lui donner une purgation douce, pour prévenir une trop prompte réplétion; ce qui arrive communément aux convalescents, qui ne manquent point de satisfaire leur appétit, autrement les purgations paraissent alors inutiles. Si dans les commencements la fièvre était accompagnée de tranchées et de dévoiements, je faisais prendre au malade, après la saignée, de la rhubarbe; si le dévoiement continuait encore, je tâchais de l'arrêter avec un julep de craie, lui en faisant prendre quatre cuillerées après chaque selle, et j'avais ensuite recours à la méthode ci-dessus.

Vers la crise, ou dans le déclin de la fièvre, on peut ajouter à la panade un peu de vin, ou bien le donner sous une autre forme, comme un des meilleurs cordiaux. Dans un grand abattement je préfère à tout autre remède quelques gouttes d'esprit de corne de cerf, dans plein une tasse à thé de petit-lait fait avec du vin blanc (2). — Après avoir fait voir que dans le commencement de ces fièvres il faut avoir recours de bonne heure à des saignées réitérées et aux vésicatoires, je dois avertir un jeune médecin de ne point se servir d'opiats, quoiqu'il soit naturellement porté à les donner pour apaiser les douleurs, arrêter le dévoiment et procurer du repos. Par rapport aux deux premiers cas, j'ai déjà proposé ce que j'ai cru suffisant pour la cure; mais à l'égard de l'insomnie, j'observerai qu'il ne faut employer ces opiats, dans l'état avancé de la maladie, que lorsque les symptômes inflammatoires sont beaucoup diminués, que la tête n'est plus affectée, et que le malade, après de longues insomnies, pense qu'il se porterait assez bien s'il pouvait dormir. Alors, et surtout dans le temps de la crise et

(1) Une ou deux selles procurées tous les jours de cette manière sont un des meilleurs remèdes dans les fièvres.

(2) Comme on pourrait ignorer en France ce que c'est, voici la manière dont il se fait. On met sur le feu le lait, et on y verse une certaine quantité de vin blanc. Quand le lait est caillé, on le passe; c'est ce qu'on appelle du petit-lait fait au vin.

après, j'avais coutume de donner à l'heure du coucher deux scrupules de la confection de Damocrate; ce qui me réussissait. Si l'on continue ce parégorique, on peut prévenir la constipation par des clystères ou par quelque laxatif doux. — Dans ces fièvres, de même que dans les autres, on modère la soif en acidulant l'eau d'orge avec du vinaigre; ou bien l'on prend du baume en guise de thé avec du suc de limon. A l'égard de la diète, il faut observer la plus stricte, telle que la panade, du gruau fait à l'eau, ou autre chose, semblable sans permettre au malade de prendre du bouillon, que son urine ne devienne chargée, et qu'il ne s'y forme un sédiment. Quand cela vient à arriver, une décoction de quinquina, ou l'élixir de vitriol, achève la cure.

# CHAPITRE II.

## OBSERVATIONS SUR QUELQUES INFLAMMATIONS PARTICULIÈRES.

§ Ier. *De l'inflammation du cerveau.* — La frénésie, ou inflammation du cerveau, considérée comme une inflammation originale, est proprement une maladie d'été qui vient d'avoir été exposé à l'ardeur du soleil, surtout pendant le sommeil et après avoir bu. Mais la frénésie, ou délire symptomatique, n'est limitée à aucune saison, et arrive indifféremment dans les fièvres rémittentes d'automne, la fièvre d'hôpital, ou la fièvre inflammatoire. Elle est peut-être plus commune à l'armée que partout ailleurs, à cause de la violence qu'on fait à toutes les fièvres, en transportant dans des chariots les malades du camp à l'hôpital; violence d'autant plus grande, que le bruit et la lumière seuls suffisent pour exciter la frénésie dans un tempérament délicat. — L'inflammation primitive du cerveau exige sur-le-champ des saignées amples et réitérées; et l'on regarde le soulagement comme beaucoup plus sûr, si l'on peut tirer le sang de la veine jugulaire. Je n'ai jamais conseillé de couper l'artère des tempes, parce que j'ai toujours trouvé de la ressource à appliquer à chacune trois ou quatre sangsues (1), après des saignées réitérées du bras. On peut comparer l'avantage qu'on en retire aux effets d'une abondante hé-

(1) Depuis, j'en ai quelquefois appliqué six à chaque tempe.

morrhagie du nez. Le reste de cette cure consiste en remèdes communs à toutes les fièvres inflammatoires. — On guérit aussi la frénésie symptomatique en ouvrant la veine, si le pouls le peut permettre ; mais, si on ne le saurait faire à cause de son abattement, on doit employer les sangsues et les vésicatoires. Lorsqu'on applique les vésicatoires, on commence ordinairement par la tête ; mais je pense qu'il est plus à propos dans les hôpitaux militaires de la laisser pour la dernière chose, parce que les barbiers sont négligents, et qu'en coupant la peau, ils exposent davantage le malade à la strangurie (1). Je faisais communément usage, pour remède interne, de la poudre ou mélange diaphorétique, dont on a fait mention dans le chapitre dernier. — La frénésie est souvent occasionnée ou augmentée, dans les hôpitaux d'une armée, par le défaut d'une transpiration suffisante, et le manque de chaleur aux extrémités. Aussitôt donc qu'on a mené un soldat à l'hôpital, avec des symptômes fiévreux, on doit bien bassiner ses pieds et ses mains avec de l'eau et du vinaigre chauds. Je recommande pareillement pour les hôpitaux de fomenter les pieds et la partie inférieure des jambes avec une flanelle en double, trempée dans de l'eau tiède mêlée avec un septième de vinaigre, mais dont on a exprimé l'eau en la tordant. On renouvelle cela de temps en temps, pendant une heure ou deux. Je m'en suis servi avec succès dans ma pratique ordinaire.

§ II. *De l'inflammation des yeux.* — Les soldats sont sujets à l'ophthalmie ou inflammation des yeux. Cela vient non-seulement des froids de l'hiver, mais encore de leur exposition continuelle au soleil et à la poussière pendant la campagne. On peut guérir les cas légers sans saigner ; mais, s'il s'y joint un peu de fièvre, ou que l'inflammation soit considérable, on ne doit point manquer de faire tirer du sang. On ne peut guérir les inflammations violentes sans d'amples saignées, à moins qu'on ne puisse détourner les humeurs de la partie affectée sans épuiser le corps entier. Il est, par cette raison, fort utile d'appliquer les vésicatoires derrière les oreilles, surtout si on les y laisse pendant deux ou trois jours, et qu'on laisse suppurer la plaie. Cette partie de la cure est suffisamment connue. J'ai observé que les sangsues étaient quelquefois plus efficaces, quoiqu'on ne s'en serve pas communément. On doit en appliquer deux à la partie inférieure de l'orbite, ou proche l'angle externe de l'œil, et laisser le sang couler goutte à goutte, jusqu'à ce qu'il s'arrête de lui-même. C'est pourquoi, dans toutes les inflammations considérables, j'ai toujours fait usage de cette méthode après la saignée du bras ou de la veine jugulaire, la réitérant plusieurs fois si cela était nécessaire. Cette méthode n'est pas moins recommandable dans les inflammations des yeux, occasionnées par un coup qu'on aura reçu. On doit toutefois faire attention que, dans les fluxions considérables, il est à propos de saigner d'abord au bras, et immédiatement après la saignée, il faut donner une purgation forte, afin de faire une révolution. — Il faut, dans tous les cas, examiner souvent et attentivement l'œil enflammé ; puisque l'inflammation peut être occasionnée et continuée par de petites poussières, ou par des poils des sourcils qui seront tombés dedans, ou qui croissent intérieurement, et qui causent une irritation continuelle. — On guérit les inflammations légères occasionnées par le soleil et par la poussière, en fomentant les yeux avec du lait et de l'eau chaude, à quoi on aura ajouté un peu d'eau-de-vie, et en frottant le soir avec l'*unguentum tutiæ* le bord des paupières, principalement quand cette partie est excoriée et ulcérée. Mais dans les cas fâcheux, après que l'inflammation a un peu cédé aux évacuations, on peut étendre du *coagulum aluminosum*, de la pharmacopée de Londres, sur de la charpie, et l'appliquer en se mettant au lit. J'ai souvent éprouvé que c'est le meilleur remède extérieur dont on puisse

---

(1) Feu M. le docteur Whytt, professeur de médecine dans l'université d'Édimbourg, eut la bonté de m'envoyer la remarque qu'il fit sur ce passage, à la lecture de la première édition. Il observa qu'en rasant la tête, douze ou quinze heures avant l'application des vésicatoires, on prévenait communément la strangurie. J'ai remarqué quelquefois qu'on soulageait la tête en coupant les cheveux et en la rasant, quoiqu'on n'y appliquât pas les vésicatoires ; et dans quelques cas, j'ai donné toutes les quatre heures vingt-cinq grains de sel sédatif d'Homberg ; et je m'imagine que cela a réussi, quoique je ne puisse l'assurer ; ne m'étant pas borné à ce seul remède.

faire usage. Le malade doit jusqu'alors se servir d'une dissolution de vitriol blanc (1), ou dans les douleurs violentes, se bassiner fréquemment les yeux avec une décoction de têtes de pavots blancs.

§ III. *De l'inflammation de la gorge.* — L'esquinancie inflammatoire est très-fréquente et très-dangereuse au commencement d'une campagne. Sa propensité à causer la suffocation indique la nécessité de faire une prompte et ample saignée, qu'on réitère le lendemain, si l'inflammation n'est pas diminuée; dans tous ces cas, on donne une purgation douce, et ensuite des clystères tous les jours, pour tenir le ventre libre. Lorsque les amygdales font beaucoup de douleur, ou qu'elles sont enflées, on applique un large vésicatoire le soir après la première saignée, et c'est pareillement une partie nécessaire de la cure (2). Mais

---

(1) Je me suis servi depuis peu, avec succès, pour un collyre, d'un gros d'*acetum lithargyrites*, deux gros d'eau-de-vie de France et huit onces d'eau douce, à la manière de M. Goulard; et en la place de l'*unguentum tutiæ*, je fais usage d'un liniment fait avec une partie de pierre calaminaire réduite en poussière très-fine, et deux parties de graisse de vipère. Cette dernière composition est plus nécessaire quand le bord des paupières est principalement affecté. J'ai vu, dans ce cas, réussir pareillement l'onguent dont parle Boerhaave dans ses Leçons sur les maladies des yeux, *De morbis oculorum,* imprimées à Gottingue en 1750, pag. 50.

(2) Dans ma pratique ordinaire, j'ai fait usage depuis, dans les cas fâcheux, d'un vésicatoire placé sur la gorge en travers, indépendamment de celui qu'on avait appliqué sur le dos. D'autres fois, quand l'inflammation était rebelle, je faisais ouvrir sous la langue les veines qu'on appelle *ranines*, et en tirer le sang qui peut en venir. Ces deux méthodes m'ont réussi. Sydenham ne parle point, dans l'ouvrage intitulé *Processus integri,* de saigner sous la langue; mais son fils en fait mention dans un petit ouvrage intitulé : *Compendium praxeos medicæ Sydenhami;* soit que son père l'ait omis par inadvertance, ou que le fils l'ait regardé comme une partie trop importante de la curation pour ne pas l'ajouter d'après les observations pratiques de son père. Comme on avale difficilement les poudres diaphorétiques, dont j'ai parlé dans le traitement général des fièvres inflammatoires, je donne actuelle-

comme Sydenham a parfaitement bien expliqué la méthode et la manière dont il faut se servir de toutes ces choses, je me contente de recommander ici le remède suivant, dont j'ai quelquefois éprouvé l'utilité. Trempez un morceau de flanelle épaisse dans deux parties d'huile douce commune, sur une d'esprit de corne de cerf, ou même sur une plus grande quantité si la peau le peut endurer; appliquez-la à la gorge, et renouvelez-la une fois toutes les quatre ou cinq heures. Au moyen de quoi le cou, et quelquefois le corps entier entre en sueur, qui, après la saignée, emporte l'inflammation, ou du moins la diminue beaucoup. La formule est nouvelle, mais l'intention ne l'est pas; car les anciens appliquaient l'huile chaude avec des éponges et des sachets de sel chauds (1). Quelques-uns d'entre les derniers écrivains ont recommandé des cataplasmes faits avec de la fiente d'animaux (2); ce qui ne paraît être qu'une manière grossière et dégoûtante d'employer les volatils. — Dans l'esquinancie inflammatoire, je ne fais jamais toucher les parties enflammées avec un acide minéral, comme l'ordonne Sydenham; et j'ai remarqué qu'on tirait fort peu d'avantage d'aucune espèce de gargarisme, excepté quand la suppuration se forme. Dans ce cas, le malade doit en employer un fait avec du lait et de l'eau dans laquelle on aura fait bouillir des figues, et il faut tenir un morceau d'une de ces figues aussi près qu'on le peut de la partie affectée. — Mais dans ce qu'on appelle *angina maligna,* qui n'est point véritablement une maladie des armées, je fais grand cas des gargarismes, que je fais injecter

---

ment en leur place une mixtion de deux ou trois onces de l'*emulsio camphorata Pharmacopeiæ Edinburgensis,* trois fois autant d'eau de fontaine, et deux scrupules de nitre. Le malade en prend trois cuillerées toutes les trois heures, et s'il ne veut point faire usage tous les jours d'un clystère laxatif, j'omets le nitre, et je lui substitue deux gros de sel cathartique amer, ou quelque autre semblable, afin de tenir le ventre libre.

(1) Ergo admovere spongias oportet; quæ melius in calidum oleum, quam in calidam aquam subinde demittuntur. Efficacissimumque est hic quoque, salem calidis cum saccellis superimponere. (Cels., lib. iv, cap. iv.)

(2) Etmuller., cap. de Angina.

avec une seringue. Par cette méthode, le malade évacue une grande quantité de flegmes épais et nuisibles, et communément il se sent soulagé, et cela empêche les ulcères de s'étendre. Je donne pour cet effet treize onces d'eau d'orge, ou d'une infusion de sauge avec deux onces de miel rosat et une once de vinaigre; j'y ajoute quelquefois une once d'une teinture de myrrhe, pour rendre ce gargarisme plus antiseptique; j'en fais injecter quatre ou cinq seringuées, l'une après l'autre, chacune contenant environ trois cuillerées, et je réitère ce remède trois ou quatre fois par jour.

§ IV. *De la pleurésie et de l'inflammation des poumons.* — La pleurésie et la péripneumonie sont les formes sous lesquelles la fièvre inflammatoire paraît le plus fréquemment. On doit d'abord remarquer que dans ces maladies on ressent une douleur dans quelque partie que ce soit de la poitrine, derrière, devant, aussi bien qu'aux côtés, et quelquefois elle descend si bas, qu'on la prend pour une inflammation de quelques-uns des viscères de l'abdomen, tels que le foie, la rate et les reins. Sans m'attacher scrupuleusement à la distinction que la plupart des auteurs ont faite entre la pleurésie et la péripneumonie, je me contenterai de faire mention des remèdes que j'ai employés avec le plus de succès dans toutes les douleurs de la poitrine, vives ou sourdes, accompagnées d'une difficulté dans la respiration, presque toujours avec une toux, et jamais sans quelque degré de fièvre. Car il ne faut pas confondre ces douleurs inflammatoires et cette difficulté dans la respiration, avec quelques points spasmodiques, qui, attaquant les muscles de la respiration, ne sont point accompagnés de fièvre, et qu'on guérit seulement par des remèdes externes. Il ne faut pas non plus les confondre avec des douleurs aux côtés, occasionnées par des vents auxquels les personnes hystériques et hypochondriaques sont très-sujettes. Ces cas paraissent rarement dans nos hôpitaux. Mais tous ceux que les maladies, et surtout celles des intestins, ont réduits fort bas, sont très-sujets à ces points de côté venteux. Ces douleurs sont causées par des vents, ou par des excréments renfermés dans la partie du colon la plus proche du diaphragme. Elles se font communément sentir de la poitrine au dos, ou d'un côté à l'autre, affectant la respiration, et sont quelquefois accompagnées d'une toux petite, mais fréquente. Mais la fièvre, ni le sang couenneux, ni les autres marques d'une véritable pleurésie ne se rencontrent. La saignée peut faire du mal; les carminatifs relâchants, avec quelque chose de chaud appliqué à la partie affectée, donnent du soulagement. Les vésicatoires sont peut-être le seul remède qui soit commun à l'un et à l'autre.

Quoiqu'on doive rejeter les jours critiques, il faut continuer d'observer avec les anciens certains périodes de ces inflammations de poitrine, qui sont accompagnées de symptômes différents, et qui exigent un traitement différent. On amène souvent les malades à l'hôpital, lorsque l'inflammation s'est déjà répandue sur les poumons, et qu'elle est trop avancée pour céder à la saignée. Or, quoiqu'il ne soit pas à propos d'abandonner le tout à la nature, il est cependant certain que, si les crachats paraissent tels qu'Hippocrate les décrit, nous devons les regarder comme un moyen de guérison, et ne point les détourner par les saignées ou par les purgations, comme je m'en suis convaincu par l'expérience. — C'est avec ces précautions qu'il faut procéder. On peut saigner librement les trois ou quatre premiers jours de la maladie; mais si, dans ce temps-là, le crachement commence, on doit tout-à-fait discontinuer la saignée, ou bien la modérer de manière qu'elle soulage la poitrine, sans diminuer la force et sans arrêter l'expectoration. — On ne peut donner aucune règle précise par rapport à la quantité de sang qu'on doit tirer, et au nombre de saignées. Sydenham a déterminé quarante onces, pour la quantité moyenne que les hommes pouvaient prendre dans une pleurésie; mais dans les circonstances où se trouvaient nos malades, ç'aurait été trop peu sans les vésicatoires, qui non-seulement abrègent la cure, mais préviennent encore la perte d'une grande quantité de sang.

Une pleurésie peut se guérir dans le commencement avec une saignée abondante, et un vésicatoire appliqué au côté affecté. On fait contre cette pratique une objection, qu'on tire de la qualité stimulante des cantharides. Mais le soulagement est si certain, qu'on ne doit se servir ici de la théorie, que pour rendre raison de la manière dont le stimulus agit et résout le spasme interne ou obstruction. — La méthode d'appliquer des vésicatoires aux côtés paraît fort ancienne ; l'on employait à cet usage des sinapismes (1). On se sert seulement à présent des mouches cantharides, et la pratique en est devenue fort commune en Angleterre (2). Reste maintenant quelque difficulté au sujet du temps où l'on doit appliquer les vésicatoires ; savoir s'il vaut mieux en faire usage au commencement, ou bien attendre que le pouls soit adouci par de fréquentes saignées. L'expérience que j'ai m'engage à préférer une prompte application ; car en traitant dans les hôpitaux un grand nombre de ces sortes de maladies, je n'ai jamais vu qu'en appliquant les vésicatoires immédiatement après la première saignée, il en résultât aucun inconvénient, et je me suis toujours aperçu au contraire que ce remède apportait un soulagement plus prompt et plus certain. Bien plus, lorsqu'il n'y avait point de chirurgien à portée, j'ai fait souvent appliquer sur-le-champ les vésicatoires au côté, et saigner après, pourvu qu'on ouvrît la veine avant que les cantharides eussent eu le temps d'agir. Ces vésicatoires latéraux, aussi bien que ceux du dos, sont de la largeur de la main, grandeur qui n'est en usage que dans ce pays-ci.

Quand même les vésicatoires feraient disparaître les symptômes, il serait plus sûr de recommencer la saignée, à moins qu'une sueur abondante, survenant avec la cessation de la douleur, ne rendît inutile ce remède-ci, aussi bien que tous les autres. Mais si les poumons sont fort enflammés, la cure ne saurait être si prompte. Car, quand même la première saignée et le premier vésicatoire apporteraient du soulagement, il serait cependant nécessaire de réitérer l'un et l'autre. Quelquefois la douleur se renouvelle et se fixe à l'autre côté ; mais si on la traite comme la première, elle se dissipera pareillement. — On fait communément une distinction entre la pleurésie et la péripneumonie ; je l'ai suivie dans les premières éditions de cet ouvrage ; mais ayant lu depuis les dissections et les remarques de Haller (3) et de Morgagni (4) sur ce sujet, je suis convaincu qu'on doit considérer ces deux maladies comme une seule, dans laquelle les poumons sont toujours enflammés, souvent sans la plèvre, et la plèvre jamais sans les poumons. J'applique toujours un large vésicatoire à l'endroit où est la douleur ; mais s'il n'y a point de douleur particulière, et qu'on ne sente qu'une oppression générale, je le fais mettre entre les épaules. Si la maladie devient opiniâtre, je le fais d'abord appliquer à un côté, et ensuite à l'autre. Les vésicatoires tendent à soulager la poitrine et à provoquer l'expectoration, non-seulement lorsqu'on les applique à la poitrine, mais encore, comme d'autres l'ont remarqué, lorsqu'on les met aux extrémités ; au lieu que, lorsque les crachats ont paru, on ne doit se servir de la saignée qu'avec les plus grandes précautions, si tant est qu'on doive y recourir. — Je donne au malade, non-seulement dans le fort de l'inflammation, mais encore pendant tout le temps de l'expectoration, d'heure en heure, plein une petite tasse à thé d'une infusion pectorale chaude (1), et une fois en cinq ou six heures, quatre cuillerées d'une mixtion huileuse (2) ; mais quand l'expectoration diminue, j'ordonne, en la place de ce dernier remède, autant d'oxymel scillitique que le malade peut en prendre sans être purgé ; ou bien, je donne une fois en six ou huit heures quatre cuillerées d'une solution de gomme ammoniaque (3), remède que j'ai trouvé plus efficace. J'ai remarqué aussi de bons effets de faire respirer au malade la vapeur de l'eau chaude. Cette pratique, recommandée par Boerhaave et le baron Van-Swieten, m'a été confirmée par les essais réitérés du docteur Huck, qui trouve plus avantageux et plus agréable au malade d'y ajouter quelque peu de vinaigre, quand les phlegmes sont épais : telle est ma méthode actuelle.

Si, malgré cette évacuation, le malade se plaint beaucoup d'un point, ou qu'il

---

(1) Cels., lib. iv, cap. vi.
(2) Mead. monita et præcepta medica.
(3) Opusc. patholog., obs. xiii, xiv.
(4) De sed. et causis morb., Ep. xx, xxi.

(1) Sur une pinte d'une infusion faite avec les ingrédients du *decoctum pectorale*, on ajoute une once d'oxymel simple.
(2) Pr. Mellis (vel syrupi ex althea) 6 drach., gummi arabici in pulverem contriti 1 drach., aquæ rosarum 2 drach., accurate subactis admisce invicem olei amygdalarum dulcium 1 unc., et aquæ puræ 6 unc.
(3) Pr. Spermatis ceti (ex vitello ovi quantum satis est soluti) 2 drach., lactis ammoniaci 7 unc., syrupi croci 6 drach. ; misce.

ait de la difficulté à respirer, la saignée est nécessaire; mais, en ce cas-là, il est dangereux d'aller d'une extrémité à l'autre; en omettant la saignée, on risque de causer dans les poumons une obstruction générale, et en saignant trop abondamment. On doit craindre d'arrêter l'expectoration. On a l'obligation aux docteurs Huxham, Triller et au baron Van-Swieten de quelques-unes des meilleures règles dont on puisse faire usage dans cette occasion; mais, par rapport aux vésicatoires, il n'est pas nécessaire de prendre aucune précaution dans une telle conjoncture, puisqu'ils sont toujours bons pour ranimer le pouls et pour soulager la poitrine. — Pendant l'expectoration, il sera quelquefois utile de donner un vomitif pour débarrasser la poitrine des flegmes visqueuses. On peut aussi donner quelquefois des opiats, mais avec de grandes précautions. Car, tant que le pouls est dur, qu'on sent de la difficulté à respirer et que la fièvre cause des insomnies, ils sont pernicieux. Mais lorsque la fièvre est passée, et que l'insomnie ne se trouve plus occasionnée que par des humeurs qui tombent sur la gorge ou les poumons, les opiats, surtout si on les joint à la squille, donnent du repos et provoquent l'expectoration. J'ajouterai seulement que pendant que j'exerçais en Flandre à l'armée, je ne connaissais point l'usage du quinquina, dans l'état avancé de ces inflammations. J'ai eu depuis occasion d'en voir les effets, seulement quand le malade était abattu par la saignée, tandis qu'il restait encore un peu de toux et quelque difficulté de respirer, aussi bien qu'une augmentation sensible de fièvre pendant la nuit, avec une rémission pendant le jour et l'urine chargée. J'ai donné avec succès dans ce cas, excepté dans le fort des paroxysmes, une fois en trois heures, deux onces de décoction de quinquina, auquel j'ajoutais un peu de réglisse sans aucun autre pectoral.

§ V. *De l'inflammation du foie.* — Le foie est non-seulement sujet à des inflammations primitives, mais encore à souffrir par des métastases de la matière. J'ai remarqué dans plusieurs corps disséqués, qu'après les poumons ce viscère se trouvait le plus sujet à la suppuration; mais je n'ai jamais vu qu'un seul cas où l'on ait guéri après un abcès. La matière se dirigeant vers l'extérieur, on la fit sortir, et le malade se rétablit en peu de temps. — Il se présenta un autre cas remarquable par la situation de l'abcès qui était tout-à-fait sur le côté gauche de la ligne blanche. On fit néanmoins l'incision, et il en sortit une grande quantité de pus. Le malade fut soulagé; mais l'opération ayant peut-être été trop long-temps différée, il mourut bientôt après. En ouvrant le corps, on trouva que l'incision avait pénétré dans le foie; mais qu'elle était trop petite pour évacuer toute la matière. — Il y eut un autre cas fort singulier par la qualité de la tumeur qui était plate, et par la grande difficulté qu'avait le malade à respirer; car il ne pouvait point du tout se tenir couché de son long, mais il s'appuyait la plupart du temps sur les genoux et sur les mains. Il faisait d'ailleurs de fréquents efforts pour vomir, et il se sentait une douleur d'estomac continuelle et extraordinaire. Deux jours avant sa mort il devint jaune et fut attaqué d'un hoquet. A l'ouverture du corps, on trouva le foie totalement squirrheux et plein de pus. Le grand lobe avait suppuré; un autre grand abcès s'était formé dans la partie concave qui poussait l'estomac en dehors, de telle manière que si l'on eût fait une incision avant la mort comme le premier cas, il aurait fallu traverser l'estomac avant que d'arriver au sac. — A l'égard de la cure d'une inflammation du foie, je n'ai fait aucune remarque digne d'attention sur la manière dont on doit la traiter, si ce n'est qu'après des saignées abondantes, le meilleur remède consistait à appliquer un large vésicatoire sur la partie affectée.

§ VI. *De l'inflammation de l'estomac et des intestins.* — La même méthode a réussi dans l'inflammation de l'estomac et des intestins, et je n'ai jamais remarqué que les vésicatoires locaux aient eu des suites funestes, si après une saignée abondante on les appliquait de bonne heure dans la maladie. Ils sont en particulier fort utiles dans la passion iliaque ou colique inflammatoire, et ils ont pareillement un heureux succès dans les douleurs fixes des intestins, qui viennent de spasmes, sans marques évidentes d'inflammation. — Je vais joindre à cette observation, relative aux effets des vésicatoires dans les douleurs de l'abdomen, quelques remarques sur l'inflammation des intestins, que l'expérience et de plus amples réflexions m'ont suggérées. — La passion iliaque, en grec εἰλεός (*ileus tenuioris intestini morbus*; selon Celse), est, suivant un ouvrage attribué à Ga-

lien (1), « une inflammation des intes-
» tins accompagnée de tranchées vio-
» lentes, et d'une si grande constriction,
» que la matière fécale et les vents ne
» peuvent passer. » Quoique le vomissement ne soit point nommé dans cette définition, elle s'accorde néanmoins avec
la description qu'a donnée Hippocrate (2)
de la passion iliaque. Cet auteur fait
mention de vomissements bilieux et ster-
coracés, mais il les considère comme des
symptômes additionnels, lorsque la maladie parvient à un point considérable.
Car, dans les aphorismes (3), il observe
que le vomissement est un sujet fâcheux
dans la passion iliaque ; ce qui semble
supposer que cette maladie peut exister
sans aucune sorte de vomissement. Arétée (4), qui, de tous les anciens, nous a
donné la description la plus ample et la
plus satisfaisante de cette maladie, parle
de trois degrés : l'un, dans lequel l'estomac est oppressé sans vomissement ; un
autre, dans lequel le malade rend des
flegmes et de la bile ; et le troisième,
qui est mortel, lorsqu'il rend ses excréments par la bouche. Il paraît, par-là,
que toutes les fois qu'il y a des douleurs
aiguës dans les intestins, accompagnées
d'oppression de l'estomac, d'une constipation opiniâtre, et, s'il faut s'en rapporter à Hippocrate, d'une tension de
ventre, le plus constant, peut-être, de
tous les symptômes, sans égard s'il y a
des vomissements ou non, nous pouvons
assurer que c'est ce que les anciens entendaient par passion iliaque ; et nous
devons alors tirer d'eux des lumières
pour la guérir. Mais si, conformément à
quelques-uns des plus habiles modernes,
nous ne donnons le nom de passion iliaque que lorsque le mouvement péristaltique est totalement renversé, nous
ne pouvons recevoir aucun secours des
Grecs, qui regardaient comme incurable cet état de la passion iliaque.

Ainsi, lorsque le vomissement des aliments se joint même aux symptômes ci-
dessus rapportés, Sydenham ne lui donne point d'autre nom que celui de *passio
iliaca notha* (5), supposant, dans ce cas,
une inversion partielle du mouvement
péristaltique. Mais lorsqu'on rend les

clystères par la bouche, il considère cela
comme une marque d'une inversion totale et par conséquent comme un symptôme pathognomonique de la véritable
passion iliaque ; *quando liquet ex clys-
teribus per os ejectis et aliis signis verum esse ileum*, etc. (1). Je n'ai jamais
vu qu'une seule fois la vraie passion iliaque de Sydenham ; le malade mourut. Je
pense que de notre temps les plus grands
praticiens n'en ont rencontré que bien
peu, et qu'ils n'en ont jamais guéri, ou
du moins rarement. Il paraît par conséquent assez extraordinaire que, du temps
de cet habile médecin, ce cas se présentât assez souvent pour qu'il pût s'assurer
de sa cure ; et cela, d'autant plus, que
les remèdes qu'il employait ne paraî-
traient pas actuellement avoir assez de
vertu pour des degrés plus faibles de
cette maladie. Mais il paraît que cet excellent auteur s'aperçut dans la suite de
l'insuffisance de sa première pratique ;
car, dans son ouvrage posthume (*processus integri*) il omet partie des remèdes
qu'il avait d'abord recommandés, et en
leur place, il en substitue de plus efficaces, qui en d'autres mains ne réussiraient peut-être pas davantage. — A l'é-
gard des degrés plus faibles de la passion
iliaque, il faut en chercher la description et la cure dans Sydenham, sous le
titre de *colica biliosa* ; nous sommes
d'autant plus assurés que c'est la même
maladie que la passion iliaque, que l'auteur lui-même dit : « que si on ne remé-
» die pas à temps à cette colique, elle se
» termine en une passion iliaque (2). »
Il aurait été à souhaiter que Sydenham
n'eût point donné à cette dernière maladie le nom de colique bilieuse, et qu'il
ne l'eût point considérée dans le jour
qu'il a fait, parce que son autorité a engagé plusieurs personnes à corriger et à
évacuer la bile, peut-être à tort, sans
prêter une attention suffisante à l'inflammation, à cause qu'il n'en fait aucune
mention. Sydenham ne saigne qu'une
fois. D'après cette circonstance seule,
nous pouvons juger qu'il ne s'était jamais informé de l'état où paraissaient,
après la mort, les intestins de ceux qui
périssaient de cette maladie ; qu'il ne
craignait point la mortification, quoiqu'on en soit toujours menacé, comme

____

(1) Lib. de Definit.
(2) De Morb., lib. III.
(3) Sect. VII, X.
(4) Acut. morb., lib. II, cap. VII.
(5) Sect. I, cap. VI.

(1) Ibidem.
(2) Sect. IV, cap. VII.

*Pringle.* 5

nous nous en sommes assurés par de nombreuses dissections.

Ces raisons m'ayant engagé à m'écarter de la méthode de Sydenham, j'ai suivi la plus ancienne, celle de saigner abondamment et souvent, aussi long-temps que dure la violence des symptômes, ou que les forces du malade le peuvent permettre. Si, après la première saignée, le malade n'est pas sensiblement mieux, quelques heures après je fais ouvrir une seconde fois la veine, et immédiatement après, je fais appliquer sur la partie du ventre la plus affectée un emplâtre vésicatoire aussi large que la main. Comme je me suis aperçu plus d'une fois que le malade était soulagé dans les intestins aussitôt qu'il sentait la brûlure de la peau, et qu'en même temps la purgation ou le clystère qu'on lui avait donné auparavant sans aucun effet le faisait aller, j'ai raison de penser que les vésicatoires agissent plutôt comme un antispasmodique que comme un évacuant. Telle était ma méthode ordinaire dans les hôpitaux. Si, depuis ce temps-là, j'ai fait moins d'usage des vésicatoires, ce n'est pas que j'aie remarqué qu'ils eussent aucune suite fâcheuse, mais parce que, dans ma pratique particulière, les malades, en général, y répugnaient, à cause qu'on les appliquait sur une partie où on ne le fait pas ordinairement. J'en ai pareillement cessé l'usage, parce qu'il gênait un peu lorsqu'on voulait prendre les bains chauds, article important dans le traitement de cette maladie, mais qui manquait ordinairement dans les hôpitaux d'armées.

Après la saignée, la principale attention doit être de tenir le ventre libre. Je tâchais d'y parvenir auparavant par des clystères, et en faisant prendre toutes les heures une pilule d'aloès, de savon et de mercure doux; mais je changeai ensuite de méthode, et j'eus recours à des remèdes plus doux. Je donnais dans cette intention, toutes les heures, gros comme une noix muscade d'un électuaire composé d'une demi-once d'*electuarium lenitivum*, de deux gros de fleur de soufre, et d'un gros de crème de tartre, avec quelque sirop; mais, depuis peu, je m'en tiens davantage au sel cathartique amer, dont l'usage m'a été recommandé par le docteur Heberden, qui a eu des preuves de ses bons effets en doses petites, mais souvent répétées. Après avoir fait dissoudre deux onces de ce sel dans une pinte d'eau, j'en donne deux cuillerées toutes les demi-heures, ou une cuillerée dans un intervalle plus court, aussi long-temps que l'estomac du malade peut le supporter, ou jusqu'à ce qu'il ait été deux fois. Quoique ce remède ait un goût désagréable, l'estomac le retient plutôt, suivant la remarque du docteur Heberden, qu'une liqueur plus agréable : circonstance qui porte à croire ce qu'on a dit de quelques autres sels neutres, qu'ils ont une qualité sédative aussi bien qu'une laxative. Soit que j'ordonne l'électuaire ou ce sel, je fais toujours prendre un clystère purement laxatif, pour aider l'opération; car je n'ai jamais pu comprendre comment des parties qui sont au centre de la chaleur animale, et naturellement dans un état humide, peuvent être fomentées par un fluide qui n'est pas plus chaud qu'elles-mêmes, et qui est administré par un clystère. Quand je soupçonne que l'obstruction est causée par des matières durcies, je me contente d'abord de faire usage de lavements d'huile, mais toutes les autres fois je me sers de la recette suivante.

Pr. *Decocti communis pro clystere unc. x electuarū lenitivi, olei olivarum, singulorum unc. ij, misce.*

Mais quand l'estomac est tellement dérangé qu'il rejette l'un ou l'autre des laxatifs ci-dessus, je joins alors de l'opium à un purgatif stimulant, méthode en usage dans ce pays-ci depuis long-temps, et qui a été suivie par le docteur Mead (1).

Pr. *Extracti cathartici gr. xxvj. Extracti thebaici gr. j. fl. Mercurii dulcis sexies sublimati g. v. misce ; fiant pilulæ x.*

Cette dose se donne à différents intervalles, lorsque le malade se plaint, après le vomissement, du moindre mal. Plus les pilules sont petites, et plus il y a apparence qu'il les gardera aisément. Environ douze heures après, ou quand l'opium commence à perdre sa force, je tâche d'exciter l'opération de la médecine par la dissolution du sel cathartique amer, comme ci-dessus, et quelques heures ensuite, je fais prendre un lavement sans discontinuer ce sel.— Après avoir procuré des selles, et la plus grande partie du danger étant passée, je suis d'assez près la méthode de Sydenham

_______

(1) *Monita et præcepta medica*, pag. 114.

dans le reste de la maladie. Je donne du laudanum le soir, à l'heure qu'on se couche, et le matin autant de la dissolution du sel cathartique, ou d'un autre laxatif, qu'il suffit pour tenir le ventre libre, jusqu'à ce qu'il n'y ait plus rien à craindre d'une rechute. — Sydenham recommande pour le vomissement, dans ce qu'il appelle la passion iliaque (1), un scrupule de sel d'absinthe dans une cuillerée de jus de citron, qu'on fait prendre dans le temps de l'effervescence. Je me rappelle de m'être servi plusieurs fois, avec succès, de cette méthode, lorsque le malade ne vomissait que de la bile, mais avec cette différence, qu'au lieu de donner cela deux fois par jour, je le faisais prendre toutes les heures.

Ceux qui ont des ruptures sont plus sujets que les autres à la passion iliaque; mais de tels cas ne sont pas communs dans les armées. A l'égard des autres causes, j'en ai vu trop peu d'exemples pour être satisfait au sujet des plus fréquentes. Ce n'est pas qu'il n'y ait point, parmi les soldats, d'inflammation dans les intestins; mais toutes les inflammations de ces parties ne tendent point à la passion iliaque, car, en tombant sur les grands intestins, elles occasionnent communément un flux de ventre, comme cela parut à l'ouverture de ceux qui moururent de la dysenterie. On peut trouver quelques exemples de la passion iliaque occasionnée par une inflammation du colon; mais j'imagine que, dans la plupart, des matières durcies ou quelque tumeur auront concouru à rétrécir le passage et à empêcher les selles. Au reste, j'ai rencontré plus souvent ici cette maladie que dans nos armées. Les enfants et les personnes d'un tempérament délicat y sont peut-être plus sujets que les hommes dans la force de l'âge; et d'ailleurs on n'enrôle point les gens qui ont des ruptures. Une humeur goutteuse peut souvent occasionner cette maladie parmi les gens qui ont des ruptures. Une humeur goutteuse peut souvent occasionner cette maladie parmi les gens d'un rang élevé, mais les soldats n'y sont jamais sujets, ou du moins rarement. J'ai vu, comme je me le rappelle, deux personnes attaquées de la passion iliaque, accompagnée de vomissements. L'une était un jeune gentilhomme de vingt-deux ans, dont la vie n'avait pas été fort réglée : sa maladie finit par un accès de goutte. La seconde était un homme de cinquante ans, qui, quelques jours après une seconde attaque, eut pareillement un accès de goutte qui fit disparaître les douleurs des intestins. Ces personnes n'avaient point été incommodées auparavant de la goutte. Ceux qui désirent pousser plus loin leurs recherches là-dessus peuvent consulter le *Sepulchretum anatomicum*, les observations anatomiques et chirurgicales de Ruysch (1), l'excellent ouvrage de Morgagni, *De sedibus et causis morborum* (2).

Je finirai par une remarque que l'on a faite auparavant, mais qui n'a pas été assez généralement reçue pour rendre mon témoignage inutile. La passion iliaque est la plupart du temps accompagnée d'un degré sensible de fièvre, avec tous les autres symptômes ci-dessus rapportés. Mais, indépendamment qu'il y a des cas dans lesquels il n'y a point de vomissement, comme il paraît par les anciens, il y en a d'autres où la fièvre est à peine sensible, lorsque le malade ne sent que peu de douleur et qu'il n'est pas tout-à-fait resserré. Je dis qu'il y a de pareilles inflammations, parce que le malade étant mort avec des symptômes si peu capables d'alarmer, on trouva les intestins non moins mortifiés que dans les symptômes les plus caractérisés de cette maladie. Le docteur Simson en a le premier fait la remarque, autant que je puis le savoir, et le baron Van-Swieten la cite et la confirme (3), aussi bien que Morgagni (4), qui observe que dans ces circonstances il n'y a d'autres indications de danger que la tension du ventre, une douleur sourde en le pressant, l'abattement et l'inégalité du pouls, et le changement de la contenance. Ce qu'il dit à ce sujet mérite toute notre attention.

§ VII. *Du rhumatisme.* — Il paraît que les anciens distinguaient imparfaitement la goutte de la maladie qu'on appelle maintenant rhumatisme. Ils donnaient le nom d'*arthritis* à l'affection de toutes les articulations, soit que la douleur provînt d'une inflammation rhumatismale ou d'une humeur goutteuse. Si

(1) Page 230.

(1) Observ. xci.
(2) Epist. xxxiv, xxxv.
(3) Comment. in Boerh. aphor., § 371.
(4) De sed. et caus. Morb. Epist. xxxv. 22.

l'on ne souffrait pas dans toutes les articulations, mais seulement dans quelques-unes, la maladie tirait son nom de la partie affectée ; de là viennent les termes de *chiragra, podagra, ischias,* etc., qui étaient tous considérés comme des espèces d'*arthritis.* Mais comme on remarqua qu'il y avait des douleurs arthritiques d'une nature différente des autres, on les distingua suivant les différentes humeurs qu'on regardait comme la cause de la maladie. On supposa, par exemple, qu'une espèce dépendait du sang, et l'on recommanda par conséquent la saignée comme le principal remède, et, dans les constitutions pléthoriques, on la réitéra. — Quoiqu'au moyen de cette distinction les anciens pussent traiter, de la manière qu'il convient, la maladie qu'on appelle à présent rhumatisme, cependant, comme les noms sont fort propres à en imposer à l'esprit, on doit penser qu'on confondait souvent les différentes espèces d'arthritis, et par conséquent qu'on les traitait souvent fort mal. Nous voyons que, conformément à cela, les médecins, dans les temps postérieurs, considérèrent toutes les douleurs des articulations comme les effets d'un catarrhe, c'est-à-dire d'une humeur qui tombe du cerveau. Cette nouvelle théorie eut des suites plus pernicieuses, car toutes les humeurs catarrheuses étant supposées d'une nature froide, on défendit la saignée, et l'on entreprit la cure d'un rhumatisme aigu, aussi bien que celle de la goutte, sans ouvrir la veine. *Bottallus* s'opposa, à ce qu'il paraît, un des premiers à cette opinion et à cet usage, et, en distinguant dans le catarrhe l'espèce inflammatoire que nous appelons actuellement rhumatisme, d'avec les autres espèces, il déclara que les saignées réitérées étaient nécessaires pour la guérison (1). — Ballonius est le premier qui ait appliqué le terme ῥευματισμός (car il se sert toujours du mot grec) à cette espèce inflammatoire de l'arthritis, qu'il soutient être une humeur différente de celle de la goutte, quoiqu'elle en approche beaucoup (2). Le même auteur est

aussi le premier qui ait décrit d'une manière convenable cette maladie, et qui ait pareillement recommandé les saignées réitérées, comme la partie la plus indispensable de la cure. Cette méthode a depuis été suivie par ceux qui ont le mieux écrit sur la médecine pratique, tels que Rivière et Sydenham. — On a vu, dans la première partie (1), combien les rhumatismes se rencontrent fréquemment, et à quelles causes il faut les attribuer ; mais il faut ajouter que, quoique la maladie parût quelquefois avec toute la violence dont Ballonius et Sydenham font mention, elle était communément d'une espèce beaucoup plus douce, parce que sa cause ne pouvait pas agir avec tant d'efficacité sur des hommes dont le sang, en général, avait peu de disposition à s'enflammer, soit par leur manière de vivre, soit par un effet de leur tempérament. Dans les rhumatismes plus aigus, non-seulement quelques-unes des articulations sont considérablement enflées et enflammées, mais elles sont toutes tellement affectées, que le malade ne saurait se remuer un tant soit peu, ou être remué par d'autres, sans des douleurs extrêmement vives. Il y a dans ces circonstances toujours quelque peu de fièvre qui les accompagne. Il paraît par conséquent étonnant que Ballonius, qui décrit si bien d'ailleurs cette maladie, dise qu'elle altère peu le pouls, puisque nous le trouvons dans cette espèce si fort animé, que, si nous jugions par ce signe seul, nous penserions souvent que le malade aurait une fièvre violente.

En traitant du rhumatisme accompagné de fièvre, j'ai suivi la pratique des auteurs dont je viens de parler, par rapport aux saignées réitérées qui étaient mon principal remède. Il faut se rappeler que mes malades étaient dans la force de l'âge, ou d'une classe peu sujette aux douleurs arthritiques, qu'il est si aisé de confondre avec les douleurs de rhumatisme. J'ajoute que, dans ma pratique particulière, depuis ce temps, parmi des gens dont la manière de vivre les dispose davantage à

---

(1) De curat. per Saug. miss., cap. xii.

(2) Nous rencontrons dans les ouvrages des anciens le terme ῥευματισμός, dans le sens de *rhume* ou *fluxion,* et non point, autant que je le puis savoir, pour désigner une maladie particulière. Ballonius commence son traité sur le rhumatisme

par ces mots : *Affectus pene ἀνώνυμος apud antiquos ;* mais il ne paraît pas qu'il ait été le premier parmi les modernes qui lui ait donné ce nom. Il dit en effet dans le même ouvrage : *Affectio quæ falso catarrhus dicitur, aliis melius* ῥευματισμὸς *dici videtur.* (Lib. de Rheumat.)

(1) Part. I, chap. iii et iv.

des attaques de goutte qu'à un véritable rhumatisme, je fais tirer du sang dans tous les cas douteux, s'il y a de la fièvre, non-seulement une fois, mais une seconde et une troisième si le sang était couenneux et que le malade ne fût pas trop affaibli par cette évacuation, et qu'il en fût soulagé. Nous avons pour cela l'autorité de Ballonius. Dans le rhumatisme aigu, les saignées fréquentes affaiblissent peut-être moins le corps, comme l'a remarqué avec raison Rivière (1), que dans toute autre maladie, et je crois pouvoir ajouter avec certitude que, lorsque la goutte se déguise chez les jeunes gens sous la forme d'un rhumatisme, on ne saurait se tromper beaucoup en traitant ce cas comme si c'était un rhumatisme seul. — Si les malades n'ont pas le ventre libre, je fais donner presque tous les jours un clystère, ou quelque laxatif doux, pour rafraîchir et pour empêcher la constipation. Pendant tout le temps, on leur fait observer la diète la plus tenue à laquelle on peut les engager. On leur donne pour nourriture de la panade, du gruau à l'eau, ou autre chose semblable, et pour boisson, de l'eau d'orge, ou, quand on peut se procurer du lait, du petit-lait fait au vinaigre, au lieu de pressure, qu'ils boivent avec plaisir.

Dans les cas où les poumons sont immédiatement affectés, ou bien lorsque le malade se plaint d'une difficulté dans la respiration, ou d'un mal de tête auxquels les saignées n'ont point apporté de soulagement, je fais appliquer un vésicatoire entre les épaules, ce qui manque rarement de faire cesser ces symptômes ou de les diminuer. On a remarqué qu'en général les vésicatoires font du bien dans ces rhumatismes universels, et je puis certifier que, lorsque la douleur est bornée à une partie, c'est un topique des plus efficaces. Mais dans les rhumatismes aigus, accompagnés d'articulations enflées, je préfère les sangsues à tout autre remède topique. J'en fais appliquer quatre, ou même davantage, sur la partie de l'articulation où l'inflammation et la tumeur sont les plus considérables. Lorsque les sangsues sont tombées, je laisse dégoutter le sang jusqu'à ce qu'il s'arrête de lui-même. Comme cela soulage beaucoup, et que l'évacuation est petite, je fais réitérer cela souvent. J'ai quelquefois, depuis ce temps-là, ordonné avec succès, dans ma pratique particulière, une douzaine de sangsues à la fois, que je partage entre deux, ou un plus grand nombre d'articulations affectées, que je renouvelle pendant trois jours consécutifs, après quoi j'en applique en plus petite quantité, et à des intervalles plus longs, suivant l'exigence des cas. Par ce moyen, je procure généralement un soulagement immédiat, j'abrège pareillement la maladie, et j'épargne beaucoup de sang qu'il aurait fallu tirer du bras. Ballonius dit quelque chose de l'application des sangsues dans le rhumatisme ; mais il en parle plutôt comme d'une chose qu'on pourrait essayer que comme d'un remède qu'il aurait éprouvé, puisqu'il dit en passant : *Cornicula frequentia et hirudines copiosæ habitui corporis applicatæ conferrent* (1).

Les saignées générales et les évacuations locales du sang, avec les vésicatoires suivant l'occasion, une diète tenue et les laxatifs les plus doux, suffisent la plupart du temps pour guérir le rhumatisme aigu des armées, ou du moins pour le diminuer considérablement. Il est vrai que j'ajoutais communément les poudres diaphorétiques dont j'ai parlé dans le traitement des fièvres en général, mais sans aucune confiance, et nullement dans la vue de procurer une évacuation sensible par la peau ; car quoique, dans les commencements que j'exerçais, je tâchais d'exciter les sueurs par le *spiritus Mindereri*, et d'autres remèdes de cette nature, cependant je me suis convaincu, par la suite, que cette méthode de traiter un rhumatisme avec fièvre ne convenait point. Il est vrai que, lorsqu'en tirant beaucoup de sang la fièvre était diminuée, ou que ces évacuations avaient beaucoup affaibli, je donnais, trois fois par jour, environ quarante gouttes d'esprit de corne de cerf, comme un cordial et non point comme un sudorifique. Ayant remarqué que ce remède répondait suffisamment à cette intention, et qu'il diminuait les douleurs, je continuais à le donner tous les jours, aussi long-temps qu'elles subsistaient, soit que le malade gardât le lit ou qu'il allât de côté et d'autre. Ainsi on faisait usage, dans les rhumatismes aigus, aussitôt que la fièvre commençait à céder, de l'alcali volatil que Sydenham recommande seulement dans les rhumatismes chroniques. — Telle était ma ma-

---

(1) Cap. de Rheum.

(1) Loco cit.

nière de traiter les rhumatismes aigus de l'armée, et la plupart du temps elle me réussissait. Mais le rhumatisme chronique est une maladie des plus opiniâtres qu'il y ait dans les hôpitaux. Ce sont quelquefois les restes d'une fièvre de rhumatisme mal guérie, ou des douleurs causées originairement par des froids, et qui se sont enracinées faute d'y avoir apporté remède à temps. Lorsque dans les douleurs de cette espèce le sang n'était pas couenneux, je soupçonnais les douleurs d'être d'une nature vénérienne, ou le soldat de prétexter une indisposition. Je pense m'être rarement trompé à l'égard de ce dernier soupçon. Je dois cependant convenir que j'ai vu depuis des personnes d'un état plus relevé, et au-dessus de la tentation de déguiser leur situation, qui se plaignaient des mêmes douleurs sans qu'il y eût une altération visible dans leur sang. — Sydenham ayant très-bien distingué cette espèce de rhumatisme de l'autre, ce que Ballonius n'a pas fait, j'ai suivi sa méthode à l'égard de la saignée. Toutes les fois donc que je trouvais le sang enflammé, j'en faisais tirer une fois en huit ou dix jours, environ huit onces, tant qu'il demeurait couenneux ou que les douleurs subsistaient. De temps en temps je purgeais le malade avec une dissolution de gomme gaïac, et dans les intervalles je lui donnais de l'esprit de corne de cerf. Je considérais alors le gaïac comme un purgatif spécifique dans ces rhumatismes lents, et d'autres l'avaient fait avant moi. L'expérience que j'ai acquise depuis m'a tellement confirmé dans la bonne opinion que j'avais de ses bonnes qualités, que, dans ces cas-là, après avoir tiré du sang avec la lancette ou avec les sangsues, si les parties étaient enflées ou enflammées, j'ordonnais ordinairement un demi-gros de cette substance dissous dans un jaune d'œuf, deux onces d'eau avec un peu de sucre ; qu'on prenait tous les soirs à l'heure qu'on se couche, afin de procurer deux ou trois selles le jour suivant. Je continuais cette méthode jusqu'à ce que les douleurs cessassent, ou jusqu'à ce que le malade se trouvât si fort affaibli par ces évacuations, qu'il ne pût plus la continuer. Dans l'un ou dans l'autre cas, et surtout si l'urine devenait chargée, ou si le malade se plaignait de sueurs pendant la nuit, je tâchais de finir la cure par le quinquina, dont je lui donnais dans le jour jusqu'à la concurrence d'un gros et demi en substance. Pendant l'u-

sage du gaïac et du quinquina, j'ordonnais toujours l'esprit de corne de cerf, comme ci-dessus ; et toutes les fois que les articulations étaient enflées et enflammées, j'avais recours aux sangsues, dont l'effet n'est guère moins efficace ici que dans les rhumatismes accompagnés de fièvre.

Dans les rhumatismes aigus, les remèdes appliqués à l'extérieur ne m'ont jamais réussi, excepté les ventouses, les sangsues et les vésicatoires. Quoique j'aie vu des douleurs sans fièvre être soulagées quelquefois par le baume anodin de Bates, des embrocations d'esprits alcalins volatils seuls, ou dans le liniment volatil, auquel on ajoute un quart d'huile de térébenthine ; cependant je me suis aperçu d'autres fois que toutes ces choses aggravaient plutôt les symptômes. La flanelle est en général ce qu'on peut appliquer de plus utile, et cependant j'ai vu des personnes s'en plaindre et obligées de l'ôter, parce que cela les échauffait trop. — Ballonius admet les parégoriques, pour pallier les symptômes, mais sans en définir l'espèce ni les temps les plus propres pour les donner. Sydenham condamne tous les opiats comme servant à fixer la maladie, mais on ne peut douter que ce soit avec justice. Pendant que je pratiquais à l'armée, je m'en abstenais, sur son autorité, dans les rhumatismes aigus et chroniques ; mais le témoignage de quelques autres auteurs m'a fait, depuis ce temps-là, changer ma méthode à cet égard ; et dans les douleurs vives de la nuit, qui empêchent de reposer, j'ai quelquefois donné avec succès depuis vingt jusqu'à vingt-cinq gouttes de teinture thébaïque, jointes à trente gouttes de vin d'antimoine. Dans les autres cas, je pense, avec Sydenham, qu'il vaut mieux ne point se servir de ces sortes de remèdes.

La sciatique se distingue communément en espèce goutteuse et en espèce rhumatismale ; mais si l'on entend par ce terme une douleur ou mal de la hanche, qui affecte cette partie de manière à faire boiter, il en faut admettre au moins une autre espèce qui provient d'un dépôt de matière sur le psoas ou sur le muscle iliaque interne, d'un côté, ou sur l'articulation même, qui à la longue cariera les os. Si la sciatique ordinaire est récente, on la traite avec les saignées, les vésicatoires appliqués sur la partie, les purgatifs de gaïac et d'esprits volatils, en un mot avec les remèdes qu'on a donnés dans le rhumatisme commun, suivant qu'elle est accompagnée de fièvre ou non. Je ne l'ai point trouvée rebelle à cette méthode, quoique la plupart du temps elle soit plus opiniâtre que d'autres douleurs de rhumatisme. Lorsque le boitement et la douleur sont de vieille date, je réussissais si peu alors et depuis ce temps-là, que je crois inutile de proposer aux autres la méthode infructueuse dont je faisais usage. Je parlai, dans la première édition de cet ouvrage, de deux cas qui se présentèrent dans la première guerre. Dans tous les deux, la douleur fut grande et constante, rien ne put soulager ces hommes, et, après être devenus étiques, ils moururent dans l'agonie. On ne les ouvrit pas, mais je ne doute point qu'il n'y ait eu de la matière rassemblée aux environs de la jointure, et qu'une partie de cette matière, ayant été absorbée, n'ait occasionné la fièvre lente. En effet, j'ai remarqué, depuis ce temps-là, six cas où la douleur et le boitement étaient évidemment causés par la suppuration. Il y eut trois de ces cas où la matière aboutit à un abcès dans la partie supérieure de la cuisse, qui se vida en grande quantité, et les malades se rétablirent. Dans les trois autres, la matière ne parut qu'après la mort. Dans l'un, la matière était logée sur le muscle psoas, du côté boiteux, et nulle part ailleurs; dans le second, elle était tout autour de l'articulation, tandis que l'acetabulum et la tête de l'os du fémur étaient cariés; dans le troisième, l'articulation était pareillement cariée, et la matière l'environnait aussi bien que la vessie. On en trouva aussi dans le rein du même côté. Le feu docteur Jean Clerk m'apprit, après la première paix, qu'il avait guéri des sciatiques opiniâtres et d'autres douleurs arthritiques, en donnant, pendant quelques mois consécutifs, du savon, depuis une demi-once jusqu'à une once par jour.

## CHAPITRE III.

**OBSERVATIONS SUR LES RHUMES ET LA PHTHISIE PULMONAIRE.**

On joint avec raison les rhumes et la phthisie aux maladies inflammatoires. Car un rhume récent, qui provient du froid, peut être regardé comme le premier degré d'une péripneumonie; et un rhume ancien et négligé, comme le commencement d'une consomption. — Aux

obstructions du poumon succèdent de petites tumeurs et des ulcères. Dans différents cadavres de personnes mortes de la phthisie pulmonaire, j'ai trouvé, en les disséquant, les poumons adhérents à la plèvre, pleins de ces tumeurs et de ces ulcères. — On ne saurait, par cette raison, prendre trop de soin pour guérir un rhume dans son origine. Mais cette partie regarde le chirurgien du régiment à qui le soldat s'adresse d'abord, et l'on peut être assuré qu'il faut que la toux soit en effet fort mauvaise pour qu'il s'en plaigne. La maladie étant d'une nature inflammatoire, la saignée est le principal remède, et avec une diète tenue elle guérira souvent des rhumes fâcheux, tandis que tous les autres remèdes se trouvent sans effet, si on ne l'y joint pas. On adoucit les rhumes récents, après la saignée, par un mucilage de graine de lin, du blanc de baleine ou par quelque huile douce commune, surtout quand, à la quantité qu'on donne tous les jours, on ajoute un gros de sirop de pavot. Mais, lorsque le rhume subsiste depuis long-temps, les remèdes huileux font du mal, à cause de leur qualité relâchante.

Outre cela, si le malade était incommodé la nuit par la toux, je lui faisais prendre un opiat au commencement de la nuit; les pilules de Mathieu de l'ancienne pharmacopée étant un de nos remèdes, j'ordonnais ordinairement six ou sept grains de ces pilules, en se mettant au lit; mais depuis ce temps-là, j'ai préféré une potion avec quinze à vingt grains de teinture thébaïque, et un gros et demi, ou deux gros d'oxymel scillitique. — Dans les rhumes anciens et plus opiniâtres, ou dans le premier période d'une consomption, lorsque le malade se plaint de points de côté, de constriction de la poitrine, de chaleur pendant la nuit, et de ne pouvoir reposer, j'ai beaucoup de confiance en de petites saignées réitérées, en des sétons et une diète tenue et rafraîchissante. — J'ai trouvé que ces petites saignées étaient non-seulement excellentes dans des rhumes invétérés qui menacent de consomption, mais encore après que les symptômes de phthisie avaient commencé à paraître. La quantité de sang qu'on tirait était depuis quatre jusqu'à sept onces, une fois en huit ou dix jours, et quelquefois on ouvrait la veine sans garder tant d'intervalle. On a remarqué que les malades se trouvent rarement autant soulagés la première nuit que la seconde ou la troisième après la saignée. Le sang était constamment couenneux ; mais si jamais on l'eût aperçu dans un état de dissolution, il n'eût pas été alors à propos d'en tirer davantage. Je ne voudrais pas recommander cette méthode, ni qu'elle devînt d'un usage ordinaire, à moins qu'on ne fît bien des restrictions suivant les cas, qu'on n'eût égard à la force des malades, et qu'on ne proportionnât la quantité de sang qu'on doit tirer à l'état de ceux qui sont plus faibles. Dans les tempéraments naturellement faibles ou scrofuleux, ou quand le malade dépérit depuis long-temps, les saignées, de même que tous les autres moyens, ne serviront pas.

Mais je puis plus sûrement recommander dans toutes sortes de tempéraments, d'après des expériences réitérées, l'usage d'un séton au côté sur la partie la plus affectée. — Dans la soif, la chaleur et autres symptômes, signes de la putridité des humeurs, il faut aciduler la tisane, et l'on doit choisir des aliments d'une nature acide. Dans cet état, il faut borner le malade, pour toute nourriture, au lait et aux végétaux. Je n'ai rien trouvé qui diminue tant les accès de fièvre hectique que de petites saignées, avec le régime ci-dessus. On réprimait quelquefois les sueurs trop abondantes avec de l'eau de chaux et quelquefois avec de l'élixir de vitriol. — On peut distinguer, lorsque la consomption est avancée, deux sortes de toux ; l'une qui vient des poumons, et l'autre qui est causée par une humeur qui se jette sur le gosier et la trachée-artère, qui, étant alors privés de leur mucosité naturelle, deviennent extrêmement sensibles et s'irritent fort aisément. Cette dernière espèce est peut-être la plus douloureuse et la plus incommode à un malade. Les mêmes remèdes ne conviennent point à toutes les deux. Dans la première espèce, on se servait généralement des balsamiques, mais avec peu de succès, autant que je les ai essayés. La nature peut opérer quelquefois une cure dans cet état, mais nous n'avons point encore appris à l'imiter. Nous ne pouvons faire guère plus que de tâcher de tenir le malade sans fièvre, et de le rafraîchir, tandis qu'elle met en action toutes ses facultés. Mais à l'égard de l'autre espèce de toux, on peut du moins la pallier par des incrassants. Je donne communément dans ce dessein de la conserve de roses et de l'opium. — La con-

serve de roses ne peut faire aucun mal, mais sa vertu est faible. L'opium se trouve plus efficace, mais on ne doit le donner qu'avec précaution, parce qu'il est sujet à affecter la tête, à resserrer et à empêcher l'expectoration. Cependant, comme on corrige en partie ses mauvaises qualités avec la squille (1), aussitôt que le malade commence à se plaindre que la toux l'empêche de reposer pendant la nuit, je prescris communément des potions d'opiats et d'oxymel scillitique, comme on l'a vu plus haut, augmentant ou diminuant la dose de chaque ingrédient, lorsque l'occasion paraît l'exiger. — Je n'ai jamais donné à l'armée le quinquina dans aucun période de la consomption, à moins qu'on ne fût convalescent, et que les poumons ne parussent dégagés de toute obstruction. Mais depuis j'ai donné fréquemment, une ou deux fois par jour, trois ou quatre cuillerées d'une décoction ou d'une infusion de quinquina, sans remarquer qu'il échauffât ou qu'il embarrassât la respiration ; j'ai au contraire observé qu'il faisait un bon effet, quand le malade se plaignait d'abattement et de faiblesse, pourvu qu'il ne fût pas dans le dernier période de la maladie. — L'exercice du cheval et le lait d'ânesse sont deux grandes ressources qui manquent dans les hôpitaux militaires ; mais ce qu'il y a de pis, c'est que l'air de ces endroits et des casernes trop pleines de monde se trouve contraire à la guérison. Il arrive de là que, quoique cette méthode réussisse souvent aux personnes qui ont toutes leurs aises, elle n'a pas généralement cet effet, à cause du mauvais air que respirent les soldats ; et quand même ils échapperaient à son effet pernicieux, et qu'ils recouvreraient la santé, il est vraisemblable qu'étant exposés au froid, en remplissant les devoirs de leur état, ils retomberaient malades. Telle est la manière dont j'ai traité la phthisie pulmonaire. J'ai pareillement remarqué que dans la guérison des plaies, lorsque la matière se trouvait absorbée, et qu'il en résultait une fièvre hectique, on retirait un grand avantage de petites saignées souvent réitérées.

(1) Cela m'a été communiqué par le docteur Clerk.

# CHAPITRE IV.

OBSERVATIONS SUR LES FIÈVRES QU'ON AP-
PELLE COMMUNÉMENT BILIEUSES, OU LES
FIÈVRES RÉMITTENTES ET INTERMITTEN-
TES D'AUTOMNE DES ARMÉES.

Passons maintenant à ces maladies putrides, qu'on appelle communément bilieuses (1), quoique peut-être improprement. Comme elles sont fort communes et très-funestes à une armée, et
que d'ailleurs on les connaît ici fort
peu, j'en parlerai par cette raison d'une
manière plus ample et plus régulière que je ne l'ai fait des précédentes.—
Ces maladies commencent vers le déclin de l'été, et deviennent épidémiques
en automne. Elles paraissent de meilleure heure, deviennent plus générales
et les symptômes plus fâcheux, à proportion de la chaleur de la saison et de
l'humidité du terrain et du climat. Quoiqu'elles paraissent sous différentes formes, elles proviennent des mêmes causes, et l'on peut les ramener à deux points
principaux, savoir : les fièvres et les flux
de ventre. — En commençant par les
fièvres, je décrirai d'abord celles qui sont
fréquentes dans tous les camps; secondement, celles qui paraissent particulières
aux pays marécageux; j'examinerai en
troisième lieu la nature et les causes de
toutes les deux. Je comparerai ensuite
ces fièvres avec celles des autres endroits, les circonstances étant les mêmes;
enfin, j'exposerai la méthode que j'ai suivie dans le traitement des fièvres du
camp et de celles des endroits marécageux des Pays-Bas; et dans le chapitre
suivant, j'indiquerai les remèdes qui
m'ont le mieux réussi pour emporter les
obstructions qui viennent à la suite de
ces maladies.

§ I<sup>er</sup>. *Des symptômes des fièvres rémittentes et intermittentes d'automne
dans les camps.* —Au mois de juin, les
fièvres sont dans les camps en plus petit
nombre et moins inflammatoires qu'au
commencement de la campagne, et à mesure que la saison avance, l'inflammation diminue; mais les intestins et l'estomac sont plus dérangés; on a des dou-

leurs de tête, et ces fièvres sont toutes
sensiblement rémittentes. On s'aperçoit
à peine de ce changement aussitôt après
le solstice; mais il devient très-remarquable vers la fin de l'été ou au commencement de l'automne.

La maladie épidémique diffère suivant la nature du terrain; je la distinguerai par cette raison en deux espèces :
l'une qui arrive ordinairement aux armées sur un terrain sec, et l'autre qui se
trouve fort commune dans les pays humides et marécageux. Nous commençons
par décrire la première. — La fièvre rémittente d'automne du camp commence
par un frisson, une lassitude, des douleurs de tête et dans les os et un déré-
glement de l'estomac. Le soir, la fièvre
devient forte, on se sent une grande chaleur, on est fort altéré, la langue est sèche, et l'on a un violent mal de tête. Le
malade ne peut prendre aucun repos; il
tombe souvent en délire; mais communément, dans la matinée, une sueur imparfaite cause une rémission de tous les
symptômes. Le paroxysme revient sur le
soir, mais sans aucun frisson; il est généralement pire que le premier. Le lendemain matin, il y a rémission comme
auparavant. Ces périodes continuent
tous les jours, jusqu'à ce que la fièvre,
si on vient à la négliger, se change insensiblement en continue. Quelquefois
les selles emportent l'accès et tiennent
lieu de sueurs. Quoique cette fièvre ressemble en quelque chose à une fièvre intermittente, elle est cependant d'une nature un peu différente, comme on le fera voir
amplement quand on en viendra à la manière de la traiter. On rencontre rarement
dans les camps une fièvre intermittente
régulière, soit tierce, soit quarte, à moins
qu'on n'en ait été incommodé l'automne
précédent, ou quelque temps avant d'entrer en campagne. — Les rémissions
paraissent communément dès les commencements, surtout si le malade a été
saigné à la première attaque; mais, quelquefois, elles sont à peine perceptibles
les deux ou trois premiers jours. De fréquentes hémorrhagies de nez, dans le
fort de l'accès, occasionnent généralement la rémission plus tôt, et la rendent
plus complète. Les vomissements et les
selles font un pareil effet; mais je ne me
rappelle pas d'avoir jamais vu de cure
complète opérée par des évacuations naturelles, à moins qu'il ne survînt un cho-
léra morbus ; je veux dire, à moins qu'on
ne rendît abondamment par haut et par

(1) Voyez Part. II, chap. I, et part. III,
chap. IV, § 3, où vous trouverez les raisons qui ont déterminé à leur donner ce
nom.

bas les humeurs corrompues qui paraissent la cause de la maladie. — Les accès se trouvent rarement, après la première attaque, précédés de frissons et de quelque sensation de froid. Le pouls est plein et vif pendant les paroxysmes, et, dans les rémissions, il indique toujours quelque peu de fièvre. Le sang est vermeil ; la partie rouge est ferme, en grande quantité, et se précipite sous la sérosité. Il ne paraît pas beaucoup de signes d'inflammation au commencement de la maladie épidémique ; mais, vers la fin de la campagne, il acquiert une croûte inflammatoire ; car, en ce temps-là, les points de côté, les douleurs de rhumatisme, ou la toux, se joignent aux autres symptômes.

Tant que le temps continue à être chaud, les symptômes bilieux sont très-fréquents ; mais, aussitôt que l'hiver approche, les inflammatoires l'emportent. — L'urine est haute en couleur et crue, jusqu'à ce qu'on ait fait quelques évacuations ; alors elle commence à devenir chargée. Les évacuations par le haut et par les selles sont généralement d'une nature bilieuse et corrompue. Non-seulement la constipation précède souvent, mais encore elle accompagne la maladie ; et, lorsque cela arrive, le ventre est dur et les malades se plaignent de vents. Quoiqu'ils ne vomissent pas tous, il n'y en a cependant aucun qui ne sente un dérangement dans l'estomac, surtout pendant les chaleurs. — On évacue souvent des vers ronds par les selles, et quelquefois en vomissant : ceux qui s'en trouvent incommodés ont des maux d'estomac et des tranchées plus opiniâtres. Les points de côté paraissent très-fréquents dans ces cas ; mais, comme ils sont d'une espèce venteuse, la saignée ne les soulage pas toujours. — Il y a des malades qui deviennent jaunes comme s'ils avaient la jaunisse ; mais cette couleur fut plus commune la première campagne que les autres : ce signe était défavorable sans être mortel. On ouvrit le cadavre d'une personne morte avec ce symptôme ; mais on ne trouva dans la vésicule du fiel et dans les vaisseaux biliaires, ni calcul, ni aucune espèce d'obstruction. — L'infanterie fut plus sujette à la fièvre que la cavalerie ; et, parmi ces derniers, les officiers le furent moins ; ce qu'on doit attribuer à la différence des habits, des logements et des autres choses nécessaires à la vie (1). Je

ne remarquai ni jours critiques, ni aucun période certain de la maladie, qui était plus ou moins longue, suivant la manière dont on la traitait. Elle ne serait point dangereuse si on se servait à propos des remèdes convenables ; mais cette fièvre est souvent funeste à une armée, lorsqu'il y a tant de personnes attaquées à la fois, qu'on ne saurait les soigner toutes autant qu'il le faudrait ; ou bien, lorsqu'elle se change en fièvre continue, soit parce que, dans les commencements, on a négligé les malades, ou parce qu'on les a mis en trop grand nombre dans le même hôpital.

Cette fièvre rémittente se fit sentir dans toutes les campagnes. Elle fut plus fréquente et plus funeste après les étés chauds de 1744 et 1747 ; mais, dans les campagnes de 1743 et de 1745, la saison étant tempérée, les fièvres furent en plus petit nombre et d'une espèce plus bénigne.

§ II. *Des symptômes des fièvres rémittentes et intermittentes d'automne dans les pays bas et marécageux.* — On a parlé de cette espèce de fièvre putride dans la relation des maladies les plus communes aux Pays-Bas (1) ; on en a pareillement fait mention dans la relation de celles qui se sont rencontrées dans les deux dernières campagnes (2) ; mais on s'est réservé de la décrire plus amplement en cet endroit. — Il faut d'abord observer que, quoique tous les pays humides soient sujets aux fièvres intermittentes, si cependant l'humidité se trouve seule, et que les étés ne soient point excessivement chauds et étouffants, ces fièvres seront communément des tierces régulières et se guériront aisément. Mais, si l'humidité provient d'une eau dormante, dans laquelle des plantes, des poissons et des insectes meurent et se corrompent, les vapeurs qui s'en élèvent alors, étant d'une nature putride, occasionnent non-seulement des fièvres plus fréquentes, mais encore plus dangereuses, qui paraissent plus souvent sous la forme d'une fièvre quotidienne ou d'une double tierce que sous celle d'une simple. Ces fièvres des pays marécageux sont non-seulement sujettes à commencer avec peu de rémission, mais, après avoir été intermittentes pendant quelques jours, elles deviennent des fièvres continues d'une nature dangereuse.

---

(1) Voyez Part. I, chap. III.

(1) Part. I, chap. I.
(2) Part. I, chap. VII et VIII.

Il est remarquable combien ces fièvres varient avec la saison; car, quelque fréquentes, violentes et dangereuses qu'elles aient été sur le déclin de l'été ou au commencement de l'automne, temps où la putréfaction est à son plus haut période, cependant elles se réduisent avant l'hiver à un fort petit nombre, deviennent douces, et se changent communément en tierce régulière. — On remarqua que les fièvres de la première espèce dominèrent près des inondations du Brabant hollandais (1); les plus pernicieuses ensuite furent celles de la Zélande (2); celles des lignes de Berg-op-Zoom (3) vinrent après; et la moins fâcheuse, relativement aux autres, fut celle qui parut le plus fréquemment dans les quartiers autour d'Eyndoven (4) et dans les villages que les plantations et les eaux souterraines rendaient humides seulement, et sans aucune putridité. Je vais donner la description de la première et de la pire de toutes; et, par là, il sera fort aisé de juger de la nature des autres. — Vers la fin du mois de juillet 1748, des chaleurs étouffantes se firent sentir le jour; mais les nuits étaient fraîches, et il s'élevait beaucoup de brouillards (5). Les troupes furent à peine dans ce temps-là quinze jours ou trois semaines en quartiers, que plusieurs soldats des régiments qui se trouvaient le plus près des inondations se sentirent attaqués à la fois d'une chaleur brûlante et d'un violent mal de tête; quelques-uns ressentirent avant l'attaque un petit frisson de peu de durée; mais les autres n'éprouvèrent rien de pareil, ou du moins ils n'en parlèrent pas. Ils se plaignaient d'ailleurs d'une soif excessive, d'une douleur dans les os, dans le dos, d'une grande lassitude et inquiétude, de fréquentes nausées, d'un mal ou douleur vers le creux de l'estomac, accompagné quelquefois des vomissements de bile verte ou jaune, d'une odeur fort désagréable. Le pouls était communément fort petit à la première attaque; mais la saignée lui redonnait de la force. On vit plusieurs exemples d'un mal de tête si subit et si violent, que, sans aucune plainte antérieure, ceux qui en étaient attaqués couraient de côté et d'autre comme des furieux, jusqu'à ce que la fin de l'accès, occasionnée par une sueur, et ses retours périodiques découvrirent la vraie nature de leur délire.

Quelque temps après, le docteur Stedman, alors chirurgien des dragons de Grey, m'apprit « que deux soldats de ce » corps, les premiers qui se trouvèrent » mal, eurent tout-à-coup des symptô- » mes d'une fièvre ardente; et quoiqu'on » les eût saignés promptement et abon- » damment, cependant, une heure après, » ils tombèrent dans un grand délire qui » continua pendant quelques heures, et » se dissipa avec une sueur abondante, » qui emporta tous les autres symptômes, » ou les diminua du moins de beaucoup. » Le paroxysme revint le jour suivant, » environ à la même heure, et, en six ou » sept heures, il prit le même cours. Plu- » sieurs soldats de ce régiment eurent la » fièvre sous cette forme; mais quelques » autres n'eurent pas des paroxysmes » aussi distincts, le chaud de l'ac- » cès durait plus long-temps, et était » suivi de sueurs imparfaites, qui ap- » portaient fort peu de soulagement. » Les rémissions se trouvaient quel- » quefois tellement imperceptibles, que » la fièvre paraissait presque conti- » nue. Plus elle approchait de ce dernier » état, et plus elle devenait difficile à » traiter; mais, quand les paroxysmes » étaient distincts, avec une intermission » de quelques heures, la plupart des ma- » lades allaient fort bien, quoique le dé- » lire fût considérable pendant la fièvre. » Quelques retours des paroxysmes ré- » duisaient si bas les hommes les plus » robustes de ces corps, qu'ils n'étaient » point en état de se tenir debout; quel- » ques-uns entraient soudain en délire » sans avoir auparavant ressenti de dou- » leur, et se seraient jetés par les fenêtres » ou dans l'eau, si on ne les en eût point » empêchés. Cette frénésie continuait » pendant quelques heures; après quoi » les malades tombaient dans un profond » sommeil; à leur réveil, ils avaient » toute leur raison, mais de violents » maux de tête. D'autres, en qui la fièvre » paraissait sous une forme continue ou » rémittente, eurent des sueurs critiques » vers le neuvième jour, et, après cela, » des paroxysmes réguliers et des inter- » missions. Un petit nombre eut une » crise par les selles ou par les urines; » et il y en eut qui furent malades près » de trois semaines sans aucune rémis-

(1) Voyez Part. 1, chap. VIII.
(2) Ibid., chap. VII.
(3) Ibid.
(4) Ibid.
(5) Ibid.

» sion sensible ; après quoi la fièvre se
» termina par quelques accès quotidiens:
» ces hommes avaient pendant leur ma-
» ladie des sueurs douces, ou plutôt une
» moiteur continuelle par tout le corps.
» Plusieurs eurent, au commencement
» qu'ils se trouvaient mal, des vomisse-
» ments bilieux, et quelques-uns évacuè-
» rent par haut et par bas des vers ronds.
» Les sueurs abondantes avaient toujours
» une odeur putride ; et ce que les vési-
» catoires avaient attiré paraissait si dé-
» goûtant, que les gardes refusaient de
» les panser. Ce qu'il y eut de plus re-
» marquable, c'est qu'un petit nombre de
» ceux qui moururent avaient le pouls
» régulier, quoiqu'ils fussent près de
» leur fin. Tous ceux qui moururent
» exhalaient quelques jours auparavant
» une odeur cadavéreuse, et, aussitôt
» après leur mort, ils parurent couverts
» de taches livides et d'autres signes de
» mortification. » Le docteur Stedman
finit par me faire observer « que la même
» maladie fut aussi très-commune parmi
» les paysans des villages où on était can-
» tonné, et qu'il en mourut un grand
» nombre. »

Cette description du commencement
de la maladie épidémique étant aussi
exacte et aussi ample, j'ajouterai seulement qu'elle s'accorde avec les observations de tous les chirurgiens des régiments qui se trouvèrent dans une situation semblable, à quelques variations
près, occasionnées par les différentes circonstances où ces régiments se trouvaient
pour lors. Ainsi, M. Lauder, chirurgien
du régiment d'Inskilling, qui était alors
le régiment du lord Rothes, m'apprit que
« la plupart des soldats se trouvèrent
» mal pour la première fois, en revenant
» du fourrage ; car ce régiment étant
» cantonné tout près des inondations(1),
» à la droite et à la gauche de S. Mi-
» chel's Gestel, et quelques quartiers
» étant éloignés de plus de deux lieues
» de Bois-le-Duc, où l'on avait mis les
» magasins, les soldats se trouvaient
» obligés de se mettre en marche sur les
» quatre heures du matin, afin d'être de
» retour avant la grande chaleur du
» jour. A cette heure-là les prairies et
» les marais des deux côtés du chemin
» étaient constamment couverts d'un
» brouillard épais et d'une odeur désa-
» gréable, qu'il regarde comme la prin-

» cipale cause de la maladie ; car, quoi-
» que les détachements fussent commu-
» nément de retour avant midi, M. Lau-
» der trouvait toujours quelques soldats
» qui avaient déjà la fièvre, et d'autres qui
» étaient actuellement en délire. Il y en
» eut deux qui furent si subitement atta-
» qués de la frénésie, qu'ils se jetèrent
» dans l'eau de dessus les chariots, s'ima-
» ginant qu'ils allaient nager jusqu'à
» leurs quartiers. Après la première at-
» taque, tous ceux à qui la raison revint
» se plaignirent d'un violent mal de tête,
» d'une soif et d'une chaleur brûlante.
» Tous ceux qui voulaient se mettre sur
» leur séant étaient près à tomber en
» faiblesse, avec des vertiges, un mal
» d'estomac et des efforts pour vomir.
» Ces fièvres furent continues pendant
» quelques jours, ou du moins elles n'eu-
» rent que de légères rémissions, après
» quoi elles devinrent plus évidemment
» rémittentes ou parfaitement intermit-
» tentes. D'abord le pouls était faible et
» très-petit, quoique le malade fût alors
» en délire ; mais la saignée lui redon-
» nait toujours de la force. » Le même
M. Lauder m'a dit, environ trois ans
après cette maladie, que deux de ces
hommes, qui, en revenant du fourrage,
avaient été si subitement attaqués de
la frénésie, étaient tombés depuis en épilepsie, quoiqu'on les eût guéris depuis
de cette fièvre, et que tous les autres
qui s'étaient trouvés mal, étaient toujours sujets à des retours de fièvres intermittentes.

L'infanterie se trouva dans un état
un peu différent. Comme il n'y en eut
que fort peu en quartiers près des inondations, leurs fièvres, quoique fréquentes, furent généralement d'une nature
plus douce. Quelques-uns de ces corps
s'en virent cependant violemment attaqués, à cause de l'air humide et putride
de leurs quartiers. Le village de Dinther (1) est fort bas, et se trouve environné de fossés, d'arbres et de plantations épaisses. M. Tough, chirurgien du
bataillon en quartier dans cet endroit,
m'a dit : « que les prairies paraissaient
» tous les soirs couvertes d'un brouil-
» lard qui continuait jusqu'au lendemain
» matin après le lever du soleil ; ce
» brouillard répandait toujours une puan-
» teur semblable à celle d'un fossé bour-
» beux et fangeux, qu'on a depuis peu

---

(1) Voyez Part. I, chap. VIII.

(1) Voyez Part. I, chap. VIII.

» saigné. Les soldats tombaient commu-
» nément malades pendant la nuit (1),
» avec un frisson, ou une sensation de
» froid qui était bientôt suivie d'un vio-
» lent mal de tête, d'une chaleur exces-
» sive et d'autres symptômes fièvreux.
» En ce temps-là, le pouls était si petit
» et si faible, que, si l'on ouvrait la vei-
» ne, le sang sortait d'abord avec peine ;
» mais, après quelque évacuation, il s'é-
» lançait vivement, et la saignée rani-
» mait toujours le pouls. Une sueur
» abondante succédait à la chaleur, avec
» une rémission ou intermission de la fiè-
» vre. Les paroxysmes revenaient tous les
» soirs ; et si l'on n'avait pas soin d'arrê-
» ter la fièvre de bonne heure, elle était
» sujette à se changer en continue, avec
» des symptômes alarmants. Il remarqua
» dans trois cas des taches pétéchiales,
» et dans un quatrième, une mortifica-
» tion sous le sein gauche, qui fut ce-
» pendant guérie par le quinquina. On
» vit un exemple d'un homme qui, ayant
» été subitement saisi de ce mal de tête,
» et n'ayant point été saigné sur-le-
» champ, sortit des quartiers, et se mit à
» courir à travers les champs comme un
» insensé. »

Dans la plus grande chaleur de la saison, et dans la fureur de la maladie, la plupart de ces fièvres s'accordèrent avec la
description du καῦσος, ou fièvre ardente
des anciens, qu'Hippocrate ne place jamais parmi les maladies inflammatoires
de l'hiver et du printemps, mais toujours
parmi les épidémiques de l'été et de l'automne (2), quoique des écrivains posté-

rieurs aient appliqué ce terme à toutes les
fièvres accompagnées d'une grande inflammation. — Mais on remarqua, dans
les endroits même les plus malsains de ce
pays, que, sur le déclin de l'automne et
dès que le temps vint à se rafraîchir,
toutes les fièvres commencèrent à devenir plus bénignes, et, à la fin de la saison, elles différèrent fort peu des intermittentes communes des autres pays. — Il y
eut fort peu de fièvres quartes, elles ne
parurent même que fort tard, et elles furent fort aisées à guérir, à moins que
cette fièvre ne vînt à paraître sous quelque forme qui eût déjà causé des obstructions dans les viscères. — Lorsque la
maladie fut au plus haut période, plusieurs rendirent des vers ronds. Ces vers
n'étaient point la cause de ces fièvres,
comme on l'a observé ci-dessus ; mais ils
concouraient, avec d'autres circonstances, à retarder la guérison. — Lorsque
l'épidémie fut à son plus haut point, les
intermittentes et les rémittentes parurent, en prolongeant et en doublant
leurs paroxysmes, se changer fréquemment en fièvre continue, putride et dangereuse : la plupart de ceux que nous
perdîmes moururent de cette manière.
Ces hommes avaient, comme on l'a déjà
observé, un jour ou deux avant leur
mort, une odeur cadavéreuse, et quelque temps après leur corps se putréfia.
Quelques-uns avaient des taches pétéchiales, quoique le lieu où ils étaient ne
fût point trop chargé de malades, et que
l'air fût assez libre. Il s'y joignit aussi
d'autres symptômes qui étaient les mêmes que ceux de la fièvre d'hôpital. —
Mais, en général, la mortalité ne fut pas
en proportion du nombre des malades
et de la nature alarmante des symptômes. Quoique la maladie fût violente,
elle cédait aux remèdes ; et jamais il n'y
eut de maladie aiguë qui parut les exiger davantage ; car un grand nombre
de gens de la campagne périrent faute
de ce secours, tandis que la plupart de
nos soldats recouvrèrent la santé par les
soins qu'en prirent à propos les chirurgiens de leurs régiments. Des dragons de
Grey et de Rothes, qui furent des plus
maltraités, il n'en mourut que trente et
un. Ce nombre paraîtra fort peu de chose, si l'on fait attention que les malades
étaient dans un état fâcheux, en grand
nombre, tous dispersés, avec fort peu de
monde pour les soigner (1). — La disposi-

---

(1) La paie des dragons étant plus
forte, ils louaient communément des lits
de leurs hôtes, ou du moins leurs manteaux servaient à les tenir chaudement.
Mais les fantassins, manquant de ces avantages, couchaient dans des granges ou
autres lieux humides, sans avoir rien
pour se couvrir.

(2) Aphor., lib. iii. La fièvre ardente
des anciens était continue, ou rémittente. Gorræus donne la description suivante de cette dernière. « Est ὲ καὺσος
tertianæ febri ὅ μογηὺης ut qui ab iisdem
causis, eodem anni tempore, et iisdem
corporibus provenit a quibus et tertianæ
febres excitari solent. In tertiana intermittente primum rigor, deinde ὰ πυρεξία
est : verum ardentis exacerbationes nullo
cum rigore fiunt, nec unquam integre
solvuntur, sed modice tantum remittun-
tur. (Vid. Definit. in voce Καὺσος.)

(1) Part. i, chap. viii.

tion à une rechute était une circonstance des plus favorables. On encourait un danger très-grand pendant les chaleurs, moins sur le déclin de l'automne, et fort peu après les premières gelées. Mais, le printemps suivant, les rechutes devinrent si fréquentes, que les régiments qui avaient servi l'automne précédent en Zélande eurent quatre fois plus de malades que tout autre corps des mêmes lignes.

Les rechutes fréquentes causaient des obstructions dans les viscères, ce qui rendait les intermittentes plus opiniâtres et plus irrégulières, et les faisait quelquefois aboutir à l'hydropisie et à la jaunisse. Dans ce mauvais état des viscères, on ressentait communément une tumeur dure au côté gauche du ventre, au-dessous des fausses côtes. Nos soldats lui donnaient le nom de *gâteau de fièvre, ague-cake*. Mais, comme on n'ouvrit aucun de ceux qui moururent avec cette tumeur, on ne peut assurer quelle partie en était affectée : je conjecture que c'était la rate. Cette tumeur était souvent accompagnée d'une enflure dans les jambes, d'une distension totale du ventre, et de quelques autres symptômes d'hydropisie ; et, tant que cela continuait, on ne pouvait se servir sans danger du quinquina pour arrêter les accès. Ce signe était mauvais, quoiqu'il ne fût point mortel, puisque plusieurs réchappèrent. — J'ai pareillement rencontré quelques cas de tympanite, maladie que je soupçonnai être causée par un usage prématuré du quinquina, avant les évacuations convenables. Mais, à l'égard des autres obstructions, et de celles en particulier qui produisirent l'ascite, j'ai remarqué qu'elles n'arrivaient pas moins fréquemment quand on ne prenait point le quinquina, que lorsqu'on en faisait usage. Il paraît par là qu'on doit l'attribuer à la continuité et à l'obstination de la fièvre intermittente. — Tandis que la maladie se faisait sentir aux soldats avec tant de violence, elle était communément d'un degré beaucoup plus doux parmi les officiers. Ils avaient rarement des fièvres continues ou accompagnées de symptômes dangereux ; elles étaient presque toutes des fièvres simples, des doubles tierces, ou des rémittentes quotidiennes, qui devenaient en peu de temps régulières intermittentes. La raison en est, que leurs quartiers se trouvaient plus secs, qu'ils étaient moins exposés au soleil et aux brouillards, et qu'ils avaient d'ailleurs l'avantage d'une meilleure nourriture et de boire du vin.

§ III. *Des causes des fièvres d'automne rémittentes et intermittentes des camps, et de celles des pays bas et marécageux.* — Il paraît que la chaleur et l'humidité de l'air sont la principale cause éloignée et externe de ces fièvres. Cette cause prévaut à proportion de la chaleur et de la quantité de vapeurs dont l'air est chargé pendant les sécheresses de l'été. Les pluies diminuent en général l'humidité de l'air, en le privant de la quantité d'eau qui tombe. Cette eau, tombant d'une région plus froide, rafraîchit non-seulement l'atmosphère, mais encore la terre, et réprime par là les exhalaisons excessives. Les campagnes les plus salubres ont toujours été celles où les chaleurs et l'humidité de l'air ont été modérées par des pluies fréquentes. Mais si l'air, dans le temps de sa plus grande chaleur, reçoit non-seulement les particules aqueuses, mais encore les émanations putrides des terrains marécageux, ou d'un grand amas d'eau corrompue, la cause éloignée et externe de la maladie sera aggravée, les maladies seront plus nombreuses et accompagnées de symptômes plus alarmants. — Le relâchement des fibres, et la grande disposition des humeurs à se putréfier, qui sont une suite de cet état de l'atmosphère, peuvent se considérer comme la cause interne et prédisposante de ces fièvres. Car un air chaud et humide relâche les solides, dissout le sang et met obstacle à la transpiration. Quand l'air est chargé de vapeurs il n'admet que difficilement la matière de la transpiration. Quand il en reste une partie, le sang reçoit par là un levain septique, et il s'échauffe davantage, parce qu'il a moins d'évaporation. Le défaut d'une transpiration libre ne peut être suppléé par les sueurs, parce que les sueurs tendant à affaiblir le corps le rendent plus sujet aux maladies. — Quoique ces deux causes suffisent d'elles-mêmes pour produire cette fièvre, il en faut cependant, la plupart du temps, une troisième pour amener cette maladie. On l'appelle la *cause occasionnelle* ou *excitante* : elle vient toujours de quelque erreur dans les *non naturelles*, telle que de s'être échauffé le sang par la fatigue, l'intempérance ou l'exposition au soleil, ou d'avoir arrêté la transpiration peu convenable, des habits mouillés, en se couchant sur la terre mouillée, ou en absorbant des vapeurs nuisibles, etc.

Sanctorius fait sans doute allusion à ces dernières erreurs dans le régime, lorsqu'il attribue les causes des fièvres tierces d'automne à la suppression de la transpiration. Nous pouvons à peine douter de la justesse de cette observation, quoiqu'il paraisse, d'après les tables de Keil, qu'on peut non-seulement diminuer cette excrétion, mais encore la supprimer totalement sans aucun inconvénient pour la santé. Mais il ne faut point comparer notre climat avec les climats étrangers. La suppression de la transpiration qui se fait ordinairement ici n'a point de suites dangereuses, parce que notre pays est rarement chaud et sans vents long-temps de suite. Dans les autres climats, il fait en été et en automne des chaleurs longues et non interrompues qui, disposant davantage le sang à la putréfaction, exigent une évacuation plus constante du récrément. Sanctorius convient lui-même (1) que la suppression de la transpiration peut occasionner en été une fièvre maligne, tandis qu'en hiver elle affecterait à peine la santé. — Nous avons tâché de suivre jusque là les causes éloignées, les prédisposantes et les occasionnelles de ces fièvres, et il serait à souhaiter que nous pussions expliquer avec autant de probabilité leur cause immédiate; je veux dire que nous pussions faire voir comment ces humeurs viciées agissent sur le principe vital, de façon à exciter une fièvre rémittente ou intermittente, accompagnée des symptômes dont on a parlé ci-dessus. Comme ces recherches dépendent à un point considérable de l'action des parties qui ont leurs lois particulières et qui ne sont connues qu'assez imparfaitement, il paraît plus sûr de ne point établir à présent d'hypothèse, et d'attendre qu'on ait fait de plus amples découvertes dans l'économie animale.

On a donné long-temps à ces fièvres le nom de putride, et cela non sans fondement, puisqu'il y a en ce temps-là une grande disposition des humeurs à la putréfaction, comme nous l'avons observé. Auparavant on les distinguait par le nom de fièvres bilieuses, mais avec bien

moins de raison, parce que les premiers auteurs ne bornaient pas ce terme aux apparences seulement, mais qu'ils l'étendaient également à la cause de la maladie. Cependant il n'est point étonnant que les anciens crussent que ces fièvres provenaient de la bile, en remarquant qu'elles se guérissaient naturellement par un *choléra-morbus*, ou une violente évacuation de la bile par haut et par bas, et que les médecins réussissaient aussi de la même manière en donnant un vomitif et en purgeant. Mais, après tout, il paraît que la bile est plutôt l'effet que la cause; car toutes les fois que ces fièvres viennent à une intermission parfaite, elles cèdent au quinquina, remède qui, autant que nous le pouvons savoir, n'influe pas directement sur cette humeur. Quoique la bile ne soit pas la première cause de cette fièvre, cependant sa trop grande abondance et sa dépravation, occasionnées peut-être par la fièvre, deviennent fréquemment une cause secondaire d'irritation et soutiennent la maladie, et c'est là peut-être tout ce qu'on peut dire en faveur de l'ancienne doctrine. — Je devrais procéder maintenant au traitement; mais comme il est à propos d'examiner ces principes, en considérant la forme que prennent ces maladies dans d'autres pays sous l'influence d'un air chaud, humide et putride, je produirai à ce sujet quelques exemples tirés d'auteurs qui ont fait les observations les plus exactes.

§ IV. *Comparaison des fièvres rémittentes et intermittentes d'automne des camps et des quartiers, avec les fièvres d'été et d'automne d'autres endroits.* — Je commencerai par le *morbus hungaricus*, maladie dont les auteurs font souvent mention, mais qui, à ce que je pense, n'est connue que très-imparfaitement. On la décrit comme une fièvre accompagnée d'un mal d'estomac, d'une douleur et d'une dureté autour de la région épigastrique, d'une grande soif, d'une sécheresse de la langue et d'un mal de tête violent qui se termine par le délire. Tels étaient les symptômes ordinaires auxquels il se joignait presque toujours des taches pétéchiales ou des pustules. Cette maladie était mortelle et fort contagieuse, quoiqu'elle ne durât pas ordinairement plus de quatorze à vingt jours. On la connut pour la première fois en 1660, qu'elle se fit sentir dans l'armée impériale en Hongrie, d'où elle se répandit dans la plus grande partie de

---

(1) Adiapneustia quæ æstate malignam febrem, hieme vix minimam alterationem efficere potest : corpora enim acriori perspirabili æstate referta sunt quam hieme. (Med. Stat., sect. II, aphorism. XXXV.)

l'Europe. Comme je n'ai trouvé aucun auteur qui en eût été témoin oculaire, je prendrai la liberté de conclure de la relation que nous en a laissée Sennertus (1), que la maladie de Hongrie était un composé de fièvre d'automne et de celle d'hôpital, tirant d'abord sa source du camp, mais en acquérant cette nature pestilentielle du mauvais air des endroits où l'on mettait en foule les malades. Il paraît par toutes les relations, que ce climat est un des plus malsains qu'il y ait pour une armée en campagne, à cause des nuits froides et humides qui succèdent à des jours étouffants dans un pays marécageux (2). Puisque les fièvres d'automne et les flux de ventre sont plus fréquents et plus dangereux dans ces pays que partout ailleurs, on n'a besoin, pour rendre raison de la grande mortalité et de la nature pestilentielle de cette maladie épidémique, que de supposer que le temps fut cette année extraordinairement disposé à la contagion, que les malades étaient en trop grand nombre dans un même endroit, et que les morts restaient souvent sans être enterrés (1). On comprendra encore mieux ces réflexions lorsqu'on aura examiné la nature de la fièvre des hôpitaux et des prisons, qui est la classe où l'on peut rapporter en partie cette maladie. Nous continuerons par conséquent à examiner quelques autres maladies épidémiques d'une nature moins douteuse. — Il survint à Copenhague, en 1652, une fièvre en automne après un été extraordinairement chaud et sec (2). Cette ville est située dans un terrain bas et humide. La fièvre était accompagnée de paroxysmes quotidiens ou tierces, de vomissements bilieux, d'une chaleur brûlante, de maux de tête violents, souvent avec délire, et de taches pétéchiales qui paraissaient dans les accès et disparaissaient dans les rémissions. Ces taches, jointes à une faiblesse extraordinaire, indiquaient la nature putride de la fièvre, qui se manifestait encore davantage par les sueurs abondantes, les abcès, la diarrhée ou la dysenterie, par où elle se terminait. Thomas Bartholin, auteur de cette relation, ayant trouvé, en disséquant des cadavres, l'estomac et le duodénum toujours enflammés ou mortifiés, regarde ces parties comme le siége de toutes les fièvres malignes. — Une fièvre semblable fit, en 1669, beaucoup de ravages à Leyde : le fameux Sylvius (de Le Boe), qui (3) vivait en ce temps-là, et qui y exerçait la médecine, en a donné la description.

---

(1) De morbo Hungarico.

(2) Ce qu'on dit de l'humidité de ce pays ne doit s'entendre que de ses parties basses, qui étant sur les bords des grandes rivières, particulièrement du Danube et de la Drave, sont exposées à des inondations fréquentes. Ces inondations forment des marais, et venant à se corrompre, elles commencent à infecter l'air vers la fin de l'été. On dit que le reste de la Hongrie est sec et sain; mais comme on campe presque toujours près des rivières, les troupes sont sujettes aux maladies. Le docteur Brady, médecin général de l'armée autrichienne, qui a servi trois campagnes en Hongrie, m'a appris que lorsque ces inondations venaient à se dessécher, il avait vu de grands espaces fourmillant d'insectes aquatiques; il m'a de plus confirmé ce que je viens d'avancer au sujet de l'humidité de l'air et de la différence remarquable qui se trouve entre la température des jours et celle des nuits. Or les passages subits du chaud au froid ne doivent pas seulement s'attribuer aux vapeurs (l'air étant toujours plus froid après le soleil couché, à proportion de son humidité), mais, suivant le docteur, aux vents qui soufflent dans cette saison des monts Krapacks, qu'on met au nombre des hautes montagnes de l'Europe, et qui sont toujours couvertes de neiges. Comme elles sont fort éloignées, il suppose que le courant de l'air qui en vient a eu pendant le jour le temps de s'échauffer, avant que de parvenir au camp, ce qui ne pouvait arriver après le coucher du soleil. Le docteur Brady m'a pareillement assuré que la description qu'on donne ici des fièvres des pays marécageux s'accordait avec les observations qu'il a faites sur la fièvre d'automne, dont furent attaquées les troupes de la reine de Hongrie, non-seulement par rapport aux symptômes, mais encore eu égard à la manière de la guérir avec le quinquina, qu'il a donné le premier dans cette maladie. Il ajouta qu'en lisant la première édition de ces observations, il avait remarqué que les maladies militaires de la Hongrie et de la Bohême ressemblaient à celles auxquelles nos troupes furent sujettes en Allemagne et dans les Pays-Bas.

(1) Sennertus fait mention de cette circonstance. (Vid. loco citato.)

(2) Bartholin, Histor. anatomic. rar., cent. II, hist. LVI.

(3) Prax. med. append., tract. X.

La situation de cette ville est pareillement fort basse et très-humide. Le printemps et le commencement de l'été furent froids; mais il fit excessivement chaud le reste de l'été et de l'automne; il ne tomba point de pluie, ou du moins très-peu, le tout accompagné d'un calme constant et d'une stagnation de l'air. L'eau des canaux et des fossés était fort corrompue, et cela d'autant plus, comme le remarque l'auteur, que l'eau salée s'était mêlée avec l'eau douce (1). L'air, étant devenu par là plus impur, occasionna une fièvre épidémique rémittente ou intermittente qui fut très-fatale. Outre le mal d'estomac, la grande inquiétude, les vomissements bilieux, les paroxysmes quotidiens ou tierces, et les autres symptômes qui accompagnent constamment cette maladie, il fait mention de taches, d'écoulements de sang par le nez et par les veines hémorrhoïdales, de selles dysentériques, d'urine putride, de grande faiblesse, d'aphthes et d'autres symptômes qui indiquaient une putréfaction et une dissolution extraordinaires du sang. Ce qu'il y a cependant d'étrange, c'est que Sylvius en attribue la cause à un acide dominant (2), et traita la maladie en conséquence. Nous ne pouvons nous empêcher de remarquer que la grande mortalité parmi les principaux habitants de cette ville, dont il y eut, à ce qu'il dit, les deux tiers qui moururent, peut, en quelque sorte, avoir été causée par sa manière de traiter cette maladie avec des absorbants et d'autres remèdes relatifs à l'idée que cet ingénieux et savant auteur, ainsi que ses sectateurs, s'étaient formée de sa cause. — Ces exemples, et d'autres de la même espèce, peuvent servir à confirmer des observations qu'on a faites auparavant sur le danger qu'occasionne un été chaud et sec dans un pays bas et humide (3).

Mais les maladies putrides sont encore plus fréquentes et plus funestes dans les endroits marécageux des pays méridionaux, où les chaleurs sont plus longues et plus violentes. Dans quelques contrées de l'Italie et en d'autres pays sous la même latitude, ces fièvres ont paru quelquefois avec des symptômes si dangereux et si putrides, que non-seulement on leur a donné le nom de fièvres pestilentielles, mais encore qu'on les a confondues avec la peste même. C'est en ce sens que nous devons entendre dans Celse (1) ces termes *pestilentia* et *febris pestilentialis*, qu'il regarde comme des maladies particulières aux temps chauds et pesants, et aux pays méridionaux. Il veut dire que cette fièvre fâcheuse est la maladie de la fin de l'été et de l'automne, lorsque l'air est le plus épais et le plus chargé de brouillards, et qu'elle est très-fréquente dans les pays bas et marécageux.

Rome fut toujours sujette à ces fièvres. Galien appelle *hemitritæa* l'épidémie de cette ville; il parle aussi de l'humidité de son air (2). Bien plus, dans les commencements de la république, avant que les Romains semblassent se défier des effets nuisibles de l'eau croupie, ou du moins avant qu'ils connussent les moyens de la faire écouler, cette ville paraît avoir été si malsaine, que, depuis le commencement de cet état jusqu'à l'année 459 de sa fondation, je ne trouve pas moins de quinze pestes dont Tite-Live fait (3) mention, qui ne paraissent avoir été, comme on le peut conjecturer par d'autres circonstances, qu'autant de maladies épidémiques destructives, occasionnées par les émanations putrides des marais voisins. Mais, lorsqu'on eut pratiqué des écoulements et des égouts, Rome devint alors beaucoup plus saine, et il n'y eut plus que les endroits bas et humides du Latium qui continuèrent à être malsains. Lorsque cette ville tomba par la suite entre les mains des Goths, les égouts ayant été bouchés et les aqueducs coupés, le territoire de Rome ne fut plus qu'un vaste marais, ce qui, pendant une longue suite d'années, causa une désolation (4) incroyable. Quoique l'on ait depuis remédié à cet inconvénient, cependant en négligeant de faire écouler les eaux croupies et corrompues qui restent après le débordement du Tybre, les grandes chaleurs qui succèdent occasionnent

_______

(1) Voyez les Mémoires sur les substances septiques et anti-septiques (mém. III et IV), où on rend raison de cela.

(2) Sylv. Prax. loc. cit. DCXXVII.

(3) Part. I, chap. I; part. II, chap. I, § 2.

*Pringle.*

_______

(1) Vid. Cels., De medicina, lib. I, cap. X; lib. III, cap. VIII.

(2) De Temporam., lib. II.

(3) Lancisi en compte plusieurs autres dans le même auteur. (Voyez Dissert. de Avent. Rom. Cœli Qualitat., cap III.)

(4) Id., loco citato.

des fièvres rémittentes et intermittentes qui deviennent générales et funestes. Les dissections faites par Lancisi, ajoutées à l'excellente description qu'il a donnée de ces maladies épidémiques, sont une forte preuve de leur nature putride (1).—Quoiqu'il ne paraisse pas que les pays où Hippocrate a exercé la médecine fussent marécageux ou sujets aux inondations, nous trouvons cependant qu'il fait souvent mention de ces fièvres comme étant fréquentes en été et en automne, et qu'elles dominaient surtout lorsqu'un été chaud et étouffant succédait à un printemps pluvieux et accompagné de vents du midi. Il y a dans ses *Epidémiques* une description remarquable (2) de cette espèce; les maladies étaient en ce temps-là des fièvres ardentes, rémittentes et intermittentes de la plus mauvaise espèce, avec des flux de ventre, des parotides et des éruptions d'une nature pestilentielle.

Prosper Alpin observe que les eaux qui croupissent dans les canaux du Grand-Caire causent tous les ans une espèce de petite-vérole maligne, et des fièvres putrides et pestilentielles, qui dominent dans les mois de mars, d'avril et de mai, saison que les vents qui soufflent alors constamment du sud rendent en ce pays la plus chaude de l'année (3). Il remarque pareillement qu'en automne les fièvres pestilentielles sont épidémiques et fatales à Alexandrie, après que le Nil s'est retiré. Elles commencent par des nausées, un grand mal d'estomac, des inquiétudes extraordinaires, et des vomissements de bile âcre (4), et plusieurs ont des selles bilieuses et putrides. Or, comme ces maladies font tous les ans du ravage dans ces deux villes, il n'est point surprenant qu'elles se changent en véritable peste dans des années extraordinairement chaudes et humides : car, quoique ce savant auteur soutienne que la vraie peste ne tire pas proprement son origine de l'Egypte, mais qu'elle y est apportée de la Grèce, de la Syrie, ou des parties les plus méridionales de l'Afrique, il convient cependant qu'elle y commence quelquefois après des inondations extraordinaires du Nil, lorsque l'eau, s'étendant au-delà de ses bornes accoutumées, séjourne sur les terres et y forme des marais putrides (1). — Java, qui est située entre le cinquième et le dixième degré de latitude méridionale, se trouve si près de la ligne, qu'au lieu de diviser les saisons en été et en hiver, on les partage en saison sèche et en pluvieuse. Les pluies commencent au mois de novembre et continuent jusqu'au mois de mai, et il en tombe pendant ce temps-là une quantité prodigieuse. Il y a pareillement un grand nombre de marais et de canaux d'eaux dormantes à Batavia, dont les exhalaisons rendent l'air humide, chargé de brouillards et fort malsain. Bontius observe que l'humidité est alors considérable, et que même dans les mois où il fait le plus sec, les métaux s'y rouillent (2), et que les habits pourrissent plutôt dans ce pays que dans quelque endroit que ce soit de l'Europe. La peste est cependant inconnue à Java, quoiqu'on dût s'attendre à la voir régner dans cette île, à cause du concours de toutes ces circonstances. Mais nous devons considérer que lorsque le soleil est le plus vertical dans ce pays, le ciel se trouve alors plus couvert de nuages. Cette circonstance, et les vents de terre et de mer qui soufflent continuellement, tempèrent considérablement la chaleur, et préviennent en grande partie la stagnation de l'air. Les maladies auxquelles on est sujet en cette île sont : le *choléra-morbus*, le flux de ventre et une fièvre putride continue. Cette fièvre vient subitement, avec un délire, et elle est accompagnée d'une insomnie constante et de vomissements de bile de diverses couleurs, surtout de verte. Les extrémités deviennent froides, tandis que l'intérieur brûle et que la soif est excessive; mais la fièvre parvient bientôt à une crise. L'é

---

(1) De nox. palud. effluv., lib. II, epid. I, c. VI.

(2) Lib. III, § 5.

(3) De medicin. Ægyptior., lib. I, cap. XIV.

(4) Les termes dont se sert l'auteur sont *bilis virulenta*.

(1) Ibid., cap. XV.

(2) La rouille des métaux est peut-être un signe fort équivoque de l'humidité d'un endroit sous les tropiques et près de la mer. Car une personne qui en a fait l'expérience à la Jamaïque m'a assuré que quoique le fer se rouille fort vite dans cette île, cependant le sel de tartre y paraissait attirer l'humidité de l'air plus lentement qu'il ne le fait en Angleterre. Ce qui me fait croire qu'il faut attribuer la formation de la rouille des métaux, dans les climats près de l'Océan, aux grandes exhalaisons d'esprit de sel que la chaleur attire de l'eau de mer.

vacuation des premières voies est la principale partie de la cure ; l'auteur recommande ensuite le safran (1), remède aussi remarquable par ses qualités antiseptiques que par sa vertu cordiale (2).

Les établissements qu'ont les Anglais à la Côte-d'Or, dans la Guinée, sont d'un côté aussi près de la ligne que l'île de Java l'est de l'autre. La saison pluvieuse commence, sur cette côte, vers la fin d'avril, et continue jusqu'au-delà du milieu de juin ; le temps ensuite est froid pour le climat, et l'air très-humide, à cause de l'évaporation de l'eau de la pluie. Pendant cette saison froide, les fièvres rémittentes et intermittentes, avec des paroxysmes quotidiens, sont épidémiques. Ces fièvres se trouvent toujours accompagnées d'une soif considérable, de nausées, d'inquiétudes et de fréquentes évacuations par haut et par bas d'une bile putride ; et ces fièvres ne diminuent pas communément, que cette humeur ne soit évacuée. Si l'évacuation ne s'en fait pas à temps, la maladie prend une forme continue et alarmante, le pouls s'affaisse, et il survient un délire la plupart du temps fatal. Les flux de ventre sont pareillement fréquents dans cette saison, et ces fièvres et ces flux de ventre ne paraissent pas moins communs sur les vaisseaux qui se trouvent à la hauteur de la côte que sur le rivage ; mais elle n'affecte pas ceux qui sont en pleine mer et qui se tiennent éloignés des brouillards. Les vents de terre et de mer, et le temps de brume, qu'il fait constamment pendant le temps des chaleurs, paraissent y être aussi avantageux pour prévenir la peste, qu'ils le sont à Java (3).

Les fièvres des Indes occidentales, quoique d'une nature très-putride, ne se changent jamais en peste véritable, parce que la même espèce de vent y domine et empêche l'air de croupir et de se corrompre à un point suffisant pour la produire. Mais les chaleurs étant grandes et l'atmosphère chargée de vapeurs, les fièvres rémittentes et intermittentes, avec des vomissements bilieux, devien-

nent fréquentes en juin, juillet, et épidémiques en août, septembre et octobre, qui y sont, du moins à la Jamaïque, les trois mois les plus pluvieux de l'année. Ces fièvres sont communes aux naturels du pays, aussi bien qu'aux étrangers ; mais les nouveaux venus se trouvent sujets à une espèce différente, ou plutôt à un degré différent de la même maladie, à une fièvre plus rapide, plus putride et plus dangereuse. On la distingue par des vomissements noirs ; mais principalement par la couleur jaune de la peau, qui lui fait donner le nom de *fièvre jaune*. Le sang est dans un tel état de dissolution, qu'avant la mort, il pénètre dans les plus petits vaisseaux séreux, et teint la salive et la sérosité que les vésicatoires attirent (1), et en coulant dans

---

(1) Le docteur Huck, qui s'est trouvé aux expéditions aux îles françaises et espagnoles, dans la dernière guerre, a fait la remarque suivante sur le paragraphe ci-dessus. « On observe un paroxysme, » généralement une fois en vingt-quatre » heures, même dans les espèces les plus » ardentes et les plus fâcheuses de la » fièvre jaune. Car le malade est communément plus mal vers le soir, ou pendant la nuit. Si l'on pouvait distinguer » la fièvre jaune, dans son commencement, de la fièvre commune rémittente » ou intermittente, qui fut si funeste à » notre armée, ce ne serait que parce que » tous les symptômes en sont plus violents, et que la fièvre est plus considérable dans le temps où l'on devrait s'attendre à des rémissions plus libres. Ces » deux fièvres commencent à peu près » avec les mêmes symptômes ; quelquefois, mais rarement, avec un frisson. » Toutes les fois que la fièvre devenait » considérable, avec une chaleur brûlante, des violents maux de tête et » dans les lombes, des sueurs abondantes » sans aucun soulagement, une rougeur » et une douleur brûlante dans les yeux, » le visage enflammé, une insomnie, une » anxiété, une oppression et une ardeur » d'entrailles, des vomissements fréquents » de bile verte ou jaune, ou ce que je » crois encore plus fâcheux, des efforts » continuels pour vomir sans rien rendre, » on pouvait prédire avec beaucoup de » certitude la couleur jaune. Si cette couleur paraissait le second, le troisième » ou le quatrième jour, la maladie était » ordinairement mortelle. J'ai souvent » vu des malades avec la plupart de ces » symptômes, immédiatement soulagés

---

(1) Bont., Method. medendi, cap. XIV.

(2) Voyez les Mémoires sur les substances septiques et anti-septiques, mém. II, expér. XI, mém. III, expér. XVI.

(3) Je tiens cette relation de la Guinée de personnes expérimentées, qui ont demeuré plusieurs années dans ce pays.

l'estomac, il donne cette couleur noire à ce que l'on vomit. Il résulte donc de là que partout où il y a dans l'air les plus grandes causes d'humidité et de putréfaction, on trouve aussi un plus grand nombre de fièvres rémittentes et intermittentes de la plus mauvaise espèce. — Il est à propos de remarquer, avant de conclure, que nous avons aussi en Angleterre la même espèce de fièvre, et que nos fièvres rémittentes et intermittentes, et la dysenterie, paraissent occasionnées par une cause putride, quoique dans un degré inférieur à celles de la plupart des autres pays. Mais il faut ajouter que le sol y est si sec, qu'on y rencontre si peu de marais, que les vents y soufflent si constamment, et que les chaleurs de nos étés sont tellement modérées et interrompues, qu'à moins que les saisons ne deviennent excessivement chaudes et étouffantes, ou bien si l'on excepte quelques endroits marécageux, ces maladies sont toujours bénignes, et ne deviennent jamais, ou du moins fort rarement, épidémiques. Enfin, durant la dernière partie de l'été et pendant tout l'automne, il paraît y avoir presque partout une disposition plus ou moins grande à ces fièvres rémittentes ou intermittentes, ou à quelques dérangements dans les premières voies, joints à une dissolution des fluides et à un relâchement des parties fibreuses du corps, et l'on y est sur-

---

» par des évacuations faites de bonne
» heure, et la fièvre devenait alors inter-
» mittente. Bien plus, j'ai vu plusieurs
» fois cette fièvre avec tous ces symptô-
» mes emportés par des saignées, et en
» donnant, quelques heures après sa pre-
» mière attaque, une médecine qui opé-
» rait avec vivacité par haut et par bas.
» J'ai connu quelques-uns de ces malades
» qui furent assez bien pour sortir le se-
» cond ou le troisième jour, et qui con-
» tinuèrent à se bien porter pendant quatre
» à cinq jours, mais qui en commettant
» quelque erreur, par exemple en s'ex-
» posant trop au soleil, furent de nouveau
» attaqués des mêmes symptômes et mou-
» rurent le quatrième ou cinquième jour
» avec la peau d'un jaune foncé, ou cou-
» leur de cuivre. De là, je suis porté à
» croire que ce sont différents degrés de
» la même maladie, et que la manière
» dont on traite le malade dans le com-
» mencement donne la fièvre jaune, ou
» seulement une fièvre rémittente ou in-
» termittente.

tout sujet dans tous les pays chauds et humides, et dans tous les camps, par les raisons qu'on a apportées plus haut (1). J'ajoute que tout ce que j'ai appris des meilleurs auteurs, que les observations qui m'ont été communiquées par des gens habiles, et ma propre expérience m'engagent à croire que la cure de toutes ces fièvres, en tant de climats si différents, dépend à peu près de la manière de les traiter, qu'on exposera dans la section suivante.

§ V. *De la cure des fièvres d'automne rémittentes et intermittentes des camps, et de celles des pays bas et marécageux.* — Je viens maintenant au traitement de cette maladie, et j'observerai la méthode suivante. Je distinguerai d'abord les deux espèces de fièvre, comme je l'ai fait auparavant, et je passerai de là aux remèdes qui m'ont le plus réussi. La saignée étant indispensable dans la cure de ces fièvres, c'est la première chose par où l'on doit commencer, et il faut la réitérer une fois ou plus souvent, suivant que les symptômes paraissent l'exiger. Les fièvres rémittentes du printemps et de la fin de l'automne sont accompagnées de douleurs pleurétiques et de rhumatisme provenant du froid de la saison ; et par cette raison, elles exigent davantage la saignée. Un médecin qui ne connaît point la nature de cette maladie, et qui ne fait principalement attention qu'aux paroxysmes et aux rémissions, est peut-être porté à négliger cette évacuation, et à donner trop tôt le quinquina, qui occasionnera une fièvre continue inflammatoire. On peut ouvrir sans danger la veine pendant la rémission, ou dans la force du paroxysme. Car outre que j'ai remarqué que la rémission vient plus tôt, et qu'elle est plus marquée après une hémorrhagie, j'ai réitéré, sans aucun danger, l'expérience de la saignée dans les accès les plus violents, non-seulement dans cette fièvre-ci, mais encore dans la fièvre des pays marécageux, après même être presque devenue régulière intermittente. Pour accorder donc la maxime de Celse avec cette pratique (2), il faut interpréter ce

---

(1) Part. I, chap. I ; part. II, chap. II, § 2.

(2) *Quod si vehemens febris urget, in ipso impetu ejus, sanguinem mittere, hominem jugulare est.* (De med., lib. II, cap. X.)

terme *impetus febris* dans le sens de ce frisson ou froid qui précède l'accès de chaud des fièvres dont il donne la description, car la saignée, dans ce temps-là, serait hors de saison et très-dangereuse. Mais comme les paroxysmes de la fièvre dont nous parlons sont, communément après la première attaque, sans froid, on ne doit pas avoir égard à son observation dans ce cas, ni même à aucune autre, si ce n'est celle où l'on avertit de ne point saigner pendant les sueurs. — Ayant eu, depuis les deux premières éditions de cet ouvrage, plus d'occasions de voir ces fièvres, j'ai jugé à propos de purger immédiatement après la saignée, quelque partie de la journée que ce fût, et cela d'autant plus que le malade était alors généralement constipé.

R. *Infusi senæ communis unc.* III, *electuarii lenitivi semiunc., nitri puri drach.* I, *tincturæ senæ drach.* VI, *misce.*

Le malade prenait à la fois la moitié de cette purgation, et si, en quatre heures, elle ne procurait pas deux selles, comme cela arrivait ordinairement, il prenait le reste. Cette médecine s'accorde avec l'estomac, purgé copieusement et doucement, et par conséquent est plus utile qu'une composée de drogues plus recherchées. Le lendemain matin, qu'il y avait presque toujours une rémission, je donnais un grain de tartre émétique réduit en poudre, avec douze grains d'yeux d'écrevisse. Je réitérais la dose au bout de deux heures, au plus au bout de quatre, si la première ne faisait aucun effet, ou du moins fort peu. Ce remède procurait non-seulement une évacuation par haut, mais communément aussi par bas, et excitait la sueur. Par ces évacuations, la fièvre devenait communément plus bénigne, et quelquefois elle l'emportait. Au lieu de cette poudre, je donnais auparavant dans la première rémission, après avoir vu le malade, un scrupule d'ipécacuanha avec deux grains de tartre émétique, en une dose. Mais, quoique cela m'ait souvent réussi, cependant en comparant ensemble ces deux méthodes, je préfère la première, c'est-à-dire que je purge d'abord, et que je débarrasse ensuite les premières voies avec de petites doses de préparation d'antimoine. Je réitère ordinairement ce remède le jour d'après ou le suivant, sinon, je tiens le ventre libre par quelque médecine douce ou un lavement. Je conti-

nue cette méthode jusqu'à ce que la fièvre s'en aille par degrés, ou qu'elle devienne intermittente au point d'être guérie par le quinquina.

Je me suis confirmé dans l'opinion favorable que j'avais de cette méthode, par les succès que s'est procurés le docteur Huck, dans l'Amérique septentrionale et aux Indes occidentales, en traitant ces fièvres avec une méthode semblable à la mienne. Au commencement il tirait du sang ; dans la première rémission, il donnait quatre ou cinq grains d'ipécacuanha, avec du tartre émétique, depuis un demi-grain jusqu'à deux grains. Il faisait prendre de nouveau ce remède en deux heures, ayant soin que le malade ne bût point avant la seconde dose ; car alors le remède passait plus aisément dans les intestins, avant qu'il pût opérer par les vomissements. Si, après deux heures de plus, l'opération par bas et par haut était trop petite, il donnait une troisième dose, qui réussissait ordinairement à débarrasser les premières voies ; alors la fièvre cessait tout-à-fait, ou devenait intermittente au point de pouvoir céder au quinquina. Il trouva sur le continent peu de difficulté après l'intermission ; mais aux Indes occidentales, la fièvre était sujette à devenir continue et dangereuse, à moins qu'on ne donnât le quinquina à la première intermission, quand même elle aurait été imparfaite. Le docteur Huck n'a jamais varié dans sa méthode, à moins qu'il n'ait vu des indications qui le portaient plutôt à purger qu'à donner un vomitif. Dans ce cas-là, il faisait une décoction de huit onces, avec une demi-once de tamarin, deux onces de manne et deux grains de tartre émétique, et partageant cela en quatre, il en donnait une toutes les heures, jusqu'à ce que le remède opérât par les selles (1).

_______________

(1) Depuis la dernière guerre, le docteur Huck m'a dit qu'il préférait ce remède, dans la fièvre jaune des Indes occidentales, dans laquelle on regarde les vomitifs violents comme dangereux si on ne les donne pas de bonne heure, et dans laquelle il est cependant nécessaire de débarrasser les premières voies. En effet, quoique la première ou la seconde dose de ce remède excitât communément quelque peu de vomissements, cependant en trois ou quatre heures il purgeait aussi. Il tâchait d'entretenir cette dernière opé-

Comme je ne commençai à me servir du tartre émétique, en doses petites et réitérées, que dans la dernière guerre, et cela seulement pendant trois campements en Angleterre, j'eus dans ces campagnes trop peu d'occasions d'essayer cette méthode, pour m'assurer que c'était la meilleure. Mais en partie par ce que j'ai vu moi-même, et en partie par ce que j'ai appris de quelques autres personnes, j'imaginai que c'était le moyen le plus sûr pour réussir, même avant que le docteur Huck m'eût communiqué ses observations. Je suis persuadé qu'après la saignée, si elle est nécessaire, le tartre émétique est un remède efficace pour emporter entièrement ces fièvres, ou pour les amener promptement à des rémissions, où l'on pourra donner le quinquina. Mais il faut ajouter que la vertu de cette préparation d'antimoine, ne consistant point seulement en sa qualité émétique, mais aussi en sa cathartique, on doit le donner en conséquence. Faites-en dissoudre six grains dans une pinte d'eau chaude, que le malade en prenne de dix minutes en dix minutes, quatre à cinq onces, chaud, jusqu'à ce qu'il commence à vomir, et qu'il aide alors l'opération avec de l'eau chaude ou une infusion de camomille. Il peut continuer ce remède, si cela est nécessaire, avec les mêmes doses, ou de plus petites, ou à de plus longs intervalles. Quand le vomissement s'arrête, il commence ordinairement à opérer par bas. Si cependant il ne le faisait pas, on donne un lavement, et le jour suivant, ou quand il est besoin de réitérer l'évacuation, on fait dissoudre une demi-once, plus ou moins, de quelque sel purgatif neutre, avec le tartre émétique, dans la même quantité d'eau qu'auparavant. Cette manière de se servir de l'antimoine est facile et sans danger. Les Français l'ont fait connaître les premiers, sous le titre d'*émétique en lavage*, et ils en

ration, en en donnant de temps en temps deux ou trois cuillerées de plus, jusqu'à ce que la rémission parût d'une manière sensible; ce qui arrivait ordinairement le quatrième ou le cinquième jour après le commencement de la maladie. Il épiait attentivement cette rémission, et dès qu'elle paraissait, il donnait une décoction de quinquina, en doses aussi grandes et aussi souvent répétées que l'estomac le pouvait supporter.

font un grand usage dans ces sortes de fièvres.

On donnait le sel d'absinthe, rassasié de jus de limon ou d'acide vitriolique, dans la vue d'amener plus tôt la fièvre à une crise ou à des intermissions plus régulières. Mais j'avoue qu'excepté le cas où il relâche, et par conséquent rafraîchit, je lui remarquai bien peu de vertu. Je suis persuadé que si j'avais mieux connu les qualités du tartre émétique, je me serais aisément passé, dans ces fièvres, de toutes ces sortes de sels neutres. — Je viens maintenant au quinquina, et j'observe que, quoique ces fièvres aient souvent des rémissions si favorables, avec même les urines chargées, qu'un médecin, peu instruit de leur nature, pourrait se persuader qu'elles céderaient au quinquina sans aucune préparation, ou du moins fort peu; mais il serait souvent trompé, du moins à l'égard de nos soldats, dont le tempérament ou le genre de vie les dispose plus à l'inflammation que les soldats hollandais, comme on le verra par la suite; car, quoiqu'en faisant usage du quinquina, les paroxysmes aient disparu, cependant, comme j'ai remarqué que la poitrine en était souvent affectée, et qu'il subsistait toujours quelque reste de fièvre après l'usage de ce fébrifuge, je commençai enfin à douter s'il n'était pas mieux d'essayer de la guérir sans y avoir recours, ou du moins d'en différer l'usage jusqu'à ce que le malade fût convalescent, et qu'il n'en eût besoin que pour se fortifier. Le quinquina paraît en effet d'autant moins nécessaire ici, qu'après une saignée ou deux, et après avoir dégagé les premières voies par une purgation et l'émétique, et en tenant le ventre libre, les paroxysmes diminuent ordinairement de jour en jour, jusqu'à ce qu'ils disparaissent tout-à-fait. Mais quand je venais à m'apercevoir que la maladie ne tournait pas de la sorte, et que, malgré les évacuations, les accès devenaient plus fâcheux, ce qui arrivait souvent dans la fièvre des pays marécageux, j'avais recours alors au quinquina, et j'avais ordinairement la satisfaction de le voir réussir. Comme il y a peu d'intervalle entre la fin des sueurs et le commencement des paroxysmes suivants, afin d'avoir plus de temps pour que ce fébrifuge pût agir, je commençais à le faire prendre deux ou trois heures avant la fin de la sueur. En général, nous pouvons considérer le paroxysme fiévreux comme cessé quand il n'y a plus ni soif ni chaleur, et que le malade se trouve lui-même dans une sueur abondante et aisée. Si jamais la fièvre paraissait sous la forme d'une tierce ou d'une quarte, le quinquina était, après les évacuations ordinaires, un remède infaillible.

Entre les diverses méthodes de donner le quinquina, je préfère la suivante. J'en fais infuser une once et demie en poudre fine, la nuit, dans une chopine de vin du Rhin, et, le jour suivant, je donne cette mixtion trouble en différentes doses. Mais, pour l'usage ordinaire, on en faisait un électuaire, et, sur une once de quinquina en poudre, on y ajoutait un gros de sel ammoniac, et, les deux ou trois premiers jours, autant de rhubarbe qu'il en fallait pour tenir le ventre libre. Je donnais ensuite le quinquina seul, jusqu'à ce que le malade en eût pris autant que cela paraissait suffisant pour prévenir une rechute. — Telle était la manière dont je traitais ces fièvres dans le commencement et lorsqu'elles devenaient rémittentes et intermittentes. Si l'on a négligé la maladie dans son premier période, ou bien si après les rémissions ou les intermissions elle vient à se changer en fièvre continue, on doit ouvrir la veine si le pouls le peut permettre. Mais en quelque état qu'il soit, si la tête est affectée d'un délire ou d'une douleur, il faut appliquer les sangsues aux tempes et un large vésicatoire entre les épaules. Les vomitifs et les purgatifs violents ne conviennent point en ce temps-là ; il est seulement nécessaire d'évacuer par des vomitifs doux, des clystères réitérés et de légères purgations. La principale règle doit être de débarrasser les premières voies ; et, pour y parvenir, le tartre émétique, avec un sel purgatif, serait probablement le remède le plus efficace. — La fièvre se change quelquefois en dysenterie ; on doit alors la traiter de la manière qu'on l'indique dans le chapitre suivant. Mais s'il survient une diarrhée, quoiqu'on ne doive jamais l'arrêter subitement, il est souvent à propos de la réprimer peu à peu et d'exciter une sueur abondante (1). Quoiqu'un cours de ventre ne soit pas la crise ordinaire, cependant, si la nature semble indiquer cette voie par des douleurs de colique ou par une tension du ventre, accompagnée de sécheresse de la peau, il est à propos de procurer les selles par le moyen des clystères ou de quelque relâchant doux, tel qu'une infusion de rhubarbe avec de la manne, qu'on doit recommencer aussi souvent que le malade peut soutenir l'évacuation.

II. Les fièvres des camps et des pays marécageux se ressemblent autant dans les symptômes que dans la cure. Par conséquent, les règles établies dans les paragraphes précédents pouvant s'appliquer à toutes les deux, je me contenterai seulement de présenter quelques avis sur les points dans lesquels elles paraissent différer davantage. Lorsque la fièvre des lieux marécageux est d'une espèce ardente, elle paraît exiger d'amples saignées ; mais en général, comme les humeurs ont, dans ces pays, beaucoup de disposition à devenir putrides, cette fièvre ne permet pas tant cette évacuation que la fièvre des camps, dans laquelle les froids fréquents et considérables, rendant le sang plus couenneux, fixent l'inflammation. Il est nécessaire, dans la plupart des cas, d'ouvrir la veine au commencement de l'attaque, ou le jour suivant s'il n'y a point eu d'intermission.

arrêter tant que le malade a assez de force pour le supporter. Mais s'il a été assez évacué dans les commencements par l'émétique et les purgatifs, ou que le cours de ventre l'affaiblisse trop, après un peu de rhubarbe, qu'il prenne deux fois par jour le bol suivant :

Pr. *Theriacæ Andromachi* 1 *scrupulum, radicis ipecacuanhæ in pulverem contritæ gr. ij. vel. iij cretæ præparatæ quantum satis sit, misce.*

Ce remède varie suivant l'occasion, quant à la quantité des ingrédients, arrête d'une manière efficace la diarrhée, et procure une moiteur salutaire. Si ce bol ne modère pas le cours de ventre, j'ordonne la mixture suivante :

Pr. *Extracti thebaici* 2 *gr. terantur ex julepie creta unc.* 16.

*Dentur post alternas sedes liquidas cochlearia* 6.

Telle est la mixture astringente dont je fais communément usage, en la composant avec l'*electuarium e Scordio*, je la trouve tout aussi efficace, et plus agréable au goût et à l'estomac.

(1) Si dans les commencements on n'a pas suffisamment débarrassé les premières voies, et si pendant le cours de la fièvre on n'a pas tenu le ventre libre, on ne doit s'attendre à une crise que par un cours de ventre qu'il ne faut point

Mais les saignées réitérées, à moins qu'il n'y ait des marques évidentes d'inflammation, se trouvent tellement éloignées de produire cet effet, qu'elles sont sujettes à rendre la fièvre encore plus opiniâtre. Il faut pareillement faire attention que la règle que nous avons établie au sujet de la saignée ne regarde que l'armée et non point les habitants des Pays-Bas, dont le tempérament est fort différent de celui de nos soldats, qui non-seulement étaient à la fleur de leur âge, mais encore plus robustes et plus sanguins. Quelquefois même la saignée se trouvait rarement nécessaire parmi les soldats dans une rechute, ou lorsque le temps s'était rafraîchi, la fièvre paraissant alors sans inflammation et avec des intermissions régulières. — J'ai observé que les vomitifs étaient encore plus efficaces dans les pays marécageux que dans le camp, et ils le sont à un tel point que, lorsque la bile a été totalement évacuée par un émétique, ce remède emporte souvent la fièvre en même temps. L'ipécacuanha seul ne fait pas cet effet. Bien plus, je lui en ai vu produire un tout contraire (1) en rendant les paroxysmes suivants plus longs et plus violents que le précédent, soit qu'il agisse faiblement et qu'il introduise dans le sang plus d'humeurs putrides qu'il ne peut en évacuer des premières voies, soit que cela provienne d'une autre cause. J'y joins ordinairement, par cette raison, deux grains de tartre émétique.

La fièvre des pays marécageux étant plus sujette, pendant les chaleurs, aux paroxysmes, et à prendre une forme continue qu'à rester intermittente régulière, il faut, après les préparations convenables, l'arrêter dans la première intermission. On n'a pas trouvé le quinquina moins spécifique, en cette occasion, en Flandre qu'en Angleterre. Mais il faut ajouter que, quoiqu'on en donnât de grandes quantités, les rechutes étaient non-seulement fréquentes, mais certaines, si l'on ne réitérait ce remède plus souvent qu'on ne pouvait engager les soldats à le faire. De sorte qu'après tout, le quinquina fut moins utile qu'on ne s'y était attendu. Mais il est à propos d'observer que jamais ce remède, souvent réitéré, n'occasionna de suites fâcheuses, car l'on ne doit pas imputer à la quantité

du quinquina les obstructions des viscères qui succédèrent à ces fièvres, mais à la longue durée de la maladie et aux rechutes fréquentes dont le malade ne pouvait se garantir, à moins qu'il ne continuât à prendre une once de quinquina tous les dix à douze jours pendant l'automne entier. La manière la plus efficace pour engager un soldat à le continuer pour prévenir les rechutes, serait de l'infuser dans une partie égale d'eau commune et d'eau-de-vie (1). — Le meilleur moyen ensuite, pour prévenir ces rechutes, consiste dans le régime. Les convalescents doivent manger avec modération, surtout des herbages et des fruits, et s'abstenir de tout ce qui est venteux et qui tend à relâcher. En général, tout ce qui produit ces effets dispose l'estomac à des indigestions, et par conséquent à une corruption des humeurs, et, d'un autre côté, tout ce qui fortifie est anti-septique. Les liqueurs prises modérément sont alors nécessaires; mais comme la paie des soldats se trouve insuffisante pour pouvoir se procurer une nourriture saine et une liqueur forte, il serait à propos que le public voulût bien alors en accorder à l'armée comme aux troupes qui servent sur mer, et la moitié de ce qu'on donne à ces derniers pourrait suffire.

A l'égard des vers ronds qui accompagnent si souvent ces fièvres, je donnais communément un demi-gros de rhubarbe avec douze grains de mercure doux, sans avoir jamais vu qu'une dose aussi forte de mercure produisît aucun inconvénient, parce que, dans notre pays, il est toujours bien préparé. Les anthelmintiques qui agissent lentement et sans purger sont peu utiles en cette occasion, parce que les symptômes causés par ces vers pressent communément si fort qu'il faut avoir recours aux remèdes les plus vifs, car, quoique ces reptiles puissent rester long-temps dans les intestins sans causer beaucoup d'incommodités à quelqu'un qui, à cela près, se porte bien, cependant, s'il lui survient une fièvre,

_________

(1) J'ai éprouvé deux fois sur moi-même cet effet de l'ipécacuanha.

(1) J'ai depuis remarqué que le meilleur moyen de prévenir une rechute, chez ceux qui ne reviennent que malgré eux à l'usage du quinquina, est d'en donner quatre ou cinq onces en poudre, aussitôt qu'on peut obtenir du malade de le prendre. Cette quantité suffit pour six ou sept jours.

surtout d'une espèce putride, les vers, étant incommodés par l'accroissement de la chaleur et la corruption des humeurs dans les premières voies, qui sont les suites de la fièvre, commencent à faire tous leurs efforts pour sortir. Lancisi, qui fait cette remarque, ajoute qu'ayant ouvert le corps de quelques personnes, qui étaient mortes à Rome des fièvres que nous venons de décrire, on avait trouvé les intestins blessés par la morsure de ces vers; quelques-uns avaient même percé les tuniques des intestins, et s'étaient retirés dans la cavité de l'abdomen. Il ne s'est point trouvé, dans nos hôpitaux, de dissections de cette espèce; mais j'ai été témoin plus d'une fois que des malades ont rendu des vers par la bouche sans avoir senti auparavant aucune envie de vomir. Mais, sans aller si loin, les vers occasionnent des symptômes capables d'alarme. Je me rappelle qu'on amena à l'hôpital, vers la fin de l'été, un soldat incommodé d'une de ces fièvres avec des douleurs extraordinaires dans l'estomac et les intestins, qui n'avaient point cédé aux évacuations ordinaires. Les muscles du visage étaient convulsifs, et il ne pouvait pas se tenir une minute dans la même position; je ne pensai pas d'abord aux vers; mais un jour ou deux après, le malade en ayant évacué un par les selles, je lui fis prendre de la poudre ci-dessus mentionnée, qui, à la première ou à la seconde prise, fit sortir plusieurs de ces vers. Les symptômes extraordinaires cessèrent alors, et bientôt après il se rétablit.

Je terminerai ce sujet par l'extrait d'une lettre du docteur de Monchy, de Rotterdam, qui, pendant que j'étais à l'armée, était médecin des troupes hollandaises qui faisaient alors partie de l'armée des alliés. Ce savant ayant lu les premières éditions de cet ouvrage, y fit quelques remarques, et entre autres celles qui suivent, sur ces fièvres d'automne rémittentes et intermittentes, qu'il appelle *bilieuses*. Elles m'ont été d'autant plus agréables, qu'il a eu non-seulement les mêmes occasions que moi de voir ces maladies dans le camp, mais aussi en pratiquant avant et après la guerre dans son propre pays, où elles sont plus nombreuses et plus fâcheuses qu'en Angleterre, et dans lesquelles on ne faisait point alors usage du quinquina. Voici ses paroles:

*Si ceteræ observationes meæ à tuis parum vel nihil differunt, nisi forte*

*quod venam secandi (raro saltem) non tantam in febribus biliosis necessitatem invenerim ; imo naturam imitando, præcedente emetico, subinde vomitum excitando (prout magis minusve ad superiora materia turgeret) et levem, sed per dies aliquot protractam diarrhœam eccoproticis efficiendo, feliciter, sine ulla alia notabili critica evacuatione, centenos curaverim, et adhuc quotannis, tempore autumnali, optimo cum successu et brevi curem. — Quoad tempus vomitorio utendi, Boerhaavium aliosque practicos secutus sum, dando illud tribus vel quatuor horis ante paroxysmum, in ea continuo permanens opinione, quod major tunc sic materiæ morbosæ accumulatio et activitas ; et postea major subactio, et facilior per urinam evacuatio. Simplex hæc fuit mea semper methodus curandi febres biliosas cum oris amaritie, nauseâ, vomitu, etc., dum ægri adhuc in primo initio morbi versabantur. Quantocius in continuis, vel parum tantum remittentibus, æque tempore vespertino quam matutino præscribebam vomitorium ex pulvere ipecacuanhæ scrupulis ij et tartari emetici granis ij. Et statim hora post hujus remedii finitam operationem, ut purgans, cremorem tartari ad unciam j. Ex lacte ebutyrato assumerent ægri sedulo curabam. Hæc postero die, si eadem fomitis adessent signa in primis viis, imo et tertio die interabam. Si vero febrem, ut et pleraque ejus symptomata imminuta videbam, alvum tantum laxam servare conabar simplici decocto hordei et tamarindorum cum nitro.*

## CHAPITRE V.

OBSERVATIONS SUR LES OBSTRUCTIONS QUI SUIVENT LES FIÈVRES D'AUTOMNE RÉMITTENTES ET INTERMITTENTES, LES FIÈVRES DES CAMPS, ET CELLES DES PAYS MARÉCAGEUX.

La longue durée de ces fièvres, ou les rechutes fréquentes, causent des obstructions dans les viscères qui se terminent par une hydropisie ou la jaunisse. — L'hydropisie est particulièrement causée par des obstructions du foie et de la rate; et, dans ce cas, cette tumeur aqueuse commence communément par les pieds, et monte peu à peu jusqu'au ventre. — Mais quand il n'y a que le ventre d'enflé, et que cela est arrivé tout-à-coup, pour s'être servi mal à propos d'opiats dans la dysenterie, ou de quinquina dans les fièvres intermittentes, le colon est alors tendu par l'air, et la maladie est une véritable tympanite. Ces cas n'arrivaient pas fréquemment; mais quand ils se présentaient et qu'ils étaient récents, comme la plupart l'étaient, ils cédaient aux remèdes suivants. S'il y avait peu de fièvre, je commençais par faire tirer du sang, et je donnais du sel d'absinthe rassasié avec du jus de citron, et j'y ajoutais un peu de rhubarbe pour tenir le ventre libre. S'il n'y avait point de fièvre, j'ordonnais quelques grains des espèces aromatiques, et le malade buvait une infusion de fleurs de camomille. Je faisais prendre tous les soirs à l'heure du coucher, jusqu'à ce que la tumeur vînt à disparaître, quinze grains de rhubarbe, ou autant qu'il en fallait pour procurer une ou deux selles le jour suivant. Lorsque la tumeur cédait, si le pouls était lent, et que le malade ne fût pas altéré, je tâchais, sans omettre la rhubarbe, de fortifier les intestins avec un électuaire de fleurs de camomille et de gingembre, et une faible dose de limaille d'acier. — Tous les remèdes violents et les carminatifs qui ne relâchent pas sont pernicieux. — Un homme qui avait été incommodé pendant quelques semaines d'une tympanite, avec un peu de fièvre, mourut subitement la nuit, la tumeur étant venue à s'affaisser tout-à-coup, après trois ou quatre selles abondantes, occasionnées par quelques pilules composées d'aromatiques et de squille. A l'ouverture du corps, on ne trouva point d'air ni d'eau dans la cavité de l'abdomen; mais le colon était si grand et si relâché, qu'il paraissait avoir renfermé assez de vents pour causer la tumeur. Cet événement montra la nécessité de se servir de bandages dans la tympanite, au moyen de quoi le malade peut toujours faire une compression proportionnée à la diminution de l'air renfermé dans les intestins.

*L'ascite* vient plus lentement; elle est communément accompagnée d'une anasarque; l'urine est fort épaisse et très-peu abondante. Quelquefois la fièvre intermittente se dissipe lorsque la tumeur commence; d'autres fois elle continue, ou bien elle s'en va et revient d'une manière irrégulière. J'ai observé qu'on ne pouvait guérir ces hydropisies par des purgations seulement ni par les mercuriels, mais principalement par des sels lixiviels, comme cendres de genêt, sel d'absinthe ou de tartre. Voici la méthode ordinaire de s'en servir. On faisait dissoudre environ quarante grains de sel de tartre ou d'absinthe dans environ dix onces d'une infusion d'absinthe, à laquelle on ajoutait environ deux onces d'esprit de genièvre hollandais; de cette mixture on faisait trois doses qu'on réitérait tous les jours. On ne donnait point d'autre remède au malade, excepté qu'on lui faisait prendre une fois en quatre ou cinq jours, pour le purger, un demi-gros de pilules de coloquinte avec l'aloès, et, sur le déclin de la maladie, quelque préparation d'acier. Quelquefois on provoque l'urine en faisant avaler de l'ail ou de la graine de moutarde. Quand même l'ascite était accompagnée d'une tumeur dure, comme on l'a dit un peu plus haut (1), on ne faisait rien de plus, sinon qu'on fomentait quelquefois la partie, ou qu'on la couvrait d'un emplâtre chaud. On a souvent guéri, par les mêmes remèdes, quelques fièvres intermittentes irrégulières et opiniâtres; ou si elles revenaient après la cure de l'hydropisie, on les traitait avec beaucoup de succès avec le quinquina (2). — La jaunisse sans fièvre se guérit pareillement avec les sels lixiviels et la même purgation; et j'ai remarqué que, dans cette maladie et dans l'hydropisie, les vomitifs antimoniaux faisaient un très-bon effet.

## CHAPITRE VI.

### OBSERVATIONS SUR LA DYSENTERIE DES CAMPS.

J'ai divisé les maladies d'automne des camps, en fièvres et en flux de ventre (3). Ayant traité amplement des fièvres, je passe maintenant aux flux de

----

(1) Part. III, chap. IV, § 2.

(2) Depuis ce temps, quand j'ai soupçonné qu'il y avait des obstructions dans les viscères, j'ai donné, dans les fièvres intermittentes irrégulières, la mixture suivante, pendant quelque temps, et je lui ai toujours vu faire un bon effet. Elle diffère fort peu de celle qu'on a rapportée plus haut.

Pr. *Florum Chamæmeli unc. sem. aquæ puræ bullientis unc. viij. macera per horæ dimidium et colaturæ admisce spiritus vini Gallici unc ij. sol. absinthii drach. i. Dentur quater, quotidie, cochlearia IV.*

(3) Part. II, chap. I.

ventre; mais je me bornerai à l'espèce qu'on appelle dysenterie, parce qu'elle est moins hors des camps, et qu'elle y devient souvent générale et très-funeste. Je commencerai par en faire une description; je rapporterai en suite ce qu'on a observé en disséquant des personnes mortes de cette maladie; après quoi j'en rechercherai la nature et la cause, et enfin, je proposerai la méthode qui m'a le mieux réussi en la traitant.

§ I<sup>er</sup>. *Description de la dysenterie des camps.* — Il paraît au commencement d'une campagne quelques dysenteries; mais elles ne sont ni si dangereuses, ni à beaucoup près aussi fréquentes que vers la fin de l'été, ou au commencement de l'automne. En ce temps-là, elles deviennent épidémiques et contagieuses, dominent environ pendant six semaines ou deux mois, et cessent ensuite. Elles sont toujours très-nombreuses et plus dangereuses après des étés excessivement chauds et étouffants, surtout dans les camps fixes, ou lorsque les soldats se couchent tout mouillés après une marche par des temps chauds. — Les diagnostiques sûrs et certains de la dysenterie sont, indépendamment des symptômes fiévreux, un mal d'estomac, des vents dans les intestins, des selles petites, mais fréquentes, d'une matière gluante et écumeuse, accompagnées de ténesme et de tranchées. Du sang mêlé avec la matière fécale est un symptôme ordinaire, mais qui n'est pas inséparable; car plusieurs personnes ont, du moins dans les commencements, toutes les autres marques de la dysenterie, excepté celle-là; et d'autres ont des selles sanguinolentes, sans dysenterie, occasionnées par d'autres causes. Mais comme cette maladie paraît la plupart du temps accompagnée de sang, on lui a donné, par cette raison, le nom de flux de sang. — On peut regarder ces symptômes comme des signes pathognomoniques, et comme tels ils peuvent suffire à distinguer cette maladie d'une diarrhée, d'un flux hémorrhoïdal, ou de tout autre. Sydenham et Willis se servent du terme dysenterie conformément à cette description, et l'appliquent à tous les cas de ce flux de ventre qui fit beaucoup de ravage à Londres, en 1670, quoique Sydenham dise que quelques-uns de ses malades ne rendirent point de sang (1), et que Willis observe que la plupart des siens n'eurent que des selles aqueuses (1). Ces deux auteurs célèbres ne s'accordent guère dans la description de cette maladie, que sur le nom qu'ils lui donnent: Le savant Morgagni remarque, à propos de ce mal, la propriété de l'application que fait Willis, du mot dysenterie à un flux accompagné des symptômes dont on vient de parler, quoiqu'il n'y eût point de sang; mais il voudrait qu'on l'appelât, pour plus grande clarté, *dysenteria incruenta* (2).

On peut remarquer qu'en bornant ce nom à ces symptômes, je me suis écarté des anciens. On me trouvera peut-être en cela d'autant plus blâmable qu'en une autre occasion j'ai reproché à quelques auteurs la même liberté (3). Mais dans le cas de la passion iliaque, à quoi je fais allusion, Sydenham avait fait des changements sans aucune sorte de nécessité, et donné des noms différents à deux périodes de la même maladie; au lieu qu'ici les anciens se sont servi d'un terme, ou dans un sens si étendu, qu'il renferme plusieurs maladies d'une espèce différente, ou dans une acception si bornée qu'il ne peut comprendre toutes les variétés de la même maladie. Ces raisons m'ont forcé à les abandonner, et à suivre la définition de ceux qui ont traité avec plus d'exactitude de cette maladie des intestins. — Aussi le terme *dysenterie* signifiant, en grec, une affection des intestins en général, Hippocrate s'en sert-il non-seulement pour signifier toutes les exulcérations des intestins, mais encore toutes les hémorrhagies de ces parties, celles même qui sont critiques et salutaires, et pareillement toute espèce de flux sans sang ou avec du sang (4). Il paraît cependant qu'après lui

---

(1) Pharm. rat., sect. III, cap. III.

(2) De sedib. et caus. morb., ep. XXXI, § 11 et 13.

(3) Part. III, chap. II, § 6.

(4) Dysenteria est exulceratio intestinorum... alii vero, inter quos ipse Hippocrates est, dysenteriam interdum appellant non ipsam modo exulcerationem intestinorum, verum omnem etiam cruoris, per intestina vacuationem Gorrœus in voce δυσεντερίη. Ejus etiam dysenteriæ quæ plerumque morbos plurimos salutariter ac judicatorie solvit, meminisse videtur Hippocrates (Prorrh. 2.) δυσεντερίην etiam pro quavis alvi proflu-

---

(1) Morb. acut., sect. XV, cap. III.

il y eut, quelques auteurs grecs, dont nous avons perdu les ouvrages, qui, s'apercevant de ce défaut de précision, bornèrent la signification de ce terme à une ulcération des intestins, accompagnée de tranchées, de ténesme et de selles sanguinolentes avec des mucosités. Celse donne le nom de *Tormina* à cette maladie, et dit que c'est la dysenterie des Grecs (1), et Cœlius Aurelianus (2) retient le nom grec, et décrit la dysenterie à peu près de la même manière que Celse. — Cependant Galien revient à l'acception étendue de ce mot, en définissant la dysenterie une exulcération des intestins, et en faisant mention d'autres fois de quatre espèces de cette maladie, toutes avec des selles sanguinolentes, dont une seule s'accorde avec les *Tormina* de Celse ou la dysenterie des modernes (3). Supposant que les autres Grecs suivaient Galien sur cet article, je n'ai consulté qu'Aretæus, qui, bornant d'après Archigènes ce terme à une ulcération des intestins, rend raison de tous les symptômes suivant la manière dont est affecté tel intestin particulier, et les circonstances de l'ulcère, qui peut occasionner une hémorrhagie funeste (4), s'il est profond et qu'il corrode quelque gros vaisseau sanguin.

Il paraît par là que ce terme dysenterie ne présente, dans Hippocrate et Galien, aucune notion précise d'une maladie, et qu'à moins que les symptômes que j'ai appelés pathognomoniques ne soient toujours joints à une ulcération des intestins, ce qui n'arrive pas toujours, on doit regarder la dysenterie de Celse, d'Aretæus et de Cœlius Aurelianus, comme une maladie différente de celle dont je traite actuellement. Ce n'est pas que les intestins ne soient sujets à s'ulcérer dans la vraie dysenterie, mais cette exulcération est accidentelle et nullement essentielle à la maladie. Morgagni observe (5) que les intestins sont quelquefois ulcérés dans cette maladie, et que d'autres fois ils ne le sont pas; et dans un autre (1) endroit, il remarque que l'exulcération n'arrive que dans l'état plus avancé de cette maladie. Bien plus, en comparant les dissections de cet habile anatomiste avec celles qu'a rassemblées Bonnet, celles du docteur Cleghorn (2), et les miennes, on trouvera plus d'exemples où les intestins étaient sains à cet égard, que de ceux où ils ne l'étaient pas. — L'opinion, touchant l'ulcération constante des intestins, continua jusqu'à ce que Sydenham et Willis eussent considéré la dysenterie comme une maladie indépendante d'aucun ulcère; et il paraît que c'est d'après leur autorité que les médecins ont abandonné l'ancien système. La relation de Sydenham est en tout si juste que, croyant inutile une énumération plus ample des symptômes, je renverrai le lecteur à cet habile médecin, me bornant à un petit nombre d'observations, qui prouvent quelques points qu'il a laissés douteux, et en ajoutant quelques autres, qui rendent plus complète l'histoire de cette maladie. — Sydenham a fait si peu de recherches sur la nature d'aucune espèce de dysenterie, si l'on excepte celle dont il donne lui-même la description, qu'il doute s'il ne peut pas y avoir autant d'espèces de cette maladie que de la petite vérole et des autres épidémies qui, suivant lui, varient au point d'exiger un traitement différent en quelques points particuliers (3).

Sydenham, persuadé que la nature manifestait le plus sa sagesse par sa variété, s'est vu amené par là à cette opinion de la vérité des maladies épidémiques, quoiqu'elles parussent sous une même forme. « Nous ne devons point être surpris, dit-» il, de ces jeux de la nature, puisqu'il est » universellement reconnu que plus nous » pénétrons dans ses ouvrages, et plus » nous y remarquons l'immense diver-» sité de ses opérations et de son méca-

---

vio capere videtur. Hippocratis (Lib. II, epidem.) Fœsii œconom. Hippocr. in voce δυσευτεριη.

(1) De med., lib. IV, cap. XV.
(2) De morb. chron., lib. IV, cap. VI.
(3) De causis symptom., lib. III... De Loc. affect., lib. II.
(4) De causis et sign. Diut. morb., lib. II, cap. IX.
(5) De sedib. et caus. morb., epist. XXXI, § 12, 13.

---

(1) Quelque part dans la même lettre.
(2) Observations on the epidemical diseases of Minorca, ch. V.
(3) Cum fieri quidem possit, ut variæ nascantur dysenteriarum species, ut sunt variolarum, et epidemicorum aliorum, diversis constitutionibus propriæ, et quæ proinde medendi methodum in aliquibus diversam sibi suo jure vindicant. (De morb. acut., sect. IV, cap. III.)

» nisme presque divin, qui surpassent
» de beaucoup notre intelligence. Ainsi,
» tous ceux qui entreprennent de com-
» prendre toutes ces matières, et de sui-
» vre à la piste la nature dans la multi-
» tude immense de ses opérations, ne
» peuvent manquer d'échouer (1). » —
Mais la nature manifeste-t-elle plus sa
sagesse par la perplexité où elle jette les
hommes en variant toutes les saisons, les
maladies, qu'en nous les présentant de
nouveau, afin de nous instruire de leur
nature et de leur traitement? Nous trouvons, il est vrai, au commencement de
nos recherches, beaucoup de variété et
d'obscurité; mais à mesure que nous pénétrons plus avant dans la nature, nous
trouvons tant d'analogie dans ses ouvrages, que nous sommes forcés de reconnaître et de respecter sa simplicité. —
Pour ne point m'écarter de mon objet,
j'ose assurer que toutes les dysenteries
épidémiques que j'ai vues à l'armée
étaient de la même nature. Le docteur
Huck et d'autres médecins, employés depuis la première guerre, non-seulement
en Allemagne, mais à Minorque, en Amérique et aux Indes occidentales, m'ont
assuré que cette maladie paraissait dans
des pays et des climats si différents,
avec les mêmes symptômes, quoique plus
ou moins violents, suivant la chaleur, et
que dans tous ces pays elle cédait aux
mêmes remèdes dont on avait remarqué
auparavant le plus de succès dans les
hôpitaux militaires. J'ajoute qu'en Ecosse et ici, toutes les fois que j'ai eu occasion de traiter ces flux, je ne me suis jamais aperçu qu'ils exigeassent une méthode différente. Je ne vois pas non plus
que Degner ait eu raison de considérer
le flux qu'il décrit, comme d'une autre espèce, qui peut se distinguer par sa nature
contagieuse et bilieuse (2). En effet, je n'ai

jamais vu de dysenterie épidémique en
été ou en automne, saisons où les premières voies sont très-sujettes à se déranger, et je n'ai jamais vu un certain
nombre de personnes attaquées de cette
maladie, sans apprendre que plusieurs
se plaignaient de mal d'estomac et de
vomissements de bile. A l'égard de la
violence des symptômes rapportés par
cet auteur, j'avoue qu'elle l'emporte sur
tout ce que j'en ai jamais vu au commencement de l'attaque. Mais lorsqu'un
grand nombre de nos soldats, avec des
cas même très-favorables, se sont trouvés, pour ainsi dire, entassés dans les
hôpitaux d'armée, la dysenterie parut
alors avec la même virulence qu'à Nimègue.

Sydenham observe « qu'il en est de
» la dysenterie comme de toutes les ma-
» ladies épidémiques qui paraissent dans
» le commencement d'une nature plus
» subtile que dans leur état avancé. En
» effet, plus elle continue, et plus elle
» devient *humorale*. Par exemple, le
» premier automne, plusieurs *n'avaient*
» *point du tout de selles*; mais à l'égard
» de la vivacité des tranchées, de la vio-
» lence de la fièvre, de l'abattement su-
» bit des forces et des autres symptômes,
» elle surpassait de beaucoup les dysen-
» teries des années suivantes (1). » Nous
avons ici, à ce qu'il paraît, une espèce
de dysenterie bien différente de la commune. Aucun auteur n'a fait, autant que
je le puis savoir, avant et après Sydenham, une pareille observation. Mais
indépendamment de cela, il faut remarquer que, quoique nous approuvions qu'il
considère la dysenterie comme une maladie où les selles peuvent être sanglantes ou non, cependant nous ne pouvons
le justifier, lorsqu'il donne le nom de dysenterie à une maladie *où il n'y a point
du tout de selles.*

S'il y a ici quelque méprise, elle est
de peu de conséquence, quoique je n'en
puisse dire autant de l'observation par
où Sydenham termine son sujet. Il prétend « que, quoiqu'on ne puisse se dis-
» penser de saigner et de purger avant
» de donner le laudanum, dans les an-
» nées où la dysenterie était épidémique,
» que cependant dans tout autre état de
» l'air, où il y avait moins de disposition
» à produire cette maladie, on pouvait
» omettre avec sûreté ces évacuations,

---

(1) Neque est, cur hos naturæ lusus
hac in re tantopere demiremur, cum in
confesso apud omnes sit, quod quo pro-
fundius in quæcumque naturæ opera pe-
netremus, eo luculentius affulgeat in-
gens illa varietas, et divinum pene arti-
ficium operationum ejus, quæ captum
nostrum longissime superant. Adeo quis-
quis ille fuerit, qui in se receperit hæc
omnia mente adsequi, et multifarias naturæ operationes κατα κοδα ς indagare,
causis excidet.

(2) Hist. mediæ de dysent., cap. 1,
§ 4.

---

(1) Vid. loco cit.

» et compléter la cure par une méthode » plus courte, c'est-à-dire par le laudanum seul (1) ». — Je ne puis m'empêcher d'être ici d'un avis contraire ; car, quoiqu'on ne puisse douter, d'après l'autorité de Sydenham, qu'on n'ait guéri de cette manière quelques dysenteries légères, cependant j'ai vu cette méthode suivie de si mauvais effets, à l'armée et ailleurs, que j'ose dire qu'on ne doit jamais traiter aucun cas de la dysenterie avec le laudanum, avant que d'avoir parfaitement dégagé les premières voies. — La dysenterie commence quelquefois, suivant l'observation de Sydenham, par un froid suivi de chaleur, mais plus souvent par des tranchées, sans aucune sensation de fièvre. Cette dernière partie n'est peut-être pas vraie à la rigueur ; car, quoique le malade ne fasse aucune mention des symptômes fiévreux, cependant, en examinant les choses de près, on trouvera que les vicissitudes de chaud et de froid, la lassitude, la perte de l'appétit et autres affections fiévreuses, ont précédé plus ou moins cette maladie. La dysenterie paraît souvent dans le commencement une fièvre d'automne. En effet, le malade a de la fièvre, avec un dérangement d'estomac et d'intestins, deux ou trois jours avant la diarrhée ; mais ensuite les symptômes fiévreux cèdent d'une manière sensible. D'autres fois la fatigue et le froid, dans la saison de la dysenterie, donnent soudain le flux, mais rarement sans peu de fièvre. La diminution sensible de la fièvre, lorsque le flux commence à paraître, paraît justifier l'expression de Sydenham, qui appelle la dysenterie « la fièvre de la saison » qui se jette sur les intestins (2) ». — Le malade est sujet à une fièvre lente et plus dangereuse, indépendamment de celle qui précède. J'ai remarqué, la plupart du temps, qu'elle était causée parce qu'on avait négligé cette maladie dans les commencement, et parce qu'on avait donné des opiats, ou d'autres astrin-

gents, avant les évacuations convenables. J'ai vu quelquefois, quoique rarement, la même espèce de fièvre accompagner le flux depuis le commenement, et aboutir à la mort, sans avoir pu découvrir qu'on se fût trompé dans le régime ou dans les remèdes.

Quoique la fièvre d'hôpital ou de prison ne soit pas essentielle à la dysenterie des armées, cependant elle l'accompagne souvent et elle est très-funeste. Cette fièvre infecte en tout temps les salles des hôpitaux, où beaucoup de personnes sont pressées les unes sur les autres dans un air mal sain, mais jamais tant que lorsque ces personnes sont attaquées d'une maladie putride. Cette fièvre combinée avec le flux de sang est communément mortelle. — Les selles sont ordinairement d'abord copieuses, et les excréments formés ; mais le jour suivant, ou bientôt après, elles deviennent petites, aqueuses et visqueuses, et sont accompagnées de tranchées et de ténesme. Depuis ce temps, jusqu'à ce que la maladie prenne une tournure favorable, rarement voit-on la matière fécale dans son état naturel, à moins qu'une purgation, venant à opérer avec vivacité, ne l'emporte ; les tranchées sont alors moins vives, le malade va moins souvent à la selle, et il a moins de ténesme. — Sydenham aurait bien dû parler d'une humeur aqueuse qui, indépendamment de la mucosité dans les selles, est toujours mêlée avec l'humeur visqueuse. Cette sérosité est peut-être une cause de l'irritation, et vient de quelqu'une des parties plus élevées des intestins, au lieu que la mucosité est la plupart du temps exprimée du rectum. — Des raies de sang indiquent l'ouverture de quelques petits vaisseaux à l'extrémité du rectum ; mais un mélange plus intime prouve que le sang vient d'une source plus élevée. Cette hémorrhagie qui alarme le plus est cependant le symptôme le moins à craindre. Car, quand même cette évacuation serait constante, la quantité de sang qu'on perd dans le cours de la maladie, excepté dans un petit nombre de cas, est de peu de conséquence. Morgagni observe que la plus grande partie du sang vient des intestins, sans aucune rupture des vaisseaux sanguins, et seulement par leur grande dilatation. Ce sentiment s'accorde très-bien avec ce que j'ai remarqué dans les intestins à l'ouverture des corps. — Il ne faut pas s'alarmer non plus de la perte d'une aussi

<hr>

(1) .... Quod tametsi in his annis, quibus dysenteriæ adeo epidemice grassarentur, evacuationes prius memoratæ prorsus necessariæ erant, antequam ad usum laudani deventum fuisset, attamen in constitutione quavis huic morbo minus faventi, istæ tuto omitti possunt, ac curatio compendiosori via, solo nempe usu laudani, absolvi eo, quem diximus, modo. Loc. cit.

(2) Loc. cit.

grande quantité d'humeur séreuse, qui n'est pas à beaucoup près si grande que dans une diarrhée ordinaire. La fréquence des mouvements a donné une fausse indication pour l'usage prématuré des astringents, tandis que, dans le fait, le passage des intestins est déjà si fort bouché, que la partie la plus essentielle et la plus difficile de la cure est de le rétablir et de le conserver.

On remarque moins communément dans les selles quelques autres substances, dont ne parle point Sydenham ; savoir : des vers ronds, de petites boules d'excréments durcis et quelques corps encore plus petits, de la couleur et de la consistance du suif. —On ne doit jamais regarder les vers comme la cause du flux, mais ils concourent, avec d'autres causes, à le rendre plus dangereux. Les efforts qu'ils font pour sortir, dans cet état des intestins, augmentent l'irritation. Je les ai vus quelquefois s'ouvrir un passage par la bouche. —Les petites boules de matière fécale durcies sortent en quelque temps que ce soit de la maladie ; mais je les ai remarquées principalement dans son état avancé, et lorsque je soupçonnais qu'on avait trop-longtemps négligé les purgations. Une purgation forte les emporte, et communément le ténesme et tous les autres symptômes s'en vont. Ces *scybala* sont si ronds et d'un tissu si ferme, qu'ils ont été formés, à ce qu'il paraît, dans les cellules du colon, et qu'ils y ont séjourné depuis le commencement de la maladie. On ne peut guère supposer en effet que ces boules aient acquis depuis cette figure et cette consistance, pendant une irritation continuelle des intestins et la diète rigoureuse à laquelle on assujettit les malades. — A l'égard des substances blanches que j'ai comparées à du suif, je ne sais point si elles ne sont pas les mêmes qu'Hippocrate appelle Σαρκες, *des chairs*; mais Arétée et Cœlius Aurelianus en font une description claire, et des écrivains postérieurs en ont parlé sous le nom de *corpora pinguia*, quoiqu'ils ne soient pas d'accord ensemble. Quoique je les eusse vus souvent, j'avais cependant toujours négligé de les examiner, jusqu'en 1762. Le docteur Huck et moi, visitant pendant l'automne de cette année un marchand de cette ville attaqué de la dysenterie, qui rendait de telles substances, nous en conservâmes une que nous considérâmes à loisir. Nous trouvâmes que ce n'était qu'un morceau de fromage;

quoique le malade nous assurât dans la suite qu'il n'en avait pas mangé depuis le commencement de sa maladie, c'est-à-dire depuis quinze jours. Soit que ce fromage fût un composé de particules plus petites, qui avaient passé de l'estomac dans le colon avant sa maladie, ou soit qu'il fût formé par le lait dont il avait toujours fait usage, et qui pouvait s'être caillé dans son estomac, c'est ce que nous ne pûmes déterminer; mais nous fûmes pleinement convaincus tous les deux, que, de quelque manière que fût produite cette substance, elle devait être de la même nature que tous ces *corpora pinguia* que nous avions vus si souvent dans la dysenterie.

A l'égard de l'abrasion de la membrane villeuse, et des autres substances qu'on dit avoir remarquées dans les selles, je n'en puis rien dire, ne les ayant jamais vues. Je ne les révoque pas cependant en doute, puisque d'autres auteurs (1) en font si souvent mention. Une recherche aussi dégoûtante, et même aussi dangereuse, me paraît une excuse suffisante pour ne l'avoir pas poussée plus loin. — Les selles ont pendant toute la maladie une certaine odeur différente de celle des excréments ordinaires. Elle est faible dans les commencements et peu désagréable ; mais vers la fin, quand les intestins commencent à se mortifier, la puanteur devient cadavéreuse et insupportable. C'est le temps où elles sont probablement le plus infectes. J'ai remarqué autre part que dans l'état naturel l'odeur fétide de la matière fécale vient d'un mélange de matière putride avec un acide, et que cette combinaison donne à la matière fécale une odeur particulière, plus forte qu'elle ne l'aurait sans cela, et la rend moins sujette à répandre l'infection (2). Mais, dans cette maladie, on dirait que les spasmes empêchent l'acide, qui s'engendre dans l'estomac et les intestins

---

(1) Hæc sunt ramenta ξύσματα dicta Hippocrati, quæ merito damnavit... Testatur Galenus se multos vidisse, et sæpe, quibus, cum morbis gravibus et diuturnis conflictatis, maxima intestinorum pars sic corrumpebatur, ut cumpleribus in locis tota interior tunica esset destructa, imprimis in morbis dysentericis. (Van Swiet., Comm. in aphor. Boer., § 721.)

(2) Mémoires sur les substances septiques et anti-septiques. (Mém. VII, expér. XLIII.)

grêles, de passer dans les gros intestins, et que la matière fécale est par là privée de ce qui peut la corriger. — Les vents sont un autre symptôme qu'omet Sydenham. Ils proviennent en partie des aliments, qui, dans ce dérangement de l'estomac, fermentent trop fort et engendrent cet air et un acide, comme il paraît par les expériences jointes à cet ouvrage (1). Ils peuvent venir aussi du sang et des autres humeurs qui croupissent et se putréfient dans les gros intestins ; car toutes les substances animales et végétales donnent, comme on le sait, beaucoup d'air, quand elles se putréfient. D'ailleurs la masse du sang ayant acquis une disposition plus que naturelle à la putréfaction, en absorbant la matière corrompue des intestins, peut être plus disposée par cette cause à se séparer de l'air qu'elle contient, et à le jeter sur les premières voies. Quoi qu'il en soit, il est clair que l'air, qui abonde en ce temps-là dans les premières voies, occasionne souvent un sentiment d'oppression, ou augmente les tranchées suivant le lieu où il est rassemblé, soit que ce soit l'estomac, les intestins grêles ou les gros, et à proportion des spasmes qui le tiennent emprisonné. J'ai vu plus d'une tympanite ou distension immodérée du colon par l'air, occasionnée par l'usage prématuré des opiats et des astringents dans la dysenterie. Les selles sont de bonne heure écumeuses comme l'écume de bière ; mais ce n'est que de la mucosité dans son état naturel mêlée avec de l'air, au sortir des glandes. Car en piquant la tunique interne des intestins d'un animal vivant, comme l'a éprouvé M. de Haller, cette sorte de matière écumeuse s'exprime des orifices de tous les vaisseaux excrétoires qui environnent la partie irritée (2).

Il serait utile de savoir quel intestin est en particulier affecté, lorsque les tranchées se font sentir avec plus de vivacité : mais on ne peut rien assurer quand on vient à considérer combien le mouvement péristaltique peut faire changer de place aux intestins (3), combien leur situation peut varier chez différentes personnes, et combien il est aisé de confondre la douleur du colon avec celle des intestins grêles qui l'environnent. En

général, l'irritation de l'estomac et des intestins plus élevés, est moins accompagnée de tranchées que d'indisposition. Aussi quand les tranchées sont les plus aiguës, il est probable que le spasme est dans les intestins intérieurs. Lorsque la douleur se fait sentir vers le milieu du ventre, nous pouvons présumer que le spasme est dans les intestins grêles, mais nous ne pouvons rien assurer, puisqu'on a trouvé chez quelques sujets le pli supérieur du colon aussi bas que la région ombilicale. On peut attribuer au colon les douleurs aux côtés, dans le dos et la région des reins ; mais si les douleurs se font sentir vers l'*os sacrum*, nous pouvons alors soupçonner que la partie supérieure du rectum est affectée. Car, la douleur provenant de l'irritation de cet intestin peut se rapporter également au dos et à la partie inférieure du ventre, comme une pierre qui descend de l'urètre se fait sentir derrière aussi bien que devant. Quand l'extrémité inférieure du rectum est irritée, il paraît que le spasme produit alors moins de douleur qu'un violent effort, qui tire et réunit les muscles de cette partie, aussi bien que les autres dont l'action est d'évacuer la matière fécale. — Les selles sont toujours précédées par des tranchées vives, et suivies d'un peu de répit ; mais les mouvements étant si fréquents, le malade n'a pas de soulagement considérable, à moins qu'on ne détourne les spasmes par des opiats, en fomentant le ventre, en excitant une sueur, en évacuant par une purgation la matière âcre et irritante. Quand les intestins commencent à se mortifier, quoique le malade ne puisse reposer, il sent peu de douleur ou de ténesme ; j'en ai même connu qui n'éprouvèrent point ces derniers symptômes, non-seulement quelques heures, mais quelques jours avant leur mort. Ils avaient alors quelque peu de délire ; j'en ai cependant vu plusieurs qui conservèrent leur raison jusqu'au dernier moment.

On peut remarquer que Sydenham ne parle du ténesme que lorsque le malade est en convalescence, quoique ce soit un des premiers symptômes qui caractérise la dysenterie. Ce n'est cependant point une omission de cet excellent auteur. Car ce que d'autres entendent par ténesme, et ce que j'ai voulu dire par ce terme, en traitant des symptômes pathognomoniques, Sydenham l'exprime par ces mots : *intestinorum depressio cum dolo-*

---

(1) Mém. sur les subst., etc., v e suiv.

(2) Opera minora, pag. 394 et séq.

(3) Ibid., page 301 et suiv.

re ; et par ceux-ci : *molestissimus vis-cerum omnium quasi descensus*. A stric-tement parler, on ne peut admettre l'ob-servation qu'il fait, que les intestins sont affectés successivement de haut en bas, jusqu'à ce qu'à la fin la maladie soit por-tée au rectum, où elle aboutit à un té-nesme. En effet, quoique le rectum soit en général la dernière partie qui se réta-blit, et que le colon soit plus long-temps affecté que les intestins grêles, cependant je n'ai point remarqué la progres-sion décrite par Sydenham. Dès le com-mencement de la maladie, le corps entier des intestins est affecté à la fois, et le ténesme est de très-bonne heure aussi violent que dans tout autre temps de la maladie. Il paraît que le ténesme cause quelquefois la mort par son obstination ; car l'irritation constante mortifie à la fin le rectum. Dans les corps que j'ai dis-séqués, j'ai remarqué que les apparences de la gangrène étaient toujours plus gran-des, à mesure qu'elle approchait de l'ex-trémité du rectum.

Sydenham observe que le ténesme qui subsiste à la fin du flux ne doit point s'attribuer à une ulcération du rectum. Suivant lui, « à mesure que les intestins » recouvrent leur ton, ils déposent le » reste de la matière morbifique dans » cet intestin, qui, étant continuellement » irrité par cette matière, vide à chaque » selle une partie de la mucosité qui cou-» vre naturellement les intestins. » Mais ne paraît-il pas plus naturel d'attribuer ce reste de ténesme à l'ulcération d'une par-tie qui a été fort enflammée et excoriée dans le cours de la maladie, et dont l'ir-ritation constante l'empêche de se réta-blir ? Ajoutez à cela l'observation si sou-vent faite, que le ténesme disparaît lors-que le malade vient à évacuer des excré-ments durcis, tels que ceux dont on a parlé plus haut, qui sont la principale cause de l'irritation. Morgagni soutient que le ténesme qui succède à la dysen-terie est quelquefois occasionné par un ulcère ; mais il n'en rapporte qu'un seul exemple qu'il a vu à l'ouverture des corps. — Sydenham ne fait mention ni de la chute du fondement, ni de la sup-pression de l'urine, que j'ai vues arriver dans les cas fâcheux de la dysenterie. Le premier symptôme vient de la violence des épreintes, et l'autre de l'inflamma-tion qui s'étend depuis le rectum jus-qu'au col de la vessie. — Sydenham ne fait aucune attention à la contagion de cette maladie. Willis dit expressément

*Pringle.*

que celle dont il donne la description, et qui était la même que celle de Syden-ham, n'était point contagieuse. Tout ce qu'on peut inférer, c'est que la dysente-rie qu'ils ont examinée était d'une na-ture plus douce qu'on ne le voit commu-nément quand elle devient générale, ou que cette circonstance leur a échappé. Il est vrai que ce mal ne se communique pas aussi aisément que la plupart des au-tres maladies contagieuses. Mais, quand elle a été épidémique, je l'ai toujours vue quelque peu contagieuse, surtout dans les hôpitaux militaires et dans les maisons des pauvres, qui n'ont pas les moyens de se tenir propres. — La du-rée et l'issue de la dysenterie sont in-certaines. Elles dépendent beaucoup des remèdes, du bon air, des soins qu'on prend du malade et de ceux qu'il prend lui-même. S'il ne manque de rien et que ce flux soit récent, on le guérit en géné-ral. Mais ces circonstances favorables ne se rencontrent que parmi les officiers. Ce cas se trouve bien différent parmi les simples soldats ; ils n'ont recours au mé-decin que fort tard. Dans le camp, ils sont exposés au froid ; à l'hôpital, à un air infect, ce qui est encore plus fâcheux.

Les signes d'une dysenterie dange-gereuse sont, lorsque la première purga-tion et le premier vomitif n'apportent au-cun soulagement, lorsque la fièvre hec-tique commence, lorsque le dérangement d'estomac est opiniâtre, quand la conte-nance s'altère considérablement, quand le pouls s'abat et devient intermittent, enfin quand le malade sent des inquié-tudes sans éprouver des tranchées. Dans les commencements, le hoquet est peu dangereux ; mais, lorsque la maladie se trouve avancée et le malade fort bas, s'il est obstiné, c'est ordinairement un signe de mortification. La ma-ladie, quand elle est mortelle, finit par un abattement total des forces, un ulcère à la gorge, ou des aphthes et des selles involontaires et cadavéreuses. Quelque-fois avant la mort, lorsqu'une dissolu-tion putride fait cesser les spasmes, les aliments passent, comme dans une lien-terie, dans les intestins, sans être beau-coup altérés. — Dans les cas les plus fa-vorables, les hommes qu'on a envoyés à l'hôpital ne peuvent rendre que peu de service le reste de la campagne, parce qu'il n'y a point de maladie si sujette à retour, si on manque à un certain régime, ou si on s'expose au froid. Ce n'est point que ces retours soient autant de rechutes et de vraies dysenteries ; mais ce sont des diarrhées avec un plus grand nombre de symptômes dysentériques , qu'on n'en voit communément dans le cours de ventre ordinaire. Cette maladie a beau prendre une tournure favorable, cependant la disposition au flux continue, parce que les intestins sont trop délicats pour soutenir le stimulus naturel de la bile et des autres sécrétions, sans en être irrités. — Telles sont les observations que les occasions fréquentes que j'ai eues de voir cette maladie sous toutes ses formes m'ont mis à portée d'ajouter à celles de Sydenham.

§ II. *Des dissections.* — Après avoir fait une description de la dysenterie, je vais rapporter les changements que je remarquai dans les corps de ceux qui en moururent, et qui furent ouverts. Cela fait une partie de l'histoire de cette maladie, qu'ont omise Sydenham et Degner.

I. Pendant l'automne de 1744, un soldat, qui avait été incommodé environ trois semaines d'un flux de sang, fut envoyé de Tournay, avec d'autres malades, à l'hôpital de Bruxelles. Il avait un pouls faible, les forces abattues, des tranchées et un ténesme continuel, les selles de couleur *ichoreuse* : changement qui vient souvent de la corruption du sang. Le troisième jour après son arrivée, les douleurs diminuèrent, son pouls tomba, les extrémités devinrent froides, un délire léger succéda, et le quatrième jour il mourut. — Je trouvai à l'ouverture du corps les gros intestins noirs et putrides , les membranes prodigieusement épaisses (marque d'une inflammation précédente ) et fort ulcérées en dedans, surtout dans le rectum et à la partie inférieure du colon, où la membrane villeuse était tout-à-fait emportée, ou changée en une substance gluante et putride, d'une couleur verdâtre. Le cœcum et son appendice se trouvaient moins corrompus ; les intestins grêles et l'estomac n'étaient ni mortifiés ni décolorés, mais seulement tendus et enflés par l'air qui y était renfermé. La graisse de l'épiploon était pareillement verdâtre. Mais ni le foie, ni la rate ne paraissaient gâtés ; la bile seulement se trouvait épaisse, visqueuse et d'une couleur brune. La partie de la veine cave qui est sur les vertèbres des lombes était extrêmement tendre. Les poumons adhéraient un peu au côté gauche, mais étaient d'ailleurs fort sains. On trouva le sang caillé dans le ventricule droit ; mais, dans les vaisseaux plus grands, le sang

était plus fluide et d'une couleur noirâtre.

II. Environ dans le même temps, un soldat d'artillerie, après avoir été guéri d'un cours de ventre ordinaire, fut attaqué de la dysenterie pour avoir bu, étant en marche et ayant fort chaud, une grande quantité d'eau. Trois jours après, on l'amena à l'hôpital fort malade, et, outre les symptômes ordinaires, il se plaignait des hémorrhoïdes et de la gravelle. Cet homme ne pouvait point se tenir couché ; mais il se soutenait continuellement sur ses genoux et sur ses mains , appuyant sa tête sur le traversin, jusqu'à ce qu'il mourut, ce qui arriva trois ou quatre jours après qu'il eut été admis à l'hôpital. — Je remarquai, à l'ouverture de l'abdomen, que la plus grande partie de l'épiploon se trouvait du côté gauche, dessous les intestins grêles, et qu'il était grand et plein de graisse. Le foie était petit et sain ; mais la vésicule du fiel était d'une grandeur extraordinaire et pleine de bile de couleur brune, partie fluide, partie caillée. Je n'aperçus aucune obstruction dans les vaisseaux biliaires ; le pancréas se trouvait dans son état naturel. La rate, quoique d'une figure ordinaire, était d'un volume prodigieux et guère moins grosse que le foie. Elle pesait trois livres onze onces ; elle se trouva d'ailleurs saine , sans aucune dentelure, et ayant seulement du côté des vaisseaux sanguins une petite protubérance semblable aux portes du foie. Les reins étaient petits et flasques, et leurs bassinets, surtout celui du côté gauche, étaient plus grands qu'à l'ordinaire. Ils contenaient aussi bien que la vessie, qui était dans un état de putréfaction, un peu d'urine, mais ni pierre ni gravelle. Le rectum se trouva excessivement putride ; et, de là, la gangrène paraissait avoir gagné jusqu'au colon, qui était évidemment mortifié, surtout vers l'extrémité. La membrane villeuse était en partie consumée ; et ce qui en restait paraissait noirâtre, mou, et se séparait aisément. La membrane vasculaire ressemblait à une préparation bien injectée avec de la cire rouge. Les ligaments qui resserrent le colon et qui forment les cellules étaient à moitié corrompus, et ne tenaient que faiblement à la tunique extérieure. On trouva pareillement une partie du cœcum mortifié ; mais le reste, aussi bien que les intestins grêles, étaient d'une contexture plus ferme et seulement enflammés ; ces parties se trouvèrent pleines d'air, ainsi que l'estomac. Il est étonnant que, malgré ce mauvais état des intestins, il ne s'en trouvât aucune partie d'ulcérée. La cavité de la poitrine était extraordinairement petite; car la partie convexe du diaphragme s'étendait jusqu'à l'endroit où la troisième côte s'insère dans le sternum. Les poumons se trouvèrent néanmoins sains. Le cœur était grand, et renfermait dans le ventricule droit du sang caillé, d'une consistance très-ferme, qui n'était pas adhérent aux côtés, mais mêlé parmi les fibres tendineuses des valvules semi-lunaires. Les sinus étaient pleins de sang, partie dans un état de congélation, partie fluide et très-noir.

III. On envoya à l'hôpital, dans la même saison, un fantassin qu'on croyait incommodé d'une hydropisie. Son ventre paraissait fort tendu; mais la tumeur était plus considérable au-dessus du nombril. Il se plaignait d'une difficulté de respirer. Il avait les chevilles des pieds un peu enflées; mais il urinait aisément. Il avait les joues vermeilles, et le reste du visage fort pâle. Suivant son rapport, il s'était trouvé incommodé, environ trois semaines auparavant, d'un flux de sang, qui, ayant été arrêté subitement par quelque drogue qu'on lui avait donnée dans le camp (je présume que c'était de l'opium), son ventre commença alors à s'enfler. — Cet homme fut attaqué, bientôt après qu'on l'eut reçu à l'hôpital, d'une fièvre inflammatoire dont il guérit. On lui fit ensuite prendre de la squille avec les aromatiques pour le guérir de la tympanite; mais, tandis qu'il usait de ces remèdes, un cours de ventre étant survenu tout-à-coup, son ventre s'affaissa tout-à-fait en même temps, et il mourut avant la matinée. — On ouvrit le corps environ trente heures après sa mort; mais, pendant cet intervalle, il s'y était engendré de nouveau tant d'air, que le ventre s'était renflé, quoique pas aussi considérablement qu'auparavant. Il ne se trouva point d'air, et à peine deux cuillerées d'eau dans la cavité de l'abdomen; mais tous les intestins étaient fort gonflés, excepté le colon, qui, quoique flasque alors, était cependant assez grand pour enfermer tout l'air qui avait causé la première tumeur. Les ligaments de cet intestin se trouvèrent détruits, ou tellement relâchés, que les divisions des cellules étaient effacées; mais les intestins ne parurent nulle part mortifiés ou enflammés. Le foie était d'une grosseur extraordinaire; il s'étendait presque jusqu'au nombril et à la rate, et pesait environ dix livres. Sa substance était molle, et, dans la partie postérieure, près du diaphragme, on trouva un grand abcès. La vésicule du fiel était d'une grandeur médiocre et pleine d'une bile fluide et brune. Les poumons étaient sains. Nous ne trouvâmes point d'eau, ou du moins très-peu dans la poitrine; mais plus de sérosité qu'à l'ordinaire dans le péricarpe. Le cœur était petit, sans aucun grumeau de sang, ou même sans qu'il y en eût presque une goutte dans les ventricules.

IV. Quelque temps plus tard, dans la même saison, on reçut un soldat dans l'hôpital, environ le vingtième jour d'une fièvre hectique qui vint à la suite d'une dysenterie. Il avait alors le pouls faible, la langue desséchée et les joues vermeilles, quoique fort maigre. Il se plaignait d'une grande faiblesse, de douleurs dans les intestins, d'un cours de ventre et d'efforts pour vomir. Quelques jours après il fut attaqué d'un hoquet et mourut. — Quoiqu'on ouvrît le corps le jour suivant, il exhalait une odeur insupportable. Les intestins paraissaient mortifiés. La membrane extérieure du foie se trouva pareillement putride; dans la substance de ce viscère, on aperçut plusieurs abcès d'une matière purulente et ichoreuse. La rate était aussi corrompue; mais les reins, le cœur et les poumons parurent sains. — Je fis ces dissections durant la première guerre, et, depuis, il ne s'est présenté aucune occasion de faire des recherches plus amples que dans l'automne de l'année 1762, où la dysenterie fut fréquente à Londres, après un été extraordinairement chaud et sec.

V. Une jeune femme, de 17 ans, tomba malade au commencement d'octobre, avec quelques-uns des symptômes les plus fâcheux de cette maladie. Le pouls était abattu, les forces manquèrent de bonne heure; les selles étaient continuelles, visqueuses, aqueuses et sanglantes; toutes les fois que les tranchées lui donnaient du relâche, elle se plaignait de mal d'estomac; rien ne put la soulager, et elle mourut le onzième jour. Environ quinze jours après, le père, qui avait été fort affecté de la mort de sa fille, et qui, depuis avait eu quelque indisposition, fut attaqué de la même maladie. Il était dans sa quarante-sixième année, d'un tempérament sanguin et avait aimé les plaisirs. Il avait été sujet à de fréquents retours de fièvre, excepté depuis trois ou quatre ans avant cette maladie ; mais, depuis ce temps, une dartre ayant paru sur plusieurs parties du corps, il fut délivré de tous ses maux, excepté les boutons et les croûtes occasionnés par cette éruption. La dysenterie commença par une chaleur et un mal d'estomac, avec des tranchées, un ténesme et un cours de ventre. En un ou deux jours, les selles devinrent fréquentes, visqueuses et sanglantes. Je fus appelé de bonne heure dans cette maladie, et, croyant qu'à l'égard de sa fille on n'avait pas fait les évacuations assez à temps, je commençai par faire tirer une quantité considérable de sang ; mais, comme le malade n'en fut point soulagé, que le sang n'était point couenneux, et que son pouls ne fut jamais ni dur ni plein, je ne fis pas recommencer la saignée. — Je ne m'étendrai pas sur un plus grand nombre de particularités ; j'observerai seulement que, quoiqu'on eût essayé différents remèdes, tels que les évacuants, les anti-septiques et les anodins, il n'y en eut aucun qui apportât un soulagement sensible, si l'on en excepte une décoction de serpentaire avec de la thériaque, que je lui fis donner lorsque le pouls commença à s'affaisser et à devenir intermittent. Il mourut vingt jours après qu'on m'eut appelé. Quelques jours avant sa mort, sa physionomie s'altéra, la fièvre hectique augmenta, et, quoique les tranchées et le ténesme eussent cessé, cependant les selles étaient plus fréquentes, plus aqueuses et plus sanglantes que jamais. Dès le commencement, il eut de la fièvre, des inquiétudes, un mal d'estomac, que tout ce qu'il mangeait ou buvait ne faisait qu'augmenter. Vers la fin de la maladie, il eut le hoquet, il ne put retenir de clystères, et ses selles étaient infectes. Il eut quelquefois un léger délire ; mais on ne peut assurer si ce symptôme provenait de la fièvre ou des opiats. Le jour après sa mort, M. Hewson, chirurgien et anatomiste, l'ouvrit, le D. Huck et moi présents.

A l'ouverture de l'abdomen, nous trouvâmes la tunique adipeuse d'une épaisseur considérable, malgré la longueur de la maladie. L'estomac et les intestins grêles étaient enflés, d'ailleurs dans un état naturel, excepté à l'extrémité où l'iléon se joint au cœcum. En cet endroit, les tuniques de cet intestin étaient plus épaisses et plus molles qu'elles ne l'auraient dû être ; et, dans l'intérieur, nous remarquâmes cette couleur luisante, qu'on a regardée comme un signe d'inflammation. — Les gros intestins, depuis le cœcum jusqu'à l'extrémité du rectum, n'étaient point tendus ; le rectum était même plus resserré que dans son état naturel. La couleur à l'extérieur était noir-pourpre, et cette apparence de gangrène allait peu à peu en augmentant depuis le cœcum jusqu'à l'extrémité du rectum. En les ouvrant, ou trouva les tuniques épaisses, le dedans aussi noir que la partie qui est sous le coagulum du sang, et toute la surface plus ou moins couverte de mucosité sanglante et de couleur brune. Le rectum était dans un état plus fâcheux. Il ne paraissait pas que le sang fût venu de la rupture de quelque vaisseau, il y en avait trop peu pour le penser ; mais il était sorti peu à peu par une multitude de petits pores, et avait pénétré dans la cavité des intestins. L'odeur de ces parties était extrêmement désagréable. — A la première vue, la membrane villeuse paraissait dissoute, et n'être plus que la mucosité dont on vient de parler. Cependant, en l'examinant de plus près, nous jugeâmes qu'il était plus probable que cette membrane, quoique endommagée, n'était point séparée dans le cœcum et le colon, quel que fût l'état où elle pût être dans le rectum, qui était trop putride pour être examiné de près. — M. Hewson ayant nettoyé le sang et la mucosité de l'intérieur du cœcum et du colon et de la partie supérieure du rectum, il nous fit remarquer de certaines protubérances d'une couleur plus légère que le reste de la surface. Elles étaient d'une figure tirant sur le rond, à peu près égales en hauteur, qui pouvait être d'environ une ligne, mais d'une largeur inégale. Nous convînmes tous que nous n'avions jamais rien vu qui ressemblât davantage à une petite vérole d'une espèce plate, quand elle est à son plus haut période. Ces éruptions étaient en aussi grande quantité sur cette partie des intestins que les pustules varioleuses sur la peau, lorsqu'elles sont nombreuses. Elles en différaient cependant, en ce qu'elles étaient, autant que nous pûmes l'examiner, d'une consistance ferme et sans aucune cavité. M. Hewson nous dit qu'il croyait qu'elles tiraient leur origine de la membrane cellulaire qui est immédiatement au-dessus de la tunique villeuse. Quelques jours auparavant, ayant ouvert une personne morte de la même maladie, il avait trouvé les apparences à peu près les mêmes que dans ce sujet, et particulièrement à l'égard de ces tubercules, qu'il avait examinés plus à loisir. Il ajouta qu'il avait conservé une partie du colon dans de l'esprit-de-vin, qu'il nous ferait voir une autre fois. On ne trouva ces tubercules que dans les gros intestins, et nous ne remarquâmes rien de semblable à l'ouverture des intestins grêles. Nous ne vîmes nulle part dans les intestins, ni vers, ni scybala, ni matière fécale formée, quoique la garde nous dît qu'un jour avant sa mort il avait évacué quelques substances dures et tirant sur le rond. — Le mésentère était chargé de graisse d'une couleur et d'une consistance naturelles, de même que le mésocolon, jusqu'au procès appartenant au rectum, qui, de tous les intestins, se trouva le plus putride. La vessie était entièrement resserrée ; la partie près de la cavité de l'abdomen se trouva saine ; l'autre ne fut pas examinée. J'aurais dû faire observer que le malade pouvait retenir son urine jusqu'au dernier moment, quoiqu'au commencement de la maladie il se fût plaint d'une strangurie. On n'examina pas les reins.

Le foie était sain, non-seulement à l'extérieur, mais encore dans l'intérieur de sa substance. On ne trouva point de bile dans la vésicule du fiel, seulement un peu d'air. La rate parut à l'ordinaire. Le pancréas était petit, un peu dur, sans être squirrheux ; et M. Hewson douta si on ne pouvait pas le regarder comme quelque peu gangréné. Les cartilages des côtes se trouvèrent entièrement ossifiés. On ne put ouvrir la poitrine qu'avec une scie ; mais, comme nous n'en avions point, nous coupâmes, et nous remarquâmes que les poumons étaient sains. Nous ne trouvâmes point d'eau, ni dans cette cavité, ni dans l'abdomen, et nous n'aperçûmes point d'ulcère ou de matière purulente ni dans l'un ni dans l'autre. — Quelque temps après, M. Hewson me fit voir cette partie du colon qu'il avait coupée de l'autre corps, et qu'il avait conservée dans de l'esprit-de-vin. Il me dit, qu'autant qu'il pouvait se le rappeler, il l'avait prise de l'extrémité inférieure de l'intestin. Je remarquai aisément la ressemblance de cette préparation avec ce que j'avais vu dans le sujet récent, quoique les tubercules fussent dans la préparation en plus grand nombre et plus élevés que dans l'autre. Le docteur Hunter, qui était présent, ne se rappela point d'avoir rien vu de pareil ; mais il fut

pleinement assuré que la membrane villeuse n'était point séparée, quoiqu'on eût pu remarquer, en ouvrant l'intestin, qu'elle avait été emportée en quelques endroits. — Ce sont là les seules dissections que j'ai vues de personnes mortes de la dysenterie. Quoiqu'il se présentât quelque variété dans chaque cas particulier, cependant ils s'accordèrent tous dans l'état fâcheux des gros intestins. La couleur et l'odeur étaient une preuve de la putréfaction du sang dans ces parties, et les tuniques, qui étaient molles, faisaient voir qu'elles tendaient toutes à la mortification. Dans une gangrène extérieure, nous remarquons ordinairement des vésicules d'air dans la membrane cellulaire. Comme on ne les vit point ici, on peut douter que la mortification des intestins ait été complète sans cette circonstance.

On aurait pu regarder comme une singularité les tubercules qu'on aperçut dans les gros intestins du dernier corps, si l'anatomiste n'en eût point observé de pareils dans celui qu'il avait disséqué auparavant. Je puis supposer avec raison que je les aurais remarqués dans les autres sujets, si je les eusse examinés plus attentivement. Je penche d'autant plus volontiers pour cette opinion, que je trouve dans deux auteurs des remarques qui tendent à cet objet. Linnæus, en parlant du flux de sang, dit (1) : *Dysenteria epidemica scabies est intestinorum interna, ut patet ex dissectionibus cadaverum dysenteria defunctorum.* Ce savant auteur ne nous apprend pas sur quel fondement il se sert du mot *scabies* ; mais j'en conclus qu'il avait vu lui-même ces éruptions, ou que des personnes, sur le témoignage de qui il pouvait compter, lui en avaient parlé. M. Cleghorn, qui eut à Minorque de fréquentes occasions de voir la dysenterie épidémique, observe (2) : « qu'à l'ouver-» ture des corps, il trouva les gros intes-» tins ou entièrement mortifiés, ou par-» tie enflammés et partie mortifiés ; le » rectum principalement affecté ; et en » beaucoup de personnes des tubercules » squirrheux rétrécissant en plusieurs en-» droits la cavité du colon. » Quoique les tubercules que j'ai décrits fussent trop plats pour remarquer qu'ils rétré-

_____

(1) Amœnit. Academ., vol. v, dissert. LXXXV, pag. 97.

(2) Observations on the epidemic diseases of Minorca.

cissaient la cavité, cependant, dans la partie du colon préparé par M. Hewson, ils étaient peut-être assez considérables pour faire cet effet. — On doit remarquer d'un autre côté que (1) Bonet et (2) Morgagni en font à peine mention. Le silence de ces deux auteurs ne prouve peut-être pas que ces tubercules n'existent pas fréquemment. Dans Bonet, il n'y a que peu de cas de personnes mortes d'une dysenterie épidémique, encore n'en donne-t-il qu'une description imparfaite, et dans Morgagni il n'y en a aucun de cette espèce. Quoique cet habile anatomiste ait fait, suivant sa manière ordinaire, d'excellentes remarques sur cette maladie, et qu'il ait ajouté quelques dissections qu'il a faites, cependant, comme il paraît que les cas dont il parle sont tous d'une espèce sporadique, il faut les considérer comme quelque peu différents de ceux dont je parle ici. Morgagni nous apprend (3), il est vrai, qu'en général il n'a point ouvert les corps de ceux qui étaient morts de quelque maladie contagieuse.

J'ai dit, dans la description des premières dissections, que la membrane villeuse avait été emportée, et peut-être aurais-je fait la même observation dans les dernières, si M. Hewson et le docteur Hunter n'eussent été portés à penser différemment. Ce dernier, à la vue de la préparation ci-dessus, fut d'avis que la membrane villeuse n'avait point été séparée dans cette portion de l'intestin, quoiqu'elle fût peut-être fendue et un peu emportée vers le sommet de quelques-uns des tubercules. Il pensa aussi, d'après la description que nous lui fîmes, M. Hewson et moi, du dernier sujet, que l'abrasion n'avait pas été plus considérable dans ces intestins, que dans la portion de l'intestin qu'il avait sous les yeux.

§ III. *Des causes de la dysenterie.* — Il paraît que la chaleur et l'humidité de l'air ne sont pas moins les principales causes éloignées et externes de la dysenterie, que des fièvres rémittentes et intermittentes de l'automne (4). Aussi toutes autres circonstances d'ailleurs égales, elle prévaut généralement dans le camp vers la fin de l'été ou en automne, après de grandes chaleurs continuelles (1), qui sont toujours accompagnées, comme on l'a fait voir ci-dessus, d'une atmosphère chargée de vapeurs. On trouvera ce principe suffisamment vérifié, si l'on compare la relation de la dysenterie qui parut à chaque campagne, avec la description que d'autres auteurs ont faite de la même maladie. Sydenham ne parle point, il est vrai, de la saison, dans l'histoire de la dysenterie épidémique de son temps, parce qu'il part d'un principe faux; savoir : que la constitution morbifique d'une saison n'a aucune sorte de connexion avec les qualités sensibles de l'air. Willis supplée à ce défaut. Il observe qu'il fit extraordinairement chaud pendant l'été de 1670, qui précéda l'automne où cette maladie fut à son plus haut période (2). En 1762, les chaleurs et la sécheresse de l'été durèrent plus long-temps que je ne me rappelle de les avoir vues en ce pays. Aussi la dysenterie fut-elle si fréquente à Londres, que, quoiqu'à proprement parler on ne pût pas lui donner le nom d'épidémique, cependant je crois qu'il s'est trouvé en cette saison plus de personnes attaquées de cette maladie que je n'en avais vu pendant les seize années précédentes. Je ne regarde pas cela cependant comme une règle sans exception. Car la dysenterie épidémique, qui fit tant de ravages à Nimègue dans l'automne de 1736, vint après un été dont les chaleurs n'eurent rien d'extraordinaire; et les villes voisines n'en furent attaquées qu'en communiquant avec la place infectée. Quand il est question de la cause éloignée, on entend toujours que, quelque dominante qu'elle puisse être, elle ne suffit pas pour produire un effet sans la concurrence des causes les plus immédiates, et que, lorsque celles-ci sont fortes, elles produiront l'effet, indépendamment des autres.

Après la cause éloignée externe, vient la cause interne prédisposante, je veux dire une disposition du sang à la putréfaction plus grande qu'à l'ordinaire, provenant d'une exposition continuelle au soleil, dans la saison la plus chaude. Il

---

(1) Sepulcretum, lib. III, sect. II, Additam, observ. v.

(2) De sed. et causis morb., epist. XXXI. Supplem.

(3) Ibid., epist. 49, § 32.

(4) Part. III, chap. IV, § 3.

(1) Part. I, chap. III et VII; part. II, chap. II, § 1.

(2) Post æstatem impense calidam et siccam. (Willis, Pharmat. rat., sect. III, cap. III.)

faut pareillement observer que nos soldats mangent peu de végétaux, et que ne pouvant acheter des liqueurs fermentées, ils seraient privés dans ces circonstances de deux anti-septiques considérables. On peut en effet remarquer, en général, que cette maladie, toutes choses d'ailleurs égales, se fait surtout sentir aux personnes d'un tempérament scorbutique, c'est-à-dire putride ; ou au bas peuple qui, à cause de l'air malsain, de la mauvaise nourriture et de la malpropreté, se trouve très-sujet aux maladies putrides. C'est aussi une ancienne observation que les saisons où l'on voit plus de mouches, de chenilles et d'autres insectes, sont pareillement plus abondantes en dysenteries, parce que l'accroissement de ces animaux dépend beaucoup de la chaleur, de l'humidité, et par conséquent de la corruption. — Nous avons vu jusqu'ici combien ont de ressemblance les causes des fièvres rémittentes et intermittentes et celles des flux de sang. Cette affinité va plus loin, elle s'étend aux causes même occasionnelles, ou excitantes. En effet, vers la fin de l'été, ou en automne, lorsqu'un certain nombre d'hommes est exposé à l'humidité et aux brouillards de la nuit, surtout après un jour chaud ; lorsqu'ils se couchent sur la terre mouillée ou avec des habits mouillés, ils seront attaqués, une partie de cette espèce de fièvre, et une partie de ce flux, et peut-être quelques-uns auront-ils une maladie composée des deux. Ajoutez à cela que ces fièvres commencent à être fort fréquentes dans les camps, tandis que la dysenterie y subsiste encore ; que les premiers symptômes se ressemblent souvent, tels que les frissons, le mal d'estomac ; que les fièvres rémittentes et intermittentes d'une mauvaise espèce finissent quelquefois par un flux de sang (1) ; que les pays les plus sujets à ces fièvres d'automne le sont pareillement à la dysenterie ; enfin, que l'analogie continue même à l'égard du traitement, au point que la principale partie de la curation, dans l'une et dans l'autre, consiste à nettoyer les premières voies. Après tout, ces deux maladies se ressemblent tellement par leur nature, qu'au premier coup d'œil il paraît que Sydenham s'est exprimé avec justesse, en appelant ce flux, « la fièvre de la saison, qui s'est jetée » sur les intestins. » Mais en examinant ce sentiment de plus près, nous le trouverons plus ingénieux que solide, puisque sa qualité contagieuse prouve que la dysenterie est essentiellement différente de ces fièvres. Degner présente de bonnes raisons de croire que la dysenterie si funeste à Nimègue fut occasionnée par l'infection que communiqua une personne attaquée de ce mal (1) ; si les étrangers et les juifs (2) en particulier en souffrirent peu, nous pouvons l'attribuer au peu de communication qu'ils eurent avec les habitants de cette place. — Dans les camps, la contagion passe du malade à ses camarades sous la même tente, et de là peut-être à la tente suivante. — La paille pourrie devient infecte ; mais la grande source de l'infection vient des privés, après qu'ils ont reçu les excréments dysentériques de ceux qui tombent malades les premiers. Les hôpitaux la répandent pareillement ; ceux qu'on y admet avec la dysenterie la communiquent non-seulement au reste des malades, mais encore aux gardes et aux autres personnes qui en prennent soin.

En général, la contagion ne se répand pas tout-à-coup ; car des camps et des villes ne sont pas entièrement saisis à la fois par l'infection de l'atmosphère. Elle se communique de l'un à l'autre par les émanations, les habits et les couvertures du lit de la personne attaquée, comme cela se voit dans la peste, la petite-vérole et la rougeole. Les miasmes de la dysenterie sont d'une nature moins contagieuse que ceux de ces maladies. Aussi la contagion est-elle peu de chose, et on n'y fait aucune attention lorsque cette épidémie est plus bénigne, comme celle dont Sydenham et Willis nous ont donné la description dont j'ai parlé ci-dessus (3). — Mais de quelle nature est cette infection ? Dans les premières éditions de cet ouvrage, je regardai les exhalaisons putrides des humeurs de ceux qui sont d'abord attaqués de ce mal, comme la cause de sa communication ; je concevois que ces miasmes, venant à être admis dans le sang, agissaient comme un ferment sur la masse entière, et la disposaient à la putréfaction. Je suis actuellement persuadé de l'insuffisance

_____

(1) Th. Barthol.; Hist. anatom., cent. II, hist. LVI.

(1) Hist. dysent. bilioso-contag., cap. II, sect. XLVI et seq.
(2) Ibid., cap. I, sect. XXXV.
(3) Page 97.

de cette hypothèse, à moins qu'on ne puisse faire voir en même temps la loi de l'économie animale par laquelle la partie viciée du sang se jette particulièrement sur les intestins lorsqu'il vient à se corrompre. Je me confirmai dans cette idée d'un ferment putride par l'événement suivant. Une personne fut attaquée d'une véritable dysenterie, quoique légère, accompagnée de selles sanguinolentes, en faisant des expériences sur du sang humain, devenu putride pour être resté quelques mois dans une fiole bouchée. Cet exemple me parut d'autant plus décisif, qu'il arriva dans un temps où l'on n'entendait point parler de cette maladie, et que la personne atteinte de ce mal était en parfaite santé, et avait eu soin précédemment de beaucoup de gens malades de la dysenterie, sans prendre l'infection.

Ces raisons me déterminèrent à attribuer la principale cause interne de la maladie à ce ferment putride ; mais ayant lu depuis ce temps-là une dissertation curieuse de Linnæus, en faveur du système de Kircher sur la contagion par le moyen des animalcules, je crois raisonnable de suspendre toutes sortes d'hypothèses, jusqu'à ce qu'on ait fait de plus amples recherches sur ce sujet (1).— On peut remarquer que dans le compte que je rends de la dysenterie, je ne l'attribue ni aux fruits, ni à la bile, quoique presque tous les auteurs en accusent ou l'un ou l'autre, quelquefois tous les deux. Il faut cependant en excepter Sydenham. Comme j'ai présenté en d'autres parties de cet ouvrage plusieurs raisons de croire que les fruits ne contribuaient en aucune manière à produire la dysenterie, et même aucune des maladies militaires, il

---

(1) Amœnit. Acad. , vol. v, disert. LXXXII. Cette dissertation, intitulée *Exanthemata vita*, est, aussi bien que le reste de cet ouvrage, une thèse académique proposée par un étudiant ; mais le tout ayant été publié par Linnæus, on peut la regarder comme son sentiment. Comme cet ouvrage peut fort bien ne pas être entre les mains de tous ceux qui me liront, je vais transcrire ce que dit cet ingénieux auteur sur la contagion de la dysenterie.

« Hanc (scilicet dysenteriam) per secessus et cloacas communes propagari, ne ullus quidem medicinæ peritus ambigit. Medicum Danum, priori seculo Helfingburgi, dysenteria sæpius correptum, excreta sua alvina observasse vivis referta, vix observabili motu se agitantibus, insectis Bartholinus narrat. Quo loco non nobis est prætereunda observatio rem maxime illustrans. Quatuor abhinc annis Dom. Rolander, in ædibus N. Dom. Præsidiis enutritus, dysenteria infestabatur ; rhabarbarinis et paregoricis, more recepto curabatur. Octiduo adhinc in eundem incidit morbum, similiterque sanatur ; octo vero aliis diebus præteritis dysenteria tertium corripitur : in causam omni studio inquisitur, non vero invenitur, quum æger eadem mensa, vitæque genere cum cohabitantibus sanis frueretur. Itaque Nost. Dom. Præses ægro, Entomologiæ præcipue studioso, excreta suadet scrutari, quo certius adpareret, utrum allata Bartholini observatio obtineret, nec ne. Hoc facto, in hisce myriades animalculorum se vidisse, quæque accurate descripta, esse acaros, et acaris quidem farinæ similes, æger dixit. Causam vero non nemo in potum nocturnum conjiciebat ; sed neque hæc aliis videbatur sufficiens. Inter edendum bibere insuetus erat : noctu igitur siti pressus e poculo, ex ligno juniperino confecto, potum sæpe hauriebat tenuissimum. Vas hocce introspiciens, lineolam quasi albicantem, oculis nudis vix conspicuam, inter costarum rimas reperiebat ; armatis vero observavit, omne hoc albidum non aliud esse quam innumeros acaros, et ejusdem quidem speciei cum illis quos in excretis observaverat. Potu in vas infuso, non mutabantur ; eos vero relictis sedibus, media nocte, potus superficiem petere, ubi ad horam usque decimam ante meridiem pastum quærebant, dum priora loca reperebant, crebra tandem investigatione invenit. Exemptis acaris orbiculo humectato impositis, quam parum, variis ad usis liquoribus, irritarentur, et quod per oleum ipsum salvi transirent, animadvertit. A spiritu vini lædebantur, maxime vero a tinctura rhabarbati, quod imprimis notatu dignum ; cum autem rhabarbarum dysenteriæ sit specificum, lapathumque acutam ei valde cognatum, et quotidiana scabiei medicina, affinitatem invenimus et analogiam. Vasi, ter licet aqua calida abluto, adhærebant. Illos in aliis etiam locis quærebat, inque vasis potus acidi, et sub doliorum oblutamentis sæpius reperiebat. Dysenteria, quæ Scaniæ territorium Gyinge quotannis fere, tempore messis, vexat, æque ac ea, quæ in castris est vulgaris, ex iisdem acaris, in potu acido latentibus, qui inde per secessus propagantur, et contagium generant, originem suam fortassis traxerit, etc.

est inutile de les répéter ici. Mais à l'égard de la bile, plusieurs personnes ayant regardé la dysenterie comme une des maladies bilieuses, on doit s'attendre que j'ai eu quelque raison pour ne point parler de cette humeur en cette occasion. On peut se rappeler que je me suis toujours servi du terme *bilieux*, plus par complaisance pour les anciens, afin de distinguer une certaine classe de maladies, que parce que je les croyais réellement occasionnés par la bile. C'est sous ce point de vue que je considère les fièvres rémittentes et intermittentes d'automne, qu'on a si souvent appelées fièvres bilieuses. J'observerai, à l'égard de la dysenterie, que si dans les commencements les maux d'estomac et les vomissements peuvent faire conjecturer que la bile y a quelque part, cependant dans son état avancé on ne doit en aucune manière la lui attribuer. En effet, à l'ouverture des corps, on a généralement trouvé le foie et les intestins grêles dans un état naturel, quoique ces parties soient les plus sujettes à être affectées par les maladies de la bile. À l'égard de la bile elle-même, quelquefois elle est abondante, quelquefois elle ne l'est pas, quelquefois d'une couleur et quelquefois d'une autre ; tantôt elle est fluide, et d'autres fois dans son état naturel. Si cette humeur causait cette maladie, ou servait à la maintenir, ne paraîtrait-elle pas d'une manière plus uniforme? Bien plus, j'ai imaginé que les remèdes qui procurent une sécrétion plus abondante de la bile peuvent souvent être très-utiles, ayant remarqué en général que le malade était la plupart du temps soulagé, quand un évacuant agissait de manière à emporter beaucoup de cette humeur.

§ IV. *Du traitement de la dysenterie.* — Il y a peu de maladies aiguës moins redevables à la nature, quant à la guérison, et qui soient accompagnées d'indications plus trompeuses. L'hémorrhagie paraît exiger des saignées réitérées ; le flux du ventre des astringents violents, et les douleurs des intestins des opiats continuels. Cependant, si l'on ne se sert de ces remèdes avec la dernière précaution, ils tendent plutôt à maintenir la maladie qu'à la guérir. D'un autre côté, on condamnait tout-à-fait les émétiques et les purgations, ou bien on s'en servit trop peu ; cependant les dernières expériences font voir qu'ils composent la principale partie du traitement de cette maladie. Mais mettant à part toutes les indications que notre connaissance imparfaite de l'économie animale nous met rarement à portée de former, je vais continuer à présenter le résultat de mon expérience, et j'ajouterai quelques observations faites par des personnes sur qui je puis compter, et qui se sont rendu la dysenterie très-familière. Cette lumière répandra un plus grand jour sur la nature de cette maladie, éclairera les lecteurs, et les conduira peut-être à quelque méthode plus simple et plus sûre pour la traiter.

Pour procéder avec plus de clarté, je distinguerai la dysenterie en trois états : le premier, quand elle est récente, ou tandis que le malade peut aisément supporter les évacuations ; le second, quand la maladie est d'une espèce fâcheuse, ou qu'elle a continué long-temps et qu'elle a beaucoup diminué les forces, qu'elle a enflammé les intestins et causé une fièvre hectique ; le troisième enfin, lorsque le malade, quoique se rétablissant, est toujours bas, à cause du ténesme ou de quelques autres restes de la maladie, ou qu'il est sujet à des cours de ventre fréquents, provenant de la faiblesse des intestins.

Dans le premier état, je commence par une saignée modérée, quoiqu'il puisse être vrai que la dysenterie n'exige pas d'elle-même cette évacuation (1). Mais comme cette maladie est en partie inflammatoire, et souvent accompagnée d'une pléthore, la saignée devient quelquefois indispensable, et en général elle contribue à la guérison. Cependant, à moins que la fièvre ne soit entretenue par quelque inflammation qui n'appartient point à cette maladie, comme cela arrive souvent en hiver ou au printemps, il est inutile et même dangereux de la réitérer, comme on peut l'observer dans la plupart des maladies qui viennent d'une cause putride. J'omets entièrement cette évacuation dans les tempéraments faibles, et quand il y a peu de symptômes de fièvre.

Le soir du même jour je donne un émétique. Au commencement que j'étais à l'armée, je faisais usage du verre ciré d'antimoine, *vitrum ciratum antimonii.* J'avais remarqué précédemment que c'était le meilleur remède qu'on pût donner

---

(1) Dysenteria qua dysenteria venæ sectionem nunquam indicat. ( Barbette, Prax., lib. iv, cap. v.)

dans ce cas pour soulager l'estomac et les intestins. Mais, comme on a fait connaître amplement (1) les vertus de cette préparation antimoniale, je n'en dirai rien ici. Je me contenterai seulement d'observer que, quoique je sois convaincu de l'efficacité de ce remède, en le voyant souvent réussir où d'autres n'avaient rien fait, cependant la violence avec laquelle il opère, et les préjugés contre le verre d'antimoine considéré comme remède, ayant détourné quelques médecins de l'armée et quelques chirurgiens des régiments de s'en servir, je m'en désistai pareillement, et je cherchai à m'assurer de quelque méthode efficace qui fût moins sujette à des reproches. Au lieu donc de cette préparation, j'ordonnais un scrupule d'ipécacuanha, et j'ajoutais ordinairement un grain ou deux de tartre émétique. Soit que je donnasse le premier de ces émétiques ou le plus fort, je remarquais qu'il réussissait mieux quand il opérait par les selles. Cet effet était plus certain, quand, au lieu de la dose ordinaire d'ipécacuanha, on donnait seulement cinq grains à la fois, et qu'on répétait la même dose deux ou trois fois à une heure de distance l'une de l'autre, jusqu'à ce qu'on vînt à être purgé, ce qui arrivait communément bientôt après la troisième dose. Quinze grains donnés de cette manière suffisaient communément. Pison (2), qui le premier a décrit cette

(1) Essais et observations de médecine de la société d'Edimbourg, tome v, page 241. Mémoires de l'Académie des sciences, année 1745.

(2) Cette racine est peut-être plus cathartique lorsqu'elle est fraîche, que lorsqu'on l'a conservée long-temps, et en décoction ou en infusion qu'en substance. Nous pouvons pareillement observer que Pison recommande la seconde et la troisième décoction pour les malades faibles, comme étant moins cathartiques et plus astringentes. J'ajouterai seulement ici un des principaux passages de cet auteur, qui a rapport à l'usage de ce spécifique. — « Dehinc ad radicem ipecacuanha tanquam ad sacram anchoram confugiendum, qua nullum præstantius aut tutius, cum in hoc, tum in plerisque aliis, cum, vel sine sanguine, fluxibus compescendis, natura excogitavit remedium. Quippe præterquam quod tuto, et efficaciter tenacissimos quosque humores per ipsam alvum, sæpissime autem per vomitum ejiciat, et a parte affecta derivet, vim quoque astrictivam post se relinquit... Illud vero hoc modo perficitur.

racine, et l'a recommandée dans la dysenterie, paraît compter principalement sur sa vertu purgative, quoiqu'il ajoute que son effet est meilleur lorsqu'elle évacue aussi par le haut. Quand l'estomac était principalement affecté, je donnais vingt grains d'ipécacuanha, ou seul, ou joint au tartre émétique; mais, lorsque le malade avait plus de tranchées que de mal d'estomac, je partageais cette racine comme ci-dessus, dans la vue de diriger plus sûrement son opération sur les intestins. Le premier jour que je vois le malade, je lui fais prendre l'émétique sous l'une ou l'autre de ces formes, soit qu'il eût été saigné ou non. Si on donnait la dose entière, on en aidait l'effet de la manière ordinaire, en prenant de temps en temps une infusion de fleurs de camomille. Mais si on se servait de petites doses, on ne buvait point que la médecine n'eût commencé à opérer par bas, et alors on pouvait prendre de l'eau de gruau pour aider son effet. — Quand les selles étaient abondantes, et le malade fatigué de l'opération, je ne lui donnais pas de médecine le jour suivant. Mais s'il avait pris l'émétique tout à la fois, de façon que l'estomac seul était nettoyé, ou si la poudre partagée en différentes doses n'avait opéré que faiblement par les selles, j'ordonnais une purgation la matinée suivante, savoir: cinq grains de mercure doux avec vingt-cinq ou trente grains de rhubarbe; ce qui, dans les tempéraments ordinaires, est une dose modérée, ou plutôt petite. Je donnais ordinairement, dans les commencements, environ un demi-gros de rhubarbe sans mercure doux; mais ensuite je trouvai nécessaire de doubler cette dose ou de joindre le mercure doux à trente grains de rhubarbe, afin de se procurer une évacuation plus abondante. J'ai remarqué dans les premières éditions de cet ouvrage « que nous devions » faire moins attention à la dose qu'aux » effets, dont on ne devait jamais juger » par le nombre des selles; mais par l'a-

Drachmæ duæ radicis ipecacuanha in unc. iv liquoris appropriati coctæ, vel per noctem maceratæ, cujus infusum cum, vel sine oxymellis unc. i exhibetur. Postridie semel atque iterum pro re nata, secunda imo tertia ejus decoctio repetenda; tam quod ægri debiliores eam facilius ferant, quam quod astrictoria ejus vis tunc magis efficax appareat. » (Gul. Pison, Hist. nat. et med. Indiæ Occident., lib. II, cap. IX.)

» bondance des matières, et par le sou-
» lagement des tranchées et du ténesme
» après l'opération ; et que si d'un côté
» le médecin doit éviter les remèdes forts
» et irritants, il ne doit pas d'un autre
» épargner les purgatifs doux, et surtout
» la rhubarbe, dont on donne communé-
» ment des doses trop faibles. » Je suis
toujours de ce sentiment, excepté dans
ce qui regarde la rhubarbe, que je n'ai
jamais vu mieux réussir dans cette maladie que lorsqu'elle est combinée avec du
mercure doux bien préparé, au moyen
de quoi elle devient plus douce, et son
opération plus aisée. — Le soir, après la
purgation, je donne ordinairement pour
la première fois un opiat, c'est-à-dire
dix grains de pilules saponacées, avec
deux ou quelquefois trois grains d'ipécacuanha, soit en bol ou en potion. Car
depuis que je me fus aperçu que quelques-unes des pilules ordinaires de savon
avaient passé sans se dissoudre, j'abandonnai cette forme dans toutes les faiblesses des intestins. Je joignais autrefois
à l'opiat une petite dose de verre ciré
d'antimoine, afin d'exciter la transpiration ; mais quand j'abandonnai ce remède, comme émétique, pour les raisons
rapportées ci-dessus, je le discontinuai
pareillement ici, et j'y substituai la racine indienne.

A l'égard de l'usage des opiats dans
la dysenterie, il est bon d'observer qu'il
vaudrait mieux peut-être ne s'en point
servir du tout, que de les donner avant
que les premières voies soient débarras-
sées. Car, quoique dès les commencements
elles donnent immédiatement quelque
peu de soulagement, cependant en tenant
renfermés les vents et les humeurs corrompues, elles fixent la cause, et rendent
la maladie plus obstinée sur la fin. Tel
est le résultat de mon expérience ; je suis
fâché de ne la point trouver exactement
d'accord avec celle de Sydenham. En
effet, quoique cet habile médecin n'omit
point les purgations lorsque la dysenterie
fut très-épidémique, cependant il paraît
que d'autres fois il mettait sa confiance
dans le seul laudanum. Mais, quelle que
fût la nature des dysenteries qu'il a eu
à traiter, je suis assuré que celles qui arrivent dans les armées sont d'une nature
moins traitable, et ne peuvent en général
se guérir sans des évacuations réitérées.
Je n'ai point fait d'observation particulière à l'égard de la meilleure espèce d'o-
piat, et par conséquent si j'ai spécifié
ici les pilules saponacées, c'est qu'avec

cette composition on court moins de risque de se tromper pour le poids qu'en
prenant le simple extrait thébaïque. Tout
le monde sait que dix grains de ces pilules équivalent à un grain d'opium pur.
— Si on l'a employé les deux premiers
jours de la manière que je viens de décrire, je n'ordonnais point de médecine
le troisième, à moins que le malade ne
sentît toujours des tranchées ; en ce cas-
là, je réitérais l'opiat le soir. Mais
le quatrième jour, s'il restait quelque
symptôme fâcheux, je faisais prendre de
nouveau l'ipécacuanha, partagé en plusieurs doses. Si le malade témoignait
beaucoup de répugnance pour un remède
qui l'avait rendu malade auparavant, je
réitérais la purgation, et je la rendais
plus forte en augmentant la dose, si la
première n'avait pas opéré suffisamment.
La plus forte dose dont je me suis servi
en pareil cas consistait en trente grains
de rhubarbe avec huit grains de mercure doux.

La plupart des symptômes dysentériques disparaissaient alors, ou même plus
tôt. Mais s'il restait encore quelque chose
qui fomentât le mal, ou si le malade
avait commis quelque faute dans le régime, ou s'il s'était exposé au froid de manière à avoir une rechute, j'avais recours aux mêmes remèdes, c'est-à-dire
ou à la purgation ou à l'ipécacuanha,
suivant qu'il s'était bien trouvé auparavant ou de l'un ou de l'autre. Enfin ces
évacuants étaient les principaux remèdes
auxquels j'avais confiance dans ce période
de la maladie. — Les autres médecins de
l'armée ont suivi à peu près cette méthode dans la dernière guerre, et le docteur Huck en particulier, qui, ayant toujours été employé dans l'Amérique septentrionale, ou aux Indes occidentales, a
eu les occasions les plus favorables de
voir la dysenterie sous toutes ses formes.
Il m'a appris que, malgré la différence
des climats, lorsque la maladie était épidémique dans l'armée, elle paraissait
partout avec les mêmes symptômes (avec
cette différence seulement qu'elle était
plus violente à proportion que la chaleur du pays était plus forte), et que
lorsqu'elle pouvait guérir, la cure se
faisait par les mêmes remèdes. Je joins
ici un abrégé de la méthode de ce savant, tel qu'il me l'a donné lui-même,
me flattant qu'il ferait plaisir à mes lecteurs.

« Si le malade a de la fièvre, ou s'il
» est pléthorique, je commence toujours

» par la saignée. Si les douleurs fixes et
» la fièvre paraissent indiquer une in-
» flammation considérable, je la réitère.
» J'ai pensé que la meilleure méthode
» pour nettoyer les premières voies était
» de prendre quatre ou cinq grains d'i-
» pécacuanha avec un grain de tartre
» émétique, sans boire après cette dose,
» et de la laisser travailler. On la réitère
» en deux heures, et le malade prend
» alors une infusion de fleurs de camo-
» mille pour laver l'estomac. Le mal
» d'estomac, la bouche mauvaise, les
» étourdissements, les chaleurs d'entrail-
» les et les tranchées, sont des raisons
» pour réitérer le vomitif quelqu'un des
» jours suivants. Si après cela l'estomac
» ne paraissait pas beaucoup dérangé,
» j'avais coutume de purger avec deux
» onces de manne et une once de sel de
» Glauber, dissous dans une pinte d'eau,
» dont on boit un poisson de demi-heure
» en demi-heure, jusqu'à ce que cela ait
» procuré deux ou trois selles abondan-
» tes. Je préférais cette purgation à la
» rhubarbe ou à tout autre cathartique,
» surtout dans le commencement, la réi-
» térant tous les trois ou quatre jours,
» jusqu'à ce que les tranchées fussent
» dissipées ; et je donne un opiat tous
» les soirs, après la première ou la se-
» conde dose de la médecine. Mais je
» n'ai jamais vu résulter aucun bien des
» opiats, tandis que la fièvre, la soif,
» les tranchées et le ténesme étaient con-
» sidérables. Les astringents ne peuvent
» être utiles que dans le cas où les intes-
» tins n'ont point encore repris leur an-
» cien ton. » Nous voyons par ce récit
que le docteur Huck partageait non-seulement l'ipécacuanha, mais qu'à chaque
dose il ajoutait du tartre émétique. En
comparant ses effets, je trouve que cela
donne à ce remède un degré de perfection de plus. Je préférai dorénavant cette
méthode, parce que j'ai raison de
croire, d'après mes propres observations sur les fièvres d'automne, que cette
préparation antimoniale peut être utile
pour écarter quelques spasmes fiévreux,
qui ne sont point, il est vrai, la cause
primitive de la maladie, mais qui concourent avec cette cause à l'entretenir.
— Je remarque pareillement que le docteur Huck regardait les sels et la manne
comme une meilleure purgation que la
rhubarbe au commencement de la dysenterie ; mais en m'entretenant avec lui
sur ce sujet, je trouvai que, quoiqu'il eût
souvent donné la rhubarbe à part, il n'y

avait jamais joint le mercure doux, et par
conséquent il ne pouvait point décider
lequel de son remède ou du mien était le
meilleur dans ce période de la maladie.
— J'ai appris pareillement que la plupart
des médecins employés en Allemagne
pendant la dernière guerre préféraient
à la rhubarbe seule les sels et la manne,
à quoi ils ajoutaient souvent quelque
huile ; et qu'après la saignée et un vomitif ils purgeaient, du moins dans les
commencements, avec ce remède (1). —
Il peut se faire qu'il y ait une meilleure
méthode de donner la rhubarbe qu'avec
le mercure doux. Degner fait l'éloge
d'une teinture de rhubarbe dans un menstrue aqueux, dont il donnait de petites
doses, mais souvent réitérées ; mais,
comme je n'ai vu son ouvrage qu'après
la première guerre, j'ai trouvé depuis
ce temps-là trop peu de cas rebelles pour
m'engager à comparer sa préparation avec
les remèdes dont je faisais auparavant
usage avec assez de succès (2). — Après

---

(1) Le docteur Monro, un des médecins employés en Allemagne, me dit que
dans la dysenterie il donnait communément le remède suivant :

Pr. *Mannæ semi unc. Vitelli ovi drach.* i
*contritis simul, in mortario lapideo, ad-
misce paulatim olei olivarum drach.* vi, *salis
cathartici amari* (*aquæ puræ unc.* iij *soluti*) *unc.* i.

Cette dose était pour les tempéraments
robustes ; mais il en donnait une plus petite aux personnes faibles. Le docteur
Armstrong et le docteur Turner m'ont
aussi appris qu'ils faisaient usage de ce
remède à peu près de la même manière.

(2) Il peut paraître étonnant que les
auteurs ne conviennent point encore sur
la purgation convenable dans la dysenterie ; mais il faut considérer que la diversité des tempéraments exige des remèdes différents. Un médecin qui commence à exercer, s'il ne fait pas attention à cela, et qu'il trouve un homme attaqué de la dysenterie, à qui la rhubarbe,
par exemple, convient, et qui ne saurait
souffrir les sels et le séné, sera porté à
approuver le premier de ces remèdes
et à condamner l'autre, *et vice versa.*
Mais comme sur l'usage des remèdes convenables à cette maladie, et la manière
de les employer dans l'occasion suivant
la différence des tempéraments, nous
avons les réflexions judicieuses du docteur Young, dans son Traité sur l'opium
(section de la Dysenterie), je n'insisterai
pas davantage sur ce sujet, et je me contenterai d'y renvoyer les lecteurs,

avoir débarrassé les premières voies de la manière dont on l'a dit, je tâche en général d'achever la guérison en combinant les purgations avec les opiats, de manière à tenir le ventre libre et à apaiser en même temps les tranchées. Mais je n'ai pas toujours réussi. En 1760, la brigade des gardes arrivant en Allemagne vers la fin de juillet, dans une saison pluvieuse, et dans un temps où il y avait disette de paille pour les tentes, il y eut un si grand nombre de malades, et la plupart de la dysenterie, que lorsqu'on entra en quartier d'hiver au mois de décembre, plus de la moitié de ce corps n'était point propre pour le service. M. Paterson, un des maîtres chirurgiens de l'hôpital, alors chirurgien dans les gardes, à qui je suis redevable de cette information, m'a dit qu'en général il avait réussi en traitant de la manière suivante ceux de ce bataillon qui avaient été attaqués de la dysenterie.

« Si le malade était d'un tempérament » sanguin, et qu'il eût la fièvre, il com» mençait par la saignée ; il donnait en» suite l'ipécacuanha, et outre cela, s'il » avait vu le malade de bonne heure dans » le jour, il lui faisait prendre un gros » de rhubarbe le soir ou le lendemain » matin. Le soir du second jour, après » l'opération de la médecine, il donnait » environ vingt gouttes de la teinture » thébaïque, ou environ dix grains de » pilules saponacées. Si la maladie conti» nuait encore après cela, il faisait une » masse de thériaque et de rhubarbe, » dont il donnait un demi-gros le matin » et le soir, et quelquefois trois fois par » jour. M. Paterson m'ajouta qu'ayant » été lui-même attaqué l'année suivante » du flux de sang, il avait suivi la même » méthode, qu'il fut près de trois semai» nes avant de se rétablir, étant campé » continuellement, marchant souvent, » et étant exposé au froid, à l'humidité » et aux autres incommodités insépara» bles de son devoir ; mais que, durant » tout ce temps, il avait éprouvé le plus » grand avantage du remède ci-dessus. » Une demi-heure ou environ après cha» que dose, le ténesme diminuait, les » selles devenaient plus abondantes et » moins fréquentes les trois ou quatre » heures suivantes. Les sept ou huit der» niers jours, il prit par cette raison un » demi-gros de la composition ci-dessus, » trois fois par jour, ce qui montait à en» viron un gros de thériaque, et un de» mi-gros de rhubarbe en 24 heures. »

Si ce remède ou toute autre méthode ne change la maladie au point que le malade se plaigne moins de tranchées et de ténesme, et que les selles, quoique fluides, commencent à être d'une couleur naturelle, avec moins de mucosité et plus de matière fécale, comme il est alors dans une situation favorable et en passe de se rétablir, je parlerai plus amplement de la manière dont il faudra alors se gouverner, lorsque je viendrai à traiter du troisième état de cette maladie. A présent je dois parler de ceux qui ont passé par le premier période, et à qui on n'a point donné de remède, ou qui n'en ont retiré que peu d'avantage, et dont les selles sont toujours aussi petites, aussi fréquentes, aussi visqueuses et aussi douloureuses qu'auparavant.

II. Quoique, dans le second période, il y ait souvent plus de fièvre hétique que dans les commencements, et quoique la continuation de l'inflammation, et la matière putride en restant, menace d'une mortification, cependant, autant que j'ai pu le remarquer, la saignée n'est pas un remède convenable. Il faut donner des laxatifs, tels que ceux qui irritent peu, et qui suffisent cependant pour empêcher les humeurs aiguës de s'accumuler, et les remèdes qui préservent les intestins de l'acrimonie, et qui soulagent les douleurs et les spasmes, jusqu'à ce que la nature ait acquis assez de force pour guérir. C'est en cette occasion que je me sers pour la première fois du sel cathartique amer seul, quoique probablement il aurait pu être plus efficace avec de l'huile ou de la manne, ou pris en doses petites et réitérées, comme dans la passion iliaque (1), et non tout à la fois. Dans ce période, je donnai une fois à une jeune femme cinq grains d'ipécacuanha avec douze de rhubarbe. Ce remède la rendit d'abord malade ; ensuite il opéra par bas, fit sortir de la matière fécale d'une couleur naturelle, et fit prendre à la maladie une tournure favorable. Mais, comme elle fut un des derniers malades de la dysenterie que j'ai vu, je n'ai point eu occasion de donner une autre fois ce remède.

Ayant remarqué que dans ce période les clystères émollients et anodins étaient très-avantageux, je me servais d'une décoction de graine de lin ou d'amidon, ou de bouillon de mouton bien gras, depuis quatre onces jusqu'à huit, suivant la

_______________

(1) Page 67.

quantité plus ou moins grande que le malade pouvait retenir. Quand il ne pouvait les garder, à cause de la fréquence des mouvements, j'ajoutais à chacun depuis vingt gouttes jusqu'à soixante de teinture thébaïque, ou autant qu'il était nécessaire pour diminuer l'irritation, sans trop affecter la tête. Comme il faut que le malade fasse usage d'opiats, c'est peut-être la meilleure méthode de les lui donner. De cette manière, ils vont directement au rectum, où l'irritation est la plus grande. Mais, dans les cas fâcheux, les mouvements sont généralement si fréquents, que, malgré le laudanum, un clystère donné le soir ne suffit pas pour tranquilliser le malade pendant toute la nuit. En ce cas, il faut ou lui en donner un autre, ou qu'il prenne l'opiat à la manière ordinaire. Malgré l'avantage des clystères, nous ne pouvons pas nous en servir dans les hôpitaux aussi souvent qu'il serait à désirer, par la négligence des gardes, et par la répugnance des malades, et souvent même nous sommes obligés de nous en désister, à cause de la délicatesse de ces parties. — Il ne faut point user des carminatifs chauds, pour adoucir les tranchées et pour chasser les vents, du moins je ne les ai jamais vus réussir. Les opiats procurent sur-le-champ du soulagement, mais ils ne font que pallier le mal, et souvent ils en augmentent la cause. Je n'ai point trouvé de remède qui répondît à ce but d'une manière sensible. Le meilleur est de fomenter le ventre, et de boire une infusion de camomille. La vertu fortifiante et anti-spasmodique de ces fleurs me fit d'abord penser à en donner une infusion; mais, ayant reconnu depuis que la camomille était un anti-septique des plus efficaces, je suis porté à croire que c'est à ce principe qu'il faut attribuer quelques-uns de ces effets. On fait les fomentations avec des herbes communes, en y ajoutant un peu de liqueurs spiritueuses; mais, comme elles exigent d'être souvent réitérées, les officiers en font plus d'usage que les soldats, étant mieux soignés que ces derniers. Les douleurs occasionnées par les vents affectent quelquefois le côté, de même que dans la pleurésie; mais une médecine laxative, ou les fomentations dont on vient de parler, les dissipent, sans être obligé d'avoir recours à la saignée.

Quand le malade se plaint d'ardeur d'entrailles, et que tout s'aigrit dans son estomac, je lui fais prendre de temps en temps quatre cuillerées de julep de craie; et, quand en même temps les tranchées et les mouvements fréquents exigent quelque palliatif, je fais dissoudre deux grains d'extrait thébaïque dans une chopine de ce julep, et je le donne de la manière qu'on a vu plus haut (1). D'autres fois, lorsque le malade ne se plaint point d'aigreur, mais de tranchées et de mouvements fréquents, je tâche d'en émousser l'acrimonie et de préserver les intestins de l'irritation par des aliments d'une qualité mucilagineuse, dont on parlera dans la suite, et en donnant pour boisson une décoction d'amidon avec de la gomme arabique, assaisonnée avec du sucre et de l'eau de cinnamome simple. On met ordinairement trois gros d'amidon avec une demi-once de cette gomme, dans une chopine de cette liqueur. On employait pour le même but une dissolution (2) de cire dans les hôpitaux de l'Amérique septentrionale, et souvent avec succès, comme me l'a assuré le docteur Huck. Les préparations de cire ont été long-temps estimées pour leurs vertus dans cette maladie. Bates en recommande une dissolution dans une liqueur spiritueuse (3), et Diemerbroeck rapporte des exemples de ses effets extraordinaires, quand elle est dissoute dans du lait, et il fait mention de quelques autres auteurs qui font l'éloge de ce remède dans la dysenterie (4). — Quand le flux de ventre continue jusqu'à ce que les forces soient beaucoup diminuées, et que le pouls s'abatte, tandis que la fièvre hectique subsiste, le cas devient très-dangereux, quoiqu'il y ait encore de l'espérance tant que les selles ne sont point involontaires, qu'il ne paraît ni

----

(1) Page 87.

(2) Pr. *Ceræ flavæ sesquidrach., saponis Hispani duri rasi 1 scrup., aquæ puræ 1 drach., liquescant leni igne, et assidue agitentur donec in unum coeant; dein effunde materiam in mortarium lapideum, eique paulatim admisce aquæ puræ 8 unc., aquæ nucis moschatæ 1 unc., et sacchari albi quod satis sit ad gratum saporem.*

Cette mixture n'a point de goût désagréable; le malade prend cette dose entière en un jour, en des intervalles convenables. On n'emploie le savon que pour dissoudre la cire.

(3) Pharmacop. Batean. in formula *Butyrum Ceræ.*

(4) Observat. et curat. medic., obs. xxviii.

aphthes ni hoquet, et que le malade ne se plaint ni d'un grand abattement, ni d'oppression de poitrine. Ce cas est véritablement fâcheux, et n'admet qu'à peine les palliatifs, vu que les opiats réussissent si peu à soulager les douleurs, ou à réprimer la fréquence des selles. Cette maladie se trouve quelquefois compliquée avec la fièvre d'hôpital; peu de personnes alors en réchappent. Mais, quand il y a encore de la ressource dans les remèdes, je fais communément usage d'une décoction de quinquina et de serpentaire, dont on trouvera la description dans le chapitre suivant, à quoi j'ajoute quelques gouttes de laudanum. D'autres fois, et surtout quand le pouls était abattu, j'ai éprouvé de bons effets de la décoction suivante, dont je donnais quatre cuillerées toutes les quatre ou cinq heures.

*Pr. Radicis serpentariæ Virginianæ contusæ 3 drach. coque ex aquæ puræ 12 unc. ad 8 unc. adjecta sub finem coctionis theriacæ andromachi 1 drach. cola.*

Voici ce que m'écrivit à ce sujet le docteur Whytt en 1760. «Dans ce dangereux état de la dysenterie, lorsque la bouche et le canal, par où passent des aliments, sont menacés d'aphthes, quelquefois même après qu'elles ont paru, j'ai donné avec succès le quinquina. Je faisais auparavant les évacuations nécessaires, suivant l'exigence des cas, ou celles que le malade pouvait supporter, en le saignant, en le faisant vomir avec l'ipécacuanha et en le purgeant avec la rhubarbe. J'ajoutais, à une chopine d'une forte décoction de quinquina, trois gros ou une demi-once de confection de cachou. Ce remède se donne dans la même intention que le diascordium, mais il est plus simple. On le trouve dans la pharmacopée d'Edimbourg. J'ordonnais deux cuillerées de ce remède de quatre heures en quatre heures, sans y joindre autre chose qu'un peu de laudanum à l'heure du coucher. Lorsque l'usage continu de ce remède resserre, je donne alors la rhubarbe, et ensuite la décoction de quinquina, je diminue la dose de la confection de cachou, ou même je la discontinue tout-à-fait.»

Comme je suppose qu'en ce temps-là l'irritation occasionnée par les mouvements fréquents tend à mortifier le rectum, je tâche d'apaiser les spasmes par des clystères anodins, souvent réitérés, où il n'entre aucun ingrédient anti-septique. Cependant quelques personnes en ont essayé de cette espèce; car M. Hunter, un des maîtres chirurgiens de l'expédition de Portugal, m'a dit qu'il avait fréquemment fait usage avec succès des clystères anti-septiques, lorsque le malade était extrêmement abattu par les mouvements continuels et par le ténesme. Son premier essai fut de quatre onces d'une forte décoction de quinquina, dans laquelle on avait dissous quelques grains d'opium. Il trouva dans la suite qu'une décoction de racine de tormentille ou d'écorce de chêne, avec l'opium, répondait au même but. Il m'ajouta qu'on réitérait souvent ces clystères, et surtout si on les rendait d'abord, avant qu'ils eussent fait l'effet qu'on en attendait.

Jusqu'à présent je n'ai rien dit de la diète, parce qu'elle est à peu près la même dans ces deux périodes de la maladie. Elle consiste principalement en gruau de riz ou d'orge, sagou, panade, et l'on permettait du bouillon de mouton à ceux qui avaient peu de fièvre; mais je cessai par la suite ce dernier aliment, parce que je remarquai qu'en général la nourriture animale ne convenait pas. Je donnais pour boisson de l'eau de riz ou d'orge, de l'eau panée, ou une décoction de corne de cerf calcinée. Dans la première guerre, on n'a point fait usage de salep dans les hôpitaux. Quoiqu'on regarde cette racine comme un spécifique dans cette maladie, cependant, d'après mon expérience, je ne puis rien dire à sa louange. M. Triquet, chirurgien-major du second régiment des gardes, me dit que dans l'hôpital de ce corps il n'y avait point d'aliment qui parût mieux convenir aux personnes attaquées de la dysenterie, que de la bouillie au lait faite avec de la fleur de farine et un peu de sucre, pour le déjeûner et le souper. Quoique ces substances soient de tous les aliments les plus doux et les moins échauffants, cependant j'ai remarqué que la plupart du temps le malade n'en pouvait point manger, ni avaler aucune des boissons dont on a parlé ci-dessus, ni même aucune autre, excepté de l'eau tiède toute simple, sans en être incommodé, ou sans éprouver des tranchées immédiatement après. Il était donc naturel de conclure qu'il ne fallait donner que de l'eau, jusqu'à ce que l'estomac et les intestins pussent supporter une nourriture plus forte, sans douleur. Je me suis confirmé dans ce sentiment, par les observations sur la dysenterie, que me communiqua M. Senac, il y a environ dix ans. Pendant que je servais dans les Pays-Bas, il était médecin général de l'armée française, et par ce moyen il eut occasion de bien connaître cette maladie. Ce savant médecin m'apprit qu'ayant eu de bonnes preuves que plusieurs personnes avaient été guéries en ne buvant qu'une grande quantité d'eau chaude pendant cinq à six jours, il en avait fait l'épreuve sur lui-même avec succès, et sur quatorze personnes qui se soumirent à ce régime. Il m'ajouta qu'après avoir essayé différentes méthodes, sans être satisfait d'aucune, il en avait enfin trouvé une qui avait répondu à ses désirs, et par laquelle il avait fait des cures sans nombre. Après avoir évacué par la saignée et un vomitif de tartre émétique, il donnait un grain de cette préparation antimoniale dissous dans une chopine de petit-lait commun, ou d'eau de poulet qu'il faisait prendre tous les jours à différentes fois, pour toute nourriture, boisson, médecine, jusqu'au rétablissement du malade. Son but était de tenir libre le passage de l'estomac au rectum, par les laxatifs les plus doux, et cette faible dose d'émétique lui parut y répondre le mieux (1). Si, malgré les évacuations, les tranchées s'obstinaient à rester, il tâchait de les apaiser, en faisant prendre le soir, à l'heure du coucher, quelque sirop de pavot blanc. Quoique cette méthode, par rapport au régime, s'accorde non-seulement avec mon sentiment sur la nature de cette maladie, mais encore qu'elle m'a été recommandée par une personne dont le jugement et la droiture me sont connus, je n'ai jamais pu cependant profiter de cette ouverture, à cause de la difficulté, pour ne pas dire l'impossibilité d'engager les gens de ce pays-ci à se soumettre à une diète si rigoureuse, même pour quelques jours. — En parlant du régime, il est à propos de dire deux mots de la batterie de cuisine dont on se sert dans les hôpitaux. Elle est toute de cuivre étamé. Mais, comme l'étain s'use en peu de temps, ce qui est salé ou acide corrode le métal, et l'on peut bien s'imaginer que les gardes laissent ces choses long-temps dans ces va-

ses, et qu'elles négligent souvent de les nettoyer avant de s'en servir de nouveau. Il est à présumer que cela produit souvent des malheurs, surtout dans la saison où la dysenterie domine, quand l'estomac et les intestins sont d'ailleurs affectés. Il serait par conséquent à propos qu'il y eût toujours un chaudronnier à la suite des hôpitaux militaires.

III. Je viens maintenant au troisième période de la maladie, dans lequel le malade, quoique se rétablissant en apparence, se trouve abattu par un ténesme, qui est presque la seule chose dont il se plaigne, ou par de fréquents retours de flux de ventre, occasionné par la faiblesse des intestins. — Il y a souvent plusieurs causes du ténesme. Je l'ai vu quelquefois occasionné par ces scybala dont j'ai parlé plus haut, qui venant à sortir en petite quantité pendant plusieurs jours de suite, causent une irritation constante. J'en ai hâté l'évacuation, en faisant prendre une once de sel de Glauber, dissous dans un demi-septier d'eau qu'on boit en différentes fois dans la matinée. Si une ou deux doses ne font point d'effet, il faut attribuer la continuation du ténesme à une excoriation, ou à quelque ulcère du rectum, qui rendent cette partie si sensible qu'elle est irritée par les humeurs des intestins, quoiqu'elles ne soient peut-être pas plus âcres que dans leur état naturel. Si le ténesme est considérable et les mouvements fréquents, il faut avoir recours aux opiats, et surtout aux clystères anodins, dont on a parlé plus haut (1). Dans tous les cas de grande irritation dans ce période, j'avais autrefois coutume de donner une décoction d'amidon et de gomme arabique, telle qu'on l'a vu plus haut (2); mais depuis peu, j'ordonne plus souvent du suif de mouton préparé de la manière suivante, dont on s'est servi quelque temps ici : « Prenez deux onces » de suif frais et une chopine de lait nou- » vellement tiré, mettez-les sur un feu » lent, et remuez-les jusqu'à ce qu'ils » bouillent; ajoutez ensuite une cuille- » rée bien entassée d'amidon réduit en » poudre fine ; mêlez bien avec le reste, » et qu'il bouille un peu ensemble. » On peut y joindre un peu de sucre si on le veut, cela dépend du goût. On prend cette quantité en un jour, ou même le double, si l'estomac le peut supporter.

---

(1) Comme le tartre émétique n'est point partout le même, il faut varier la dose, suivant la manière dont il est préparé.

(1) Page 109.
(2) Page 110.

L'effet en sera meilleur si le malade ne prend point d'autre aliment. J'ai quelquefois essayé ce remède dans le premier et le second période de la maladie, mais sans succès; l'estomac était alors trop dérangé pour pouvoir le supporter. Sydenham a dit que le ténesme, à la fin d'une dysenterie, n'était jamais occasionné par un ulcère au rectum. Morgagni le corrige en cela, en rapportant un cas contraire dont il avait été témoin (1). Mais il paraît que Morgagni, en ne citant que ces cas, ne connaissait que peu d'exceptions à la règle de Sydenham, que je pourrais regarder comme assez générale, d'après mes propres observations. — A l'égard des selles fréquentes, nous ne devons point, comme je l'ai observé auparavant, les considérer comme des rechutes, mais comme une diarrhée occasionnée par la faiblesse des intestins. — C'est pourquoi toutes les fois que le malade se trouve en cet état, je commence par lui donner un scrupule d'ipécacuanha, et le jour suivant je lui fais prendre les remèdes qui arrêtent le cours de ventre, et que l'on appelle par cette raison astringents. Dans la première guerre, j'employais à cet effet la mixture suivante :

Pr. *Extracti ligni Campechensis*, unc. iij; *solve ex aquæ cinnamomi spirituosæ*, sesqui unc.; *admisce aquæ fontanæ* unc. vij, et *tincturæ Japonicæ*, drach. iij; *misce.*

Le malade en prenait deux cuillerées une fois en quatre ou cinq heures, et quelquefois aussi un opiat à l'heure du coucher. J'apprends que dans un des hôpitaux de cette ville, où cette recette est en usage pour les diarrhées anciennes et invétérées, et pour les dysenteries qui résistent aux méthodes ordinaires, on donne en même temps un bol tous les soirs, composé d'un scrupule de *Philonium Londinense* (2), avec deux grains d'ipécacuanha, et que ces deux remèdes réussissent en général. — Ayant lu depuis la première guerre que Degner et d'autres auteurs ont écrit sur les ver-

_____________

(1) *De sedibus et causis morb.*, epit. XXXI, sect. xxvii, xxviii.

(2) Le *Philonium Londinense* est une composition de la même espèce que le *Philonium romanum du Codex*, mais plus courte, comme le sont la plupart des remèdes composés de la Pharmacopée de Londres.

*Pringle.*

tus du simarouba, j'ai fait quelques essais avec ce remède, qui m'ont réussi pour la plupart. Degner le recommande nonseulement comme un astringent doux, mais aussi pour corriger la bile ; car, suivant sa théorie, la dépravation de cette humeur était la cause du flux épidémique dont il traite. Il le donnait par cette raison de bonne heure dans la maladie, tandis que les tranchées et le ténesme subsistaient, et qu'il y avait encore du sang dans les selles. Mais, d'après mon expérience, je n'ai pu découvrir aucun effet salutaire au simarouba, avant le troisième période. Le docteur Huck, qui s'en était souvent servi dans l'Amérique septentrionale, m'a dit qu'il ne l'avait jamais vu réussir au commencement de la maladie, ni même dans son état avancé, jusqu'à ce que les tranchées et le ténesme eussent cessé pour la plus grande partie, et que le sang eût disparu des selles; mais que lorsqu'il ne restait plus qu'une diarrhée, il s'en était servi avec succès. Voici sa formule :

Pr. *Corticis radicis simarubæ* drach. ij *vel* iij; *coque ex aquæ fontanæ sesquilibra ad libram, et cola.*

On donnait cette dose tous les jours à différentes reprises. Il commençait par la plus faible, et quand l'estomac la pouvait supporter aisément, il ordonnait la plus forte. Le docteur Huck remarqua qu'à moins que le malade ne se trouvât sensiblement mieux, dans les trois jours depuis qu'il avait commencé à faire usage de ce remède, il en était rarement soulagé par la suite. Le docteur Mitchel, qui exerçait autrefois la médecine à la Virginie, où la dysenterie est fréquente, m'a appris aussi qu'il avait fait usage de cette plante sans aucun succès, excepté lorsque le malade rendait une quantité extraordinaire de sang dans le fort de la maladie, ou bien lorsqu'il lui survenait une diarrhée après que l'état inflammatoire avait cessé. Il ajouta qu'il en faisait prendre ordinairement une décoction plus forte que celle de Degner, qui probablement donnait le simarouba avec d'autant plus de réserve, que les intestins étaient beaucoup enflammés lorsqu'il commençait à le donner. J'ai remarqué aussi de bons effets de petites doses d'ipécacuanha, jointes à un opiat, tel que deux grains de cette poudre avec quinze de *Philonium Londinense*, pris deux fois par jour. D'autres ont reçu du soulagement de l'ipécacuanha seul. Le

8

docteur Huck remarqua qu'un soldat, après que l'état inflammatoire fut passé, était réduit bien bas par une diarrhée d'une espèce lientérique[1], et qu'après lui avoir donné plusieurs astringents sans effet, il avait enfin réussi en lui faisant prendre six grains d'ipécacuanha en poudre tous les matins à jeun. Ce remède le fit vomir les trois ou quatre premiers jours seulement, mais ensuite il le prenait sans se sentir mal. — Pendant que les malades sont aux astringents, ils doivent être attentifs au régime, s'abstenir d'herbages, de fruits, de boissons où il y a de la drèche, et des acides. Je leur permettais en cet état un peu de viande, et pour boisson, de l'eau où l'on avait mis un peu de rhum ou d'eau-de-vie; je donnais aux officiers un peu de vin, quand ils en avaient envie. Mais je me suis convaincu par un plus grand nombre d'expériences, que les cures seraient plus fréquentes et plus promptes, si l'on pouvait engager les malades à s'abstenir tout-à-fait de nourriture animale et de liqueurs vineuses et spiritueuses; car dans les cas où les astringents ne réussissaient point, j'ai vu souvent guérir en ne prenant que du lait avec des farineux.

C'est pourquoi lorsque les astringents ne réussissent point, surtout si le pouls est vif et si le malade se plaint de chaleur interne, je commence par lui donner un vomitif d'ipécacuanha, et je le mets à ce régime jusqu'à ce que tous les symptômes aient cessé, et que les intestins aient repris leur ton. Pendant ce nouveau régime, je fais rarement usage de remèdes, excepté du julep de craie, dont on a parlé plus haut; je m'en sers pour corriger l'acide considérable, si ordinaire aux estomacs relâchés. Quelquefois j'ajoute un opiat, afin de procurer du repos pendant la nuit, mais quelques jours après je cesse l'un et l'autre, et je me borne à faire observer le régime avec l'exactitude la plus rigoureuse. Je donne cependant de temps en temps le vomitif, s'il survient quelque nouveau dérangement d'estomac, ou si les intestins deviennent plus relâchés. — Tant que le malade continue en cet état, je lui interdis toute nourriture animale, et ne lui permets que le lait avec le sagou et le salep. Dans les grands hôpitaux, on ne saurait donner aux soldats du lait en assez grande quantité, mais ils doivent se contenter d'une plus petite, et des choses qu'on vient de prescrire, sans manger ni

fromage, ni œufs, ni autres choses pesantes qui peuvent échauffer dans la position où ils se trouvent. Si le lait vient à s'aigrir dans l'estomac, il faut y ajouter un tiers d'eau de chaux. Quoiqu'il paraisse que les herbages et les fruits répondent assez bien au but, qui est de rafraîchir, cependant comme la plupart relâchent, j'ai cru qu'il n'était point à propos de s'en servir alors. Mais il est possible qu'en faisant un plus grand nombre d'expériences, on trouve quelque espèce de l'un et de l'autre qui contribue à la guérison. Je suis d'autant plus porté à adopter ce sentiment, que j'ai remarqué qu'un de mes derniers malades se trouva mieux en buvant du lait de beurre, qui n'était pas, il est vrai, des plus acides, qu'on n'aurait pu s'y attendre s'il eût pris du lait; quoiqu'on eût pu supposer que le lait de beurre aurait été contraire à cette maladie, à cause de son acidité qui ressemble à celle de quelques fruits.

Je ne permets dans ce régime ni liqueurs fermentées, ni liqueurs spiritueuses. La principale boisson consiste en décoction d'orge, de riz, ou de corne de cerf calcinée, de l'eau panée, ou du lait coupé avec de l'eau. Ayant remarqué dans mes visites particulières que quelques personnes s'étaient trouvées mieux pour avoir pris des eaux de Bristol, non-seulement à la source, mais encore à une distance considérable, j'engageai un de mes malades qui ne faisait que d'arriver de la Havane, à observer s'il trouverait quelque différence entre l'eau de la Tamise et l'eau de puits de Londres. Il m'assura, après quelques essais, que son flux était moins sujet à retour, lorsqu'il faisait usage de la dernière. Or, l'eau de Bristol et la plupart des eaux de puits à Londres s'accordent à ne point dissoudre parfaitement le savon, c'est-à-dire qu'elles sont parfaitement dures, quoique au goût elles paraissent douces. Je ne voudrais pas conclure de cela que cette eau minérale n'a d'autre avantage que sa dureté, quand on la boit chaude à sa source, vu qu'elle est en vogue depuis très-long-temps pour son efficacité dans les cas de cette espèce, et principalement quand il s'y joint des chaleurs hectiques. — La salubrité de l'air étant d'une si grande conséquence dans cette maladie, un médecin ne peut guère se promettre de succès dans des hôpitaux trop pleins, à moins que les salles ne soient ordinairement bien aérées. Le meilleur expédient, dans la saison où les dysenteries dominent, est de partager les malades, et de les mettre dans des églises, dans des granges et dans des maisons ruinées où l'on ne peut tenir l'air renfermé. Ce n'est pas que le froid ne soit nuisible, et qu'une transpiration libre et insensible ne contribue beaucoup à la guérison ; mais, lorsque la chaleur se trouve incompatible avec la pureté de l'air, on doit plutôt avoir égard à ce dernier point. Il faut avoir soin de faire couvrir tous les jours les privés d'une couche de terre, non-seulement dans le camp, mais aussi dans les hôpitaux, et il faut avoir attention, surtout en ce temps-là, de purifier l'air des salles avec des fumigations, et de les tenir propres. Des hommes qui avaient langui long-temps à l'hôpital d'une fièvre hectique et d'un relâchement des intestins, se sont rétablis d'une manière surprenante, lorsqu'on les eût cantonnés à la campagne, pour y prendre le lait et y respirer un air pur. — Enfin, il faut donner aux convalescents des camisoles, surtout quand le temps commence à devenir froid. Cela contribue à la guérison, et c'est un préservatif contre des rechutes. Quelques officiers, sujets à des rechutes, m'ont appris qu'ils avaient trouvé beaucoup d'avantage à porter une camisole de flanelle sur la peau (1).

---

(1) Je crois devoir apprendre à mes lecteurs que M. Small, chirurgien de Train, dans l'île de Minorque, observateur exact et judicieux, m'a écrit une lettre datée du 30 octobre 1778, dans laquelle on lit ce qui suit : « J'ai eu le malheur d'avoir cet automne plusieurs malades affectés de diarrhées, surtout parmi les nouvelles recrues qui étaient venues nous joindre au printemps. Nos soldats distinguent avec raison les diarrhées en blanches et en sanglantes ; je me suis dirigé dans le traitement d'après les règles que vous avez données dans vos Observations sur les maladies des armées ; j'ai tenté l'ipécacuanha à petites doses ; mais il a produit des nausées longues et incommodes, et je pense que ses effets sont fort inférieurs à ceux qui résultent d'une forte dose, donnée en une seule fois, et mêlée avec le tartre émétique : je me suis servi avec avantage du calomel avec la rhubarbe, et du sel d'epsom avec l'huile. Mes malades aimaient beaucoup l'émulsion cirée ; j'en

## CHAPITRE VII.

OBSERVATIONS SUR LA FIÈVRE D'HOPITAL OU DE PRISON.

Je viens maintenant à la dernière des maladies funestes aux armées, je veux dire la fièvre d'hôpital. En la traitant, je parlerai, 1° de son origine et de la manière dont l'infection se répand ; 2° de ses symptômes ; 3° des pronostics ; 4° des dissections de quelques-uns de ceux qui sont morts ; 5° je donnerai la méthode avec laquelle on doit la traiter. Enfin, je me servirai de ces matériaux et de quelques autres, pour rechercher la nature et les causes de ces fièvres.

§ I*er*. *De l'origine de la fièvre de prison ou d'hôpital, et de la manière dont l'infection se répand.* — Quand les hôpitaux d'une armée sont trop pleins, quand les maladies sont d'une nature putride, ou bien lorsqu'en quelque temps que ce soit, mais surtout pendant les chaleurs, l'air est resserré et renfermé, il en résulte une fièvre d'une espèce particulière, et souvent mortelle (1). J'ai remarqué la même sorte de fièvre dans des casernes trop pleines, dans des vaisseaux de transport trop chargés de monde, et retenus long-temps en mer par des vents contraires, ou bien lorsque, dans des temps orageux, les hommes sont pressés les uns sur les autres, et que les écoutilles sont fermées. Les vaisseaux qui servent d'hôpitaux dans les expéditions de long cours ont toujours été funestes aux malades et à ceux qui en prennent soin. — Aussitôt que je commençai à connaître cette fièvre dans les

---

ai fait usage dans tout le cours de la maladie, en y ajoutant le soir un narcotique : j'ai particulièrement compté sur les vomitifs ; j'ai donné d'ordinaire douze grains d'ipécacuanha, uni avec deux grains de tartre émétique. Ce mélange, quoique réitéré trois ou quatre fois, comme il m'est souvent arrivé, a toujours fait rendre une grande quantité de matière glaireuse. Les tranchées étant dissipées, si les selles restaient encore liquides, je donnais de grand matin dix grains de rhubarbe avec deux grains d'ipécacuanha ; ce qui suffisait en général pour terminer la guérison en peu de jours. Le riz était la principale nourriture des malades. »

(1) Part. I, chap. II, III, IV, VIII. Part. II, chap. II, § 3.

hôpitaux d'armée, je soupçonnai que c'était la même que celle qu'on appelle ici maladie de prison, que je n'avais jamais vue. Un accident dont j'ai fait mention (1) dans la première partie de ces observations, m'ayant donné occasion de les comparer ensemble, je fus confirmé dans mon sentiment. — Cette maladie arrive par conséquent dans tous les endroits qui ne sont pas bien aérés et qu'on ne tient point assez propres, c'est-à-dire, qui sont exposés aux émanations putrides et animales qu'exhalent les corps corrompus ou malades. Il est aisé de voir par cette description que les prisons et les hôpitaux militaires doivent être fort sujets à cette espèce d'infection pestilentielle, puisque les premiers sont continuellement malpropres, et les autres extrêmement pleins d'émanations vénéneuses de plaies, de mortifications et d'excréments dysentériques et putrides. J'ai été témoin qu'elle avait commencé dans une salle, quoiqu'on ne pût l'attribuer à aucune autre cause qu'aux exhalaisons putrides d'un homme qui avait un membre mortifié. Il est même à craindre, lorsque quelqu'un tombe malade d'une maladie putride, telle que la petite vérole, la dysenterie, etc., que la maladie ne se change en cette fièvre maligne, si on le met dans un appartement petit et sans air. C'est ce que j'ai vu arriver dans le camp, lorsqu'on tenait trop fermée la tente d'une personne attaquée d'une pareille maladie. Mais si l'on excepte un petit nombre de cas semblables, cette fièvre n'est pas, à proprement parler, une maladie des camps, quoiqu'on la regarde universellement comme telle, parce que, paraissant fréquemment dans les hôpitaux militaires, on suppose par cette raison, à tort, qu'elle tire son origine des camps. — J'ai quelquefois remarqué qu'elle était extraordinairement contagieuse; mais l'infection ne se communique que lentement, et il n'y a guère que ceux qui se trouvent continuellement renfermés dans le mauvais air, qui y soient sujets, tels que les malades des hôpitaux, leurs gardes, et les prisonniers qui sont dans les prisons. Lorsque la matière infecte n'est pas considérable, ou quand on n'a pas respiré long-temps dans ces émanations dangereuses, ou lorsqu'elles ne sont point particulièrement virulentes, l'on échappera,

ou bien les symptômes viendront si lentement, qu'on aura le temps d'arrêter la fièvre avant qu'elle soit tout-à-fait formée. Cela dépend aussi beaucoup du tempérament; quelquefois la maladie est en suspens quelques jours avant qu'elle force à garder le lit; quelques-uns se plaignent pendant des semaines entières des mêmes symptômes, sans avoir de fièvre régulière; et quelques autres, après avoir quitté les lieux où est l'infection sans avoir de fièvre, s'en trouvent souvent attaqués par la suite (1).

§ II. *Des symptômes.* — Lorsque la maladie vient lentement, les premières choses dont on se plaint sont de petites vicissitudes de chaud et de froid, un tremblement dans les mains, quelquefois un engourdissement dans les bras, une faiblesse des membres, la perte de l'appétit; et le mal augmentant pendant la nuit, on se sent une chaleur excessive, le sommeil devient interrompu et n'apporte aucun soulagement. On éprouve, la plupart du temps avec ces symptômes, une pesanteur, ou bien une douleur de tête. Le pouls est dans les commencements un peu plus vite qu'à l'ordinaire, la langue se trouve blanche, mais la sécheresse peu considérable. Dans ce premier période, on ne se porte pas assez bien pour vaquer à ses affaires, ni assez mal pour garder le lit. Un vomitif, le changement d'air, ou quelquefois une sueur, suffisent pour éloigner la maladie. J'ai fait sur moi-même l'expérience de ces deux méthodes.

Il n'est pas aisé, dans les commencements, de distinguer cette maladie d'avec une fièvre ordinaire (2). J'ai remarqué que le tremblement des mains était un des signes des plus constants; mais il faut faire attention à d'autres circonstances, pour en tirer les diagnostiques. Il faut par conséquent examiner si la personne en question a été exposée aux causes ordinaires des fièvres, ou bien à un air corrompu et infect, et si, ayant été saignée, cette évacuation lui a procuré du soulagement: parce que, dans les fièvres inflammatoires, la saignée modère en général les symptômes, au lieu

<hr>

(1) Voyez ci-dessus.

(1) Voyez part. 1, chap. vi.
(2) Febres malignas in principio statim cognoscere difficile est, cum malignitas sæpe diu latea, et non, nisi ubi vires sumpsit, se se prodat. (Sennert., Epit. de febrib., lib. iv, cap. x.)

que dans celle-ci, elle a rarement cet effet. — Lorsque la fièvre fait des progrès rapides, les symptômes dont on a parlé ci-dessus deviennent plus violents; il s'y joint une grande lassitude, des nausées, des douleurs dans le dos, une pesanteur ou bien une douleur de tête plus continue, et beaucoup d'abattement. Le pouls n'est jamais abattu alors, mais il est très-vif et varie souvent le même jour quant à la force et à la plénitude. Une seule saignée, si elle est modérée, affecte fort peu le pouls; mais si l'évacuation est ample, et surtout si on la réitère afin d'obvier à la fausse indication de l'inflammation, le pouls, devenant plus fréquent, perd de sa force, et souvent sans pouvoir se ranimer, pendant que le malade tombe en délire. Mais il faut d'ailleurs observer que dans tous les cas, indépendamment des évacuations, le pouls s'abat plus tôt ou plus tard, et donne alors des indications sûres et certaines de la nature de la maladie. — Le sang varie beaucoup; car quoique l'altération soit communément fort légère, on l'a cependant trouvé couenneux, non-seulement au commencement de l'attaque, mais encore après que la fièvre est formée. La plus mauvaise espèce est lorsque le *coagulum* est dans un état de dissolution, quoique cela n'arrive que lorsque la maladie est avancée; mais comme on tire alors rarement du sang, je ne saurais dire si cela se rencontre fréquemment.

L'urine varie aussi beaucoup: quelquefois elle est rougeâtre ou couleur de flamme, qu'elle conserve fort long-temps; mais elle paraît plus souvent pâle, et la couleur, aussi bien que sa crudité, varient de temps en temps, étant quelquefois claire et quelquefois nébuleuse. Vers la fin, lorsqu'il survient une crise favorable, elle s'épaissit, mais elle ne dépose pas toujours du sédiment. — Si les malades sont chaudement, et s'ils n'ont point eu auparavant de cours de ventre, ils se trouvent généralement constipés; mais s'ils ne sont pas tenus chaudement, comme cela n'arrive que trop souvent dans les hôpitaux des camps, les pores étant fermés, la diarrhée devient un symptôme commun, mais elle n'est pas critique. Dans les cas plus dangereux, le flux de ventre paraît dans le dernier période; alors les selles sont involontaires, colliquatives, ichoreuses ou sanguinolentes, et d'une odeur cadavéreuse, effets d'une mortification dans les intes-

tins et indications d'une mort prochaine. Lorsque les hôpitaux sont pleins de dysenteries, quelques-uns des gardes se trouveront seulement attaqués du cours de ventre, et d'autres de cette fièvre, qui se terminent par des selles sanguinolentes et gangréneuses. — Au commencement la chaleur est modérée, et même lorsque la maladie se trouve avancée, en ne faisant que toucher la peau, elle ne paraît point considérable; mais en tâtant le pouls pendant quelque temps, je me suis aperçu d'une ardeur extraordinaire, qui, quelques minutes après, me laissait aux doigts une légère sensation de douleur (1). La première fois que je fis cette observation, je l'attribuai à la force de l'imagination; mais des expériences réitérées, et le témoignage de personnes qui, sans connaître mon observation, avaient fait la même remarque, m'assurèrent de sa réalité. Un jour ou deux avant la mort, les extrémités deviennent tout-à-fait froides, si l'on ne prend soin de l'empêcher, et à peine sent-on le pouls. — La peau est ordinairement sèche, quoiqu'il y ait quelquefois, surtout dans les commencements, des sueurs d'une durée plus longue ou plus courte. Celles que les remèdes produisent ne sont utiles qu'à la première attaque; souvent elles emportent alors la fièvre; mais celles que la nature seule opère ne deviennent jamais critiques, que la maladie ne commence à baisser. Ces sueurs se trouvent rarement abondantes comme dans les autres fièvres, mais douces, continues et répandues également par tout le corps, et quelquefois la maladie se termine par une moiteur presque imperceptible de la peau. Elles exhalent ordinairement une odeur fétide et quelquefois insupportable au malade même.

La langue est la plupart du temps sèche, et, sans une attention continuelle de la part de la garde, elle devient dure,

---

(1) Galien fait la même remarque au sujet de la chaleur, dans la description des fièvres qu'il appelle putrides; ce que Lacuna exprime de cette manière: « Febrium quæ a putredine oriuntur, maximum indicium est mordacitas et acrimonia caloris, quæ perinde ac fumus, nares et oculos, sic ipsa erodere tactum videtur... non statim ea qualitas, admota manu, discernitur, at per moram prædicta caliditatis species offertur ex petitionibus partibus. » (Ep. Galen. de Differ. febr., lib. i, cap. vii.)

noire, avec des gerçures profondes. Ce symptôme paraît commun à la plupart des fièvres. La langue se trouve quelquefois, quoique rarement, douce et moite jusqu'à la fin, mais avec un mélange de couleur verdâtre ou jaunâtre. La soif est quelquefois grande, plus souvent modérée, et, lorsque la maladie est avancée, l'haleine se trouve toujours mauvaise; il s'amasse, autour de la racine des dents, une matière noirâtre. — Quelques malades ne tombent jamais en délire, mais tous sont sujets à une grande stupeur; fort peu conservent l'usage de leurs sens jusqu'à la mort; un grand nombre les perdent de bonne heure, et cela provient de deux causes : ou des saignées immodérées, ou bien de l'usage prématuré des remèdes chauds et spiritueux. Ils dorment rarement, et, à moins qu'ils ne soient dans le délire, ils ont plus l'air abattu et rêveur que cela ne se voit communément en d'autres fièvres. Le visage est le dernier à prendre une figure hideuse et moribonde : les yeux paraissent cependant toujours troubles, et le blanc de l'œil est communément d'une couleur rougeâtre comme s'il était enflammé. Cet embarras de la tête se change souvent en délire, surtout pendant la nuit, mais rarement en transports et en ces efforts d'imagination si fréquents dans les autres fièvres, à moins qu'on n'ait suivi un régime trop chaud et qui ne soit pas convenable. Lorsque le délire parvient à ce point, le visage est enflammé, les yeux sont très-rouges, la voix devient précipitée, et le malade fait des efforts pour se lever; mais quand ce délire est occasionné par d'amples saignées, ou seulement par l'état avancé de la maladie, le visage paraît décharné, les paupières ne sont qu'à demi fermées pendant un sommeil interrompu, et la voix, qui est communément lente et basse, s'affaiblit tellement qu'à peine peut-on l'entendre. Dès les commencements, il y a généralement un grand affaiblissement d'esprit et manque de forces. — On éprouve plus communément un tremblement des mains qu'un soubresaut des tendons, et, si ce symptôme se présente, il est beaucoup plus faible que dans plusieurs autres fièvres. Dans chaque période de la maladie, à mesure que le pouls s'abat, le délire et le tremblement augmentent, et à proportion qu'il se relève, la tête se rétablit dans son état. Le malade a souvent l'ouïe dure dès les commencements, et à la fin il devient presque sourd.

Quand la fièvre continue avec une voix lente ou basse, les malades souhaitent ardemment quelque chose de cordial, et rien ne leur fait plus de plaisir et n'est en même temps plus cordial que du vin. Ils ne désirent point d'aliments, cependant ils prennent volontiers une petite panade si l'on y joint du vin. Ceux dont le délire est accompagné d'une voix précipitée, d'un regard égaré, d'un sautillement des tendons et d'actions violentes, quoique le pouls soit abattu, ceux-là, dis-je, ne supportent ni les remèdes chauds, ni le vin, ni les cordiaux ordinaires. — Quoique les vomissements, la pesanteur et le mal d'estomac soient des symptômes de cette maladie, ils ne s'y rencontrent pas cependant essentiellement; et l'on ne doit pas non plus tant attribuer à cette fièvre les points de côté, la difficulté de respirer, et les douleurs qui changent souvent de place, qu'au tempérament du malade, ou à un rhume précédent. — Il y a de certaines éruptions fréquentes dans cette fièvre, mais qui n'en sont pas inséparables : c'est ce qu'on nomme *petechiæ* (1). Ces taches paraissent quelquefois d'un rouge plus pâle ou plus brillant, et d'autres fois d'une couleur livide; mais elles ne s'élèvent jamais au-dessus de la peau (2).

---

(1) Il est douteux que les anciens aient connu ces taches, et la fièvre qu'elles accompagnent. Fracastor est, autant que je le puis savoir, le premier d'entre les modernes qui les ait décrites sous les noms de *Lenticulæ*, *Puncticula* ou *Peticulæ*; car tels étaient les noms qu'on donnait communément de son temps à cette fièvre et à ses taches. « Sunt et aliæ febres, quæ mediæ quodammodo sunt inter vere pestilentes et non pestilentes... quales illæ fuere quæ annis 1505 et 1528 in Italia primum apparuere, ætate nostra non prius notæ, certis vero regionibus familiares, ut Cypro et vicinis insulis, majoribus etiam nostris cognitæ, vulgus Lenticulas, aut Puncticula appellat, quod maculas proferant, lenticulis aut puncturis pulicum similes. Quidam mutatis litteris Peticulas dicunt. (Fracastor, De morb. contag., lib. III, cap. VI.)

(2) On ne doit pas par cette raison les rapporter à ce que les anciens appelaient *ecthymata*, qui dénotent des pustules ou éruptions plus élevées que la peau, comme dans les fièvres miliaires, avec lesquelles on ne doit pas confondre cette fièvre.

Elles sont petites, mais généralement en si grand nombre, qu'à une petite distance la peau paraît seulement un peu plus rouge qu'à l'ordinaire, et comme si la couleur était uniforme partout ; mais en regardant de plus près, on aperçoit les interstices. Ces taches sont la plupart du temps si peu remarquables, qu'à moins qu'on ne les examine avec beaucoup d'attention, elles peuvent échapper à la vue. Elles sont plus nombreuses sur la poitrine et sur le dos ; il s'en trouve moins sur les jambes et sur les bras, et je ne me rappelle pas d'en avoir jamais vu au visage. Elles paraissent quelquefois dès le quatrième ou le cinquième jour, et d'autres fois pas plus tôt que le quatorzième. Elles ne sont jamais critiques, et l'on ne doit pas les mettre au nombre des signes mortels ; elles concourent seulement, avec d'autres signes, à constater la nature de la maladie. Plus elles approchent d'une couleur pourprée, plus elles indiquent de danger. J'ai remarqué, dans un petit nombre de cas, au lieu de taches, des raies pourprées et des pustules qui sont peut-être plus à craindre. Les taches pétéchiales ne paraissent quelquefois qu'après la (1) mort : il arriva dans l'hôpital qu'en saignant un malade, les taches pétéchiales parurent sur son bras au-dessus de la ligature, et nulle part ailleurs.

Quoique cette fièvre soit d'une espèce continue, elle a généralement des redoublements sensibles pendant la nuit, avec une rémission et souvent des sueurs partielles le jour, et, après avoir continué long-temps, elle est sujette à se changer en hectique ou à prendre une forme intermittente. — La durée de cette fièvre est incertaine ; je l'ai vue finir par la mort ou par le rétablissement de la santé, en sept jours, à compter du temps que le malade gardait le lit ; mais dans les hôpitaux, elle continuait généralement depuis quatorze jusqu'à vingt jours (2) ; et quelques-uns moururent, et

d'autres se sont rétablis après quatre semaines de maladie. Depuis le temps que le pouls s'abat jusqu'à la mort, ou jusqu'à une crise favorable, on aperçoit peut-être moins de changement d'un jour à un autre dans cette fièvre que dans la plupart des autres. Quand elle est d'une longue durée, elle se termine souvent par des suppurations des parotides (1) ou des glandes maxillaires ; lorsqu'elles ne paraissent point, il devient probable que la fièvre est entretenue par quelque abcès qui se forme intérieurement. Plusieurs se plaignent, après la crise, de douleurs dans les membres et de privation de repos, et presque tous d'une grande faiblesse, d'un étourdissement, d'un vertige, et d'un grand bruit dans les oreilles. — Après avoir rapporté les marques qui caractérisent davantage cette fièvre, j'ajouterai seulement qu'il y en a quelquefois de faibles degrés qu'on a peine à définir, et qu'on ne peut découvrir dans les hôpitaux qui sont pleins, qu'en observant les malades dans un état languissant, quoique la nature de la maladie pour laquelle on les avait admis parût susceptible d'une plus prompte guérison. Dans ce cas, les seuls diagnostics sont de légers maux de tête, la langue blanchâtre, manque d'appétit, et d'autres symptômes fiévreux très-peu considérables.

§ III. *Des pronostics.* — Les personnes déjà affaiblies par d'autres maladies, ou par d'autres accidents ( celles, par

---



(1) Cette circonstance, ainsi que plusieurs autres qui se rencontrent dans cette fièvre, sont communes à la peste. (Voyez Diemerbroek, De peste, lib. iv, hist. vi.)

(2) Le docteur Clephane, un des médecins de l'armée, a remarqué que les changements les plus sensibles en un état meilleur étaient généralement le dix-sept-

tième jour depuis que le malade se trouvait assez mal pour garder le lit. On doit faire d'autant plus d'attention au cours ordinaire de cette fièvre, qu'on ne doit pas espérer de procurer une crise convenable avant ce temps, excepté dans une rechute, dont le cours est ordinairement moins long.

(1) Les parotides ne suppurent pas d'elles-mêmes, mais seulement quelques-unes des glandes lymphatiques qui sont au-dessus. Je me rappelle un exemple d'une tumeur de cette espèce, des deux côtés, sans aucune indisposition précédente ; la personne n'en soupçonnant pas la cause, et y ayant appliqué un cataplasme résolutif, fut saisie sur-le-champ, tandis que les tumeurs s'affaissaient, de la fièvre d'hôpital. Cela est arrivé à M. Duncan Forbes, chirurgien de la seconde brigade des gardes à cheval, qui était aide-chirurgien dans l'hôpital, tandis que cette fièvre y était très-fréquente.

exemple, qui ont éprouvé la salivation ), sont plus susceptibles de l'infection que les personnes fortes et vigoureuses , et courent plus de risque. Ceux qu'on admet dans des hôpitaux trop chargés de monde, et qui ont la petite vérole, quoiqu'elle soit d'une espèce favorable, tombent promptement dans cette fièvre , et ils courent plus de risque que d'autres d'en mourir. Une personne qui s'est rétablie devient aussi sujette à une rechute qu'elle l'était d'abord à cette maladie ; mais l'on n'a pas observé si ceux qui ont eu des abcès sont aussi exposés à retomber que les autres. La seconde fièvre se trouve accompagnée d'un double danger, parce que la première a beaucoup affaibli le malade. La marque évidente de la corruption de l'air dans un hôpital, c'est lorsque beaucoup de gardes tombent malades. — On ne doit point tirer d'aucun signe seul quelque pronostic , et tous ces signes réunis sont peut-être plus trompeurs dans cette fièvre que dans les autres. Les suivants paraissent communément favorables ; un petit délire, les forces peu diminuées , l'urine trouble sur le déclin de la maladie, et dans le même temps une sueur douce ou une moiteur répandue par tout le corps, ou même la peau douce et la langue moite, ou bien des selles liquides succédées d'une sueur ; un pouls à qui le vin et les cordiaux donnent de la force, avec une diminution de la stupeur, du tremblement et des autres affections du cerveau. Il paraît que dans cette fièvre la surdité est un signe favorable. Du sédiment dans l'urine, sans aucun autre changement favorable , n'est pas un signe sûr de rétablissement, et quelques personnes ont guéri sans cela.

Les signes défavorables sont un soubresaut des tendons, des yeux fort enflammés et égarés, la parole prompte et le son de la voix altéré, un délire violent, des insomnies continuelles, des vomissements, des selles fréquentes, avec un pouls qui s'abat et une augmentation du mal de tête, les extrémités froides et un tremblement de la langue. On a remarqué qu'un des plus mauvais signes est lorsque le malade se plaint de la perte de la vue, qu'il avale avec peine, qu'il ne saurait tirer la langue quand on le lui dit ; quand il ne peut se tenir couché que sur le dos et qu'il se tient les genoux élevés, ou lorsqu'étant insensible, il fait des efforts pour se découvrir la poitrine, ou qu'il essaie souvent de sortir du lit, sans

en donner aucune raison. S'il se joint à quelques-uns de ces signes des selles ichoreuses, cadavéreuses et involontaires , elles indiquent une mortification dans les intestins et une mort prochaine. — On ne sera pas surpris de trouver la plupart de ces pronostics communs aux autres fièvres, lorsqu'elles sont avancées, si l'on vient à considérer que, quelle que soit la cause qui produit une fièvre, si cette fièvre dure long-temps, elle corrompt les humeurs, affecte le cerveau et les nerfs à peu près de la même manière que celles qui tirent leur origine de l'infection.

§ IV. *Des dissections.* — Les dissections de ceux qui moururent de la fièvre d'hôpital commune, et de ceux du régiment de Houghton, dont la maladie leur vint des prisons, montèrent en tout à dix. Chez quelques-uns, on ouvrit toutes les cavités, et chez les autres on n'examina que le cerveau ou les intestins. J'ai jugé à propos de faire mention de ces imperfections dans cette partie, afin que, s'il est possible d'apprendre quelque chose de plus par le moyen des dissections, on ne regarde point ce que nous avons fait comme quelque chose de complet, et que cela ne détourne point les autres de pousser plus loin leurs recherches. — Le phénomène qu'on s'attendait le moins à trouver après la mort, ce fut des abcès dans le cerveau ; c'est pour cela que j'en ferai mention plus particulièrement : ce fut à Gand que je les remarquai pour la première fois. Le soldat en qui j'en trouvai un n'ayant été admis à l'hôpital que deux jours avant sa mort, je conjecturai seulement, par les symptômes et par le détail imparfait qu'on me fit de sa maladie, que sa mort avait été causée par une fièvre de cette espèce, après avoir langui près d'un mois. Je trouvai environ trois onces de matière purulente dans les ventricules du cerveau, et je remarquai que toute la substance corticale et médullaire était extrêmement flasque et molle. Ce qu'il y eut de plus extraordinaire, c'est que je découvris de la même matière sur la partie supérieure du cervelet ; et cependant ce malade, avec une stupeur et une surdité , ne laissa pas, jusqu'à la nuit qui précéda sa mort, de conserver sa raison si entière, qu'il répondait distinctement à tout ce qu'on lui demandait ; mais, vers ce temps-là, les muscles de la face commencèrent à devenir convulsifs. — De deux soldats qui moururent indubitablement de cette fièvre, chez l'un le cerveau avait suppuré, et chez l'autre le cervelet. Dans le premier cas, le malade eut une stupeur et une surdité dès le commencement, mais il ne tomba point en délire, et ne perdit pas tout-à-fait la raison. Son pouls s'affaissa de bonne heure. Environ dix jours avant sa mort, la tête commença à lui enfler, et elle continua à être fort grosse, jusqu'à ce qu'elle diminuât un peu deux jours avant sa mort. Plusieurs jours avant qu'il mourût, il ne voulait prendre que de l'eau froide. Pendant sa maladie, il se tenait continuellement couché sur le côté droit. La tête ayant été ouverte, on trouva dans la substance de la partie antérieure de l'hémisphère droit du cerveau un abcès de la grosseur d'un œuf, qui était plein d'une matière fluide semblable à du petit-lait. Cinq autres soldats, malades de la même fièvre, eurent pareillement la tête enflée, mais ils en revinrent (1). Je n'avais jamais remarqué auparavant ce symptôme extraordinaire, et je ne l'ai pas trouvé depuis. Dans l'autre cas, l'abcès du cervelet était environ de la grosseur d'un petit œuf de pigeon, et il renfermait pareillement une matière fluide et ichoreuse. Ce malade n'avait pas non plus tellement perdu l'usage de la raison, qu'il ne répondît sensément aux questions qu'on lui faisait. Deux jours avant sa mort, son urine devint fort pâle. Ces deux cadavres furent ouverts par M. Breach, alors aide d'hôpital, maintenant apothicaire dans le faubourg de Souch-Wark.

Les suppurations dans le cerveau ne furent pas constantes : car un autre soldat, qui mourut environ ce même temps, et qui avait été malade à peu près le même nombre de jours, avec des symptômes semblables, excepté la pâleur de l'urine, n'eut point d'abcès ni dans le cerveau ni dans le cervelet. On ouvrit par la suite deux autres soldats : la substance corticale du cerveau parut enflammée; mais on ne trouva point de suppuration. Dans l'un, les gros intestins étaient déjà corrompus et les grêles fort enflammés. Un dévoiement l'emporta; et, un instant avant qu'il mourût, il lui sortit par le nez de la matière ichoreuse. Dans l'hôpital militaire

d'Ipswich, un soldat étant mort de cette fièvre lorsqu'on s'y attendait le moins, après avoir été près de se rétablir, on ne lui trouva aucune suppuration dans le cerveau. Le docteur Cléphane me dit, à peu près dans le même temps, qu'il avait fait ouvrir la tête d'une personne qui mourut après la formation d'un abcès dans chacun des orbites, et qu'il avait trouvé le cerveau très-flasque, et environ deux onces de sérosité fluide dans les ventricules. Mais on n'examina pas davantage ces deux corps. — Je n'entreprendrai point de décrire les autres particularités que j'ai remarquées dans ces dissections; car, quoique je les aie écrites au long, ce qu'on vient de dire suffit ici pour tirer les conclusions suivantes. — Comme la tendance à la putréfaction, pendant tout le cours de la maladie, est très-grande; aussi se termine-t-elle généralement, quand elle devient fatale, soit par une mortification actuelle de quelque partie, ou par un abcès du cerveau souvent ichoreux. Les intestins sont plus particulièrement sujets à se mortifier, puisqu'il y a peu de ces malades qui meurent sans des selles cadavéreuses et involontaires; et, d'après l'observation que nous avons faite, que les taches pétéchiales ne paraissent qu'après la mort, il paraît raisonnable de conclure qu'elles sont toujours causées par une dissolution et une corruption du sang. Les sueurs putrides et l'odeur infecte qu'exhale le corps peu avant la mort peuvent servir de nouvelle preuve de ce qui a été avancé. A l'égard des abcès, si souvent trouvés dans le cerveau, on peut regarder ceux qui contiennent une matière ichoreuse comme une sorte de mortification particulière aux parties de cette contexture. Et, par les cas précédents, il est naturel de conclure que ces abcès ne sont point rares dans cette fièvre (1). — De ce que le cerveau paraît enflammé sans suppuration, on peut comprendre par là que les mêmes remèdes ont quelquefois dans cette fièvre des effets opposés. Car, quoique le vin et les cordiaux soient souvent les meilleurs remèdes lorsqu'elle est

_______

(1) Cela est arrivé à Inverness, et presque tous les soldats dont il est ici question étaient du régiment d'Hougthon.

(1) Il paraît par les nombreuses dissections qu'on fit de ceux qui moururent de la dernière peste, à Marseille, qu'il y avait toujours quelque viscère d'enflammé et de mortifié, et que le cerveau et les poumons étaient le plus souvent affectés de cette manière. (Voyez le Traité de la peste, part. I.)

avancée, cependant il se trouve des malades qui ne les sauraient prendre sans augmenter le délire : ceux-là, par conséquent, ont probablement dans le cerveau quelque inflammation plus considérable qu'à l'ordinaire.

La dernière observation que je ferai à l'égard des dissections est que la grande disposition de cette fièvre à la putréfaction la réduit au rang des maladies pestilentielles, dont toutes les espèces sont remarquables par l'abattement des forces, l'affaissement du pouls, la déjection des esprits, par des sueurs et des selles putrides, des taches pétéchiales et autres symptômes de corruption. — Telles sont les conclusions que nous pouvons tirer raisonnablement de la direction des corps ; mais vouloir déterminer par ce moyen la première cause morbifique, tandis qu'on n'en voit que les effets, et vouloir par là rendre raison de toutes les variétés de cette fièvre, c'est une entreprise trop grande. Il ne serait pas juste non plus de proposer la méthode que je donne pour traitement, comme si je l'avais tirée de l'inspection des corps morts, puisque celle qui m'a le mieux réussi est fondée sur l'expérience des autres, ou sur les essais que j'ai faits moi-même avant la plupart des dissections.

§ V. *Du traitement.* — Dans le traitement de cette fièvre, de même que dans celui de toutes les autres, il faut varier sa méthode suivant l'état de la maladie. Je la distinguerai par conséquent en trois périodes, et dans chacun je proposerai les remèdes que j'ai, par expérience, trouvé les meilleurs. Supposons que le premier dure tant que la personne peut faire ses fonctions ; que le second période commence quand elle garde le lit, que la fièvre paraît, que la tête est quelque peu affectée, mais le pouls toujours plein ; et le troisième période, lorsque le pouls s'abat, et que la stupeur vient avec les autres symptômes déjà décrits. — Dans le premier période, de même que dans les autres, on doit principalement avoir attention d'éloigner les malades du mauvais air, et, si l'on ne peut le faire, on doit s'attacher à leur procurer une succession continuelle d'air frais par le moyen du feu, ou en tenant les portes et les fenêtres ouvertes ; ou bien purifier la chambre en y répandant du vinaigre ou autres choses semblables. Car, quelque remède qu'on donne, tant que l'air persiste dans cet état de corrup-

tion, et que même elle augmente à cause de la transpiration des malades, il y a fort peu d'espérance de guérison. C'est pourquoi, dans toutes les périodes de la maladie, quand même le malade ne respirerait d'autre air infect que celui de son atmosphère, il n'en serait pas moins nécessaire de tenir les rideaux ouverts, de lui procurer par toutes sortes de moyens une succession d'air frais. C'est de l'exactitude à observer cette règle que dépend en grande partie la guérison de cette fièvre. — Après cette précaution, je donne un vomitif, et, après l'opération, un demi-gros de thériaque, avec dix grains de sel de corne de cerf et quelques verrées de petit-lait fait avec le vinaigre, et je réitère la même chose le soir suivant, sans y joindre le vomitif. Quelquefois je ne me sers que de sudorifiques ; et, par le moyen de ces deux méthodes, je détourne communément les symptômes qui sont les avant-coureurs de cette fièvre reçue par contagion. — Il ne faut pas omettre une circonstance qui paraîtra peut-être minutieuse, comme, non seulement dans les commencements, mais encore par la suite, la guérison dépend beaucoup d'une sueur libre, il est fort utile, surtout pour ceux qui sont moins propres, d'avoir les pieds et les mains lavés avec de l'eau et du vinaigre chauds. S'il faut que le malade reste après la sueur dans le mauvais air, je me sers pour préservatif d'une décoction de quinquina et de serpentaire, dont je parlerai dans la suite.

II. Mais, dans le second période, lorsque la fièvre se manifeste, si le pouls est plein, je fais ordinairement tirer un peu de sang, si on ne l'a pas fait plus tôt. Lorsque les symptômes sont violents, ils semblent indiquer une évacuation abondante ; cependant les grandes saignées deviennent communément funestes, parce qu'elles abattent le pouls et qu'elles affectent la tête. On ne doit même réitérer une saignée modérée qu'avec les plus grandes précautions ; car, comme on rencontre ici plusieurs circonstances différentes de celles des fièvres ordinaires, l'expérience fait voir pareillement que ceux-même dont le sang est couenneux se trouvent communément plus mal après une seconde saignée, à moins que les poumons ne soient enflammés. Si l'on se sent seulement mal à la tête, il vaut mieux appliquer les sangsues aux tempes que d'ouvrir la veine du bras. Mais, dans le délire, accompagné d'un pouls abattu, les sangsues ne font aucun bien, et j'ai tout lieu de penser qu'elles font quelquefois du mal ; on n'a point, par conséquent, essayé la saignée. Grand nombre de malades ont été guéris sans saignées, et, parmi ceux à qui on a tiré beaucoup de sang, très-peu se sont rétablis. — On doit aussi employer les vomitifs avec précaution. Avant la formation de la maladie, on peut en prendre un pour la prévenir ; et même, si l'estomac est chargé de matières corrompues, comme cela arrive assez ordinairement en automne, on croit qu'un émétique convient aussi au commencement du second période, afin de soulager l'estomac et de disposer à la transpiration.

Quand nos troupes revinrent, dans l'automne de 1752, de l'expédition à la rade de Basque, on amena à l'hôpital de Portsmouth plusieurs soldats attaqués d'une maladie composée d'une fièvre d'automne et d'une fièvre d'hôpital. La fièvre ordinaire à cette saison prit bientôt une forme maligne dans les endroits du vaisseau trop chargés de monde où on les mit. Tous ceux qui n'étaient pas fort abattus, et qui ne se plaignaient que d'un grand mal de tête, de constipation et de mal d'estomac, je les faisais d'abord saigner et ensuite purger ; après cela, procédant de la manière dont j'ai parlé dans le traitement des fièvres d'automne (1), je leur donnais deux fois par jour un grain de tartre émétique, qui, non-seulement faisait aller par haut et par bas, mais encore amenait une sueur. Tous ceux qu'on traita de cette manière se rétablirent. Mais, dans l'état avancé de la fièvre d'hôpital, lorsque le malade s'est continuellement plaint de nausées, je juge l'émétique dangereux, d'après deux exemples où, après avoir donné l'ipécacuanha dans ces circonstances, la maladie prit soudain une tournure plus fâcheuse. Je ne trouve même pour ce symptôme aucune méthode dont l'expérience m'ait montré suffisamment l'efficacité. Mais, en d'autres fièvres que j'ai traitées depuis, et qui, par les nausées continuelles, paraissent en approcher beaucoup, je suis souvent venu à bout de détruire ce symptôme, en donnant la potion saline de Rivière (2) dans le temps de l'ef-

fervescence ; mais je la réitérais plus souvent qu'on ne le fait communément. Voici ma formule.

Recipe : *Salis absinthii scrupul.* 4, *sachari albi drachm.* 2, *solve ex aquæ puræ unc.* 4 *et admisce aquæ cinnamomi simplicis uncias* 2. — *Dentur omni hora cochlearia* 3, *cum cochleari uno succi limonum, donec æger nauseare desierit.*

Avant ce remède, je fais prendre quelquefois au malade une infusion de fleurs de camomille, pour lui nettoyer l'estomac ; d'autres fois j'omettais cette infusion. Mais, s'il était resserré, je lui ordonnais toujours un lavement laxatif,

------

(1) Page 84 et suiv.

(1) *Huic symptomati* ( *scilicet vomitui* ) *gravissimo statim medetur, quasi miraculo,*

------

*sal absinthii ad* 1 *drach. in succi limonum recentis cochleari exhibitum, ut experientia didici.* (River. in cap. De febr. pestilent.) On peut déduire la manière dont ce remède opère, de l'expérience XLIV, Mémoires sur les substances septiques et anti-septiques. Les deux éditions originales de Rivière portent dans la mixture précédente un drachme de sel ; je crois que c'est une faute d'impression, et qu'il faut un scrupule, si l'auteur a eu intention de ne donner qu'autant de sel qu'il en faut pour rassasier l'acide, et si le sel dont il faisait usage était de la même force que le nôtre. On peut douter de la dernière circonstance, si l'on considère qu'autrefois on préparait souvent le sel d'absinthe avec le soufre, et, par le moyen de l'acide qu'il renferme, il devenait un alcali beaucoup plus faible que celui qu'on trouve actuellement chez nos apothicaires. On avait, en ce temps-là, recours à ce sel en différentes maladies de l'estomac, parce qu'on lui croyait toutes les vertus de la plante originale. L'acide n'y fut ajouté, à ce qu'il paraît, que pour le rendre plus agréable à l'estomac. Mais maintenant nous trouvons que le sel lixiviel de toutes les plantes réussit aussi bien que celui d'absinthe, et que le suc de limon, ou quelqu'autre acide, est nécessaire pour produire une effervescence et le développement de quelque air fixe, d'où dépend la vertu de ce remède utile. (Voyez Mémoires sur les substances septiques et anti-septiques. Exper. XLIV.) Depuis que ceci est imprimé, j'ai trouvé dans les observations de Rivière (Cent. I, obs. XV) que la proportion ordinaire du sel d'absinthe était d'un scrupule sur une cuillerée de jus de limon ; ce qui prouve qu'il y a réellement, comme je le soupçonnais, une faute d'impression dans le chapitre *de Febr. pestil.*

que je faisais réitérer tous les jours, ou fréquemment, si le malade n'allait point autrement à la selle. — Le soin qu'on doit prendre ensuite est d'exciter la sueur ; mais, dans ce période de la fièvre, on ne doit faire usage que de sudorifiques doux, et l'on se servait pour cet effet du *spiritus Mindereri*. Mais il arrive communément que la cause morbifique se trouve alors trop enracinée pour que les sueurs l'emportent. A moins qu'elles ne viennent aisément et qu'elles n'apportent du soulagement au malade, il ne faut point insister dessus. Bien plus, si elles viennent d'elles-mêmes et qu'elles soient abondantes avec un pouls petit et fréquent, on doit les arrêter. La fièvre commence alors à éluder toute la force du vésicatoire, des alexipharmaques et des sudorifiques, jusqu'au temps ordinaire de son déclin. Entre plusieurs exemples dont j'ai été témoin, je me contenterai d'en rapporter un seul. M. Annesli, un des aides de l'hôpital, fut attaqué de la fièvre d'hôpital, et, après avoir gardé le lit quatre ou cinq jours et avoir eu les vésicatoires appliqués, il prit plusieurs doses de musc, chacune de vingt-cinq grains, qui ranimèrent le pouls et occasionnèrent une sueur abondante. La fièvre continua cependant jusqu'au dix-septième jour, qu'elle se dissipa avec une moiteur de la peau et des urines troubles. — C'est pourquoi, dès que la maladie se confirme, il est à propos de ne donner d'autres remèdes que ceux qu'on a recommandés auparavant dans le traitement des fièvres inflammatoires (1), savoir, la poudre de contrayerva, avec le nitre, le camphre et l'eau d'orge acidulée avec du vinaigre. — Quoiqu'on prévînt la constipation par des clystères émollients, de peur que la matière fécale, venant à s'accumuler, ne servît à entretenir la corruption, il ne faut pas cependant encourager un dévoiement, à cause de la grande faiblesse qui accompagne cette maladie. — Je me suis servi, vers ce temps-là, des vésicatoires, mais sans aucun succès. Bien plus, à la première attaque, on appliqua les vésicatoires sur toute la tête, et l'on entretint la plaie pendant quelques jours ; mais sans apporter aucun soulagement, ou sans même prévenir aucun des symptômes ordinaires.

III. Nous voici maintenant arrivés au troisième période, qui est le plus long. Dans cet état, le pouls s'affaisse, la stupeur est grande, on est menacé du délire, et il survient souvent des taches pétéchiales. Ce changement commence dans les trois ou quatre jours après la formation de la fièvre, souvent plus tard, suivant les circonstances et la manière dont on l'a traitée. Mais il est bon d'observer que, si l'on a saigné le malade une fois ou deux abondamment, dès qu'il s'est plaint, il ne passera pas communément par le second période, et d'un état fort peu éloigné de la santé, son pouls sera disposé à s'abattre, et tout d'un coup il tombera en délire. Soit que cette altération arrive par la mauvaise conduite, ou par le cours de la maladie, nous devons varier la méthode, et regarder comme la partie la plus essentielle l'entretien du principe de vie, surtout vers le déclin de la fièvre ; mais on ne saurait le faire sans employer des remèdes plus chauds que ceux qu'on a proposés jusqu'ici. C'est pourquoi, dès que le pouls commence à être languissant et l'urine à devenir pâle, nous devons omettre le nitre dans les poudres diaphorétiques (1), et le remplacer par dix grains de serpentaire de Virginie. — J'ai quelquefois donné une décoction simple de cette racine, y ajoutant quelque liqueur spiritueuse en petite quantité. J'ai prescrit d'autres fois le même remède en substance, depuis deux scrupules jusqu'à un gros par jour, ce qui fut suivi de bons effets. Mais le hasard me fit naître, à la dernière campagne, l'idée d'y ajouter le quinquina. Un homme malade de cette fièvre, avec des taches pétéchiales, ayant eu un vésicatoire appliqué au dos, cette partie commença à se mortifier ; mais, lui ayant donné une forte décoction de quinquina, avec un peu de la teinture de cette substance, qu'il continua pendant quelques jours avec les cordiaux ordinaires, la plaie commença à suppurer et à prendre un tour si favorable, qu'on ne doutait point que le malade ne se rétablît. Ayant pris ensuite du dégoût pour ce remède, il le discontinua ; sur quoi la gangrène revint et il mourut. C'est là toutefois ce qui m'a engagé à joindre le quinquina à la serpentaire, dans l'état avancé de cette fièvre. Les neuf premiers qui prirent ce remède composé recouvrèrent la santé,

_________

(1) Part. III, chap. I.

(1) Part. III, chap. I.

quoiqu'il y en eût quatre qui eussent des taches pétéchiales. De trente-neuf malades dont j'ai pris soin pendant cette saison, je n'en perdis que quatre. Mais il faut ajouter que les endroits où les malades se trouvaient étaient parfaitement bien aérés, et que la fièvre n'était pas accompagnée de symptômes aussi fâcheux que je lui en ai vu quelques autres fois ; car, à Ipswich, où elle était plus maligne, et où l'air d'hôpital devint tellement infect, que presque toutes les gardes furent attaquées de cette maladie, aussi bien que ceux qu'on admettait pour d'autres cas, je crois en avoir perdu environ le double proportionnellement, car je n'en ai point tenu de registre exact. — La première fois que je joignis le quinquina à la serpentaire dans les cas ordinaires, je commençai par une quantité beaucoup plus petite que celle que je donnais dans la gangrène, dans l'intention de l'augmenter peu à peu ; mais trouvant que la faible dose réussissait si bien, je la changeai rarement. Voici la recette dont je fais actuellement usage.

Recipe : *Corticis Peruviani in pulverem contriti drach. 3, coque ex aquæ fontanæ unc. 16 ad unc. 8, adjectis sub finem coctionis radicis serpentariæ virginianæ contusæ drach. 2 stent per horam, dein colaturæ admisce aquæ alexiteriæ spirituosæ cum aceto unc. 2, sacchari albi semi-unc.*

La dose ordinaire était de quatre cuillerées toutes les six heures ; si cela échauffait le malade, je ne lui en faisais prendre que trois ; mais, s'il était plus bas qu'à l'ordinaire, je donnais quatre cuillerées toutes les quatre heures, diminuant la dose ou la donnant à de plus longs intervalles, suivant les circonstances. J'ai quelquefois diminué la dose de la serpentaire et de la liqueur spiritueuse, quand j'ai imaginé qu'elles échauffaient trop. — Il y eut un cas où la fièvre finit par la suppuration d'une des parotides : elle fut ouverte et guérie pendant qu'on faisait usage de ce même remède. — Outre ce remède, il est quelquefois à propos de donner un cordial volatil, de cette manière :

Recipe : *Aquæ fontanæ unc. 4, aquæ nucis moschatæ unc. 1, confectionis cardiacæ sesquidrach., saliscornu cervi semi-drach., syrupi croci semi-unc. Misce. — Dentur subinde in languoribus cochlearia 2 vel 3.*

On consomme communément cette dose en vingt-quatre heures. Mais, hors des hôpitaux et partout où l'on peut se procurer le vin en abondance, je ne faisais point usage de ce cordial, ou je m'en servais beaucoup moins. En général, il convient bien dans l'état bas de ces fièvres, et c'est la meilleure ressource, après le vin, dans les grands abattements occasionnés par des saignées faites mal à propos, ou par une longue diète. Mais, en fait de cordial agréable et efficace dans ce période de la maladie, il n'y en a point qu'on puisse comparer au vin. On accordait par jour aux simples soldats, depuis un poisson jusqu'à un demisetier d'un vin fort, converti en petitlait, ou mêlé avec la panade qui était leur seule nourriture. Mais à ceux qui n'étaient pas dans l'hôpital, je prescrivais communément du vin du Rhin ou du petit vin de France. Quelquesuns en buvaient près d'une chopine par jour et une partie sans eau. La vertu du vin est en effet si puissante dans ce période de la fièvre que j'ai vu plusieurs personnes réduites extrêmement bas, et refusant la décoction à cause de son goût, en réchapper en ne prenant qu'un peu de panade avec du vin et de la mixture volatile, toutes les deux ou trois heures alternativement. Et peut-être n'y a-t-il aucune règle plus importante dans cet état, que de recommander à ceux qui ont soin des malades, de ne jamais les laisser long-temps, lorsqu'ils sont faibles, sans prendre quelque chose de cordial et de nourrissant. J'ai vu des personnes dans un état qui donnait des espérances, abattues à n'en pouvoir revenir, pour avoir passé une nuit entière, et vers le temps de la crise, sans rien prendre qui pût les soutenir. Les malades ne peuvent être plus bas que dans l'état avancé de cette fièvre ; c'est par cette raison qu'Hoffman conseille de les tenir continuellement au lit, et qu'il ne leur permet pas même de se lever sur leur séant. Dans le dernier période de cette maladie, aussi bien que dans le scorbut de mer, on dirait que la force du cœur est trop petite pour porter le sang au cerveau, à moins qu'on ne soit dans une situation horizontale (1).

Mais quelque nécessaires que soient le vin et la décoction ci-dessus, dans le bas

--------

(1) Voyez la Description du scorbut de mer, dans les voyages de milord Anson.

état de la fièvre, on doit se ressouvenir que pendant tout ce long période il ne faut donner ces remèdes que comme anti-septiques et pour soutenir le principe de vie, sans avoir pour but de relever entièrement le pouls, de soulager totalement la tête, ou de forcer les sueurs avant que la nature ne se détermine de ce côté-là : ce qui arrive rarement avant le quatorzième jour. Car, quoique les saignées immodérées dans les commencements, et dans la suite l'usage trop fréquent des médicaments chauds, puissent occasionner la mort avant ce période, cependant, autant que j'ai pu l'observer, ces remèdes, dont j'ai fait jusqu'à présent usage, ne sont pas assez puissants pour amener plus tôt une crise favorable. Nous avons vu que la stupeur se trouvait inséparable de cette fièvre, particulièrement dans son état d'abattement, et que sur le soir elle était sujette à se changer en un léger délire. S'il n'y a rien autre chose, comme ce symptôme est dans l'ordre naturel, il ne faut rien faire. Mais si le délire augmente par l'usage du vin, si les yeux paraissent égarés et que la voix devienne plus vive, c'est une forte présomption d'une véritable frénésie. J'ai observé qu'alors tous les remèdes internes échauffants ne faisaient qu'aggraver les symptômes, tandis que les vésicatoires, qui étaient inutiles auparavant, devenaient extrêmement avantageux. On doit par conséquent en faire usage dans ces conjonctures, de même que dans les fièvres inflammatoires. Je n'ai point eu l'occasion d'essayer, dans le délire de cette maladie, les fomentations aux pieds avec de l'eau chaude et du vinaigre, que j'ai trouvé depuis la guerre si efficaces en d'autres fièvres (1). Je suis assez porté à croire que dans ce cas-ci elles réussiraient mieux que les sinapismes et les vésicatoires, pourvu qu'on les appliquât assez souvent et assez long-temps. Dans les fièvres inflammatoires, l'effet en est peu sensible la première heure, et cependant elles réussissent dans la suite. Pour remède interne, j'omettais pendant quelque temps la décoction, mais je continuais la boisson acide (2), et je donnais le camphre avec la poudre de contrayerva composée, et le nitre, comme auparavant. Si le délire se trouvait accompagné d'une voix lente et sans violentes agitations, on continuait la décoction et le vin, sans aucun autre remède. Je ne connais point d'exemple où ce symptôme ait disparu tout-à-fait avant le temps ordinaire de la crise. Ayant remarqué que le délire provenait de deux fautes tout-à-fait contraires, les saignées copieuses et réitérées, et le vin et les cordiaux donnés de trop bonne heure, il s'ensuit que les principes, par rapport au traitement, sont très-délicats. Ainsi, ni le régime chaud, ni le rafraîchissant, ne conviennent pas à tous les malades, ni dans tous les différents périodes de la maladie.

S'il survient une diarrhée dans le déclin de la fièvre, il ne faut point l'arrêter, mais la modérer, en ajoutant quelques gouttes de la teinture thébaïque au total de la décoction alexipharmaque, ou bien en donnant quelques cuillerées de julep de craie avec l'opium, dont on a fait mention ci-dessus (1). Car, quoiqu'on puisse regarder le cours de ventre comme critique, cependant les malades étant trop abattus pour supporter de grandes évacuations, on doit le restreindre un peu : et j'ai souvent remarqué que lorsqu'on l'a traité de la sorte vers le temps ordinaire de la crise, le malade tombe dans une sueur douce qui emporte la maladie. Dans les espèces les plus fâcheuses de cette fièvre, et surtout lorsqu'elle se rencontre avec la dysenterie, les selles sont fréquemment sanguinolentes. Dans ce cas dangereux, si l'on peut attendre quelque secours des remèdes, ce ne peut être que de ceux-là. Il faut se servir avec beaucoup de précaution des opiats et des astringents, à proportion de la nature putride des selles. — Nous allons maintenant considérer l'état du malade après que la fièvre est passée, ou lorsqu'elle a changé de forme. Si la maladie se termine par une suppuration au-dessus d'une des parotides (car la glande elle-même ne suppure point), il est nécessaire d'ouvrir de bonne heure l'abcès, sans attendre la fluctuation ou que la tumeur s'amollisse, ce qui peut fort bien ne jamais arriver, le pus étant si visqueux, que lorsqu'il est à son point de maturité la partie paraît presque aussi dure au tact que si la suppuration n'eût pas commencé (2).

---

(1) Part. III, chap. II, § 1.
(2) L'eau d'orge acidulée avec du vinaigre.

(1) Page 87, etc. Note. Pour arrêter sûrement la diarrhée, je préfère maintenant un bol de thériaque avec l'ipécacuanha. (Voyez la note, ibid.)
(2) C'est sans doute par cette raison

Presque tous les malades se plaignent, lorsque la fièvre est passée, d'une insomnie, de fréquents vertiges ou embarras dans la tête, d'une continuation de surdité, et autres symptômes nerveux. On doit alors prendre le soir un opiat avec des remèdes corroboratifs, tels que le quinquina et l'elixir de vitriol. J'ai remarqué que le quinquina est non-seulement le meilleur remède pour fortifier, mais encore le préservatif le plus sûr contre les rechutes; dans cette dernière intention, il est nécessaire que le convalescent en prenne environ trois gros par jour pendant six ou sept jours consécutifs, et ensuite tous les jours une dose plus petite, s'il reste plus long-temps à l'hôpital. Lorsque le pouls est lent, quelques grains d'*assa fœtida*, pris deux fois par jour, font un bon effet. Mais s'il y a quelque apparence d'une fièvre hectique, en conséquence d'un abcès intérieur, on doit traiter ce cas en conséquence. En comparant quelques-uns des symptômes qui restèrent aux personnes qui recouvrèrent la santé, avec l'état où se trouva le cerveau dans celles qui moururent, je suis porté à croire que quelque partie de cette substance pourrait suppurer sans empêcher le malade de guérir. — Quelquefois on tombe dans une fièvre intermittente irrégulière, qui, si ce n'est point une fièvre hectique causée par un abcès interne, vient d'avoir négligé de nettoyer les premières voies. Car il est aisé de concevoir qu'après une longue fièvre d'une nature si putride, souvent accompagnée d'un affaiblissement des intestins, la matière fécale s'accumule et se corrompt quelquefois au point qu'elle occasionne diverses maladies. Mais en ce cas, après avoir fait les évacuations convenables par bas, le quinquina est presque infaillible.

que l'on n'a pas toujours trouvé ces tumeurs critiques. Rivière se vit obligé de faire des évacuations après la tumeur des parotides, peut-être pour ne les avoir pas ouvertes à propos. (Vid. cap. de Feb. pestilent.) M. Girle, ci-devant chirurgien à l'hôpital Saint-Thomas, m'a dit depuis, qu'il avait toujours remarqué que ces tumeurs critiques, après ces fièvres, n'étaient point amenées à maturité par des cataplasmes de mie de pain et de lait, qui en se refroidissant sont plus propres à répercuter le mal en dedans, mais par des emplâtres chauds où il entre des gommes.

§ **VI.** *De la nature et des causes de la fièvre de prison ou d'hôpital, et des fièvres pestilentielles en général.* — Il est évident, par la relation précédente, que cette maladie est d'une nature véritablement pestilentielle; cela ne paraît que trop par la manière dont la tête se trouve affectée, par l'abattement des esprits, la débilité, le pouls affaissé, la suppuration des glandes lymphatiques, les sueurs putrides, les taches pétéchiales, la gangrène et la contagion. Car, quoique tous ces symptômes ne se rencontrent pas en même temps chez la même personne, ils sont cependant communs à la maladie; et l'on n'ignore point que dans la peste même, les symptômes varient suivant le degré de virulence et le tempérament de la personne qui en est attaquée. Je ne parlerai point ici de la distinction qu'on doit faire entre la fièvre pestilentielle et la vraie peste. Les anciens ne sont point assez clairs sur ce sujet, et ceux d'entre les modernes qui prétendent qu'il y a une différence réelle n'ont point encore été en état de la prouver au point de la mettre hors de toute dispute. — Je me contenterai par conséquent de remarquer que, quoique la fièvre d'hôpital ou de prison puisse différer en espèce de la véritable peste, on peut cependant la regarder comme une maladie du même genre, puisqu'elle provient d'une cause similaire, et qu'elle est accompagnée de symptômes semblables. La fièvre pestilentielle qui paraît tous les ans à Constantinople, et qui a tant de ressemblance avec celle de nos hôpitaux et de nos prisons, ne s'appelle peste, comme me l'a appris le docteur Mordach Makenzie, qui a résidé trente ans en cette ville, que lorsqu'elle est accompagnée de bubons et de charbons; et peut-être cela est-il la meilleure distinction qu'on puisse faire. — On donne généralement à ces fièvres le nom de malignes, et j'ai fait souvent usage moi-même de ce terme dans les premières éditions de ces observations; mais, après de plus amples réflexions, j'ai jugé à propos de l'omettre, parce qu'on a souvent abusé de cette expression, et qu'elle ne donne jamais aucune idée précise de la maladie. — Les fièvres pestilentielles varient suivant l'espèce et la quantité des miasmes virulents qui se mêlent dans la masse du sang; mais toutes dépendent de quelques levains de corruption soit internes, soit externes, qu'on peut attribuer à une affection scorbutique, ou aux exhalaisons putrides des substances animales ou végétales. Je vais commencer par les causes éloignées et externes : je parlerai ensuite des immédiates et internes.

I. On doit regarder la fièvre d'hôpital et celle de prison comme la même maladie, et comme fort peu différentes, si tant est qu'elles le soient, de celle qui paraît après un combat, lorsqu'on laisse pourrir et se corrompre les morts sur le champ de bataille. Galien en fait mention comme d'une des causes des fièvres (1) pestilentielles ; il est d'ailleurs appuyé par le témoignage d'autres auteurs, en particulier par celui de Forestus, qui fut témoin oculaire d'une maladie de cette espèce, qu'il appelle en effet peste. Elle fut occasionnée par la même cause, se trouva accompagnée de bubons et contagieuse à un point considérable (2). Le même auteur parle aussi d'une fièvre maligne qui parut à Egmont, dans le Nort-Hollande, et fut causée par la putréfaction d'une baleine abandonnée sur le rivage (3). Il y a une observation semblable de l'équipage d'un vaisseau français qui fut attaqué d'une fièvre, pour avoir laissé corrompre du bétail qu'ils avaient tué dans l'île de Névis, aux Indes occidentales (4). Ils furent saisis d'une douleur de tête et de reins, d'une grande faiblesse et d'un grand mal d'estomac, accompagnés de fièvre. Quelques-uns eurent des charbons, et quelques autres des taches pourprées après la mort. — Galien assigne deux causes aux fièvres pestilentielles : la première, la grande chaleur, lorsqu'il arrive aux humeurs de se trouver dans un état plus putrescible qu'à l'ordinaire ; la seconde, qui est très-fréquente, est l'état putride de l'air occasionné ou par un grand nombre de corps morts qu'on laisse sur le champ de bataille sans les brûler, ou par les exhalaisons des marais ou des lacs corrompus (5).

Diodore de Sicile (6) fait mention d'une maladie des plus remarquables qui soit arrivée à une armée. Elle se fit sentir aux Carthaginois occupés au siége de Syracuse, en Sicile, et leur emporta beaucoup de monde. Cet auteur ne se contente pas de rapporter quelques-uns des symptômes les plus remarquables ; il raisonne aussi fort bien sur la cause. Il raconte que les douleurs dans le dos et les éruptions (1) étaient communes ; que quelques-uns avaient des selles sanguinolentes, et que d'autres se trouvaient saisis tout-à-coup d'un délire qui les faisait courir de côté et d'autre, et frapper tous ceux qui se rencontraient en leur chemin (2) ; que les médecins n'y connaissaient aucun remède, et que cette maladie fut d'autant plus funeste, qu'à cause de la contagion les malades se virent abandonnés de tout le monde. En parlant de sa cause, l'historien fait mention de la multitude de personnes enfermées dans un espace étroit, de la situation du camp sur un terrain bas et humide, des chaleurs excessives vers le milieu du jour, suivies de vapeurs froides et humides qui venaient des marais pendant la nuit (3). Il ajoute aussi les exhalaisons putrides qui s'élevaient d'abord des marais, et ensuite des corps morts qu'on n'enterrait point. Cette maladie paraît avoir été un mélange de fièvre des lieux marécageux et de fièvre pestilentielle.

Nous avons remarqué que la relation qu'a donnée Fracastor des fièvres pestilentielles, accompagnées de taches pétéchiales, est la première et la plus complète que nous ayons. En 1505, il y eut en Italie une de ces fièvres ; vingt-trois ans après, il en parut une autre dans le même pays. Cet auteur passe sous silence la cause de la première ; mais il attribue la dernière à un débordement extraordinaire du Pô, qui, étant arrivé au printemps, forma des marais qui, par leur corruption, infectèrent l'air pendant tout l'été. — Forestus remarque qu'à cause de la seule putréfaction des eaux, la ville

---

(1) Epit. Galen., De Feb. differ., lib. I, cap. IV.

(2) Observ., lib. VI, observ. XXVI.

(3) Obs. IX, Schol. Paræus dit que de son temps la même chose arriva sur les côtes de Toscane. (De peste, cap. III.)

(4) Traité de la peste.

(5) De Feb. differ., lib. I, cap. IV.

(6) Bibliothec. Hist., lib. XIV, cap. LXX et LXXI.

---

(1) L'original porte φλύκταιναι, des pustules.

(2) Cette circonstance d'un délire subit s'accorde avec ce que l'on a dit dans la description de la fièvre des pays marécageux, dans les retranchements près de Bois-le-Duc. (Voy. Part. III, chap. IV, § 2.)

(3) On prétend que ce fut là la principale cause des maladies destructives des camps en Hongrie. (Voyez page 80, Note.)

de Delft, où il pratiquait, s'est à peine trouvée exempte dix ans de suite de la peste ou de quelque maladie pestilentielle (1). En 1694, une fièvre parut à Rochefort, en France. On la prit d'abord pour la peste, à cause de ses symptômes extraordinaires et de la grande mortalité (2). Mais M. Chirac, qui fut envoyé par la cour pour en examiner la nature, trouva qu'elle provenait de quelques marais formés par l'inondation de la mer. Il remarqua pareillement que ces vapeurs putrides, qui rendaient une odeur semblable à celle de la poudre à canon, étaient portées vers la ville par le vent qui soufflait depuis long-temps de ce côté là. Les deux tiers environ de ceux qui tombèrent malades en moururent (3). Cette fièvre fit le plus de ravage dans les mois de juin, de juillet et d'août, et finit par une grande pluie qui putréfia l'air et rafraîchit l'eau croupie. — Je pourrais apporter plusieurs autres exemples de cette sorte de fièvre occasionnée par les émanations putrides des marais ; mais, comme ceux dont nous avons déjà fait mention suffisent pour prouver ce qu'on a avancé, j'observerai sur le tout que les fièvres rémittentes et intermittentes, d'automne dans les pays bas et humides peuvent être regardées, quand elles sont dans leur plus fâcheux état, comme une autre espèce de fièvre pestilentielle, puisqu'on les a vues avec tous les symptômes de virulence particuliers à cette espèce de maladie (4).

On peut remarquer en général que la putréfaction des substances animales ou végétales dans un air sec est fort sujette à produire une fièvre fâcheuse d'une forme plus continue ; au lieu que les émanations putrides dans une atmosphère humide ont plus de disposition à causer des paroxysmes et des rémissions. Mais les exhalaisons du sang corrompu paraissent disposer davantage à un flux de ventre qu'à toute autre maladie. Car, quoique il y ait des personnes à qui la contagion des selles sanguinolentes donne la fièvre d'hôpital, j'ai cependant remarqué que la plupart du temps cette infection causait la dysenterie (1). — Par ce que nous venons de dire sur les causes de ces fièvres, il est aisé de concevoir que ces maladies doivent être fréquentes, non-seulement dans tous les pays marécageux après une saison chaude, mais encore dans toutes les villes fort peuplées, basses et mal aérées, dépourvues d'égouts, où les rues sont étroites et malpropres, les maisons petites et sales, où l'eau fraîche est rare, où les hôpitaux et les prisons sont trop chargés de monde, sans que l'air y soit renouvelé, et qui ne sont point entretenus assez proprement ; lorsque dans les temps où les maladies règnent les enterrements se font dans l'enceinte des villes (2), et que les cadavres ne sont pas mis assez avant en terre ; lorsque les tueries sont aussi dans l'enceinte des villes, ou quand on laisse pourrir des animaux dans les ruisseaux ou sur du fumier ; lorsqu'il n'y a point d'écoulement pratiqué pour emporter les eaux corrompues ou croupissantes du voisinage ; quand la viande fait la plus grande partie de la nourriture, sans la mélanger assez avec du pain, des herbages, du vin ou d'autres liqueurs fermentées ; quand on fait usage de grain vieux et moisi, ou qui a été endommagé par l'humidité de la saison ; mais, par-dessus tout, lorsqu'on n'a pas eu soin de purifier suffisamment les maisons qui ont été une fois infectées. Je dis qu'à proportion du nombre de ces causes ou d'autres semblables, une ville sera plus ou moins sujette aux maladies pestilentielles, ou à recevoir le levain d'une véritable peste lorsqu'il y est apporté par quelques marchandises. Je vais ajouter quelques exemples pour appuyer ces observations.

Constantinople est non-seulement sujette aux retours fréquents de la véritable peste, mais encore à une fièvre pestilentielle qui paraît tous les ans, et qu'on peut regarder comme la maladie épidémique de cette ville (3). Mais on ne

______

(1) Observ., lib. VI. Il ajoute que les magistrats firent élever sur ses représentations un moulin à vent pour agiter et pour rafraîchir l'eau. La Hollande était plus sujette alors aux inondations et à la stagnation des eaux qu'elle ne l'est à présent.

(2) Voyez Traité des fièvres malignes, œuvres posthumes de M. Chirac, éloge de M. Chirac, par M. de Fontenelle.

(3) On trouva dans ceux qu'on ouvrit le cerveau enflammé ou chargé de sang, les fibres du corps prodigieusement relâchées, et les intestins en suppuration ou bien gangrénés.

(4) Part. III, chap. IV, § 3.

______

(1) Part. III, chap. VI, § 3.
(2) Screta de feb. castrens. malig.
(3) Voyez la relation de la peste de Constantinople par Timoni, dans les

doit l'attribuer ni à l'air ni au climat, puisqu'il paraît que l'un et l'autre étaient sains sous l'empire des Grecs, et qu'on a remarqué que, même à présent, ceux qui demeurent dans les faubourgs, qui se tiennent renfermés et qui s'éloignent de l'infection, ne courent aucun danger. On ne doit pas non plus l'attribuer seulement à la multitude des habitants, à la malpropreté des rues et à leur peu de largeur, puisqu'il y a plusieurs villes aussi peuplées et moins propres qui sont exemptes d'aucune maladie pestilentielle; ajoutez que les étrangers y sont moins sujets à cette maladie que les Turcs (1). Il faut par conséquent la rapporter à quelque chose de particulier à la religion de ce peuple; car, outre que les maladies pestilentielles sont fréquentes dans toutes les villes du Levant; elles dominent en Egypte (2), qui paraît en être la source, et où l'on ne doit pas en accuser seulement les inondations, puisque ce pays était beaucoup plus sain avant qu'il devînt une province de l'empire ottoman. Dans le Sennar, où le mahométisme est pareillement établi, les fièvres pestilentielles sont fréquentes, quoiqu'elles attaquent rarement les peuples de l'Abyssinie, qui confinent à ce royaume, et dont le climat est plus chaud, mais qui sont chrétiens (3). A l'égard de cette différence, on peut en assigner les causes suivantes. Les Turcs s'abstiennent de vin et de toutes liqueurs fermentées, qui sont des antidotes souverains contre la putréfaction (4); ils prennent souvent des bains chauds (1), et soutiennent le principe du fatalisme, qui empêche le peuple d'éviter l'infection, et l'Etat d'ordonner des quarantaines et de faire d'autres règlements qui pourraient prévenir l'importation de la peste, que leur apporte le commerce avec l'Egypte et les autres lieux infectés de ce mal. Le même principe mal entendu leur faisant omettre de purifier leurs maisons après une contagion, le germe de la maladie les expose à une nouvelle attaque, aussitôt que la saison et l'état de l'air commencent à favoriser son développement.

Dans la relation de la fièvre maligne épidémique arrivée en 1731 à Cork en Irlande, nous trouvons que l'auteur (2) en attribue la cause au concours de ces circonstances: l'humidité de l'air, l'impureté de l'eau, l'infection d'un nombre prodigieux de tueries, et les restes qu'on laissait corrompre dans les rues. Joignez à cela la quantité immodérée de viande que le petit peuple mangeait sans pain, ou sans liqueurs fermentées, pendant la saison qu'on avitaillait la flotte. — Forestus parle d'une fièvre pestilentielle qui fit de son temps beaucoup de ravage à Venise, et qui fut causée par une espèce de petit poisson qui se putréfia dans cette partie de la mer Adriatique (3). Le même auteur cite là description que fait Montanus de la fièvre pestilentielle endémique arrivée à Famagouste, dans

---

Transact. philos., n° 364, et la relation du docteur Mackenzie, Ibid., vol. XLVIII, art. 63 et 87.

(1) Quoique Timoni observe que les étrangers courent en général plus de risque que les citoyens, il ajoute cependant: « Armeni omnium nationum minime ad pestem sunt dispositi: observo illos paucissimis uti carnibus: cepis, porris, aliis, vinoque maxime utuntur. »

(2) Mackenzie, Transact. philosoph., vol. XLVIII, art. 63 et 87.

(3) Lettres édifiantes et curieuses, 4e recueil.

(4) Forestus fait, à l'occasion d'une fièvre pestilentielle qui fit beaucoup de ravages de son temps, l'observation suivante et remarquable: «Quicumque aquam ob ingentem calorem febrilem bibissent (ut villicus quidam, ad quem curandum alio morbo affectum, accitus essem, mihi narravit), correpti intra duos dies morie- bantur. Qui vero cerevisiam bibebant, utpote potum magis huic nostræ regioni consuetum, iis morbus protrahebatur. » Le docteur Rogers remarque que ceux qui ne mangent que de la viande et ne boivent que de l'eau sont sujets à des fièvres putrides et lentes.

(1) Celse défend le bain dans les temps de la peste; c'est-à-dire, comme on l'a fait voir ci-dessus, dans la saison où les fièvres des lieux marécageux dominent. (De méd., lib. I, cap. X.)

(2) Voy. Dr. Rogers's Essay on epidemical diseases. On voit en cet ouvrage une curieuse description des progrès d'une fièvre pétéchiale et de la petite vérole, qui provenaient d'une putréfaction de l'air particulière à la ville de Cork, depuis le mois d'août jusqu'à celui de janvier. Cette ville est remarquable par le grand nombre de bétail qu'on y tue tous les ans pour l'usage de la flotte, et qui monte, à ce qu'on prétend, à plus de 120000 bêtes.

(3) Observat., lib. VI, obs. IX. Schol.

l'île de Chypre, provenant de la corruption d'un lac voisin pendant l'été. Fracastor parle de cette maladie, et l'on convient que c'est la même qu'il appelle *lenticulæ* ou *puncticula*, et qu'on a depuis connue sous le nom de fièvre pétéchiale.

L'histoire est pleine d'exemples de fièvres pestilentielles, qui augmentent les autres incommodités d'un siége : bien plus, à peine voit-on un seul exemple d'une ville investie depuis long-temps, sans quelque maladie funeste de cette espèce. Elle se trouve quelquefois causée par la malpropreté de la ville, surchargée de personnes et de bétail qui viennent s'y mettre à couvert, comme cela est autrefois arrivé à Athènes (1) et à Rome (2), et quelques autres fois elle est occasionnée par un grain corrompu (3) et par des viandes salées depuis long-temps, qui étaient devenues putrides. — Quoique la putréfaction des végétaux ne soit pas à beaucoup près aussi funeste que celle des animaux, elle n'est pas cependant sans danger, car les végétaux, se pourrissant dans un air renfermé, exhalent une odeur cadavéreuse; et nous avons des exemples de fièvres occasionnées par les émanations de choux putrides (4), aussi bien que par celles des plantes des marais. Forestus attribue la peste de Delft en 1557 au grain moisi qui avait été long-temps gardé dans le temps de la cherté (5), et dont les habitants se nour-

(1) Diodor. Sicul. Bibl. Hist., lib. xii, cap. xlv, et præcipue Thucyd., lib. ii, § 52.

(2) Grave tempus et forte annus pestilens erat urbi agrisque, nec hominibus magis, quam pecori; et auxere vim morbi, terrore populationis pecoribus agrestibusque in urbem acceptis. Ea colluvio mixtorum omnis generis animantium et odore insolito urbanos, et agrestem, confectum in arcta tecta, æstu ac vigiliis angebat, ministeriaque in vicem ac contagio ipsa vulgabant morbos. (Tit. Liv., lib. iii, § 6, anno 5, c. 291.)

(3) Gravi pestilentia conflictati, ex diutina conclusione, et mutatione victus (panico enim vetere, atque hordeo corrupto omnes alebantur; quod ad hujusmodi casus antiquitus paratum in publicum contulerant.) Jul. Cæsar, de Bello civili, lib. ii, § 22.

(4) Voy. Dr. Rogers's Essay on epidemical diseases, pag. 41.

(5) Observat., lib. vi, observ. ix.

rirent. On a remarqué que, dans cette île, la dysenterie est très-fréquente parmi le peuple dans les endroits où l'on vit totalement de grain, lorsque la moisson précédente a été endommagée par les pluies, ou qu'on l'a gardée dans des greniers humides.

Les prisons ont souvent produit des fièvres pestilentielles, et peut-être plus fréquemment en ce pays-ci qu'on n'y a fait attention. Le lord Bacon fait l'observation suivante : « La plus pernicieuse » infection après la peste, c'est l'odeur » de la prison, lorsque les prisonniers » ont été détenus et serrés long-temps » d'une manière malpropre, et nous en » avons eu deux ou trois fois l'expérience » de notre temps; les juges, et un grand » nombre d'autres personnes qui se trou- » vèrent aux séances tombèrent malades » et en moururent. Il serait de la pru- » dence de donner de l'air à la prison » avant que d'amener les prisonniers de- » vant les juges (1). » Il est probable que cet auteur avait en vue ces assises fatales qui se tinrent à Oxford en 1577, et dont Stowe donne une description plus particulière dans sa Chronique. « Les assises » se tinrent à Oxford les 4, 5 et 6 juillet. » Roland Jenkins y fut jugé et condamné » pour des discours séditieux. Il s'éleva » en ce temps-là une vapeur si perni- » cieuse, qu'elle étouffa presque tout le » monde. Fort peu échappèrent. Il mou- » rut à Oxford trois cents personnes, et » plus de deux cents autres y tombèrent » malades et allèrent mourir en d'autres » endroits (2). » — Nous avons un exemple malheureux de cette infection, qui est si récent que je n'en parlerais point ici, si ce n'était pour en informer ceux qui sont éloignés du lieu de la scène, ou pour l'apprendre à la postérité. Le 11 mai 1750, les sessions commencèrent à Old-Bailey (3), et continuèrent pendant quelques jours. Il s'y jugea beaucoup de criminels, et il s'y trouva un plus grand nombre de personnes qu'à l'ordinaire. La

Exemple remarquable qui devrait attirer toute l'attention des magistrats, dans les circonstances où se trouve actuellement la capitale.

(1) Histoire naturelle, exp. dccccxiv.

(2) Cette relation est confirmée par Cambden. (Voyez Annales d'Elisabeth.)

(3) Old-Bailey. Cour criminelle où l'on examine, huit fois l'année, les coupables de la ville de Londres et de la province de Middlesex.

salle n'a pas plus de trente pieds en carré. On ne sait si l'on doit attribuer la corruption de l'air à quelques (1) prisonniers alors infectés de la maladie de prison, ou à la malpropreté ordinaire à ces sortes de gens, mais il est probable que ces deux causes y concoururent. On peut aisément s'imaginer jusqu'à quel point l'air dut être vicié par les vapeurs putrides du Bail-Dock, et celles de deux chambres qui donnaient dans la salle des juges, et où les prisonniers furent resserrés pendant tout le jour, jusqu'à ce qu'on les en fît sortir pour être jugés (2). Il parut par la suite que ces chambres n'avaient pas été nettoyées depuis quelques années. La putréfaction était encore augmentée par l'air chaud et renfermé de la salle, et par la transpiration d'un grand nombre de personnes de toute espèce, enfermées pendant la plus grande partie du jour, sans respirer un air libre et sans recevoir aucun rafraîchissement. Le tribunal était composé de six (3) personnes, dont quatre

moururent. Deux ou trois avocats y périrent, aussi bien qu'un des sous-shérifs, plusieurs jurés pour la province de Middlesex et quelques autres personnes qui s'y trouvèrent présentes, de sorte que le total monta à plus de quarante personnes, sans cependant y comprendre ceux d'un rang inférieur dont on n'apprit point la mort, ni ceux qui ne tombèrent point malades dans la quinzaine après les sessions (1).

On a dit que cette fièvre parut d'abord inflammatoire (2); mais qu'après d'abondantes évacuations, le pouls s'abattit sans que les vésicatoires et les cordiaux pussent le relever, et que les malades tombaient bientôt dans le délire. Plusieurs eurent des taches pétéchiales, et tous ceux qui furent attaqués de la fièvre en moururent, excepté deux ou trois au plus. Quelques-uns échappèrent sans fièvre, par un cours de ventre qui survint et qu'on guérit aisément. On ignore jusqu'à quel point cette maladie se répandit parmi les gardes et les autres personnes qui prirent soin des malades. — Nous voyons, par les observations du docteur Huxam (3), que la même espèce

---

(1) On a coutume, quelques jours avant les sessions, de tirer tous les criminels des autres prisons pour les mettre à Newgate, qui n'est déjà que trop plein. Il y a quelquefois dans ce petit espace jusqu'à trois cents prisonniers, et l'on sait combien cette prison est malpropre.

(2) J'ai appris qu'à ces sessions il y eut environ cent personnes de jugées. On les garda dans ces chambres étroites tant que la Cour se tint. Chacune de ces chambres n'avait pas plus de quatorze pieds de long sur onze de large et sept pieds de haut. Le Bail-Dock est aussi une petite chambre construite dans un des coins de la salle, et ouverte par en haut. Pendant le jugement on y mit des malfaiteurs qui avaient été pareillement resserrés très-étroitement.

(3) Savoir le lord-maire, trois juges, un alderman et le greffier. Le chevalier Penant, lord-maire, le chevalier Abney et le baron Clarke, tous deux juges, et le chevalier Lambert, alderman, moururent. Il est remarquable que le lord chef de justice et le greffier, qui étaient assis à main droite du lord-maire, échappèrent, tandis que ceux qui étaient à sa gauche, et lui-même, furent saisis de l'infection; et que les jurés de la province de Middlesex, qui étaient du même côté, perdirent beaucoup de monde, tandis que les jurés pour la ville de Londres, qui étaient vis-à-vis, n'eurent aucun mal; et que de toute la multitude des spectateurs il n'y en eut qu'un ou deux, ou au plus un très-petit nombre de ceux qui

étaient à la droite du lord-maire, qui se trouvèrent incommodés. Quelques personnes, faute de connaître la nature dangereuse des émanations putrides, ont attribué cet accident et la maladie en général au froid qui s'introduisit en ouvrant une fenêtre, au moyen de quoi le courant d'air fut porté vers le côté de la Cour à main gauche du lord-maire; mais on doit observer que la fenêtre était à l'extrémité de la chambre et fort éloignée du tribunal, quoique ce fussent les juges qui en souffrissent le plus. On ne peut attribuer au froid cette espèce de fièvre et la mortalité qui la suivit. Il est très-probable que l'air frais dirigea les vapeurs putrides vers cette partie de la salle dont on a fait mention. On doit, il est vrai, convenir que les particules septiques, passant dans le sang, deviennent plus actives et plus fatales, si la personne infectée prend du froid, ou si quelqu'autre accident arrête la transpiration, ou toute autre voie par où les particules nuisibles pourraient s'évacuer.

(1) Je tiens cette relation de M. Janssen, alderman, alors un des shérifs, et qui en vertu de son office fut présent à toutes ces séances.

(2) Page 116.

(3) Essai sur les fièvres, chap. VII et VIII.

de fièvre a été fort fréquente à Plymouth, du moins pendant la dernière guerre, ce qui fut occasionné par le grand nombre de prisonniers renfermés dans cette ville; par les hôpitaux et autres endroits pleins de gens tirés des vaisseaux, et malades de cette fièvre. — Il est remarquable combien la peste, les fièvres pestilentielles, le scorbut putride et les dysenteries ont diminué en Europe dans ce dernier siècle; bonheur que nous ne pouvons imputer à aucune autre cause seconde qu'à une attention plus grande à perfectionner tout ce qui a rapport à la propreté, et à un usage plus général des anti-septiques. Felix Platerus, médecin de Bâle en Suisse, donne une description de sept différentes fièvres pestilentielles (il les appelle pestes), qui affligèrent cette ville dans l'espace de soixante-dix ans, et qui arrivèrent toutes de son temps (1). Thomas Bartholin fait mention de cinq maladies de cette nature, qui firent de son temps beaucoup de ravage en Danemarck; elles furent toutes occasionnées par quelque contagion étrange (2). D'autres auteurs, leurs contemporains, répandus dans toute l'Europe, sont pleins de pareilles observations. Forestus remarque que de son temps la peste était très-fréquente à Cologne et à Paris, et il en attribue la cause à la multitude d'habitants et à la malpropreté des rues (3), au lieu qu'à présent ces villes sont en général salubres, et ne sont pas particulièrement sujettes à aucune maladie putride. Timoni remarque qu'à Constantinople les maisons qu'on tient plus pro-

_____

(1) Fel. Plater, Observat., lib. ii.

(2) Nostra memoria quinquies in Dania pestilentia grassata est 1619, 1625, 1629, 1637, 1654, semper aliunde translata. (Th. Barthol. de Medicina danorum domestica, dissert. iv.)

(3) Coloniæ et Lutetiæ Parisiorum pestis frequentissima est ob hominum frequentiam et sorditiem platearum. (Observ., lib. vi, obs. v, Schol.) Les rues n'étant pas alors pavées, il est aisé de concevoir que des villes si grandes et si peuplées devaient être très-infectes. Il est à propos d'observer que Forestus confond communément la vraie peste avec les fièvres pestilentielles: il est par conséquent probable qu'il ne veut parler ici que des dernières, puisque ces deux villes, étant situées au milieu des terres, sont peu sujettes à la maladie connue sous le nom de *Peste*.

pres sont moins sujettes à être infectées de la peste que celles qui ne le sont point (1).

A l'égard de la nourriture, on peut observer que la bière où il y a du houblon, le vin et les liqueurs vineuses devenant d'un usage plus général, servent beaucoup à empêcher les maladies putrides. Il se consomme aussi beaucoup plus d'herbages et de fruits (2), et l'on ne fait pas un si grand usage de viandes salées qu'autrefois. Ajoutez à cela la consommation plus générale de thé et de sucre,

_____

(1) Transact. philosoph., n° 364. Abrégé des Transactions philosophiques, vol. vi, part. iii, chap. ii, § 21.

(2) M'étant informé de M. Milet, garde du jardin botanique de Chelsea, quelle pouvait être la proportion entre la quantité d'herbages et de fruits qui se consomment actuellement, et celle qui se consommait il y a cent ans, il me répondit qu'il pensait que dans ce temps-là les artisans et le bas peuple en faisaient à peine usage, et ceux d'un rang plus élevé, très-peu; il ajouta que de vieux jardiniers et autres personnes de sa connaissance l'avaient assuré qu'il y a soixante ans un chou, qu'on a actuellement pour deux farthings (environ un sou de notre monnaie), se vendait alors trois sous (environ six sous de notre monnaie), et que la plupart des autres herbages et des fruits étaient chers à proportion. De sorte que ceux qui se font servir des herbages tous les jours n'en mangeaient alors que le dimanche. Il concluait de cette circonstance et de l'étendue du terrain maintenant occupé par les jardins potagers, qu'il se consomme six fois plus de tout ce qui croît dans les jardins, que vers le temps de la révolution. On ne doit pas croire que les herbages et les fruits fussent suppléés par une plus grande consommation de farineux, en pain ou sous une autre forme, puisque le pain était alors, en proportion à la viande, plus cher qu'il ne l'est à présent. D'où il est aisé de conclure qu'il se mangeait autrefois plus de viande que maintenant; et l'on sait combien les viandes salées étaient alors en usage. Il est bon de remarquer que les farineux ne résistent pas à la putréfaction comme les herbages et les fruits, ainsi qu'il paraît par la cure du scorbut de mer, et par quelques expériences que j'ai faites sur ce sujet. (Voyez le Traité sur les substances septiques et anti-septiques. Mém. iii, expér. xx, xxi.)

qui sont des anti-septiques très-puissants (1), comme je le prouve ailleurs. Il n'est point ici question d'examiner jusqu'à quel point on peut abuser de ces choses, et comment elles peuvent produire d'autres maladies. — Londres est maintenant, malgré sa grandeur, une des villes les moins sujettes aux fièvres pestilentielles, à la dysenterie, ou aux autres maladies putrides, auxquelles il paraît qu'elle ne l'était autrefois guère moins que les autres villes, malgré les avantages naturels qu'elle tire de sa situation. Son climat n'est sujet ni à de grandes chaleurs, ni à un air étouffé et qui ne circule point. Elle est bâtie sur un terrain graveleux et sur les bords d'une grande rivière, qui non-seulement fournit la ville d'eau fraîche, mais qui, par le mouvement continuel des marées, sert aussi à renouveler l'air. Ajoutez à cela que Londres est dans une large plaine ouverte de tous côtés. Depuis même le temps de Sydenham (2), il y a eu des changements considérables, et tous en mieux. Car, outre qu'il n'y a point eu de peste, nous n'avons vu aucune fièvre pestilentielle épidémique, point de dysenterie funeste (3), et fort peu de fièvres d'automne d'une mauvaise espèce; en un mot, aucune maladie contagieuse qu'on pût regarder comme générale, si l'on en excepte la petite vérole et la rougeole. Dans les quartiers les plus bas, les plus humides de la ville, et où les rues sont les plus étroites, et parmi le bas peuple, il se voit encore de temps en temps des fièvres pétéchiales et des dysenteries, dont on entend très-rarement parler parmi les personnes d'un rang supérieur, qui demeurent dans des rues plus aérées. Il n'est point douteux qu'on pourrait faire en ces endroits d'utiles règlements sur bien des choses, quoique les principaux points, tels que les privés, les égouts, et l'eau fraîche qui, au moyen des canaux, se distribue dans toutes les maisons à certains jours marqués, soient en très-bon ordre, et que les habitants soient en général très-propres. — La boue des rues n'affecte peut-être pas tant la santé des habitants des grandes villes; et quoique sa partie la plus nuisible puisse concourir avec d'autres causes à rendre l'air moins salubre, il paraît cependant qu'elle influe fort peu sur la production des maladies pestilentielles. L'urine corrompue abonde en sel volatil alcali, qui résiste à la putréfaction (1); et les excréments ordinaires sont beaucoup moins nuisibles, si tant est qu'ils le soient, à cause d'un violent acide combiné avec des parties qui sont réellement corrompues (2). Le cas est bien différent dans les maladies putrides, et surtout dans la dysenterie, où la matière fécale, comme nous l'avons déjà fait voir, se trouve dans un état de corruption et contagieuse (3).

Je finis cette partie de mon sujet par observer que, dans le même temps que les grandes villes fournissent une infinité de choses qui corrompent l'air, elles sont d'un autre côté pourvues de deux antidotes considérables. Le premier vient de la circulation de l'air produite par le feu et le mouvement continuel des habitants et des voitures; l'autre dépend de la grande quantité d'acide que produit la matière dont on fait le feu, et qui résiste surtout à la putréfaction.

II. Les causes externes et éloignées des fièvres d'hôpital et autres maladies pestilentielles paraissent suffisamment prouvées. Mais de quelle manière ces émanations putrides agissent et produisent dans le corps tous ces divers symptômes, c'est ce qu'il n'est pas aisé de déterminer; on ne doit par conséquent regarder ce qui va suivre que comme des conjectures. — Je conçois que les miasmes ou ferment septique, composés des émanations des substances putrides, étant admis dans le sang, en peuvent corrompre la masse entière (4). La dissolution du sang, et quelquefois même son

---

(1) Traité sur les substances septiques et anti-septiques. Mém. IV, expér. XXVI.

(2) Né en 1624, et mort en 1689.

(3) Pendant l'automne de 1762, quoique la dysenterie fût fréquente, on ne put lui donner le nom d'épidémique. Elle domina principalement parmi le bas peuple, et en général elle fut d'une espèce bénigne. (Voyez pages 102 et 103.)

(1) Traité sur les substances septiques et anti-septiques. (Mém. I, expér. II et III.)

(2) Traité sur les substances septiques et anti-septiques, mém. VII, expér. LIII. Ajoutez les Expériences de M. Homberg, sur la matière fécale. Histoire de l'Acad. royale des sciences, année 1711. Fréd. Hoffman, Med. rat. syst., tom. I, lib. I, sect. II, cap. VII.

(5) Part. I, chap. III; part. II, § 3; part. III, chap. VI, § I.

(4) Traité sur les substances septiques et anti-septiques, mém. VII, exp. XLVIII.

odeur, dans l'état avancé d'une fièvre de prison, la mauvaise qualité des sueurs et des autres excrétions, les taches livides, les pustules et les mortifications qui sont si communes à cette maladie servent de preuve de ce que l'on avance ici. Son acrimonie irrite les nerfs et occasionne différents spasmes, rend le pouls fréquent; d'abord il est élevé, mais ne recevant point du cœur une quantité suffisante du principe vital, ou les fibres de ce viscère étant relâchées par la putréfaction, il s'abat bientôt après. J'ai rapporté ailleurs des exemples d'une si prodigieuse dilatation du cœur dans une peste réelle, que, par la force ordinaire du sang (1), il devient extraordinairement grand. — Si cependant la putréfaction était le seul changement qui s'opérât dans le corps par la contagion, il serait aisé de guérir ces fièvres, dans quelque période que ce fût, en faisant usage des acides et des autres anti-septiques. Mais comme nous avons observé que la maladie étant une fois formée, elle ne peut se guérir de cette manière seule, il paraît par conséquent probable que quelques parties du cerveau ou le système nerveux s'enflamment de bonne heure, et que la fièvre est entretenue par cette inflammation du cerveau (2); que c'est à cette circonstance qu'il faut attribuer la plupart des symptômes, et que dans l'état avancé l'on ne doit pas attendre de guérison que la matière qui forme l'obstruction n'ait été dissipée par la suppuration ou la putréfaction.

On peut tirer de la cure une autre présomption en faveur du ferment septique. Ainsi, avant que l'inflammation soit fixée, on peut expulser par les sueurs et les autres excrétions les particules septiques; ce période étant passé, la méthode la plus efficace est de soutenir les forces, sans cependant augmenter l'inflammation. Lorsqu'on est presque à la fin du dernier période de la maladie, les humeurs étant résolues par la putréfaction, l'obstruction est probablement détruite; les anti-septiques les plus efficaces et les cordiaux ont alors lieu, afin de corriger ce qu'il y a de vicié, et de mettre la nature en état de l'expulser. Dans cet état, les volatils ont été quelquefois utiles pour ramener le pouls; le

vin a été un excellent cordial, et non-seulement cette liqueur, mais encore le camphre, la serpentaire et le quinquina, c'est-à-dire les remèdes les plus efficaces en cette occasion, sont doués de qualités anti-septiques très-considérables (1). — Telles sont les remarques que j'ai faites sur la nature, la cure et les causes des fièvres pestilentielles. Dans la description que j'en ai donnée, j'ai tâché de les distinguer de toutes les autres autant que le pouvaient permettre des maladies dont les symptômes se ressemblent si fort. Quelques fièvres sont accompagnées d'éruptions miliaires qui n'ont aucune ressemblance avec les taches pétéchiales dont j'ai parlé, et il ne m'est jamais arrivé d'apercevoir des éruptions miliaires dans les fièvres de prison et d'hôpital. Les fièvres que dans ces dernières années l'on a communément quoique improprement appelées nerveuses paraissent appartenir quelquefois à la classe des maladies inflammatoires, et quelquefois à celle des maladies d'automne, quoiqu'elles attaquent particulièrement ceux dont le tempérament est faible et les fibres relâchées. Mais, quelle que soit la cause de ces fièvres, si elles se terminent par des taches pétéchiales, des sueurs putrides, ou bien si elles deviennent contagieuses, on peut sans risque conclure de là que les humeurs, par la longue durée de la maladie, sont devenues putrides, ou, pour s'exprimer en d'autres termes, que ces fièvres se sont changées en une fièvre d'une nature pestilentielle qui approche beaucoup de celle des hôpitaux et des prisons.

## CHAPITRE VIII.

OBSERVATIONS SUR LA GALE.

Nous avons placé la gale la dernière dans la division des maladies les plus communes à une armée. Quoiqu'elle soit d'une nature contagieuse, elle ne se communique cependant que par le contact de la personne infectée, de ses habits, de son lit, etc., et jamais par les émanations du corps, comme dans la dysenterie et la fièvre d'hôpital. Elle est bornée à la peau, et Leeuwenhoek, qui attribue cette maladie à de certains petits insectes (2) qu'il a découverts dans les pustu-

<hr>

(1) Traité sur les substances septiques et anti-septiques, mém. VII, exp. XLVI.
(2) Voyez les Dissections.

(1) Traité sur les substances septiques et anti-septiques, mém. II, expér. XI, XII, XIII.
(2) Depuis la première édition de cet

les à l'aide du microscope, paraît en avoir donné la meilleure raison. De sorte qu'on ne doit point attribuer la fréquence de la gale, dans les armées, au changement d'air ou de nourriture auquel les soldats sont exposés dans les expéditions militaires, mais à un petit nombre de soldats, qui, l'ayant avant que de partir, la communiquent à ceux qui se trouvent avec eux dans le même vaisseau, sous la même tente, ou dans les mêmes casernes (1). Mais de tous les endroits les plus sujets à cette contagion, ce sont les hôpitaux, parce qu'on y admet des malades de toute espèce. Aussi ai-je remarqué qu'après la crise des fièvres, la gale paraissait communément, quoique le malade ne l'eût point en entrant à l'hôpital. — Quelqu'un qui ne connaîtrait point cette maladie serait fort sujet à faire une méprise, à la prendre pour une éruption miliaire, d'autant plus qu'elles se ressemblent toutes deux plus qu'on ne pourrait l'attendre de deux choses d'une nature si différente. Mais ceux qui savent combien les éruptions miliaires paraissent rarement dans les armées, et combien la gale y est fréquente, sont moins sujets à tomber dans cette erreur. On peut aussi les distinguer l'une de l'autre par les marques suivantes. Quoique les éruptions miliaires ne soient point bornées au cou et à la poitrine, cependant elles sont plus nombreuses et plus sensibles sur ces parties, au lieu que la gale infecte principalement l'entre-deux des doigts, l'intérieur des poignets, les côtés du ventre et les jarrets. Les éruptions miliaires paraissent avant que la fièvre soit passée, avec fort peu de démangeaison, et s'en vont d'elles-mêmes, au lieu que la gale ne s'aperçoit qu'après la crise dans l'état de convalescence, et alors elle augmente tous les jours, et devient fort incommode. — Quoiqu'on ne puisse détruire totalement la gale dans une armée, il est aisé de

guérir chaque soldat en particulier, et l'on peut le faire plus certainement dans cette incommodité que dans toute autre. La méthode dont on se sert est si connue, qu'il est presque inutile d'en faire mention. J'ai remarqué qu'elle réussissait mieux parmi les simples soldats, qui, n'ayant point d'habillements à changer, portaient toujours les mêmes qu'on purifiait en même temps qu'on les traitait. Un officier, au contraire, qui gagnait la gale, courait risque de la garder plus long-temps, à cause de la circulation de l'infection entre son corps et ses habits.

Le soufre est le grand spécifique, et se trouve beaucoup plus sûr et plus efficace que le mercure; car, à moins qu'un onguent mercuriel ne touchât chaque partie de la peau, on ne pourrait pas y compter, au lieu que, par un onguent sulfureux, on peut guérir en ne l'appliquant que sur quelques parties. Il semble que ces insectes, aussi bien que tous les autres, soient tués par la vapeur du soufre, quoiqu'elle soit seulement élevée par la chaleur du corps. Quant à l'usage interne du mercure, que quelques-uns ont regardé comme spécifique, nous avons vu dans l'hôpital plusieurs exemples de personnes qui ont passé par les grands remèdes pour la cure d'une maladie vénérienne, sans cependant être guéris de la gale. — L'onguent dont je me suis servi principalement se fait de cette manière.

Pr. *Sulphuris præparati 1 unciam, radicis hellebori albi in pulverem subtilissimum contritæ 2 drach., axungiæ porcinæ 2 unc. misce* (1).

Cette quantité peut servir à quatre frictions, et tous les soirs on frotte la personne incommodée. Pour prévenir quelque maladie, qui pourrait venir de ce qu'on bouche en même temps trop de pores, il ne faut frotter chaque fois que la quatrième partie du corps. Quelques-uns prétendent qu'on peut guérir la

---

ouvrage, j'ai lu un Mémoire dans les Transactions philosophiques pour l'année 1730, qui porte pour titre : *Extrait d'une lettre du docteur Bonomo à M. Redi, contenant quelques observations sur les vers du corps humain, par le docteur Mead.* Je vois par ces observations que le docteur Bonomo a le premier découvert ces animalcules, et qu'il a pareillement proposé de guérir la gale par les remèdes externes seulement.

(1) Part. I, chap. II.

---

(1) Comme le soufre vif que l'on trouve chez les apothicaires est communément falsifié, quoique ce soit le meilleur, il vaut souvent mieux se servir du soufre commun en bâton, choisissant le plus cassant, comme étant le plus pur. L'ellébore rend l'onguent plus efficace, et vaut mieux que le sel ammoniac cru, que je ne donne que lorsque cette racine ne peut se trouver. La dose est alors d'un gros.

gale en se contentant de frotter les jambes, mais je ne l'ai point essayé, étant persuadé que ce remède serait plus efficace en couvrant une plus grande surface. — Quoiqu'on puisse guérir la gale par un seul pot d'onguent, il est cependant à propos d'en appliquer de nouveau, et de frotter quelques jours de plus les parties les plus affectées, jusqu'à ce qu'une seconde ou troisième quantité soient pareillement épuisées. Dans les cas les plus invétérés, on est obligé de frotter plusieurs soirs le corps entier, et l'on doit joindre l'usage interne du soufre, non pas dans la vue de purifier le sang, mais pour en répandre plus sûrement les vapeurs à travers la peau, y ayant grande raison de croire que les animalcules sont quelquefois si profondément enracinés qu'on ne peut les détruire totalement par des frottements externes. — Comme ces vapeurs peuvent échauffer le sang dans un temps où la transpiration est arrêtée, il est à propos que le malade prenne pour nourriture des choses rafraîchissantes, et qu'il se tienne en garde contre le froid. S'il est d'une complexion pléthorique ou disposée à la fièvre, il doit se faire saigner et prendre médecine, autrement ces deux évacuations ne sont pas nécessaires. — On s'est souvent mépris sur la nature de la gale; quelques-uns l'ont mise dans la classe de la lèpre, et d'autres dans celle du scorbut, au lieu qu'elle paraît former une classe à part, du moins est-elle fort différente de ces deux maladies dont on vient de parler. On a supposé généralement que le *spora* des Grecs et le *scabies* des Latins n'étaient autre chose que cette éruption. Mais cela est si peu évident, d'après la description que j'en ai lue dans leurs ouvrages (1), que j'en conclurais plutôt que, quoique d'autres maladies de la peau paraissent avoir été autrefois non moins fréquentes qu'à présent, cependant la gale était tout-à-fait inconnue, ou du moins très-rare du temps des anciens médecins, puisqu'ils parlent d'une manière particulière des autres maladies cutanées, et qu'ils ne font, à mon avis, aucune mention de celle-ci. — On peut remarquer de plus que, dans les contrées les plus marécageuses des Pays-Bas, où le vrai scorbut est si général et si fâcheux, la gale y est à peine connue; et quoique le scorbut et la gale paraissent

en même temps sur les vaisseaux, on doit cependant les considérer comme deux maux très-distincts : le premier provenant du mauvais air, de la mauvaise eau, et des provisions corrompues, et du manque de fruits et d'herbages; et l'autre tirant son origine de la contagion, et chacune de ces maladies exigeant un traitement différent.

On confond souvent en ce pays le *scabies* et les diverses espèces (1) d'*impetigo* des anciens, sous l'appellation générale, mais impropre, de scorbut. Les véritables taches scorbutiques sont d'une couleur livide : elles ne forment pas communément de gales et de croûtes dessus la peau, et sont accompagnées de signes manifestes d'un relâchement des fibres et de la corruption du sang, car le scorbut réel désigne une dissolution lente mais générale, ou putréfaction de toute la machine, au lieu que le *scabies*, l'*impetigo* ou lèpre, affecte ceux d'une constitution bien différente. On distingue ces dernières maladies principalement par la dureté de la peau, dans une ou plusieurs parties du corps, accompagnée d'une gale sèche, quelquefois de dartres pleines de matière ou de croûtes sèches, et toujours d'un peu de démangeaison. Mais elles sont si éloignées d'être guéries par les remèdes externes seulement, qu'il y a quelquefois du danger à le vouloir faire de cette manière, il est en ce cas-ci nécessaire de changer les humeurs par une diète tenue, de fréquentes purgations avec des sels, des remèdes mercuriels antimoniaux, ou autres, qui n'ont aucune efficacité, ou du moins bien peu pour la guérison de la gale, et qui augmenteraient plutôt le vrai scorbut qu'ils ne contribueraient à sa guérison.

Après la première publication de ces observations, j'ai eu quelques cas de gale, où l'éruption parut continuer malgré les frictions réitérées; mais je remarquai alors que, quoique les nouvelles pustules ressemblassent beaucoup aux anciennes, elles étaient cependant d'une nature différente et occasionnées seulement par l'onguent. En effet, en cessant de s'en servir et en permettant au malade de se baigner pour se nettoyer la peau, et ensuite de sortir, elles disparurent d'elles-mêmes, et ne revinrent jamais.

_________________________

(1) Paulus Ægin., lib. IV, cap. II; Celsus, lib. V, cap. XXVIII.

(1) Il paraît que Celse entend par l'*impetigo* la lèpre des Grecs. (Vid. loc. cit.)

[illegible] en se confondant de toutes les lam-
[illegible], mais je ne l'ai point essayé. (Voy.
[illegible] prends que ce réflexe [illegible]
[illegible] un œil que d'une [illegible] il n'[illegible]
[illegible] j'apporte [illegible] qu'il [illegible]
[illegible] de l'autre que [illegible] jour [illegible]
[illegible] arthrologiques [illegible] simple compli-
[illegible] semble ou troisième [illegible] sur [illegible] le
vollement épais [illegible]

_____________

(1) Il pratique que Celse entend par l'ist-
[illegible] jusqu'à la type des Grecs. (Cél. liv. etc.)

# MÉMOIRES

SUR

# LES SUBSTANCES SEPTIQUES

ET

# ANTI-SEPTIQUES.

---

### MÉMOIRE I<sup>er</sup> (1).

*Expériences qui démontrent qu'on ne doit point appeler les substances putrides, Alcalines : que ni les sels alcalis volatils, ni les fixes, ne tendent naturellement à produire la putréfaction dans le corps humain, étant d'eux-mêmes anti-septiques : que deux anti-septiques combinés peuvent en produire un troisième plus faible que chacun d'eux. Expériences servant à comparer les vertus de quelques sels neutres pour résister à la putréfaction. Des qualités anti-septiques de la myrrhe, du camphre, de la serpentaire, des fleurs de camomille et du quinquina.*

Quoiqu'on ait regardé les recherches pour découvrir la manière dont les corps se dissolvent par la putréfaction et les moyens de l'accélérer ou de la prévenir comme curieuses et utiles (2), nous voyons cependant qu'on a fait très-peu d'expériences à ce sujet, et l'on ne doit pas s'en étonner, puisque ces opérations sont si dangereuses. Mais, comme la quantité prodigieuse de maladies putrides que j'ai traitées dans les hôpitaux de l'armée m'ont engagé à faire des expériences et des remarques sur ce sujet, je prends la liberté de présenter à la société ce que j'ai trouvé d'opposé aux sentiments communs, aussi bien que quelques faits dont, autant que je l'ai pu savoir, personne n'a parlé auparavant. — Ayant remarqué que, suivant l'opinion reçue, les corps deviennent par la putréfaction très-alcalins, j'ai fait les expériences suivantes pour connaître jusqu'à quel point cela pouvait être vrai.

#### EXPÉRIENCE PREMIÈRE.

La sérosité du sang humain étant putréfiée fit d'abord, avec une dissolution de sublimé-corrosif, un mélange trouble, et se précipita ensuite. C'est une épreuve pour connaître un alcali ; mais qui

---

(1) Lu le 28 juin 1750, et imprimé avec quelques changements.

(2) Milord Bacon appelle les causes qui accélèrent la putréfaction, un sujet d'une recherche très-universelle ; il dit pareillement qu'il est d'une grande utilité d'examiner les moyens de prévenir ou de retarder la putréfaction, ce qui fait une partie considérable de la médecine et de la chirurgie. (Nat. Hist., cent. IV.)

doit à peine avoir lieu ici, puisqu'on a fait la même chose avec de l'urine récente d'une personne en santé, qu'on n'a jamais regardée comme alcaline. La même sérosité ne donna point une couleur verte au sirop de violette, et ne fit aucune effervescence lorsqu'on versa dessus de l'esprit de vitriol. J'ai réitéré deux fois cette expérience sur des portions de sérosité différente, toutes deux très-putrides, et une fois sur de l'eau dans laquelle on avait laissé infuser pendant quelque temps de la viande corrompue. Tout ce que je pus remarquer, c'est qu'ayant donné auparavant au sirop une couleur rougeâtre, par le moyen d'un acide, cette couleur devint plus faible, ce qui au fond n'arriva peut-être que par ce qu'elle avait été délayée : mais elle ne fut point détruite par les humeurs putrides. A l'égard de l'effervescence, ayant versé quelques gouttes d'esprit de vitriol sur ces liqueurs, avant qu'elles fussent délayées avec de l'eau et après qu'elles l'eurent été, le mélange fut tranquille, il parut seulement quelques bulles d'air en agitant le verre. Après tout, quoiqu'il se rencontrât quelques marques d'un alcali caché dans la sérosité putride, elles étaient si faibles, qu'une quantité d'eau égale à celle des liqueurs putrides, c'est-à-dire environ deux onces, sur laquelle on aurait seulement versé une goutte d'esprit de corne de cerf, étant mise à la même épreuve, paraissait plus alcaline que l'une ou l'autre de celles dont nous venons de parler (1).

### EXPÉRIENCE II.

On a regardé comme une maxime, que toutes les substances animales, étant distillées après la putréfaction, donnent dans la première eau une grande quantité de sel volatil ; mais M. Boyle a trouvé que cela n'était vrai que de l'urine, et que la distillation de la sérosité du sang humain putréfié, la première liqueur qu'on en retirait n'avait que peu de force, soit quant au goût, et qu'elle ne fit d'abord aucune effervescence avec un acide (2). On peut observer ici que les chi-

mistes ont appliqué en général à toutes les humeurs indifféremment ces propriétés qu'ils ont découvertes dans l'urine, quoiqu'au fond il y ait une grande différence. Car quelques substances animales, telles que l'urine, la bile et la partie rouge du sang, se putréfient en peu de temps ; la sérosité, la salive et le blanc d'œuf ne se corrompent que lentement. Cependant celles qui se putréfient le plus tôt n'arrivent pas toujours au plus haut degré de putréfaction. Ainsi la bile se corrompt fort vite ; mais l'infection qu'elle répand est beaucoup moins considérable que celle de la viande ; et le blanc d'œuf a non-seulement moins de disposition à se putréfier que le jaune ; mais quand il est corrompu, son odeur est bien différente et beaucoup moins fétide. Il paraît que l'urine gardée quelque temps contient un sel alcali, qui, sans être distillé, fait une forte effervescence avec les acides. Au lieu que la plupart des autres humeurs animales étant putréfiées, quoiqu'elles répandent une puanteur plus insupportable, elles contiennent cependant moins de sel volatil, et ce sel est moins aisé à développer, et fait à peine effervescence avec les acides. Mais ce qui rend encore plus spécifique la différence entre l'urine gardée et les autres substances putrides, c'est qu'elle n'a aucune qualité malfaisante par rapport à la santé ; au lieu que les émanations des autres substances animales ont souvent causé des maladies pestilentielles. — Or, puisqu'on trouve dans l'urine une plus grande quantité de sel volatil que dans toute autre humeur, et qu'il est plus aisé de l'en séparer, et que l'urine gardée est de toutes les substances animales putrides la moins nuisible ; bien loin donc de redouter l'alcali volatil, et de le regarder comme accélérant la putréfaction des corps, on doit plutôt conclure de cet exemple qu'il en est comme le correctif.

### EXPÉRIENCE III.

L'expérience journalière fait voir que les sels volatils ne font aucun mal, soit qu'on les sente ou qu'on les prenne en substance. Mais il reste toujours un préjugé, comme si ces sels, parce qu'ils proviennent de la corruption, devaient, par cette raison, hâter la putréfaction, non-seulement dans les maladies où on les prend inconsidérément, mais aussi dans les expériences qu'on fait hors du

---

(1) La conclusion que je tirais de cette expérience était trop générale, comme on le verra dans une remarque de M. Gaber. (Voyez Réponse à M. de Haen et à M. Gaber, à la suite de ces mémoires.)

(2) Voyez Hist. nat. du sang humain, vol. IV, pag. 178, édition in-folio.

corps. — J'ai peu de chose à dire sur les effets de leur usage interne, à moins qu'on ne détermine précisément l'espèce de maladie dont il s'agit. Car, supposé qu'ils soient disposés de leur nature à exciter la putréfaction ; cependant si elle est déjà commencée, et qu'elle tire sa source d'une faiblesse de circulation et de quelque obstruction, les volatils peuvent alors, par leurs qualités irritantes et apéritives, arrêter ses progrès. D'un autre côté, quand même ils seraient réellement anti-septiques, si cependant les humeurs sont disposées à se corrompre par un excès de chaleur ou de mouvement, ces mêmes sels, en augmentant la cause, peuvent aussi augmenter la maladie. De sorte qu'après tout, la meilleure règle pour juger de la nature de ces volatils est d'examiner si, hors des corps, ils accélèrent ou retardent la putréfaction.

I. Pour décider cette question, j'ai fait plusieurs expériences réitérées. J'ai mêlé avec diverses substances animales de l'esprit et du sel de corne de cerf, et j'ai toujours remarqué que, bien loin de hâter la putréfaction, ils l'empêchaient évidemment, et cela avec une force proportionnée à leur quantité (1). On fit les essais avec la sérosité et avec la partie rouge du sang, après qu'on l'eut desséchée à force de la garder. Je séparai une fois la croûte épaisse et inflammatoire d'un sang pleurétique du reste de la masse ; et l'ayant partagée, j'en mis une partie dans du vinaigre distillé, et l'autre dans de l'esprit de corne de cerf. Après avoir gardé ces infusions plus d'un mois pendant les plus grandes chaleurs de l'été, je trouvai la portion qui était dans le sel alcali aussi saine que celle qui était dans l'acide.

II. Je mis une autre fois, dans une fiole contenant quatre onces, environ une once et demie d'un mélange égal de fiel de bœuf et d'eau, avec cent gouttes d'esprit de corne de cerf, et dans une autre autant de fiel et d'eau sans aucun esprit. Les fioles étant bien bouchées, je les plaçai près du feu, de façon qu'elles pussent recevoir une chaleur douce, du même degré environ que celle du corps humain. En moins de deux jours le mélange sans esprit devint putride ; mais l'autre nonseulement ne l'était pas alors, mais même, deux jours après, il se trouva sans corruption.

III. Je mis infuser ensuite deux gros de bœuf maigre dans deux onces d'eau, et un demi gros de sel de corne de cerf. Je plaçai dans un autre vase autant de viande et d'eau, le double de sel marin. Dans un troisième il y avait de la viande et de l'eau seulement, pour servir de terme de comparaison. On plaça ces fioles au fourneau de la lampe, dans une chaleur entre quatre-vingt-quatorze et cent degrés, suivant le thermomètre de Fahrenheit. Environ dix-huit heures après l'infusion, la viande de la fiole qui servait d'étalon sentait mauvais, et quelques heures après, celle du sel marin devint aussi putride ; mais celle du sel alcali volatil était saine, et se conserva de la sorte après avoir été vingt-quatre heures de plus au même degré de chaleur. Et afin que l'odeur de la corne de cerf ne pût induire en erreur, on lava ce morceau de viande, et on trouva qu'il ne sentait point mauvais.

IV. Je pris, environ le même temps, trois morceaux de bœuf nouvellement tué, de même poids que ci-dessus. J'en mis deux dans des grands vases ; je couvris l'un avec de la sciure de bois, et l'autre avec du son. Je saupoudrai le troisième morceau avec du sel de corne de cerf réduit en poudre, et je le mis dans une fiole de quatre onces dont le bouchon était de verre. On plaça ces trois vases en dehors sur une fenêtre exposée au soleil ; le temps étant chaud, la viande des grands vases commença à sentir le troisième jour, elle se trouva entièrement putride. On examina le jour suivant la fiole, et la viande étant lavée pour la dégager du sel, on ne lui remarqua aucune mauvaise odeur. On la sécha et on la sala de nouveau avec du sel de corne de cerf. On la garda quelques semaines de plus pendant les plus grandes chaleurs ; on regarda une seconde fois, et elle parut aussi saine qu'auparavant. La substance n'en était point du tout dissoute (1), mais elle se trouva d'une consistance semblable à celle de toutes les viandes qu'on a tenues dans de la sau-

---

(1) M. Boyle avait déjà observé que de l'esprit d'urine ajouté au sang tandis qu'il est encore chaud au sortir de la veine, le rendait plus vermeil, l'entretenait plus fluide et le garantissait pendant long-temps de la putréfaction, (Transact. philosoph., n° 29. Abrégé des Transact. philosoph., vol. III, ch. V, § 7.)

---

(1) On a gardé ce même morceau une

mure ordinaire. Et de crainte qu'on puisse s'imaginer que la viande des grands vases étant plus exposée à l'air que celle de la fiole, devînt par cette raison plus tôt putride, j'enfermai de la viande dans une fiole pareille à celle dont je m'étais servi ci-devant, et j'observai que la viande se trouvant à l'étroit, cela ne servit qu'à hâter la putréfaction. — Ayant découvert par ces expériences, et par un grand nombre d'autres de la même espèce, que hors des corps les sels alcalis volatils non-seulement ne disposent point les substances animales à la putréfaction, mais qu'ils l'empêchent d'une manière plus efficace que le sel marin commun, il est à présumer que les mêmes sels pris en remèdes deviendront (toutes choses d'ailleurs égales) anti-septiques. On ne saurait du moins supposer avec justice qu'ils corrompent les humeurs plus que le vin ou les esprits, qui, pris en trop grande quantité, peuvent exciter une fièvre, et par accident occasionner la corruption.

### EXPÉRIENCE IV.

J'ai fait pareillement plusieurs expériences avec des sels alcalis fixes, et j'ai trouvé qu'ils n'avaient guère moins de vertus anti-septiques que les volatils. Je fis les essais avec de la lessive de tartre et du sel d'absinthe. Mais il ne faut pas confondre ici l'odeur désagréable de ces mélanges avec une odeur réellement putride, ni la vertu qu'ont les sels lixiviels de dissoudre quelques substances animales avec la putréfaction (1).

### EXPÉRIENCE V.

Il était naturel de conclure des expériences précédentes que, puisque les acides sont par eux-mêmes au nombre des anti-septiques les plus efficaces, et que les sels alcalis sont pareillement de

_____

année de plus, et il s'est maintenu sans corruption et aussi ferme qu'auparavant.

(1) J'ai remarqué, dans les expériences sur la viande, que, quoique les sels alcalis fixes parussent d'abord relâcher la contexture des parties fibreuses des substances animales, cependant, après une infusion de quelques jours, non-seulement ces morceaux de viande ne se trouvaient point dissous; mais, au contraire, ils étaient plus fermes que ceux qu'on avait mis simplement dans l'eau.

cette classe, le mélange des deux jusqu'à saturation ne résisterait guère moins à la putréfaction que l'acide seul. Mais dans les essais que j'ai faits avec de la viande et le *spiritus Mindereri*, composé de vinaigre saoulé de sel de corne de cerf, et pareillement avec du jus de limon saoulé de sel d'absinthe, la vertu anti-septique était beaucoup moindre que lorsqu'on employait séparément les acides ou les alcalis.

### EXPÉRIENCE VI.

A l'égard des vertus comparées de ces sels sur la viande, j'ai éprouvé qu'une demi-once de jus de limon saoulée d'un scrupule de sel d'absinthe, résistait à la putréfaction presque autant que quinze grains de nitre; mais, lorsqu'on fit l'essai avec du fiel de bœuf, deux gros de ce mélange furent plus anti-septiques qu'un scrupule de ce même sel. De plus, le nitre, comparé avec les sels neutres secs, poids pour poids, se trouva plus anti-septique, et préserva mieux la viande qu'aucun de ceux que j'avais éprouvés. Le sel ammoniac cru est celui qui approcha davantage du nitre, et même il le surpassa dans l'expérience avec du fiel de bœuf. Ceux qui viennent ensuite sont le sel diurétique, la dissolution des sels de tartre vitriolé, qui paraissent avoir à peu près les mêmes qualités anti-septiques.

### EXPÉRIENCE VII.

J'ai jusqu'ici examiné les sels neutres communs qui, quoiqu'ils résistent d'une manière très-efficace à la putréfaction, sont cependant inférieurs à quelques substances résineuses, et même à quelques plantes que j'ai éprouvées. La myrrhe, dans un menstrue aqueux, s'est trouvée au moins douze fois plus anti-septique que le sel marin. Deux grains de camphre mêlés avec de l'eau conservent mieux la viande que soixante grains de sel marin; et je suis persuadé que si l'on pouvait empêcher le camphre de s'évaporer ou de s'attacher aux parois de la fiole, un demi-grain, ou peut-être même une moindre quantité, aurait suffi. Une infusion de quelques grains de serpentaire de Virginie en poudre surpassa douze fois le même poids de sel marin. Les fleurs de camomille approchent beaucoup de cette vertu extraordinaire. Le quinquina est aussi anti-septique, et si je ne lui ai point trouvé cette vertu aussi forte que dans les deux dernières substances dont je viens de parler, je ne l'impute qu'au défaut de dissolution de ses parties balsamiques que je ne pouvais extraire dans l'eau. — Les infusions des végétaux qui possèdent cette vertu balsamique sont préférables, en ce qu'étant communément exempts d'acrimonie, on peut les prendre en plus grande quantité que les esprits, les acides, les alcalis et même les sels neutres. Et, comme dans la grande variété de substances anti-septiques, il peut s'y rencontrer quelques autres qualités utiles, il serait fort à propos de revoir dans cette vue quelque partie de la matière médicale. — Outre la vertu extraordinaire de conserver les corps, j'ai découvert dans quelques-unes de ces substances la propriété de corriger la putréfaction après qu'elle est commencée. Mais je présenterai une autre fois ces expériences à la société royale, avec une table de différents degrés d'efficacité des sels comparés entre eux, et quelques remarques à ce sujet.

## MÉMOIRE II (1).

*Suites des expériences et des remarques sur les substances anti-septiques. Table des vertus comparées des sels pour résister à la putréfaction. De la qualité anti-septique de diverses résines, gommes, fleurs, racines et feuilles de végétaux, comparées avec le sel commun. Tentatives pour corriger, par le moyen des fleurs de camomille et du quinquina, la corruption des substances animales. Conjectures sur la cause des fièvres intermittentes et sur l'action du quinquina dans leur cure.*

N'ayant fait qu'indiquer dans mon dernier mémoire les propriétés relatives de quelques sels et substances qui résistent à la putréfaction, je vais présenter à la société une relation particulière de ces expériences et de quelques autres que j'ai faites depuis sur le même sujet.

### EXPÉRIENCE VIII.

Je plaçai séparément, dans des fioles dont l'embouchure était large, trois

morceaux de bœuf frais et maigre, chacun du poids de deux gros. Je versai sur chacun deux onces d'eau de citerne. Je fis dissoudre, dans l'une des fioles, trente grains de sel marin (1); dans une autre soixante; mais la troisième ne contenait que la viande et l'eau. Ces bouteilles n'étaient guère plus pleines qu'à la moitié, et étant bien bouchées, on les plaça au fourneau de lampe, à la chaleur du corps humain, ou de cent degrés du thermomètre de Fahrenheit. — Environ dix ou douze heures après, la viande de la fiole où il n'y avait point de sel contracta une odeur faible, et trois ou quatre heures après elle se trouva putride (2). La fiole avec les trente grains de sel donna des signes de corruption une heure ou deux plus tard; mais celle qui en avait soixante conserva la viande en bon état pendant plus de trente heures. J'ai souvent réitéré cette expérience, et elle a toujours été suivie du même effet, à quelques variations près, occasionnées par le degré de chaleur. — La grande utilité de cette expérience vient de ce qu'on a un terme de comparaison, suivant lequel on peut juger des vertus septiques et anti-septiques des diverses substances. Ainsi, si l'eau avec quelque ingrédient conserve la viande mieux que lorsqu'il n'y en a point, ou que lorsqu'on y ajoute du sel, alors on peut dire que cet ingrédient résiste davantage à la putréfaction que l'eau seule, ou que trente ou soixante grains de sel marin. Mais si, d'un autre côté, l'eau, en y mêlant quelque chose, amène plus tôt la corruption que lorsqu'elle est sans mélange, on doit regarder la substance qu'on y a ajoutée comme septique et comme produisant la putréfaction.

On a fait, par cette raison, les expériences suivantes avec le même degré de chaleur et sur la même quantité de viande, d'eau et d'air qu'on a spécifiée ci-dessus, et avec les substances septiques et anti-septiques dont on parlera dans la suite, et qui ont été comparées avec ces étalons. Mais, comme la plus petite

---

(1) Toutes ces expériences ont été faites avec du sel blanc ou bouilli, dont on se sert communément en Angleterre.

(2) Ces morceaux de viande étaient entiers; mais lorsqu'on les broie, si l'on y met la même quantité d'eau, la putréfaction commence en moins que la moitié de ce temps-là.

---

(1) Le 21 novembre 1750.

quantité de sel ne conserva la viande guère plus de temps que l'eau seule, je comparai toujours les différentes substances anti-septiques avec la plus grande quantité : de sorte que, lorsque je dis qu'une substance s'oppose à la putréfaction plus que le mélange qui sert de terme de comparaison, j'entends plus que soixante grains de sel marin dissous dans deux onces d'eau.

### EXPÉRIENCE IX.

J'examinai ensuite d'autres sels, et je les comparai en même quantité avec la dissolution de soixante grains de sel qui servait d'étalon. Cette dissolution étant la plus faible, je la suppose égale à l'unité, et j'exprime la vertu proportionnelle des autres sels en nombres plus grands, comme dans la table suivante :

*Table des vertus relatives des sels pour résister à la putréfaction.*

| | | |
|---|---|---|
| Sel marin. | 1. | |
| Sel gemme. | 1. | † |
| Tartre vitriolé. | 2. | |
| Spiritus Mindereri. | 2. | |
| Tartre soluble. | 2. | |
| Sel diurétique. | 2. | † |
| Sel ammoniac. | 3. | |
| Mixture saline. | 3. | |
| Nitre. | 4. | † |
| Sel de corne de cerf. | 4. | † |
| Sel d'absinthe. | 4. | † |
| Borax. | 12. | † |
| Sel de succin. | 20. | † |
| Alun. | 30. | † |

J'ai marqué dans cette table les proportions en nombres entiers, étant difficile et peut-être même utile d'y apporter plus d'exactitude. Je me suis contenté d'ajouter ce signe † à quelques-uns, pour faire voir que ces sels sont plus forts, de quelques fractions, que les nombres entiers de la table, excepté dans les trois derniers exemples où le même signe signifie que le sel peut être plus fort de quelques unités (1). Le tar-

___

(1) On a comparé cinq grains de borax avec les soixante grains de sel marin ; mais, comme il conserva la viande beaucoup plus long-temps, je pense que trois grains auraient pu suffire. On aurait dû, en ce cas, estimer la force de ce sel à vingt. Exemple singulier de la force d'un

tre vitriolé est marqué 2, quoiqu'il fallût un peu plus de trente grains pour qu'il égalât l'étalon ; mais, m'étant aperçu que tout n'était pas dissous, j'ai fait en conséquence une déduction. D'un autre côté, comme il s'évapore une partie de la corne de cerf, sa vertu réelle doit être plus grande qu'elle ne le paraît par la table. Le sel de succin est peu volatil ; et comme trois grains de ce sel se sont trouvés conserver davantage la viande que soixante grains de sel marin, il doit par conséquent être estimé vingt fois plus fort. Ce sel est, à la vérité, acide ; mais, comme la partie acide est fort peu de chose, on doit, à ce qui semble, attribuer à quelque autre principe sa grande qualité anti-septique. Le *Spiritus Mindereri* était fait avec du vinaigre commun et du sel de corne de cerf ; et la mixture saline avec du sel d'absinthe saoulé de suc de limon (1). La partie alcaline de l'un ou de l'autre de ces mélanges avec de l'eau seule, aurait résisté avec une puisance de 4 —¹⁄, de sorte que l'addition de l'acide rendait ces sels moins anti-septiques, savoir : le *Spiritus Mindereri* de la moitié, et la mixture saline d'un quatrième ; circonstance à laquelle on n'avait pas lieu de s'attendre.

### EXPÉRIENCE X.

I. Je passai de là aux résines et aux gommes, et je commençai par la myrrhe. Comme une partie de cette substance se dissout dans l'eau, de huit grains on en fit une émulsion. Mais, comme la plus grande partie alla au fond, je ne pus compter que sur la dissolution d'un ou deux grains ; elle conserva cependant la viande plus long-temps que l'étalon, de sorte qu'on peut regarder la partie dissoluble de la myrrhe comme trente fois ou environ plus forte que le sel marin.

___

sel qui, bien loin d'être un acide, est plutôt un alcali, si nous en pouvons juger par son goût urineux. Un grain d'alun se trouva plus faible que soixante grains de sel marin, mais deux grains étaient plus forts ; la vertu de l'alun est par conséquent entre trente et soixante, plus près cependant du premier nombre, comme on l'a vu par l'expérience.

(1) On compare l'esprit de *Mindererus* et la mixture saline qui sont liquides avec des sels secs, sur la quantité de sels alcalis qu'ils renferment.

II. L'aloès, l'assa-fœtida et le cachou, dissous de la même manière que la myrrhe, allèrent pareillement au fond, et montrèrent une égale vertu anti-septique ; mais la gomme ammoniaque et le sagapenum en firent voir fort peu ; soit qu'ils s'opposassent plus faiblement à la putréfaction, ou que le principe le plus anti-septique fût tombé au fond avec les parties les plus grossières. Trois grains d'opium dissous dans l'eau ne se précipitèrent point, et résistèrent mieux à la putréfaction que la mesure commune ; mais je remarquai qu'il s'y engendrait plus d'air qu'à l'ordinaire, et que la viande devenait plus tendre qu'avec tout autre anti-septique des plus efficaces.

III. De toutes les substances résineuses le camphre résista davantage. Deux grains dissous dans une goutte d'esprit de vin, cinq grains de sucre et deux onces d'eau surpassèrent l'étalon, quoique, pendant l'infusion, la plus grande partie du camphre se fût évaporée, eût surnagé, ou se fût attachée aux parois de la fiole. Si nous supposons qu'il n'y en eut que la moitié de perdue, le restant se trouvera au moins soixante fois plus fort que le sel marin ; mais si, comme je le pense, il n'y en resta que la dixième partie, le camphre sera alors trois cents fois plus anti-septique que le même sel. Afin qu'on ne pût rien attribuer à la petite quantité d'esprit dont on avait fait usage dans l'expérience précédente, je fis une autre dissolution de camphre dans une goutte ou deux d'huile ; ce mélange se trouva en effet moins parfait, mais cependant supérieur à l'étalon.

### EXPÉRIENCE XI.

I. Je fis une forte infusion de fleurs de camomille et de serpentaire de Virginie, et remarquant qu'elles surpassaient de beaucoup en efficacité celle dont je me servais pour mesure commune, j'en diminuai peu à peu la dose, et je trouvai que cinq grains de l'une ou de l'autre donnaient encore à l'eau bouillante une vertu supérieure à l'étalon. Or, comme nous ne pouvons supposer que ces infusions contiennent un demi-grain des parties balsamiques de ces végétaux, il s'ensuit que cette substance doit être au moins cent vingt fois plus anti-septique que le sel commun.

II. Je fis aussi une forte décoction de quinquina, et je mis tremper un morceau de viande dans deux onces de cette décoction après l'avoir passée. Cette viande ne se corrompit point, quoiqu'elle eût resté deux ou trois jours au fourneau après que celle de l'étalon fut putride. La décoction devint pendant ce temps-là limpide par degrés, tandis que les parties les plus grossières tombèrent au fond. Il paraît par là qu'une très-petite quantité de quinquina, moindre peut-être que celle de la serpentaire ou des fleurs de camomille intimement unie avec l'eau, est douée d'une vertu anti-septique considérable.

III. Le poivre, le gingembre, le safran, la racine de contrayerva et les noix de galle, de chacun cinq grains, de même que dix grains de sauge sèche, de rhubarbe et de racine de valériane sauvage (1), infusés séparément, surpassèrent soixante grains de sel. La menthe, l'angélique, le lierre terrestre, le séné, le thé vert (2), les roses rouges, l'absinthe commune, la moutarde et le raifort, étant pareillement infusés séparément, mais en plus grande quantité, se trouvèrent plus anti-septiques que l'étalon. Et comme on ne saurait supposer qu'ils donnent dans l'eau plus d'un grain ou deux du principe balsamique, nous pouvons les regarder comme doués d'une vertu très-forte, pour résister à la putréfaction. J'ai fait de plus un essai d'une décoction de têtes de pavots blancs, et une autre avec du suc de laitue tiré par expression, et je les ai trouvés tous les deux au-dessus de l'étalon. — Il est aisé de voir par ces essais combien les anti-septiques sont étendus ; puisque, outre les sels et les esprits fermentés, les épices et les acides, que tout le monde sait avoir cette propriété, il y a beaucoup de résines, d'astringents et de rafraîchissants qui se trouvent de ce nombre ; et même de ces plantes qu'on appelle alcalescentes, et qui sont supposées hâter la putréfaction. Le raifort, qui est de cette classe, se trouve particulièrement anti-septique. Pour dire le vrai, après ces es-

---

(1) Quoiqu'on ait fait cette expérience avec dix grains seulement de cette racine réduite en poudre, si l'on considère cependant le temps que cette dose résista à la putréfaction, on doit compter la racine de valériane au nombre des anti-septiques les plus forts.

(2) On n'essaya point le thé bou.

sais, je me suis attendu à trouver presque toutes les substances douées de quelques degrés de cette vertu; mais je m'aperçus, avec le secours de l'expérience, que quelques substances ne résistaient point à la putréfaction, et que d'autres la produisaient. Mais, avant que de traiter cette partie de mon sujet, il ne sera pas hors de propos de rapporter quelques autres expériences qui ont une connexion plus intime avec les précédentes.

### EXPÉRIENCE XII.

Après avoir vu combien ces infusions étaient plus anti-septiques que la dissolution de sel marin, je voulus savoir si ces plantes manifesteraient aussi cette vertu sans être infusées. A cet effet, je saupoudrai trois petites tranches de bœuf maigre très-minces, l'une avec du quinquina en poudre, une autre avec de la serpentaire, et la troisième avec des fleurs de camomille pareillement en poudre. On était alors au fort de l'été, et cependant, après avoir gardé cette viande plusieurs jours, je trouvai que celle où l'on avait mis le quinquina commençait seulement à sentir ; les deux autres n'avaient aucune odeur désagréable. La substance de ces trois tranches était ferme, et particulièrement celle de la camomille, qui se trouva si dure et si sèche qu'elle paraissait incorruptible. Si le quinquina n'a pas eu le même effet, je crois qu'il faut l'attribuer à sa contexture qui est plus serrée.

### EXPÉRIENCE XIII.

Je fis quelques essais pour rétablir dans son premier état de la chair putréfiée, par le moyen des substances douces, parce que les esprits distillés et les acides violents, les seules liqueurs auxquelles on connaît cette propriété, sont par leur nature trop âcres et trop irritants pour pouvoir être toujours employés toutes les fois qu'on a besoin d'un correctif. A l'égard des sels, sans compter leur acrimonie, personne n'ignore que la viande une fois corrompue ne prend plus le sel. — Deux gros de viande, qui par sa corruption était devenue mollasse, spongieuse, et spécifiquement plus légère que l'eau, ayant été, après l'expression de l'air qui y était contenu, enfoncés dans quelques onces d'infusion de fleurs de camomille, je renouvelai cette infusion deux ou trois fois dans au-

tant de jours. M'étant aperçu que l'odeur fétide avait disparu, je mis ce même morceau dans une bouteille nette, avec une infusion nouvelle ; je le gardai pendant tout l'été, et je le conserve encore ; il est frais et d'une contexture ferme (1). Je suis venu à bout, de la même manière, de rétablir en leur premier état plusieurs petits morceaux de viande putrides, par des infusions réitérées d'une forte décoction de quinquina, et j'ai constamment remarqué que non-seulement l'odeur fétide se dissipait, mais encore que cette infusion rendait aux fibres leur fermeté naturelle. — Or, le quinquina communiquant à l'eau une si grande quantité de sa vertu, il est naturel de penser qu'il sera encore plus soluble dans le corps par le moyen de la salive et de la bile. D'où il suit que c'est en conséquence de cette vertu anti-septique qu'il agit principalement. En partant de ce principe, on peut rendre raison du succès qu'il a dans la gangrène et dans le dernier période des fièvres pestilentielles, lorsque les humeurs sont évidemment corrompues. A l'égard des fièvres rémittentes et intermittentes, pour lesquelles le quinquina se trouve si spécifique, si nous jugions de leur nature par les circonstances qui les accompagnent dans les climats et dans les saisons où l'on est le plus sujet à ces maladies, nous regarderions la putréfaction comme une des principales causes de ces fièvres. Ce sont les grandes maladies épidémiques de tous les pays marécageux, et elles font plus de ravages après des étés chauds, dans un air chargé de vapeurs et qui ne circule pas. Elles commencent vers la fin de l'été, et continuent pendant toute l'automne. Elles sont plus dangereuses lorsque l'atmosphère est plus chargée des émanations des eaux croupissantes, qui deviennent encore plus putrides par les substances végétales et animales qui s'y pourrissent. La viande se gâte alors fort aisément, et les dysenteries et d'autres maladies putrides se joignent fréquemment à ces fièvres. Les chaleurs disposent les humeurs à devenir âcres ; les émanations putrides attirées par les poumons servent de fer-

---

(1) Je gardai un an entier, après la lecture de ce mémoire à la Société, ce même morceau de viande dans la même infusion, et je le trouvai alors encore ferme et sain.

ment (1), et les brouillards, si communs dans ces climats, occasionnent une fièvre en bouchant les pores, ou en ne recevant point la matière de la transpiration. Plus ces causes dominent, et plus il est aisé de suivre pas à pas cette putréfaction. Les nausées, la soif, l'amertume de la bouche et les évacuations fréquentes de bile putride, sont des symptômes ordinaires, et qui servent de preuves de ce que l'on a avancé. Nous ajouterons que, dans les pays humides et dans les mauvaises saisons, les fièvres intermittentes commencent non-seulement par des symptômes de putréfaction, mais encore que, si on les traite mal, elles prennent aisément une forme dangereuse, avec des taches livides ou des pustules sur la peau, ou une mortification des intestins. Mais il faut en même temps reconnaître que le quinquina détruit si promptement ces fièvres, que sa qualité fébrifuge doit être quelque peu différente de sa vertu anti-septique. Nous pouvons cependant remarquer que tous les remèdes qu'on a trouvés utiles dans la cure des fièvres intermittentes, outre les évacuations et le quinquina, corrigent puissamment la putréfaction, autant que je le puis savoir : tels que la myrrhe, les fleurs de camomille, l'absinthe, la teinture de roses, l'alun avec la noix muscade, les acides vitrioliques, ou d'autres forts acides minéraux, avec des aromatiques. — Mes expériences ont eu jusqu'ici pour objet la chair ou les parties fibreuses des animaux ; je vais maintenant examiner les effets que les anti-septiques ont sur les humeurs. Car, quoique nous pus-

sions conclure par analogie, que tout ce qui regarde la corruption des solides, ou les rétablit après leur putréfaction, doive agir d'une manière semblable sur les fluides, cependant, comme cela ne s'ensuit pas nécessairement, j'ai jugé à propos de faire de nouveaux essais, que je présenterai à la société dans une autre assemblée, avec des expériences sur les substances qui favorisent la putréfaction.

### MÉMOIRE III (1).

*Expériences sur les substances qui résistent à la putréfaction des liqueurs animales, avec leur usage en médecine. Les astringents sont toujours anti-septiques ; mais les anti-septiques n'ont pas toujours une vertu astringente manifeste. De l'utilité de la putréfaction en général, et particulièrement dans l'économie animale. Des différents moyens de produire la putréfaction. Quelques substances reputées septiques ont une vertu contraire. Les substances réellement septiques sont celles-là même qu'on a le moins soupçonnées de l'être ; savoir : la carie, les testacées et le sel marin.*

Après avoir donné une description détaillée de la manière d'éprouver les substances anti-septiques sur les parties fibreuses des animaux, je me contenterai de rapporter quelques expériences que j'ai faites avec les mêmes substances sur (2) les liqueurs animales.

#### EXPÉRIENCE XIV.

Des décoctions d'absinthe et de quinquina, des infusions de fleurs de camomille et de serpentaire, conservèrent des jaunes d'œuf non-seulement beaucoup plus long-temps que ne le fit l'eau seule, mais même plus qu'une dissolution de sel commun. J'éprouvai pareillement que le sel de corne de cerf conservait mieux cette substance que quatre fois le même poids de sel marin.

---

(1) Il est à propos de remarquer que, lorsque je fais usage ici et dans mes Observations sur les maladies des armées, du mot *ferment* pour désigner la cause qui change les humeurs, j'entends seulement la puissance qu'ont toutes les substances putrides animales de s'assimiler et de corrompre celles qui ne le sont point, comme on l'expliquera plus amplement dans le mémoire suivant, à l'expérience dix-huitième. Cette précaution est d'autant plus nécessaire, que je ferai voir dans un des mémoires suivants, que les substances putrides animales deviennent des ferments dans le sens le plus rigoureux ; c'est-à-dire, qu'elles agissent comme le levain de la bière, lorsqu'on le joint à quelque substance végétale capable d'une fermentation vineuse. (Voyez l'expérience XXVIII, et la suivante.)

---

(1) Lu le 15 novembre 1750.
(2) Les expériences suivantes, soit qu'on les ait faites au fourneau de lampe ou au feu, étaient toutes dans un degré de chaleur égal à celle du sang humain ; savoir, à environ cent degrés du thermomètre de Fahrenheit.

10.

### EXPÉRIENCE XV.

On empêcha pendant quelque temps du fiel de bœuf de se putréfier, en y mettant de petites doses de lessive de tartre, d'esprit de corne de cerf, de sel ammoniac et de la mixture saline; on l'en empêcha encore beaucoup plus long-temps au moyen d'une décoction d'absinthe, d'une infusion de fleurs de camomille et de serpentaire, par des dissolutions de myrrhe, de camphre et de sel de succin. On mêla toutes ces substances à part avec le fiel, et elles se trouvèrent plus anti-septiques que le sel marin, et en apparence proportionnellement à leurs effets sur la chair. Le nitre seul ne réussit point, et, quoique quatre fois plus efficace que le sel marin pour conserver la chair, il lui est cependant inférieur lorsqu'il s'agit du fiel, et beaucoup plus faible que le sel ammoniac, qui n'a pas tout-à-fait autant de vertu que le nitre pour conserver la chair. Le nitre fut bientôt dissous par le fiel, et il en sortit une grande quantité d'air, comme d'une liqueur en fermentation, et lorsque cela arriva, le fiel avait commencé à se putréfier (1). Mais la mixture saline n'engendra point d'air, et s'opposa davantage à la putréfaction du fiel qu'elle ne fit à celle de la chair.

### EXPÉRIENCE XVI.

Mon dernier essai fut avec la sérosité du sang humain, qui se conserva, au moyen d'une décoction de quinquina et d'une infusion de serpentaire, avec non moins d'efficacité que la chair. Mais le safran et le camphre parurent en cette occasion environ le quart moins anti-septiques qu'auparavant, soit que leur vertu conservatrice ne soit pas assez puissante lorsqu'il s'agit de cette humeur, ou que, comme je le soupçonne, ils n'aient pas été assez bien mêlés. Le nitre agit à peu près avec toute sa force, étant environ quatre fois plus efficace que le sel marin. Il engendra un peu d'air, mais beaucoup moins qu'il ne le fit avec le fiel. Nous pouvons conclure de ces essais

_________

(1) Ce peut être, autant que je l'ai pu remarquer, la raison pour laquelle le nitre ne saurait s'accorder avec l'estomac et les intestins, dans les cas où la bile est putride.

et des expériences précédentes; que tout ce qui préserve la chair de la putréfaction est universellement anti-septique, quoique ce ne soit pas toujours avec une force égale.

### EXPÉRIENCE XVII.

Comme j'ai déjà montré comment on pouvait rétablir de la chair putride dans son premier état, je terminerai cette partie de mon sujet par un essai semblable sur un jaune d'œuf. Ayant délayé dans un peu d'eau une partie d'un jaune d'œuf, je l'y laissai jusqu'à ce qu'elle se putréfiât. J'en mis quelques gouttes dans une fiole avec deux onces d'eau pure, et j'en mêlai deux fois autant avec une forte infusion de fleurs de camomille. Les deux fioles répandirent d'abord quelque odeur putride; mais ayant été bien bouchées, et tenues pendant quelques jours près du feu, le mélange où il n'y avait que de l'eau contracta une odeur fétide très-forte, et l'autre ne sentait que la camomille. — J'ai rapporté jusqu'ici les expériences que j'ai faites sur les substances anti-septiques, et il paraît par là qu'outre les esprits, les acides et les sels, nous possédons un grand nombre de substances qui résistent à la putréfaction, et qui sont douées de qualités échauffantes, rafraîchissantes, volatiles, astringentes, et autres semblables, ce qui en rend quelques-unes plus propres que d'autres à remplir certaines indications. On connaît déjà de très-bons correctifs dans quelques cas de putridité, mais il y en a d'autres où ils manquent tout-à-fait. Nous ne savons encore comment corriger la sanie d'un ulcère cancéreux; cependant il y a tout lieu d'espérer que, dans une aussi grande quantité d'anti-septiques, il s'en trouvera quelqu'un de propre à cet effet.

Il est d'ailleurs à remarquer que, de même que différentes maladies d'une espèce putride exigent différents anti-septiques, ainsi la même maladie ne cède pas toujours au même remède. Par exemple, le quinquina ne réussira point dans la gangrène si les vaisseaux sont trop pleins, ou le sang trop épais. Mais si les vaisseaux sont relâchés, et le sang dans un état de dissolution, ou disposé à la putréfaction, soit par une mauvaise constitution, ou pour avoir absorbé quelque matière putride, le quinquina est alors un spécifique souverain. On doit s'en servir avec de semblables précautions dans les plaies, surtout s'il y a eu du pus absorbé, si les humeurs en sont infectées, et s'il en résulte une fièvre hétique. Mais lorsque les symptômes inflammatoires dominent, le même remède, en augmentant la tension des fibres (état bien différent de l'autre), occasionne tous les accidents fâcheux auxquels on doit s'attendre en pareil cas. — Il paraît, par le succès du quinquina dans les maladies putrides, que sa qualité astringente n'a pas peu de part à la cure (1). En effet, la nature de la putréfaction consiste dans une séparation ou désunion des parties. Mais comme il y a certains cas où les qualités astringentes ne sont pas si nécessaires, on peut trouver dans la racine de contra-yerva, la serpentaire, le camphre, et quelques autres substances, une vertu anti-septique très forte, sans aucune qualité astringente, ou du moins avec fort peu. Plusieurs de ces remèdes étant d'ailleurs sudorifiques, ils opèrent par cette raison d'une manière beaucoup plus sûre.

Je viens maintenant à la seconde chose que je m'étais proposée, je veux dire mes observations sur les substances qui hâtent et accélèrent la putréfaction, objet qui n'est pas moins utile ni moins digne de nos recherches que le premier. Car, mettant à part l'idée choquante qu'on attache communément à ce mot, nous devons regarder la putréfaction comme un des instruments dont la nature se sert pour produire quelques changements des plus importants et des plus salutaires. Par rapport à la médecine, nous savons que ni les substances animales ni les végétales ne peuvent devenir un aliment sans quelque degré de putréfaction. Plusieurs maladies tirent leur origine du défaut de cette action (2). La crise des fièvres paraît dépendre en quelque sorte de la putréfaction (3), et même elle con-

tribue à produire la chaleur animale, suivant l'ingénieuse théorie du savant docteur Stevenson (1). — Mais, en suivant ce sujet, je n'ai rencontré que fort peu de septiques réels, et j'ai observé que plusieurs substances qu'on remar-

---

si souvent usage du mot qui signifie putréfier, comme d'un synonyme pour le mot digérer. Ainsi, suivant la remarque de Foësius, σούπειν, *quod est putrefacere, Hippocrati concoquere significat; ut et* σοῦψις *concoctionem.* (Voyez *OEconom. Hippocrat. in voce.* σούπειν.) Dans quelques-unes des premières éditions de ces expériences, je citai par une méprise Gorræus au lieu de Foësius, quoique Gorræus le jeune, dans son édition des *Definitiones medicæ*, fait à peu près la même remarque, sous l'article σουπτικού κοιλίου, où l'on voit cette expression : *Hippocrati libello* ὁπερὶ ἀνατομοῦς *de ventriculo dicitur ub fit concoctio, velut cibos concoquens aut putrefaciens.* Il paraît probable que la coction, suivant les anciens, est une espèce de putréfaction, puisque dans cet état les humeurs sont toujours beaucoup plus fluides, et plus propres à passer dans les plus petits vaisseaux où elles s'arrêtaient auparavant. Or, la résolution ou l'atténuation est un caractère inséparable de la putréfaction ; et nous remarquons souvent par la fétidité des sueurs et des autres excrétions qui suivent une crise, des marques indubitables d'un haut degré de corruption. Le temps de la résolution ou putréfaction dépend du degré de chaleur, du tempérament du malade, et de la partie où se trouve l'obstruction. De là vient cette variété dans différentes fièvres, et cette uniformité dans celles du même genre. Enfin la résolution diffère de la suppuration, en ce que celle-ci s'étend aux vaisseaux mêmes, et que celle-là est bornée aux humeurs. Cette manière de parler est hors d'usage, à cause du préjugé, que rien n'est putride que ce qui répand une odeur fétide ; au lieu que, dans le fait, dès qu'une fibre devient plus lâche, et une humeur plus fluide, on peut les regarder comme commençant à devenir putrides ; soit que ce changement tende à une meilleure santé, ou à la destruction de la machine, et qu'il soit agréable ou disgracieux aux sens.

---

(1) Tous les astringents paraissaient être de puissants anti-septiques, et tous les anti-septiques ont probablement quelque qualité astringente, quoiqu'elle ne soit pas toujours manifeste.

(2) Quelques auteurs de grande réputation entendent et expriment la même chose par un défaut d'un degré convenable d'*alcalescence* dans les humeurs. Mais j'ai fait voir dans le premier mémoire que ce terme était sujet à de grandes objections.

(3) On doit remarquer qu'Hippocrate était de même sentiment, puisqu'il fait

(1) Voyez son Essai sur la cause de la chaleur animale, inséré dans les Essais de médecine, vol. v. Le lecteur trouvera dans ce traité plusieurs observations curieuses sur la putréfaction animale.

quait communément comme telles,
étaient d'une nature tout-à-fait opposée.
Les moyens les plus généraux pour accélérer la putréfaction sont la chaleur,
l'humidité et un air qui ne circule point;
ce qui étant suffisamment connu, j'ai
passé outre sans faire aucune nouvelle
expérience à ce sujet. Le lord Bacon (1),
et quelques chimistes ont fait naître l'i-
dée d'une fermentation putride, analogue
à celle qui arrive aux végétaux, et
comme il y a une grande connexion entre cette fermentation et la contagion,
j'ai fait l'expérience suivante pour répandre plus de lumière sur ce sujet.

### EXPÉRIENCE XVIII.

Un brin de fil ayant été trempé dans
un jaune d'œuf déjà putride, on l'enfer-
ma dans une fiole avec la moitié d'un
jaune d'œuf frais délayé dans un peu
d'eau. On mit l'autre moitié avec la même quantité d'eau dans une autre fiole,
et toutes deux étant bien bouchées, on
les laissa près du feu pour se putréfier.
Le fil infecta le jaune frais, car on aperçut plutôt la putréfaction dans la fiole
qui contenait le fil que dans l'autre.
Mais on ne recommença pas cette expérience. — La viande se corrompt de la
même manière, beaucoup plus vite dans
un air renfermé que dans un air libre.
Car les parties les plus putrides étant
aussi les plus volatiles, elles sortent continuellement de la substance corruptible
et se dispersent avec le vent, mais lorsque l'air croupit et ne circule point, elles
restent autour du corps, et agissant
comme un ferment, elles excitent et accélèrent la corruption (2).

***

(1) Vid. Nat. hist., cent. iv, expér.
cccxxx.

(2) Corpus in putredine existens, alii
(corpori) a putredine libero facillime cor-
ruptionem conciliat, quia illud ipsum
(corpus) quod in motu intestino jam po-
situm est, alterum quiescens ad talem
motum tamen proclive, in eumdem motum intestinum facile abripere potest.
(Stahli Fundam. chimiæ, part. ii, tract.
I, sect. I, cap. v.) C'est sous ce point de
vue que Stahl et d'autres fameux chimistes ont considéré un *ferment putride*,
et ils se servent communément de la
même expression. Beccher (In physic.
subterran., lib. x, sect. v, cap. i, no 34),
en parlant d'une substance corrosive putride, prise par manière d'aliment, dit

### EXPÉRIENCE XIX.

A l'égard des autres substances septiques dont font mention divers auteurs,
je n'en ai trouvé aucunes qui le fussent
réellement. On a regardé les sels alcalis
comme les principaux promoteurs de la
putréfaction, mais l'expérience prouve
le contraire. On peut, il est vrai, remarquer, au sujet des alcalis volatils, que,
quoiqu'ils préservent de la corruption
avec une vertu quatre fois plus grande
que celle du sel marin, cependant ces
sels, en petite quantité dans une infusion
chaude, amollissent et relâchent les fibres plus que l'eau seule ne le pourrait
faire. Ils empêchent aussi la circulation
du sang, et, lorsqu'on les prend comme
remède, ils atténuent peut-être et dissolvent le sang, mais ils ne sont pas pour
cela septiques. Car ces sels putréfient ou
dissolvent si peu les fibres, lorsqu'on les
applique secs, que j'ai conservé dans une
fiole plus de cinq mois, à compter du
commencement de juin, un petit morceau
de viande avec du sel de corne de cerf

***

*fermentum universo sanguini imprimit.* Et
M. Boyle se sert indifféremment des mots
*fermentation* et *putréfaction* du sang dans
l'ouvrage qui a pour titre : *Observations
et expériences sur le sang humain.* Ces auteurs ont néanmoins grand soin de ne
point confondre la putréfaction avec la
fermentation des végétaux, se contentant
de regarder ces opérations comme ana-
logues. C'est pourquoi ils emploient le
même terme pour exprimer l'*agent* putréfiant et fermentant, parce qu'il ne se
trouve pas de mots plus expressifs dans
les langues dans lesquelles ils ont écrit.
Il serait à souhaiter que, pour éviter l'ambiguité, nous eussions deux mots diffé-
rens pour désigner la cause qui excite
ces deux mouvements intestins. Mais on
doit d'autant moins s'y attendre, que
toutes les substances putrides animales
ont de la disposition à exciter la putréfaction animale, et une fermentation vineuse dans les végétaux, comme il paraîtra par la suite de ces expériences.
J'ai insisté sur ce point, d'autant plus
que j'appréhendais que le fréquent usage
que j'ai fait du terme *ferment* dans les
Observations sur les maladies des armées,
ne fît croire à quelques-uns de mes lecteurs, que je tâchais de faire revivre la
doctrine de la fermentation du sang, telle
que celle qui a lieu parmi les substances
végétales; ce qui serait fort éloigné de
mon intention.

seulement, et bien loin de se gâter, il se trouva plus sain et plus ferme qu'auparavant (1).

### EXPÉRIENCE XX.

Il est pareillement probable, par les essais sur les plantes anti-scorbutiques, que, dans cette classe, il ne s'en trouverait aucune qui fût septique. Le raifort, une des plus âcres, est un anti-septique très-puissant, et quoiqu'on ait éprouvé les carottes, les navets, l'ail, les oignons, le céleri et les choux comme alcalescents, bien loin de hâter la putréfaction, ils la retardèrent.

### EXPÉRIENCE XXI.

Le cas se trouva quelque peu différent avec les végétaux farineux qui furent examinés, savoir, du pain blanc en infusion, des décoctions de fleur de farine, d'orge et d'avoine, car, en mettant de la viande dans ces infusions, ils ne s'opposèrent nullement à la putréfaction, mais lorsqu'elle fut un peu avancée, ils la réprimèrent en s'aigrissant. En digérant long-temps, l'acide devint si fort, qu'il surmonta la putridité de la viande, et engendra beaucoup d'air. Ces fioles représentaient alors assez bien l'état où se trouvent les intestins faibles, dans lesquels le pain et les grains les plus doux se convertissent en un acide assez violent pour prévenir une dissolution et une digestion parfaite de la nourriture animale (2).

### EXPÉRIENCE XXII.

J'examinai les mouches cantharides, les vipères desséchées, et le castoreum de Russie réduits en poudre, qui sont des substances animales, et que je m'at-

_________

(1) On a conservé ce même morceau de viande plus d'un an et demi après la lecture de ce mémoire, sans qu'il se soit corrompu. On ne l'a pas examiné depuis ce temps-là.

(2) On doit remarquer qu'en faisant cette expérience, je ne fis point alors attention à une fermentation qui suivit et qui fut la cause de l'acidité. Cette espèce de fermentation entre les substances animales et les végétales, qu'on a jusqu'à présent négligée, fera le sujet du mémoire suivant.

tendais par cette raison à trouver septiques. J'éprouvai d'abord les mouches avec du bœuf frais et de la sérosité de sang humain, les vipères avec du bœuf seulement, mais ni l'une ni l'autre de ces substances ne hâta la putréfaction. Quant au castoreum, bien loin de l'exciter, douze grains seulement en infusion y résistèrent plus que l'étalon.

### EXPÉRIENCE XXIII.

N'ayant trouvé aucunes substances septiques où l'on devait principalement s'attendre à en trouver, j'en découvris quelques-unes qui ne paraissaient pas devoir l'être, telles que la craie, les testacées, et le sel commun. — On mêla vingt grains d'yeux d'écrevisses préparés avec six gros de fiel de bœuf et autant d'eau, et l'on mit seulement dans une autre fiole même quantité de fiel et d'eau. Les deux fioles ayant été placées au fourneau, la putréfaction parut beaucoup plus tôt dans celle où était la poudre absorbante que dans l'autre. Je mis aussi infuser trente grains de craie préparée, que je plaçai au même fourneau, avec la quantité ordinaire de viande et d'eau (1), et ayant secoué la fiole de temps en temps, je remarquai que ce mélange non-seulement se trouva plus tôt corrompu, mais encore que cette putridité fut plus forte qu'à l'ordinaire; et, ce qui n'était jamais arrivé auparavant, cette viande fut dissoute en quelques jours en un parfait mucilage. Je réitérai cette expérience, et elle fut suivie du même effet, ce qui me parut si extraordinaire, que je soupçonnai que quelque substance corrosive s'était trouvée mêlée avec la poudre. Pour en avoir la preuve, je fis piler un morceau de craie, j'en essayai trente grains, qui parurent aussi septiques que les premiers. Je comparai la même poudre avec une quantité égale de sel d'absinthe, et l'on prit soin de les mêler également. Mais, après trois jours d'une digestion chaude, le sel n'avait ni gâté, ni amolli la viande, tandis que la craie l'avait pourrie et consumée. Les effets des testacées en poudre de la pharmacopée ne furent pas moindres. Mais les coques d'œuf parurent résister dans l'eau à la putréfaction, et conserver la viande plus

_________

(1) Savoir de viande deux gros, et d'eau deux onces.

long-temps que l'eau seule ne le faisait (1).

## EXPÉRIENCE XXIV.

Pour essayer si les testacées dissou-
draient aussi les végétaux, je les mêlai
avec de l'orge et de l'eau, et je comparai
ce mélange avec un autre mélange d'orge
et d'eau seulement. Après une longue
macération au feu, l'eau seule fit gonfler
l'orge ; il devint mucilagineux et s'aigrit.
Mais celle où l'on avait joint des testacées
réduits en poudre conserva le grain dans
son état naturel, et quoiqu'elle l'amollît,
il ne parut aucun mucilage, et l'orge ne
s'aigrit point.

## EXPÉRIENCE XXV.

Rien ne pouvait être plus imprévu
que de trouver que le sel marin avait la
propriété de hâter la putréfaction, mais
le fait est tel. Un gros de sel conserve
deux gros de bœuf frais environ trente
heures sans se corrompre, dans deux onces d'eau, et à une chaleur égale à celle
du corps humain, ou bien, ce qui revient au même, cette quantité de sel
conserve la viande dans sa fraîcheur vingt
heures de plus que l'eau seule ne le pourrait faire ; mais un demi-gros n'arrête la
pourriture que deux heures au-delà de
l'eau seule. On a déjà fait mention de
cette expérience. Vingt-cinq grains ne
l'avancent ni ne la retardent ; dix, quinze, ou même vingt grains la hâtent manifestement et l'augmentent (2). On doit
encore observer que, dans des infusions
chaudes avec ces petites doses, le sel,
au lieu de durcir la chair, comme cela
arrive quand il est sec, dans une saumure, ou même dans une dissolution telle
que celle que nous avons prise pour règle ; au lieu, dis-je, d'affermir la chair,
il l'amollit et en relâche la contexture
plus que l'eau seule ne le pourrait faire,
quoique moins que ne l'eussent fait l'eau
avec la craie, et l'eau avec les testacées
réduits en poudre. Il résulte de tout ceci
plusieurs conclusions ; je me borne à une
seule. — On a supposé que le sel, assai-

(1) Cette expérience se fit avec des coques d'œuf réduites en poudre grossière,
et on ne la réitéra point.

(2) J'ai tâché de déterminer la quantité de sel la plus septique avec cette proportion de chair et d'eau ; mais je n'ai
point été en état de le faire avec quelque
exactitude.

sonnement indispensable de la nourriture
animale, agissait par une qualité anti-
septique, et qu'il corrigeait la trop
grande disposition des viandes à la putréfaction. Mais puisqu'on ne le prend
jamais dans les aliments au-delà de la
quantité septique de notre expérience,
il paraît par là que le sel aide à la digestion, principalement par une vertu septique, c'est-à-dire en amollissant et en
dissolvant les viandes ; action bien différente de celle qu'on lui attribue communément (1).

## MÉMOIRE IV (2).

*Suite des expériences sur les substan-*
*ces septiques. Conjectures sur les cau-*
*ses du déclin des maladies putrides.*
*De la différence entre les effets des*
*testacées et ceux de l'eau de chaux.*
*De la vertu que les substances putri-*
*des animales ont d'exciter une fer-*
*mentation vineuse dans les végétaux,*
*et de quel usage est la salive dans*
*cette opération, avec une application*
*de ces expériences à la théorie de la*
*digestion.*

Le sentiment commun est que le sel
résiste à la putréfaction proportionnelle-

(1) Beccher est, autant que je le puis savoir, le seul auteur qui donne à entendre
la qualité dissolvante du sel marin, et sa
nature corrosive et putréfiante, quand on
en fait un trop grand usage dans les aliments. « Et si carnes quoque et pisces
sale condiantur, et longo tempore a putredine defendantur, tamen in statu suo
mutantur, ob admistum salem, cujus
acrimonia mortificantur ac corrosiva
fiunt... Hæc est ratio, quod soleamus in
quotidiano usu salem edere, ut nempe
crassiora digerantur et resolvantur ; sed
cum nimium eo utimur, necessario salis
acrimonia mixti animalis compagem
solvit et corrumpit, imo hoc in passu, si
humiditas superveniat in horrendam pu-
tredinem ducit. » ( Physic. Subterran.,
lib. i, sect. v, cap. i, n° 34. )
Cette qualité putréfiante du sel a été
suffisamment confirmée par quelques expériences faites depuis sur la lumière
que répand la mer, et qui provient de la
putréfaction. (Transact. philos., vol. LIX,
pag. 466.) Cette note a été ajoutée en
1770. On doit observer qu'on a fait toutes
les expériences ci-dessus avec du sel
blanc ou bouilli, dont on se sert en Angleterre pour les usages ordinaires.
(2) Lu le 25 avril 1751.

ment à sa quantité. Trouvant cette opinion si bien établie, je ne crus point par cette raison devoir m'en rapporter à mes premières épreuves; mais je réitérai souvent les expériences que nous avons vues ci-dessus. Elles réussirent de même qu'auparavant, et j'ai toujours remarqué que deux gros de bœuf frais avec du sel marin, depuis cinq jusqu'à vingt grains et deux onces d'eau, se putréfaient plus tôt que la même quantité de viande avec de l'eau seule.

### EXPÉRIENCE XXVI.

I. Je fis ensuite des recherches pour découvrir si de petites doses d'autres sels, neutres ou alcalis, étaient pareillement septiques; mais en examinant le sel ammoniac, le nitre, le tartre vitriolé, le sel diurétique, le sel de corne de cerf et le sel d'absinthe, je ne m'aperçus point qu'ils le fussent; quoiqu'une faible dissolution de ces sels amollisse la viande, le sel de corne de cerf produisant cet effet davantage, et le nitre le moins de tous.

II. Le sucre ne hâte en aucune manière la putréfaction. On a prétendu qu'un sirop seul conservait la viande mieux qu'aucune saumure; les essais que j'ai faits me le font croire. Et j'ai remarqué, par ces mêmes épreuves, qu'une faible dissolution de sucre est anti-septique proportionnellement à sa quantité. Mais ce qu'il y a de plus remarquable, c'est que, quoiqu'une faible dissolution soit bientôt surmontée par la putréfaction de la viande, cependant dès que le sucre en fermentant a produit un acide, il retarde de beaucoup cette disposition à la putréfaction, ou même il la détruit entièrement. Ainsi les effets des sels et des farineux paraissent être réunis dans le sucre. Car, en tant que sel, il s'oppose d'abord à la putréfaction, ce que ne font point les farineux, et de même que les farineux, il réprime la putréfaction, lorsque la fermentation commence. — C'est à cette qualité anti-septique qui se trouve dans le sucre, et à la grande consommation qui s'en fait aujourd'hui avec les aliments acides, que nous devons peut-être attribuer en partie le déclin général des maladies putrides. Car il est maintenant fort rare d'entendre parler de lèpre (1),

de scorbut putride, de dysenteries, de fièvres pestilentielles et autres semblables maladies si fréquentes autrefois, et auxquelles se trouvaient particulièrement sujets ceux qui faisaient des excès en nourriture animale, surtout en viande salée (1). Il n'est pas moins douteux que plusieurs autres causes concourent pareillement à éloigner ces maladies; mais il serait fort étranger à mon sujet d'en vouloir faire le dénombrement, ou de parler des inconvénients qui, d'un autre côté, peuvent naître d'un usage immodéré des substances qui s'opposent trop à la putréfaction.

III. J'ai aussi réitéré les expériences avec les testacées, et en particulier sur le sang humain, et j'ai trouvé que les yeux d'écrevisses hâtaient la putréfaction du coagulum, et aussi celle de la sérosité; mais pas tout-à-fait si vite.

### EXPÉRIENCE XXVII.

I. Ayant dessein de voir l'action des testacées combinés avec les anti-septiques, j'infusai un demi-gros de la poudre composée de racine de contrayerva, avec la quantité ordinaire de chair et d'eau. Je remarquai que la partie testacée de cette composition affaiblit d'une manière sensible cette racine, qui est un des plus forts anti-septiques. Car, quoique après tout la poudre résistât à la putréfaction, ce fut cependant avec beaucoup moins d'efficacité que si on ne se fut servi que de la petite dose de cette racine qui entre dans la composition (2).

_________________________

(1) Savoir la lèpre des Arabes.

(1) Ajoutez ce qu'on a dit dans les observations, part. III, chap. VI, § 6.

(2) La grande opinion qu'avaient quelques médecins du dernier siècle des testacées et de l'étendue de leur usage était fondée sur l'hypothèse que la plupart des maladies proviennent d'un acide, sans en excepter même les fièvres. Quoique cette théorie soit à présent fort bornée, la même pratique est cependant toujours en usage, du moins dans les maladies aiguës; quelques-uns se servent de ces poudres par habitude, et d'autres dans la vue de rendre neutres les acides qu'on donne alors, afin qu'ils deviennent plus propres à entrer dans les veines lactées et à exciter une sueur. Autrement on ne voit pas trop comment ces absorbants pourraient corriger quelque acrimonie dans les premières voies ou dans le sang.

II. A ces recherches sur la craie et sur les testacées, on a ajouté quelques expériences sur l'eau de chaux faite avec de la chaux de craie et de la chaux d'écaille d'huître, car la chaux de pierre n'est point en usage ici. J'ai remarqué que, quoique la chair de l'une ou de l'autre de ces infusions donnât sur-le-champ une odeur désagréable, comme celle d'une lessive ordinaire, elle ne devint pas cependant putride aussitôt que l'étalon. De sorte que, dans cet essai, l'eau de chaux fit quelque petite résistance à la putréfaction, quoique la craie et les écailles d'huître dont elle était composée fussent deux substances septiques. J'ai néanmoins remarqué que, lorsque la putréfaction commence, elle ne devient guère moins désagréable dans cette composition que dans l'eau commune (1). Quoique d'autres aient observé que l'eau de chaux de pierre soit en quelque degré constamment anti-septique, je crois cependant probable que les vertus de ce remède ne consistent pas tant à prévenir la putréfaction qu'à réprimer les acidités et les concrétions immodérées qui peuvent être cause de plusieurs maladies chroniques. — J'ai rapporté jusqu'à présent les expériences que j'ai faites sur les substances qui résistent à la putréfaction et sur celles qui la favorisent. Il paraît de là que les premières sont en grand nombre, et qu'il s'en trouve fort peu des secondes, quoiqu'il y en ait peut-être beaucoup plus qu'on n'en a découvert. J'ai borné dans cette dernière partie mes recherches aux substances qui causent la putréfaction hors du corps. Car, à l'égard du mercure et de certains poisons qui, pris dans l'estomac, ou absorbés par les veines, font le même effet que les septiques, je les ai omis à dessein, le sujet étant trop vaste pour que je pusse l'embrasser. Mais j'ajouterai à ce que j'ai déjà présenté à la société quelques autres observations sur la corruption des substances animales, qui ont un rapport prochain avec les premières, et qui peuvent être de quelque utilité en médecine.

### EXPÉRIENCE XXVIII.

Je fis plusieurs mélanges, chacun composé de deux gros de bœuf cru, de quantité égale de pain et d'une once d'eau. Le tout étant bien battu et broyé, on le mit dans des fioles bien bouchées, qui pouvaient contenir trois ou quatre onces, et on les plaça au fourneau de lampe, à la chaleur du corps humain, ou de cent degrés du thermomètre de Fahrenheit. Mais, dans cette expérience et dans quelques-unes des suivantes, on laissait tous les soirs refroidir le fourneau pendant quelques heures.

I. Au bout de quelques heures, tous ces mélanges commencèrent à fermenter, et continuèrent dans cette action environ deux jours (1). La fermentation fut la plupart du temps si violente, surtout quand la chaleur fut quelques degrés au-dessus de celle de l'étalon, que, si les bouchons n'eussent point quelquefois cédé, les fioles se seraient nécessairement brisées. Le pain et la viande, qui dans les commencements étaient au fond, s'élevèrent

---

Mais, quelles que soient les disputes qui se sont élevées au sujet de leur manière d'opérer, presque tous s'accordent à les croire incapables de nuire, quoique ces expériences puissent faire douter qu'elles le soient toujours. Je ne voudrais pas toutefois conclure de là qu'on ne doit donner les testacées que lorsqu'on veut détruire un acide; puisque, pour guérir quelques maladies, il devient quelquefois nécessaire d'atténuer les humeurs et de relâcher les fibres par quelque degré de putréfaction. Hippocrate observe qu'il y a des maladies dont une fièvre est le meilleur remède. Les principaux effets des remèdes mercuriels consistent dans une espèce de dissolution septique des fibres et des humeurs. On peut, par conséquent, hâter la crise de quelques fièvres, ou la rendre complète par le moyen des testacées, quoique j'imagine qu'ils sont plutôt de peu de conséquence dans la cure.

(1) Le docteur Hales, ayant fait depuis quelques expériences sur l'eau de chaux, confirme ce que je dis ici du peu de qualité anti-septique de la chaux de craie et de celle d'écaille d'huître; quoiqu'il ne fasse pas mention qu'il ait jamais remarqué qu'elle agit comme septique, il ne laisse pas de présenter à la Société royale mes raisons pour prouver comment cela peut arriver; savoir, lorsque la craie ou les écailles ne sont pas suffisamment calcinées. (Voyez les Transact. philos., vol. XLVIII, n° 103.)

---

(1) J'ai remarqué par la suite que, lorsque les fioles n'étaient pas bouchées ou qu'elles l'étaient de façon que l'air pouvait aisément s'échapper, la fermentation se faisait en moins de la moitié de ce temps.

bientôt, et, à mesure que l'air s'échappait, ils laissaient tomber quelques particules qui avaient surnagé dans le fluide. Il se forma ainsi un sédiment ressemblant à de la lie, tandis que les parties les plus légères, ou les fleurs, restèrent sur la surface. Mais la fermentation continuant, elles allèrent pareillement au fond ; le goût et l'odeur acides des liqueurs, après la fin de l'action, pouvaient servir d'une nouvelle preuve de la fermentation précédente. Ce changement parut d'autant plus extraordinaire, que, lorsque le mouvement commença, ces mélanges tendaient à la putréfaction, et ils répandirent en effet, quelques heures après, une odeur désagréable. Mais cette odeur putride diminua le jour suivant, et disparut tout-à-fait avant la fin de la fermentation.

II. Je réitérai souvent cette expérience avec le même succès, et, pour déterminer la part que la substance animale pouvait avoir dans la production de ces effets, je fis des mélanges de pain et d'eau seulement, qui restèrent plusieurs jours au fourneau sans donner aucun signe de fermentation.

III. J'ajoutai à deux gros de viande fraîche le double de pain et de l'eau à proportion, et ayant mis ce mélange au fourneau, je remarquai que la fermentation eut lieu comme auparavant, et qu'elle n'eut d'autre effet que de produire un acide plus pur.

IV. On ajouta à la même quantité de viande et à une once d'eau un demi-gros de pain seulement. La fermentation se fit néanmoins, et la liqueur devint acide au goût ; mais son odeur était comme celle de vieux fromage.

V. On fit une autre combinaison avec de la viande et du gruau d'avoine au lieu de pain. La fermentation ne fut différente qu'en ce qu'elle se trouva plus forte, à cause que ce gruau n'avait pas subi auparavant cette opération.

VI. J'essayai si le gruau d'avoine et l'eau fermenteraient seuls ; mais, quoiqu'ils le fissent, l'action ne fut pas, à beaucoup près, aussi forte que lorsqu'on y joignait une substance animale.

VII. On fit aussi des expériences avec du pain et de la viande rôtie, qui eurent un effet semblable. Car, quoique la putréfaction se fît à peine sentir, et que la génération de l'air fût beaucoup moindre que dans la première expérience, la fermentation fut cependant complète, et les mélanges devinrent acides.

VIII. Je variai la quantité, et je pris de la viande rôtie et du pain, de chacun une once, avec environ deux onces d'eau. Ce mélange ayant été mis dans une fiole qui fut bien bouchée, on le laissa dans une chambre échauffée, où le thermomètre ne s'élevait pas au-delà de soixante-cinq degrés. La fermentation commença tard et procéda avec lenteur ; mais ce qu'il y eut de plus remarquable, c'est qu'elle ne commença pas plus tôt, que le mélange, sans être devenu putride, acquit une odeur vineuse, telle que celle des autres liqueurs qui fermentent ; l'odeur et le goût acide ordinaires, en pareil cas, parurent ensuite vers la fin.

IX. Je mêlai une demi-once de pain avec une once et demie d'eau, et une petite quantité de *coagulum* de sang humain déjà putride. Après avoir mis ce mélange au fourneau dans une fiole bouchée, j'y remarquai quelques heures après une fermentation très-violente.

X. Je découvris la même qualité dans du fiel de mouton ; car, ayant mis deux gros de pain avec une demi-once de cette liqueur dans une fiole, et l'ayant exposée au fourneau de lampe, je m'aperçus que ce mélange engendra de l'air le jour suivant, de même que dans les expériences précédentes. La fermentation continua pendant deux jours. Le fiel commença à se putréfier pendant ce temps-là ; mais il se rétablit par la suite, de sorte que, sans être devenu acide, il paraissait en aussi bon état le sixième jour que le premier. — Il paraît, par toutes ces expériences, que toutes les substances animales putrides, ou qui tendent à la putréfaction, sont douées de la vertu d'exciter une fermentation dans les farineux, et même de la renouveler dans ceux qui ont fermenté auparavant.

XI. Après que ces mélanges se sont aigris, ils ne reviennent jamais à un état putride, mais, au contraire, ils deviennent de plus en plus acides. Ils le deviennent à un tel point, que deux mélanges, l'un composé de deux gros de viande crue, d'autant de pain et d'une once d'eau ; l'autre égal en tout, mais auquel on avait ajouté, dans le commencement, dix gouttes d'esprit de vitriol, ayant été tous les deux exposés pendant plusieurs jours au fourneau de lampe, on les trouva tous deux également acides. Pour rendre raison de cela, il est à propos d'observer que l'addition de l'esprit prévenant la fermentation, le dernier mélange n'eut d'autre acidité que celle que lui communiqua d'abord l'esprit de vitriol.

XII. J'ai pareillement remarqué que l'acide qui provient de cette fermentation a un goût austère et un peu salé , mais sans aucune odeur désagréable , à moins qu'on n'ait tenu les fioles bouchées pendant la fermentation. En ce cas , l'odeur ressemble à celle du lait aigri, ou du fromage maigre. — Si l'on considère maintenant combien ces mélanges engendrent d'air, et jusqu'à quel point ils s'aigrissent par la fermentation , il doit paraître surprenant que ces mêmes choses , prises comme aliments, causent si peu de dérangement dans le corps ; et la difficulté serait encore plus grande si la salive excitait la putréfaction et la fermentation , comme quelques-uns le supposent (1).

### EXPÉRIENCE XXIX.

Pour déterminer les effets de la salive dans la digestion , j'en mis un peu avec du bœuf cru réduit en pulpe , et je remarquai que ce mélange, exposé à la chaleur ordinaire, se putréfia beaucoup plus lentement qu'un autre où il n'y avait point de salive.

### EXPÉRIENCE XXX.

I. Je pris deux gros de viande fraîche, même quantité de pain et une once d'eau , et j'y ajoutai autant de salive que j'en crus nécessaire pour opérer la digestion. Ce mélange ayant été battu dans un mortier, on le mit dans une fiole bouchée, exposée au fourneau de lampe , où il resta environ deux jours

sans presque aucune marque visible de fermentation ; mais le troisième jour, elle devint très-sensible. Je trouvai alors le pain et la viande élevés au-dessus de l'eau ; il se forma cependant un sédiment, et il s'élevait continuellement des bulles d'air ; en un mot, la fermentation fut complète , et se manifesta pareillement par une odeur vineuse , de même que dans les liqueurs ordinaires qui travaillent. Cette action continua presque deux fois autant que si l'on n'eût point fait usage de salive ; elle fut beaucoup plus modérée et engendra de l'air avec beaucoup moins de bruit. Lorsque la fermentation eut entièrement cessé , le mélange avait un goût purement acide, quoique plus faible que celui des premières expériences, et je remarquai qu'il n'avait point répandu dans les commencements d'odeur putride.

II. Je variai pareillement cette expérience , comme j'avais fait la première, et je me servis de viande rôtie au lieu de crue, et quelquefois de gruau d'avoine à la place de pain ; mais le résultat fut toujours le même. Il y a une circonstance qui paraît mériter une attention particulière. Une once de pain , autant de viande rôtie, environ deux onces d'eau et une petite quantité de salive étant battus ensemble, on les laissa fermenter à une chaleur de soixante-cinq degrés. Ayant ensuite examiné la fiole avec un thermomètre , je trouvai qu'elle était de trois degrés plus chaude que l'extérieur (1). — Il paraît, par ces dernières expériences, que si la salive est bien préparée, que s'il y en a une quantité suffisante, et que si elle est bien mélangée avec les aliments, elle retarde la putréfaction , prévient la fermentation immodérée, les vents et l'acidité dans les pre-

---

(1) Le célèbre Stahl met la salive au nombre des substances propres à exciter une fermentation végétale. (Vid. Fundam. chimiæ, part. I, tract. I, sect. I, cap. v., Ce sentiment est devenu dominant, je crois , par la circonstance suivante. Un voyageur, en racontant la méthode en usage parmi quelques peuples indiens pour faire une liqueur vineuse, dit qu'ils mâchent d'abord le fruit ou le grain, avant que de le laisser fermenter. Mais tout ce qu'on en pourrait conclure, c'est que la salive, sans accélérer la fermentation, la peut rendre plus égale et plus modérée, quand elle est une fois commencée, comme dans nos expériences ; ce qui peut être nécessaire dans un climat brûlant.

(1) Il est probable que, dans une fermentation de cette espèce, la chaleur augmente beaucoup à proportion de la quantité du mélange. Je doute fort que les substances animales ou végétales en aussi petite quantité, fermentant chacune séparément, puissent exciter quelque degré perceptible de chaleur ; quoique les végétaux soient eux seuls capables d'acquérir une grande chaleur , assez forte même pour s'enflammer , s'ils sont entassés, pressés et humides. Mais, dans ce cas, la putréfaction étant commencée, la fermentation se fait entre les parties septiques et les acides exactement comme dans les expériences précédentes.

mières voies. Mais si la salive manque, si elle est viciée, ou si elle ne se trouve pas bien mêlée avec les aliments, ces derniers se putréfient d'abord, deviennent ensuite acides, fermentent violemment et engendrent beaucoup d'air dans l'estomac et les intestins.

## MÉMOIRE V (1).

*Expériences et remarques sur la fermentation des végétaux par le moyen des substances animales putrides. Acide austère produit par ces fermentations. Probabilité que la plupart des végétaux peuvent fermenter sans en excepter ceux qu'on range parmi les âcres, les anti-scorbutiques et les alcalescents. De la fermentation du lait. Jusqu'à quel point les aliments fermentent dans l'estomac. De l'utilité de la salive dans la fermentation alimentaire. De différentes causes des digestions. De la cause et de la cure de la chaleur d'entrailles, et d'où procèdent les aigreurs d'estomac.*

Je détaillai dans mon dernier mémoire quelques observations que j'ai faites sur la fermentation des farineux, par le moyen des substances animales; mais n'ayant point alors achevé tout ce que j'avais à dire sur ce sujet, je vais présenter à la société quelques autres expériences qui y ont rapport.

### EXPÉRIENCE XXXI.

Après avoir vu les effets de la salive fraîche pour entretenir et pour modérer la fermentation, il me restait à connaître ses qualités quand elle est putride. En ayant rassemblé à ce dessein une quantité suffisante, je la gardai environ trois jours au fourneau de lampe. (2).

---

(1) Lu le 20 juin 1751.

(2) Ce fourneau était tiède, ou environ au centième degré de thermomètre de Fahrenheit; et l'on doit toujours entendre qu'on a fait usage de ce même degré de chaleur dans les autres expériences, à moins qu'on n'avertisse du contraire. Le docteur Alston ne faisant point attention à cette note, qui se trouve dans toutes les éditions de cet ouvrage, contredit, dans sa première dissertation sur la chaux vive, le résultat de mes expériences, d'après une qu'il avait faite lui-même à une

J'en pris la quantité accoutumée, que j'ajoutai aux mélanges ordinaires de pain, de viande et d'eau; ce qui non-seulement accéléra la fermentation, mais la rendit encore plus violente, et engendra beaucoup plus d'air qu'il n'y en eût eu sans la salive. La corruption de la viande fut plus forte qu'à l'ordinaire; mais l'acide, engendré par la fermentation, la corrigea; de sorte que, vers le temps où elle cessa de fermenter, le contenu de la fiole avait une odeur et un goût acides, sans aucun reste de putréfaction. — Cette expérience sert encore à rendre plus probable que les substances animales ont la force d'exciter, proportionnellement à leur degré de corruption, une fermentation dans les farineux ordinaires.

### EXPÉRIENCE XXXII.

Je pris deux gros d'un maquereau frais, dépouillé de sa peau, avec une égale quantité de pain, et les ayant réduits à une consistance ordinaire avec une once d'eau, je les mis au fourneau de lampe. J'y plaçai pareillement une autre fiole qui renfermait le même mélange, mais on y avait ajouté de la salive fraîche; on y en mit aussi une troisième avec même quantité de bœuf frais, de pain et d'eau seulement, qui devait servir de terme de comparaison pour les deux autres. En moins de cinq heures après l'infusion, ce qui était enfermé dans les trois fioles commença à s'élever, à flotter sur l'eau, et à fermenter. Pendant cette action, je n'aperçus aucune différence entre la fermentation occasionnée par le poisson, et celle qui fut produite par la viande, si l'on en excepte que la fiole du poisson conserva plus long-temps l'odeur putride. Mais le jour suivant, la fermentation continuant, l'acide se manifesta dans toutes les fioles, et le quatrième jour (les bouchons ayant été ôtés la nuit d'auparavant) à peine pus-je apercevoir quelque différence entre la première et la troisième fiole qui servait d'étalon, ni au goût, ni à l'odeur, et toutes deux étaient fort acides. La liqueur de la seconde fiole n'était

---

chaleur qui ne surpassait pas celle de l'air à Edimbourg, sur la fin d'avril et au commencement de mai; et il allègue que je n'ai point spécifié le degré dont j'ai fait usage dans mes expériences sur la même substance.

pas aussi acide, et répandait une odeur
vineuse, pareille à celle qu'on avait remarquée auparavant, lorsqu'on mit de
la salive fraîche avec le mélange ordinaire de bœuf (1). — Ayant donc découvert, dans cet exemple, un rapport
si exact dans la faculté qu'ont le poisson et la viande de causer la fermentation, et supposant que toutes sortes de
poissons avaient plus ou moins la même
qualité, je ne réitérai point cette expérience avec aucune autre. Car, quoique
je fusse persuadé que, pour établir des
règles sûres de régime, et pour mieux
connaître les divers effets de la chair des
animaux différents, prise comme aliments, il serait nécessaire d'examiner de
cette manière plusieurs espèces différentes, et de remarquer celles qui sont plus
ou moins propres à exciter la fermentation, et à engendrer plus ou moins d'a-
cide; cependant, comme ces recherches
me mèneraient trop loin, je les réserve
pour une autre occasion, et me borne,
pour le présent à continuer, à examiner
combien cette faculté d'exciter la fermentation se trouve étendue parmi
d'autres substances animales.

### EXPÉRIENCE XXXIII.

Je fis, par cette raison, un essai avec
des jaunes d'œuf frais. J'en mêlai un
avec deux gros de pain blanc et une
once d'eau, et un autre avec la même
proportion de pain et d'eau, auquel j'a-
joutai de la salive. Mais, quoique ces
deux fioles eussent été quatre jours au
fourneau de lampe, je n'aperçus aucun
signe de fermentation, ni la moindre disposition à la putréfaction dans l'une ni
dans l'autre. Me rappelant là-dessus
l'observation de M. de Réaumur au sujet
de la lente putréfaction des œufs non
fécondés, je conclus que ces deux œufs
étaient tels, et que c'était par cette raison
qu'ils résistaient si long-temps à la putréfaction; ou bien qu'ils s'étaient conservés sains et exempts de corruption, et
par conséquent de fermentation par quelque acidité du pain; ce qui est plus vraisemblable. De sorte qu'on ne doit pas
regarder cette expérience comme une
exception au principe général que toutes
les substances animales, en se putréfiant, deviennent un ferment à l'égard
des farineux.

_______________________

(1) Expérience xxx.

### EXPÉRIENCE XXXIV.

Ayant remarqué que la liqueur produite par toutes les fermentations avait
un goût, non-seulement acide, mais austère, afin d'être assuré que cela ne provenait point de l'alun qu'on accuse les
boulangers de mêler avec leur pain, je
fis un semblable essai avec du biscuit de
mer qui donna la même espèce d'a-
cide astringent que l'autre; et je me
rappelle que le gruau d'avoine avait un
acide fort peu différent du reste. — Nous
avons vu jusqu'à quel point quelques
farineux sont capables de fermenter par
le moyen des substances animales putrides, et combien il est probable que les
autres végétaux de cette classe ont la
même qualité que ceux qui ont servi
pour les essais; nous allons maintenant rapporter quelques expériences
faites sur des végétaux d'une espèce dif-
rente.

### EXPÉRIENCE XXXV.

Je mis dans une fiole deux gros de
bœuf frais, avec une poignée d'épinards
nouvellement coupés et deux onces d'eau.
Je mis dans une autre même quantité
de viande, une demi-once d'épinards
bouillis et deux à trois onces d'eau ; dans
une troisième, même poids de viande,
une demi-once d'asperges fraîches et deux
onces d'eau ; dans une quatrième, un
pareil mélange ; mais les asperges étaient
cuites. La cinquième contenait même
quantité de bœuf avec une poignée de
_cochlearia_ des jardins et deux onces
d'eau. La sixième et dernière fiole servait d'étalon, et contenait le mélange
ordinaire de bœuf, de pain et d'eau seulement. Toutes ces substances avaient
été broyées à l'ordinaire. — En moins de
cinq heures après que j'eus placé ces
fioles au fourneau, je trouvai dans un
état de fermentation, non-seulement l'é-
talon, mais encore les deux fioles aux
asperges ; le mouvement était surtout extrêmement vif dans celle des asperges
crues ; mais dans toutes les deux la fermentation alla beaucoup plus haut, et
engendra plus d'air que l'étalon. L'action fut la même à d'autres égards. Car
la viande acquit d'abord une odeur putride, et la perdit ensuite. Le jour suivant, ou environ trente heures après
l'infusion, l'acide prévalut, et quoique
beaucoup plus faible que celui de l'étalon, il était cependant assez fort pour
faire cailler le lait. Mais la grande diffé-

rence entre la fermentation des asperges et celle du pain consistait en ce qu'après que le mélange de pain se fût aigri, il resta en cet état ; au lieu que l'acidité dans la fiole aux asperges était si faible, que deux ou trois jours après, elle céda au progrès de la pourriture. — L'action des épinards fut fort peu différente ; ils fermentèrent environ une heure plus tard que l'étalon, et les crus un peu plus tard que les cuits. Leur fermentation fut plus modérée que celle des asperges ou du pain ; il s'y engendra beaucoup moins d'air, et d'une manière moins tumultueuse. En même temps que l'étalon devint acide, on put distinguer le même changement dans les fioles d'épinards, par le lait qu'ils caillèrent ; mais, après ce période, les deux mélanges d'épinards devinrent putrides comme on l'avait remarqué des asperges.

Le *cochlearia* fermenta d'aussi bonne heure que l'étalon, mais plus modérément et sans engendrer tant d'air. On s'assura de son acide de même que dans les expériences précédentes, c'est-à-dire en faisant cailler du lait ; mais ce mélange différa en ce qu'après ce changement, il continua à préserver plus longtemps la viande de la corruption. Il paraît par là que, quoique cette plante soit sans aucun acide manifeste, elle résiste néanmoins assez bien à la putréfaction. — Je fis d'autant plus d'attention à la fermentation du cochlearia, qu'on le range dans la classe des végétaux qui ne fermentent point, et, par cette raison, je réitérai l'expérience qui fut toujours suivie du même succès. Puisque ces essais s'accordent avec les vertus qu'on a remarquées constamment dans cette plante, au sujet du scorbut de mer et de celui des pays marécageux, il paraît par conséquent que c'est à tort qu'on l'a mise au rang de ces remèdes qui corrigent les acides, et qui excitent la putréfaction (1). A l'égard des asperges et des épinards, quoiqu'ils ne renferment qu'un acide très-faible, cependant puisqu'ils peuvent fermenter, et qu'ils résistent un peu à la putréfaction, on ne

_______________

(1) Le scorbut de mer et celui des pays marécageux, seules et véritables espèces de cette maladie, paraissent venir évidemment d'une acrimonie putride. Les pustules livides, la puanteur de l'haleine et la dissolution du sang et des fibres le font assez voir.

doit point les regarder comme septiques, mais, au plus, comme des végétaux qui se corrompent aisément. La promptitude avec laquelle les asperges fermentent paraît s'accorder avec la facilité qu'elles ont à se digérer dans l'estomac. Car je suis porté à croire, par toutes les expériences que j'ai faites, que les végétaux qui fermentent plus promptement à un fourneau dont la chaleur n'excède pas celle du sang humain, sont d'une digestion plus facile. — Je n'ai fait d'expérience que sur les plantes alimentaires dont on vient de parler, depuis que j'ai découvert la propriété qu'elles avaient de fermenter avec la viande putride ; mais je me ressouviens qu'ayant fait une fois, dans une autre vue, un mélange de viande, d'eau et de navets, et l'ayant laissé au fourneau pendant deux ou trois jours sans y songer, la liqueur acquit alors un goût aigre, ce qui ne pouvait être arrivé, à ce que je présume, sans une fermentation antérieure. Je conjecture de là que toutes les plantes alimentaires qui ne sont point tropamères ou aromatiques fermentent à peu près de la même manière que celles dont on vient de parler ; et l'expérience suivante me confirme encore davantage dans ce sentiment.

EXPÉRIENCE XXXVI.

I. On ajouta à une once de lait nouvellement tiré quelques gouttes de coagulum de sang humain, dissous par sa putréfaction. La fiole où l'on avait mis ce mélange étant exposée à la chaleur ordinaire de cent degrés, au bout de quelques heures elle fermenta. Le mouvement intestin fut considérable, il se sépara beaucoup d'air, il s'engendra un acide qui fit cailler le lait et corrigea l'odeur putride.

II. Je réitérai l'expérience avec quatre onces de lait, environ deux gros de sang corrompu ; et, après une infusion tranquille de six ou sept heures, il s'ensuivit une violente fermentation, qui fit sauter le bouchon de verre, et l'écume se répandit par-dessus, quoique la bouteille ne fût guère plus d'à moitié pleine. Mais, puisqu'on peut considérer le lait comme le suc de plusieurs sortes de végétaux, un peu assimilé en une substance animale, on peut juger par là combien tous les végétaux ont de disposition à fermenter avec quelque chose de putride. — Or, comme il y a une si grande conformité entre le contenu de ces fioles, dans la plupart de ces expériences, et les aliments, on ne peut guère douter que la fermentation ne commence dans l'estomac dès qu'il s'y trouve quelque substance animale qui agit comme un levain et des végétaux disposés à fermenter. — Quelques anciens ont cru, aussi bien que les modernes, que les aliments fermentaient dans l'estomac ; mais, comme jusqu'à présent on avait ignoré la part qu'ont dans cette action les substances animales qui commencent à se putréfier, et qu'un mélange de nourriture animale et végétale fermente de lui-même, il n'est pas étonnant que leur théorie ait été totalement rejetée par quelques auteurs, tandis que d'autres l'ont admise avec un grand nombre de restrictions. Nous ne conclurons pas, de toutes les expériences que nous avons faites, que cette fermentation soit universelle et nécessaire, puisqu'il se trouve des personnes qui vivent mieux avec des végétaux qu'avec une nourriture animale. Quoiqu'en ce cas-là on puisse dire que les végétaux fermentent avec la salive, il est cependant certain que cette action doit être très-faible, et fort au-dessous de celle qui résulte d'un mélange de nourriture animale. Mais nous pouvons observer que les végétaux seuls, sans lait, ne fournissent qu'une nourriture faible, et que ceux qui joignent le lait aux végétaux y trouvent un suc animal qui est déjà un peu préparé. On peut encore remarquer que les personnes auxquelles une nourriture végétale est plus nécessaire sont celles d'une constitution hectique ou scorbutique. La salive, étant alors dans un état de putréfaction, peut produire le même effet que la corruption de la nourriture animale opérerait dans l'estomac, si l'on se portait mieux. Sans ces circonstances, la nourriture végétale convient mieux à ceux qui, par de violents exercices ou de rudes travaux, peuvent vaincre la viscosité du chyle qui n'a point fermenté. Tel est le cas du peuple dans les pays pauvres. Il ne fait usage que de farineux, et ne mange point de viande. Lorsque l'âge ou les infirmités les empêchent de travailler, ils éprouvent de fréquentes indigestions ; et, après tout, ils ne paraissent pas se porter aussi bien, et vivent beaucoup moins de temps que ceux qui se nourrissent d'un mélange de substances animales et végétales.

On a remarqué que la fermentation commence dans les fioles quatre ou cinq heures après l'infusion ; mais il faut entendre cela d'une fermentation sensible. Car on doit convenir que ces mélanges commencent à travailler insensiblement beaucoup plus tôt, et probablement dès qu'on les a mis au fourneau. Conformément à cette notion, il est à présumer qu'après nos repas la fermentation commence, et se continue dans les premières voies au point qu'avant que le chyle pénètre dans les veines lactées, les parties des aliments se trouvent aussi dissoutes et l'air aussi dégagé qu'on l'observe dans les fioles, lorsque le pain et la viande commencent à perdre de leur pesanteur spécifique, et à flotter dans l'eau. Mais nous ne prétendons point que, dans l'état naturel, cette fermentation soit assez poussée pour devenir vineuse ou acide, puisque le chyle est admis dans le sang avant que de souffrir une altération si considérable.

Nous avons vu l'usage de la salive pour modérer la fermentation, pour la continuer plus long-temps, et pour réprimer la trop grande disposition qu'ont les substances animales à la putréfaction, et les végétales à l'acidité. Lorsque la salive est saine et en quantité suffisante, que l'aliment est bien préparé et qu'il n'y en a pas trop, la fermentation passe sans aucun tumulte et engendre très-peu d'air. Mais lorsque l'estomac est trop chargé, ou qu'on avale sans mâcher suffisamment ; lorsque les viandes sont fermes ou grasses, ou lorsqu'on y joint des substances farineuses qui n'ont point fermenté ; ou bien si la salive est viciée par quelque accident, si elle n'est pas en assez grande quantité, ou si elle n'est pas intimement mêlée avec les aliments, la fermentation devient tumultueuse, l'estomac se remplit de vents, et ce trouble extraordinaire, étant accompagné d'une grande chaleur, occasionne cette incommodité qu'on appelle chaleur d'entrailles. Et comme dans les expériences on a vu qu'une certaine quantité de salive était nécessaire pour modérer la fermentation, aussi trouvons-nous dans la pratique que tout ce qui provoque une plus grande sécrétion de cette humeur, ou qui aide à la mêler avec nos aliments, est le meilleur remède pour de pareilles indigestions.

III. Si l'on ajoute au mélange commun une substance huileuse, il en résulte une fermentation plus violente, que la proportion ordinaire de salive ne saurait modérer qu'on n'y ait ajouté quelque sel alcali fixe, comme je l'ai éprouvé. Comme j'ai pareillement observé que ces sels, sans salive, arrêtent tout-à-coup non-seulement la fermentation violente dans les fioles, mais la suppriment aussi pendant quelque temps, il n'est point étonnant qu'ils soient un remède si sûr et si prompt dans la chaleur d'entrailles dont nous parlons, en ce qu'ils rendent non-seulement la salive plus savonneuse, mais encore en ce qu'ils suspendent la fermentation jusqu'à ce qu'une plus grande sécrétion de cette humeur ait eu le temps de se faire et de se mêler avec les aliments. — La théorie qui résulte de ces expériences peut servir à rendre raison de plusieurs autres incommodités de l'estomac; mais je me borne à une seule pour le présent. C'est l'aigreur de l'estomac occasionnée par une liqueur tellement acide, qu'elle excorie le gosier et agace les dents. Pour découvrir la cause de cette acidité extraordinaire, j'ai fait diverses expériences sur nos aliments, et entre autres plusieurs infusions de pain dans de l'eau en proportions différentes. Ces infusions ayant été gardées quelques jours à une chaleur égale à celle du corps humain, elles devinrent très-peu acides, et beaucoup moins lorsqu'on y eut ajouté de la salive. Et à l'égard de la viande, elle est si éloignée de s'aigrir quand elle est seule avec de l'eau, que sa corruption paraît directement opposée à l'acidité. Il est néanmoins certain que beaucoup de personnes sont fort incommodées d'aigreurs, quoiqu'elles vivent de viande, de pain et d'eau seulement. Or, on peut à peine rendre raison de cela par les idées ordinaires de la digestion, et on le fait aisément par le principe de la fermentation. Car, nous voyons par-là que ce mélange peut produire non-seulement un acide fort, mais austère, aussi souvent que l'estomac est relâché, ou qu'il ne peut faire passer les aliments entiers dans les intestins; car ce qui en reste, ayant le temps de fermenter d'une manière complète, se change par-là en une espèce de vinaigre très-fort.

*Pringle.*

## MÉMOIRE VI (1).

*Expériences sur les substances qui hâtent, qui retardent, qui augmentent et qui diminuent la fermentation des aliments, avec des remarques sur leur usage pour expliquer l'action de la digestion, et comment, suivant les circonstances, on peut l'aider par des acides, des amers, des aromatiques, du vin, etc. Quelles substances approchent davantage de la qualité digestive de la salive, et comment on doit les varier conformément au tempérament. De la différence entre l'action de la bile et celle des amers ordinaires. Le sel marin hâte ou retarde la fermentation alimentaire suivant sa quantité; mais les autres septiques accélèrent toujours cette action. En quoi les testacées, l'eau de chaux et les sels alcalis fixes s'accordent, et en quoi ils diffèrent. Des aliments qui sont les plus aisés à digérer, et de ceux qui sont les plus difficiles.*

J'ai fait part à la société, dans les deux mémoires précédents, de quelques expériences qui prouvent la fermentation générale des végétaux alimentaires par le moyen des substances animales tendant à la putréfaction, ou déjà putrides; je vais mettre la dernière main à cette partie de mon sujet, en rapportant quelques observations faites sur les corps qui hâtent ou retardent, augmentent ou diminuent cette action; et je tâcherai comme auparavant de faire l'application de ces expériences à la médecine.

### EXPÉRIENCE XXXVII.

I. J'ajoutai à deux gros de bœuf frais et à la même quantité de pain une demi-once de vin rouge d'Oporto et autant d'eau. Je mis dans une autre fiole une once de petite bière commune, avec même quantité de pain et de viande. On délaya dans une troisième fiole le pain et la viande avec une once d'eau, que l'on rendit un peu acide par le moyen de quelques gouttes d'esprit de vitriol. Et dans une quatrième, je renfermai un semblable mélange, avec la seule différence, qu'au lieu d'esprit de vitriol, je mis deux gros d'acide provenant d'une

(1) Lu le 31 octobre 1751.

11

fermentation de pain, de viande et d'eau. Tous ces mélanges ayant été réduits à la consistance ordinaire, on les plaça au fourneau de lampe, où ils restèrent trois jours sans engendrer d'air et sans donner aucun signe de fermentation. Mais deux cuillerées à thé de rhum, ayant été ajoutées au mélange ordinaire, ne retardèrent la fermentation que de quelques heures, quoique le double ou le triple l'eût probablement supprimée.

II. On fit infuser dans un des mélanges ordinaires cinq grains des espèces aromatiques de la Pharmacopée de Londres, dans un autre dix grains de graine de cumin, dans un troisième un demi-gros de sciure de sassafras. On mit à un quatrième cinq grains de safran, à un cinquième cinq grains de myrrhe, et à un sixième cinq grains d'aloës. Dans les deux derniers mélanges, ces substances étaient dissoutes; mais dans les autres, on les fit infuser dans de l'eau bouillante, et lorsqu'elles furent refroidies, on les versa sur le pain et la viande broyés, comme dans les expériences précédentes. Outre cela, on prépara une autre fiole avec le mélange commun, pour servir d'étalon, afin de connaître, par comparaison, leur manière de fermenter et le temps et le degré de la fermentation. Les choses ayant été disposées de la sorte, et les fioles placées au fourneau de lampe, je remarquai que, si l'on en excepte la fiole au sassafras, la fermentation commença dans toutes les autres beaucoup plus tard que dans celle qui servait d'étalon. Il y eut aussi cette différence, que les mélanges aromatiques, surtout celui du sassafras, fermentèrent violemment et engendrèrent plus d'air que l'étalon, tandis que ceux du safran, de la myrrhe et de l'aloës fermentèrent plus lentement et engendrèrent moins d'air.

III. J'examinai de la même manière l'absinthe, la petite centaurée, les fleurs de camomille, la racine de gentiane et le thé vert. Je fis de chacun une infusion modérée; mais celle du thé fut très-forte. Je m'aperçus qu'ils retardèrent considérablement la fermentation, les fleurs de camomille et l'absinthe surtout; et que tous, de même que les amers précédents, modérèrent la fermentation; mais pas, à beaucoup près, autant que la salive.

IV. Je remarquai le même effet dans les décoctions de racine de valériane sauvage et de quinquina passées au cou-loir. Mais lorsqu'on ne passait pas la décoction du dernier, c'est-à-dire lorsqu'il s'y trouvait davantage de la substance, la fermentation devenait beaucoup plus grande que dans l'étalon. Me rappelant alors une fermentation semblable dans le sassafras, et ce qu'on dit de celle dont est douée l'eau de la Tamise, lorsqu'on la conserve dans des tonneaux de chêne (1), j'attribuai ces commotions plus violentes à la disposition qu'ont toutes les espèces de bois à augmenter la fermentation, quand on y fait infuser quelque chose de putride. Mais, quoi qu'il en soit, il est très-vraisemblable que la vertu qu'a le quinquina de fermenter peut bien être la cause qu'un estomac faible ne s'en accommode point quand on le prend en substance et que la dose est considérable.

V. J'examinai de la même manière le raifort, la graine de moutarde et le cochléaria des jardins, comme propres à servir d'exemple pour les plantes chaudes alcalescentes. Je remarquai que le raifort suspendit long-temps la fermentation, de même que les amers, la moutarde fort peu, et le cochléaria en aucune manière. J'observai aussi que ces mélanges, non-seulement fermentèrent plus modérément que l'étalon, mais encore qu'aucune des substances dont on a fait mention ci-dessus; et, en cela, ils approchèrent bien plus de la nature de la salive que tout ce que j'avais essayé jusque-là. Enfin, je remarquai dans les plantes âcres et amères qu'après une fermentation complète, l'acide qui en provenait était beaucoup plus doux que celui de l'étalon. — Il paraît évident, par ces expériences, que les esprits, les acides, les amers, les aromatiques et les

_______________

(1) La grande disposition qu'a l'eau de la Tamise à fermenter, et ensuite à se purifier dans les voyages de long cours, est assez connue. Il est probable que cette qualité vient de la quantité extraordinaire de matière putride dont elle est imprégnée à l'endroit où les matelots la prennent, c'est-à-dire un peu au-dessous du pont de Londres. Et comme je n'ai jamais entendu parler que cette eau ou toute autre fermentât ailleurs que dans des vaisseaux de bois, on peut en conclure que le bois doit nécessairement renfermer quelque suc végétal. Les tonneaux de chêne sont surtout remarquables pour exciter la fermentation des liqueurs vineuses ordinaires.

plantes anti-scorbutiques chaudes retardent la fermentation par la qualité qu'ils ont de corriger la putréfaction ; et, puisque la putréfaction et la fermentation sont si nécessaires dans la digestion, tout ce qui s'oppose à ces deux choses lui doit être totalement contraire. Mais, lorsque les aliments séjournent trop long-temps dans l'estomac et y fermentent trop, soit à cause de sa faiblesse, soit parce que la salive manque ou qu'elle est putride, les acides, les amers, les aromatiques, le vin, etc., ont alors leurs diverses utilités ; les uns arrêtant la fermentation immodérée, et les autres fortifiant l'estomac et le mettant en état de se débarrasser à propos de ce qu'il contient. — Comme la petite bière, le vin et les acides supprimèrent totalement la fermentation dans les fioles, on en pourrait conclure que cette action n'a pas lieu dans l'estomac lorsqu'on fait usage de ces liqueurs. Mais il faut remarquer qu'on avait fait ces expériences sans salive ; car, lorsqu'on fit de nouveaux essais avec une quantité suffisante de cette humeur, les mêmes mélanges fermentèrent alors très-bien, et seulement un peu plus tard que l'étalon. De plus, quand on fit usage de salive putride, les acides étaient si éloignés de n'être d'aucun service, qu'ils furent très-utiles pour prévenir les fermentations plus violentes que cette humeur corrompue aurait pu produire sans cela. Mais, toutes les fois que l'acide l'emportait sur la salive récente, il fallait alors exciter la fermentation en corrigeant cet acide par un sel alcali ou par les poudres testacées.

Ces faits ne correspondent-ils point avec la digestion ? Car les aliments les plus nourrissants et qui se digèrent le mieux pour les personnes qui sont en santé, consistent dans un juste mélange de substances animales et végétales avec de l'eau. Les tempéraments scorbutiques ou putrides exigent des acides, du vin ou d'autres anti-septiques. Un acide surabondant dans l'estomac se corrige par des absorbants ; et, dans un défaut de chaleur naturelle et une débilité d'estomac, le vin, les amers, les substances chaudes et acides deviennent nécessaires pour fortifier et ranimer les fibres. — Puisqu'un des grands usages de la salive est de modérer la fermentation, il est probable que les substances qui approchent davantage de cette qualité sont les meilleurs stomachiques quand cette humeur manque.

Les acides, les esprits et les amers sont de cette classe ; mais, comme, non-seulement ils modèrent la fermentation, mais aussi qu'ils la retardent beaucoup, ils conviennent souvent moins que quelques anti-scorbutiques, qui retardent fort peu la fermentation, comme nous l'avons observé, et la tiennent cependant dans de justes bornes (1). A l'égard des aromatiques, quoiqu'ils aident la digestion par leur chaleur et leur stimulus, ils annoncent moins de vertu carminative que les amers et les anti-scorbutiques, parce qu'ils ont plus de disposition à augmenter qu'à modérer la fermentation, et, par conséquent, à engendrer de l'air qu'à le supprimer.

### EXPÉRIENCE XXXVIII.

Ayant dessein de comparer les effets de la bile avec ceux des plantes amères, je fis des épreuves sur du fiel récent de mouton ; mais le résultat se trouva fort différent de l'opinion commune, qui veut qu'il y ait de la conformité entre un amer animal et un végétal. Car, ayant ajouté une certaine quantité de fiel à de la viande, du pain et de l'eau, et ayant fait un semblable mélange sans fiel pour servir de terme de comparaison, je m'aperçus que la fermentation commença dans tous les deux, à peu près dans le même temps ; mais elle fut plus violente et plus tumultueuse dans la première fiole que dans la dernière. Et même le fiel était si peu disposé à empêcher la fermentation, que, sans y ajouter d'autre substance animale, il fermentait avec le pain et l'eau, comme on en a fait mention dans un Mémoire antérieur. Or, puisque les amers végétaux sont anti-septiques, qu'ils retardent et modèrent la fermentation, ils doivent, par conséquent, influer sur la digestion d'une manière fort différente de la bile, qui possède toutes les qualités opposées. On ne saurait donc être surpris de ce que les amers, qu'on donne communément dans la jaunisse, pour suppléer au défaut de bile, aident si peu la digestion. Il se trouve néanmoins une qualité dans laquelle s'accordent les substances amères végétales, je veux dire celle de corriger l'acidité. Car je remarquai que, quoique les mélanges bilieux eussent perdu l'o-

_____

(1) Tels que la moutarde et le cochlearia des jardins. Voyez ci-dessus.

11.

deur putride ordinaire qu'ils avaient acquise au commencement de la fermentation, cependant ils n'eurent, par la suite, ni goût, ni odeur acide.

### EXPÉRIENCE XXXIX.

En ajoutant du sel marin au mélange commun, j'observai que la même quantité, qui était septique dans les expériences précédentes, fit commencer la fermentation plus tôt que dans l'étalon, et qu'une plus grande quantité la retarda. Ainsi, deux gros de pain, avec autant de viande, deux onces d'eau et dix grains de sel marin, fermentèrent un peu plus tôt qu'un semblable mélange sans sel. Mais, lorsqu'on augmenta le sel jusqu'à un demi-gros, la fermentation parut plus tard qu'à l'ordinaire. — Le sel d'absinthe et la lessive de tartre retardèrent toujours la fermentation, et cela à proportion de leur quantité. Je ne fis aucun essai sur d'autres sels, persuadé qu'étant tous entièrement anti-septiques, ils résisteraient à la fermentation dans une certaine proportion.

### EXPÉRIENCE XL.

Quelques grains d'yeux d'écrevisse préparés, étant ajoutés au mélange commun, amenèrent la fermentation plus d'une demi-heure avant l'étalon, et la rendirent plus forte. La viande devint aussi plus putride qu'à l'ordinaire ; cependant l'acide que cette action produisit la corrigea. Mais, en mettant vingt ou trente grains de cette poudre, la fermentation parut toujours plus tôt et fut plus violente, et la viande, devenant une fois putride, ne se corrigea plus. — Les effets de l'eau de chaux différèrent en ce qu'elle ne hâta point la fermentation, et en ce qu'elle ne la rendit pas si violente que ci-dessus. L'action fut cependant vive ; et, lorsqu'elle eut cessé, il en résulta une liqueur ni acide ni putride, mais d'une odeur agréable et semblable à celle du pain frais. — Ainsi les testacées, l'eau de chaux et les sels alcalis fixes s'accordent en quelque chose et diffèrent en d'autres. Car les sels résistent à la putréfaction et à la fermentation, au lieu que les testacées l'excitent ; l'eau de chaux ne retarde point la fermentation comme les sels lixiviels ; elle ne la hâte point non plus, et ne la rend pas si violente que le font les testacées ; cette eau étant en même temps un peu astringente, elle est un excellent remède pour ceux qui ont l'estomac faible, avec un acide dominant, comme l'ont expérimenté plusieurs personnes sujettes à la goutte, à la gravelle et d'autres maladies chroniques, qui paraissent dépendre de cette cause.

### EXPÉRIENCE XLI.

Les substances animales qui servent d'aliment, tendant à la putréfaction, excitent toutes, autant que mes recherches me l'ont fait voir, pareillement la fermentation. Ainsi, quand on conserve la viande jusqu'à ce qu'elle devienne tendre, quoique toujours bonne, elle fermente plus promptement que la même espèce employée plus fraîche. Mais, quoique la fermentation vienne par ce moyen plus tôt, cela ne la rend pas plus violente. La viande broyée dans un mortier fermente plus vite et avec moins d'impétuosité que la même viande en morceaux, ou qui n'est pas broyée suffisamment ; la viande crue fermente avec plus de violence que celle qu'on a fait rôtir. Toutes ces circonstances se trouvent conformes à l'expérience, qui nous apprend que les viandes gardées jusqu'à ce qu'elles soient tendres, lorsqu'elles sont cuites à propos et suffisamment mâchées, se digèrent le mieux, et que tout ce qui est lent à se corrompre est aussi très-pesant sur l'estomac, toutes choses d'ailleurs égales. — De toutes les substances animales, les œufs sont les plus lents à se corrompre, et, par conséquent, du nombre de celles qui sont les plus lentes à exciter la fermentation. De là vient qu'un œuf doit être, eu égard à son volume, la plus pesante de toutes les substances animales tendres. Quelques auteurs cependant, considérant l'œuf sous un autre point de vue, et ne faisant attention qu'à la nutrition du poulet, l'ont regardé comme l'aliment le plus léger.

## MÉMOIRE VII (1).

*Expériences et remarques sur la putré-faction du sang et d'autres substances animales. De la nature de la croûte inflammatoire, ou de la partie couenneuse du sang. De l'acide des excréments. Avantages qu'on retire de l'observation des couleurs du sang corrompu. De la nature de la matière purulente. La dissolution du sang, le relâchement des fibres et de l'émission de l'air sont des conséquences de la putréfaction. On rend par là raison des divers symptômes des maladies putrides. La moelle est lente à se corrompre. Le sang peut devenir réellement putride, tandis que l'animal vit. Des effets différents des sels alcalis et des substances putrides sur les nerfs. Il n'y a, à proprement parler, qu'une seule espèce de véritable scorbut, et elle provient d'une cause putride.*

J'ai terminé, dans mon dernier Mémoire, la partie qui a rapport à la fermentation vineuse des végétaux, excitée par un ferment putride ; je finirai par quelques expériences faites sur la putréfaction du sang et des parties plus solides du corps, dans la vue d'éclaircir quelques autres difficultés qui se rencontrent dans la théorie de la médecine.

**EXPÉRIENCE XLII.**

I. Le sang d'un homme attaqué d'une pleurésie fut divisé en trois parties. La croûte (2) épaisse inflammatoire fut mise dans une fiole, le coagulum dans une autre et la sérosité dans une troisième. Ces fioles étant plus grandes qu'à l'ordinaire, elles contenaient beaucoup d'air. Après qu'on les eût bien bouchées, on les plaça au fourneau de lampe, dont la chaleur était de cent degrés, suivant le thermomètre de Fahrenheit. La croûte commença à se corrompre au bout de douze ou quatorze heures, la partie rouge suivit quelques heures plus tard, mais la séreuse résista près de quatre fois

plus long-temps, sans donner aucun signe évident de putréfaction. On réitéra cette expérience avec du sang récent d'une autre personne, pareillement attaquée d'une pleurésie, et elle réussit de la même manière.

II. M'étant une autrefois procuré du sang, avec une croûte épaisse inflammatoire, je séparai cette partie du reste, et, la divisant en deux, j'en exposai une à l'air dans une chambre, et je gardai l'autre dans une soucoupe que je couvris de sa tasse. Je fis cette expérience en été, et je remarquai que la première partie, qui d'abord pesait deux gros, avait, en vingt-quatre heures, perdu la moitié de son poids, par l'évaporation seulement, et, deux jours après, le tout se trouva réduit à une pellicule mince ; mais la partie que j'avais couverte devint en peu de jours fluide par défaillance : au lieu qu'une partie du coagulum, qu'on avait laissée évaporer sur une fenêtre en dehors, se forma en un gâteau épais, et le reste de cette substance, qu'on avait conservé dans une fiole bien bouchée, retint encore un degré considérable de cohésion, quelques semaines après. — La croûte inflammatoire étant par conséquent si soluble, si volatile et si corruptible, ne peut-on pas conclure qu'elle contient une plus grande quantité de particules septiques que toute autre partie du sang ? Je vais maintenant tâcher d'expliquer comment cela se fait. — On a souvent agité la question, si les fièvres inflammatoires sont d'abord occasionnées par un défaut de transpiration ou par quelqu'autre cause, quoiqu'on n'ait guère douté que ce défaut ne fût, au moins une suite de ces fièvres. Il s'ensuit, par conséquent, que, dans l'un ou dans l'autre cas, les particules les plus corrompues sont retenues dans un temps où, à cause d'un degré de chaleur plus considérable, les humeurs ont plus de disposition à la putréfaction. Mais, lorsqu'après la saignée, on laisse reposer le sang jusqu'à ce que les parties homogènes aient eu le temps de s'unir, la matière perspirable et septique se sépare sur-le-champ de la sérosité, comme étant la moins tenace, s'attache au coagulum, et s'embarrasse de plus en plus dans la partie couenneuse du sang qui s'élève à la surface.

**EXPÉRIENCE XLIII.**

Les acides minéraux étant des anti-septiques très-puissants, je fus curieux

---

(1) Lu le 13 février 1752.

(2) Je veux dire cette partie du sang que M. de Senac appelle *la matière blanche qui se coagule d'elle-même.* (Structure du cœur, t. II, pag. 91.)

de voir leurs effets sur des substances déjà putrides. Je versai pour cela quelques gouttes d'esprit de vitriol sur un morceau de bœuf corrompu, et sur du coagulum de sang humain aussi putride, et je remarquai que cet acide, au lieu d'adoucir la puanteur, ne fit que l'augmenter, et par ce moyen elle devint stercoracée, ou se changea en une odeur semblable à celle qui se fait sentir pendant la précipitation du soufre par un acide dans un menstrue lixiviel (1). Ayant réitéré cette expérience avec de l'esprit de sel marin et avec du vinaigre, et le même effet en résultant, on peut conclure de là que les émanations qui s'échappent des substances corrompues consistent principalement en *phlogistique* (2), ou principe sulfureux, puisque ces émanations s'unissent si aisément avec les acides et qu'elles les volatilisent, comme il paraît par l'augmentation et le changement particulier de l'odeur. Mais il est à propos d'observer que le *phlogistique* ne s'élève pas seul d'une simple substance putride, mais qu'il se trouve combiné avec les parties salines du corps. Car, ce principe sulfureux étant seul, n'est peut-être point sensible à l'odorat, et lorsqu'il est dépouillé de ces sels, il n'est jamais pestilentiel, autant que je le puis savoir. De sorte que les particules nuisibles des substances putrides paraissent consister dans une certaine combinaison du principe sulfureux avec le salin, lesquels étant unis irritent non-seulement les nerfs, mais excitent la corruption des humeurs en agissant sur elles comme un ferment. — Il paraît aussi, par la même expérience, que les déjections fécales avec lesquelles ce mélange (celui d'une substance putride et d'un acide) a tant de rapport, contiennent sans doute quelque acide violent combiné avec la ma-

tière corrompue. On peut rendre raison par là, pourquoi dans l'état naturel elles sont si peu infectes; ce qui ne pourrait arriver si elles étaient totalement putrides (1).

### EXPÉRIENCE XLIV.

Après avoir ajouté l'acide de la manière qu'on l'a exposé dans la dernière expérience, j'essayai de rétablir ces substances dans leur état primitif de putridité par l'addition d'un sel alcali; mais en y versant de la lessive de tartre (ce qui fut suivi de l'effervescence ordinaire), je m'aperçus que le mélange devint par là d'une odeur beaucoup moins désagréable que la substance putride toute seule, ou jointe à un acide; circonstance à laquelle je ne m'attendais nullement. On peut sans doute rendre raison par là des vertus des potions salines de Rivière, prises dans l'état d'effervescence, et que cet auteur recommande très-fort dans les vomissements auxquels on est sujet dans les fièvres pestilentielles (2).

### EXPÉRIENCE XLV.

Afin de pouvoir examiner la couleur des différentes parties du sang corrompu, je m'en procurai une certaine quantité sans aucune croûte inflammatoire; je le divisai en coagulum, en sérosité mêlée avec quelques globules rouges qui tombèrent au fond et en pure sérosité. On plaça au fourneau de lampe les vaisseaux qui renfermaient ces différentes liqueurs, et elles y restèrent plusieurs jours, jusqu'à ce qu'elles fussent devenues parfaitement putrides. — Le coagulum, d'un cramoisi foncé, se changea en une couleur livide obscure, de sorte qu'en délayant un peu dans l'eau, elle parut de couleur tannée. La sérosité dans laquelle les globules rouges avaient été dissous, parurent de la même couleur; mais la sérosité pure, après être devenue trouble, déposa un sédiment blanc et purulent, et se changea en une odeur verdâtre. — On peut apprendre par cette expérience, que la sanie des ulcères, et celle du flux de ventre dysentérique, est composée de sérosité teinte avec une légère quantité de sang rouge

---

(1) *Sciendum vero sulphur solutum alcalicis, dein misto acido, præcipitari, albescere, fœtorem ingratissimum putrefactorum excrementorum exhibere... si tincturæ auræ sulphuris acetum instillas, mox fœtor prodit stercoreus ex præcipitato sulphure.* (Boerhaave, Element. chem., tom. II, proc. 159.)

(2) *Materiam et principium ignis, non ipsum ignem, ego phlogiston appellare cœpi; nempe primum ignescibile, inflammabile, directe atque eminenter ad calorem suscipiendum atque favendum habile principium.* (Stahlii, Fundam. theor. Beccherianam.)

---

(1) En le 12 février 1755.

(1) Voyez les Observations sur les maladies des armées, vol. II, pag. 171 et 172.

(2) Vid. Riv., cap. de Febr. pestilent.

putréfié, et que, lorsque les vaisseaux séreux sont de couleur tannée, on ne doit par toujours attribuer cette couleur à une inflammation, mais à une dissolution de quelques globules rouges mêlés avec la sérosité. La couleur du blanc de l'œil dans le scorbut putride, et dans l'état avancé de la fièvre d'hôpital, en est un exemple. Pour lors, non-seulement la sérosité du sang tiré de la veine, et celle qui est attirée par les vésicatoires, mais encore la salive et la sueur seront teintes de la même manière (1). — On ajouta quelques gouttes de ce coagulum putride à de l'urine récente d'une personne en santé. Elle devint sur-le-champ de couleur de feu, ce qui arrive si communément dans les fièvres et dans le scorbut de mer. Après qu'elle eut reposé une heure ou deux, il s'y forma un nuage, ressemblant à celui qui s'observe dans l'urine crue dans les maladies aiguës; et je remarquai aussi sur la surface une tache ou deux d'une substance huileuse, assez semblable à cette écume qu'on aperçoit dans le scorbut putride. — A l'égard de la sérosité verte, elle ne se rencontre peut-être jamais dans les vaisseaux d'un corps vivant; puisque, dans toutes les maladies, les globules rouges étant dissous entrent dans les vaisseaux séreux, et lorsque la sérosité est ainsi teinte, elle ne peut jamais devenir verte. D'ailleurs, comme cette humeur, étant hors du corps, est très-long-temps à acquérir cette couleur, on ne peut supposer qu'une personne survécût à une si grande altération dans le sang. Mais cette espèce de sérosité se distingue dans les corps morts par la couleur verte que la chair acquiert en se corrompant. Dans les viandes salées on attribue communément cette couleur à la saumure, mais à tort; car elle n'a point la faculté de la communiquer, mais seulement de donner du goût et de corriger quelque peu les mauvais effets des aliments corrompus. Cette couleur verte dans les corps morts s'aperçoit plutôt dans les intestins et les parties voisines, à cause de l'air des premières voies; ce qui hâte la putréfaction.

Dans les ulcères malins et autres où on laisse croupir long-temps la sérosité, la matière se trouve pareillement de cette couleur; elle est toujours alors fort

âcre. Mais les effets d'une sérosité verdâtre ne sont nulle part si à craindre que dans les cas d'un ascite où il s'en rassemble une si grande quantité. La société en a vu, il y a quelques années, un exemple frappant. M. Cox, chirurgien à Peterborough, faisant la ponction à une femme, quelques heures seulement après sa mort, fut tellement affecté par la vapeur empoisonnée de la sérosité verte, qu'il fut, peu de temps après, attaqué d'une fièvre pestilentielle, dont il ne réchappa qu'avec beaucoup de peine (1). — J'ai déjà remarqué que la sérosité du sang humain placée pendant quelque temps seulement au fourneau de lampe, devient trouble long-temps avant que d'être fétide, et dépose peu à peu un sédiment qui ressemble à de la matière bien digérée. Je réitérai souvent cette expérience avec le même succès; et j'ai pareillement remarqué que cette matière ne change jamais de couleur, et ne se mêle plus avec la sérosité. Je conjecture, par toutes ces circonstances, que c'est une terre élémentaire destinée à la nourriture ou à la réparation des solides. Je suis d'autant plus porté à suivre ce sentiment, que j'ai découvert un pareil sédiment dans de l'urine de personnes en parfaite santé, après qu'on l'eut laissée long-temps reposer. Je regarde ce dernier sédiment comme une surabondance de la matière nutritive, ou qui avait eu son application, mais qui cessait alors d'être d'aucune utilité. — Ne pouvons-nous point conclure de là, que la sérosité coule perpétuellement dans tous les ulcères; mais qu'à cause de la chaleur de la partie, et de la volatilité naturelle à nos fluides, elle est entièrement absorbée, ou s'évapore fort vite, à l'exception de ce sédiment qui reste dans la plaie en forme de pus, et qui est si nécessaire pour la guérison? N'est-ce point par cette raison que les grands abcès affaiblissent beaucoup, le sang devant fournir autant de sérosité qu'il est nécessaire pour que cette substance reste en quantité suffisante? N'est-ce point par la même raison que les cautères font de plus puissantes diversions qu'on ne le croirait, à en juger par la quantité de l'évacuation? Une once de sérosité ayant re-

----

(1) Voyez les observations précédentes, page 178.

(1) Transact. philosoph., n° 454, p. 168. Abrégé des Transactions philosophiques, vol. IX, part. III, chap. V, art. 8, page 212.

posé pendant quelques jours, ne fournit pas davantage de cette matière, autant que je l'ai pu conjecturer, que ce qui peut sortir tous les jours d'un cautère ordinaire ou d'un séton.

### EXPÉRIENCE XLVI.

De même que la putréfaction atténue toutes les humeurs, elle relâche aussi, ou rend plus tendres les parties solides ou fibreuses des corps animaux. Cette observation est si commune et si peu disputée, qu'il est inutile de faire de nouvelles expériences pour la confirmer. Je me contenterai seulement de remarquer que cet état paraît être un des accidents les plus clairs des maladies qui dépendent de la faiblesse et du relâchement des fibres; comme il paraît dans toutes les fièvres pestilentielles, et dans le vrai scorbut de mer et des pays marécageux, qui proviennent certainement d'une cause putride.—On peut, par cette circonstance, rendre raison de la grosseur monstrueuse du cœur, du foie et de la rate, si commune dans ces maladies. Car, supposé que la croissance naturelle de ces parties cesse lorsque les fibres sont devenues assez rigides pour balancer l'effort que fait le sang pour les étendre; si la corruption relâche de nouveau ces fibres, il est naturel que ces mêmes parties recommencent à croître (1). Les personnes qui moururent de la dernière peste, à Marseille, nous fournissent plusieurs exemples remarquables de ce fait. Ils ont été communiqués à la société par M. Didier, un des médecins du roi de France, et publiés de nouveau avec (2) un grand nombre d'autres de la même espèce, dans une collection de mémoires sur cette funeste maladie (3). Il est à remarquer que, de neuf dissections qu'on y rapporte, il est fait mention dans toutes de l'accroissement extraordinaire du cœur, et dans sept de celui du foie. Ainsi l'auteur observe dans la première, *que le cœur était d'une grosseur extraordinaire, et que le foie était le double de sa grandeur naturelle.* Second cas :

Le cœur se trouva *d'une grosseur prodigieuse, et le foie beaucoup augmenté.* Troisième cas : *Le cœur, le double de sa grosseur naturelle.* Quatrième cas : *Le cœur fort gros et le foie plus grand et plus dur qu'à l'ordinaire.* Cinquième cas : *Nous trouvâmes le cœur d'une grosseur prodigieuse.* Sixième cas : *Le cœur était plus grand que dans son état naturel, le foie se trouva aussi fort grand.* Septième cas : *Le cœur était d'une grosseur prodigieuse, aussi bien que le foie.* Huitième cas : *Nous trouvâmes le cœur beaucoup plus grand qu'à l'ordinaire, et le foie d'une grosseur prodigieuse.* Neuvième cas : *Le cœur se trouva le double de sa grosseur naturelle, et le foie aussi plus gros qu'à l'ordinaire.*

A l'égard du scorbut, Eugalenus, auteur qui s'est rendu célèbre sur ce sujet, remarque que le foie et la rate grossissent souvent à un tel point, qu'on peut apercevoir la tumeur à l'extérieur (1). M. Poupart, qui a ouvert un grand nombre de personnes qui moururent de cette maladie, remarque qu'il a trouvé, dans tous ceux qui moururent subitement, les oreillettes du cœur aussi grandes que le poing d'un homme, et pleines de sang coagulé (2). — Par rapport à la corruption des corps morts, un très-habile anatomiste, qui a fait un nombre prodigieux de dissections (3), m'a appris que : « de toutes les parties du corps, les vis-
» cères et les muscles de l'abdomen se
» corrompent le plus tôt après la mort.
» C'est par cette raison que les anato-
» mistes ont pour règle de commencer
» leurs dissections et leurs démonstra-
» tions par ces parties qui se gâtent le
» plus aisément. Cette prompte putré-
» faction peut s'attribuer à l'air renfer-
» mé dans les intestins, ou aux vapeurs
» putrides de la matière fécale, surtout
» dans l'état de maladie. De là vient
» aussi la prompte corruption du *psoas*
» et de l'iliaque interne, en comparaison
» des muscles des extrémités. Les pou-

---

(1) Je tiens cette conjecture du savant et ingénieux docteur Thomas Simson, professeur en médecine à l'université de Saint-André.

(2) Transactions philosoph., n° 370. Abrégé des Transactions philosophiques, vol. VI, part. III, chap. II.

(3) Traité de la peste.

---

(1) Lib. de Morbo scorbuto. art. XXXI, Conf. Mead. Mon. et præc. med., cap. XVI.

(2) Mém. de l'Acad. roy. des sciences, année 1699.

(3) Le docteur Hunter, qui m'a communiqué ce détail, m'a dit que, n'ayant jamais fait d'observations exactes sur ce sujet, il ne me l'offrait que tel qu'il se présentait dans sa mémoire.

» mons se corrompent communément le
» plus vite, après les viscères de l'abdo-
» men et les parties adjacentes ; soit à
» cause de l'air qui croupit dans les vé-
» sicules bronchiales, ou de quelque res-
» te de la matière de la transpiration qui
» peut agir comme un ferment et hâter
» la putréfaction. Car, lorsqu'on com-
» prime le *thorax* d'une personne morte
» depuis quelque temps, on s'aperçoit
» de l'état putride des poumons par la
» puanteur de l'air qu'on en fait sortir.
» Le cerveau se dissèque communément
» aussitôt qu'on peut le faire commodé-
» ment après la mort ; parce que, lors-
» qu'il est dans son état le plus ferme,
» il n'est pas facile de le disséquer, et
» lorsqu'il est dissous par la putréfaction,
» il n'est plus en état de l'être. Mais le
» docteur Hunter l'a trouvé, en diffé-
» rents cas, beaucoup plus ferme qu'il
» ne s'y attendait, et aussi sain qu'aucu-
» ne autre partie du corps, quoique gar-
» dé pendant quelque temps. Enfin, il se
» trouve une différence entre le cerveau
» et les autres parties du corps qu'il est
» bon d'observer ; c'est que, lorsqu'on les
» garde en plein air, il paraît que cela
» retarde plutôt la putréfaction, et il se
» couvre à l'extérieur d'une peau sèche
» et luisante ; au lieu que toutes les au-
» tres parties du corps, étant exposées à
» l'air, se corrompent manifestement
» plus vite, et toute leur surface se cou-
» vre d'un *mucus* putride. »

### EXPÉRIENCE XLVII.

On regarde communément la moelle
comme la substance qui affecte le plus
l'odorat quand elle est corrompue ; peut-
être par la seule raison que les os cariés
sont plus fétides que les autres ulcères.
Mais, quoi qu'il en soit, je suis porté à
croire par l'expérience suivante, que la
moelle en général doit se putréfier très-
lentement. Je mis une égale, mais petite
quantité de moelle de bœuf dans deux
grandes fioles ; j'ajoutai à l'une des yeux
d'écrevisses préparés. Ces fioles étant
bien bouchées, je les plaçai auprès d'un
feu entretenu pendant tout le jour dans
une chaleur suffisante pour fondre la
moelle, c'est-à-dire au-dessus de cent degrés du thermomètre de Fahrenheit, et
je les y laissai près de cinq semaines.
Cependant, au bout de ce temps, je ne
m'aperçus d'aucune odeur désagréable
dans la fiole où il n'y avait que de la
moelle, et l'autre avait une légère odeur

rance. — Je conjecture, d'après cette expérience, qu'on ne doit point attribuer à
la moelle l'odeur fétide d'un os carié,
puisque la corruption de cette substance
tend plutôt à une odeur rance qu'à une
odeur cadavéreuse. Je suis, par cette
raison, tenté de rapporter cette odeur
forte à l'une des deux causes suivantes,
ou à leur combinaison. La première peut
venir de la porosité de l'os qui retient la
matière corrompue plus long-temps qu'un
ulcère ordinaire ; la seconde vient de
l'écoulement constant des vaisseaux, qui
portent la partie rouge du sang, qui, une
fois rompus dans une substance osseuse,
ne se resserrent pas aussi aisément que
dans un ulcère ordinaire, et nous avons
vu que la partie rouge du sang est susceptible d'un degré de corruption plus
fort que la séreuse.

### EXPÉRIENCE XLVIII.

On sait que la chair et le sang sont
spécifiquement plus pesants que l'eau ;
cependant les cadavres, après avoir resté
quelque temps au fond de l'eau, flottent
sur la surface, à cause de l'air que la putréfaction engendre dans les intestins.
Ayant broyé dans un mortier et réduit en
pâte un morceau de viande, et l'ayant
mis dans une fiole avec de l'eau, que je
plaçai au fourneau de lampe comme
dans les expériences précédentes, je remarquai qu'après avoir resté quelques
heures au fond, il surnagea avant que
de donner aucune odeur fétide ; quoique
la corruption se fît bientôt sentir après
qu'il se fut élevé à la surface. Il est probable que les particules d'air incorporés
avec la substance animale (1) commencent par se dégager, et que, se trouvant
rassemblées, elles soulèvent la chair,
quoiqu'alors on n'aperçoive que très-
peu de bulles d'air qui y soient adhérentes. — Bien plus, j'ai observé que
le coagulum et la sérosité du sang humain ont donné de l'air après avoir
resté quelque-temps au fourneau de
lampe, et avant qu'on s'aperçût de la
putréfaction. On pouvait le discerner
aisément par l'air qui s'accumulait dans
les fioles. Car l'air renfermé dans ce
degré de chaleur, lorsqu'il ne s'y trouve
aucune substance animale, se dilate
d'une manière peu sensible. — Lorsque

_______________

(1) Statique des végétaux, par Holes,
chap. VI.

la putréfaction des substances animales est entière, il s'engendre une quantité d'air considérable. Ce fait est tellement connu, que je me contenterai d'ajouter que j'ai toujours remarqué que la chair engendre beaucoup plus d'air que le sang ; ce qui est pareillement conforme aux expériences du savant docteur Hales (1).

Or, comme j'étais bien sûr que le sang et les autres substances animales ne se trouvaient pas, dans le temps qu'elles commencent à donner de l'air, aussi putréfiés qu'on l'observe dans quelques maladies putrides, je fus porté à croire qu'on pouvait peut-être attribuer divers symptômes du véritable scorbut (2), à l'action de l'air contenu dans les vaisseaux, soit qu'il se trouve totalement détaché des humeurs, ou qu'il n'y soit incorporé qu'imparfaitement. Je n'ignore pas cependant qu'on peut m'objecter, d'après l'expérience, qu'en injectant de l'air dans les veines d'un animal, il meurt sur-le-champ avec des convulsions. Tout ce qu'on en peut conclure, c'est qu'on a introduit plus d'air que la circulation ne pouvait le permettre ; et que si on y en eût moins introduit, cet animal aurait pu survivre, quoique peut-être non sans quelque mouvement irrégulier du sang, des syncopes, des paralysies, ou autres affections des nerfs plus légères, suivant la quantité d'air injecté. Nous trouvons, en effet, quelques-uns des plus habiles naturalistes qui conviennent, d'après l'expérience, qu'on peut introduire de l'air dans les veines sans tuer l'animal, pourvu que ce soit en petite quantité et peu à peu (3). Ceci se confirme encore par toutes les expériences qui se font sur les animaux qu'on a mis sous un récipient dont on a pompé l'air. Dès qu'on a fait sortir l'air, ils commencent à s'enfler par tout le corps, et ils tombent en convulsion ; mais si on le leur rend à propos, ils en reviennent (1). Les symptômes du scorbut invétéré n'ont-ils pas quelque similitude avec ce que souffrent ces animaux ? Ceux qui ont eu l'occasion d'en voir les cas les plus dangereux, nous apprennent que les malades souffrent des douleurs vagues et cruelles, qui paraissent et disparaissent subitement, et que la saignée rend encore plus fâcheuse (2) ; ils ont aussi des tulipes dans plusieurs parties du corps, différentes de toutes les autres (3) ; ils sont sujets à des engourdissements des membres subits et momentanés, à des convulsions et à des paralysies d'une espèce extraordinaire (4). Ajoutons à cela les effets des variations subites dans le poids de l'atmosphère, qui, étant plus remarquables dans un tempérament de cette nature que dans tout autre, paraissent confirmer ma conjecture au sujet de la cohérence moins forte de l'air avec le sang dans les tempéraments scorbutiques.

Enfin, il est à propos de résoudre les difficultés de ceux qui soutiennent qu'un animal ne peut vivre quand son sang est réellement putride, et qu'on ne peut, par conséquent, admettre tout au plus qu'une disposition à la putréfaction. Je réponds à cela qu'indépendamment de la corruption de toutes les sécré-

---

(1) Vid. loc. citat.

(2) J'entends toujours par le scorbut la maladie des matelots, ou de ceux qui vivent dans un air humide, mangent des provisions salées, et peu de lait et d'herbages, et ne boivent point de liqueurs fermentées.

(3) Vena nempe jugularis vivi canis instatur, protinus coagulatur sanguis, et cita mors sequitur liberum aeris per sanguinem iter. Sed et pauco aere injecto, neque necatis animalibus, pulsus intermittens fit. (Redi, vol. VI, pag. 225.) Respondit dudum Bergerus, posse bullas magnas aeris frigore suo coagulare sanguinem, et immeabilitate obstruere vias ; neque ideo aeris minimas particulas, sensim et parce admistas eadem mala-facturas. (Haller, Not. in Boerh., Prælect. physiolog., vol. II, p. 208.)

(1) Boyle, Physico-mechan. exp. Mém. de l'Académie royale des sciences, ann. 1700, 1707. Musschenbroek, Inst. physic., § 1388.

(2) Eugalen, de Morb. scorbut., art. 12, et seq., art. 30.

(3) Id., ibid., art. 18. M. Poupart remarque aussi qu'un grand nombre de malades ayant été admis à l'Hôtel-Dieu avec quelques symptômes alarmants, il avait trouvé, en examinant la nature de leur mal, que c'était le scorbut dans un degré plus considérable que l'ordinaire. On observa, entre autres choses, des tumeurs par tout le corps, et les extrémités paraissaient comme si elles étaient enflées. (Mémoires de l'Académie royale des sciences, année 1699.)

(4) Eugalen, art. 11, 26, 27.

tions, aussi bien que de toutes les excrétions qu'on a remarquées dans une infinité de cas, nous avons eu des exemples
fréquents de la couleur tannée de la sérosité, de la dissolution du coagulum;
même l'on s'est aperçu d'une odeur putride dans du sang nouvellement tiré (1).
Si nous réfléchissons en effet que le sang
qui se putréfie est à un degré de chaleur
égal à celui du corps humain, nous
serons convaincus que la transpiration
par les poumons et les pores de la peau
n'est pas plutôt arrêtée, ou même tout
autre excrétion des parties les plus volatiles ou les plus putrides, qu'une dissolution commence dans toute la masse
du sang; et si on ne la prévient pas à
propos, elle occasionne infailliblement
quelque maladie putride (2). Si l'acri-

monie est considérable, et que les nerfs
en soient subitement affectés, il s'ensuit
une fièvre avec des symptômes putrides,
un vomissement ou un flux de ventre;
mais si elle s'accumule si lentement que
les nerfs contractent une sorte d'habitude avec la putréfaction, il en résulte
alors un scorbut. C'est ce qui arrive
non-seulement aux matelots, mais encore à toutes les autres personnes qui ne
se nourrissent ni de lait, ni d'herbages,
ni de liqueurs fermentées, et dont la plus
grande partie de la nourriture consiste
en viandes salées depuis long-temps,
qui sont réellement putrides, quoique le
sel empêche de le distinguer au goût.
Tous les accidents qui, dans ces circonstances, tendent à arrêter la transpiration, sont sujets à augmenter la maladie,
surtout si l'humidité de l'air concourt
avec des aliments aussi malsains (1) —
Des exemples de cette espèce sont si
communs, qu'il paraît étrange qu'on ait
jamais pu contredire la corruption des
humeurs; et, en effet, je n'en puis donner que la raison suivante. On confondit, par quelque méprise des chimistes,
l'idée du principe putréfiant dans les
substances animales, avec celle d'un sel
alcali. Ce sel étant regardé comme cor-
rosif, on conclut qu'aucun sel alcali ne
pouvant entrer sous cette forme dans
les vaisseaux sans les détruire, aussi
bien que les nerfs, le sang ne pouvait,
par conséquent, jamais être supposé alcalin ou putride, tant que la personne
était en vie. Mais il résulte de plusieurs
expériences que nous avons présentées
à la Société, que les substances putrides
sont très-différentes des alcalines. J'ai
donné fréquemment un gros de sel de
corne de cerf par jour, pendant un certain temps, sans avoir remarqué aucun
effet septique. Depuis l'introduction du
remède de madame Stephens, pour la
pierre, nous voyons quelle quantité
prodigieuse de ces alcalis fixes peut
passer dans le sang sans causer aucun
mal. Ces sels sont, par conséquent, si

---

(1) « Vapor, ex sanguine exhalans, est
mitis, blandus, neque nares neque oculos
afficiens; in statu tamen præternaturali
plane eodem modo, et sudor morbificus
et vapor ex ulcere manans atque evapo-
rans, aut nares atque oculos ferit. »
(Schwencke, Hæmatolog., pag. 90.)

« In morbis putridis, dissolutio cruoris
quoque advertitur, præsertim pestis specie, in quibus non coagulatur sanguis
(scil. e vena emissus) sed gangrænosus
et putridus reperitur; quod etiam in eo
sanguine observatur, qui post protractam inediam putridus et alcalinus factus
est, etc. » (Id., ibid., p. 120.)

« Sanguis qui per febres putridas de-
trahitur, sæpe animadvertitur non solum
fœtidus et graveolens, sed et putridus;
adeo ut nec sibi cohærere nec concres-
cere queat, omnibus scilicet ejus fibris
putredine consumptis. » (Fernel., De feb.
brib., cap. v.)

« Denique notatu dignissimum est quod
mihi nuperrime videre contigit, sanguis
fœminæ cujusdam febre maligna labo-
rantis, per phlebotomiam detractus adeo
fœtebat, ut ex ejus tetro odore tam chi-
rurgus quam adstantes in animi plane
deliquium inciderint. » (Morton., Pyre-
tolog., part. 1.)

(2) Quelques physiologistes pensent
que le mouvement seul empêche le sang
de se corrompre; mais ils ne peuvent en
apporter d'autre raison, sinon que l'eau
courante des rivières, et que celle de la
mer, que les vents et la marée mettent
dans un mouvement continuel, se trouvent beaucoup plus fraîche que les mêmes
eaux lorsqu'elles croupissent. Mais le
mouvement n'est ici qu'une cause accidentelle, et donne seulement à l'eau la

facilité d'exhaler les parties les plus corrompues. Ainsi la circulation du sang
met seulement le sang en état de rejeter
la matière, qui ne manquerait pas de le
rendre putride, si elle séjournait trop
long-temps dans les vaisseaux.

(1) Expér. lv; et les Observations sur
les maladies des armées, part. iii, chap.
vii.

différents de la matière putride, que de tous les remèdes stimulants, ils sont peut-être les moins nuisibles aux nerfs et aux vaisseaux sanguins; au lieu que toute substance animale corrompue est non-seulement désagréable aux sens extérieurs, mais attaque encore les nerfs et les fibres, comme il est évident par les nausées, les spasmes, les palpitations, les tremblements, l'abattement des esprits, et par les autres symptômes qui viennent à la suite de quelque ferment septique admis dans le sang.

Il paraît par ces mémoires et par mes observations, que je considère le scorbut comme provenant seulement d'une cause putride, sans examiner si cette putréfaction est occasionnée par les aliments corrompus dont on se nourrit sur mer, ou par le défaut d'un régime convenable dans les pays marécageux. Car, faute de donner de pareilles bornes au scorbut, des écrivains du premier rang ont confondu différentes maladies sous ce nom, quoiqu'elles fussent fort différentes dans leur cause, leurs symptômes et leur traitement. Je ne saurais, par exemple, voir

le rapport qu'ont différentes sortes de dartres, qui sont des espèces de lèpres, avec la maladie des matelots; ou comment ceux qui regardent la putréfaction comme une cause du scorbut, peuvent reconnaître une acrimonie acide pour une autre cause. Il paraît qu'ils ont été conduits à cette inconséquence en observant que le raifort sauvage, le cochlearia et autres plantes pareilles, contribuaient beaucoup à la guérison. Car, toutes ces plantes étant alors regardées comme alcalines, ou d'une nature putréfiante, on imagina une espèce acide de scorbut, pour rendre raison de leurs vertus. Mais, d'après les expériences que j'ai présentées à la Société, il paraît que ces végétaux sont des anti-septiques réels (1), et par conséquent doués de qualités bien différentes de celles que leur supposaient ces auteurs célèbres, qui considéraient leurs parties alcalines comme septiques, et leur dissolution comme tendant seulement à la putréfaction, et non à la fermentation.

(1) Exper. v, xi, xx, xxv, xxxviii.

# RÉPONSE

## A MM. DE HAEN ET GABER,

CONTENANT DES REMARQUES SUR L'OUVRAGE PRÉCÉDENT.

Tandis que la troisième édition de mes observations était sous presse, il m'est tombé entre les mains un Traité des fièvres (1), par M. le docteur de Haen, professeur en médecine en l'université de Vienne. J'ai été un peu surpris, à la lecture de cet ouvrage que l'auteur, après avoir déclaré dans la section *de febre miliari*, son opinion là-dessus et avoir trouvé beaucoup à redire aux sentiments et à la pratique du docteur Huxham, par rapport aux fièvres miliaires, pétéchiales et nerveuses, ajoutât que si on lui opposait quelque chose de mes écrits, qui ne s'accordât point avec ce qu'il avançait, les mêmes raisons qu'il avait apportées contre le docteur Huxham devaient me tenir lieu de réponse (2). — Si nous nous fussions mutuellement copiés, le docteur Huxham et moi, ou si véritablement il y avait entre nous une conformité exacte, cette remarque aurait pu suffire. Mais aucune de ces circonstances ne se trouvant juste, j'espère que le savant auteur de ce traité me permettra d'indiquer ici quelques-unes des méprises où il est tombé en cette occasion : car, à l'égard du docteur Huxham, étant convaincu qu'il est bien en état de repousser l'attaque du docteur de Haen, je lui laisse la liberté d'y répondre comme il le jugera à propos.

Quant à ce qui me regarde, j'ai été tellement éloigné de proposer aucune opinion sur la nature de la fièvre miliaire ou la méthode de la traiter, que je n'ai jamais parlé qu'en passant de cette maladie ; une fois pour distinguer les pustules qui lui sont particulières de celles de la gale (1) ; dans un autre endroit, pour distinguer ces pustules des taches pétéchiales, où j'ai expressément ajouté qu'il ne fallait point confondre la fièvre

---

(1) Theses sistenses Febrium divisiones, etc.

(2) Sane me cogit veritatis amor, ut acerbe conquerar, virum hunc (Huxham) et Hippocratium et Sydenhamianum, toties præceptorum utriusque oblivisci. Quæ vero causa hujus? Proprii amor systematis, quo id ratum habuit, quod maligni quidquam pluribus in febribus subdelitesceret, calidioribus attenuandum, movendumque, sudoribus demum expellendum. Utique plerisque in epidemiis sudori tum symptomatico, tum vi coacto nimium tribuens, fidensque, miliaris ac petechialis eruptionis incantus extitit, nec ullo modo imitandus, admirator.... Doleo profecto me hic cogi tanti viri in praxi revelare errores ; sed ante me doctrinam, qualem, Huxham hic tradidit, condemnavit Cel. Gilchrist, in Actis Edinburg. ubi de his ipsis nervosis Huxhami febribus differens, omnem in iisdem condemnat sudorum provocationem... Si quid forte simile ex egregio Pringle objiceretur, quod ex Huxhamo, simile esto responsum. (Thes. Sistent., etc. Sect. de Feb. mil.)

(1) Observations sur les maladies des armées, page 307.

miliaire avec la fièvre d'hôpital (1); ailleurs, quand j'observe que je n'ai jamais vu la fièvre d'hôpital accompagnée de pustules miliaires (2); et enfin, quand je dis que la fièvre miliaire se rencontre rarement dans les hôpitaux d'armées (3), il s'ensuit de là que je n'ai jamais regardé la fièvre d'hôpital ou de prison, et la fièvre miliaire, comme une même maladie. J'ose en effet assurer que comme les symptômes de ces deux espèces de fièvre se ressemblent si peu, on doit les traiter comme différentes, *in specie*, et conséquemment on ne peut tirer de l'une par analogie aucune règle qui ait lieu pour la théorie et le traitement de l'autre. Mais le docteur de Haen insiste sur un rapport intime entre la fièvre miliaire et la pétéchiale (4), et, comme il prétend que la maladie que j'appelle fièvre d'hôpital ou de prison est la même que la fièvre pétéchiale, il juge à propos, dans sa section sur la fièvre miliaire, et d'après des principes qui n'ont rapport qu'à cette maladie, de réfléchir vaguement sur ma méthode dans une fièvre d'une espèce très-différente. — On ne peut donner proprement le nom de fièvre pétéchiale à la fièvre d'hôpital ou de prison. J'ai remarqué en effet que, quoique les éruptions que j'appelle pétéchies paraissent souvent dans la fièvre que j'ai vue, elles ne l'accompagnent point constamment; et par conséquent elles ne peuvent pas plus caractériser cette maladie que la peste, dont elles sont aussi un symptôme fréquent. Cette distinction, entre une fièvre pétéchiale et une fièvre quelquefois accompagnée de taches pétéchiales, que n'a point saisie le docteur Haen, l'avait été parfaitement bien par Sennert, dans sa relation de la maladie de Hongrie qui était, comme j'en ai fait la remarque ailleurs, une fièvre de camp d'une nature vraiment pestilentielle. Voici ses paroles : *Non nulli morbum hungaricum et febrem pete-*

(1) Ibid., p. 265, dans la note.
(2) Ibid., p. 306.
(3) Ibid., page 307.
(4) Vers la fin de la section *de Febre petechiali*, il dit : « Multa de petechiis dicenda supersunt; maxime de iisdem tum præveniendis, antequam fiant; tum, cum adsint, curandis. Verum cum hæc quoque ad *miliarium eruptionem* pertineant, ipsaque *miliarium* historia eam *petechiarum* elucidet, atque explanet, una fidelia hunc utrumque parietem dealbabo, etc. »

*chialem plane pro eodem morbo habent : sed mihi quidem videtur non satis recte. Etsi enim petechiæ et maculæ illæ quandoque etiam in morbo hungarico conspiciantur, tamen non semper id accidit, et potest hic morbus esse sine maculis. Contra vero maculæ in febre petechiali omni inveniuntur, unde et nomen hæc febris habet* (1). — J'ai par conséquent considéré partout la fièvre d'hôpital ou de prison (par rapport aux autres qui se rencontrent communément dans ces pays), comme une fièvre particulière, au moins bien différente de la fièvre pourprée, de la miliaire ou de toutes autres fièvres accompagnées d'éruptions qui sont connues ici. Je n'ai en effet jamais vu cette maladie que dans les occasions dont j'ai parlé dans mon traité; et je crois que les habiles médecins, employés à la place de ceux qui avaient été attaqués de la maladie de prison qui se fit sentir aux sessions à Old-Bailey, en 1750, eurent, d'après la mortalité qui l'accompagna, de bonnes raisons pour penser qu'on ne devait pas traiter cette maladie comme la fièvre miliaire, ou comme toute autre fièvre qui leur fût connue auparavant (2).

La principale cause de la méprise du docteur de Haen et de la manière confuse dont ces fièvres ont été traitées par d'autres auteurs, vient du sens indéterminé du mot *pétéchies*. L'ambiguïté est telle en effet, que je suis fâché de m'être servi de ce terme et de ne m'être point contenté de décrire tout simplement l'éruption, sans lui donner de nom. Les termes *Lenticulæ, Puncticula*, que leur donne Fracastor, ne présentent point une idée juste des taches que j'ai vues constamment. Si nous l'appelons avec le docteur de Haen et d'autres écrivains, *morbus pulicaris*, il ne s'y trouvera de ressemblance avec les piqûres de puces que dans la couleur de ces taches; encore celles-ci sont-elles toujours moins rouges. Le terme de *fièvre pourprée* conviendrait encore moins, parce que je me suis rarement aperçu de la couleur pourprée, et encore n'était-ce que lorsqu'il y avait sur la peau de grandes pustules ou des raies d'une longueur considérable. Diemerbroeck, sur la peste, dit que la mortification, dans les pétéchies, s'étend depuis la peau

(1) De Febrib., lib. IV, cap. XIV.
(2) Voyez-en la relation dans les Observations sur les maladies des armées, part. III, chap. VII, § VI.

usqu'au périoste. Il est clair qu'il ne peut entendre que des taches couleur de pourpre telle qu'on en aperçoit çà et là dans une petite vérole d'une mauvaise espèce, et non ces ébullitions qui paraissent dans la fièvre d'hôpital ou de prison, qui couvrent souvent le tronc, les bras et les jambes d'une manière si serrée, qu'à une petite distance on peut à peine distinguer les interstices. Le docteur de Haen dit qu'on appelle les pétéchies, en allemand *Pfefferkorn* (grains de poivre), à cause de leur figure ronde (1); et dans un autre endroit (2), il les définit *punctula rubra, aut cinerea, aut purpurea, aut livida, aut nigra*. Je n'ai jamais remarqué à ces petites taches de figure régulière dans la fièvre d'hôpital ou de prison, ni de couleur cendrée, si du moins il entend par là la couleur des cendres de bois. Je ne les ai jamais vues noires, ou d'un pourpre véritable, quoique les larges raies en aient le coup-d'œil. Peut-être que les appartements à poêle, et ceux dont l'air n'est pas renouvelé, qui sont si communs en Allemagne, peuvent, avec un régime trop chaud que le docteur de Haen condamne avec raison, produire dans les fièvres communes ces taches qui ressemblent à des morsures de puces, et qu'il appelle pétéchies; tandis que, ne s'étant jamais trouvé dans le cas de visiter les malades dans les prisons, ni dans les hôpitaux malpropres et trop pleins des armées, il n'a point eu occasion de voir l'éruption que je nomme pétéchiale, ni la fièvre de prison ou la fièvre pestilentielle, qu'accompagne si souvent cette éruption. Je n'ai point trouvé non plus qu'aucun auteur ait défini cette éruption de manière à me faire croire qu'elle est la même que celle que je décris. — Le docteur Huxham qui, pendant la dernière guerre, eut de fréquentes occasions de voir à Plymouth cette maladie, tandis que les prisons de cette ville étaient pleines de prisonniers français, et les hôpitaux remplis de nos matelots, observe dans un chapitre sur les fièvres putrides, malignes et pétéchiales « que » la peau paraissait quelquefois, pour » ainsi dire, marbrée et variée d'une cou- » leur approchant de celle de la rou- » geole, mais plus livide. » C'est, à peu de chose près, ce que j'ai remarqué. Ce-

pendant, comme ce savant fait également mention des pétéchies comme d'un symptôme de la même fièvre, je puis seulement conjecturer qu'il veut parler de la même éruption, et qu'il appelle éruption pétéchiale, quand les taches sont seules, et qu'on peut aisément les distinguer. — Je considère ces taches, que j'ai appelées *pétéchies*, comme des effusions de la sérosité teinte par quelques globules rouges qui, étant dissous par la putréfaction, entrent dans les vaisseaux séreux; que ces effusions se font dans les cryptes ou cellules de la peau. Ces cellules sont plus petites, mais semblables à celles de la membrane cellulaire qui forme la peau, suivant les meilleurs anatomistes (1), et peut-être n'est-ce qu'au tissu plus serré de la peau du visage, qu'il faut attribuer que ces effusions s'y font si rarement remarquer. A l'égard des raies d'une couleur plus pourprée, je les soupçonne causées par de semblables extravasions, dans les endroits où le malade s'étant par hasard gratté, les petits vaisseaux de la peau, devenus par la putréfaction plus flasques, ont cédé. Car j'ai quelquefois remarqué que ces raies étaient tellement parallèles les unes aux autres, que je ne puis m'empêcher de penser qu'elles sont produites par l'impression des doigts (2).

---

(1) Haller, Prim. lin. physiol. 424.
(2) Le docteur de Haen dit : (Theses sistentes, pag. 33) *nec sola macularum sedes cuticula est, etc.*, et il ne fait pas mention en cet endroit que la peau soit le siège des pétéchies, mais l'épiderme; ce qui m'étonne, vu que l'épiderme n'ayant, autant qu'on peut le savoir, ni cellules ni vaisseaux, n'est point susceptible de couleur inflammatoire, et les effusions ne peuvent se faire entre la peau et l'épiderme, qu'il ne se forme des pustules, ou quelque élévation de la dernière; ce que je n'ai jamais remarqué dans cette éruption. De plus, j'observe que le docteur de Haen se joint aux auteurs qui prétendent que la base des pétéchies est dans la graisse et la chair, et qu'il ne s'éloigne pas de Diemerbroek qui pensait pouvoir les suivre depuis le périoste, où elles avaient leur base qui allait toujours en diminuant vers la peau. Si Diemerbroek a trouvé ces substances pyramidales mortifiées, quelle doit être, à plus forte raison, la mortification du corps à la racine de nos pétéchies, quand leurs points couvrent presque entièrement la peau? Cependant le malade peut

---

(1) Page 27.
(2) Page 31.

Le docteur de Haen convient, sur l'autorité de Sydenham et de quelques auteurs, « qu'on peut considérer les pé-» téchies comme critiques dans la fièvre » pestilentielle », mais il ajoute « qu'il » croit que cette éruption arriverait ra-» rement dans la peste même, si l'on sui-» vait strictement la méthode anti-phlo-» gistique de Botallus et de Sydenham » (1). » Cela posé, que doit-il penser des pétéchies dans les temps qui ne sont pas pestilentiels, tels que le nôtre? L'auteur nous dit ensuite ce qu'il pense là-dessus, en appliquant aux médecins qui exercent actuellement cette profession en Allemagne, la censure que passe Sydenham sur ses contemporains, à cause qu'ils changent, par un régime trop chaud, des fièvres communes en fièvres pétéchiales et en miliaires (2). A l'égard des dernières en particulier, quoiqu'il dise avec justice, d'après Sydenham, *miliaria exanthemata frequentius mala arte progigni, sponte longe rarius* (3), cependant il insinue assez fortement en un autre endroit que, si l'on traitait la maladie d'une manière convenable, on ne s'apercevrait jamais de cette éruption, comme on peut s'en convaincre par le passage suivant : *Liceatne id addere, quod et medici complures et ego in nosocomio, sive in vigore morborum, sive eorumdem in fine, nunquam nostris in agris, quibus a principio affueramus arbitri, miliaria deteximus* (4). Quoique la fièvre miliaire ne fasse point, comme je l'ai dit, partie de mon sujet, cependant je dois observer ici en passant qu'à quelques excès que l'on ait porté le régime chaud du temps de Sydenham (et je suis persuadé qu'il était considérable), ou quels que puissent être encore les sentiments particuliers de quelques médecins parmi nous, la meilleure méthode, et même la générale, est à présent très-différente. Au commencement de toutes les fièvres nous saignons, nous tenons le

---

même alors recouvrer non-seulement la santé, mais encore n'être point sujet à aucune séparation des parties, comme dans une véritable gangrène. Il s'ensuit donc que Diemerbroek s'est trompé, ou que ses pétéchies étaient très-différentes de celles dont j'ai donné la description.

(1) Theses. etc., pag. 53.
(2) Ibid., pag. 35, 36.
(3) Ibid., pag. 68.
(4) Ibid., pag. 66, 67.

ventre libre, nous recommandons un air libre, nous donnons les acides, des liqueurs délayantes et des diaphorétiques d'une espèce rafraîchissante; cependant, en de certaines saisons, les éruptions miliaires paraissent, et quelquefois elles soulagent le malade et donnent une tournure favorable à la maladie.

A l'égard de la fièvre de prison ou d'hôpital, je soutiens avec encore plus de confiance que les pétéchies qui l'accompagnent ne sont point l'effet d'un régime chaud, et qu'au contraire ces exanthèmes n'étaient jamais si sujets à paraître que lorsque le malade avait été saigné copieusement au commencement de la maladie, et que dans son état avancé il n'avait point pris de cordiaux. Cela n'est point en effet étonnant; ces taches étant les effets de la putréfaction, elles sont bien promptement produites quand les facultés vitales sont à leur plus bas point. Ainsi ces taches ne paraissent quelquefois qu'aux approches de la mort, ou même après, au lieu que la petite vérole, la rougeole, le pourpre, les érysipèles et les pustules miliaires, étant toutes d'une nature inflammatoire et accompagnées d'un peu de tumeur, sont plus sensibles quand la circulation est forte, et d'un autre côté elles s'affaissent constamment ou disparaissent même tout-à-fait quand le malade est près de sa fin. N'est-ce point une preuve qu'il y a une différence spécifique entre la fièvre d'hôpital ou de prison et la fièvre miliaire? — Le docteur de Haen ne prête pas non plus une attention suffisante à ce que dit Sydenham au sujet des pétéchies. Car, quoique ce savant les attribue la plupart du temps à un régime trop chaud, il reconnaît cependant qu'elles viennent d'elles-mêmes dans la peste et la petite vérole confluente (1). Or, j'ai tâché de prouver que la fièvre de prison ou d'hôpital appartenait à la classe des maladies pestilentielles. Sydenham croit véritablement que les pétéchies qu'il décrit ne viennent que d'un haut degré d'inflammation, mais il l'avance sans le prouver, je trouve beaucoup plus probable qu'elles sont, comme je l'ai observé, des effets d'un sang dissous par la putréfaction,

---

(1) Raro sponte sua efflorescunt, præterquam sub adventu pestis ipsius, atque in initio variolarum istarum confluentium, quæ summæ inflammationis participes sunt. (Sydenh., Schedul. monitor.)

principe dont ce savant ne paraît point instruit. Quant à ce que les taches sont rarement critiques, je vais au-delà de Sydenham et du docteur de Haen, et j'ose dire que, même dans la peste, je doute beaucoup que les pétéchies soient plus critiques que dans la fièvre de prison ou d'hôpital, où véritablement elles ne le sont jamais, comme je l'ai dit expressément dans les observations sur les maladies des armées (1).

Enfin, à l'égard du régime chaud dans la fièvre miliaire et dans la pétéchiale, que le docteur de Haen nous reproche, au docteur de Huxham et à moi, il est évident que l'accusation qu'il m'intente est injuste, puisque je ne dis rien de ma méthode de traiter les fièvres miliaires, et qu'il paraît que sa fièvre pétéchiale est bien différente de celle de notre hôpital. Mais, supposé qu'elles fussent la même, cet auteur aurait dû faire quelque distinction, et observer que le régime que je prescris est bien éloigné d'être absolument chaud. Lorsque les premiers symptômes paraissent, je conseille, de même que Sydenham dans la peste, de faire suer, afin de prévenir la fièvre. Mais ces sueurs même ne doivent être provoquées que par des sudorifiques doux. Une demi-drachme de thériaque, avec dix grains de sel de corne de cerf délayés dans du petit-lait fait avec le vinaigre, et donnés une fois en vingt-quatre heures, n'est pas, pour un soldat couché dans un lit sans rideaux, et souvent dans une salle froide, un remède bien échauffant. Comme je suis persuadé que je me suis garanti par les sueurs plusieurs fois de cette fièvre, lorsque j'avais tout lieu de croire que j'avais pris l'infection, je recommande aux autres une pratique qui m'a été personnellement si utile. Mais je conviens que, suant aisément, mon sudorifique n'était que de l'esprit de corne de cerf avec du petit-lait fait avec le vinaigre, ou du *spiritus Mindereri* dans quelque liqueur délayante. La fièvre une fois formée, le malade prenait les mêmes remèdes que dans les cas inflammatoires, et je ne le mettais jamais au régime chaud, si tant est qu'on puisse lui donner ce nom, que le pouls ne fût abattu et que les forces ne lui manquassent, ayant toujours attention de modérer ce nouveau régime, qui consistait principalement en vin, de façon à ne point augmenter la chaleur fiévreuse, à plus forte raison à ne point forcer les sueurs, ou à hâter quelque autre crise avant la période naturelle à cette maladie. — « Ayant remarqué, ai-je dit expressé- » ment dans toutes les éditions précé-

(1) Après avoir publié ce que l'on vient de voir, relativement à la distinction que j'imaginais qu'on pourrait faire entre les pétéchies du docteur de Haen et les miennes, j'ai été confirmé dans mon sentiment par le docteur Huck. Ce savant étant en 1763 à Vienne, on lui permit l'entrée des hôpitaux de cette ville, et il eut en particulier la satisfaction d'accompagner le docteur de Haen lui-même, et de voir, avec ce célèbre médecin, quelques malades qui avaient la fièvre qu'il appelle *pétéchiale*. Le docteur Huck examina ces taches en présence du docteur de Haen, et m'assura qu'elles n'avaient presque aucune ressemblance avec celles que j'ai appelées taches pétéchiales, et qu'il a vues lui-même si souvent dans les hôpitaux des armées; mais qu'elles ressemblaient tellement à des piqûres de puces, qu'il était disposé à croire qu'on pouvait prendre aisément l'une pour l'autre. Le docteur Huck ajouta qu'il avait vu plusieurs cas de ces fièvres dans d'autres hôpitaux de Vienne, mais qu'il n'avait remarqué aucune de ces taches d'un pourpre foncé, qui pa- raissent dans une petite vérole d'une fâcheuse espèce; et, par conséquent, qu'il croyait qu'on devait les considérer comme non moins spécifiquement différentes des *maculæ purpureæ variolarum*, que de celles qui accompagnent la fièvre d'hôpital ou de prison. Il finissait par observer que ces taches pétéchiales des hôpitaux de Vienne se rencontraient la plupart du temps dans une espèce de fièvre plus légère; et il l'expliquait par là les succès extraordinaires qu'eut le docteur de Haen en guérissant un si grand nombre de ces fièvres pétéchiales, dont ce savant fait mention, page 86 de ses Thèses. Sans cette différence, comment pourrait-il arriver que cinq cents soldats, ou environ, étant admis dans un hôpital avec des fièvres pétéchiales, il n'en mourût que douze dont la maladie était trop avancée? Depuis cette relation, j'ai vu en cette ville, avec le docteur Huck, trois différents cas des pétéchies qu'a décrites le docteur de Haen, et j'ai trouvé que non-seulement ces taches, mais encore les symptômes de la maladie étaient très-différents de ceux de la fièvre d'hôpital ou de prison.

*Pringle.*

12

» dentes, aussi bien que dans celle-ci,
» que le délire provenait de deux fautes
» tout-à-fait contraires, les saignées abon-
» dantes et réitérées, et le vin et les cor-
» diaux donnés de trop bonne heure : il
» s'ensuit de là que les principes concer-
» nant le traitement sont fort délicats.
» Ainsi un régime chaud et un rafraî-
» chissant ne conviennent pas à tous les
» malades, ni dans tous les différents pé-
» riodes de la maladie (1). »

Le docteur de Haen aurait pu également faire attention avec quel soin je
recommande une libre circulation de
l'air, ce qu'aucun de ses élèves ne croi-
ra peut-être, après avoir lu les exclama-
tions suivantes : *Quam sapiebant præ
nobis antiqui! Videte apud Cælium
Aurelianum methodicos, calidis in
morbis, in id præcipue intentos, ut cu-
biculum et amplum, et aere bene perfla-
tum et subfrigidum esset* (2), *etc.* Je souhaiterais qu'il eût pris garde au passage
suivant, et qu'il m'eût rendu justice auprès de ses élèves, qui, d'après ses insi-
nuations contre ma méthode dans cette
maladie, ne s'attendent guère à trouver,
dans mon chapitre sur la fièvre d'hôpital
ou de prison, cet avertissement simple,
et cependant presque aussi fort qu'aucun
de ceux des anciens sur ce sujet, qu'on
trouve dans toutes les éditions de mon
ouvrage. « Dans le premier période de
» la *fièvre d'hôpital*, de même que dans
» les autres, la partie fondamentale de
» la cure consiste à éloigner les malades
» du mauvais air ; si on ne peut le faire,
» on doit s'attacher à leur procurer une
» succession continuelle d'air frais par
» le moyen du feu, ou en tenant les
» portes et les fenêtres ouvertes, ou bien
» purifier la chambre en y répandant du
» vinaigre, ou autres choses semblables.
» Car quelque remède que l'on donne,
» tant que l'air reste dans cet état de
» corruption, et que même elle aug-
» mente à cause de la transpiration des
» malades, il y a fort peu d'espérance de
» guérison. C'est pourquoi, dans tous les
» périodes de la maladie, quand même le
» malade ne respirerait d'autre air infect
» que celui de son atmosphère, il n'en
» serait pas moins nécessaire de tenir les
» rideaux ouverts, et de lui procurer par
» toutes sortes de moyens une succession

_______

(1) Observations sur les maladies des
armées, pag. 288.
(2) Theses, etc., pag. 61.

» d'air frais. C'est de l'exactitude à ob-
» server cette règle, que dépend en
» grande partie la guérison de cette fiè-
» vre (1). » A l'égard de la précaution
de ne point accabler un malade de couvertures, j'avoue n'en avoir point parlé
parce qu'il n'y a point de médecin en ce
pays-ci qui suppose qu'un malade, quelle
que soit sa fièvre, doive être plus chaudement au lit que lorsqu'il se porte le
mieux. On peut observer que je joins à
ce régime rafraîchissant l'usage des acides et la diète la plus ténue. Par conséquent il n'y a point jusqu'ici à craindre
de ce régime aucun symptôme inflammatoire. Le peu de racine de contrayerva
qui entre dans la poudre composée de
la pharmacopée de Londres, à la dose
(2) que je spécifie, ne peut occasionner
de chaleur sensible, et même alors elle
était jointe au nitre. Le camphre, à une
dose aussi petite, ne peut échauffer que
par accident, c'est-à-dire lorsqu'il ne
s'accorde pas avec l'estomac, et alors on
en discontinuait l'usage.

Ce n'était donc que dans l'état avancé
et bas de cette fièvre, que je commençais à soutenir les forces du malade par
des cordiaux, dont l'effet était plutôt de
diminuer l'ardeur que de l'augmenter.
J'ose assurer qu'avec ces remèdes, et
principalement le vin, j'ai souvent vu
tous les symptômes se changer en mieux;
c'est-à-dire, la tête devenir plus libre,
la peau plus fraîche et la soif de beaucoup diminuée. Il n'y a pas sujet de s'en
étonner, quand on vient à considérer
combien il est probable que la putréfaction gagne du terrain par l'abattement du principe de vie, et qu'elle occasionne cette chaleur pleine d'acrimonie
si remarquable en cette maladie. Je ne
donnais ici le sel de corne de cerf que
par occasion dans de grands abattements;
et même, en d'autres cas, je ne me suis
jamais aperçu qu'il excitât une chaleur
inflammatoire ou fixe, mais seulement
une momentanée. J'employais constamment pour médecine ce que j'ai appelé
*décoction alexipharmaque.* Elle consis-

_______

(1) Observations sur les maladies des
armées, part. III, chap. VII, § 5.
(2) Dans un scrupule de ce remède,
qui était la dose que je donnais ordinairement une fois en six heures, il n'y entre
environ que cinq grains de racine de contrayerva ; le reste de la composition n'est
qu'une poudre testacée.

tait en quinquina, serpentaire et en une dose légère d'*aqua alexiteria spirituosa cum aceto*. Il faut espérer que, quoiqu'on ait souvent abusé des alexipharmaques à l'égard du choix, de la dose et des cas où il est à propos de les donner, ce nom n'offensera personne. Quatre cuillerées de cette décoction une fois en quatre ou six heures à un soldat dont le pouls est abattu, et qui est dans un lit sans rideaux, occasionnait rarement une chaleur extraordinaire. Si cela arrivait, ou j'en ordonnais une plus petite dose, ou, croyant que le temps propre à administrer les remèdes chauds ou fortifiants n'était pas encore venu, j'en suspendais l'usage pendant un jour ou deux. La disgrâce des alexipharmaques se doit principalement attribuer à ce que l'on y a joint les opiats, comme dans la thériaque, le diascordium, etc. Mais on ne s'en est jamais servi dans la fièvre d'hôpital, à moins que ce n'ait été pour réprimer un cours de ventre trop abondant, ou vers le temps de la crise, quand le malade dépérissait faute de repos ; et j'ai remarqué que les opiats faisaient alors un très-bon effet (1).

Enfin, le docteur de Haen peut comp-

______

(1) On s'imaginerait difficilement, par ce que dit le docteur de Haen de l'usage qu'il a fait lui-même des cordiaux dans l'état bas des fièvres miliaires, pétéchiales et nerveuses, afin d'amener une crise ; on aurait, dis-je, de la peine à s'imaginer qu'il pût trouver à blâmer cette partie de ma méthode dans cette fièvre pestilentielle que j'ai traitée, où le principe de vie était si sujet à manquer. Ce savant, après avoir condamné, dans le docteur Huxham, l'usage trop libre de la *confectio Raleighiana, theriaca Andromachi, radix serpentariæ Virginianæ, radix contrayervæ, sal cornu cervi, vinum rubrum cum mace et cinnamomo ustulatum*, etc., dans les fièvres nerveuses, ajoute ces mots : *Lubens equidem fateor, cardiaca ejusmodi, nonnunquam danda esse, ut labascens in morbis natura ad bonam crisin animetur ; at vero omnium morborum curam, in quibus maligni quid apparere supponitur, hisce excitantibus perpetuo aggredi velle, Hippocraticum non est, Sydenhamianum non est.* J'ai pareillement adopté ces principes, et j'ai tâché de régler ma méthode en conséquence, non point parce qu'ils étaient adoptés par Hippocrate ou Sydenham, mais parce qu'ils étaient le résultat de l'expérience.

ter que le régime que j'ai proposé pour cette fièvre n'a d'abord eu d'autre fondement que l'expérience, et que je ne m'y suis déterminé qu'après avoir remarqué les mauvais effets d'une méthode contraire, soit par des saignées trop copieuses ou trop fréquentes dans les commencements, soit en donnant de trop bonne heure des choses chaudes, afin de relever le pouls quand il commence à s'abattre, soit pour forcer une crise avant la période ordinaire à cette maladie. Quelques-unes des médecines sont peut-être superflues, mais je suis bien sûr qu'il n'y en a aucune de nuisible. J'ai pensé qu'on aurait pu omettre la première, je veux dire les poudres diaphorétiques consistantes en poudre de contrayerva composée, *pulvis contrayervæ compositus*, camphre et nitre, puisque je ne me suis jamais aperçu qu'elle eût diminué la fièvre, ou affaibli quelques-uns des symptômes. Mais, m'étant fait une fois une méthode qui a produit autant de guérisons qu'on pouvait l'attendre dans les circonstances de mes malades, qui se trouvaient exposés à un air corrompu, à un bruit continuel, et souvent négligés par les gardes, je n'essayai point de réduire ma méthode à une plus grande simplicité que celle dont j'ai fait mention. Cependant, quelque confiance que j'aie dans les ordonnances que j'ai publiées, je suis toujours prêt à y faire les changements convenables, sur les représentations de ceux qui auront eu autant d'occasions que moi de voir et de traiter cette fièvre. Mais de n'opposer qu'une simple théorie, ou une analogie avec d'autres fièvres, dont on peut si bien contester la ressemblance, ou des maximes générales tirées d'Hippocrate ou de Sydenham, aux observations que j'ai présentées, comme le résultat d'une pratique longue et pénible, dans une maladie qu'aucun médecin ne pouvait bien connaître que dans des circonstances pareilles à celles où je me suis trouvé ; c'est une manière d'écrire, j'ose le dire, plus propre pour des disputes d'école, que pour l'instruction d'un médecin qui exerce.

II. Je me vois forcé de relever quelques autres inadvertances du docteur de Haen à mon sujet. En parlant du camphre, il dit : (1) *Quantisne laudibus ef-*

______

(1) De Haen, Ratio medendi, part. III, cap. I.

*fertur in malignis camphora, veluti collapsas vires blande restaurans, et somnum ipso opio tutius adducens! Consulite modo egregios viros Huxham et Pringle.* Il ajoute que les médecins de Breslaw n'ont point trouvé à ce remède une pareille vertu dans une fièvre maligne épidémique de ce pays, et qu'au contraire ils ont remarqué qu'il faisait plutôt du mal. Quoique l'auteur n'ait point eu l'intention de faire aucune réflexion à mon désavantage, le lecteur n'en sera pas moins surpris de me voir soutenir que je n'ai jamais attribué au camphre une qualité parégorique ou restaurative, et que je n'ai point employé d'expression qui pût donner lieu de l'entendre de la sorte. Je l'ai donné dans des fièvres inflammatoires, mais dans aucune autre intention que d'aider à diminuer les spasmes et à provoquer une sueur; et, lorsque je le prescris dans le délire qui accompagne quelquefois la fièvre d'hôpital, je ne parle pas même en cet endroit des qualités ci-dessus énoncées, je le présente seulement pour un des meilleurs remèdes internes pour ce symptôme, c'est-à-dire pour un des meilleurs dont j'eusse alors connaissance; ce qui, en vérité, n'était pas dire grande chose en sa faveur. Il est vrai que dans mes expériences j'ai attribué au camphre une qualité anti-septique considérable; mais cela n'a aucune liaison avec les vertus en question; et je ne l'ai jamais donné pour cette raison avec moins de circonspection. On dirait que le docteur de Haen, trouvant beaucoup de rapport entre le docteur Huxam et moi, à l'égard de la fièvre de prison et d'hôpital, a cru qu'il y avait entre nous deux une telle harmonie, que dès que ce savant avait dit quelque chose, je devais être du même sentiment, et en être responsable aux médecins de Breslaw.

III. Le docteur de Haen fait mention, dans la première partie de son livre intitulé *Ratio Medendi*, de quelques expériences qu'il a faites à mon imitation sur l'urine avec des anti-septiques. Il trouva que les acides résistaient à sa putréfaction plus qu'aucun sel alcali, si l'on excepte l'esprit de corne de cerf. Ce savant ne me contredit point en cela, comme l'ont imaginé quelques-uns de mes amis; puisque, ne doutant point que les acides ne fussent en général supérieurs aux alcalis par leur qualité anti-septique, je n'ai jamais fait d'essai de comparaison. J'ai de plus ici la satisfaction de trouver un homme du mérite du docteur de Haen, qui confirme ce que j'ai avancé il y a long-temps; je veux dire que les alcalis volatils sont très-puissants pour préserver les substances animales de la corruption. Je souhaiterais seulement que le docteur de Haen eût parlé avec plus de précision de ses expériences, et qu'en particulier il eût dit en quelles proportions il s'était servi des acides et des alcalis : car, que l'esprit de corne de cerf ait plus résisté à la putréfaction que pareille quantité d'aucun des acides minéraux, cela doit paraître un plus grand paradoxe qu'aucun de ceux que j'ai avancés. Mais, lorsque dans le paragraphe suivant, l'auteur ajoute : *Constituitque urinam alcalics (nempe salibus alcalicis fixis) mixtam longe citius putrescere ea, cui affusum nihil;* c'est-à-dire : « que de l'urine avec des alcalis fixes se » putréfie beaucoup plus tôt que de l'uri- » ne où on n'a rien mis »; il contredit clairement les conséquences que j'ai tirées de ces expériences, qui n'admettent point de qualités septiques dans aucune espèce d'alcalis fixes ou volatils. — Pour voir donc lequel de nous deux avait tort, je fis l'expérience suivante vers la fin de juin 1760. Je pris trois fioles d'environ trois ou quatre onces chacune; je versai dans chacune une once d'urine récente d'une personne en santé. Sur l'une je mis cinq grains de sel de corne de cerf, le sel étant d'une force plus constante que l'esprit qui varie suivant la manière dont on le prépare, et le temps qu'il y a qu'il est fait. Dans la seconde fiole je mis autant de ce sel qu'on vend dans les boutiques pour du sel d'absynthe, mais qui en effet n'est autre chose qu'un sel lixiviel parfaitement calciné, qu'on tire des cendres de végétaux quelconques. Je ne mis rien dans la troisième, voulant la faire servir d'étalon. Ces fioles étant bouchées, je les plaçai dans un cabinet exposé au midi, de sorte que, vu la saison, elles étaient assez chaudement. Dans le moment du premier mélange, la fiole où était le sel de corne de cerf n'avait guère d'autre odeur que celle d'un alcali volatil. Celle au sel d'absynthe devint, en la secouant, trouble et blanchâtre sans aucune effervescence, mais elle répandit une odeur désagréable, semblable à celle que j'ai remarquée en mettant des sels lixiviels sur des substances animales. Le jour suivant l'étalon n'était pas si frais qu'au commencement; la fiole où était le sel de corne de cerf sentait comme auparavant ; celle de l'alcali fixe commençait à avoir l'odeur d'un sel volatil, mais beaucoup moins désagréable que celle d'urine croupie. Deux ou trois jours après, je ne pus qu'à peine distinguer entre l'odeur de la fiole au sel de corne de cerf, et celle de la fiole au sel d'absynthe. Cette ressemblance continua pendant vingt-quatre jours, après quoi je cessai d'examiner ces mélanges. A l'égard de l'étalon, il fut pendant tout ce temps d'une odeur désagréable, ne ressemblant ni à celle du sel de corne de cerf, ni à celle de la chair ou du sang corrompu, et je remarquai de la moisissure à la surface, quelques jours avant que j'eusse cessé de les examiner.

Au commencement de septembre suivant, je mis une once d'urine récente dans une fiole à large ouverture, et j'y ajoutai six ou sept grains du même sel alcali fixe qu'auparavant, et dans une autre autant d'urine sans aucune addition, afin de la faire servir d'étalon. Je plaçai ces fioles dans un endroit un peu humide, mais à couvert, afin qu'il n'y tombât point de pluie, car je ne les bouchai pas. La mixture au sel fixe se troubla comme auparavant, lorsqu'on vint à agiter la bouteille ; il se précipita ensuite un sédiment blanchâtre, dont j'aurais dû parler dans ma première expérience. L'odeur de cette fiole parut, en y mêlant le sel, aussi désagréable qu'auparavant ; le jour suivant elle le fut moins, et le troisième jour elle commença à se changer en odeur de sel de corne de cerf, qui augmenta peu à peu ; mais ce mélange conserva toujours quelque peu de l'odeur fétide de l'urine ordinaire croupie. La fiole qui servait d'étalon n'eut point, pendant encore huit jours, d'odeur de sel volatil, mais elle était d'ailleurs très-désagréable, et je trouvai à la surface de l'écume moisie plus épaisse qu'à la première expérience. Je ne fis plus attention à ces fioles qu'environ treize jours après, et alors elles avaient toutes deux une odeur de sel de corne de cerf ; mais celle de l'étalon, c'est-à-dire l'urine seule, était plus désagréable et avait quelque chose de fétide. La couleur de cette dernière fiole était aussi plus foncée, ce que je considère comme une autre preuve d'un plus haut degré de corruption. Car j'ai remarqué que l'urine devient plus brune à proportion du temps qu'on la garde, jusqu'à ce qu'elle soit tout-à-fait putréfiée. Et, en ce cas, la règle est d'autant plus sûre, que, lorsque l'urine

vient à déposer après qu'on y a mis de l'alcali fixe, elle est plus brune qu'auparavant, c'est-à-dire que, le second jour de l'expérience, l'urine à l'alcali fixe n'était pas si pâle que celle de l'étalon, mais elle l'était beaucoup plus le treizième jour.

Je me suis borné à ces essais, content de ne m'être pas trompé sur les qualités anti-septiques générales des sels alcalis fixes, et d'avoir découvert la cause de la méprise du docteur de Haen. C'est une chose bien connue, que l'urine contient non-seulement quelques-unes des parties corrompues des humeurs que la nature évacue par les reins aussi bien que par la peau, mais aussi une grande quantité d'une espèce de sel ammoniac, c'est-à-dire d'un sel composé d'un acide et d'un alcali volatil. Or, cet acide ayant plus d'affinité avec le sel alcali fixe, dont on s'est servi dans les expériences ci-dessus, qu'avec son propre sel volatil, l'abandonne, et, s'attachant au sel fixe, laisse évaporer l'autre, à peu près de la même manière qu'on produit une odeur volatile d'urine, en mettant du sel d'absynthe ou de tartre sur une dissolution de sel ammoniac. Seulement, dans le cas de l'urine, en combinant l'alcali fixe avec l'acide de l'urine, l'évaporation du sel volatil de l'urine, qui vient en conséquence, se fait lentement, à cause d'une substance huileuse ou muqueuse, dont ce fluide est pareillement imprégné. Il ne s'ensuit donc pas que, parce que l'urine se putréfie, laisse toujours évaporer son sel volatil, que toute urine qui perd ce sel soit dans un état putride. Car, en distillant de l'urine récente, la même espèce de sel se dissipe avec son odeur volatile, et, sans tout ce procédé, la même chose arrive à l'instant en y mêlant de la chaux vive. Bien plus, un sel alcali fixe dégage sur-le-champ le volatil, et donne par là une odeur de vieille urine à de l'urine récente où l'on a mis dissoudre de l'alcali fixe, tandis qu'elle était bouillante. Ce sel volatil se sépare même dans le corps par l'opération de la nature. J'ai eu une fois occasion de le remarquer chez une personne qui prenait depuis long-temps les remèdes de madame Stephen, c'est-à-dire des choses considérables de chaux et d'alcali fixe. L'urine de cette personne étant tout-à-fait récente, avait non-seulement l'odeur volatile dont je fais mention, mais encore elle faisait une forte effervescence avec les acides communs. Comme je paraissais douter de cette expérience, il m'en rendit sur-le-champ témoin. — Je soupçonne donc que le docteur de Haen, ne faisant point attention à ce principe chimique, s'est laissé tromper par l'odeur volatile de l'urine, occasionnée par le mélange d'un alcali fixe, qu'il a prise pour son odeur putride. Et même, quoique convaincu par ses propres expériences de la forte qualité anti-septique du sel de corne de cerf, il n'a pu se garantir tout-à-fait du préjugé commun, qui confond l'odeur volatile avec la putride. Mais cette distinction entre un sel alcali et une matière putride (dans une substance animale qui se dissout) que j'essayai d'expliquer dans mon Traité sur les substances septiques et anti-septiques, le savant M. Gaber (de Turin) l'a mise dans tout son jour, par de curieuses expériences et les réflexions judicieuses dont il les a accompagnées. Je vais maintenant en dire un mot. — Il y a quelque temps que ce savant me fit présent d'un ouvrage nouveau, intitulé : *Miscellanea Philosophico-Mathematica Societatis privatæ Taurinensis*, accompagné d'une lettre obligeante, dont je vais rapporter quelques endroits. *Ex tuis experimentis mea nata sunt, quorum aliqua in hoc libro perlegere possis, reliqua quæ nondum ita absoluta sunt, ut publicam lucem videre mereantur, in posterum, si libenter feras, tibi communicabo. Hæc autem experimenta, cum plerumque tuis consentanea fuerint, in ea tamen re a te me dissentire cogunt quod alcali existentiam in corruptis humoribus dubiam redidisti : rationes propterea proposui quibus eventuum dissimilitudinem adscribendam putavi, quas tu ipse facilius quam ego assequi poteris, si tuam experiundi methodum cum mea comparare volueris.*

Le point en question a rapport à ma première expérience, qui fait voir que les corps ne deviennent nullement alcalins par la putréfaction, ou du moins bien peu. Mais cet ingénieux auteur prouve clairement, dans le livre auquel il fait allusion dans sa lettre : « que les » marques d'alcalescence dans les sub- » stances animales qui se putréfient sont » plus ou moins grandes, ou même qu'il » n'en paraît point, suivant le plus ou » moins de temps qu'on fait l'expérience » après le commencement de la putré- » faction ; que ces substances, au com- » mencement de leur putréfaction, ne

» font point d'effervescence avec les aci- » des, qu'elles en font ensuite d'une ma- » nière sensible ; mais, qu'à la longue, » elles cessent d'en faire, quoique la pu- » tréfaction continue toujours. » Les expériences qui prouvent ces faits, étant répétées avec autant de clarté et de précision, ne me laissent aucun lieu de douter de la vérité de ce que soupçonne M. Gaber, c'est-à-dire, « que » je n'ai fait mes expériences sur les » corps putrides qu'avant qu'ils fussent » suffisamment corrompus, ou qu'après » l'évaporation totale du sel volatil, » quoique la putréfaction continuât tou- » jours à se faire. » — Comme il y a long-temps que ces expériences sont faites, je ne saurais assez m'en rappeler les circonstances pour que je puisse juger si j'ai versé l'acide dans les liqueurs putrides avant ou après l'évaporation du sel volatil ; mais, comme je suis persuadé que c'est l'un ou l'autre, je conviens de mon tort, et j'avoue que, tandis que les substances animales sont dans un état de putréfaction, il y a un temps où elles donnent des marques d'un sel alcali par leur effervescence avec les acides. Je suis d'autant plus porté à adopter ce sentiment, que j'ai été témoin que des acides faisaient effervescence avec de la bile corrompue, ce qui appuie assez bien les expériences de M. Gaber.

Un gentilhomme, âgé de trente-six ans, mourut d'une hydropisie qui lui survint à la suite d'une jaunisse obstinée. On l'ouvrit vingt-quatre heures après sa mort. Le foie, étant mollasse, parut être dans un état de corruption. La vésicule du fiel était pleine de bile, et trois fois plus grande qu'à l'ordinaire. Le conduit commun était bouché d'une manière si serrée à son entrée dans le duodénum, qu'en le pressant on ne put faire passer de la bile de la vésicule dans cet intestin. Comme cet examen se fit à la lumière, je ne pus alors bien juger de la couleur de la bile ; mais, le lendemain matin, le chirurgien, M. Forbes, qui avait ouvert le corps, retourna à la maison du défunt, et fit, à ma prière, l'expérience précédente sur cette liqueur qu'on avait laissée toute la nuit dans une tasse à café, dans une chambre sans feu, en hiver. Il partagea cette bile en trois parties : sur l'une il mit du sel alcali fixe, qui n'occasionna aucun changement dans la couleur qui était d'un vert foncé : dans la seconde, il versa quelques gouttes d'esprit de vitriol ; et, dans la troisième, du vinaigre ordinaire. Il remarqua dans ces deux fioles une effervescence sensible, et la couleur changea et devint d'un vert léger. On ne poussa pas plus loin cette expérience ; mais je ne doute point que, si on eût laissé à la bile le temps de se corrompre encore plus, l'effervescence aurait diminué à proportion du degré de putréfaction, et aurait enfin cessé tout-à-fait par la séparation de l'alcali d'avec les parties corrompues, conformément aux observations de M. Gaber. Il s'ensuit de là, d'une manière encore plus évidente, « que le sel volatil, » dans les substances animales, est quel- » que chose de bien différent de la par- » tie putride ; qu'une substance animale » peut abonder en ce sel volatil, et ce- » pendant n'en être pas plus sujette à » corruption ; qu'elle peut être d'un au- » tre côté très-putride, sans donner au- » cune marque d'alcalescence ; et enfin, » que ces sels alcalis volatils sont tous » anti-septiques de leur nature. » M. Gaber a démontré plus amplement ces principes que j'avais tâché d'établir. Je fais d'autant plus de cas de son travail, qu'il a convaincu le docteur de Haller. Ce savant fait, dans le second volume de sa Physiologie, page 84, diverses objections contre mon sentiment, sur la distinction qu'il faut faire entre les substances putrides et les alcalines ; mais, ayant vu par la suite, tandis que son livre était encore sous presse, l'ouvrage de M. Gaber sur ce sujet, il avoue de bonne foi, à la dernière page, que les expériences de ce savant l'ont rapproché de mes sentiments.

FIN DE PRINGLE.

# TRAITÉ DU SCORBUT.

# TRAITÉ
# DU SCORBUT,

CONTENANT

DES RECHERCHES SUR LA NATURE, LES CAUSES ET LE TRAITEMENT DE CETTE MALADIE ;

AVEC UN TABLEAU CHRONOLOGIQUE ET CRITIQUE

DE TOUT CE QUI A PARU SUR CE SUJET :

## TRADUIT DE L'ANGLAIS DE LIND,

D.-M., membre du Collége de Médecine d'Edimbourg,

Auquel on a joint la Traduction du Traité du Scorbut de BOERHAAVE, commencé par VAN-SWIETEN.

# PRÉFACE DU TRADUCTEUR.

La médecine est, de toutes les sciences, celle qui a eu le plus de sectes. Il n'y a point d'âge, de siècle, j'ose même dire d'année, qui n'ait vu éclore quelque nouveau sentiment. Il n'est point d'auteur célèbre qui n'ait son système. Chacun tâche de faire des prosélytes ; il interprète la nature selon ses idées ; il voudrait même qu'elle se conformât à son hypothèse : la nature en vain en appelle à l'expérience ; il veut lui imposer le joug, au lieu de la suivre exactement. Tel est l'aveuglement où le plus grand nombre des physiciens est tombé pendant long-temps ; suite nécessaire de la vanité et de la présomption de l'esprit humain.

Les médecins des premiers temps, Hippocrate et ses disciples, connaissant les bornes étroites de l'esprit de l'homme, se sont appliqués à observer la nature. Ils l'ont suivie pas à pas, et ayant le bon sens et l'expérience pour guides, ils ont moins donné dans l'erreur que ceux qui sont venus après eux.

Galien, un des plus vastes génies de l'antiquité, ne pouvant renfermer ses idées élevées et sublimes dans le chemin étroit et long de l'expérience, confondit tout, étendit à tout des principes dont l'expérience devait fixer l'étendue, et établit enfin un système composé d'hypothèses sans nombre. Le sec, le chaud, le froid et l'humide ; la bile, le sang, la mélancolie et la pituite, furent les fondements sur lesquels il construisit son ouvrage.

Les sciences, bientôt après lui, tombèrent dans la barbarie. Les Arabes s'emparèrent de la médecine, accumulèrent hypothèses sur hypothèses, et la transmirent à l'Europe, au renouvellement des sciences, encore plus défigurée. Ce n'est pas que la médecine ne fit des progrès pendant tout ce temps, mais ils furent si médiocres et si confondus avec des inutilités, qu'on doit les compter pour peu de chose. La doctrine de Cœlius Aurélianus (ou, pour mieux dire, de Soranus) aurait certainement plus avancé la médecine, si elle avait été cultivée par des génies vraiment observateurs ; mais elle n'avait pas le brillant de celle de Galien.

Après le renouvellement des sciences en Europe, quelques médecins observateurs tâchèrent de rétablir la doctrine d'Hippocrate dans sa pu-

reté. Mercurialis, Martial, Prosper Alpin, Houlier, Jacot et Duret, l'éclair-
cirent et la confirmèrent par leurs observations. Les écoles néanmoins
étaient toujours couvertes de la rouille de Galien. Il parut enfin un génie
vif, éclairé, sublime, qui, voyant de loin la vérité, purgea la médecine
de mille erreurs, c'est Van-Helmont. Cet homme unique, dont le plus
grand défaut était trop d'imagination, combattit les sentiments des
écoles avec des armes la plupart du temps victorieuses. Il avait, à l'aide
de la chimie, poussé ses connaissances sur la nature des corps plus loin
qu'aucun de ses prédécesseurs. Son génie observateur lui fit découvrir
certaines lois dans l'économie animale, que son imagination trop vive
lui fit exprimer un peu trop métaphoriquement. Ses chapitres : *Custos
errans*, *jus duumviratus*, *catharri deliramenta*, *actio regiminis*, etc., sont
la preuve de ce que j'avance.

Peu de temps après, Harvé s'immortalisa par la découverte de la
circulation du sang. On crut qu'une nouvelle lumière venait éclairer le
monde. On se flatta qu'à la faveur de cette découverte, tout allait changer de face dans la médecine, et que les hypothèses allaient faire place à
des certitudes qui émaneraient de cette brillante vérité. On secoua le
joug de Galien, on n'admit que ce qui paraissait conforme à la découverte d'Harvé ; Hippocrate et les observateurs subirent le même sort
dans les points où leurs observations ne s'accordaient point avec la circulation. Van-Helmont fut oublié, ou plutôt regardé comme extravagant.

Lorsque les esprits furent revenus de cette illusion, on reconnut que
la pratique avait fait bien peu de progrès, ou, pour mieux dire, point du
tout. Le temps fit voir qu'on s'était flatté de vaines espérances, il fallut
recommencer sur nouveaux frais. C'est alors que les hypothèses prirent
un nouvel éclat. La géométrie, les mécaniques, la statique, l'hydrosta-
tique leur fournirent un brillant séducteur qu'elles n'avaient point eu
jusqu'alors. Quelques faibles suppositions, à l'aide d'un calcul laborieux,
en ont imposé à plus d'un savant.

La chimie fournit encore une abondante matière aux hypothèses. Des
ferments mal entendus s'emparèrent de l'économie animale ; l'un attribuait les causes des maladies à un alcali, l'autre à un acide ; on ne s'accordait point, ou, pour mieux dire, on ne s'entendait point.

Les fauteurs du mécanisme excluent indistinctement tout ce qui vient
de la chimie. Les chimistes à leur tour regardent comme des chimères
tout ce qui n'est point ferment, acide ou alcali.

Une troisième secte attribue à l'âme tous les mouvements de la machine, soit dans l'état sain, soit dans l'état malade : c'est l'école de Stahl.

D'autres enfin, renouvelant la doctrine de Van-Helmont, l'éclaircissant et l'appuyant par des observations pratiques, admettent un certain rapport, une certaine dépendance entre toutes les parties, dont l'estomac est le centre et le principal directeur. Ils excluent tout vice des humeurs, et ils regardent toutes les maladies comme un vice des solides.

Il paraît que toutes ces différentes sectes ont donné également dans des excès opposés, en s'excluant mutuellement. Celui qui ramasserait tous les faits dont chaque parti appuie son sentiment, qui les examinerait, les discuterait et les éclaircirait par la pratique, rendrait certainement à la médecine le plus grand service qu'elle puisse espérer. On voit aisément qu'un tel ouvrage serait la critique de la médecine, et qu'il demanderait un esprit éclairé, dont le savoir profond renfermât la connaissance de tous les faits que la saine physique, la chimie, l'anatomie, et la médecine pratique présentent aux yeux de l'observateur scrupuleux.

Le docteur Lind nous donne une ébauche d'une pareille critique dans les premiers chapitres de l'ouvrage dont on présente la traduction au public. Le scorbut avait été si confondu avec d'autres maladies, et il était si enveloppé d'épaisses ténèbres, qu'on doit avoir la plus grande obligation à notre docteur d'avoir débrouillé ce chaos. Il examine les descriptions que les auteurs ont données de cette maladie, il les compare, les analyse et découvre la source de toutes les erreurs. Eugalenus, dont l'ouvrage en a imposé depuis si long-temps, est enfin réduit à sa juste valeur. M. Lind fait voir que cet auteur a confondu un nombre prodigieux de maladies avec le scorbut. Il fait plus, il prouve qu'il n'a point décrit cette maladie, et qu'on ne peut s'empêcher de l'accuser d'ignorance et de mauvaise foi.

Notre auteur examine ensuite la doctrine de Willis, d'Hoffmann, de Boerhaave, etc. Il fait voir que les distinctions du scorbut en froid et chaud, acide et alcalin, etc.; qu'ils ont introduites, sont entièrement chimériques : la raison les désavoue, et l'expérience les contredit.

Après avoir fait voir le peu de solidité et le ridicule de pareilles distinctions, il démontre qu'il n'y a qu'une seule espèce de scorbut, c'est-à-dire le scorbut putride, et que cette maladie est entièrement la même tant sur mer que sur terre.

Il nous rassure sur la crainte de l'infection, en prouvant que cette maladie n'est ni contagieuse ni héréditaire.

M. Lind passe ensuite aux causes du scorbut. Il n'a point recours ici aux hypothèses : les expériences, les faits, voilà ses guides. Après avoir solidement établi les causes de cette maladie, il donne les moyens de la prévenir. Ces moyens sont appuyés sur les faits les plus authentiques.

Je ne prétends point donner un extrait, ni faire l'apologie de l'ouvrage. Les amateurs du vrai, les connaisseurs décideront mieux que moi du mérite de l'auteur (1). Je ne saurais cependant m'empêcher de remarquer qu'il serait à souhaiter que nous eussions beaucoup de maladies traitées comme celle-ci. Nous avons lieu d'espérer que le génie observateur qui règne généralement aujourd'hui parmi les physiciens portera la médecine à un haut degré de perfection dans ce siècle. Nous pouvons observer, à cette occasion, que cet art si utile à l'humanité a eu quatre âges. On peut appeler le premier, l'âge de l'observation : c'est celui où ont vécu les premiers médecins ; le second, l'âge de l'ignorance : c'est celui de la barbarie des sciences ; le troisième, qui commence vers l'ère chrétienne, peut être nommé le second âge de l'observation : les Duret, les Baillou, etc., l'ont illustré. Mais quel nom donnerons-nous au quatrième, c'est-à-dire au dernier siècle, et à une partie de celui-ci ? Nous avons fait voir ci-devant que la plupart des médecins de ce temps s'étaient plus occupés à faire briller leur esprit qu'à perfectionner réellement l'art de guérir : nous pouvons donc l'appeler l'âge des hypothèses. Cet âge est remarquable par les puérilités dont les écoles se sont occupées. On a disputé sérieusement, et avec la plus grande chaleur, pour savoir si le cœur se raccourcissait ou s'allongeait pendant la contraction. On n'a pas fait moins de dissertation pour savoir si les artéres coronaires recevaient le sang en même temps que les autres artères. La théorie du mouvement musculaire, des secrétions, etc., a fait perdre à un très-grand nombre de médecins un temps qu'ils auraient pu mieux employer. De

---

(1) Voici le jugement qu'on en porte dans le journal étranger (août 1754).
« L'art, la candeur et le jugement caractérisent cet ouvrage. Tout ce que dit
» M. Lind est exposé avec clarté et précision. Ses ordonnances sont simples et
» vraisemblablement fort bonnes à suivre. Les précautions qu'il recommande sont
» sages et appropriées à l'état des malades. Suit après cela une théorie tout naturelle-
» ment déduite des observations précédentes, et rendue sensible par des dissections
» anatomiques, par la nature des symptômes judicieusement expliquée. La troisième
» partie contient un abrégé fort clair de tout ce qui a été écrit sur ce sujet, depuis
» l'origine de cette maladie jusqu'à présent. Cet abrégé est exécuté de façon à faire
» honneur à la justesse et à l'exactitude du compilateur, et à rendre de bons servi-
» ces aux médecins, qui, sans être obligés de parcourir des monceaux de livres,
» trouvent ici une histoire complète et instructive d'une maladie qui jusqu'à pré-
» sent n'a jamais été bien connue. »

savants hommes ont voulu appliquer la géométrie au corps humain. Ils ont fait des calculs infinis pour apprécier la force du cœur et la vélocité du sang ; mais leurs travaux ont été inutiles. Borelli, par exemple, avait démontré, suivant sa supposition, que la force du cœur était égale à un poids de 135,000 livres. Keil la réduit à un poids de cinq onces; et, par un autre procédé, à celui de dix-huit onces. On ne peut donc s'empêcher de regretter le temps que tant de savants hommes ont employé si inutilement. Car enfin, quand on saurait certainement quelle est la force du cœur, comment se font les sécrétions, etc., l'art de guérir en serait-il plus avancé? On sait que le tartre émétique fait vomir, que le séné purge, que les cordiaux raniment le mouvement du cœur et excitent les forces, que les diurétiques évacuent par les urines, etc.; quand on connaîtrait parfaitement la manière d'agir de ces remèdes, je doute fort qu'on en retirât une grande utilité. Connaître les cas où ces remèdes conviennent, voilà, je crois, le seul but qu'on doit se proposer dans la pratique; le reste n'est qu'une pure curiosité physique. L'expérience nous a appris qu'une langue chargée, une amertume, un mauvais goût dans la bouche, étaient des signes de la présence de mauvaises matières dans l'estomac. Elle nous a appris encore que ces mauvaises matières contenues dans l'estomac produisent des maux de tête, un assoupissement et mille autres symptômes qui disparaissent dès qu'on a excité le vomissement. Peu nous importe de connaître la force des fibres de l'estomac, puisque nous savons qu'un émétique met en jeu toutes les puissances qui servent au vomissement. Quel vaste champ, disons-le en passant, n'offrent point aux observateurs la région épigastrique et le pouls ! La doctrine de Solano, si négligée, mérite une attention particulière.

L'observation est donc le seul moyen de perfectionner la pratique de la médecine, et il est certain que c'est dans les deux âges de l'observation que cette science a fait le plus de progrès. On conviendra de cette vérité pour peu qu'on soit versé dans l'histoire de la médecine. Mais j'oubliais que j'écris une préface.

savants hommes ont voulu appliquer la géométrie au corps humain. Ils
ont fait des calculs infinis pour apprécier la force du cœur et la vélocité
du sang; mais leurs travaux ont été inutiles. Borelli, par exemple, avait
démontré, suivant sa supposition, que la force du cœur était égale à un
poids de 135,000 livres. Keil la réduit à un poids de cinq onces; et, par
un autre procédé, à celui de dix-huit onces. On ne peut donc s'empêcher de regretter le temps que tant de savants hommes ont employé si
inutilement. Car enfin, quand on saurait certainement quelle est la force
du cœur, comment se font les sécrétions, etc., l'art de guérir en serait-il
plus avancé? On sait que la bile émétique fait vomir, que le vin pur
purge, que les cordiaux raniment le mouvement du cœur et excitent les
forces, que les narcotiques évacuent par les urines, etc.; quand on connaîtrait particulièrement la manière d'agir de ces remèdes, je ne sais fort
qu'on en retirât une grande utilité. Connaître l'... et ces remèdes
conviennent, voilà, je crois, le seul but qu'on doit se proposer dans la
pratique; le reste n'est qu'une pure ... mathématique. Il y a long...
nous a appris qu'une large clairière, une amertume, un mauvais goût
dans la bouche, étaient des signes de la présence des matières vicieuses
dans l'estomac. Elle nous a appris encore que ces matières ... trois
contenues dans l'estomac provoquent ... de bile, un vomissement et mille autres symptômes qu'il ... des signes qu'on excite le
vomissement. Peu nous importe de connaître la nature des humeurs et l'estomac, puisque nous savons qu'il suffit d'un miel en les contre les puissances qui servent au vomissement. Quoi ... change, disons-le en passant, n'offrent point aux observateurs la régi... équivoque et le point!
La doctrine de Solano, muette une ... particulière...

L'observation est donc le seul moyen de perfectionner la pratique de
la médecine, et il est certain que c'est dans les ouvrages de l'observation que cette science a fait le plus de progrès. On considérait de celle
vérité pour peu qu'on soit versé dans l'histoire de la médecine. Mais
j'oubliais que j'écris une préface.

# PRÉFACE DE L'AUTEUR.

Le sujet de l'ouvrage que je présente au public est des plus intéressants pour l'Angleterre, dont les flottes sont les plus puissantes et le commerce le plus florissant de toutes les nations. On suppose ordinairement que les armées perdent plus de soldats par les maladies que par les armes. Cette supposition a été vérifiée pendant la dernière guerre ; nos flottes y ont perdu plus de monde par le scorbut que par les armes réunies de la France et de l'Espagne. Outre les ravages étonnants que cette maladie a causés accidentellement dans les vaisseaux et les flottes, elle affecte presque toujours le tempérament des mariniers ; et, lorsqu'elle n'est point portée au point de produire une calamité frappante, elle ne laisse pas que d'augmenter très-considérablement la malignité des autres maladies. Il y a environ cent cinquante ans que Pierre Hawkins remarqua, dans ses observations sur un voyage dans les mers du Sud, que cette maladie était la peste de la mer. Il produisit une énumération de dix mille mariniers morts de cette maladie dans l'espace de vingt ans qu'il avait été employé sur mer. Mais je me flatte de faire voir dans cet ouvrage qu'on peut prévenir ce malheur et obvier au danger d'une maladie si fatale. Je ne doute pas que le public ne reçoive favorablement des tentatives qui ont pour but de mettre un frein à un ennemi si redoutable.

C'est une matière à laquelle tous les médecins praticiens sont extrêmement intéressés ; cette maladie ne se borne pas seulement aux mariniers, elle attaque aussi les armées de terre et est endémique dans plusieurs pays : on la regarde depuis plus d'un siècle comme le fléau de l'Europe. Cette partie de la médecine est cependant dans une telle obscurité, que même les plus savants ont besoin de nouvelles lumières sur cette matière. Le triste récit du scorbut qui ravagea l'armée impériale en Hongrie, la ville de Thorn en Pologne, et plusieurs autres relations insérées dans cet ouvrage, en sont la preuve.

Je vais rapporter en peu de mots ce qui a donné lieu à cet ouvrage.

M. Walter ayant publié la relation du voyage du lord Anson, la peinture vive et touchante qu'on y fait du triste état où cette maladie avait réduit l'équipage de ce commandant, excita plusieurs personnes à rechercher la nature d'une maladie accompagnée de symptômes si extraordinaires. On reconnut que les meilleures descriptions de cette maladie étaient dans les relations des voyages. On vit en même temps avec regret que ces descriptions n'étaient que des productions de gens de mer, peu instruits de la médecine, et qu'aucun médecin n'avait examiné cette maladie sur la mer, pour jeter du jour sur cette matière et pour dissiper les ténèbres épaisses dont elle est enveloppée dans les ouvrages des médecins qui ne pratiquent que sur terre. Quelque temps après, la société des chirurgiens des vaisseaux du roi publia son louable projet pour favoriser le progrès des connaissances en médecine, par les soins réunis de tous ses membres, leurs différents voyages leur fournissant l'occasion d'observer la nature, d'anéantir les maladies et d'apprendre les variétés qu'y apporte la différence des climats, des sols et des saisons.

Je travaillai alors à un mémoire sur le scorbut, dans le dessein de le faire publier par cette société : ce sujet me parut mériter les recherches les plus exactes. Je fus obligé en conséquence de consulter plusieurs auteurs qui avaient écrit sur cette maladie ; j'y trouvai des erreurs dont les suites avaient été très-pernicieuses dans la pratique. Les mauvais effets qu'elles avaient déjà produits me firent voir une nécessité évidente de les rectifier. Mais, comme il n'est pas facile de déraciner de vieux préjugés, ou de renverser des opinions que le temps, la coutume et de grandes autorités ont établies, il est nécessaire pour cela de présenter avec impartialité un tableau de tout ce qui a été donné jusqu'ici sur le scorbut, dans l'ordre chronologique, afin de découvrir les sources de ces erreurs. Il a fallu, pour pouvoir l'exposer avec clarté sous un point de vue convenable, fouiller dans une grande quantité de matériaux : ainsi ce que je croyais d'abord ne devoir être qu'une courte dissertation, est devenu un volume qui n'est plus conforme au plan et à l'institution de la société.

Je ne dois par omettre ici de témoigner ma reconnaissance à quelques dignes membres de cette société, lesquels ont fourni plusieurs excellentes observations pratiques, entre autres MM. Yves de Gosport, et Jean Murrai, célèbre chirurgien à Wells. Malgré ces avantages, je ne doute pas qu'il ne se soit glissé plusieurs fautes de négligence, peut-être d'autant plus que l'ouvrage a été mis sous presse plus tôt que je ne m'étais d'abord proposé. Il y a cependant deux choses qui paraissent devoir être exceptées.

1° Le plan de l'ouvrage. Je suis fâché d'être obligé de débuter par une critique des auteurs qui ont écrit sur le scorbut : ce début ne plaira peut-être pas à tout le monde. Il n'était pas aisé de trouver une méthode également à la portée de tous les lecteurs ; et, dans le fond, l'arrangement des chapitres n'est pas une matière fort importante. L'ordre que j'ai adopté est celui que doivent suivre dans l'examen de cet ouvrage les médecins et les savants qui ont étudié cette maladie, et qui ont vu tout ce que les auteurs en ont écrit. Il était nécessaire d'abord de tâcher de résoudre certaines objections qui peuvent s'élever de la doctrine qu'on a puisée dès sa jeunesse dans les écoles, afin qu'on pût examiner avec moins de préjugés la seconde partie de l'ouvrage. Quant à ceux qui ne sont pas au fait de la matière, je leur conseille de commencer par la lecture de la seconde partie : elle les mettra en état de porter un meilleur jugement sur la première. J'ai placé à la fin de l'ouvrage la Bibliothèque scorbutique, ou la collection des auteurs qui ont traité du scorbut : on peut la consulter comme un dictionnaire. Il est bon d'avertir ici que, lorsque, pour éviter les répétitions, on trouvera simplement le nom d'un auteur dans la première et la seconde partie, il faut avoir recours à la table alphabétique : elle indique la page où le titre du livre est rapporté, ou bien son extrait dans la troisième partie.

Dans l'ordre des chapitres, j'ai fait précéder la cure préservative à la cure radicale, et, comme le premier de ces chapitres est très-étendu, j'y ai renvoyé en grande partie dans le second. Cette méthode de traiter le scorbut lui convient peut-être mieux qu'aucune autre. On verra que j'ai eu en vue, dans le plan que j'ai suivi, un auteur dont l'ouvrage a été généralement bien reçu : c'est M. Astruc, *De morbis venereis*. Si toutes les autres maladies étaient bien traitées de la même manière, on diminuerait extrêmement la multitude énorme de livres dont le nombre augmente encore tous les jours.

2° La critique doit excepter quelques répétitions : elles étaient nécessaires dans certains cas, pour étouffer des préjugés qui pouvaient alors s'élever naturellement, et pour fournir de nouvelles forces au raisonnement.

Pour ce qui est du contenu de l'ouvrage en général, j'ai tâché, dans la première partie, par une suite de raisonnements, d'établir ce qui y est avancé, sur les preuves les plus évidentes. Je l'ai confirmé par les autorités des meilleurs auteurs. J'ai été conduit nécessairement à cette

désagréable partie de mon ouvrage, je veux dire à critiquer les sentiments des auteurs célèbres, non dans la vue de dépriser leurs travaux et
de diminuer leur réputation, mais par l'amour du vrai et pour l'utilité
du genre humain. J'espère que des lecteurs sincères et judicieux regarderont ces motifs comme une suffisante apologie des libertés que j'ai prises :
*Dies diem docet.*

Les principaux chapitres de la seconde partie contiennent une description de la maladie, ses causes et les moyens de la prévenir et de la
guérir : ils sont établis aussi sur des observations et des faits attestés.
Je n'ai pas souffert que les illusions de la théorie aient influé sur la pratique et perverti le jugement ; et, afin que le certain précédât l'incertain,
j'ai placé à la fin la théorie et les conséquences qu'on en peut tirer.

Dans la troisième partie, j'ai donné un abrégé de tout ce qui a été écrit
sur ce sujet par les auteurs les plus célèbres, soit médecins ou autres. J'ai
tâché d'exprimer toujours leurs sentiments avec autant de clarté et de
précision qu'il m'a été possible. J'ai fait en sorte de m'exprimer plutôt
avec clarté qu'avec élégance, comme cela convient dans un livre de
science. Connaître une maladie et la guérir est ce qu'il y a de plus essentiel à savoir ; c'est pourquoi j'ai transcrit les symptômes et la curation
des auteurs qui ne se sont pas entièrement copiés.

# TRAITÉ DU SCORBUT (1).

## PREMIÈRE PARTIE.

### CHAPITRE PREMIER.

HISTOIRE CRITIQUE DES DIFFÉRENTS TRAITÉS QUI ONT PARU SUR CETTE MALADIE.

Il est surprenant de trouver dans les premiers auteurs qui ont écrit sur le scorbut, Ronsseus, Echthius et Wierus *(a)*, non-seulement une description exacte de ses symptômes, mais encore une énumération de presque tous les vrais antiscorbutiques qui sont connus aujourd'hui. — Ronsseus croyait que c'était la même maladie que celle qui est décrite par Pline *(b)* et qui affligea l'armée romaine commandée par César Germanicus. Il observa qu'elle ne paraissait de son temps qu'en Hollande, en Frise et en Danemarck ; cependant il avait ouï dire qu'elle se montrait en Flandres, dans le Brabant et dans quelques parties de l'Allemagne. — Il attribua la fréquence de cette maladie dans certains endroits à la différence du terrain, du climat et de la nourriture. Ce qui le fit penser ainsi, c'est qu'il voyait quelques-uns de ces pays entièrement exempts de cette maladie : il écrivit sa première

lettre pour le prouver *(c)*. — Echthius paraît être le premier qui ait pensé que cette maladie était d'une nature contagieuse ; il tomba dans cette erreur, parce qu'il observa que des monastères entiers qui se servaient de la même nourriture et respiraient le même air, étaient attaqués en même temps de cette maladie, surtout après des fièvres, lesquelles sans doute peuvent devenir contagieuses dans des appartements bien clos et bien fermés. Il pensa, en conséquence, que cette maladie pouvait être en quelque façon la crise d'une fièvre ; et, comme telle, il la crut contagieuse.

Wierus, qui copie les symptômes de ce dernier auteur, presque mot à mot, est avec raison d'un sentiment différent. Il observe que le scorbut n'est pas proprement la crise d'une fièvre, mais que, semblable à plusieurs autres maladies, il peut être occasionné par le mauvais état des viscères, et la constitution viciée du sang que les fièvres laissent après elles. Il pense qu'on a été porté à croire cette maladie contagieuse, parce qu'on en voyait des familles entières attaquées ; mais il attribue cela à ce qu'elles se servent de la même nourriture. Il se trompe cependant (probablement sur l'autorité d'Echthius), lorsqu'il pense que cette maladie pourrait être contagieuse, quand les gencives sont putrides. Il doute, en conséquence, si dans quelques parties de

---

(1) AVIS. — Toutes les notes qui se trouvent, soit dans la traduction de M. Lind, soit dans celle de M. Van-Swieten, sans être précédées d'une lettre, sont du traducteur.

*(a)* Ronsseus et Echthius, les premiers auteurs qui aient traité du scorbut, quoique contemporains, écrivirent sans avoir eu l'avantage de voir les ouvrages l'un de l'autre.

*(b)* Voyez Part. III, chap. I.

*(c)* Intitulée : « Quare apud Amsterodamum, Alecnariam, atque alia vicina loca frequentissime infectet scorbutus. »

la basse Allemagne, où le scorbut avait paru depuis peu, il était dû à la nourriture ou à la contagion ; mais nous prouverons (d) amplement dans la suite qu'il n'est point contagieux. — Nous observerons encore que Wierus a décrit si exactement les différents symptômes de cette maladie, que les auteurs qui l'ont suivi n'ont fait que le copier pendant longtemps. Il s'était déjà écoulé un temps considérable, lorsque Salomon Albertus écrivit un ample traité sur cette matière. Il se fait un grand mérite d'avoir découvert un symptôme que nul autre auteur n'avait observé dans cette maladie, et qu'il dit avoir vu une ou deux fois ; c'est une raideur (*rigor*) de la mâchoire inférieure. Cependant Wierus jouissait toujours de la plus grande réputation, et son livre était estimé ce qu'il y avait de mieux sur ce sujet, même du temps d'Eugalenus. Ce dernier lui rend cette justice, et renvoie entièrement à son ouvrage pour la curation : on doit donc regarder Wierus comme bon juge dans cette matière ; et, comme il était d'un savoir éminent et d'une probité reconnue (ce que ses écrits sur ce sujet et sur plusieurs autres prouvent suffisamment), on doit le croire, lorsqu'il dit que de son temps cette maladie était particulière aux habitants des côtes maritimes septentrionales, et qu'il ne l'avait jamais vue en Espagne, en France, en Italie, ni dans la vaste étendue de la haute Allemagne. Il dit encore que, si cette maladie paraît en Asie et en Afrique, il n'y a point de doute que ce ne soit dans les pays maritimes, dont la situation (avec une nourriture grossière et l'usage d'une eau corrompue) peut la produire, comme dans les pays où elle est endémique. Il ne donnait point de simples conjectures ; il avait beaucoup voyagé, et avait été dans tous les endroits dont il parle (e). Un livre qu'il écrivit *de Præstigiis Dæmonum*, ajoute beaucoup à sa réputation. On voit qu'il n'était ni aussi faible, ni aussi crédule que quelques auteurs plus modernes qui ont écrit sur le scorbut.

Brunner, qui, après lui, peut être regardé comme l'auteur le plus judicieux sur cette matière, observe que de son temps, le vin étant devenu d'un usage plus général, le scorbut n'était pas aussi fréquent qu'autrefois, même dans les pays où il avait été endémique. — Malgré cela, nous sommes surpris de trouver dans les auteurs qui ont écrit très-peu de temps après, que ce prétendu virus contagieux s'était répandu de tous côtés. Salomon Albertus, moins de trente ans après Wierus, dans son épitre dédicatoire au duc de Brunswick, observe, après quelques déclamations pathétiques sur les vices du siècle, qu'il avait vu le scorbut dans tous pays, et qu'il était commun dans la Misnie, la Lusatie, sur les frontières de la Bohême et de la Silésie, etc. — Cependant, comme la maladie conservait encore la même face, il la décrit sous les mêmes apparences ; car, quoique cet auteur, qui pratiquait dans un endroit où Wierus dit que le scorbut était rare, eût découvert un symptôme extraordinaire qui accompagnait quelquefois cette maladie, et dont nous avons parlé ci-dessus, cependant il en donne, à tout autre égard, la même description que Wierus. Il dit particulièrement que les gencives putrides et l'enflure des jambes en sont les signes les plus certains et les seuls caractéristiques (f). Les autres auteurs ses contemporains en donnent aussi la même description ; au reste il fallait que le symptôme observé par Salomon Albertus fût très-rare, puisqu'aucun autre auteur ne l'avait remarqué avant lui.

Onze ans après lui, Eugalenus nous apprend que cette maladie s'était répandue presque partout avec une rapidité surprenante : ce qu'il y a encore de plus remarquable, c'est qu'elle avait si fort changé de face dans ce court espace de temps, que les gencives putrides et l'enflure des jambes n'en étaient plus les signes caractéristiques ; le malade mourait souvent avant que ces signes parussent (g). Il est même très-probable que ces symptômes ne paraissaient de son temps que très-rarement, ou même point du tout : on peut en juger par l'histoire d'environ deux cents cas qu'il rapporte

---

(d) Chap. IV.
(e) Vide Melch. Adam. in vita Wieri.

(f) « Signa mali hujus caracteristica, » non alia sunt, præter duo illa (quorum » supra meminimus) genuina symptomata, pathognomonica appellata, indubia » morbi indicia, videlicet Stomacace et » Sceletirbe. Cætera symptomata ancipitia sunt et vaga. » (Alberti, Historia Scorbuti, p. 346.)
(g) Pages 10 et 211, édition d'Amsterdam en 1720.

dans son livre, dans laquelle on ne trouve qu'une seule personne dont les gencives fussent affectées. — Il nous a fait entendre dans différentes parties de son ouvrage, que cette maladie était extrêmement augmentée en malignité, et il veut nous persuader que sa fréquence et sa malignité dépendent d'une cause très-singulière (h). — Ses symptômes étaient alors innombrables (i), et elle était beaucoup plus fréquente qu'elle ne l'avait jamais été ; du moins, s'il faut prendre ses termes à la lettre. Il est vrai qu'il s'exprime à cette occasion très-hyperboliquement : il dit qu'il a vu un nombre presque innombrable de malades attaqués d'un des symptômes de cette maladie ; il faut qu'il ait eu une pratique prodigieusement étendue (k).

Outre les raisons naturelles qu'il donne, il se plait encore à introduire quelques considérations morales pour rendre raison de la fréquence et de la malignité du scorbut et des symptômes qu'il lui attribue. Dans un endroit (l) il accuse le diable des apparences irrégulières de cette maladie : dans un autre, il croit que cette nouvelle calamité a été envoyée par permission divine pour punir les péchés des hommes. Il paraît, par tout son ouvrage, qu'il se regardait comme l'homme le plus pénétrant pour découvrir ce Prothée caché sous différentes formes surprenantes : aussi rend-il (m) grâces au ciel très-religieusement de son importante découverte. — Comme ce livre a été souvent réimprimé dans différentes parties de l'Europe, qu'il a été recommandé par les meilleurs auteurs, tels que Boerhaave, Hoffmann, etc., et qu'on le regarde aujourd'hui comme le meilleur qu'on ait sur le scorbut (n), il est à propos d'en examiner le contenu, et le mérite de son auteur. — Nous commencerons par observer en quoi la description qu'il donne de cette maladie diffère de celle qu'en ont donnée tous les auteurs qui l'ont précédé : ceux qui l'ont suivi n'ont fait pour ainsi dire que le copier ; de sorte que nous aurons peu de choses à dire sur tout ce qu'on a écrit depuis lui jusqu'à Willis, qui en a décrit les symptômes d'une manière un peu différente. — Eugalenus diffère de tous les auteurs qui l'ont précédé :

1° En ce qu'il suppose que la maladie peut être fort avancée, avant que les symptômes qu'il croyait les plus équivoques et les plus incertains aient paru. « Ainsi, dit-il, après que la maladie a » duré long-temps, le malade est dans

---

(h) Page 250, où il parle de la vérole et du scorbut, comme de deux maladies nouvelles. « Utrique etiam peculiare hoc » nostro sæculo fuit, ut quam longissime » latissimeque sua pomœria dilatent et » diffundant ; atque procul à generationis » lue, locis et terminis, ad incognita et » remota loca excurrant evagenturque, » atque sub diametrali linea, qua sibi in- » vicem, sub polorum oppositione oppo- » sita sunt, se mutuo quasi complectan- » tur, et inter se virus atque venenum » suum communicent. Ita fit ut hodie » etiam Germaniæ, Angliæ, Galliæ, hic » morbus innotescat, apud quos antea ne » quidem auditum ejus nomen fuit. » Il dit la même chose dans son épître dédicatoire au comte de Nassau. Quelques-uns de ses éditeurs ont eu le soin de supprimer cette épître dans les dernières éditions : c'est cependant une pièce des plus curieuses.

(i) « Tam varii sunt affectus quos hic » morbus edit, ut minimas omnium dif- » ferentias numero comprehendere non » magis fere possibile sit, quam arenam » maris numerare ; page 217. »

(k) En parlant d'une fièvre quotidienne scorbutique, « Plures, dit-il, mendaci » quotidianæ febris typo ab hoc morbo » ægrotarunt, quam ut numero hic com- » prehendi queant ; » p. 231. En parlant des douleurs scorbutiques dans différentes parties du corps : « Describendis no- » minibus eorum qui ab his doloribus va- » rie exercitati elapsis hisce annis fuere, » vix sufficeret præsens charta ; » p. 51. Il répète encore, p. 258, que ces maladies étaient presque innombrables.

---

(l) P. 81.

(m) « Quod ideo permittere Deus vide- » tur, ut hoc modo iram suam adversus » peccata ostendat, dum novis et inusi- » tatis morbis et ægritudinibus, nunquam » prius cognitis ac visis, mortale genus in » ira sua visitat et castigat ; ut etiam vul- » gus nostras, morborum novitate admo- » nitum, intelligat differentes hujus tem- » poris febres ac morbos esse, ab iis qui » ante aliquot annos homines afflixerunt. » Agamus igitur Deo gratias, quod pro » sua infinita misericordia ac clementia » tam benigne eos nobis revelare digna- » tus sit ; » p. 222.

(n) M. Haller a dit depuis peu que ce livre était également regardé comme ce qu'il y a de mieux écrit sur le scorbut. (V. Boerhaave ; Methodus studii medici. )

» une langueur continuelle ; il ressent
» un engourdissement, un sentiment de
» douleur gravative dans les membres,
» ou une douleur aiguë dans quelques
» parties (o) ». Mais ces symptômes sont
rangés par Echthius, dans un chapitre
séparé, sous le nom de *signes éloignés
qui lui sont communs avec d'autres
maladies.* — Forestus, qui était très à
portée de voir des scorbutiques, demeu-
rant dans un port de mer, les rapporte
comme des symptômes avant-coureurs
du scorbut. Il dit que, lorsqu'ils paraissaient, il doutait de la présence du scorbut, jusqu'à ce que les symptômes propres et particuliers à cette maladie se
fussent montrés, tels que les gencives
putrides, etc. Mais Eugalenus suppose
que le scorbut met souvent le malade au
tombeau, avant que ces derniers symptômes paraissent (p).

2° Il suppose, au contraire, que les
symptômes, qui, selon tous les autres
auteurs, ne paraissent que dans le dernier période de cette maladie, se présentent souvent dès le commencement,
sans qu'aucun autre signe scorbutique
ait précédé : telles sont les fréquentes
syncopes, l'atrophie, l'hydropisie, etc.
Brucæus et d'autres rapportent ces derniers, comme les effets du scorbut le
plus confirmé et le plus invétéré. —
Ainsi, au lieu de cette progression régulière de symptômes qu'on observait autrefois dans les différents périodes du
scorbut, et que Wierus et plusieurs autres ont exactement décrits, il devint,
du temps d'Eugalenus, la maladie la
plus irrégulière et la plus trompeuse
qu'on puisse imaginer.

3° Eugalenus diffère de tous les auteurs qui l'ont précédé, dans la description qu'il donne de plusieurs symptômes
particuliers de cette maladie; ainsi les
ulcères scorbutiques, selon lui, sont
secs (q), au lieu qu'avant lui ils étaient
au contraire fongueux, fétides, etc. La
difficulté de respirer, *dyspnea*, tourmen-
tait beaucoup autrefois les scorbutiques,
lorsqu'ils faisaient quelque exercice ou
quelque mouvement. Eugalenus en parle
très-différemment, ainsi que de la diar-

rhée et de presque tous les autres symptômes.

4° Il attribue plusieurs nouveaux
symptômes à cette maladie, lesquels
paraissent opposés à sa nature, ou du
moins que personne n'a observés avant
lui : cependant on peut supposer que
Dodonée, Wierus et plusieurs autres
auteurs ont eu occasion de voir le scorbut dans sa plus grande malignité, lorsqu'il était épidémique en 1556, dans les
endroits où ils pratiquaient, et où probablement il n'a point paru depuis dans un
si haut degré. Les symptômes qu'il rapporte sont des cancers, des bubons, des
ulcères du *penis*, la perte de la mémoire,
les symptômes de la peste, etc. — Pourquoi donc Eugalenus donne-t-il une description du scorbut si différente de celle
que les autres médecins en avaient donnée ? Il n'y a que deux choses à dire ; ou
il faut supposer : 1° que, très-peu de
temps après que les premières relations
ont été publiées, cette maladie ait fait
des progrès incroyables, soit devenue
universelle, et ait pris une face et des
symptômes entièrement différents : c'é-
tait l'opinion d'Eugalenus; et, quoiqu'il
ait donné une relation du scorbut si
nouvelle et si différente, il dit cependant
expressément que c'était la *Stomacacia*
de Pline, la maladie décrite par tous les
auteurs sous le nom de *scorbut* ; il l'attribue aux mêmes causes, emploie la
même curation, et même renvoie en particulier à ces auteurs pour le traitement.
2° Ou il faut supposer que cet auteur
pourrait s'être trompé, en croyant que
cette maladie qu'il a décrite fût précisément la même que celle qui était connue autrefois sous ce nom. Il pourrait
encore y avoir quelque analogie entre
les premières descriptions qu'on nous a
données du scorbut et ce qu'il regardait
comme tel, ou du moins on peut supposer qu'il a donné ce nom à une compilation de différents symptômes dont il a
donné le premier la description; et
qu'ainsi il a caractérisé sous le nom de
scorbut une maladie particulière, ou
une classe de maladies ; nom que les auteurs qui l'ont suivi lui ont conservé.

Quant à la première supposition, avant
de croire que cette maladie ait souffert
une si grande altération, il est nécessaire
de connaître les raisons sur lesquelles il
est fondé, pour penser que tant de maladies différentes et opposées ne soient
autre chose que le scorbut déguisé sous
différentes formes. Il faut du moins qu'il

<hr>

(o) Page 14.
(p) Pages 10 et 214.
(q) Sect. 49. Il décrit plus exactement
ces ulcères dans les premières pages de
son livre, qu'il a copiées dans Wierus.

y ait dans les effets ou symptômes de ces maladies quelque analogie éloignée ou fausse ressemblance ; sans quoi il y aura une forte présomption de croire qu'il pourrait s'être trompé. — Mais, au lieu de nous faire voir quelque ressemblance entre les maladies qu'il décrit et celles qui ont été décrites par ses prédécesseurs, il se sert de la méthode la plus extraordinaire pour prouver leur identité. Il prend pour signes pathognomoniques et démonstratifs du scorbut, des symptômes qui n'avaient jamais été observés dans cette maladie, je veux dire un état de l'urine et du pouls entièrement différent de celui qui est décrit par les auteurs les plus exacts (r).

(r) Voyez Part. III, chap. III. Forestus dit que l'état de l'urine n'est de nul secours dans la connaissance de cette maladie, et il a écrit trois livres pour en prouver l'incertitude. Quoique Reusnerus n'en convienne pas avec Forestus, il donne, de même que Wierus, une description des urines très-différente de celle qu'Eugalenus en a donnée dans cette maladie. Pour ce qui est de l'état du pouls décrit par Eugalenus, et qu'il assure être le symptôme le plus constant de cette maladie, page 30, il est à remarquer qu'il est le premier auteur qui en fasse mention. Reusnerus dit que le pouls est déréglé, *inordinatus*; il diffère en cela de tous les autres auteurs : mais on voit évidemment dans son ouvrage que c'est une supposition émanée de sa théorie, et non une observation. (Vid. Reusner, pag. 382). Il le fait lent en même temps.

Malgré cela, le pouls et l'urine, ou l'un ou l'autre, convainquent Eugalenus de l'existence du scorbut, quoique les symptômes en diffèrent sous d'autres rapports, autant que la peste de l'hydropisie : « Sufficiant ad denotandam mali » causam quæ ab urina et pulsu indicia » sumuntur; p. 120. De his omnibus cer- » tum à pulsu et urina, vel ab horum al- » terutro, indicium est minimeque fallax; » p. 89. Citra alia indicia, non semel ad » morbi cognitionem nos sola urina de- » duxit; » page 23.

Notre auteur ne pouvait peut-être pas choisir des signes plus équivoques que ceux du pouls et de l'urine; c'est cependant par eux seuls qu'il caractérise tant de maladies différentes, soit aiguës, soit chroniques : on aurait cru que la grande foi qu'il avait à l'urine, le plus incertain de tous les signes, aurait dû suffire pour lui faire perdre son crédit dans l'esprit des personnes judicieuses. Pour ce qui

Or, en supposant que le pouls et l'urine, ainsi que les autres symptômes, avaient changé de face, il fallait qu'il prouvât l'identité de ces maladies par d'autres marques, et non par les symptômes dans lesquels la maladie différait d'elle-même. — Outre le pouls et l'urine, qu'il regarde comme les signes les plus démonstratifs, il rapporte souvent d'autres marques ou diagnostics ; il n'y compte pas cependant autant que sur les premiers, quoiqu'il s'en serve souvent pour confirmer le jugement qu'il avait porté sur cette maladie. Il est à propos de considérer tous ces signes, pour se former une idée juste de cet auteur : je pense qu'ils peuvent être rapportés convenablement aux deux classes suivantes. — 1° Les symptômes qui n'ont jamais été remarqués dans le scorbut par d'autres que lui, et qui semblent en effet plus propres à d'autres maladies; tels sont l'état du pouls et celui de l'urine, dont nous avons parlé ci-dessus; une anxiété qui n'était pas continuelle dans la région de l'estomac sous le diaphragme (s); un resserrement du gosier (t); une tumeur qui se transportait d'un endroit à un autre (u); des envies de vomir au commencement d'une fièvre (x). — 2° Les symptômes communs à d'autres maladies, que les auteurs qui l'avaient précédé appelaient les symptômes éloignés et équivoques ; tels qu'une douleur obtuse dans les jambes, dont il parle souvent comme d'une preuve convaincante de la présence du scorbut (y); un abattement

est du pouls, il varie si fort, suivant l'âge, le sexe, le tempérament, la situation, les différentes circonstances de l'artère; et tout ce qu'on appelle choses non naturelles influe tellement sur lui, que le diagnostic pris de ce signe seul doit être très-équivoque dans toute espèce de maladies.

En effet, les descriptions qu'il donne de l'un et de l'autre sont de la dernière absurdité; et la plupart des cas qu'il rapporte à la fin de son ouvrage sont manifestement contradictoires aux diagnostics qu'il donne dans la première partie.

(s) P. 142, et dans plusieurs autres endroits.

(t) Page 154.

(u) Diag. 25, page 212.

(x) Page 235.

(y) Pages 145, 201, 206, 216, 235, et particulièrement page 50.

d'esprit (z) ; une aggravation des symptômes après les purgations (a) ; un état de langueur plutôt qu'une maladie évidente ; une maladie lente sans aucune cause manifeste ; quelquefois un vomissement, des défaillances et un changement de couleur dans le visage ; une éruption sur la face ou sur la poitrine dans une fièvre (b) ; il regarde même comme un signe démonstratif du scorbut une éruption après la mort (c) ou, à ses approches (d).

Mais il paraît ne compter sur ces signes que pour fortifier les preuves qu'il tirait de l'urine et du pouls. — Tels sont les principaux signes sur lesquels Eugalenus fonde le diagnostic des maladies qu'il décrit. Mais on ne trouve parmi ces signes aucun des symptômes que les autres auteurs avant lui avaient cru absolument nécessaires pour démontrer l'existence du scorbut. — Il prend au contraire, pour signes démonstratifs et constants, ceux qui n'ont jamais été observés, avant ni depuis dans cette maladie, comme nous le prouverons amplement dans la suite. Ainsi nous devons conclure nécessairement qu'il a décrit une maladie toute différente : tout son ouvrage en est la preuve ; ce qui suit le confirmera encore davantage. — Il est surprenant, avec une pratique aussi étendue que celle qu'il prétend avoir eue, que, dans soixante-douze observations et plus de deux cents cas publiés par lui ou par son éditeur, il ne soit point fait mention d'un seul vrai cas scorbutique où les gencives fussent affectées. Il n'y a qu'une relation extraordinaire et très-douteuse d'un ecclésiastique dans laquelle il en parle (e). Son indisposition avait été causée par une constipation : il avait coutume, lorsqu'il était en santé, d'aller à la selle dix ou douze fois par jour. Il le guérit par la saignée et quelques antiscorbutiques dont il ne parle point, et en rendant au ventre son ancienne liberté.

Il soutient, à la vérité, que le scorbut met souvent le malade au tombeau, avant que les gencives ou les jambes (f)

soient affectées ; mais est-il croyable que, parmi le grand nombre (1) de malades qu'il a traités de cette maladie, il n'ait vu que le seul cas dont nous venons de parler, dans lequel les gencives fussent affectées ? tandis qu'autrefois, dans la plus grande violence du mal, et aujourd'hui, comme nous le prouverons dans la suite, c'est le principal symptôme et le plus constant, et le signe caractéristique de cette maladie. — Je renvoie aux pages 32 et 98 de son ouvrage, pour y voir les questions qu'il faisait à ses malades. On y trouvera la récapitulation des diagnostics qu'il a donnés des maladies scorbutiques, et il ne paraît pas qu'il ait jamais cherché les signes dont nous venons de parler. — Il ne donne qu'un seul exemple de la vacillation des dents (g), et il met ce symptôme au dernier rang, comme étant de peu d'importance (h) : il observe, en même temps, qu'il y a des signes du scorbut beaucoup plus démonstratifs, tels que le pouls, l'urine, l'oppression de l'épigastre et des hypochondres, et les défaillances. — Il ne regarde les taches comme un signe de cette maladie, que dans l'atrophie scorbutique ; encore n'en rapporte-t-il qu'un cas très-douteux (i). — A cette occasion nous le comparerons encore une fois avec les auteurs qui l'ont précédé. Reusnerus n'écrivit que quatre ans avant lui, et il avait rassemblé dans un volume considérable presque tout ce qui avait été décrit sur le scorbut. Après avoir décrit les gencives putrides et les taches, il s'exprime ainsi : « Ce sont les signes » pathognomoniques du scorbut, sans » lesquels la maladie ne peut pas subsis- » ter » (k).

Nous avons dit, en second lieu, qu'on pouvait supposer que ces maladies n'étaient pas précisément les mêmes, et

---

(z) Observation 15.
(a) Page 152.
(b) Diag. 25, page 236.
(c) Page 124.
(d) Pages 187 et 189.
(e) Obs. 72.
(f) Page 10.

---

(1) Il dit dans plusieurs endroits que le nombre en était presque innombrable.
(g) Obs. 47.
(h) « Ultimo, et dentium laxatio : sed » quia hæc primum sub morbi finem in- » cidit, minus ad monstrandum morbum » hunc ponderis habuit ; quod prius ægro- » ta ab hoc morbo interfici potuit, quam » ab hoc signo morbus cognosci. »
(i) Obs. 34.
(k) « Et hæc signa sunt scorbuti patho- » gnomonica, quæ sine rei in qua sita » sunt interitu abesse nequeant. » (Reus- neri Exercit. de Scorbuto, p. 328.)

qu'Eugalenus avait caractérisé, sous le nom de scorbut, une certaine espèce de maladie particulière ; en quoi il a été suivi par tous les autres auteurs. Ses succès dans la curation, auxquels il en appelle si souvent, semblent confirmer cette opinion. Ceci me conduit au seul diagnostic dont je n'ai pas parlé, et que j'ai réservé pour cet endroit : il le regarde comme la marque distinctive la plus caractéristique de toutes les maladies qu'il a décrites ; on le trouve dans presque toutes les pages de son livre (*l*) : sa règle générale était d'appeler scorbut toutes les maladies qu'il ne trouvait pas bien décrites dans les anciens, et qui ne cédaient point aux remèdes qu'ils avaient prescrits dans ces cas (*m*). — Il recommande la lecture de son ouvrage seulement à ceux qui sont versés dans la lecture des anciens médecins grecs et romains (*n*) ; il observe que, sans cela, on ne sera point en état de distinguer les anciennes maladies des nouvelles ; il a rangé confusément ces dernières, ou celles qu'il croyait telles, sous le nom général de scorbut, sans aucune autre distinction. — Je vais donner exactement au lecteur la vraie idée que cet auteur avait du scorbut, afin qu'il puisse juger quelle est la maladie particulière, ou l'espèce de maladie qu'il a caractérisée. — Il paraît avoir été de la même opinion qu'un savant médecin de ce siècle, lequel, fondé sur ce passage de Salomon, qu'il n'y a rien de nouveau dans le monde, assure que toutes les maladies étaient autrefois les mêmes qu'aujourd'hui. Notre auteur en exempte cependant la vérole et le scorbut (page 250). Il croit que l'une vient du nord et l'autre du sud, et qu'en se rencontrant elles se communiquent et mêlent réciproquement leur virus. Mais il ne connaissait point du tout les affections hystériques et hypochondriaques, ni toutes les autres maladies connues aujourd'hui sous le nom de maladies nerveuses : il connaissait très-peu le rhumatisme, le rachitis, et plusieurs autres maladies qui n'ont point été décrites par les anciens, ou du moins qui ne l'ont été que très-imparfaitement. Ainsi toutes les fois que ces maladies se présentaient avec cette particularité qu'elles n'étaient point décrites dans les anciens auteurs, il n'hésitait pas à prononcer que c'était le scorbut.

Il croyait que le scorbut pouvait prendre la forme de toutes les maladies aiguës ou chroniques auxquelles le corps humain est sujet ; ou, pour m'exprimer autrement, que les nombreuses et différentes maladies qu'il décrit dans son livre, depuis la peste jusqu'à une simple fièvre intermittente, pouvaient être produites par le seul scorbut. Il croyait aussi que chacune de ces maladies pouvait subsister séparément, sans la présence d'aucun des symptômes observés dans le scorbut par les autres auteurs, ou même sans aucun des symptômes ordinaires qu'il décrit lui-même, à l'exception de l'urine et du pouls. Il avoue que le premier de ces deux signes est souvent trompeur. Pour ce qui est du pouls, quoiqu'il le considère comme le seul symptôme (*o*) constant dans toutes les maladies, on voit cependant dans plusieurs endroits de son ouvrage qu'il était équivoque ; et il doit certainement varier beaucoup dans tant de maladies si différentes (*p*). — Mais, comme la diffé-

---

(*l*) Pages 57, 127, etc.

(*m*) « Nam si quis nobis in his regionibus morbus occurrat rarus vel etiam aliquis veteribus cognitus, sub aliis et diversis, atque plurimum ab eorum descriptione discedentibus signis, statim mendacem ejus speciem suspectam habere oportet, et huc atque ad hunc morbum cogitationes dirigere, diligenterque cum morbi mores, et causas ejus antecedentes, tum pulsum et urinam explorare, talia ne sint quæ huic morbo conveniant, eumque quadam sui proprietate exprimant et demonstrent. » Il ajoute peu après : « Non video quis præterea dubitationis locus esse possit, nisi perpetuo cogitationibus nostris oberrare et incertum vagari velimus ; » page 175.

(*n*) Page 227.

(*o*) Page 50.

(*p*) Si la critique d'Eugalenus paraît trop longue, on doit considérer que c'est la base de tout le raisonnement de la première partie de cet ouvrage. Il ne faut pas croire que ce soit le seul auteur qui ait publié de si grandes absurdités, et que la critique qu'on en fait ne puisse pas servir à une réfutation sérieuse. Ceux qui ne sont pas versés dans l'histoire de cette maladie, et qui n'ont pas pris la peine de lire la bibliothèque, partie III, doivent savoir que son livre a été transcrit presque en entier par Sennert et Mar-

rence des climats doit nécessairement influer beaucoup sur la même maladie, nous voyons en conséquence que les crises et les caractères des fièvres et autres maladies sont différents, dans les climats froids, de la description qu'en ont donnée les anciens auteurs qui pratiquaient dans des pays méridionaux. Ces circonstances et autres accidents doivent nécessairement varier les indications du régime et de la cure. Notre auteur n'y fait aucune attention ; mais, lorsque la maladie la plus ordinaire différait dans la moindre circonstance de l'exacte description donnée par ces auteurs, et surtout lorsqu'elle ne cédait point à la méthode curative qu'ils proposent, il la rapportait au scorbut. — Or, soit que la maladie fût purement scorbutique, ou que le scorbut fût compliqué avec une autre maladie, il n'était pas possible d'obtenir la guérison dans l'un et l'autre cas, sans l'usage des antiscorbutiques ordinaires. Il était nécessaire dans le dernier cas de les mêler avec les remèdes propres à l'autre maladie : aussi nous apprend-il que cette méthode lui avait toujours bien réussi (q).

Nous avons raison de croire qu'il y a eu en lui quelque chose de pire que l'ignorance. Il nous dit que si la maladie était connue, elle était très-aisée à guérir (r), et nous renvoie à Wierus, qui avait écrit très-souvent sur ce sujet avant lui ; le seul but qu'il se propose dans son ouvrage étant de découvrir ce nouveau Prothée, déguisé sous tant

d'apparences si différentes et si trompeuses (s). En effet, il ne nous a indiqué aucun autre antiscorbutique, que ceux qui étaient recommandés avant lui, comme on peut le voir dans ses *Canones Therapeutici* (t). Le cochléaria est son principal remède antiscorbutique, et après lui le cresson de fontaine et le bécabunga. Il croyait cependant que quelques-uns de ces remèdes avaient une vertu plus particulière que les autres pour certains symptômes de cette maladie : il recommande particulièrement le cresson d'eau pour le *coma* (ou *carus* suivant lui) qui survient dans la fièvre scorbutique (u). Il rapporte un exemple miraculeux, pour ainsi dire, de l'efficacité de cette plante (x). Dans les convulsions qui accompagnent les fièvres scorbutiques, il préfère le suc du cochléaria (y), et il rapporte une histoire également surprenante de ses bons effets (z).

Mais quelle idée doit-on avoir de cet auteur, lorsqu'il se vante d'avoir fait des cures si nombreuses et si extraordinaires, dans les maladies les plus longues et les plus opiniâtres, par le moyen de ces simples remèdes, dans un si court espace de temps qu'il surpasse toute croyance? Telle était alors l'efficacité de ces plantes, qu'elle enlevait des bras de la mort plusieurs malades infortunés qui languissaient depuis long-temps ; elles guérissaient des maladies qui avaient résisté à tous les autres remèdes, et qui s'étaient jouées de la sagacité des meilleurs médecins. Tout son ouvrage est rempli de pareils traits : « Plusieurs per- » sonnes, dit-il, attaquées de cette mala- » die, et retenues dans leurs lits depuis » des semaines, des mois et même des » années, furent guéries dans peu de » jours par le moyen de ces puissants » sucs antiscorbutiques, quoique leurs » maladies fussent des plus opiniâtres et » des plus invétérées » (a). — Dans le cas d'une femme en couche, qui paraît très-mauvais, il suspendait pendant plusieurs heures (b), les faiblesses et l'anxiété scorbutiques dont elle était mena-

---

tini, et ses plus grandes absurdités par Horstius, Lister et plusieurs autres. Eugalenus aurait mérité les éloges qu'ils lui donnent, s'ils avaient confirmé par des faits et des observations ce qu'il a avancé : on voit, au contraire, dans leurs écrits, qu'ils assurent la plupart des choses entièrement sur la foi d'Eugalenus ; il doit donc les entraîner nécessairement dans sa chute.

(q) « In his omnibus cum, propter » multiplicem symptomatum varietatem » raritatemque, causam subesse raram, » et veteribus incognitam, considerarem ; » post varias habitas mecum deliberatio- » nes et diligentem pulsum urinarumque » examinationem, tandem scorbuto ads- » cribendam inveni conjecturam meam ; » atque στοχασμόν de his, comprobante » felici curationis eventu. » Page 30.

(r) Page 40.

(s) Page 40.
(t) Pages 26, 42, 43.
(u) Page 44, canon. ther. 11, item, p. 125.
(x) Obs. 54.
(y) Canon. ther. 13, page 44.
(z) Obs. 53.
(a) Pages 129, 147.
(b) Obs. 69.

cée, par le moyen de ces remèdes. Ces heureux effets l'engagèrent à les répéter huit ou neuf fois par jour. Quiconque lira la relation qu'il donne de cette maladie, y verra des cas aussi extraordinaires qu'on en puisse trouver dans toute l'histoire des maladies, tels que des ulcères qui s'ouvrent et se ferment, etc. (c) — Il fit plusieurs cures, même dans des cas qui paraissaient dangereux, dans des fièvres, par le moyen d'une infusion d'un peu de cochléaria dans du petit-lait de chèvre (d). Il guérit une fièvre maligne principalement par le moyen de deux dragmes et demie de cochléaria, ajoutées à une potion apéritive. La fièvre et tous ses mauvais symptômes diminuèrent dès que le malade en eut pris quatre ou cinq fois; ils reparurent, ayant cessé de prendre le remède pendant deux jours (e).

La vanité et la présomption de cet auteur sont insupportables, lorsqu'il assure qu'il guérissait des phthisies commençantes dans quatorze jours (f); des paralysies dans cinq (g), souvent dans quatre, et dans quatorze tout au plus (h); de violents maux de dents dans quelques heures (i); plusieurs fièvres quartes dans dix jours, qui n'auraient pu être guéries autrement dans un an (k). En un mot, il n'y a plus, selon lui, de maladies incurables; et il rend à la médecine son premier crédit et sa réputation (l). — A

la vérité, le malade expirait quelquefois avant que les remèdes antiscorbutiques eussent agi; tel fut le cas d'une jeune fille. Il offrit, pour convaincre la famille, de faire voir les effets merveilleux de ses remèdes, sur le fils aîné qui était attaqué de la même maladie. Mais après les avoir éprouvés sans succès pendant dix-huit jours, et le père étant informé que ces remèdes ne convenaient point, et étaient nuisibles dans un âge si tendre, il fut renvoyé (m). — Le cas suivant, parmi plusieurs autres, est un exemple de son extrême ignorance en médecine. Il prit la disposition qu'avait une femme en couche à tomber en faiblesse pour un signe démonstratif du scorbut (n). Il crut que la gangrène d'un pied, chez un homme de soixante et dix ans, était scorbutique, à cause des taches noirâtres et pourprées qui paraissaient sur la partie mortifiée, et du pouls petit, faible et inégal, auquel on doit s'attendre naturellement dans un pareil état (o).

Il semble n'avoir connu aucune autre différence entre la vérole et le scorbut, que le pouls (p) et quelquefois l'urine (q). — Tous les auteurs qui sont venus après Eugalenus l'ont suivi scrupuleusement pendant long-temps, dans la description qu'ils ont donnée de cette maladie. Martini, Horstius et Sennert ont une si grande estime pour lui qu'ils copient avec une exactitude scrupuleuse tous les symptômes qu'il décrit comme particuliers à cette maladie, et surtout le grand fond qu'il faisait sur l'urine et le pouls pour en assurer l'existence. Ils ne s'en tiennent pas là : lorsque Eugalenus ou ses éditeurs rapportent quelques symptômes singuliers et extraordinaires, ils ne manquent pas de l'ajouter au diagnostic du scorbut. — On peut voir, dans la troisième partie, les observations qu'ils firent eux-mêmes, et qu'ils ajoutèrent à

---

(c) Pages 264, 265. Vid. Obs. 53 et 56.

(d) Obs. 52.

(e) Obs. 59.

(f) Page 192.

(g) Obs. 16 et 23.

(h) Page 83.

(i) Page 52.

(k) Page 40.

(l) « Futurum enim est, ut, in morbi notitiam deductus; paucis diebus gravissimas quasque febres sit curaturus, quibus nulla veterum profuit curatio. » Il ajoute peu après : « Quæ quia à nemine hactenus satis animadversa sunt, quod sciam, hinc factum esse arbitror, quod tantopere vilescere apud nos et in his regionibus medicina cœperit, ut pote quæ nullius febris curationem certo promitteret; » p. 36.
Il répète la même chose dans un autre endroit : « Hoc sine arrogantia dicere possum, me certam harum febrium curationem promittere omnibus audere, qui nostris præceptis ac monitis obtem-

» perare, et in assumendis hisce medicamentis consilium nostrum sequi non detrectant; si quidem (absit arrogantia dicto) non minus certo harum febrium curatio mihi nota est, atque digitorum numerus. » Obs. 56.

(m) Obs. 59.

(n) Pages 194, 407, item, obs. 11.

(o) Page 108.

(p) Page 51.

(q) Page 165; voyez les pages 60, 126, 157.

celles d'Eugalenus. Ils le surpassèrent en absurdités. Il paraît que leur mérite consiste principalement dans des curations, ou du moins dans des remèdes qu'ils nous ont donnés pour les différentes maladies, décrites par Eugalenus. Il faut cependant rendre justice à Sennert : il avertit qu'il a copié cet auteur, parce que le scorbut n'était pas fort commun dans son pays (r). — Eugalenus n'avait pas des talents

---

(r) *Tractatus de Scorbuto.*

Pour donner au lecteur une idée des conséquences de pareils écrits et de la grande estime que ces auteurs s'étaient acquise par leurs ouvrages, je vais rapporter un passage de Moellenbroek. Cet auteur croyait écrire sur le scorbut en donnant un traité *de Arthritide vaga scorbutica*. Il s'exprime ainsi dans l'introduction qu'il met à la tête de son ouvrage : « Imo nullus fere jam morbus est,
» cui se non adjungat scorbutus; unde,
» nisi antiscorbutica interdum reliquis
» admisceat medicamenta, vix eos cura-
» bit medicus, quod in praxi mea exper-
» tus sum non raro : et novi aliquos qui,
» scorbutum ejusque antidota negligen-
» tes in morborum curatione, suum non
» potuerunt obtinere scopum : ac prop-
» terea, meo exemplo edocti, maximo
» cum ægrorum suorum emolumento,
» eadem postea exhibuere. Quamvis au-
» tem valde frequens sit scorbutus, symp-
» tomatibus tamen variis oculatissimos
» sæpe medicos illudit et decipit; imo
» ex mille medicis (ut scripsit Freitag.
» Cent. I, obs. 99) ne ternos quidem in-
» venias scorbuti sat gnaros, ut se fin-
» gunt Æsculapios : hinc tantæ ægrotorum
» strages, tanta mortalitas, tanta archia-
» trorum, needum gregariorum, errata;
» ut statuas mereantur Fracastoriana
» splendidiores, ære perenniores, viri
» clarissimi Sennertus et Martinus (ad-
» derem ego Georgium Horstium) qui pe-
» nicillo plusquam Apelleo medicorum
» opprobrium nobis depinxerunt. Meruis-
» set pyramidem Eugalenus, ni curatio-
» nem subticuisset. »

C'est très-mal-à-propos que Moellenbroek fait ce reproche à Eugalenus : il ne paraît pas avoir rien caché de ce qu'il savait sur la curation de cette maladie. Outre qu'il renvoie à Wierus, il donne vingt-une règles thérapeutiques générales, et vingt-neuf particulières, dans la plupart desquelles il parle des plantes antiscorbutiques propres à remplir les différentes indications. Ainsi, si ces plantes ne réussissent pas dans des cas pareils à ceux qu'il décrit, il ne faut pas en con-

suffisants pour donner aucune théorie qui pût éclaircir la nature de toutes les maladies qu'il rapportait au scorbut. Les principes dont il se sert dans certaines occasions, tels que l'obstruction du foie et de la rate, la *redondance* de l'humeur atrabilaire, et la corruption des humeurs, sont empruntés d'autres auteurs. Il les explique d'une manière imparfaite, et ils se trouvent souvent contredits dans son ouvrage. L'hypothèse de Sennert tombe d'elle-même ; ainsi il était réservé à Willis, avec le secours de Lower, de répandre du jour sur une matière enveloppée de si épaisses ténèbres, en la réduisant au système ingénieux établi et reçu encore aujourd'hui. — Il est bon de remarquer ici, comme nous avons fait ci-devant, que les gencives putrides et l'enflure des jambes avaient été regardées jusqu'au temps d'Eugalenus, comme les signes pathognomoniques du scorbut. Ce dernier regarde comme tels un pouls petit, fréquent et inégal, avec un état particulier de l'urine (s). Willis ne parle point de cet état du pouls dans aucun des cas qu'il rapporte pour confirmer la description qu'il donne de cette maladie; il n'en fait pas mention dans tout son ouvrage, excepté sous le titre de *pulsus inordinatus* (t). Il le rapporte avec cinquante autres symptômes, sans le regarder comme un signe plus caractéristique du scorbut, que la paralysie, les convulsions et tous les autres symptômes dont il fait l'énumération depuis la tête jusqu'aux pieds. Il explique ensuite ce qu'il entend par ce *pulsus inordinatus* (u) : c'est, dit-il, un pouls inégal, intermittent, accompagné de fréquentes faiblesses, et qu'on observe seulement dans le scorbut le plus invétéré. Mais il ne donne nulle part aucun état du pouls, comme particulier ou comme un signe de cette maladie. Quoiqu'il regarde les signes de l'urine comme très-essentiels (x), cependant la description qu'il en donne diffère, sous quelque rapport, d'Eugalenus (y). — Il y a encore une différence très-

---

clure qu'il ait fait un mystère de la curation : tout son ouvrage est une preuve du contraire.

Willis publia son traité quatre ans après celui de Moellenbroek.

(s) Voyez part. III.
(t) Page 228, édition d'Amsterdam.
(u) Page 254.
(x) Page 256.
(y) Page 220.

essentielle entre ces deux auteurs. Eugalenus, qui avait vu beaucoup plus de malades que Willis, si nous en croyons ses propres paroles, dit que de son temps cette maladie était aisée à guérir (z). Son livre est rempli, en conséquence, de cures merveilleuses et très-promptes. Du temps de Willis, au contraire, le scorbut était beaucoup plus opiniâtre, reconnaissait diverses causes même opposées, demandait des méthodes très-différentes pour sa curation, et ne cédait point aux simples antiscorbutiques si vantés par Eugalenus.

Willis a donné aussi une description de cette maladie, différente de celle qu'en ont donnée tous les autres auteurs. On peut s'en convaincre en comparant les symptômes rapportés par les uns et les autres (a). Il est donc très-naturel d'examiner les marques particulières et caractéristiques qu'il donne de ces maladies différentes, afin de voir si elles peuvent être rangées avec quelque sorte de convenance sous un même nom, et rapportées à la maladie dont nous traitons.

« Les signes du scorbut, dit-il, sont » premièrement certaines circonstances » et marques extérieures qui le font » soupçonner, avant qu'on aperçoive » les symptômes les plus univoques. » Ainsi, si quelqu'un est né de parents » scorbutiques, qu'il ait vécu avec une » femme ou autres personnes scorbuti- » ques; s'il habite les bords de la mer, » ou un pays marécageux et malsain; s'il » a eu une fièvre de longue durée, ou » quelque autre maladie chronique; ou » s'il est soulagé par les remèdes anti- » scorbutiques : si une telle personne, » dis-je, devient valétudinaire, sans fiè- » vre, ou sans des signes certains d'au- » cune autre maladie, nous pouvons sup- » poser avec raison qu'il a contracté le » scorbut (b).

Mais nous prouverons, dans un autre endroit (c), que le scorbut n'est pas proprement une maladie héréditaire, et qu'il n'est jamais contagieux. Le scorbut n'est pas la seule maladie à laquelle soient sujets les habitants des pays maritimes ou des endroits humides et malsains, et les personnes qui ont essuyé des fièvres ou autres maladies. Les premiers ( comme en Hollande ) sont souvent attaqués de fièvres intermittentes, irrégulières, dont les apparences sont très-trompeuses. Nous examinerons dans la suite la preuve qu'il tire de ce que les malades se trouvent soulagés par les antiscorbutiques; mais ce qu'il ajoute après, c'est-à-dire que les malades doivent être sans fièvre, est assez extraordinaire. Eugalenus, Sennert, et la plupart des autres auteurs, avaient rangé expressément les fièvres parmi les symptômes de cette maladie : à peine Willis en fait-il mention; ainsi, les marques qu'il nous a données jusqu'ici sont équivoques et insuffisantes, supposé qu'elles ne soient pas fausses la plupart du temps. — A la vérité, il donne à entendre ce que les autres auteurs avaient prononcé plus ouvertement, lorsqu'il dit, en dernier lieu, qu'il ne doit point y avoir, dans le scorbut, de signes d'aucune autre maladie (d).

« Secondement, continue-t-il (e), les » autres signes de cette maladie sont ses » symptômes ou effets immédiats. Com- » me ils sont de plusieurs sortes, on en » fait ordinairement plusieurs divisions, » et on les réduit à certaines classes. » Ainsi, ou ils sont propres au scorbut, » ou ils lui sont communs avec d'autres » maladies; ils se présentent dans le » commencement, ou dans l'accroisse- » ment, ou dans l'état de la maladie; ils » sont internes ou externes. On peut les » distribuer encore suivant les différen- » tes parties qu'ils affectent, comme la » tête, la poitrine, le bas-ventre, les » extrémités, ou l'habitude du corps : » c'est dans ce dernier ordre que nous » les avons décrits. »

S'il avait suivi la première méthode dont il parle, et qu'il n'eût décrit, à l'exemple d'Echtius, que les symptômes propres et particuliers à cette maladie, ou qu'il l'eût décrite dans son commencement, ses progrès et ses différents périodes, il aurait pu répandre quelque clarté sur cette matière. Les premiers auteurs, et les plus exacts, avaient tous suivi cette dernière méthode, au lieu que celle que Willis adopte est beaucoup moins exacte que celle d'Eugalenus. Il rapporte presque toutes les maladies auxquelles le corps humain est sujet depuis

---

(z) « Cognito morbo, facile curatur. » (Eugalenus, page 140.)
(a) Voyez part. III.
(b) Chap. III, page 247.
(c) Chap. IV.

*Lind.*

(d) Absque alterius morbi certis indiciis.
(e) Chap. III, page 247.

14

la tête jusqu'aux pieds, sans donner aucune marque distinctive pour connaître lorsqu'elles sont produites par le scorbut ou par quelque autre cause. Quoique Eugalenus attribue au virus scorbutique autant de maladies que Willis, il donne cependant les signes caractéristiques de l'urine et du pouls, par lesquels on peut reconnaître si elles viennent de cette cause ou de quelque autre. Mais on ne trouve point de pareils signes dans tout l'ouvrage de Willis. — On peut demander encore quelle est l'idée que cet auteur avait du scorbut. Nous ne pouvons que le conjecturer d'un endroit de son ouvrage (*f*), où il prétend donner les marques distinctives de quelques maladies scorbutiques particulières, telles que les paralysies, les convulsions, le vertige, les hydropisies, les tumeurs et les ulcères : c'est là où nous trouvons la seule idée qu'il paraît avoir eue de cette maladie, si nous mettons à part sa théorie, laquelle ne peut être reçue qu'on ne sache auparavant ce dont il veut rendre raison par une hypothèse aussi nouvelle et aussi extraordinaire que celle qu'il propose. — Les principaux diagnostics des maladies scorbutiques dont nous venons de parler sont selon lui les deux suivants. — Il tire le premier signe de ce qu'elles cèdent principalement aux remèdes antiscorbutiques. S'il n'entend par là que les plantes antiscorbutiques les plus usitées, telles que le cochléaria, le bécabunga et le cresson, il ne mérite pas plus de croyance que Eugalenus. Ce dernier nous assure qu'elles produisent des effets extraordinaires, dans les paralysies, les convulsions, les léthargies, les hydropisies, etc. Cependant l'expérience qu'en font tous les jours les praticiens nous prouve le contraire; mais Willis n'entend pas seulement les simples antiscorbutiques ordinaires. Il donne, à cette occasion, dans une plus grande absurdité qu'il ne paraît d'abord. On trouve dans son livre les indications les plus différentes, et un grand nombre de remèdes antiscorbutiques, dont les vertus sont des plus opposées. Il veut que, lorsqu'un de ces remèdes ne réussit pas, on en éprouve un autre, et ainsi successivement jusqu'à ce qu'on en rencontre heureusement quelqu'un qui soulage le malade (*g*). Il nous donne, en consé-

quence, une si grande quantité de formules, qu'elle suffirait pour composer une pharmacopée : il veut, malgré cela, que la curation soit une preuve de la maladie. Certainement elle ne prouve pas davantage la présence du scorbut que celle de toute autre maladie dont il aurait pu parler. — Il se contente cependant d'une autre seule marque distinctive, qu'il place, pour me servir de ses termes, dans la *cause formelle* (*h*). Il veut dire que, dans le scorbut, le sang et les autres humeurs sont principalement affectés et corrompus, sans qu'il y ait aucun vice local ou obstruction dans les solides, surtout dans les viscères : c'est seulement une altération scorbutique de différente espèce, tantôt dans le sang, tantôt dans les esprits animaux. — Il faut avouer que cette distinction est extrêmement subtile et délicate. On serait charmé d'apprendre le moyen de connaître, lorsque la cause est seulement dans les fluides, par exemple dans les paralysies, les hydropisies, et les autres maladies dont il parle. N'est-il pas absurde de caractériser ainsi les tumeurs et les ulcères scorbutiques (*k*)? Mais il nous épargne la peine d'examiner plus long-temps cette matière, en se contredisant immédiatement après, ou du moins en ne conservant cette distinction qu'entre le scorbut commençant et le scorbut confirmé (*l*).

Il développe un peu le mystère vers la fin de son ouvrage : il rapporte le cas d'un gentilhomme, qui paraît aussi différent du scorbut que de la vérole, et il s'exprime ainsi. « Comme ce cas ne peut » pas être proprement rapporté à aucu- » ne autre maladie, on peut avec raison » le croire scorbutique (*m*). » — Willis a été copié par la plupart des auteurs qui l'ont suivi, surtout par Charleton, Hoffmann et Boerhaave. Hoffmann l'a suivi dans la distribution des symptômes, et Boerhaave dans la grande distinction du scorbut en chaud ou en froid, dans l'ordre de la curation et dans les remèdes qu'il prescrit. Comme les auteurs dont nous avons parlé sont ceux qui ont été le plus estimés, je ne fatiguerai pas davantage le lecteur par des réflexions sur ceux qui

_____________

(*f*) Chap. **v**, p. 274.
(*g*) Page 277.

(*h*) Page 274.
(*k*) Page 274.
(*l*) Page 275.
(*m*) Page 334.

les ont suivis (1). Je suis persuadé qu'il

---

(1) Nous avons un exemple récent des mauvaises conséquences qu'on a tirées des ouvrages d'Eugalenus, Willis, etc., dans une thèse qui fut soutenue l'année dernière (1754) aux écoles de médecine de Paris. Cette thèse a pour titre : *An a diversa scorbutici indole et sede, morbi diversi?* L'auteur voit partout le scorbut. Cette maladie, selon lui, est un Prothée ; ses progrès sont plus rapides que le vent (*pernicior vento*) ; elle est contagieuse, héréditaire, aiguë, chronique ; ses effets sont différents, innombrables et entièrement opposés. L'humeur scorbutique produit en Espagne les écrouelles, le choléra-morbus ; en France, le catarrhe, la toux humide, le rhumatisme ; en Angleterre, la suette et la mélancolie ; en Hollande, l'hydropisie, la migraine et toutes sortes de fièvres chroniques et intermittentes ; en Suède, toutes sortes de déchirements d'entrailles, et pendant l'hiver une fièvre pourprée, qui finit par la desquammation de tout le corps ; en Irlande, des dartres rougeâtres. Ce n'est point tout : l'auteur nous apprend encore que le scorbut est la cause du bronchocèle parmi les habitants des Alpes ; de la phthisie héréditaire, de l'ictère et de l'inflammation du foie, parmi les Portugais ; du charbon qu'on observe fréquemment dans le bas Languedoc ; de la tympanite, de la goutte, chez les Italiens ; de la lèpre en Egypte ; de la peste chez les Turcs ; de la vérole dans les Indes ; de la maladie de Siam, etc. En un mot, il n'y a point de maladie que le scorbut ne produise. Voici une légère esquisse du catalogue qu'il donne des maladies scorbutiques : la danse de S. Vit, l'atrophie, la pierre, la manie, l'épilepsie, l'apoplexie, la léthargie, la paralysie, le diabète, la lienterie, la goutte, la fureur utérine, le cancer des mamelles, la passion hystérique, la stérilité, *immodicus veneris appetitus*, etc. L'auteur observe, en finissant ce long catalogue, que certains médecins regardent le scorbut comme la cause prochaine de toutes les maladies, surtout lorsqu'elles traînent en longueur. Il laisse aux amateurs du vrai, aux connaisseurs, le soin de juger de la justesse de cette opinion ; mais on voit bien qu'il a déjà décidé la question. Je ne rendrai point compte du reste de cette longue thèse ; il suffit de dire que le même esprit y règne d'un bout à l'autre. Nous devons cependant avoir obligation à l'auteur ; son intention était des meilleures. Quel service, en effet, n'aurait-il point rendu à la médecine, s'il était parvenu à faire voir

se présentera naturellement plusieurs observations à ceux qui liront la troisième partie de cet ouvrage. — On peut voir dans Sydenham quel était le sentiment de ce judicieux médecin sur cette maladie. On trouvera dans Kramer les suites funestes de pareils écrits ; mais combien de malheureux attaqués de cette maladie ne doivent-ils pas avoir souffert, avant que la mort de plusieurs milliers de personnes à la fois (*n*) ait commencé à ouvrir les yeux ! Ce sujet offre des idées trop tristes pour s'y arrêter plus longtemps. — Nous voici parvenus maintenant aux auteurs qui ont fait plusieurs distinctions de cette maladie. Elles fourniront matière au chapitre suivant, dans lequel nous examinerons si elles sont bien fondées.

## CHAPITRE II.

### DES DIFFÉRENTES DIVISIONS DU SCORBUT, EN CHAUD ET EN FROID, EN ACIDE ET EN ALCALIN, etc.

Les auteurs, en rassemblant les symptômes scorbutiques décrits par les uns et les autres, et en en ajoutant quelques-uns, parvinrent, dans l'espace de soixante-dix ans, à en multiplier extrêmement le nombre (*a*). Ils rapportèrent au scorbut presque toutes les maladies auxquelles le corps humain est sujet, même jusqu'à la caducité (*b*). — L'expérience journalière des praticiens dut bientôt les convaincre de l'inefficacité d'une méthode curative uniforme. Les simples antiscorbutiques, si vantés par Eugalenus, ne guérissaient pas les maladies différentes et compliquées, rangées sous le nom de scorbut. Ils furent donc dans la nécessité de faire d'abord différentes distinctions de la maladie, et ensuite des divisions et des subdivisions. Comme la matière médicale leur fournissait abondamment des antiscorbutiques dont les vertus étaient différentes et opposées, il convint de

---

qu'en rapportant ainsi toutes les maladies à une seule cause, on pouvait les guérir par une seule classe de remèdes, je veux dire les antiscorbutiques ? Il faut avouer que ce serait réduire l'art à une grande simplicité.

(*n*) Voyez Kramer.

(*a*) Depuis l'année 1604, lorsqu'Eugalenus écrivit.

(*b*) « Omnes qui ex senio moriuntur, moriuntur ex scorbuto. » (Doleus.)

distinguer les symptômes particuliers, les maladies ou les périodes de la maladie, dans lesquels chacun de ces remèdes convenait en particulier. — Mais on peut demander quelle est la maladie où ces distinctions devinrent si nécessaires? Il paraît évidemment que c'est celle qui a été décrite par Eugalenus, Horstius, Sennert, Willis et Charleton, lesquels ont toujours été regardés comme les meilleurs auteurs sur le scorbut. Mais si les remarques critiques que nous avons faites sur les ouvrages d'Eugalenus et de Willis, dont les autres auteurs ne sont que les copistes, sont bien fondées, ces distinctions sont établies sur des absurdités, et le premier chapitre suffit pour les détruire. — Lorsque Willis introduisit le premier ces distinctions, elles ne furent pas reçues universellement. Chameau et plusieurs autres réfutèrent son hypothèse par des raisons très-fortes. Maynwaringe observe, à cette occasion, qu'il n'y a point de scorbuts essentiellement différents, mais qu'il y a une certaine multiplicité de symptômes dans cette maladie, plutôt qu'aucune différence spécifique. — Il paraît cependant que ceux qui ont fait le plus de distinctions ont agi avec plus de raisons que les autres. Gédéon Harvey (1), médecin de Charles II, roi d'Angleterre, est celui qui en a fait davantage. Il remarque que les distinctions les plus exactes sont nécessaires dans cette maladie.

« Elles doivent être prises, dit-il,
» 1° de ses différents périodes : ainsi il
» divise le scorbut en imminent, déjà
» existant, récent et invétéré : il le con-
» sidère encore suivant qu'il se termine
» par une autre maladie ou par la mort.
» 2° De son origine : alors il est hérédi-
» taire, contracté dans le sein de la mère,
» ou accidentel. Ce dernier se subdivise
» en accidentel contracté par contagion,
» et accidentel contracté par quelque er-
» reur dans les choses non naturelles. 3°
» De la partie principalement affectée :
» ainsi on peut lui donner le nom d'hé-
» patique, de splénique, ou de stomachi-
» que. 4° De la cause interne, et alors il
» peut être acide ou alcalin. 5° Il prend
» souvent un nom particulier, des par-
» ties où les symptômes sont fixés, ou de

» quelque symptôme prédominant : c'est
» ainsi qu'on l'appelle scorbut de la bou-
» che, des jambes, des jointures ; asthme
» scorbutique ; rhumatisme scorbutique ;
» colique scorbutique ; diarrhée, vomis-
» sement scorbutique ; scorbut flatulent,
» hypochondriaque ; scorbut cutané ; ul-
» cères, douleurs scorbutiques, etc. ; on
» pourrait dire encore scorbut de la face,
» etc. 6° On peut le diviser en scorbut
» caché et manifeste. Le premier ne se
» fait point connaître par aucun symp-
» tôme externe ou évident : on observe
» seulement un état moyen entre la san-
» té et la maladie, un défaut d'appétit,
» une nonchalance, une pesanteur, etc.
» 7° Il le divise encore en scorbut d'une
» nature bénigne ou maligne, d'Angle-
» terre ou de Hollande, de mer ou de
» terre, etc. »

Harvey et Charleton sont presque les seuls qui donnent les symptômes particuliers aux différentes espèces de scorbut, par lesquels on peut les connaître et les distinguer les unes des autres. Les autres auteurs ont trouvé ce soin trop pénible : il était en effet beaucoup plus aisé de donner un long détail de symptômes, laissant à la sagacité des lecteurs le soin d'en appliquer plus ou moins aux différentes espèces de scorbut qu'ils avaient établies. Il suffisait pour cela de bien entendre leurs théories, par exemple de savoir lorsque les soufres étaient dans le sang en plus ou moins grande quantité, lorsque ce fluide était trop chaud ou trop froid, et enfin lorsqu'il tendait à une acrimonie acide, alcaline, muriatique, ou à une rancidité huileuse. — Les premiers et les meilleurs auteurs (c), dont la méthode curative était simple, uniforme, et presque toujours efficace, n'eurent point occasion de faire ces distinctions, et attribuèrent généralement cette maladie à un vice de la rate : ils la confondirent avec une autre maladie très-différente, décrite par Hippocrate (d) ; mais quand on eut supposé que, depuis ces auteurs, le scorbut s'était répandu par contagion (e) sur toute la

---

(1) Il ne faut pas confondre ce Gédéon Harvey avec le célèbre Guillaume Harvey, qui découvrit la circulation du sang.

(c) Ronsseus, Wierus, Echthius, Albertus, Bruccæus, Brunner, etc.

(d) Vid. part. III, cap. 1.

(e) « Tacite serpit insidiosum virus » ab hospite in hospitem, spiritus, lecti, » mensæ, poculorum communione. » Charleton, p. 17. « Contagium celere. » Boerhaave.

terre, qu'il était héréditaire (*f*), et que peu de personnes en étaient exemptes (*g*), on eut recours aux hypothèses pour soutenir ces opinions mal fondées. Les principes de Galien, la chimie, les mécaniques, furent mis en usage, suivant le goût des différents auteurs et la philosophie à la mode. — La première distinction qu'on en fit fut celle de scorbut chaud et de scorbut froid. Willis définit le premier un état des humeurs *sulfureo-salin*, et le second un état *salino-sulfureux*. Les auteurs plus modernes leur ont donné le nom de scorbut alcalin et de scorbut acide : cette distinction est reçue encore aujourd'hui. Ils veulent dire par là que le scorbut est produit dans différents tempéraments et dans différentes occasions, par les causes les plus opposées qu'on puisse imaginer : telles que le froid et le chaud, l'acide et l'alcali ; et qu'en conséquence ces différentes espèces demandent des traitements très-différents ; l'expérience ayant fait voir que les remèdes salutaires dans une espèce étaient nuisibles et même dangereux dans une autre. C'était une suite de l'ouvrage d'Eugalenus et d'autres pareils écrits.

Il est vrai que le nom général d'une maladie ne nous en fait pas toujours voir la vraie nature. On doit examiner avec soin la constitution du corps, les différents degrés de la maladie, et toutes les autres circonstances particulières, afin d'en tirer avec justesse le pronostic, les indications et la curation de la maladie ; mais les divisions et les distinctions qu'on a faites du scorbut sont inutiles, embarrassantes, et même dangereuses, en ce qu'elles tendent à le confondre avec d'autres maladies avec lesquelles il n'a pas la moindre analogie. — On se sert souvent en conversation du nom de scorbut froid ou acide, et on le trouve fréquemment dans les écrits de très-grands médecins. Je suppose que ceux qui s'en servent le prennent dans le sens des auteurs qui l'ont premièrement introduit. Ainsi il suffira de faire voir ce

que ces auteurs entendaient par ce terme. — Peu de temps après que l'ouvrage d'Eugalenus eut paru, on s'aperçut qu'il avait décrit plusieurs symptômes de la maladie hypochondriaque. Sennert, en conséquence, nous avertit, dans sa préface, comme pour s'excuser d'avoir copié cet auteur, que si nous vivons dans un pays où le scorbut ne soit pas commun, nous trouverons du moins dans son ouvrage plusieurs symptômes de l'affection hypochondriaque. Cependant, ainsi que tous les autres auteurs systématiques, il a décrit cette dernière maladie dans d'autres endroits de ses ouvrages, comme entièrement différente du scorbut.—Ces auteurs, en confondant les deux maladies, jetèrent dans la plus grande perplexité ceux qui vinrent après eux. Willis et tous les sectateurs d'Eugalenus soutiennent qu'il y a une très-grande affinité entre le scorbut et la maladie hypochondriaque ; mais on a été fort embarrassé pour assigner de justes bornes à ces deux maladies, et pour déterminer en quoi elles diffèrent l'une de l'autre. Quelques-uns ont cru qu'elles étaient si étroitement unies, qu'il n'était pas (*h*) possible de les décrire séparément. Rivière, qui ne connaissait cette maladie que par les relations des auteurs, conjecturait que c'était l'affection hypochondriaque, jointe à un certain degré de malignité. D'autres crurent que c'était cette dernière dans son commencement. Mais l'opinion la plus générale (*i*) fut que la passion hypochondriaque se terminait souvent par le scorbut, et que ce dernier n'était autre chose que la première portée à son plus haut degré. Les auteurs les plus judicieux, tels que Pitcarn et Cockburn (dont le dernier surtout fut très à portée de voir des scorbutiques), disent, en termes exprès, que, si l'on doit entendre quelque chose par le nom de scorbut froid, ce n'est autre chose que la maladie hypochondriaque. On n'a qu'à lire Charleton pour s'en convaincre : c'est le seul auteur de marque qui ait distingué le scorbut acide par ses symptômes et par sa curation (*k*). — Ce serait certaine-

---

(*f*) « Fuere qui liberis suis scorbutum » legarent jure possidendum hæredita- » rio. » (Charleton, pag. 17. Vid. Willis, pag. 242.)

(*g*) « Nemo fere hodie ab eo plane im- » munis existit. » (Dolæi Encyclopedia ; vid. cap. 1, p. 30.) Un bouton sur la peau suffisait pour faire soupçonner le scorbut.

---

(*h*) Etmuller, Dolæus.

(*i*) Celle de Mollenbroek, de Barbette, de Dekers, etc.

(*k*) Il dit, page 140, que le scorbut a une si grande affinité avec l'affection hypochondriaque, qu'il n'en diffère que par certains degrés.

ment trop respecter l'autorité d'Eugalenus, que de donner, comme il a fait, le nom de scorbut à la maladie hypochondriaque, ou à aucune de ses espèces, aux fièvres pestilentielles, aux cancers, aux bubons, etc. Il ne suffit pas de donner pour raison que le temps et la coutume ont consacré les termes : l'ignorance et la coutume ne doivent point avoir de privilége ; elles sont contraires à l'avancement des sciences et des arts.

La maladie hypochondriaque, suivant Sydenham (*l*), est la même chez les hommes que la passion hystérique chez les femmes. La plupart des médecins en conviennent avec lui, à quelques petites différences près. Mais ces maladies n'ont aucune connexion avec le scorbut ; leur siége, leur cause, et surtout leurs symptômes, sont entièrement différents, de sorte qu'il est très-difficile de trouver un symptôme constant qui leur soit commun. — Il est surprenant que des auteurs très-célèbres aient voulu nous persuader que des causes aussi opposées que la chaleur et le froid, les sels alcalis et acides, dussent produire le même ordre de symptômes et la même altération du sang, car, s'ils avaient cru qu'elles produisent des symptômes différents, certainement ils auraient spécifié ceux qui sont propres à chacune de ces causes. C'est ainsi que Boerhaave et Hoffmann, après avoir donné un détail régulier des symptômes, dans lequel ils diffèrent extrêmement l'un de l'autre, assignent à tous les deux une seule et même cause immédiate de tous les scorbuts. Ils supposent que c'est une séparation extraordinaire de la sérosité d'avec la partie rouge, et que la première est dissoute, ténue et âcre, tandis que la dernière est trop épaisse et visqueuse. Boerhaave veut qu'on donne différents noms au scorbut, suivant la différente acrimonie des sels ou huiles (*m*) qui prédominent dans cette sérosité ; ainsi il doit être appelé *muriatique*, *acido-austère*, *fœtide-alcalin*, *rancido-huileux*, etc. (*n*).

---

(*l*) Vid. Diss. Epist. ad Guill. Cole.

(*m*) « Vix equidem plura sulphurum » saliumque genera in hermeticorum er- » gasteriis, quam in sanguine scorbuti- » corum est reperire, » (Charleton, pag. 58.)

(*n*) On pourrait demander à Boerhaave, qui a décrit les symptômes particuliers au commencement, aux progrès et à la

Il aurait été à souhaiter qu'après avoir

---

fin de la maladie, a quelle espèce de scorbut appartiennent les symptômes qu'il rapporte (Aph. 1151) et leur progression si régulière. Il semble, par sa façon de les décrire, et par les remèdes prescrits dans sa matière médicale, qu'ils soient propres à toutes les espèces ; par exemple, il suppose que la putridité des gencives, qui est le signe pathognomonique de cette maladie, comme nous le prouverons dans la suite, est un symptôme commun au scorbut chaud et au scorbut froid, qui sont les espèces les plus opposées de la maladie. Voy. Aph. 1165.

Son traité sur le scorbut n'est, à la vérité, qu'une compilation de différents auteurs. Il a tiré les symptômes de la collection de Sennert, et la curation de Willis ; il en avertit ses disciples dans ses leçons. Mais quiconque lira les auteurs dont il a emprunté la description des symptômes, tels que Wierus, Echthius, etc., verra clairement qu'ils ont décrit une maladie très-différente de celle de Willis. La méthode curative de ce dernier peut convenir aux maladies qu'il a décrites ; mais elle ne convient nullement à la maladie décrite par les premiers sous le nom de scorbut.

J'ai ouï dire que Boerhaave avait décrit une cacochymie sous le nom de scorbut. Mais si on n'entend par là qu'une cacochymie scorbutique, qui doit être la même chose que la maladie connue sous le nom de scorbut, pourquoi confondre les termes et en faire de mauvaises applications ? Cette façon de s'exprimer doit faire confondre la maladie elle-même, et elle a eu des suites très-funestes ; je n'en rapporterai qu'un seul exemple. Le mercure peut être regardé comme un poison dans le scorbut. Kramer nous apprend que quatre cents scorbutiques périrent misérablement pour s'être servis de ce remède. (Voyez la lettre du docteur Granger, partie II, chapitre 2). Cependant Boerhaave le recommande dans un état de la maladie (Aph. 1151, n. 4) où certainement il doit être mortel. D'autres auteurs ont donné dans la même erreur, et se sont servis de son autorité pour lui donner plus de poids. (Voyez Heucher.)

Il est vrai, dit-il, qu'un remède salutaire dans une espèce de scorbut est mortel dans une autre. Mais comment concilier cela avec les causes qu'il assigne de cette maladie ? Elles paraissent toutes devoir produire le même effet, soit qu'elles agissent conjointement ou

assigné, pour seule cause immédiate de toutes les espèces de scorbut (quelque différentes qu'elles fussent à d'autres égards), cette dissolution du sang, et cette séparation de la partie séreuse d'avec la rouge, avec une si grande acrimonie dans la sérosité ; il aurait été à souhaiter, dis-je, que ces auteurs nous eussent donné quelques meilleures raisons pour soutenir cette opinion. Il faut avoir recours ici à Moellenbroek, le premier auteur de cette hypothèse, dans son livre *De variis, seu Arthridite vaga scorbutica.* — Mais il convient de remarquer, avant d'aller plus loin, que cet auteur a décrit comme scorbutique une maladie que Wierus regarde comme très-différente du scorbut, et dont il a

———————

séparément : (il faut en excepter le quinquina, qu'il met au rang des causes de cette maladie, et qui est un très-bon antiscorbutique. Supposons pour un instant qu'elles produisent des effets différents, quelle marque trouvons-nous dans ses aphorismes sur cette maladie, pour distinguer un remède nuisible d'un salutaire ? Il donne, comme j'ai déjà observé, l'uniformité la plus régulière des symptômes ; et les signes pathognomoniques paraissent être les mêmes dans toutes les espèces de scorbut.

Je respecterai toujours l'autorité d'un si grand homme, autant que ce ne sera point aux dépens de la vérité et au détriment du genre humain. Mais on peut lui en opposer une beaucoup plus grande ; c'est l'expérience du médecin qui a été le plus à portée de voir des scorbutiques, et qui a été témoin de la mort de plusieurs milliers de personnes, sans que les aphorismes de Boerhaave lui aient été d'aucune utilité. « Non nisi unica species » veri scorbuti datur, eaque fœtida, pu- » trida, etc., gravissimus est error, quam- » libet cacochymiam, imo etiam cache- » xiam, etc., scorbutum putare ; quum » verus scorbutus species cacochymiæ » singularis sit. » Kramer, Ep. p. 27, 28. De pareils termes vagues ne sont, en effet, qu'un subterfuge de l'ignorance, et on les a reprochés pendant long-temps à la médecine. « Antiquorum cacochymia » et modernorum scorbutus, æqualia ha- » bent fata ; nam nomen suum in omni- » bus illis affectibus dare debent, ubi » causæ morborum et symptomatum nul- » lo alio vocabulo exprimi possunt. Et » sic tanquam asylum ignorantiæ, hæc » nomina consideranda veniunt. » (Junkeri consp. medic. tab. 69.)

donné le premier la description dans un Traité qui a pour titre : *De morbis aliquot hactenus incognitis.* Nous trouvons, dans ce Traité que celle-ci était particulière aux habitants de la Westphalie, et le scorbut à la Hollande, etc. Henri à Bra ayant envoyé à Forestus la description de cette maladie (*die Varen*), ce dernier avoue ingénument qu'il ne l'avait jamais observée, quoiqu'il y eût cinquante ans qu'il pratiquât la médecine. Il croit que c'est une maladie nouvelle et très-différente du scorbut (o). Mais revenons à notre sujet. — Moellenbroek, dans son Traité de ce qu'il appelle la goutte vague scorbutique (p), prétend que la cause immédiate du scorbut est un sel volatil scorbutique. Il observe que ce sel doit être volatil, parce qu'autrement il serait trop adhérent aux parties, comme dans la vraie goutte, et les douleurs ne pourraient point changer de place aussi promptement qu'elles le font dans la goutte scorbutique (q). Par la même raison, la sérosité doit en être le véhicule, comme la liqueur la plus propre à le transporter promptement d'un endroit à un autre. On ne peut point attribuer cette fonction aux autres humeurs visqueuses qui abondent dans les constitutions scorbutiques, et dont le sang tiré des veines prouve l'existence. Il assigne ensuite ces humeurs visqueuses comme la cause de la putridité des gencives et de quelques autres symptômes (r).

Hoffmann fait à peu près le même raisonnement (s) : il croit que la salivation, les douleurs vagues et les hémorrhagies ordinaires dans cette maladie, sont produites par la dissolution et l'acrimonie de la sérosité, et par la séparation d'avec ce qu'il appelle les parties solides du sang. Il regarde la viscosité de ces dernières comme la cause des douleurs fixes, des tumeurs, etc. — Mais il est certain qu'une telle altération du sang n'existe point dans cette maladie. Ceci est prouvé évidemment par les dissections dont nous donnerons l'histoire ci-après (t). Les apparences du sang des scorbutiques

———————

(o) Vid. Obs. medicin. lib. 20.
(p) Page 11.
(q) Page 12.
(r) Page 18.
(s) Medicin. systematic., t. IV, part. V, c. I.
(t) Partie II, chap. VII.

de l'équipage de milord Anson achève-
ront de lever tous les doutes (*u*). Dans
quelque degré de la maladie que ce fût,
et de quelque partie que le sang coulât,
le *crassamentum* était toujours entièrement dissous, et ne se séparait aucunement de la sérosité (*x*). On observait
beaucoup moins encore cette séparation
singulière de la partie rouge et de la sérosité, qu'on a regardée comme la seule
cause immédiate du scorbut, et qui a été
la base de la théorie et de la pratique.—
D'ailleurs, il est absurde de supposer
que la partie rouge du sang soit épaisse
et visqueuse, lorsque la putréfaction est
portée à un aussi haut degré que dans le
scorbut. Toutes les expériences sur le
sang tiré des veines font voir que le *coagulum* se dissout promptement par la putréfaction (*y*). La même chose doit certainement avoir lieu dans toutes les maladies putrides. Le sentiment de ceux qui
font consister la méthode curative de
cette maladie dans la correction des sels
acides ou alcalis, ou de la *tendance* à
l'alcalinité ou à l'acidité qu'ils supposent
dans le sang des scorbutiques, est sujet
à bien des difficultés. — Nous pouvons
leur accorder qu'il peut y avoir dans les
premières voies des sels ou des humeurs
qui aient les marques et les propriétés de
ce qu'on appelle acide ou alcali. Mais
comme le sang d'un animal vivant n'a
jamais été trouvé acide ou alcalin (*z*), il

est très-difficile de leur accorder l'existence de ces qualités dans ce fluide, lorsqu'elles ne se manifestent par aucun signe certain. Ces signes, suivant tous les
auteurs de cette théorie, doivent se montrer principalement dans les premières
voies. Mais, dans le plus haut degré du
scorbut chaud putride, auquel on a donné le nom d'*alcalescent*, le malade ne
perd pas ordinairement l'appétit, n'a
point de rapports putrides, ni aucun des
signes donnés par ces auteurs, comme
les preuves d'une *tendance* à l'alcalescence dans l'estomac et les intestins. On
n'y observe pas non plus ordinairement
une chaleur et une soif excessives qu'on
suppose accompagner toujours l'alcalescence du sang. La plupart des scorbutiques ont au contraire bon appétit, sans
chaleur ni soif, même jusqu'à la mort.

On se serait attendu naturellement à
trouver dans cette maladie, surtout dans
l'espèce qu'on appelle muriatique (1),
une soif excessive et un désir extrême
des boissons délayantes et aqueuses. Il
paraît aussi, du moins selon les principes de la chimie, que les boissons seraient
les remèdes les plus convenables et les
plus efficaces, dans une pareille acrimonie du sang. Hoffmann, grand chimiste
(*a*), qui admet différents sels dans le
sang, comme cause des différentes espèces du scorbut, observe qu'il n'y a
rien de si ridicule que les peines et les
soins qu'on se donne pour les corriger
par des sels opposés. « Je prouverai,
« dit-il, qu'il n'y a qu'un seul moyen de
« corriger les sels morbifiques, de quel-
« que espèce qu'ils soient; c'est en les
« délayant dans une suffisante quantité
« d'eau; ce moyen est le plus efficace et
« le plus assuré. » Son raisonnement est
du moins plausible, car il est certain que
l'eau est le dissolvant propre de tous les
sels. — La signification des mots *acide*

***

(*u*) Ibid.

(*x*) Ceci est confirmé par Kramer.
(Voyez part. III. et les observations de
Granger, ch. v, part. II.)

(*y*) Par les expériences de Pringle, le
*crassamentum* se dissout le premier par
la putréfaction, la sérosité résiste beaucoup plus long-temps; et il paraît
que les particules septiques ou putrides
sont engagées principalement dans le *coagulum*; de sorte qu'il semblerait que l'a-
crimonie devrait résider particulièrement
dans cette partie du sang. (Voy. Pringle,
obs. sur les maladies des armées dans
l'Appendix, Exp. 42.)

(*z*) Quoique l'urine récente de ceux qui
ont pris le remède de mademoiselle Stephens fasse effervescence avec les acides, on n'est pas en droit d'en conclure
que leur sang soit alcalin : la raison en
est sensible. Nos chirurgiens de vaisseaux
les plus expérimentés se sont servis avec
succès de pilules faites avec le savon,
l'ail et la scille, pour la guérison de plusieurs milliers de mariniers, que le scor-

but avait réduits dans un état pitoyable.
C'était leur remède ordinaire : on s'en
est servi encore dans plusieurs hôpitaux,
surtout dans celui de Gibraltar. Ceci fournit un des plus forts arguments contre l'o-
pinion de ceux qui regardent le scorbut
putride, comme d'une nature alcalescente.

(1) Nous prouverons ailleurs que cette
distinction est chimérique, part. II, chapitre 1.

(*a*) Medicin. rati syst, tom. IV, part.
v, cap. I.

et *alcali* n'a pas été suffisamment expliquée et limitée, pour qu'ils puissent servir de fondement solide à aucune théorie des maladies (*b*), à l'exception de celles des premières voies. Car les substances même qu'on regarde généralement comme acides ou comme alcalines, quoiqu'on les ait dans leur plus grande pureté, ne laissent pas de différer extrêmement entre elles par leurs propriétés, et surtout par leurs effets sur le corps humain (*c*). Tels sont, par exemple, les acides dont les vertus sont différentes, suivant qu'ils sont fermentés ou non fermentés, végétaux ou minéraux, les uns atténuant le sang, les autres le coagulant (1). Pareillement les alcalis fixes diffèrent beaucoup des alcalis volatils, quoique purs. Mais comme on ne peut les avoir que rarement dans leur pureté, leurs vertus et leurs propriétés doivent varier encore à l'infini, suivant qu'ils sont différemment préparés, et suivant leurs différentes combinaisons avec d'autres substances.

Enfin l'expérience, qui seule doit décider dans ces occasions, renverse entièrement cette théorie. La pratique nous fait voir que les plantes alcalescentes, le cresson, les oignons, la moutarde et les raiforts, sont d'une grande utilité dans le scorbut chaud, putride, de la mer, dont on a attribué la cause à un alcali. Certains auteurs, séduits par cette théorie, avaient condamné ces plantes, comme nuisibles et pernicieuses dans le scorbut porté à son plus haut degré. Mais on a une preuve démonstrative du contraire dans l'exemple, rapporté par Bachstrom et par d'autres, de ce malheureux qui fut laissé en Groenland, et qui se

guérit par le seul usage du *cochlearia* (*d*) ; et dans l'expérience de tous nos hôpitaux de marine, où les scorbuts les plus putrides, portés au plus haut degré, sont guéris tous les jours par des bouillons faits avec une grande quantité de choux, de céleri, de choux cabus, de poireaux, et d'autres plantes alcalescentes. L'expérience fait voir aussi que les plantes et les fruits acides sont d'une grande utilité dans les mêmes cas. On voit par là l'incertitude de pareilles théories. On doit encore y compter d'autant moins, que de nouvelles expériences ont fait voir que les substances putrides sont différentes des alcalines (*e*). C'est cependant sur la supposition que ces substances avaient une grande ressemblance entre elles, ou qu'elles ne différaient que par le degré, qu'on avait fondé l'hypothèse que nous combattons. Sur ce fondement on a recommandé, dans le scorbut, plusieurs préparations chimiques, peu convenables, et surtout des sels d'une nature opposée à l'acrimonie prédominante, et fort vantés dans de pareils cas : nombre de malades en ont été les malheureuses victimes. Ressouvenons-nous de cette maxime : *Chimia egregia ancilla medicinæ ; non alia pejor domina :* la médecine n'a point de meilleure servante que la chimie, mais point de pire maîtresse.

## CHAPITRE III.

### DE LA DISTINCTION QU'ON FAIT ORDINAIREMENT EN SCORBUT DE MER ET SCORBUT DE TERRE.

Cette maladie a toujours été très-commune sur la mer, et on la connaît parfaitement aujourd'hui sur cet élément, à cause des fréquents voyages dans les parties les plus reculées de la terre. Ses symptômes, quoiqu'en grand nombre, sont réguliers et constants ; de sorte que le plus ignorant matelot en acquiert une

---

(*b*) « Frustra quærimus limites quibus utralibet species contineri debeat. Hinc quam recte ii faciant, non difficilis est conjectura, qui theorias, non chimicas modo, sed et medicas, ex acidorum alcaliumque doctrina, confingunt : dum ne vocabulorum quidem vim intelligunt. » (Joan. Freind, Prælect. Chim., page 12.)

(*c*) Vid. Hoffmann, Obs. phys. chim., lib. II, obs. 29 et 30.

(1) [ Les acides minéraux coagulent le sang dans les animaux vivants ; quant aux acides végétaux, le fait n'est pas si clair. Il y a des expériences pour et contre. Boerhaave a trouvé que le vinaigre délayait le sang ; mais le vinaigre qu'il a employé n'était pas assez concentré. ]

(*d*) Quoiqu'il ne soit pas si âcre que celui de nos pays, il possède cependant cette qualité (voyez la lettre de M. Maudé sur le cochléaria de Groenland, part. II, chap. v) ; elle suffit pour réfuter la fausse opinion où l'on est, qu'il n'y a que les acides qui soient convenables dans le scorbut putride.

(*e*) Voyez les expériences de Pringle.

connaissance exacte dès le premier voyage de long cours qu'il fait. Mais, comme on avait supposé que le scorbut faisait périr beaucoup de personnes sur terre, sans qu'on y aperçût les symptômes ordinaires du scorbut de mer, pas même les plus équivoques, il fallut en faire une espèce différente de celui de mer, et lui donner le nom de scorbut de terre. Ceci était nécessaire pour sauver la réputation du médecin, et pour justifier l'idée qu'il avait de la maladie. — Cette distinction est souvent mise en usage dans la conversation : on la trouve même dans les écrits de certains auteurs. Pour juger de sa justesse, nous examinerons ici quelle certitude nous avons que cette maladie soit la même sur la terre et sur la mer, et quelles sont les preuves particulières sur lesquelles on peut se fonder pour assurer l'identité de deux maladies qui attaquent différentes personnes, dans différents climats, et dans différentes occasions. — Les phénomènes qui se présentent à nos sens, dans une maladie, en sont les symptômes, ou les diagnostics. On leur donne proprement le nom de *symptômes*, soit qu'ils en soient la cause immédiate ou les effets. Un symptôme fait partie de la maladie, et tous les symptômes pris ensemble constituent la maladie : c'est de leur assemblage que nous tirons des conclusions. — Ces symptômes prennent le nom de signes *pathognomoniques* ou *démonstratifs*, quand ils sont propres à la nature de la maladie, et qu'ils l'accompagnent le plus constamment. Ces signes sont les marques les plus évidentes qu'on puisse avoir de l'existence de l'identité des maladies. On a encore une forte preuve de leur identité, si elles sont produites par les mêmes causes et guéries par les mêmes remèdes.

1° Quant aux signes pathognomoniques du scorbut, si nous comparons ses symptômes, tels qu'ils sont décrits par Echthius, Wierus et tous les autres auteurs jusqu'à Eugalenus (a), avec les descriptions qu'on en trouve dans les relations des voyages, principalement dans celle du voyage de milord Anson (b), nous y apercevrons une parfaite conformité dans les signes essentiels (1), et des phé-

(a) Voyez part. III.
(b) Ibid.
(1) On doit faire attention aux différences qui doivent nécessairement se trou-

nomènes si singuliers qu'ils ne se présentent dans aucune autre maladie. Ainsi la putridité des gencives, l'enflure des jambes, et les taches qui caractérisent la maladie décrite par les uns et les autres, avec la raideur de l'articulation du genou qui s'y joint ordinairement dans ses progrès, ne s'observent que dans le scorbut. C'est encore un symptôme particulier à cette maladie que ceux qui en sont attaqués, quoique d'ailleurs se portant bien en apparence, soient sujets à tomber en défaillance au moindre mouvement, ou au moindre effort, et souvent à mourir subitement. — Les auteurs de médecine ont décrit cette maladie comme particulière à certains pays. Nous trouvons dans leurs écrits, qu'une certaine année, elle fut épidémique dans tout le Brabant (c), et pendant quelques autres en Hollande (d). Quoique Forestus eût de fréquentes occasions de voir des gens de mer attaqués de cette maladie, nous ne trouvons dans toutes ses observations que le cas d'un seul marinier. Il confirme la vérité des descriptions qu'il donne du scorbut, par l'histoire de malades qui n'avaient jamais été sur mer, et dont quelques-uns devaient être affectés à un très-haut degré, puisqu'ils mouraient subitement, au grand étonnement de ceux qui lisent l'histoire de leur maladie. Il rapporte un exemple d'une pareille mort. — Dodonée (e), qui a très-bien écrit sur le scorbut, ne fait mention d'aucun marinier attaqué de cette maladie; il rapporte (f), entre autres, le cas d'une personne qui l'avait contractée dans une prison. — En effet, il est à remarquer qu'Olaüs Magnus, qui a donné la première description exacte du scorbut en Europe, en parle comme d'une maladie qui afflige les villes assiégées (g). Les

ver entre des descriptions données par des médecins, et des détails donnés par des gens de mer.

(c) Dodonée, Forestus.
(d) Ronsseus.
(e) Praxis Medica et Observationes.
(f) Cependant il dit ailleurs : « Angli » maritimis commerciis dediti, et nautæ » potissimum stomacace affliguntur, sive » id sit cerevisiæ potu ex aquis palustri- » bus coctæ, sive ex aëris putredine, cœ- » lique nebulis aut vaporibus; hujus nos- » tri instituti explicare non est. » (Historia stirpium.)
(g) Voyez part. III, chap. I.

symptômes qu'il rapporte sont les mêmes que ceux qu'on observe constamment sur la mer. Adrien Junius, médecin hollandais, historien et contemporain de Ronsseus, en a donné vers le même temps une description très-élégante (*h*) — Plusieurs auteurs encore ont appelé le scorbut de mer *la maladie hollandaise*, entres autres le célèbre François Gemelli Carreri, qui a écrit les meilleures relations de voyages qu'on ait en italien. En effet, les symptômes de cette maladie sont aujourd'hui uniformes, tant sur mer que sur terre, en Hollande (*i*), en Groenland (*k*), en Hongrie (*l*), à Cronstadt (*m*), à Wibourg (*n*), en Écosse (*o*), etc. Ceci prouve suffisamment l'absurdité de l'opinion de plusieurs auteurs qui ont assuré que le scorbut avait entièrement changé de face, depuis les premières descriptions qu'on en avait publiées.

2° Pour ce qui est des causes, elles sont les mêmes, tant sur mer que sur terre. Car nous prouverons amplement dans la suite (*p*), que toutes celles qui concourent à la production de cette maladie sur la mer se rencontrent aussi sur la terre. Mais, comme elles subsistent plus long-temps, et qu'elles sont portées à un plus haut degré sur ce premier élément, la maladie y parvient ordinairement à un plus haut degré de malignité. — Ceci suffit pour réfuter les auteurs qui prétendent que cette maladie est particulière aux mariniers, et qu'elle est produite par les aliments grossiers dont on se sert sur mer, par l'eau corrompue et par l'air de la mer. De plus, l'observation de tous ceux qui ont pratiqué la médecine sur la mer prouve combien Eugalenus (*q*), Willis et leurs sectateurs se trompent, lorsqu'ils assurent que la maladie qu'ils décrivent est proprement

---

(*q*) Eugalenus pratiquait à Embden et dans d'autres endroits de la Frise orientale, où l'air froid, humide et grossier, les eaux crues et malsaines dont se servent les habitants de la côte, et le *crassus et nauticus victus*, pour me servir de ses termes, rendaient le scorbut général. On doit convenir cependant que cette maladie n'y fut jamais aussi épidémique, ni aussi fatale que sur les vaisseaux. Toutes les causes auxquelles Eugalenus l'attribue se trouvent réunies et portées à un plus haut degré sur la mer que sur la terre. De trois cent cinquante hommes dont la santé était confiée à mes soins, quatre-vingts furent attaqués de cette maladie ; j'ai vu mille scorbutiques dans un même hôpital, mais je n'ai jamais observé qu'aucun d'eux eût les maladies décrites par Eugalenus. De tous ceux qui ont pratiqué la médecine sur la mer, je n'ai vu personne qui adopte les principes de cet auteur, et qui suppose que toutes les maladies y soient compliquées avec le scorbut ; aucun d'eux ne prétend que les maladies les plus extraordinaires qui se présentent sur la mer soient (comme Eugalenus le supposait à Embden et à Hambourg) le scorbut caché sous des apparences trompeuses, et qu'elles ne puissent être guéries sans les antiscorbutiques, lesquels manquent rarement dans ces occasions. Nos chirurgiens de vaisseaux, et les médecins et chirurgiens des hôpitaux de marine, dans quelques-uns desquels il y avait rarement moins de mille malades, n'auraient certainement pas manqué d'observer l'efficacité des antiscorbutiques, et la nécessité indispensable d'en faire usage. Le journal de M. Yves est une preuve de la variété des maladies qui se présentent sur la mer sans la moindre complication avec le scorbut (Voyez la fin du chapitre I, partie II). Si, comme Eugalenus le prétend, le scorbut met souvent le malade au tombeau, avant que les gencives et des jambes soient affectées, ou qu'il paraisse des taches sur le corps, c'est un fait que nous n'avons point observé. Mais, quoiqu'on puisse condamner avec justice Eugalenus comme l'auteur de ces absurdités, ceux qui l'ont suivi ont fait cependant un plus grand mal en les réduisant en système. On a proposé des traitements et des remèdes non-seulement inutiles, mais même très-dangereux pour la plupart.

---

(*h*) « Hollandiæ itaque peculiari dono » natura dedit proventum lætum Britan» nicæ herbæ (il la nomme ensuite co» chléaria), quam præsentanei remedii » vim præbere in profliganda sceletyrbo » et stomacace experiuntur cum incolis » exteri quoque : quibus malis dentes la» buntur, genuum compages solvitur, ar» tus invalidi fiunt, gingivæ putrescunt, » color genuinus et vividus in facie dis» perit, livescunt crura, ac in tumorem » laxum abeunt. » (Hist. Bataviæ, c. 15.)

(*i*) Voy. les obs. de Pringle sur les maladies des armées, page 40.

(*k*) Acta Haffnien, vol. v, obs. 75.

(*l*) Kramer.

(*m*) Sinopée.

(*n*) Nitzch.

(*o*) Voyez la lettre de M. Granger, partie II, chap. II.

(*p*) Partie II, chap. II.

une maladie de mer. On peut en dire autant des différentes espèces de scorbut que Boerhaave fait venir des causes dont nous avons parlé ci-dessus.

Mais nous avons des reproches bien plus sévères à leur faire ; car leurs ouvrages, bien loin d'être utiles aux praticiens, lorsqu'ils ont à traiter le véritable scorbut, sont plutôt dangereux. Je pense qu'il n'en est pas besoin d'autre preuve que la lettre de Kramer au collège des médecins de Vienne. Leur doctrine a induit en erreur quelques-uns des meilleurs écrivains : je citerai pour seul exemple Sinopée. Cet auteur a décrit la maladie d'après l'observation, mais malheureusement il a pris ses remèdes dans ces auteurs. Je suis moralement sûr que, sans cela, elle n'aurait pas été portée au haut degré où elle le fut alors à Cronstadt, et auquel elle parvient ordinairement tous les printemps : car il paraît qu'elle diminue tous les ans dans cette ville, plutôt par le changement du temps, que par les secours des médecins.

3° La curation des maladies scorbutiques, contractées sur mer ou sur terre, est entièrement la même. Pour s'en convaincre, on n'a qu'à lire les observations de Bachstrom et de Kramer, et plusieurs autres histoires rapportées dans ce traité. On verra encore que les premiers remèdes que le hasard fit découvrir au vulgaire, et qui ont été recommandés par les premiers auteurs, sont aujourd'hui les plus estimés et les plus efficaces. Tout praticien qui a traité de pareilles maladies n'a besoin, pour preuve de ces faits, que de son expérience. — Enfin, s'il est nécessaire d'ajouter l'autorité à ces preuves convaincantes, j'alléguerai celle du savant monsieur Mead (r). Les événements extraordinaires rapportés dans les voyages de milord Anson le portèrent à faire des recherches exactes sur cette matière. Il s'en entretint avec ce seigneur : il examina les originaux des observations de ses chirurgiens, et conclut en conséquence que cette maladie était la même que le scorbut de terre, et qu'elle n'en différait que par le degré de malignité. — Si l'on objecte à cela que, quoique le scorbut de mer se rencontre souvent sur terre, et quoiqu'il soit, comme il a été prouvé démonstrativement, la seule maladie décrite par les premiers auteurs, comme particulière aux pays froids et marécageux qu'ils habitaient ; si on objecte, dis-je, qu'on entend néanmoins par ce qui peut être appelé scorbut de terre, pour le distinguer du premier, une maladie ou une classe de maladies dont les symptômes sont différents de ceux du scorbut de mer et des pays marécageux, alors il est nécessaire de définir, de décrire, et de caractériser cette espèce singulière, afin de la distinguer de la première. Ce serait rendre un grand service au genre humain ; mais c'est ce qu'aucun médecin n'a fait jusqu'ici. Les auteurs modernes les plus célèbres, tels que Boerhaave, Hoffmann et Pitcairn, n'ont fait aucune distinction de cette espèce, ni dans les causes, ni dans le diagnostic, ni dans aucune partie de la description qu'ils donnent de cette maladie. Je cite ces auteurs, parce qu'ils ont eu une pratique fort étendue, outre l'avantage d'avoir lu tous les livres qui ont été écrits sur cette matière.

On peut dire encore qu'il y a certaines maladies, telles que les éruptions cutanées, des ulcères, une espèce de mal de dents, etc., auxquelles on a donné depuis long-temps le nom de scorbutiques, terme introduit par nos prédécesseurs, dont la plupart des praticiens sont convenus de se servir aujourd'hui, et qu'il est peut-être nécessaire de conserver, n'étant pas facile d'assigner un nom propre à chaque maladie, ou au cas de chaque malade en particulier. — Pour répondre à cela, il faut examiner d'abord de quelle manière et dans quel temps ce terme devint si général, et pourquoi ces ulcères, la gale, etc., furent nommés scorbutiques. Je crois qu'il n'y a point de doute qu'on donna d'abord ce nom aux ulcères et aux éruptions cutanées qui ne cédaient pas promptement aux remèdes (s). Musgrave (t) nous apprend que la crainte du scorbut avait si fort alarmé toute l'Europe dans le dernier siècle, comme il paraît par les formules des praticiens de ce temps, que tout l'art de la médecine paraît avoir été employé à combattre cette calamité générale : on croyait qu'il se joignait à toutes les autres maladies (u), et qu'il leur com-

---

(r) Discourse upon the scurvy, page 97.

(s) Vid. Sydenham.

(t) De Arthritide symptomatica, pag. 98.

(u) Voyez la note (s), chap. I. — [Nom-

muniquait sa malignité. Ainsi ce terme fut originairement consacré par l'ignorance et par la fausse idée que cette maladie était extrêmement générale. Nous aurions à la vérité quelque peine à concevoir comment des auteurs dont les opinions sont si absurdes, tels que ceux qu'on a regardés comme les meilleurs sur le scorbut, et qui ont introduit ce nom général, ont pu parvenir à un si haut degré de réputation, si nous ne savions par expérience combien on est porté à admirer tout ce qui est extraordinaire. Il semble que nous ayons la faculté d'apercevoir les erreurs légères, tandis que les plus grandes absurdités nous frappent, nous étonnent, s'emparent de notre raison, et font de la non-vraisemblance un nouveau motif de croyance. Peu de gens aujourd'hui veulent employer leur temps à la lecture de ces auteurs : ainsi leur mérite est peu exa-

---

bre de médecins de nos jours, même des plus célèbres, sont de ce sentiment. Une maladie résiste-t-elle aux remèdes, a-t-elle quelque chose de singulier : ils n'hésitent point à accuser un vice scorbutique. Ils croient même apercevoir ce virus dans toutes les maladies chroniques, comme d'autres voient de la malignité dans toutes les maladies aiguës où ils ne connaissent rien. Est-il possible qu'on se fasse illusion à ce point? Quoi! parce qu'une maladie est rebelle, il faut nécessairement qu'elle soit scorbutique, vérolique ou écrouelleuse! Le dérangement des digestions, le vice des dents dans les vieillards, les maladies de la peau, les dartres et autres éruptions cutanées dans les enfants, les douleurs rhumatismales, etc., ne sauraient-ils subsister sans le scorbut? Mais les antiscorbutiques, disent-ils, réussissent quelquefois dans ces cas. D'accord. Mais ces remèdes antiscorbutiques ne peuvent-ils donc guérir que le scorbut? Leur vertu atténuante, savonneuse, apéritive, ne peut-elle être efficace que dans ce cas? Que dirait-on d'un médecin qui assurerait que la gangrène est de la nature des fièvres intermittentes vernales, parce qu'il aurait observé de bons effets du quinquina dans ces maladies? Avouons-le : dire que certaines maladies opiniâtres sont scorbutiques, c'est une honnête façon de confesser qu'on n'y connaît rien. Mais il est inutile de s'arrêter plus long-temps sur ce sujet. M. Lind prouvera suffisamment combien cette opinion est éloignée de la vérité. ]

miné, et on les estime sur la foi des autres.

Si on objecte encore que la dénomination de ces maladies doit être conservée, parce qu'elle est généralement reçue aujourd'hui ; je répondrai que, sur le même principe, on peut conserver les termes les plus ridicules dans tous les arts. Cette même difficulté se présenta au chancelier Bacon, et aux premiers réformateurs des sciences en Europe. La *savante* ignorance de leur siècle ( s'il est permis de s'exprimer ainsi ) était cachée sous le voile épais d'un jargon inintelligible. Mais ils s'aperçurent qu'il était nécessaire, pour la solide restauration des sciences, de bannir tous les termes qui n'avaient été introduits que pour en cacher les imperfections. — Il y a peu de personnes qui aient eu l'occasion de lire plus d'auteurs que moi sur le scorbut. Il est peu de livres ou d'observations sur cette maladie que je n'aie vus. Or, toutes les nouveautés sont sujettes aux contradictions : je ne me serais pas exposé à avancer une doctrine extraordinaire, si j'avais pu caractériser, avec quelque sorte de convenance, quelque espèce de scorbut différent de celui qui fait le sujet de ce Traité. Mais, lorsque je voulus tenter de le faire, je ne trouvai point deux auteurs qui fussent d'accord, dont la doctrine fût établie sur des faits et des observations. J'observai que dix cas auxquels dix praticiens donnaient le nom de scorbutiques, examinés et comparés, n'avaient point la moindre analogie les uns avec les autres. A cette occasion, j'aurais pu suivre l'exemple de quelques auteurs ; et, désapprouvant les premières distinctions, en introduire de nouvelles, conformes ou à l'opinion reçue dans le pays ; et ainsi, en adoptant les erreurs vulgaires, j'aurais tâché de les établir et de les confirmer ; ou à de nouveaux principes ; et alors j'aurais pu multiplier les absurdités, comme fait chaque praticien particulier qui croit être en droit de donner à ce qu'il lui plaît le nom de scorbut, sans être fondé, pour le faire, ni sur l'autorité des bons observateurs, ni sur les véritables principes de la médecine. — Un traité complet sur les causes, la curation, etc., de toutes les maladies auxquelles on donne communément le nom de *scorbut*, serait d'une très-grande utilité. Mais ce n'est pas une chose aisée à faire ; et on aurait pu s'attendre également qu'un auteur qui aurait vécu dans un pays ou dans un temps où l'on attribuait aux sortiléges les maladies les plus opiniâtres et les plus extraordinaires, et qui se serait donné la peine de bannir de la médecine de pareilles erreurs, eût pu nous donner un traité des maladies et des phénomènes différents qui étaient attribués à ce mal imaginaire.

Il a été ordinaire aux praticiens ignorants et paresseux de rapporter tous les cas auxquels ils n'entendaient rien à l'une ou à l'autre de ces causes. C'est la remarque d'un très-savant praticien moderne (*x*). — Pour ce qui est de la nécessité de retenir le nom, si on croit qu'un mot vide de sens soit nécessaire en médecine, *si vulgus vult decipi, decipiatur*. Je vais cependant mettre devant les yeux les effets pernicieux de ces termes vagues et indéterminés. Si l'utilité du genre humain n'est pas un motif suffisant pour faire abandonner de pareilles dénominations, je crains fort que toute autre raison ne soit inutile. — Premièrement, les jeunes praticiens et les étudiants en médecine croient ne rien ignorer de leur art dès qu'ils savent ce nom général de scorbut, qui comprend presque toutes les maladies ; parce qu'ils peuvent trouver dans les différentes pharmacopées, si communes aujourd'hui, un très-grand nombre de formules pour la cure de cette maladie. — Secondement, les vieux praticiens, en rapportant au scorbut (*y*) plusieurs maladies différentes et singulières, empêchent les véritables progrès de leur art. Il n'y a cependant qu'un seul moyen par lequel on puisse espérer de perfectionner la médecine. Ce moyen consiste dans l'histoire exacte et fidèle des maladies, distinguées soigneusement les unes des autres, à l'exemple des botanistes dans la description des plantes. Les maladies de la peau sont aujourd'hui une classe très-nombreuse. Les anciens ont pris beaucoup de peine pour les distinguer les unes des autres, et ont traité cette matière fort au long. Mais les modernes les ont rangées presque toutes, depuis le plus haut degré de la lèpre, jusqu'à la gale et aux dartres ordinaires, sous le nom de scorbut (*z*). Ils ont confondu avec celles-ci la face couperosée, la teigne, la plupart des éruptions cutanées ordinaires dans le printemps, l'érysipèle, etc. On a même regardé le scorbut comme la cause des ulcères *dysépulotiques* (1), surtout de ceux des jambes, et de plusieurs autres maladies, dont la nature est des plus opposées au véritable scorbut. Les causes de toutes ces différentes maladies ne peuvent être rangées convenablement sous aucune des divisions du scorbut qu'on a introduites jusqu'ici, et on ne peut point connaître par ce moyen leur nature particulière ; ce qui est absolument nécessaire pour leur curation. — Troisièmement, enfin, on est parvenu, par le moyen de ces distinctions vagues, à confondre le véritable scorbut au point que quelquefois les meilleurs praticiens ne le reconnaissent

---

(*x*) « Mos adeo invaluit, ut hodie me» dici imperitiores, si quando ex certis » signis neque morbum, nec causam ejus » rite possunt cognoscere, statim scorbu» tum prætendant, et pro causa scorbu» ticam acrimoniam accusent. Deinceps » non raro accidit, ut adfectus quidam » sæpe plane singularis, cui portentosa » spastico-convulsiva junguntur sympto» mata, in artis exercitio occurrat; et tunc » usu receptum est, ut illum vel ad fas» cinum vel ad malum scorbuticum reji» ciant. » (Freder. Hoffmann, medic. system., tom. IV, pag. 369.)

(*y*) « Notandum est quod, quando multa » symptomata numerantur, tunc esse co» gitandum de nomine congeriem morbo» rum indicante, ut scorbutus. » (Waldschmid, Praxis. Medic. rationalis.)

(*z*) Le docteur Pringle observe avec raison que c'est improprement qu'on a donné en général le nom de scorbut à la gale, à différentes espèces de dartres, etc. Il remarque que la gale est inconnue dans les endroits marécageux des Pays-Bas, où le véritable scorbut est très-fréquent et très-mauvais. Dans le véritable scorbut, dit-il, il y a toujours une putréfaction des humeurs lente, mais générale; au lieu que la gale et les dartres affectent les personnes dont les humeurs sont très-différemment constituées. Les véritables taches scorbutiques sont d'une couleur livide, ne sont point couvertes de croûtes, ne s'élèvent point au-dessus de la peau, etc. Voyez le chapitre sur la gale, dans ses observations sur les maladies des armées. — Il observe dans l'Appendix que le scorbut muriatique et le putride ne diffèrent point l'un de l'autre, et que l'espèce de cette maladie qu'on supposée venir d'un acide est du moins très-improprement nommée.

(1) On a donné le nom de *dysépulotiques* aux ulcères qui se cicatrisent difficilement.

pas lorsqu'il se présente réellement. C'est ce qui fut cause de la mort de tant de milliers d'Allemands en Hongrie (a), où le médecin de l'armée et tout le collége des médecins de Vienne, avec le secours de tous les livres qui ont été écrits sur cette matière, ne purent point remédier à cette terrible calamité. C'est par la même raison que nombre de malades sont traités tous les jours sur terre d'une manière peu convenable, comme doivent l'avoir observé ceux qui connaissent le scorbut. C'est de là encore que sont venues les pernicieuses méthodes qu'on a recommandées sur mer, et qu'on n'a que trop souvent mises en pratique.

## CHAPITRE IV.

### DU SCORBUT CONTRACTÉ DANS LE SEIN DE LA MÈRE, HÉRÉDITAIRE ET CONTAGIEUX.

Il y a eu différents sentiments sur les causes et la propagation de cette maladie. Quelques-uns ont cru qu'on la contractait dans le sein de la mère, et que des parents scorbutiques en transmettaient à leurs enfants les terribles semences. On a pensé aussi qu'elle devait quelquefois son origine à une nourrice scorbutique. — Horstius (a) avait le discernement si fin qu'il s'aperçut que l'aïeul pouvait infecter son petit-fils, quoique son propre fils fût exempt de cette maladie. Il attribue les progrès de la contagion en Hollande, à la coutume où l'on est de se donner des baisers en se saluant. Il regarde avec compassion le sort des malheureux enfants, que tout le monde est obligé d'embrasser, crainte d'offenser leur famille. Il n'est nullement surpris que cette maladie soit si commune dans les villes anséatiques et dans la Basse-Saxe, parce qu'on ne se sert à table que d'un seul verre, et qu'il y a presque toujours parmi les convives quelque scorbutique, dont les gencives sont putrides, et dont la salive peut infecter toute la compagnie. Sennert assure qu'elle se communique par les embrassements vénériens. Boerhaave, Hoffmann et presque tous les auteurs la regardent comme une maladie contagieuse. Charleton croyait qu'il y avait plus de gens qui la contractaient par contagion que de toute autre

façon. — Plusieurs de ces sentiments chimériques ne demandent aucune réfutation sérieuse. Il n'est en effet nullement probable que le scorbut soit ce qu'on peut appeler une maladie héréditaire ou contractée dans le sein de la mère. Rarement voyons-nous qu'il parvienne à un haut degré, sans l'influence de quelques causes externes sensibles ; et l'expérience fait voir que, lorsqu'il est léger et commençant, on peut la plupart du temps le guérir promptement et facilement.

Il est plus important d'examiner soigneusement s'il est réellement contagieux, comme l'ont assuré hardiment la plupart des auteurs. On ne peut connaître les effets des poisons contagieux qu'à *posteriori*. Les raisonnements à *priori* ne servent de rien. Ces auteurs auraient donc dû nous donner des histoires constatées de personnes qui eussent été infectées de cette manière, sans que les autres causes qui produisent toujours cette maladie y eussent influé aucunement ; mais c'est ce qu'ils ne font nulle part. Nous voyons au contraire que partout où cette calamité a été générale, on a reconnu qu'elle était due à des causes puissantes et universelles ; et que, dans les temps qu'elle a été le plus épidémique, ceux qui ont pris les mesures convenables pour se soustraire à l'influence de ces causes, n'en ont point été infectés. C'est ainsi qu'en Hongrie, où elle fit de si grands ravages, il n'y a pas long-temps, parmi les troupes allemandes, le médecin de l'armée fut surpris qu'aucun officier, même le plus subalterne, n'en fût attaqué (b). — Sur la mer, où la fréquence de cette maladie fournit le plus d'occasions pour décider cette question, on ne l'a jamais regardée comme contagieuse. Si elle l'avait été, il est impossible qu'on ne s'en fût pas aperçu. Comme on connaît, par de funestes expériences, les progrès rapides et les grands ravages que font toutes les maladies contagieuses, telles que les fièvres, les dysenteries, etc., parmi un nombre de personnes si étroitement renfermées, on a coutume de mettre en usage plusieurs précautions pour empêcher qu'elles ne se répandent davantage. On sépare les malades du reste de l'équipage, on jette les lits et les habits de ceux qui sont morts. Dès qu'on est arrivé

---

(a) Vid. Krameri epistolam de scorbuto.

(a Tractatus de scorbuto.

(b) Kramer.

dans un port, on débarque ceux qui sont attaqués de ces maladies ; on nettoie ensuite le vaisseau, et on le parfume. Mais, comme une longue et constante expérience a suffisamment prouvé que le scorbut n'est point contagieux, on ne prend jamais ces sortes de précautions. Dans les cas légers, et même lorsque les gencives sont très-putrides, on garde souvent les malades sur le bord, et on les y guérit. Il n'y a point d'exemple que ces personnes aient jamais infecté le reste de l'équipage ; ou que ceux qu'on débarque aient porté l'infection dans les hôpitaux, quoique, dans plusieurs autres occasions, les maladies contagieuses introduites dans ces hôpitaux y fassent de grands ravages.

Lorsque le scorbut est épidémique sur la mer, il attaque régulièrement ceux que des causes manifestes y ont déjà disposés. Il n'y a d'abord pendant long-temps que les simples matelots qui en soient affectés : les domestiques subissent souvent le même sort ; et, quoiqu'ils se servent des mêmes verres et de la même vaisselle que leurs maîtres, rarement voit-on qu'un officier, même le plus subalterne, en soit attaqué. — Je pourrais rapporter plusieurs faits bien attestés, qui prouvent, sans laisser aucun doute, que cette maladie ne se communique point en buvant dans le même verre, en couchant dans le même lit, ni même par le contact le plus intime ; mais il est inutile de multiplier les preuves d'une chose si universellement connue : l'exemple suivant peut suffire. Un prisonnier français fut attaqué du scorbut sur le vaisseau du roi le *Salisbury*. La putridité de ses gencives était portée à un si haut degré, que je n'en ai jamais observé de pareille. Sa bouche répandait une puanteur insupportable, même à une certaine distance. Cependant, quoiqu'il bût et mangeât dans le même verre et dans le même plat que cinq de ses camarades, pendant quinze jours, ceux-ci n'en furent point infectés, et arrivèrent au port en parfaite santé. — Cette maladie ne se communique point par l'infection des cadavres. Les dissections faites à Paris (c) des sujets les plus putréfiés, morts de cette maladie, ne paraissent point avoir produit aucun effet de cette espèce. — On peut juger par là combien se sont trompés les auteurs qui ont cru que cette terrible calamité s'était répandue par contagion, des pays septentrionaux, où elle a pris naissance, sur toute la terre.

(c) Voyez Mémoires de l'Académie des sciences, année 1699, page 257.

# SECONDE PARTIE.

## CHAPITRE PREMIER.

### LES VRAIES CAUSES DU SCORBUT, TIRÉES DES OBSERVATIONS QU'ON A FAITES, TANT SUR MER QUE SUR TERRE.

Le scorbut est produit principalement par l'action de certaines causes externes et éloignées. Il est plus ou moins épidémique, et sa malignité plus ou moins grande, suivant que ses causes sont permanentes ou accidentelles, et qu'elles agissent avec plus ou moins de violence. — Ainsi, lorsque les causes qui le produisent sont générales et portées à un haut degré, il devient épidémique, et fait de très-grands ravages. C'est ce qui arrive souvent sur les vaisseaux, dans les voyages de long cours ; quelquefois dans les armées (a) : tel fut le cas des troupes impériales en Hongrie (b) ; fréquemment dans les villes étroitement assiégées, comme dans la garnison saxone à Thorn (c) ; au siége de la Rochelle et à Stettin (d) : d'autres fois il ravage des pays entiers, comme il fit dans le Brabant en 1556 (e), et en Hollande en 1562 (f). — Secondement, lorsque les

(a) Vid. Nitzch.
(b) Kramer.
(c) Vid. Bachstrom.
(d) Krameri epistola, pag. 23.
(e) Dodonæus et Forestus.
(f) Ronsseus.

causes sont fixes ou permanentes, ou qu'elles subsistent presque toujours dans un endroit, le scorbut y est endémique, comme en Islande, en Groënlande (g), à Cronstadt (h), dans les parties septentrionales de la Russie (i), et dans la plupart des pays septentrionaux connus jusqu'aujourd'hui en Europe, depuis le soixantième degré de latitude, jusqu'au pôle arctique. Autrefois il était encore particulièrement endémique dans plusieurs parties des Pays-Bas, en Hollande et en Frise : dans le Brabant, la Poméranie et la Basse-Saxe (k), et dans quelques endroits du Danemarck (l), de la Suède et de la Norwége (m), principalement sur les côtes maritimes. — Enfin, lorsque les causes sont moins fréquentes, et qu'elles sont plus particulières à un petit nombre de personnes, la maladie est alors sporadique, comme en Angleterre (n), en Irlande, dans plusieurs endroits de l'Allemagne, etc.

Cela posé, en considérant les circonstances particulières, la situation et la manière de vivre de ceux qui sont sujets au scorbut, et en observant avec attention ce qui donne toujours lieu à cette maladie, ce qui peut en garantir, et ce qui augmente ou diminue sa malignité, nous serons en état de juger non-seulement des causes principales qui la produisent, mais encore des secondaires qui peuvent y influer. Il est de la dernière conséquence de rechercher les véritables sources de cette maladie, pour pouvoir les éloigner ou les corriger; car c'est de là que dépend en grande partie la cure préservative. Nous commencerons par considérer la situation de ceux qui sont sur la mer, parmi lesquels le scorbut est si souvent épidémique. J'ai observé (o), lorsqu'il était question de prouver l'identité de cette maladie sur la mer et sur la terre, que les causes qui la produisent sur la mer se trouvent également sur la terre dans un moindre degré. Mais, avant de déterminer les vraies causes qui la rendent si souvent épidémique sur la mer, je crois qu'il est à propos de considérer celles auxquelles on l'a attribuée communément, et qui cependant ne la produisent point. — Plusieurs auteurs ont attribué cette maladie à la grande quantité de sel marin (p) dont les mariniers sont obligés de faire usage dans leurs aliments : on l'a nommée pour cette raison scorbut *muriatique*. — Je ne déciderai point si ce sel, au lieu de produire le scorbut, le prévient au contraire pendant quelque temps, à cause de sa vertu antiseptique. Mes expériences ne m'autorisent point à tirer cette conclusion; cependant elles prouvent évidemment qu'il ne cause point cette maladie, et qu'il n'augmente point sa malignité. Car, dans les courses dont nous parlerons dans la suite, et où le scorbut régna avec beaucoup de violence, on avait coutume de faire boire l'eau de la mer en qualité de doux purgatif. On m'a dit que l'amiral Martin, et plusieurs officiers de sa flotte, en avaient fait usage pendant tout leur voyage. Pour moi, j'ai mis à l'usage de cette eau purgative plusieurs malades attaqués de la gale et d'ulcères opiniâtres aux jambes; et j'en ai vu de très-bons effets, surtout dans le dernier cas : cependant aucun d'eux, après en avoir continué l'usage pendant un mois, n'a eu le moindre symptôme scorbutique (1). — L'expérience suivante achèvera de lever tous les doutes. Je pris deux malades dont les gencives étaient très-putrides, les jambes enflées et les tendons du jarret retirés. Je leur fis prendre tous les jours une demi-pinte d'eau salée et quelquefois plus. (Je faisais alors des expériences pour voir les effets des différents remèdes dans cette maladie, et dont je parlerai plus amplement par la suite). Ils continuèrent à faire usage de ce remède pendant quinze jours, et au bout de ce temps, je ne m'aperçus point qu'ils se trouvassent plus mal en aucune manière. Ils étaient dans le même état que ceux qui n'avaient pris aucun remède (q). Je suis convaincu, par cette

_______________

(g) Herman. Nicolai. (vid. acta Haffn.)

(h) Sinopœus.

(i) Vid. Comm. Litt., Nov., ann. 1734, p. 162.

(k) Wierus, Ronsseus, etc.

(l) Vid. Concil. Facult. Med. Haff, de scorbuto.

(m) Brucæus.

(n) Voyez la description du scorbut qui régna au Fort-Guillaume, par M. Granger.

(o) Part. I, chap. III.

*Lind.*

_______________

(p) Listeri exercitatio de scorbuto.

(1) Bartholin a employé avec succès l'eau de mer pour arrêter le progrès de la pourriture dans le scorbut. Act. Haffn., ann. 1673, p. 7.

(q) Cette expérience a été souvent ré-

expérience, que le sel marin, ou du moins la boisson de l'eau salée, ne dispose aucunement la constitution du corps à cette maladie.

Je ne prétends pas par-là que, quoique l'eau de la mer, qui abonde en sel marin, n'influe aucunement dans la production du scorbut, il en soit de même des viandes et des poissons salés : on verra le contraire par la suite. La saumure des viandes, en particulier, est d'une qualité différente du sel marin purifié, ou de l'eau salée. L'expérience fait voir que ce sel peut être embarrassé dans les huiles animales, surtout dans le porc salé, de façon qu'on ne peut l'en dégager qu'avec beaucoup de peine, par le moyen de lavages réitérés dans une très-grande quantité d'eau. Ainsi, comme ces sortes d'aliments ne peuvent être dépouillés de cette qualité saline, ils ne peuvent point dans plusieurs cas fournir une nourriture douce et onctueuse, telle que celle qui est nécessaire pour réparer les pertes du corps. Il est remarquable que les forces vitales peuvent changer la nature des autres sels (1), c'est-à-dire les convertir en une espèce de sel ammoniacal ou particulier au règne animal : au lieu que le sel marin paraît éluder la force des solides et des fluides, et on le retrouve, sans qu'il ait subi aucune altération, dans l'urine de ceux qui en ont pris. — Ainsi le sel marin ne contribue point à produire le scorbut, quoique les viandes durcies et conservées par son moyen puissent y contribuer, en ce qu'elles sont difficiles à digérer, et qu'elles ne peuvent point fournir une nourriture convenable. Ceci est encore confirmé par l'expérience journalière des mariniers. On les prive généralement, dès qu'ils se plaignent du scorbut, de tout aliment salé ; malgré cela, la maladie augmente avec beaucoup de violence. D'autres fois, au contraire, elle paraît, quoiqu'on ait en abondance des viandes fraîches sur le vaisseau : tel fut le cas des vaisseaux de l'amiral Anson, lors-

qu'ils quittèrent la côte du Mexique (r). — D'autres ont supposé que le corps humain est constitué de façon, que la santé et la vie ne peuvent se conserver long-temps sans l'usage des végétaux récents, des herbes et des fruits, et qu'une longue abstinence de ces sortes d'aliments est la seule cause du scorbut (s). Si cela était, nous devrions trouver dans les anciens des descriptions très-exactes de cette maladie. Ils paraissent avoir fait leur étude principale de l'art de la guerre ; et leur façon d'assiéger les villes était généralement de les bloquer, jusqu'à ce que la famine forçât les assiégés à se rendre. Or, comme ces villes soutenaient plusieurs mois et quelquefois des années, sans qu'elles eussent des végétaux récents ; il n'y a point de doute que nous ne dussions trouver que le scorbut y faisait périr beaucoup de personnes, long-temps avant que les magasins de provisions sèches fussent épuisés. Leurs siéges étaient de beaucoup plus longue durée que la plupart de ceux d'aujourd'hui, et même plus que le blocus de Thorn, qui dura cinq mois, et sur lequel Bachstrom a établi cette supposition. Suivant ce principe, cette maladie devrait être beaucoup plus fréquente qu'elle ne l'est : car il y a des personnes dans tous les pays, qui, par goût, mangent peu de végétaux, ou même point du tout ; outre cela, il y a certains pays qui en sont privés pendant cinq ou six mois de l'année ; par exemple, dans plusieurs endroits des montagnes d'Écosse, de la nouvelle Finlande, etc., où cependant le scorbut n'est pas commun. — Il serait ennuyeux de rapporter un grand nombre d'exemples du contraire :

_____

(r) Voyez part. III, chap. II. M. Mead, qui fut exactement informé de leur situation, observe que dans cette occasion les provisions de viande fraîche et l'eau de pluie en abondance ne leur furent d'aucune utilité. (Discourse on the scurvy, page 100.) — L'exemple des troupes allemandes en Hongrie est une preuve que quelquefois les viandes salées ne contribuent nullement à produire cette maladie. Elles ne se servaient ni de bœuf, ni de porc salé ; au contraire, elles avaient le bœuf frais à très-bon marché. (Vid. Kramer epistolam, page 33.) Les armées russiennes n'avaient aucune espèce de provision salée. (Vid. Nitzch.)

(s) Observatio circa scorbutum, auctore F. Bachstrom.

_____

pétée, et il y a des personnes qui ont cru en apercevoir de bons effets. (Voyez le chap. IV.)

(1) M. Lind entend sans doute par ces autres sels, les sels essentiels des plantes, les tartres solubles, etc., car il est probable que tous les sels neutres formés par l'union d'un acide minéral à un alcali fixe, ne peuvent point être décomposés dans le corps humain.

tout le monde sait que des équipages demeurent plusieurs mois sur la mer, avec leur nourriture ordinaire, sans être attaqués du scorbut. J'ai fait une course qui dura trois mois, pendant lesquels aucun marinier ne mangea de végétaux récents d'aucune espèce ; et, quoique pendant tout ce temps on fît bouillir le bœuf et le porc salé dans de l'eau de la mer, faute d'eau douce, nous retournâmes cependant au port sans le moindre symptôme scorbutique. J'ai connu des mariniers qui s'étaient nourris, pendant tout un voyage de trois ans, des seuls provisions du vaisseau, faute d'argent pour acheter quelque chose de meilleur, et nommément des végétaux récents. Ils faisaient si peu d'attention à ce qui pouvait être utile à leur santé, qu'ils dépensaient le peu d'argent qu'ils pouvaient se procurer, à acheter de l'eau-de-vie et des liqueurs spiritueuses. Quelques ognons et autres choses semblables étaient toutes leurs provisions. Rarement firent-ils, pendant tout le voyage, plus de deux ou trois repas par mois avec des végétaux. Malgré tout cela, ils furent exempts du scorbut.

Mais il est remarquable que, dans les deux campagnes que je fis sur le vaisseau du roi le *Salisbury*, dont je parlerai dans la suite, et où j'eus occasion de faire des observations sur cette maladie ; il est remarquable, dis-je, que le scorbut commença à régner sur ce vaisseau, de même que dans toute l'escadre qui croisait sur la Manche, moins de six semaines après que nous fûmes partis de Plymouth, où on avait toute sorte de végétaux en abondance. On aurait cru qu'une pareille nourriture aurait suffisamment préparé le corps des mariniers contre cette maladie. Cependant, dans un si court espace de temps, dans deux mois, de quatre mille hommes dont cette flotte était composée, il y en eut au moins quatre cents qui furent attaqués du scorbut (*t*). Cette maladie fut portée à un plus haut degré qu'on ne s'y serait attendu, quand même ils auraient été privés de végétaux pendant six mois sur terre, comme nos montagnards et plusieurs autres. Mais ce qui met hors de doute que la maladie ne fut point occasionnée uniquement par le défaut d'une nourriture végétale pendant un si court espace de temps, c'est que le même équipage du vaisseau le *Salisbury* fut entièrement exempt du scorbut dans des courses beaucoup plus longues, quoiqu'il fût également privé de végétaux récents ; il est bien étonnant que dans la course la plus longue que fit ce vaisseau, tandis que j'en étais chirurgien, il n'y eût qu'un seul scorbutique, lequel fut attaqué de cette maladie à la suite d'une fièvre intermittente. Cette course dura depuis le 10 août jusqu'au 28 octobre, ce qui fait près de trois mois, que l'équipage fut privé d'une nourriture végétale. Ainsi, quoiqu'il soit certain que l'usage des végétaux récents soit efficace pour prévenir le scorbut, et extrêmement utile pour le guérir ; et quoique l'abstinence de ces sortes d'aliments soit, dans certaines circonstances, comme nous le dirons dans la suite, la cause *occasionnelle* de cette maladie ; cependant il n'y a point de doute qu'il n'y ait sur la mer d'autres causes très-puissantes. Nous leur donnerons le nom de *causes prédisposantes*, pour les distinguer de l'occasionnelle. Ces causes doivent quelquefois être extrêmement actives pour produire une calamité aussi générale, que celle qui affligea l'escadre de milord Anson (*u*), en passant au cap Horn. Ils n'avaient été guère plus de trois mois sur mer, lorsque presque tous furent attaqués du scorbut, dont plus de la moitié périrent : tandis que des pays entiers se servent de la même nourriture que les mariniers, et même d'aliments plus malsains, et que

---

(*t*) Lorsque la flotte retourna à Plymouth, M. Huxham fit cette remarque suivante, dans le mois de juillet 1746. « Terribilis jam sævit scorbutus inter » nautas, præcipue quos secum reduxit » Martin, classis occidentalis præfectus. » Excruciantur perplurimi ulceribus fœ- » dis, lividis, sordidis, ac valde fungosis : » mirum est profecto et insolitum, quam » brevi tempore spongiosa caro, fungi ad » instar, his ulceribus succrescit, etsi » paulo ante scalpello derasa, atque inter- » dum ad magnitudinem enormem. Non » solum miseris his, at vere utilibus ho- » minibus, per se infensa est maxime » scorbutica lues, sed et illos etiam omni » pene morbo, qui ab humorum corrup- » tione pendet, obnoxios admodum red- » dit : febribus nempe putridis, mali- » gnis, petechialibus, pessimo variolarum » generi, dysenteriæ cruentæ, hæmorrha- » giis, etc., multo magis adeo bonis his » fuit exitio quam bellicum fulmen. » (Obs. de aëre et morbis epidemicis.)

(*u*) Voyez la troisième partie, chap. II.

beaucoup de personnes s'abstiennent de végétaux, pendant des années entières, sans presque aucun inconvénient.

Quelques-uns ont avancé que le scorbut était produit par une corruption particulière à l'air renfermé des vaisseaux; corruption qu'ils ont attribuée principalement à l'eau croupissante dans le fond de cale. Mais, si cela était, ceux qui y sont le plus exposés devraient en être plus sensiblement affectés. Tels sont les charpentiers qui sont obligés souvent de mesurer toutes les quatre heures la quantité d'eau qui est au fond de cale. Ils souffrent alors beaucoup, ainsi que lorsqu'ils raccommodent les pompes, et ils sont presque tous suffoqués par les exhalaisons qui s'en élèvent. Ils sont, de tout l'équipage, ceux qui couchent le plus près de cette eau corrompue, et on ne manque point d'exemples de charpentiers que cette vapeur empestée a fait mourir subitement. Il ne paraît point cependant, soit par ma propre expérience, soit par les relations que j'ai pu rassembler, qu'ils soient plus sujets au scorbut que le reste de l'équipage. — Quant aux autres inconvénients qui résultent de la malpropreté d'un endroit étroit, et de la transpiration d'un grand nombre de personnes, ils ne sont point particuliers aux vaisseaux : les prisons, les hôpitaux et autres endroits trop remplis de monde y sont également sujets. Mais, quels que puissent être les mauvais effets d'un air aussi corrompu, il est certain que le scorbut n'en est point la suite naturelle et ordinaire. Ceci mérite une attention très-particulière, afin de déterminer les véritables effets de cette mauvaise disposition de l'air. Elle produit, en tous temps et en tous lieux, une fièvre maligne extrêmement contagieuse, connue sous le nom de *maladie des prisons* (1). C'est presque la seule maladie qu'on observe dans les vaisseaux qui transportent tous les jours un grand nombre de personnes en Virginie : parmi lesquelles il y en a peu, ou même point, qui soient attaquées du scorbut. On observe la même chose dans les vaisseaux trop remplis de soldats. Généralement, toutes les fois que beaucoup de personnes sont retenues pendant long-temps dans un vaisseau bien fermé, elles contractent à la fin cette fièvre, sans qu'aucune d'elles soit attaquée du scorbut (1), excepté, comme il peut arriver quelquefois, que le corps affaibli et épuisé par la maladie précédente ne soit rendu plus susceptible du scorbut, lorsque les autres causes qui le produisent y concourent. J'ai eu occasion souvent de voir cette maladie contagieuse produite par un air putride; mais je n'ai jamais observé que le scorbut régnât en même temps, ni après.

Vers la fin de l'année 1760, le gouvernement chargea un capitaine de vaisseau hollandais de transporter deux cents hommes dans notre colonie de la nouvelle Écosse (2). Le capitaine, contre les ordres exprès qu'il avait reçus, retint ces malheureux dans le vaisseau, sans leur permettre de monter sur le tillac, aussi souvent qu'il était nécessaire pour conserver leur santé. Ils contractèrent en conséquence cette fièvre maligne, et il en périt la moitié. Cependant aucun de ces malades ne devint scorbutique après qu'il eût été guéri de cette fièvre, soit pendant qu'ils furent sur mer, soit après leur débarquement, et il n'y eut personne dans le vaisseau qui fût attaqué du scorbut (x). — Quoiqu'on n'ait

---

(1) [ M. Pringle a donné un excellent traité de cette fièvre dans ses observations sur les maladies des armées. ]

(1) [ Lorsque les troupes anglaises s'en retournèrent en Angleterre sur la fin de la dernière guerre, cette fièvre maligne régna avec violence sur les vaisseaux qui les transportaient. Le trajet fut long; et le temps orageux qu'on éprouva obligea les soldats à demeurer renfermés la plupart du temps sous le tillac. L'air en conséquence se corrompit; ce qui produisit la fièvre maligne, et non le scorbut.] (Voyez Pringle, Obs. sur les maladies des armées, part. 1, sur la fin du ch. viii.)

(2) C'étaient des réfugiés du Palatinat.

(x) Une fièvre pétéchiale de cette espèce fit autant de ravage que la peste, pendant six mois, sur le vaisseau le *Dragon*, de 60 pièces de canon et de quatre cents hommes d'équipage. Je n'eus jamais, pendant ce temps-là, moins de soixante ou soixante-dix malades (c'est M. Yves qui parle). Plusieurs d'entre eux eurent jusqu'à trois et quatre rechutes; il périt plus des quatre cinquièmes de notre équipage. C'était un spectacle des plus affreux. M. Blincow, mon premier aide, y perdit bientôt la vie. Un aide d'un autre vaisseau, que nos besoins obligèrent le chef d'escadre à nous donner, mourut aussi. Peu s'en fallut que mon second

jamais observé que l'air putride seul ait produit le scorbut, il faut convenir cependant qu'il contribue beaucoup à en augmenter la malignité : et, lorsqu'il règne en même temps une constitution scorbutique épidémique, ces deux causes concourent à produire une fièvre maligne scorbutique, dont j'aurai occasion de parler lorsqu'il sera question des symptômes de cette maladie. — Mais l'expérience fait voir que le scorbut simple fait souvent de grands ravages dans les vaisseaux même où l'air a été renouvelé, et qu'on a eu soin de tenir propres. J'ai ouï dire que l'équipage du vaisseau le *Namur*, dans son expédition aux Indes orientales, fut attaqué du scorbut lorsqu'il arriva au fort Saint-David (quoiqu'il fût en très-bonne santé au cap de Bonne-Espérance) malgré l'usage de l'ingénieuse machine de *Sutton* (y); et tous

les soins qu'on prit de tenir le vaisseau de milord Anson extrêmement propre, après qu'il eut quitté la côte du Mexique, n'arrêtèrent point les progrès de cette fâcheuse maladie. — D'ailleurs on sait que le scorbut peut être parfaitement guéri dans l'air impur des vaisseaux. L'histoire suivante en est un exemple mémorable.

Le vaisseau du roi, le *Guernesey*, après avoir croisé à la hauteur de Cadix, conduisait à Lisbonne soixante et dix personnes de son équipage, attaquées du scorbut. Il y en avait plusieurs dont la maladie était fort avancée, et même à son dernier période. Comme la peste régnait alors à Messine, nos vaisseaux ne pouvaient obtenir la *pratique* (1) dans aucun port, qu'avec beaucoup de difficulté : de sorte qu'il fut impossible de les débarquer. Une autre circonstance très-fâcheuse se joignit à celle-là. On fut obligé, pour cacher un si grand nombre de malades à la visite des officiers de santé, de les enfermer pendant quelque temps dans un endroit étroit. Ils furent transportés en conséquence dans le magasin du capitaine, où l'air est généralement plus mauvais que dans aucun autre endroit du vaisseau. Cela ne fut point exécuté, sans que plusieurs fussent en danger de perdre la vie. Malgré toutes les précautions possibles, ils tombaient en faiblesse, et ils durent leur conservation à l'habileté de leur chirurgien, et à la libéralité du capitaine, qui leur fournit abondamment les vins les plus cordiaux. Cependant, tous ces malades guérirent avant de quitter le port, et sans avoir été débarqués. Le vaisseau fit rigoureusement la quarantaine les quinze premiers jours; après lesquels on fut obligé d'être extrêmement circonspect dans les permissions qu'on accordait de sortir du vaisseau, même à

---

aide, M. Thomas Peck, maintenant chirurgien à Deal, n'y terminât ses jours. Nous perdîmes encore mon frère qui commandait les soldats sur le bord, plusieurs officiers de l'état-major, et soixante de nos meilleurs matelots. Parmi tous ces dangers, la providence voulut que je ne fusse point attaqué de cette maladie, ce qui a paru surprenant à tous ceux qui ont été informés de notre situation, et des fatigues que j'essuyai, étant destitué de tout secours. Mais de tous ces malades, il n'y en eut aucun dont la maladie fût compliquée avec le scorbut; et nul de ceux qui guérirent de cette fièvre ne fut attaqué du scorbut, au moins de six mois après cette maladie; c'est un des plus longs intervalles que nous ayons jamais passés sans éprouver les attaques du scorbut.

(y) Lorsqu'on eut reçu des nouvelles de l'amiral Boscawen, par lesquelles il mandait du Cap que son escadre avait généralement joui d'une très-bonne santé, on attribua avec beaucoup de raison ce bonheur à l'utilité de la machine de *Sutton*. Il paraît cependant que, s'ils furent exempts du scorbut, ce fut principalement à cause que leur passage fut heureux, et que, dans les différents endroits où ils abordèrent, l'habile général qui les commandait leur procura des rafraîchissements convenables. Le chirurgien de l'hôpital du Fort *S.-David* m'a dit que les équipages des vaisseaux de guerre qui abordent à ce fort sont aussi sujets au scorbut que ceux dont les vaisseaux ne sont point pourvus de cette machine. — Nos vaisseaux qui vont tous les ans en Groënlande, lesquels sont vastes, com-

modes, et ne transportent précisément que le nombre de personnes nécessaires, prouvent, sans laisser aucun doute, que l'air putride et renfermé, les mauvaises provisions et l'eau corrompue n'ont souvent aucune part à la production de cette maladie. Pour s'en convaincre, on n'a qu'à lire la relation qu'en donne M. Maudé, insérée dans le cinquième chapitre de la seconde partie de cet ouvrage.

(1) [ C'est une permission de négocier qu'on accorde dans les ports d'Italie aux capitaines de vaisseau, sur un certificat de santé. ]

ceux qui étaient assez bien rétablis : car leur mauvais visage aurait pu découvrir leur état aux Portugais. Ce vaisseau n'avait point de ventilateur ; et il est naturel de croire que, parmi un si grand nombre de malades, il pouvait y avoir quelque négligence dans ce qui concerne la propreté : néanmoins ils se rétablirent tous.

L'auteur du voyage de milord Anson (z), après avoir prouvé évidemment la fausseté de plusieurs spéculations concernant cette maladie, et après avoir rejeté, avec raison, quelques opinions communément reçues sur sa nature et ses causes, propose une conjecture ingénieuse, qui mérite d'être considérée attentivement. Il s'exprime ainsi : « On » ne parviendra peut-être jamais à con- » naître parfaitement la source de cette » maladie. Mais, en général, on conçoit » facilement que, comme tout animal » vivant a besoin de respirer continuel- » lement un nouvel air, et comme cet air » est un fluide d'une nature si particu- » lière, que, sans perdre son élasticité, » ou aucune de ses qualités sensibles, il » peut devenir inhabile à cet usage, par » le mélange de quelques exhalaisons » très-subtiles et imperceptibles ; on » conçoit, dis-je, que les vapeurs qui » s'élèvent de l'Océan peuvent avoir la » propriété de rendre l'air moins propre » à la vie des animaux qui sont accoutu- » més à vivre sur la terre, à moins qu'el- » les ne soient corrigées par des vapeurs » d'une autre espèce, que la terre seule » est peut-être en état de fournir ».

Il n'est pas douteux que l'air (1), ce mixte composé de débris de presque tous les corps, n'ait plusieurs propriétés que nous ne connaissons point, et que, peut-être, nous ne connaîtrons jamais, par lesquelles les animaux sont différemment affectés. Nous ne savons pas même certainement quel est dans ce fluide le véritable principe qui conserve et soutient la vie. Ce n'est donc que par les effets que nous pouvons juger de l'existence de cette qualité occulte, qu'on peut supposer particulière à l'air de l'Océan. Suivant cette supposition, ces effets doivent être plus sensibles et plus dangereux dans le milieu de l'Océan, et dans les

endroits les plus éloignés des continents et des îles, puisque c'est dans ces sortes d'endroits qu'on est le moins à portée de recevoir les salutaires influences de l'air de la terre, qu'on suppose si nécessaires pour soutenir la vie. Mais l'expérience a fait voir que des vaisseaux qui croisaient sur certaines côtes, à très-peu de distance du rivage, étaient aussi sujets à cette maladie, supposé même qu'ils ne le fussent pas davantage, que ceux qui croisaient dans le milieu de l'Océan. Cependant l'air de ces côtes diffère extrêmement de celui de la pleine mer : il est imprégné de beaucoup d'exhalaisons terrestres ; et il est presque le même que celui qu'on respire dans les ports. En général, il est certain que le scorbut paraîtra beaucoup plus tôt, et régnera avec plus de violence, toutes les circonstances étant d'ailleurs les mêmes, dans une escadre qui croisera dans la mer Baltique et dans la Manche, ou sur les côtes de la Norwége et à la baie d'Hudson, que dans un autre qui demeurera aussi long-temps dans l'Océan atlantique. On a souvent observé que les équipages des vaisseaux qui croisaient sur la Manche étaient violemment attaqués du scorbut en très-peu de temps ; tandis que d'autres vaisseaux avec lesquels ils étaient partis du même port, et dont par conséquent l'eau et les autres provisions étaient les mêmes, mais qui les quittaient bientôt et gagnaient le milieu de l'Océan pour aller aux Indes, ou aux îles Canaries, ou à Cadix, étaient presque exempts de cette maladie. Quant à moi, il m'a été impossible d'observer aucune altération dans nos malades attaqués du scorbut, soit que nous demeurassions plusieurs jours sur les côtes de France, soit que nous fussions à une plus grande distance de la terre. Cependant le changement de temps produisait des effets remarquables sur les scorbutiques dans l'une et l'autre de ces positions. — Les vaisseaux sont souvent attaqués de cette maladie, même sans sortir du port. Plusieurs mariniers de la flotte de l'amiral Matthews, dans le long séjour qu'elle fit à la rade d'Hières, devinrent scorbutiques, même à un très-haut degré ; on en envoya quelques centaines à l'hôpital de Port-Mahon. La même chose arriva lorsque notre flotte était à Spithead, et même dans le havre de Portsmouth. Cette maladie, en effet, n'est point particulière à l'Océan, et on l'a vue plusieurs fois régner avec autant

---

(z) M. Walter.

(1) Il faut entendre l'air de l'atmosphère.

de violence sur la terre que sur la mer *(a)*.

Il paraît, par ce qui a été dit jusqu'ici, que les causes prédisposantes de cette maladie ne sont pas constantes sur la mer, mais seulement accidentelles. Car, quoiqu'on accorde que l'air de la mer dispose toujours à la constitution scorbutique, cette maladie devient souvent épidémique et fait de grands ravages dans des voyages très-courts. Ce malheur arrive même à des vaisseaux qui, auparavant, ont croisé beaucoup plus long-temps dans le même endroit sans en être attaqués; les circonstances, quant à l'eau et aux autres provisions, étant les mêmes. Ainsi les équipages des vaisseaux de milord Anson jouirent d'une parfaite santé pendant quatre mois qu'ils croisèrent sur l'Océan Pacifique pour attendre le vaisseau *Acapulco*. Une autre fois, au contraire, après avoir laissé la côte du Mexique, le scorbut devint très-épidémique en moins de sept semaines, quoiqu'ils eussent des provisions récentes et de l'eau douce en abondance. Enfin, lorsque cette maladie régna avec tant de violence en passant le cap Horn, elle fit périr plus de la moitié de l'équipage en moins de temps qu'ils n'avaient demeuré sur mer, pendant qu'ils avaient joui d'une si parfaite santé. — J'eus occasion de voir régner cette maladie avec beaucoup de violence pendant deux courses que je fis sur la Manche, sur le vaisseau du roi le *Salisbury*; la première dura six semaines en 1746, et la seconde onze, en 1747. Il est remarquable que, dans plusieurs autres longues courses que nous fîmes sur la Manche (une entre autres depuis le 10 août jusqu'au 28 octobre), nous n'eûmes qu'un seul scorbutique; je ne me souviens point d'avoir vu dans aucune autre personne la moindre apparence de scorbut. Cette maladie commença à régner, dans les deux campagnes dont j'ai parlé, un mois ou six semaines après que nous eûmes quitté le port. L'eau était très-douce, sans aucune marque de corruption, et les vivres en si bon état qu'on ne pouvait les soupçonner d'avoir occasionné une maladie si générale, étant de la même nature que ceux que nous avions eus dans les courses précédentes. Le capitaine Georges Edgcumbe

fournissait tous les jours aux scorbutiques des aliments récents, tels que des bouillons faits avec du mouton et de la volaille, et même des mets de sa table; malgré cela, de trois-cent-cinquante hommes qui composaient l'équipage, nous en débarquâmes à Plymouth, au bout de deux mois et demi, quatre-vingts attaqués de cette maladie, à un degré plus ou moins considérable.

Il faut observer maintenant que nous fîmes ces deux courses dans les mois d'avril, mai et juin, et que nous eûmes, surtout dans le commencement, un temps froid, pluvieux, et beaucoup de brouillards. Dans nos autres voyages, au contraire, le temps fut généralement très-beau, à la réserve de quelques courses que nous fîmes en hiver. Je ne vois point d'autre raison pourquoi cette maladie fut si fréquente dans ces deux courses, et qu'elle ne parut point dans les autres, que la différence du temps : toutes les autres circonstances étaient entièrement les mêmes. J'ai souvent remarqué que les scorbutiques se trouvaient généralement plus mal après des pluies abondantes, ou lorsque le temps était continuellement chargé de brouillards, et surtout après un temps orageux et pluvieux. Ils étaient soulagés, au contraire, lorsque le temps devenait plus sec et plus chaud pendant quelques jours. Je suis persuadé que tous ceux qui ont eu occasion d'observer cette maladie sur la mer *(b)*, ou

---



*(a)* Voyez le cas des troupes impériales en Hongrie, et des armées russiennes, part. III.

*(b)* Extrait d'une lettre de M. Murray. — Il n'est pas douteux qu'un air humide et un temps couvert et froid ne soient la principale de toutes les causes antécédentes ou efficientes de cette maladie. Nous en eûmes un exemple dans une course que nous fîmes sur le vaisseau le *Canterbury*, avec le *Norwich*. Nous fûmes croiser près des îles de Bahama, après avoir demeuré six mois dans le port de Louisbourg, où les mariniers avaient différents poissons en abondance, de bon pain, de l'eau douce et de très-bonnes provisions. Le temps fut presque toujours orageux, chargé de brouillards et humide. En moins d'un mois, le scorbut fut très-épidémique sur l'un et l'autre vaisseau : cinquante personnes de notre équipage en furent attaquées au bout de six semaines; notre compagnon le *Norwich* en eut soixante-dix. Une autre fois, au contraire, le temps étant différent, nous avions passé presque autant de temps sur mer, avant que cette maladie

qui considéreront attentivement la situation des mariniers, conviendront que *l'humidité* de l'air est la *principale cause prédisposante* de cette maladie. Certaines constitutions en sont affectées plus tôt et plus dangereusement. Tels sont ceux que de longues maladies ont affaiblis, ou qui, par une nonchalance naturelle, ne font point d'exercice; et enfin ceux qui s'abandonnent à la tristesse et à la mélancolie. On peut considérer ces différentes conditions comme les *causes secondaires prédisposantes* de cette maladie.

---

parût, et il s'en fallut beaucoup qu'elle ne fût aussi épidémique. Je vais rapporter les circonstances particulières de la première cause. — Nous partîmes du cap Breton, le 29 novembre 1745. Nous étions deux jours après à 43 degrés 18 minutes de latitude, et le 11 décembre à 39 degrés 56 minutes; nous croisâmes à ce degré ou environ, jusqu'au 7 janvier. Les vents varièrent si fort qu'il est très-difficile de déterminer vers quel point de la boussole ils penchèrent davantage, ou dans lequel ils demeurèrent plus long-temps. Dans le commencement du mois, le temps fut extrêmement froid, humide et chargé de brouillards; il devint plus chaud à mesure que nous nous éloignâmes de ce degré de latitude; mais il fut toujours humide, comme il paraît par le journal suivant: — Décembre, depuis le 1 jusqu'au 5, 11, 16, 18, 21—25, 27, 29, pluie. — Les 1, 2, 3, 4, 6, 7, 10, 11, 14, 15, 27, 31, vent frais. — Le 3 et le 29, tonnerre et éclairs. — Le 1, brouillard. — Le temps fut couvert pendant presque tout le mois. — Le mois de janvier fut en général plus tempéré. Il ne fut cependant pas fort chaud, eu égard au degré de latitude où nous étions. — Les 2, 6, 10, 13, 15, 16, 18, 19, 24, 25, 26, 31, pluie. — Le 2, calme. — Les 6, 7, 9, 10, 12, 16—20, 24, 25, 26, 31, vent frais. — Le temps fut couvert pendant sept jours, mais sans brouillards. — Les maladies que ce temps occasionna furent, d'abord des pléthores causées par le passage subit du chaud au froid; quelques fièvres aiguës, et en particulier deux fièvres ardentes qui emportèrent les malades. Le scorbut commença à paraître vers la fin de décembre; seize personnes en furent attaquées avant le milieu de janvier, et nous n'avions pas moins de cinquante scorbutiques, lorsque nous arrivâmes à S.-Thomas le 25 du même mois. Le vaisseau le *Norwich* en avait soixante-dix, comme je l'ai déjà dit.

On peut supposer que l'atmosphère est toujours plus humide sur la mer que sur la terre; ainsi il y a toujours une plus grande disposition à la constitution scorbutique sur cet élément que sur la terre, où l'on respire un air pur et sec. Mais, quand même on supposerait que la constitution de l'air y est la même, les inconvénients qu'on souffre dans un vaisseau pendant un temps humide sont infiniment plus grands que ceux auxquels on est exposé sur la terre. Les mariniers sont obligés de respirer cet air humide nuit et jour, et de coucher souvent sur des lits mouillés, à cause des écoutilles, qu'on est obligé de laisser ouvertes. Sur la terre, au contraire, on a plusieurs moyens de se garantir de ses pernicieux effets; on a des habits secs et chauds, on fait de bons feux, on se tient dans de bons appartements bien fermés, etc. Il n'est pas douteux que le fréquent transport des couvertures sur le tillac, pour défendre des injures du temps ceux qui faisaient leur service, n'ait été une cause de la fréquence du scorbut, dans les deux courses dont nous avons parlé. Ces couvertures furent quelquefois percées par la pluie, et demeurèrent dans cet état pendant plusieurs jours, le mauvais temps continuel ayant empêché de les faire sécher. — Quiconque connaît les mauvais effets qui s'ensuivent de coucher dans des appartements humides et dans des draps mouillés, et presque à la belle étoile, sans avoir rien de sec ou de chaud pour se couvrir, ne sera point surpris du ravage que le scorbut fit dans l'équipage de milord Anson, s'il considère d'ailleurs le temps orageux qu'ils eurent à essuyer.

Dans ces sortes d'orages, la violence du vent élève de la mer une espèce de pluie fine qu'il fait tomber sur le vaisseau. L'équipage ne respire, pendant plusieurs semaines, qu'un air chargé de parties aqueuses. Les vagues sont portées avec impétuosité sur les ponts, mouillent ceux qui y font leur service, comme s'ils avaient été plongés dans la mer, et envoient continuellement une grande quantité d'eau dans l'intérieur du vaisseau. La pluie et la neige accompagnent ordinairement ces sortes de temps. Les secousses violentes que reçoit le vaisseau l'endommagent; l'eau y entre par plusieurs endroits et se répand directement sous les lits. Le vaisseau est alors le logement le plus humide et le plus malsain qu'on puisse imaginer. Le feu, le soleil,

de fruits, de semences et d'autres aliments végétaux. Les nations septentrionales trouvent qu'une nourriture solide, tirée du règne animal, convient mieux dans leur climat. De même, il me semble évident que des aliments secs et grossiers, tels que ceux dont on use sur la mer, sont très-sains, et qu'on ne pouvait pas trouver de meilleure nourriture pour des gens qui travaillent beaucoup, et qui, étant en bonne santé, font un exercice convenable dans un air sec et pur. Il est certain que, dans de pareilles circonstances, les mariniers se nourrissent de ces sortes d'aliments pendant plusieurs années, sans aucun inconvénient. Mais, lorsque la constitution du corps est prédisposée à la corruption scorbutique par les causes dont nous avons parlé [ nous ferons voir dans un autre endroit que leur effet est d'affaiblir les forces (g) digestives], cette nourriture contribue d'une manière très-sensible à produire cette maladie, plus tôt ou plus tard, suivant que le corps est différemment disposé.

En général, les convalescents sont les premiers qui en ressentent les effets. Ils ont été extrêmement affaiblis par leur maladie, et leurs forces digestives ne peuvent point élaborer de pareils aliments. Ainsi, dans le mois de mai de l'année 1747, où nous eûmes beaucoup de maladies inflammatoires, particulièrement des péripneumonies, tous ceux qui en guérirent devinrent extrêmement scorbutiques. Ceux qui vivaient dans l'indolence, et qui ne faisaient que peu ou point d'exercice, en furent ensuite attaqués : on sait que l'exercice est un des meilleurs moyens pour aider la digestion. Lorsque la maladie eut acquis de nouvelles forces, elle affecta ceux qui en avaient été attaqués à un haut degré l'année précédente, leurs humeurs ayant conservé une tendance à la corruption scorbutique. Elle devint ensuite plus générale; mais ne régna que parmi les simples mariniers, et particulièrement parmi les plus nouveaux. Les gens qu'on embarque par force y sont extrêmement sujets, à cause de la tristesse dans laquelle ils sont plongés. — J'ai observé, dans les deux courses dont nous avons parlé, que la maladie régna avec plus de violence et fut plus commune lorsqu'on n'eut plus de petite bière et qu'on se

servit de l'eau-de-vie à sa place. — Il faut maintenant examiner la nourriture dont les mariniers sont obligés de se servir. Comme elle paraît être la principale cause occasionnelle du scorbut, il est à propos de considérer les aliments dont on se sert sur mer dans leur meilleur état : car l'expérience prouve que cette maladie fait souvent de très-grands ravages, malgré la bonté de l'eau et des autres provisions, et qu'elle ne peut point être guérie sans le changement de nourriture. Mais, si dans cet état les aliments contribuent si fort à la production de la maladie, quels mauvais effets ne devons-nous pas en attendre lorsqu'ils sont mal conditionnés ; par exemple, lorsque le bœuf est pourri, le porc rance, le biscuit et la farine moisis, et l'eau corrompue ! Ces sortes d'accidents sont ordinaires sur la mer, et doivent nécessairement produire de mauvais effets dans une maladie aussi putride.

On doit remarquer, en général, que la nourriture dont on use sur mer est extrêmement grossière, visqueuse, et difficile à digérer. Elle est composée de substances farineuses non fermentées, de poissons secs et de viandes salées ou séchées. Mais il est à propos d'entrer dans un détail plus particulier. — Dans notre flotte royale, dont l'abondance et la qualité des provisions surpassent celles des vaisseaux de toutes les autres nations, on donne à chaque matelot une livre de biscuit par jour : c'est un des principaux articles de leur nourriture (1).

_______________

(1) On ne sera pas fâché, je crois, de trouver ici le détail des provisions qu'on donne en France aux équipages des vaisseaux du Roi, ou autres armés par les particuliers. — L'ordonnance porte qu'il sera donné par semaine quatre repas de viande, trois de poisson et sept de légumes. — La ration de chaque matelot, par jour, sera composée de dix-huit onces de biscuit, poids de marc, et de trois quarts de pinte de vin, mesure de Paris. — Les dimanches, mardis et jeudis, on donnera vingt onces de lard cru pour dîner à sept hommes ; les lundis, trois livres et demie de bœuf sans pieds ni tête. — Les mercredis, vendredis et samedis, on leur donnera vingt-huit onces de morue crue. — Le souper sera composé chaque jour de vingt-huit onces de pois, gruau, fèves, haricots, ou autres légumes crus, ou de quatorze onces de riz cru aussi. — Tous ces aliments seront assaisonnés,

_______________

(g) Chap. VI.

deux causes, elle est portée constamment à un plus haut degré de malignité. Ainsi nous voyons que le scorbut est plus fréquent en hiver qu'en été, et dans les pays froids que dans les pays chauds. Les vaisseaux qui voyagent dans le Nord, comme en Groënlande, et sur la mer Baltique, y sont particulièrement sujets ; au lieu que dans le Midi cette maladie est causée ordinairement par les pluies continuelles qui y règnent dans certaines saisons, et principalement par la longue durée des navigations. Mais la combinaison de l'humidité et du froid est la véritable cause et la plus fréquente de cette maladie : et on éprouve qu'un degré excessif de froid, tel que celui qui se fait sentir en Groënlande, etc., augmente extrêmement sa malignité. — Je ne considérerai point ici les effets de ces causes sur le corps humain (e) ; il suffit de remarquer que l'humidité est la cause générale de la putréfaction ; et qu'un air humide et chaud produit les maladies putrides les plus malignes, même la peste, comme il paraît par l'observation constante de tous les médecins, depuis Hippocrate jusqu'à aujourd'hui. Mais, lorsque l'humidité est jointe à d'autres circonstances particulières, telles qu'une nourriture grossière et le froid, etc., elle dispose particulièrement à la corruption scorbutique. — L'air humide de la mer devient encore beaucoup plus nuisible, étant renfermé dans un vaisseau, sans être suffisamment renouvelé. On sait que toutes les fois que l'air est dans cet état, il perd son élasticité et devient très-pernicieux aux animaux qui le respirent. On sait encore qu'il devient beaucoup plus dangereux lorsqu'il est renfermé avec une eau croupissante ; il est alors disposé plus promptement à la putréfaction. Le grand nombre de personnes qui le *respirent* continuellement dans les vaisseaux l'échauffent et le remplissent de différentes exhalaisons putrides. De là l'empressement, l'envie extrême de respirer l'air de la terre, et le grand soulagement que ressentent les scorbutiques dès qu'ils sont transportés sur le rivage. Ce n'est pas que la vapeur de la terre produise sur eux un autre effet que sur une personne qui a demeuré long-temps dans un air humide, renfermé et malsain, tel que celui d'une prison, d'un cachot, ou d'un apparte-

ment humide. Tout le monde reçoit le même soulagement, lorsqu'après avoir demeuré long-temps dans une ville extrêmement peuplée et sale, on vient respirer l'air de la campagne parfumé de différentes odeurs.

Le défaut de végétaux récents est encore une cause très-puissante de cette maladie sur la mer : lorsqu'elle est jointe à la première pendant long-temps, rarement manque-t-elle de la produire. On peut supposer que ces sortes d'aliments empêchent les mauvais effets de l'air froid et humide, ou, avec plus de vraisemblance, qu'ils corrigent la qualité des aliments secs et difficiles à digérer, dont on est obligé de se nourrir sur mer. L'expérience, en effet, prouve suffisamment que les végétaux récents et les fruits mûrs sont non-seulement les remèdes les plus efficaces pour la guérison du scorbut, mais qu'ils en sont encore les meilleurs préservatifs. La difficulté de les avoir sur mer, et l'air humide auquel on est exposé pendant long-temps, sont les véritables causes de la fréquence et de la grande malignité du scorbut sur cet élément. — Nous avons considéré ci-dessus (f) la nourriture dont on est obligé de se servir sur mer, comme une cause occasionnelle du scorbut, parce qu'elle détermine, d'une façon particulière, les effets des causes prédisposantes à la production de cette maladie. Il n'est pas difficile de se convaincre de la réalité de cette distinction, ou de comprendre comment la nourriture la plus saine, dans des circonstances particulières, produira certainement une maladie. Par exemple, si une personne qui habite les endroits marécageux de la province de Lincoln ne prend qu'une nourriture légère, et ne boit que de l'eau, il est presque certain qu'elle sera attaquée d'une fièvre intermittente. — Toutes les règles diététiques, de même que la distinction des aliments en sains et malsains, ne doivent être entendues que relativement à la constitution du corps. Un enfant et un adulte, un valétudinaire et un homme qui se porte bien, la même personne dans les grandes chaleurs de l'été, et dans les froids excessifs de l'hiver, dans une saison sèche et dans une saison pluvieuse, ont besoin d'aliments différents. Les habitants des pays situés entre les tropiques se nourrissent principalement

---

(e) Voyez le chap. VI.

(f) Page 120.

de fruits, de semences et d'autres aliments végétaux. Les nations septentrionales trouvent qu'une nourriture solide, tirée du règne animal, convient mieux dans leur climat. De même, il me semble évident que des aliments secs et grossiers, tels que ceux dont on use sur la mer, sont très-sains, et qu'on ne pouvait pas trouver de meilleure nourriture pour des gens qui travaillent beaucoup, et qui, étant en bonne santé, font un exercice convenable dans un air sec et pur. Il est certain que, dans de pareilles circonstances, les mariniers se nourrissent de ces sortes d'aliments pendant plusieurs années, sans aucun inconvénient. Mais, lorsque la constitution du corps est prédisposée à la corruption scorbutique par les causes dont nous avons parlé [ nous ferons voir dans un autre endroit que leur effet est d'affaiblir les forces (g) digestives], cette nourriture contribue d'une manière très-sensible à produire cette maladie, plus tôt ou plus tard, suivant que le corps est différemment disposé.

En général, les convalescents sont les premiers qui en ressentent les effets. Ils ont été extrêmement affaiblis par leur maladie, et leurs forces digestives ne peuvent point élaborer de pareils aliments. Ainsi, dans le mois de mai de l'année 1747, où nous eûmes beaucoup de maladies inflammatoires, particulièrement des péripneumonies, tous ceux qui en guérirent devinrent extrêmement scorbutiques. Ceux qui vivaient dans l'indolence, et qui ne faisaient que peu ou point d'exercice, en furent ensuite attaqués : on sait que l'exercice est un des meilleurs moyens pour aider la digestion. Lorsque la maladie eut acquis de nouvelles forces, elle affecta ceux qui en avaient été attaqués à un haut degré l'année précédente, leurs humeurs ayant conservé une tendance à la corruption scorbutique. Elle devint ensuite plus générale; mais ne régna que parmi les simples mariniers, et particulièrement parmi les plus nouveaux. Les gens qu'on embarque par force y sont extrêmement sujets, à cause de la tristesse dans laquelle ils sont plongés. — J'ai observé, dans les deux courses dont nous avons parlé, que la maladie régna avec plus de violence et fut plus commune lorsqu'on n'eut plus de petite bière et qu'on se servit de l'eau-de-vie à sa place. — Il faut maintenant examiner la nourriture dont les mariniers sont obligés de se servir. Comme elle paraît être la principale cause occasionnelle du scorbut, il est à propos de considérer les aliments dont on se sert sur mer dans leur meilleur état : car l'expérience prouve que cette maladie fait souvent de très-grands ravages, malgré la bonté de l'eau et des autres provisions, et qu'elle ne peut point être guérie sans le changement de nourriture. Mais, si dans cet état les aliments contribuent si fort à la production de la maladie, quels mauvais effets ne devons-nous pas en attendre lorsqu'ils sont mal conditionnés ; par exemple, lorsque le bœuf est pourri, le porc rance, le biscuit et la farine moisis, et l'eau corrompue ! Ces sortes d'accidents sont ordinaires sur la mer, et doivent nécessairement produire de mauvais effets dans une maladie aussi putride.

On doit remarquer, en général, que la nourriture dont on use sur mer est extrêmement grossière, visqueuse, et difficile à digérer. Elle est composée de substances farineuses non fermentées, de poissons secs et de viandes salées ou séchées. Mais il est à propos d'entrer dans un détail plus particulier. — Dans notre flotte royale, dont l'abondance et la qualité des provisions surpassent celles des vaisseaux de toutes les autres nations, on donne à chaque matelot une livre de biscuit par jour : c'est un des principaux articles de leur nourriture (1).

---

(1) On ne sera pas fâché, je crois, de trouver ici le détail des provisions qu'on donne en France aux équipages des vaisseaux du Roi, ou autres armés par les particuliers. — L'ordonnance porte qu'il sera donné par semaine quatre repas de viande, trois de poisson et sept de légumes. — La ration de chaque matelot, par jour, sera composée de dix-huit onces de biscuit, poids de marc, et de trois quarts de pinte de vin, mesure de Paris. — Les dimanches, mardis et jeudis, on donnera vingt onces de lard cru pour dîner à sept hommes ; les lundis, trois livres et demie de bœuf sans pieds ni tête. — Les mercredis, vendredis et samedis, on leur donnera vingt-huit onces de morue crue. — Le souper sera composé chaque jour de vingt-huit onces de pois, gruau, fèves, haricots, ou autres légumes crus, ou de quatorze onces de riz cru aussi. — Tous ces aliments seront assaisonnés,

(g) Chap. VI.

Cette livre de biscuit est plus solide et plus nourrissante que deux livres de pain ordinaire. Le biscuit n'a point subi de fermentation, ou du moins très-peu ; il est par conséquent beaucoup plus difficile à digérer que du pain bien fermenté. On sait que les substances farineuses, délayées simplement dans de l'eau, font un aliment trop visqueux pour qu'on puisse s'en nourrir continuellement. La fermentation divise et atténue les parties visqueuses, mucilagineuses et huileuses de ces sortes de substances. Elles deviennent par-là facilement dissolubles dans l'eau, et miscibles avec toutes les humeurs du corps ; au lieu qu'auparavant elles ne faisaient avec l'eau qu'une vraie colle (1). Le pain bien cuit, suffisamment fermenté, est un aliment léger, facile à digérer, et, en effet, celui qui convient le mieux aux hommes, à cause de sa qualité acescente, par laquelle il corrige les substances animales dont ils se nourrissent. Le biscuit, au contraire, n'ayant pas subi une fermentation convenable, fournit, dans les cas où les forces digestives sont affaiblies, un chyle visqueux et grossier, peu propre à réparer la machine.

Un autre principal article de leur nourriture, parmi ce qu'on appelle provisions fraîches, c'est une livre et demie de fleur de froment par semaine. On en fait des *puddings* (1) avec de l'eau et une certaine quantité de graisse salée. Cette dernière ne se conserve pas long-temps sur mer ; de sorte qu'on donne souvent à sa place des raisins secs ou des groseilles. Mais l'eau et la farine bouillies ensemble forment une pâte visqueuse et tenace, qui ne peut être digérée que par les estomacs les plus robustes : aussi voyons-nous que les personnes faibles, les valétudinaires, et ceux qui ne font point d'exercice, ne peuvent point supporter long-temps une pareille nourriture — Il nous reste à parler de deux autres espèces de provisions fraîches, dont on donne aux matelots plus qu'ils n'en peuvent manger ordinairement. La première est le gruau d'avoine qu'on fait bouillir avec de l'eau, jusqu'à une certaine consistance : on l'appelle communément *burgow*. Les matelots anglais en font très-peu d'usage : il paraît cependant qu'il serait assez salutaire dans certaines circonstances où ils se trouvent, étant la partie la plus acescente de leur nourriture. Les pois bouillis font la seconde espèce, ils ont une qualité adoucissante ; mais, comme ils sont dépourvus de toutes parties aromatiques, ils sont sujets dans les estomacs faibles à produire des flatuosités et à causer des indigestions. Semblables aux autres substances farineuses, ils rendent visqueuse et gluante l'eau dans laquelle on les fait bouillir. Il est donc évident qu'ils doi-

---

savoir : la viande, avec une pinte du bouillon dans lequel elle aura cuit, avec la huitième partie d'une pinte d'huile d'olives, et un quart de pinte de vinaigre par sept hommes. — Pour ce qui est des légumes, du riz et du gruau, on les assaisonnera avec du sel, et une chopine d'huile d'olives, pour ration de cent hommes : on versera cette huile sur le bouillon dans la chaudière, pour être distribuée avec les légumes. — Les officiers-mariniers ont une demi-ration de plus que les matelots. — On sera maintenant en état de comparer la nourriture des équipages de nos vaisseaux avec celle des matelots anglais. S'il est vrai que nos matelots soient moins sujets au scorbut que les matelots anglais, comme quelques personnes me l'ont assuré, ne pourrait-on point attribuer cela au vin et à la moindre quantité de viande dont les premiers font usage? On sait que le vin est un bon anti-septique, et que les viandes tendent toujours naturellement à la putridité. Or, on verra par la suite que les humeurs sont dans un état de putréfaction dans le scorbut.

(1) Pour se convaincre de cette vérité, il n'y a qu'à comparer la saveur du malz, qui est un orge qu'on a fait germer pour faire de la bière, avec celle de l'orge non-germé. Celui-ci est pâteux, visqueux et ne se mêle point du tout avec la salive, au lieu que l'autre imprime sur la langue la sensation d'une saveur agréable, semblable à celle du pain bien levé. Cette différence vient de ce que la germination est un commencement de fermentation qui développe et atténue la substance muqueuse, la rend soluble dans l'eau et miscible à nos humeurs : or, on sait que les aliments n'exciteraient aucune saveur,

s'ils n'étaient mêlés avec la salive, et intimement pénétrés de cette humeur.

(1) [ C'est une espèce d'aliment qu'on fait en Angleterre, avec de la graisse ou du beurre et des raisins de Corinthe. On enveloppe ces ingrédients dans un linge, et on les fait cuire dans le pot : on se sert de différentes espèces de farine. ]

vent fournir, dans certains cas, une nourriture grossière et peu convenable. Telles sont les provisions fraîches des matelots. — On leur donne, outre cela, une certaine quantité de beurre salé et de fromage. L'expérience fait voir que ce dernier a des qualités extrêmement différentes, et qu'il est plus facile ou plus difficile à digérer, suivant qu'il est fort, vieux, etc. Mais le fromage de Suffolk, au lieu d'aider la digestion, comme on dit que font les fromages, pèse sur l'estomac de beaucoup de personnes; de même que le beurre salé et l'huile qu'on leur donne quelquefois à sa place. Ces substances ne corrigent point les qualités des autres aliments dont ils se nourrissent.

Pour ce qui est de la viande, on donne par semaine à chaque matelot deux livres de bœuf et autant de porc salé. Tout le monde éprouve que ces aliments sont beaucoup plus difficiles à digérer que les viandes fraîches, et qu'ils fournissent un chyle beaucoup moins propre à la nutrition. Personne ne peut supporter long-temps une pareille nourriture, à moins qu'elle ne soit corrigée par du pain, du vinaigre ou des végétaux. — Outre ces deux espèces de viandes, qui sont celles dont on fournit ordinairement notre flotte, on a souvent de la *stocfiche* (1), du poisson salé, du bœuf séché ou conservé dans la saumure, et autres aliments semblables, d'une nature grossière, visqueuse et difficile à digérer. Cette nourriture est encore beaucoup plus nuisible lorsqu'elle est corrompue. — Pour ce qui concerne la boisson, l'État fournit de la petite bière dans les endroits où on peut en avoir; d'autres du vin, de l'eau-de-vie, du rhum (2) ou de l'arrak (3), suivant les productions du pays où les vaisseaux sont équipés. La bière et les liqueurs fermentées, de quelque espèce qu'elles soient, sont les meilleurs anti-scorbutiques, et les plus propres à corriger les mauvais effets de la nourriture et de la situation des mariniers, au lieu que les esprits distillés sont très-pernicieux dans cette maladie. — Le long usage d'une nourriture particulière, de quelque espèce qu'elle soit, lorsqu'elle n'est point diversifiée, a des inconvénients, et les médecins l'ont condamnée avec raison (h). La nature, en nous fournissant une grande variété d'aliments, les a sans doute destinés à notre usage. Comme j'aurai une occasion de faire voir ailleurs (i) les effets naturels dont nous avons parlé, il suffit d'observer ici qu'elle est nuisible dans le cas dont il est question, parce que, dans certaines circonstances, les forces digestives et les forces vitales ne sont point en état de la bien travailler et de la convertir en un chyle et en un suc nourricier propre à réparer la machine (k).

_______________

(1) C'est une espèce de morue sèche.

(2) C'est l'eau-de-vie de sucre.

(3) Les Anglais appellent arrak, l'eau-de-vie qu'on tire du riz. C'est une boisson fort connue dans les Indes orientales.

_______________

(h) Vide Celsum, de medicina.

(i) Chap. VI, de la théorie de la maladie.

(k) Un savant professeur m'a fait les questions suivantes : « Le scorbut ne pourrait-il pas être dû à une cause pareille à celle des autres maladies épidémiques, c'est-à-dire à cette qualité particulière de l'air que nous ne connaissons point, et que probablement, nous ne connaîtrons jamais, quoique nous en voyions les différents effets dans les fièvres, la petite-vérole, la rougeole, la peste, etc.? Ne pourrait-ce point être un miasme moderne, tel que celui qui produit quelques-unes de ces maladies? On peut découvrir par l'observation les causes prédisposantes, et les dissections peuvent nous faire voir les différents effets; mais la cause prochaine peut demeurer encore inconnue. Dans les plaines de la province de Stirling, le peuple se nourrit, la plupart du temps, de la farine de pois crue, et boit de très-mauvaise eau; il y règne beaucoup de brouillards qui s'élèvent des terres et de la mer voisine; cependant, parmi le grand nombre de malades que j'ai vus dans cette province, je n'en ai pas trouvé un seul qui fût véritablement scorbutique. Je réponds d'abord qu'on ne peut conclure du silence des anciens historiens, avec aucune sorte de vraisemblance, que cette maladie soit nouvelle. Ils n'ont décrit aucune ou presque aucune des maladies des camps; on ne peut pas dire cependant qu'elles n'aient point existé. Les descriptions imparfaites que les anciens médecins ont données du scorbut, pour ne pas dire leur silence, ne prouvent rien non plus (j'en dirai les raisons dans la troisième partie, chap. I). Je trouve que la première description exacte que nous ayons de cette maladie a été donnée an 1260

L'appétit, dans cette occasion comme dans plusieurs autres, s'il n'est point dépravé, nous indique fidèlement les aliments convenables à l'état du corps et

---

(Voyez part. III, ch. I). On n'en voit point d'autre jusqu'après l'année 1490. Nous ne pouvons point supposer cependant que cette maladie n'ait point existé pendant ce long intervalle, ou que ceux qui se sont trouvés dans des situations pareilles à celles dont nous parlerons, n'aient point contracté le scorbut. — On peut démontrer, par la façon dont cette maladie paraît dans toutes les parties du monde, qu'aucune qualité particulière de l'air n'est en état de la produire, sans le concours d'une nourriture grossière et visqueuse, et l'abstinence de végétaux récents. — La flotte qui croisait sur la Manche perdit dans une course cent hommes, et en débarqua plus de mille réduits par cette maladie à un état pitoyable, cependant, parmi un si grand nombre de malades et de morts, il n'y eut aucun officier, pas même des subalternes. En Hongrie, où l'air devait avoir la plus forte disposition à produire le scorbut (voy. Kramer), les officiers et les naturels du pays en furent non-seulement exempts, mais encore les dragons, lesquels, ayant meilleure paie que les autres soldats, étaient mieux nourris, mieux vêtus et mieux logés : ils étaient cependant également sujets aux autres maladies du pays. Les Bohémiens seuls, qui se nourrissent des aliments les plus grossiers et les plus difficiles à digérer, en furent attaqués. Kramer nous apprend qu'ils se servaient en Hongrie de la même nourriture que dans leur pays. Les vaisseaux qui croisaient sur la Manche avaient les mêmes provisions que d'autres qui furent envoyés dans différents endroits : il est certain cependant que la nourriture fut une cause de la maladie dans les uns et les autres ; puisqu'un changement d'aliments la guérit promptement, et qu'une nourriture différente la prévient. — Il fallait donc qu'il y eût dans l'air de la Hongrie une qualité différente de celui de la Bohème, laquelle rendait nuisible dans un pays une nourriture innocente dans un autre. La mauvaise constitution de l'air en Hongrie était très-sensible : la maladie régna seulement dans le printemps, et pendant une saison humide : elle fut beaucoup plus violente dans quelques endroits du pays que dans d'autres, c'est-à-dire dans ceux où le terrain était humide et marécageux, comme il paraît par la relation qu'en a donnée Kramer. On a fait cette observation, non-seulement en Hongrie, mais encore dans toutes les autres parties de l'univers ; et j'ose

assurer, sans aucune exception, que le scorbut est une maladie inconnue dans les pays secs (*Scorbutus locis aridis ignotus est.* Stegglus). — Ronsseus, le premier qui ait écrit expressément sur cette maladie, reconnut que l'humidité en était une des causes. Les faits qu'il rapporte semblent le prouver démonstrativement ; et toutes les observations qu'on a faites depuis le confirment. Si on veut exclure cette cause, et rapporter le scorbut à un miasme occulte dans l'air, tel que celui qui produit des fièvres et quelques autres maladies épidémiques, il faut contredire toutes ces observations, c'est-à-dire l'expérience de deux cents ans. En effet, il y a peut-être peu de maladies dont les causes soient plus évidentes, plus sensibles et mieux prouvées. — Stutgard, en Allemagne, passait autrefois pour une ville où le scorbut faisait de très-grands ravages. On dessécha un lac considérable, situé aux environs de cette ville, et depuis ce temps-là, cette maladie y est inconnue. Elle règne souvent sur les bords du Rhin, depuis Dourlach jusqu'à Mayence, et particulièrement à Philisbourg, après les inondations de cette rivière. Sinopée observa à Cronstadt que le scorbut et sa malignité dépendaient toujours de l'humidité de la saison, et qu'un temps sec le faisait disparaître très-promptement. — Lorsqu'on a des preuves si incontestables des effets de l'humidité et de la sécheresse, je ne vois aucune raison d'avoir recours à des qualités occultes de l'air, à des miasmes, ou à d'autres pareilles causes imaginaires et incertaines, pour produire une maladie que l'on contracte en respirant un air humide, en habitant un logement de même nature, et en se nourrissant en même temps d'aliments grossiers et difficiles à digérer. Ces circonstances produisent le scorbut dans quelques parties de la terre que ce soit ; et on peut toujours prévenir efficacement cette maladie, en habitant des appartements secs, en se tenant bien vêtu, et en se nourrissant d'aliments convenables. — Quoique j'aie appelé une de ces causes *prédisposante* et l'autre *occasionnelle*, cependant elles sont l'une et l'autre, c'est-à-dire la nourriture et l'humidité, les causes prédisposantes, *causæ proægomenæ* ; elles ne sont à la vérité que des demi-causes ; aucune d'elles en particulier n'est en état de produire la maladie ; mais leur réunion constitue la cause prochaine, c'est-à-dire tout ce qui est nécessaire et suffisant pour former le

des organes de la digestion. Lorsqu'un long séjour dans l'air humide de la mer, avec une nourriture visqueuse et trop solide, a disposé les humeurs à la corruption scorbutique, la nature indique le remède. L'ignorant matelot et l'habile

---

*scorbut.* — Pour ce qui est des habitants de la province de Stirling, n'ont-ils pas des ognons, des choux, etc.? Une soupe aux herbes deux fois par semaine, telle que celle du plus bas peuple en Ecosse, avec des choux verts, de l'orge et de l'avoine, aurait préservé du scorbut l'escadre de milord Anson, en passant le cap Horn. Il faut faire attention que les causes doivent non-seulement agir ensemble et être portées à un haut degré, mais encore qu'elles doivent subsister pendant un temps considérable, sans intermission, surtout la nourriture. Outre les effets surprenants du changement d'aliments dans la guérison des scorbutiques réduits à un état déplorable, la plus petite variation de la nourriture contribue puissamment à prévenir cette maladie. Ceci est prouvé évidemment par ce que nous dirons dans le chapitre v, sur la santé dont jouissent présentement ceux qui sont dans nos comptoirs à la baie d'Hudson. S'il y a des miasmes scorbutiques, l'air de cette région doit certainement en être rempli encore aujourd'hui, comme il paraît par l'état où fut réduit l'équipage d'*Ellis* (voyez part. iii), tandis que ceux qui étaient dans ces comptoirs jouissaient d'une parfaite santé. Ceci est confirmé par un fait qui s'est présenté plusieurs fois. Lorsque notre flotte était unie à celle des Hollandais, beaucoup de nos matelots furent attaqués du scorbut, tandis que les Hollandais en furent entièrement exempts. Cette différence fut due à quelques repas de choux confits que ces derniers faisaient de temps en temps. — C'est pour la même raison, c'est-à-dire à cause d'une très-petite différence dans la nourriture, et même à cause du fréquent usage des bains, que les troupes des Anciens peuvent avoir été exemptes du scorbut, lorsqu'elles étaient en quartier en Pannonie, dans les endroits marécageux, ou pleins de forêts, des Gaules, de l'Allemagne et des Pays-Bas; ce qui arriva aux troupes impériables en Hongrie le prouve évidemment.

— Par ce que je viens de dire, je ne prétends pas exclure les mauvais effets de quelques autres causes sur cette maladie; mais produire une maladie, ou l'augmenter quand elle est produite, sont deux choses très-différentes.

médecin désirent, avec une égale ardeur, les fruits et les herbes récentes de la terre, dont la vertu salutaire, atténuante et savonneuse, peut seule les soulager. Ces sortes de personnes, dans le fort de leur maladie, pressées par les cris importuns de la nature, s'occupent pendant tout le jour de cette pensée. Souvent leur imagination échauffée, dans la douce illusion d'un songe, les transporte sur la terre, et leur fait goûter les plaisirs d'un repas tel qu'ils le souhaitent. — L'expérience confirme que ces aliments, dont la nature, par un sentiment intérieur, leur fait désirer si ardemment de se nourrir, sont les meilleurs remèdes et les préservatifs les plus certains de cette maladie. — On a observé, outre cela, que lorsque les causes dont nous venons de parler se rencontrent sur la terre, elles produisent le scorbut à un aussi haut degré de malignité et aussi épidémique que sur la mer. Pendant le siége de Thorn, en 1703, cette maladie fit périr plusieurs milliers de Saxons qui défendaient cette ville. La place fut bloquée pendant cinq mois, sur la fin desquels la saison fut extrêmement orageuse et pluvieuse dans presque toute l'Europe, de sorte que les assiégés eurent à essuyer des fatigues et des inconvénients pareils à ceux des mariniers. Ils furent continuellement exposés à un temps humide et malsain. Le défaut de végétaux les obligea de se nourrir d'aliments grossiers et visqueux, tels que le pain de munition, des viandes salées et séchées, et d'autres de même nature. Bachstrom rapporte (*l*), que lorsqu'on porta dans la ville, du consentement de l'ennemi, une petite quantité de végétaux des plus communs, les officiers s'en emparèrent aux portes, et les dévorèrent avec autant d'avidité que si c'eût été les mets les plus délicats. Les habitants, à la vérité, attribuèrent cette calamité à la mauvaise bière; mais ce qu'il est important d'observer, c'est que la maladie attaqua d'abord la garnison, comme étant la plus exposée aux injures du temps, à cause de la garde qu'elle faisait nuit et jour sur les remparts. Les habitants, qui étaient plus à couvert, en furent infectés beaucoup plus tard, et il n'y eut probablement que ceux qui furent obligés de monter la garde, lorsque la garnison eut

---

(*l*) *Observationes circa scorbutum,* etc.

été presque détruite, qui en furent attaqués. Cette maladie était un véritable scorbut, comme il paraît par la promptitude avec laquelle elle cessa de régner, après avoir causé une mortalité des plus grandes, dès que la ville se fut rendue, et qu'on eut, par ce moyen, des végétaux en abondance.

Nous devons considérer, en second lieu, les circonstances et la situation particulière des villes et des pays où cette maladie est endémique; ceci servira à confirmer davantage ce qui a été avancé. — On observe qu'un degré de froid excessif, tel que celui qui se fait sentir en Islande, en Groënland, dans les parties septentrionales de la Russie, etc., avec les aliments dont les habitants de ce pays sont obligés de se nourrir pendant les hivers rudes, produit infailliblement le scorbut. — Nous devons remarquer ici les effets pernicieux du froid sur cette maladie. Il en augmente la malignité et la rend beaucoup plus fréquente dans ces pays septentrionaux que dans des climats plus chauds. Il n'est pas sûr cependant que le degré de froid le plus excessif soit en état de produire cette maladie, pourvu que l'air soit sec et pur en même temps. Car tous les pays du Nord sont sujets, en été et en hiver, à beaucoup de brouillards, et lorsque le froid y est porté à un haut degré, il s'élève de la mer une vapeur semblable à la fumée d'une cheminée, et aussi dense que le brouillard le plus épais; on appelle cette vapeur *frost smoak* (m). — Le scorbut était autrefois extrêmement endémique dans les Pays-Bas. Les auteurs qui vivaient dans ces pays sont ceux qui nous ont donné les observations les plus exactes sur cette maladie. Or, il est très-certain que la situation au nord et le froid du climat n'étaient pas la seule cause de cette endémie. Si cela avait été, tous ceux qui étaient exposés au même degré de froid, toutes les autres circonstances étant les mêmes, en auraient été également affectés, au lieu que plusieurs villes et villages situés dans le même climat (en Hollande), et se nourrissant des mêmes aliments que leurs voisins, en étaient entièrement exempts, tandis que ceux-ci, à très-peu de distance des autres, y étaient extrêmement sujets. — Ainsi Ronsseus (n) remarque que de son temps cette maladie était plus fréquente à Amsterdam et à Alkmaer qu'à Goude et à Rotterdam, et qu'on ne la voyait presque jamais à Dordrecht, quoique cette ville fût située dans le même climat, et que les habitants se nourrissent des mêmes aliments. Il nous apprend qu'elle régnait avec la même violence, généralement, dans tous les endroits du pays où le terrain était humide et marécageux. Cet auteur observa encore que, lorsque les vents du sud et d'ouest (o) régnaient pendant long-temps, ils rendaient toujours cette maladie très-fréquente, mais qu'elle devenait toujours épidémique et très-maligne, lorsque les saisons étaient pluvieuses. Dans le temps que Ronsseus écrivit, son pays était exposé à de fréquentes inondations, et n'était, pour ainsi dire, qu'un vaste marais. Ces circonstances, jointes à la nourriture grossière dont les Hollandais se servaient alors, rendaient le scorbut une maladie très-commune dans leur pays. Aujourd'hui qu'ils sont devenus une république riche et florissante, qu'ils ont desséché leur terrain par le moyen des digues et des canaux, et changé entièrement leur façon de vivre, cette maladie paraît rarement parmi eux; elle n'attaque que le plus bas peuple qui, habitant les parties basses et humides des provinces, continue à user de son ancienne nourriture (p), et est obligé de boire une eau croupissante et malsaine. Cette ancienne nourriture est du porc salé, fumé, souvent rance, et de gros pain. Il est vrai que, depuis ces changements, cette maladie a régné quelquefois avec violence en Hollande, dans plusieurs de ses guerres, par exemple; mais c'était lorsqu'on avait été obligé de lâcher les écluses pour inonder la campagne.

Plusieurs autres pays sont dans le même cas aujourd'hui, tels que la Basse-Saxe et autres parties de l'Allemagne, de la Suède, du Danemarck et de la Norwège, où cette maladie est en général beaucoup moins fréquente qu'autrefois. Depuis

---

(m) Voyez la relation de la Groënlande, par Jean Edge, missionnaire danois, qui y demeura quinze ans.

(n) Ronsseus, de magnis Hippocratis Lienibus, etc., seu vulgo dicto scorbuto.

(o) Musschenbroek observe que ces vents sont les plus humides qui règnent en Hollande. (Vid. Elementa Philosophiæ naturalis.)

(p) Vid. Brunneri Tractatus de Scorbuto.

deux cents ans, tous ces pays ont extrêmement changé de face, et la façon de vivre de leurs habitants est très-différente. On y boit aujourd'hui beaucoup plus de vin, la bière y est meilleure, les maisons plus sèches, mieux aérées et plus commodes; les terres sont extrèmement améliorées, et on a pourvu à l'écoulement des eaux. — Mais il est bon de remarquer que, dans tous les endroits dont nous venons de parler, où le scorbut était autrefois si particulièrement endémique, à cause de leur situation humide et marécageuse, et de la nourriture grossière et malsaine dont leurs habitants se servaient, la froideur du climat devait certainement y contribuer beaucoup. Car nous observons que Venise, qui est située dans un endroit des plus humides, est entièrement exempte de cette maladie. Il paraît que la chaleur du climat en est la principale cause. Cette chaleur élève très-haut les vapeurs aqueuses, les disperse et rend le temps continuellement serein. On peut supposer aussi que les aliments légers, et la grande quantité de végétaux dont les Italiens se nourrissent, suffisent pour les préserver de cette maladie dans les endroits les plus humides. — Je terminerai ce chapitre par quelques observations sur les effets des différentes causes auxquelles nous avons attribué le scorbut, dans les pays où elles prévalent moins fréquemment. Je bornerai mes observations à la Grande-Bretagne. — On remarque en général que les habitants des ports de mer situés dans des endroits froids, bas et humides, ont les gencives putrides, les jambes enflées, œdémateuses, avec des ulcères, etc., tandis que les habitants des villages voisins, situés dans un terrain sec et sablonneux, et où l'on respire un air plus pur, sont entièrement exempts de tout symptôme scorbutique. Le scorbut est endémique dans les endroits où il pleut continuellement, et où il y a beaucoup d'humidité; le fort Guillaume en est un exemple (q). — Les pays marécageux ou environnés d'épaisses forêts, ceux qui sont sujets aux inondations ou remplis d'une eau croupissante et corrompue, et où le soleil n'agit point assez puissamment pour élever les va

peurs à une hauteur convenable, tous ces pays, dis-je, sont continuellement couverts de brouillards malsains, et leurs habitants sont sujets au scorbut et aux fièvres intermittentes. On observe que ceux qui occupent les appartements les plus élevés sont moins souvent attaqués de maladies que ceux qui habitent le rez-de-chaussée de la même maison. Les pauvres malheureux qui logent dans des souterrains humides sont les plus sujets au scorbut, aussi bien que ceux qui sont enfermés dans des cachots et dans des prisons humides et malsaines, où ils passent la plus grande partie de leur temps à dormir. J'ai vu, il n'y a pas long-temps, une personne qui avait contracté le scorbut à un très-haut degré, dans une prison où elle était enfermée. (r). — On éprouve que la différence des aliments produit des effets très-différents dans cette maladie. Nous voyons que, dans les situations dont nous venons de parler, elle attaque le plus communément les gens les plus pauvres, qui se nourrissent principalement, ou de viandes ou de poissons salés, et de farines non-fermentées, sans faire usage de fruits (s), ou autres végétaux récents, ou d'un pain fait avec la farine de pois, seule ou mêlée avec celle d'avoine. Ces sortes de gens vivent pendant l'hiver d'un mélange de gruau d'avoine et de graisse de bœuf salé qu'ils appellent *broose*. Ils ne boivent que des eaux crues ou corrompues, faute d'autres.

Les différentes façons de vivre influent encore différemment sur cette maladie. Ceux qui vivent dans l'indolence et la paresse, ou qui mènent une vie sédentaire, tels que les cordonniers, les tailleurs, et surtout les tisserands, à cause de l'humidité des endroits où ils travaillent, y sont très-sujets. Les laboureurs, au contraire, et ceux qui font beaucoup d'exercice, n'en sont jamais attaqués, quoiqu'ils usent de la même nourriture, ou même d'une plus grossière. Les pêcheurs sont souvent scorbutiques, à cause de leur façon de vivre, de leur nourriture grossière, et de l'usage habituel des liqueurs spiritueuses. — Les passions de l'âme y font encore beaucoup. Ceux qui sont d'un naturel gai et content y sont moins sujets que les personnes tristes et

---

(q) Voyez la lettre du docteur Granger, dans laquelle il donne la relation du scorbut qui régna dans ce fort en 1752, chap. II.

(r) Voyez le chap. II.

(s) Voyez les deux cas rapportés ch. II et ch. XI.

mélancoliques. — Enfin, on a toujours remarqué que, dans les circonstances que nous avons décrites, l'état présent du corps contribuait extrêmement à disposer au scorbut. Ceux qui ont été affaiblis et épuisés par des fièvres et par d'autres maladies longues, ou dont les viscères sont obstrués après des fièvres intermittentes automnales, deviennent aisément scorbutiques, par l'usage d'une mauvaise nourriture. Les personnes en qui une évacuation naturelle et nécessaire est supprimée, sont plus sujettes à cette maladie que les autres ; telles sont les femmes, lorsque leurs règles sont supprimées, surtout si c'est à l'occasion d'une peur ou d'un chagrin ; la même chose a lieu lorsque cette évacuation les quitte naturellement.

L'extrait suivant du journal de M. Yves sert à confirmer plusieurs choses qui ont été avancées dans ce chapitre. Il contient l'histoire des maladies qui régnèrent sur le vaisseau le *Dragon*.

1743. *Juillet*. Nous fûmes exempts du scorbut depuis la fin d'avril. Nous demeurâmes tout le mois au Port-Mahon ; le temps fut excessivement chaud. Les gens de notre équipage travaillèrent beaucoup, et burent du vin et des liqueurs spiritueuses en quantité. Les maladies du mois précédent augmentèrent, et furent beaucoup plus inflammatoires ; c'étaient des fièvres avec inflammation des amygdales, des pleurésies et des péripneumonies. Nous envoyâmes à l'hôpital dix-sept malades.

*Août*. Nous demeurâmes encore au Port-Mahon. On donna à l'équipage quelque argent, mais ils ne s'en portèrent pas mieux. Les maladies furent les mêmes que dans le mois de juillet ; elles ne firent mourir personne. Vers la fin du mois, les cours de ventre prirent la place des fièvres. Dix-huit malades furent envoyés à l'hôpital.

*Septembre*. Nous restâmes une partie de ce mois au Port-Mahon, et l'autre sur la mer. Le temps fut inconstant dans le commencement et pluvieux ; il devint tempéré et chaud vers la fin. La dysenterie y régna particulièrement : la plupart des malades en étaient tourmentés pendant cinq ou six semaines, cependant aucun n'en mourut. Nous eûmes encore quelques légères fièvres continues, des rhumatismes et des fièvres intermittentes.

*Octobre*. Nous passâmes la plus grande partie de ce mois sur la mer. Le temps fut assez tempéré, quoique inconstant. Le 17 et le 18, nous eûmes de la pluie et du vent. Ma liste des malades était remplie en grande partie de convalescents des cours de ventre du mois précédent. Le rhumatisme fut la maladie dominante, mais il n'était point opiniâtre. Il y eut aussi deux ou trois fièvres quartes qui durèrent plusieurs mois.

*Novembre*. Partie sur mer, partie à Gibraltar. Des vents frais de l'Orient régnèrent souvent avec la pluie, du 1er au 10. Le temps fut orageux pendant tout le mois, à l'exception de quelques jours secs sur la fin. Le 8 du mois, six ou huit personnes furent attaquées d'une douleur de tête, d'un frissonnement, et quelques-unes d'un vomissement. La fièvre parut le lendemain. Ils se plaignirent, le troisième ou quatrième jour, d'un picotement universel à la peau ; une toux fréquente et incommode se mit de la partie. Le cinquième ou sixième jour, leur peau se couvrit de petites taches rouges, semblables à des morsures de puces ; leurs yeux étaient douloureux et larmoyants. Le huitième jour, quelques-uns suèrent copieusement ; d'autres eurent un cours de ventre ; les évacuations les mirent entièrement hors de danger ; cependant la maladie se termina dans quelques uns par les crachats, et dans d'autres par les urines. Il y eut vingt personnes attaquées de cette espèce de rougeole, dont elles guérirent toutes. Le rhumatisme régnait toujours.

*Décembre*. Nous passâmes ce mois à Gibraltar. En général, il fut froid, humide et orageux. Il y eut plusieurs maladies, mais de peu d'importance. Le scorbut commença à paraître vers la fin du mois, quoique nous fussions (1) à Gibraltar ; nous envoyâmes vingt-deux malades à l'hôpital.

1744. *Janvier*. Ce mois fut extrêmement froid et orageux, avec des pluies presque continuelles. Le 8, après midi, il s'éleva un vent frais et violent avec un gros temps. Le lendemain l'orage continua, et il plut beaucoup dans la matinée ; le temps fut extrêmement orageux et pluvieux depuis le 3 jusqu'au 27. — Le 8 du mois, nous quittâmes Gibraltar. Le scorbut faisait des progrès de

_______________

(1) On ne peut pas dire qu'on fût privé alors des influences de l'air de la terre, car les vaisseaux sont étroitement renfermés dans l r ade de Gibraltar.

jour en jour : le 10, j'avais cinquante scorbutiques sur ma liste : le 20, ils étaient au nombre de quatre-vingts ; il y en avait plusieurs qui étaient en très-mauvais état : leurs membres étaient raides et raccourcis, leurs jambes ulcérées, les gencives putrides, l'haleine puante, la respiration difficile : leurs excréments répandaient une odeur très-fétide, etc. — Le 30 du même mois, ma liste contenait les malades suivants.

| | |
|---|---:|
| Scorbut porté à un haut degré | 56 |
| Cours de ventre scorbutique | 6 |
| Scorbut avec toux | 10 |
| Scorbut avec ulcères | 10 |
| Asthme scorbutique | 1 |
| Hémoptysie scorbutique | 1 |
| Autres maladies non-scorbutiques, principalement des rhumes | 6 |
| Total des malades | 90 |

Après avoir fait voile jusqu'à la fin du mois, nous arrivâmes à la rade d'Hières.

*Février.* Ce mois fut froid, orageux, et pluvieux ; le temps fut extrêmement rude, surtout au commencement et à la fin. — On donna cinq fois aux malades, depuis le troisième du mois jusqu'au dix, des viandes fraîches, et des bouillons avec des végétaux récents, à la place de bœuf et de porc salé. — En arrivant dans la rade d'Hières, nous apprîmes que nous étions à la veille d'en venir aux mains avec l'ennemi. Ceux qui étaient en santé et les malades donnèrent également les plus grandes marques de satisfaction. Ces derniers se rétablirent de jour en jour d'une manière surprenante : de sorte que, le 11 février, lorsque notre flotte livra le combat aux flottes combinées de France et d'Espagne, nous n'en eûmes que quatre ou cinq qui restèrent au quartier des malades. Il n'y en eut aucun, ou du moins très-peu, qui s'aperçussent de leur maladie, depuis le onzième jusqu'au quinzième ; le quinze, ma liste était dans l'état suivant.

| | |
|---|---:|
| Convalescents du scorbut | 30 |
| Scorbutiques au premier degré | 5 |
| — à un plus haut degré | 4 |
| Ulcères | 4 |
| Pleurésie | 1 |
| Cours de ventre | 1 |
| Lumbagines | 3 |
| Fièvres d'accès | 2 |
| Rhumes | 11 |
| Total des malades | 61 (u) |

(u) Ceci nous fournit un exemple sur-

Il faut remarquer qu'on ne débarqua aucun malade depuis le mois de décembre, et qu'il n'en mourut qu'un seul. — Lorsque nous arrivâmes au Port-Mahon sur la fin du mois, le nombre était considérablement augmenté : ceux qui s'étaient si bien rétablis le mois précédent, eurent une rechute : je les envoyai tous à l'hôpital.

*Mars.* Ce mois, en général, fut froid, pluvieux, et très-sujet aux vents : lorsqu'il ne pleuvait point, le temps était ordinairement sombre et couvert ; les vents furent plus modérés sur la fin du mois, excepté le dernier jour, qu'il s'éleva un vent frais, violent, mais sans pluie. Nous passâmes tout le mois au Port-Mahon : il y eut de temps en temps quelque nouveau malade attaqué du scorbut, que j'envoyai constamment à l'hôpital. Cinq ou six scorbutiques qui étaient attaqués de toux, sont maintenant phthisiques à un haut degré : les maladies qui prévalurent sur la fin du mois étaient des rhumes et des fièvres légères.

*Avril.* Le temps fut orageux le premier et le second jour ; couvert et pluvieux du 3 au 7 ; tempéré et serein du 8 au 12. Des vents frais, avec la pluie, régnèrent depuis le 12 jusqu'au 20. Le temps fut calme et serein depuis le 20 jusqu'au 26 ; couvert, pluvieux et chaud depuis le 26 jusqu'à la fin du mois. Nous croisâmes successivement pendant ce mois sur les côtes de France, de Savoie et de Gênes. Les toux et les rhumes augmentèrent dans le commencement du mois, ils devinrent inflammatoires et dangereux vers le milieu et sur la fin. Il y eut quatre ou cinq péripneumonies, et trois ou quatre fièvres violentes avec délire, etc. Il mourut deux malades, dont l'un était attaqué d'une péripneumonie, et l'autre d'une fièvre avec délire. Nous eûmes, sur la fin du mois, deux ophthalmies très-fâcheuses.

*Mai.* Le temps fut très-chaud, tantôt serein, tantôt couvert et pluvieux. Nous

prenant du pouvoir des passions de l'âme sur cette maladie ; car je crois qu'on ne peut point attribuer la différence de la liste des malades depuis le 30 janvier jusqu'au 15 février, à cinq bouillons qu'on leur donna. Les rechutes ne pourraient-elles pas avoir été occasionnées ensuite par le malheureux combat du 11 février ? Le vaisseau le *Dragon* combattit ce jour-là.

passâmes ce mois sur mer comme le dernier. — Les maladies furent un peu différentes de celles du mois d'avril ; mais personne n'en mourut. J'ai oublié de dire que, sur la fin du mois d'avril, deux ou trois personnes eurent une éruption cutanée universelle, accompagnée de démangeaisons : elles se portaient d'ailleurs parfaitement bien. Cette éruption parut chez plusieurs autres dans ce mois-ci, et les incommoda beaucoup. Un de ces malades s'étant exposé au froid, l'éruption rentra, la fièvre s'alluma, et il manqua d'en mourir : un effort salutaire de la nature, qui poussa une seconde fois par la peau la matière morbifique, le tira d'affaire.

*Juin.* Quoique nous fussions au Port-Mahon, où le temps était très-chaud, et où les gens de notre équipage travaillaient beaucoup, les maladies diminuèrent au lieu d'augmenter. Tout l'équipage fut attaqué, vers le milieu et sur la fin du mois, d'une légère diarrhée. — Le 24 de juin, nous quittâmes le Port-Mahon, et nous arrivâmes le 30 à Gibraltar.

*Juillet.* Le temps fut excessivement chaud, et presque toujours serein et sec. Nous partîmes de Gibraltar le 3, et arrivâmes à Lisbonne le 19 ou le 20. Nous eûmes encore quelques légères diarrhées, mais en général ce mois fut très-sain.

*Août.* Le temps fut presque toujours chaud et sec, excepté le 21. Ce jour fut couvert, et il plut très-considérablement. Nous demeurâmes tout ce mois à Lisbonne, où notre équipage avait deux fois par semaine des provisions fraîches et des herbes récentes. Il eut alors la plus belle occasion de se pourvoir de toutes sortes de végétaux. On continua à jouir d'une bonne santé, à l'exception de quelques légères diarrhées qui survenaient de temps en temps.

*Septembre.* Les vents furent violents depuis le 1 jusqu'au 4, et très-modérés depuis le 5 jusqu'au 14. Pendant ces quatorze premiers jours, le temps fut couvert, sombre et pluvieux, et il fit beaucoup d'éclairs. Les vents furent modérés depuis le 15 jusqu'à la fin du mois ; le temps fut très-inconstant, presque toujours couvert et pluvieux, à l'exception de quelques jours sereins, qui furent généralement chauds. Nous partîmes de Lisbonne le 3, et arrivâmes à Gibraltar le 15. — Quoiqu'il n'y eût point beaucoup de malades pendant ce

mois, nous eûmes cependant quelques scorbutiques vers le milieu et sur la fin. On envoya à l'hôpital neuf malades attaqués de différentes maladies.

*Octobre.* Beaucoup de vent, de pluie et de brouillards, excepté quelques jours où le temps fut beau, et les vents modérés. Il fit tantôt froid, tantôt chaud. — Le scorbut parut alors subitement, et nous alarma beaucoup (*x*). Le 13, j'envoyai à terre vingt-quatre scorbutiques. Nous quittâmes Gibraltar le 14 : lorsque nous fûmes à la hauteur de Minorque, nous reçûmes ordre d'aller plus loin, et j'envoyai vingt autres scorbutiques à l'hôpital de Port-Mahon.

*Novembre.* Le temps fut beau, froid, et les vents inconstants depuis le 1 jusqu'au 11. Il fit très-mauvais pendant le reste du mois ; les vents étaient violents, froids et perçants ; il tomba beaucoup de pluie et quelquefois de la neige. — Nous arrivâmes à Vado le 20, et nous en partîmes le 29. Nous avions cinquante scorbutiques à notre arrivée dans ce port (*y*).

*Décembre.* Ce mois fut aussi très-froid, venteux et humide. Il n'y eut que peu de jours où le temps fut beau et les vents modérés.

1745. *Janvier.* Ce mois fut comme le précédent. Nous n'eûmes que huit jours de beaux et tempérés. — Je donnai à chaque scorbutique, depuis que nous fûmes arrivés à Vado, jusqu'au 5 de décembre, une orange de la Chine et trois pommes. Alors n'ayant plus de pommes, je continuai à leur donner une orange jusqu'au 7 de décembre, où elles me manquèrent aussi. Le 22 novembre, on leur donna du bouillon fait avec de la viande fraîche. Ils en eurent encore le 27, le 29 du même mois, le 1 et le 2 de janvier. On y avait fait cuire des navets : c'étaient toutes les provisions que nous avions faites à Vado de viandes fraîches et de végétaux récents. Le 8 de décembre, le capitaine Watson, aujourd'hui contre-amiral, fit donner du bouillon fait avec du mouton à vingt-huit de nos malades ; le 13 il en fit donner également

_______________

(*x*) Il n'était point causé par l'absence des végétaux pendant un si court espace de temps. Ceux que l'équipage avaient eus à Lisbonne étaient un extraordinaire pour eux.

(*y*) Un air corrompu ne pouvait contribuer à cette maladie que très-peu pendant un temps si froid.

à quarante-cinq. Voici maintenant ce que je remarquai.

[ 29 *Novembre*. En général les scorbutiques se trouvèrent beaucoup mieux. Ceux dont les membres étaient raidis recouvrèrent la souplesse de ces parties. La putridité des gencives, la difficulté de respirer, et tous les autres symptômes diminuèrent (z).

Le 2 *décembre*, ils allaient de mieux en mieux.

Le 5, le temps n'était point si froid depuis que nous étions partis de Vado.

Le 6, tous les scorbutiques étaient convalescents.

Le 25, je n'avais que trente malades sur ma liste : c'étaient des scorbutiques presque entièrement guéris.

Le 6 *janvier*, nous étions encore sur mer ; le temps était froid et humide. L'équipage manqua de vin pendant neuf jours. Ceux qui avaient été attaqués du scorbut retombèrent, et il y en eut plusieurs autres qui furent hors d'état de remplir leurs devoirs.

Le 8 *janvier*, nous mouillâmes à Port-Mahon, et nous envoyâmes à l'hôpital cinquante-neuf scorbutiques. ]

*Février*. Nous passâmes ce mois à Port-Mahon ; le temps fut extrêmement froid. Nous eûmes de temps en temps quelque nouveau scorbutique, principalement vers la fin du mois, où le scorbut fut accompagné de symptômes fébriles. Nous en envoyâmes cinq à l'hôpital.

*Mars*. Le temps fut plus chaud que dans le mois précédent, mais inconstant : les vents modérés. Nous fîmes voile de Port-Mahon le 17, et arrivâmes à Gibraltar le 22. La liste des malades était nombreuse ; elle était composée de valétudinaires que nous avions tirés de l'hôpital de Port-Mahon, et d'une ou deux fièvres. Nous en envoyâmes quatorze à l'hôpital de Gibraltar.

*Avril*. Les quinze premiers jours furent beaux, le reste du mois fut pluvieux, couvert et plein de brouillards. Tout le mois, en général, fut chaud. Il y eut quelques mauvaises toux et quelques rhumes, mais en petit nombre. Nous perdîmes un homme âgé, qui mourut d'une fièvre continue. Nous partîmes de Gibraltar, transportant avec nous les malades qui étaient à l'hôpital. Comme ils y étaient mal pour ce qui concerne

les végétaux et les viandes fraîches, nous espérâmes qu'ils seraient mieux à Lisbonne ou sur les côtes de Portugal, où nous croisâmes pendant tout le mois.

*Mai*. Le temps fut tempéré et chaud, sans beaucoup de pluie ; il fut quelquefois couvert et froid. Nous passâmes tout ce mois sur la mer. — Vers le milieu et sur la fin, plusieurs personnes furent attaquées du scorbut, d'autres de cours de ventre. Les provisions fraîches que nous espérions avoir sur les côtes de Portugal nous manquèrent. Les malades auraient souffert beaucoup, si le capitaine Watson ne leur avait donné quatre de ses moutons, et tout le lait que sa vache pouvait fournir ; c'était la coutume de ce capitaine dans de pareilles circonstances.

*Juin*. Les vents impétueux du nord régnèrent continuellement ; ils rendirent le temps très-incommode, et entretinrent l'air assez froid, jusqu'à ce que nous arrivâmes à Lisbonne, le 13 de ce mois. Les scorbutiques étaient en très-mauvais état (a), et il en mourut trois ou quatre.

*Juillet*. Nous passâmes ce mois à Lisbonne ; tous nos scorbutiques n'étaient pas encore guéris. Plusieurs étaient attaqués d'un flux de ventre scorbutique, d'autres de diarrhées et de dysenteries, sans aucun symptôme du scorbut. Il parut plusieurs fièvres sur la fin du mois.

*Août*. Il y eut quelques fièvres légères, mais surtout des diarrhées et des dysenteries. M. Mauberty, charpentier de notre vaisseau, mourut de la dysenterie. J'avais appelé à son secours M. Kennedy, médecin à Lisbonne, et le docteur Lind, qui était alors chirurgien du vaisseau le *Kennington*. Nous partîmes de Lisbonne le 22, et fîmes voile vers l'Angleterre. J'avais pour lors vingt malades sur ma liste.

## CHAPITRE II.

DES DIAGNOSTICS OU DES SIGNES DU SCORBUT.

Afin d'observer une plus grande exactitude dans la description d'une maladie accompagnée de tant de symptômes différents, j'aurais pu ranger assez conve-

___

(z) M. Yves attribue cela, avec raison, aux oranges et aux pommes.

(a) Les infirmes qui venaient de l'hôpital de Gibraltar durent souffrir extrêmement par un pareil temps.

nablement tous ces symptômes sous trois classes. — La première aurait compris les symptômes les plus ordinaires et les plus constants, qu'on peut regarder comme essentiels à la nature de la maladie. — La seconde, ceux qui sont plus accidentels, et qui ne dépendent pas tant de la nature de la maladie, que de la constitution épidémique de l'air, de l'état du corps, ou du concours des autres causes. — La troisième aurait renfermé quelques symptômes extraordinaires qui ont paru quelquefois dans cette maladie, quoique rarement, et qui se présentent seulement lorsque le scorbut est porté à son plus haut degré de malignité. Ils dépendent alors de la constitution particulière du malade, de la combinaison du scorbut avec quelqu'autre maladie maligne, ou de quelqu'autre circonstance accidentelle. — Mais j'ai préféré de décrire les symptômes dans l'ordre qu'ils se présentent, et suivant qu'ils sont particuliers aux différents périodes de la maladie : cette méthode m'a paru plus claire. Je distinguerai ceux qui sont constants et essentiels, de ceux qui sont moins fréquents ou accidentels, à mesure que je les décrirai.

Les signes avant-coureurs du scorbut sont les suivants. Ordinairement le visage perd sa couleur naturelle ; il devient pâle et bouffi. Ceux qui sont dans cet état ne se soucient de faire aucun mouvement, ou même ils ont une aversion pour toute sorte d'exercice. Si on examine de près les lèvres et les caroncules lacrymales, où les vaisseaux sanguins sont très-exposés à la vue, elles paraissent d'une couleur verdâtre ; cependant ces sortes de personnes boivent et mangent de bon appétit, et semblent jouir d'une parfaite santé : il n'y a que leur visage et leur penchant à l'inactivité qui présagent le scorbut. — Quoique le changement de la couleur du visage ne précède pas toujours les autres symptômes, il les accompagne constamment dans la suite. La plupart des scorbutiques sont d'abord d'une couleur pâle ou jaunâtre : cette couleur devient ensuite plus obscure ou livide (a). — La répu-

gnance qu'ils avaient pour tout mouvement, se changent bientôt en une lassitude universelle, avec un engourdissement et une faiblesse des genoux, dès qu'il font quelque exercice. Cette grande fatigue leur cause une difficulté de respirer. La lassitude et cette difficulté de respirer après avoir fait quelque mouvement, sont deux symptômes des plus constants de cette maladie. — Ils sentent bientôt après des démangeaisons dans les gencives, elles se tuméfient et saignent pour peu qu'on les frotte. L'haleine est alors puante ; les gencives sont d'une rougeur livide, molles, spongieuses et deviennent ensuite extrêmement putrides et fongueuses : ce sont les signes pathognomoniques de la maladie. Ils sont sujets non-seulement à un saignement des gencives, mais encore à des hémorrhagies des autres parties. — Leur peau alors est sèche, ainsi que pendant tout le cours de la maladie (b). Elle est chez quelques malades, extrêmement rude, surtout s'il y a fièvre, et présente chez quelques autres, l'aspect d'une peau de serpent ; mais le plus souvent elle est luisante et douce au toucher. Si on l'examine, on la trouve couverte de plusieurs taches rougeâtres, bleuâtres, ou plutôt noires et livides. Ces taches ne s'élèvent point au dessus de la surface de la peau, et ressemblent à une extravasation sous l'épiderme, comme dans les contusions (c). Elles sont de différentes grandeurs ; il y en a depuis la grosseur d'une lentille, jusqu'à la largeur de la main, et même davantage. Ces dernières sont plus rares dans le commencement de la maladie ; pour l'ordinaire, elles sont alors petites et d'une figure irrégulièrement ronde. On les observe principalement sur les jambes et sur les cuisses, souvent sur les bras, la poitrine et tout le tronc ; plus rarement sur le visage et la tête.

Plusieurs ont les jambes enflées. Cette enflure se manifeste d'abord sur les malléoles vers le soir ; le lendemain

---

(a) M. Murray remarque qu'ils ont ordinairement un air triste et chagrin, qui manifeste l'état de leur âme ; de sorte qu'on peut regarder, avec raison, l'abattement de l'esprit comme une cause, et en même temps comme un symptôme du scorbut prochain.

(b) Excepté dans le dernier période, où l'on observe souvent une moiteur froide et visqueuse sur la peau, surtout si le malade est sujet à tomber en défaillance. C'est M. Murray qui parle.

(c) Les taches sont d'abord jaunes sur les bords ; elles prennent ensuite par degrés une couleur plus foncée et deviennent enfin d'un pourpre foncé, et quelquefois entièrement noires. M. Murray.

matin, il n'en reste presqu'aucun vestige. Après avoir demeuré dans cet état pendant un court espace de temps, elle gagne de proche en proche; toute la jambe devient œdémateuse, avec cette différence seulement, dans quelques malades, que la tumeur ne cède pas si aisément à la pression du doigt, et qu'elle en conserve plus long-temps l'impression, que dans l'œdème véritable. — Tels sont les symptômes essentiels et les plus constants de cette maladie dans son premier période. L'ordre dans lequel ils paraissent varie quelquefois; ainsi, lorsqu'une personne a été fort affaiblie par une fièvre, ou par quelqu'autre maladie longue, les gencives sont presque toujours affectées les premières, et la lassitude accompagne constamment le premier période de la maladie, au lieu que, lorsqu'on a été obligé de ne point faire d'exercice, à cause d'une fracture, d'une contusion ou d'une blessure, c'est dans les parties affaiblies par ces accidents, que paraissent les premiers symptômes du scorbut (d) : ainsi, après une entorse du pied, la jambe devient enflée, douloureuse, œdémateuse, se couvre de taches livides bientôt après, et fournit les premiers signes de la maladie. Les vieux ulcères aux jambes sont très-fréquents parmi les mariniers; dans ce cas aussi, les jambes sont presque toujours les premières affectées. Ces ulcères prennent l'apparence scorbutique, quoique d'ailleurs ceux qui en sont attaqués parais-

---

(d) Tel fut le cas de Jean Thomas, de l'équipage du vaisseau le *Dragon*. Il reçut, le 18 août 1742, un coup de mousquet qui lui fracassa l'humérus. On en retira huit ou dix esquilles très-considérables : la tête de l'os était entièrement brisée. Le cal se forma : les os furent réunis, et la plaie presque entièrement cicatrisée sur la fin de novembre. Peu s'en fallait qu'il n'eût repris ses forces et son premier embonpoint, lorsque le scorbut parut dans le mois de décembre. On lui avait donné jusqu'alors des provisions fraîches; mais comme il jouissait d'une assez bonne santé, on l'en priva pour les donner à ceux auxquels on les croyait plus nécessaires. Il ne fut pas plus tôt privé de sa nourriture ordinaire, qu'il fut attaqué d'un scorbut terrible, dont le premier symptôme fut le renouvellement de sa blessure, et il en mourut à l'hôpital de Port-Mahon. Cette observation est de M. Yves.

sent jouir d'une parfaite santé, et que leur visage conserve sa couleur naturelle. — Les signes caractéristiques des ulcères scorbutiques sont les suivants. Au lieu d'un pus bien digéré, ils ne fournissent qu'une matière sanieuse, ténue, fétide, mêlée avec du sang. Cette matière dans la suite ressemble parfaitement à un sang corrompu, coagulé et collé à la surface de l'ulcère, de façon qu'on ne peut l'en séparer qu'avec beaucoup de difficulté. Les chairs qui sont sous cette espèce de croûte sont molles, spongieuses et très-putrides. Les détersifs ou les escharotiques ne sont ici d'aucune utilité; car, quoiqu'on ait enlevé les croûtes avec beaucoup de peine, on en trouve autant au premier pansement, et la même apparence putride et sanguinolente se présente toujours. Les bords de ces ulcères sont ordinairement d'une couleur livide, et gonflés par des chairs baveuses qui s'élèvent du dessous de la peau. Lorsqu'on fait une compression trop forte pour empêcher l'accroissement des chairs fongueuses, l'ulcère est sujet à prendre une disposition gangréneuse; la partie devient toujours œdémateuse, douloureuse, et se couvre de taches presqu'entièrement. A mesure que la maladie augmente, il s'élève du fond de ces ulcères un *fungus* molasse et sanguinolent que les matelots anglais appellent *bullocks-liver* (foie de jeune bœuf); en effet, il a une très-grande ressemblance avec du foie de bœuf bouilli. Ce fungus devient souvent dans l'espace d'une nuit d'une grosseur monstrueuse : on a beau le détruire par le moyen du cautère actuel ou potentiel, ou l'emporter avec le bistouri, on le trouve au pansement suivant aussi gros qu'auparavant. Lorsqu'on l'emporte avec le bistouri, il survient ordinairement une hémorrhagie copieuse : ces ulcères demeurent dans cet état pendant un temps considérable, sans affecter l'os.

Les plaies et les contusions les plus légères des scorbutiques dégénèrent en ces sortes d'ulcères. Leur apparence, dans quelque partie du corps que ce soit, est si singulière et si uniforme, et ils sont si faciles à distinguer de tous les autres par leur état putride, sanguinolent et fongueux, que nous ne pouvons nous empêcher d'observer ici que c'est très-improprement qu'on a rapporté à ce genre là la plupart des ulcères invétérés et opiniâtres des jambes. Ordinairement les mercuriaux sont les meilleurs remèdes pour guérir ces derniers ; au lieu qu'ils sont les remèdes les plus nuisibles et les plus dangereux qu'on puisse administrer dans les véritables ulcères scorbutiques. — Mais revenons à la description de la maladie. Il faut remarquer premièrement que, quelque maladie qu'on ait eue précédemment ( surtout les douleurs rhumatismales, ou celles qui restent à la suite d'une contusion, d'un coup, d'une blessure, etc. ), ou dont on soit actuellement affecté, lorsqu'on vient à être attaqué du scorbut, les anciennes maladies se renouvellent, et la maladie présente, quelle qu'elle soit, est rendue beaucoup plus mauvaise. Les scorbutiques sont rarement exempts de douleurs dans les progrès de la maladie. Ces douleurs, à la vérité, n'attaquent point les mêmes parties chez tous les malades, et même elles changent souvent de place chez la même personne. Quelques-uns se plaignent d'une douleur générale dans tous les os ; cette douleur est très-violente dans les extrémités, aux lombes, et surtout aux jointures et aux jambes, lorsque ces parties sont enflées. La poitrine est le siége le plus ordinaire des douleurs scorbutiques : la constriction et l'oppression de cette partie, avec des douleurs de côté, qui se font sentir lorsqu'on tousse, sont ordinaires dans cette maladie. Les douleurs scorbutiques, en général, sont très-sujettes à changer de place, et toute espèce de mouvement les augmente toujours. Le mouvement augmente principalement la douleur du dos, et la rend très-fâcheuse. — Secondement, il faut observer que les constitutions scorbutiques sont très-sujettes à être attaquées de toutes les maladies épidémiques qui règnent en même temps que le scorbut, et même des sporadiques prédominantes. Cela arrive quelquefois, lorsque ces maladies paraissent d'une nature assez opposée à celle du scorbut : ce cas est heureux pour le malade ; mais si les maladies qui prévalent sont d'une nature putride, telles que la petite vérole, la rougeole, la fièvre dysentérique, etc., alors, agissant de concert avec l'acrimonie scorbutique, elles produisent les symptômes les plus mauvais et les plus funestes.

J'observai une différence considérable dans le caractère du scorbut, dans les deux courses de 1746 et 1747. Dans la dernière, il régna des pleurésies et des péripneumonies causées par le froid ; le scorbut alors affectait principalement la poitrine. Il causait une constriction et une oppression dans cette partie, une toux fâcheuse qui faisait expectorer avec beaucoup de peine un phlegme très-visqueux. Cette toux n'était pas continuelle, mais elle fatiguait extrêmement le malade, et tous les scorbutiques s'en plaignaient. Plusieurs alors furent attaqués de fièvres. La salivation ne parut jamais, et les cours de ventre furent d'une nature bénigne. En 1746, il régna des maladies d'une espèce différente, causées par la qualité malsaine de la charpente neuve du vaisseau. Il y eut beaucoup de diarrhées, et le scorbut alors fut d'une nature plus maligne. Ses symptômes les plus mauvais et les plus ordinaires étaient des ptyalismes, et surtout des dysenteries. Un nommé Nichols mourut de la dysenterie, et on débarqua à Plymouth huit ou dix personnes extrêmement épuisées par ce dernier symptôme. Je ne trouvai point de fièvre, cette année, à aucun des scorbutiques, et leur poitrine était légèrement affectée. Un certain Jean Hearn fut attaqué du scorbut dans l'une et l'autre course. L'histoire de sa maladie commence, dans mon journal, à l'article du 24 juin ( année 1746 ) en ces termes. « Il est attaqué du » scorbut depuis quelque temps. La ma- » ladie s'est manifestée d'abord par le » gonflement des gencives, par l'enflure » douloureuse et œdémateuse des jambes, » par une faiblesse, etc. Il a pris l'élixir » de vitriol deux fois par jour pendant » un temps considérable ; mais la mala- » die augmente continuellement. Il a un » ptyalisme continuel, accompagné de » tranchées vives et de ténesme : la quan- » tité de salive qu'il rend est d'environ » deux pintes en vingt-quatre heures. » La salivation fut bientôt arrêtée ; mais elle fut suivie d'une violente dysenterie, qui dura jusqu'à son débarquement. Je trouve encore à l'article 15 mai 1747 : « Jean Hearn se plaint d'une lassitude » et d'un engourdissement de membres, » avec une douleur dans le dos. En l'exa- » minant, nous avons trouvé ses jambes » couvertes de taches rouges, noires et » livides ; ses gencives sont gonflées ; il » se plaint surtout d'une toux extrême- » ment fatigante. » Ce fut le symptôme qui le tourmenta le plus pendant tout le voyage.

Je crois, en effet, que la poitrine est toujours plus ou moins affectée dans les progrès de cette maladie, à moins que le ventre ne soit très-libre. La douleur change de place, et gagne souvent le côté opposé. Elle se fait d'abord sentir lorsque l'on tousse ; mais quand la maladie est plus avancée, elle se fixe ordinairement dans un endroit particulier, et le plus souvent dans un des côtés. Elle devient alors extrêmement vive ; de sorte qu'elle empêche la respiration. Ce symptôme est dangereux (e). — Les scorbutiques ne ressentent jamais de douleur à la tête, ou du moins rarement, à moins qu'ils n'aient la fièvre. Et pour ce qui est de la fièvre, il est douteux s'il y en a aucune qui soit véritablement scorbutique : le scorbut est entièrement d'une nature chronique ; et on peut, avec raison, mettre les fièvres au rang de ses symptômes accidentels. J'ai ouï dire à un très-habile chirurgien que, de quelques centaines de scorbutiques qu'il avait eu occasion de voir, dont la maladie était portée au plus haut degré, il en avait trouvé très-peu qui eussent de la fièvre ; et qu'autant que sa mémoire pouvait lui fournir, cette fièvre avait toujours été funeste. Je suis persuadé que toute espèce de fièvre est mortelle dans le dernier période de la maladie : il est vrai qu'elle s'y rencontre rarement (f).

J'ai déjà observé qu'en 1746, nos scorbutiques n'avaient point eu de fièvre ; et qu'en 1747, plusieurs en avaient été affectés dans le commencement de leur maladie. Les symptômes de cette fièvre ne furent pas si violents ni si inflammatoires dans les scorbutiques, que dans les autres malades. Elle prit la forme intermittente dans deux ou trois personnes, et fut alors tout-à-fait bénigne et sans danger. — Tel fut le cas d'un nommé Daniel Harlyhée, qui avait un ulcère opiniâtre sur la partie antérieure de la jambe. Vers le commencement de mai 1747, sa jambe devint douloureuse, œdémateuse, et son ulcère prit l'apparence d'un ulcère scorbutique. Le 12 de ce mois, il fut attaqué d'une fièvre assez forte, qui cessa le lendemain, et revint régulièrement tous les trois jours pendant cinq semaines, jusqu'à ce qu'il fût arrivé à Plymouth. Ses gencives étaient putrides ; il sentait une douleur dans la poitrine ; il avait de la toux et tous les autres symptômes ordinaires dans cette saison. — Mais la plus terrible de toutes les espèces de fièvres qui peuvent se joindre au scorbut, et peut-être plus que la peste elle-même, c'est la fièvre pétéchiale, ou maladie des prisons. Cette fièvre a été quelquefois contractée dans des vaisseaux trop remplis de malades, soit par contagion, soit parce qu'on avait tenu des scorbutiques trop long-temps renfermés dans un air putride (g). On remarque encore quelques

---

(e) Remarque de M. Murray. — Cette douleur répond, en quelque manière, à la description de la fausse pleurésie ; et semblable à celle-ci, elle est soulagée quelquefois par les vésicatoires. L'application des vésicatoires n'est pas cependant sans danger dans le scorbut ; on risque de faire gangrener la partie sur laquelle on les applique. J'ai aussi observé souvent une douleur de poitrine dans les cours de ventre scorbutiques. Cette douleur a toujours été mortelle : elle résidait pour lors dans le côté gauche.

(f) Remarque de M. Yves. — Je ne me ressouviens pas, et je ne trouve point dans mes journaux, que personne ait été attaqué de la fièvre dans le dernier période du scorbut. Je conviens avec vous que cette maladie est purement chronique. L'ulcère des poumons est une suite ordinaire du scorbut ; et lorsque le malade venait d'essuyer une toux et une douleur de côté violentes, il est certain que je me suis aperçu d'une fréquence dans le pouls et d'une augmentation de chaleur dans la peau. Néanmoins, je regarde ces circonstances comme entièrement symptomatiques, et je pense qu'on ne peut pas appeler cela un scorbut avec fièvre ; car dès que quelques vaisseaux se sont rompus dans le poumon, on voit cesser l'émotion du pouls et la chaleur.

(g) À la vérité, je n'en ai jamais vu d'exemple ; mais M. Murray a eu occasion d'observer la complication de ces deux maladies, lorsqu'il était chirurgien du vaisseau royal le *Kanterbury* : c'est de lui que je tiens la description suivante. — Le scorbut était épidémique et régnait, avec beaucoup de violence, sur le vaisseau, dans le temps qu'il paraissait quelques fièvres pétéchiales. Plusieurs personnes furent attaquées d'une fièvre légère : il parut, le troisième ou quatrième jour de la maladie, une éruption miliaire, érysipélateuse, ou herpétique, qui fit diminuer la fièvre. Cette éruption se déclarait particulièrement sur les extrémités inférieures : elle prenait peu à peu une couleur livide ; elle devenait ensuite noire et gangréneuse ; elle était accompagnée, ou plutôt elle produisait des ulcères sanieux et sordides, des *spina ventosa*, et des caries très-opiniâtres et très-

petites différences dans cette maladie, suivant la constitution des malades. Les uns vont assez régulièrement à la selle pendant tout le cours de la maladie; d'autres, au contraire, sont sujets à être constipés : mais, en général, les scorbutiques ont de temps en temps des cours de ventre; et ils rendent des matières très-fétides. J'ai observé que l'urine (h) varie extrêmement selon les différentes circonstances, même dans le même malade : elle est, généralement parlant, fort colorée, et elle se corrompt fort vite. Le pouls varie aussi suivant la constitution du malade et le degré de la maladie : pour l'ordinaire, il est plus lent et plus faible que dans l'état de santé (i). Les vraies taches scorbutiques sont toujours, comme nous avons dit, aplaties, et ne s'élèvent point au-dessus de la surface de la peau. J'ai cependant observé quelquefois que, lorsque les jambes étaient extrêmement enflées, elles se couvraient de croûtes sèches, semblables à des écailles. D'autres fois, mais rarement, il se fait sur la peau de petites éruptions miliaires sèches.

Dans le second période de la maladie, les tendons des muscles fléchisseurs de la jambe sur la cuisse se retirent, le genou devient enflé et douloureux, et le malade perd l'usage de ces parties. Ces symptômes se présentent très-communément dans ce période. Il est vrai, cependant, qu'on observe d'assez bonne heure une raideur dans ces tendons et une faiblesse de genou, qui se terminent généralement par le retirement de la jambe, et par l'enflure de l'articulation. Les malades sont sujets à de fréquentes langueurs; et lorsqu'ils ont demeuré longtemps sans faire aucun exercice, ils ont une disposition à tomber en syncope au moindre mouvement : ce sont les symptômes les plus particuliers, les plus constants, et essentiels à ce période de la maladie. — L'enflure des jambes est quelquefois monstrueuse, et ces parties sont couvertes d'une ou de plusieurs taches livides, semblables à des ecchymoses. On observe d'autres fois des tumeurs dures et extrêmement douloureuses dans plusieurs endroits de la jambe. J'ai vu des cas où le gras de la jambe était entièrement durci (k), sans aucune enflure. — Les malades courent risque de mourir subitement, dès qu'on les remue ou qu'on les expose au grand air. C'est ce qui arriva à un de nos scorbutiques dans la chaloupe qui allait le débarquer à l'hôpital de Plymouth. Il faut remarquer qu'il s'y était transporté sans être aidé de personne; tandis que plusieurs autres avaient été obligés de s'y faire porter

---

dangereuses, qui s'étendaient toujours vers le haut de la partie affectée, et jamais vers le bas, ou du moins rarement. Dans ce cas, les gencives étaient mollasses, peu enflées, et saignaient souvent; les os des mâchoires se cariaient promptement, et les dents se détachaient aisément de leurs alvéoles. Le malade était toujours altéré; il avait la peau sèche et brûlante, le pouls petit et fréquent, les yeux quelquefois fixes, mais plus souvent égarés et roulants avec vivacité; son regard était farouche, il était inquiet, et délirait quelquefois, la langue était humide et tremblante. Cette terrible maladie emportait le malade dans très-peu de temps, si l'on n'y apportait promptement du remède, ou plutôt si la nature n'avait point assez de force pour chasser vers quelque extrémité la matière morbifique. Cette métastase se faisait ordinairement dans les extrémités inférieures, comme nous avons dit, un peu au-dessous du genou. Il se formait, dans cette partie, des ulcères carieux et cancéreux, qui faisaient de prompts ravages. Ces ulcères causaient les douleurs les plus aiguës, et mettaient promptement le malade au tombeau.

(h) Remarque de M. Murray. — L'urine de presque tous les scorbutiques, lorsqu'on la laisse en repos pendant quelque temps, se couvre d'une écume huileuse et saline.

(i) Remarque de M. Murray. — Dans le cas où il y a fièvre, le pouls est ordinairement petit, mais dur et fréquent. Vous dites qu'Eugalenus, et les autres auteurs qui l'ont suivi, assurent que le pouls s'élève et devient plus fort dans le temps des défaillances scorbutiques. Si cela avait été, j'aurais dû l'observer. Dans ces sortes de cas, le pouls est le plus souvent obscur et petit; quelquefois il s'élève tout d'un coup pendant quelques pulsations, mais il s'affaisse bientôt, et il est toujours intermittent. Les syncopes étaient moins fréquentes dans la fièvre dont nous avons parlé [Remarq. (g)], à moins qu'elle ne fût accompagnée d'un cours de ventre; le pouls était vite et *serratus*, et faisait quelquefois sur le doigt le même effet qu'un tuyau flexible dans lequel on ferait couler du mercure par bonds.

(k) Remarque de M. Yves. — Et les cuisses aussi.

sur leurs lits. Son visage était d'une couleur plombée (*l*), et il ressentait des douleurs dans la poitrine. La respiration fut embarrassée et pressée l'espace d'une demi-minute, puis il expira sur le champ (*m*).

Les scorbutiques sont sujets, pendant tout le temps de la maladie, mais surtout dans ce période, à des hémorrhagies copieuses de différentes parties ; par exemple, du nez, des gencives, des intestins, des poumons, etc. Leurs ulcères ordinairement rendent beaucoup de sang. Plusieurs sont attaqués alors de violentes dysenteries, accompagnées d'une douleur vive, qui les réduisent à une extrême faiblesse. J'en ai vu d'autres qui évacuaient par les selles une grande quantité de sang pur, sans diarrhées et sans tranchées. — Les gencives sont pour l'ordinaire extrêmement fongueuses, putrides, douloureuses, et répandent une puanteur insupportable ; elles sont quelquefois profondément ulcérées, et paraissent gangrénées. Mais je n'ai jamais observé, excepté dans des cas de salivation, que la partie supérieure de la bouche et le fond du gosier fussent fort affectés ; et je crois que les lèvres ne le sont jamais, ou du moins rarement. En général, les dents branlent très-fort, et tombent souvent ; la mâchoire se carie rarement. — Il faut remarquer à cette occasion que la carie scorbutique n'arrive que dans le cas où la lame extérieure d'un os a été détruite, de façon que l'humeur corrosive qui croupit dans quelque cavité, peut s'insinuer dans la substance cellulaire : alors cette humeur corrompt promptement l'os et le fait carier. Mais autrement, on garde pendant long-temps des ulcères sur l'épine du tibia et dans d'autres parties, sans que l'os en soit affecté. Il faut en excepter un autre cas qui arrive rarement ; c'est lorsque le scorbut est porté à un si haut degré de malignité, et affecte si profondément les parties solides, qu'il corrompt la substance cellulaire. Cette corruption est accompagnée ordinairement

d'une douleur cruelle. Les lames de l'os s'écartent toujours les unes des autres, et forment une exostose (1) ; il survient souvent un *spinosa ventosa* (*n*) de l'espèce la plus mauvaise, qui produit des ulcères douloureux, lesquels font des progrès très-rapides.

La plupart des malades ont bon appétit, et jouissent du libre exercice de leurs sens, quoique fort abattus et souvent découragés. Il y en a beaucoup qui ne ressentent aucun mal, lorsqu'ils sont en repos dans leurs lits ; à moins qu'ils n'aient la dysenterie ou une salivation incommode. Je suis porté à croire que cette dernière se présenterait rarement, si elle n'était causée par les remèdes qu'on donne souvent inconsidérément

---

(1) J'ai eu l'occasion de voir à Montpellier, en 1747 ou 1748, un exemple singulier d'une exostose scorbutique. Un muletier des vivres d'Italie reçut un coup de pied de mulet dans le menton. Cette partie commença dès-lors à s'enfler, et parvint dans trois ou quatre mois à une grosseur monstrueuse. Il vint, au bout de ce temps, à l'hôpital de Montpellier : ses jambes et sa poitrine étaient couvertes de taches brunes et livides. La mâchoire inférieure avait acquis un volume presque égal à celui de la tête ; les gencives étaient prodigieusement tuméfiées et putrides ; leur grosseur était presque égale à celle du poing ; elles versaient une sanie jaunâtre et fœtide ; la bouche répandait une puanteur insupportable, même à une certaine distance. Le malade avait perdu presque toutes les dents ; celles qui lui restaient étaient découvertes jusqu'à leurs racines. La tumeur des gencives repoussait la langue vers le fond de la bouche, de sorte que le malade ne pouvait prononcer que des mots mal articulés : la déglutition était très-difficile ; en un mot, c'était un spectacle des plus horribles et des plus pitoyables. Le malade mourut peu de temps après. On détacha les téguments de la mâchoire, et on vit que cette tumeur prodigieuse était causée par une exostose. L'os, autant que je puis m'en souvenir, était carié dans certains endroits. M. Serane, aujourd'hui professeur de médecine dans l'Université de Montpellier, prit soin de ce malheureux pendant le temps qu'il fut à l'hôpital.

(*n*) Je n'ai jamais observé de carie à la suite d'un ulcère, que dans le cas où le scorbut était porté à sa plus grande malignité et compliqué avec une fièvre. M. Murray.

---

(*l*) Remarque de M. Murray. — J'ai vu, dans le période, des taches livides sur la face.

(*m*) Remarque de M. Yves. — J'ai vu plusieurs exemples pareils, lorsque, par imprudence, on exposait les malades au grand air : il est besoin ici de la dernière circonspection.

pour guérir les ulcères ou autres symptômes scorbutiques (o). Ces remèdes,
dans ces cas, donnés à très-petite dose,
produisent une salivation copieuse et
dangereuse, accompagnée presque toujours de la dysenterie. Ces deux symptômes se succèdent alternativement : la
salivation cesse ordinairement pendant
un ou deux jours, le malade est alors
tourmenté de tranchées et rend des selles
sanguinolentes ; la dysenterie disparaît à
son tour, et la salivation recommence.
— Il est peu de maladies qui se présentent sous un aspect plus terrible et plus
varié que le scorbut dans son dernier
période. C'est alors ordinairement qu'on
observe les symptômes les plus irréguliers et les plus extraordinaires. Il n'est
pas rare de voir les cicatrices des anciens
ulcères se rouvrir ; la peau des jambes
se crever, surtout dans les endroits où
il avait paru d'abord des tumeurs mollasses, douloureuses et livides. Ces crevas-
ses dégénèrent en des ulcères fongueux,
sanguinolents, tels que nous les avons
décrits ci-dessus. On observe quelquefois dans ce période, mais très-rarement,
des fièvres putrides colliquatives, accompagnées presque toujours de pétéchies,
de sueurs fétides, et autres symptômes
de même nature ; ou plutôt les malades
succombent à des évacuations copieuses
d'un sang corrompu, soit par les urines
et les selles, soit par les poumons, le
nez, l'estomac, les veines hémorrhoïdales, ou par d'autres parties (p). Il arrive
plus souvent que les viscères abdominaux
sont obstrués et corrompus ; ce qui produit la jaunisse, l'hydropisie, l'affection
hypochondriaque, ou la mélancolie la
plus décidée, et un entier abattement
d'esprit et de courage, avec de cruels
raidissements de nerfs. Cette dégénération des viscères cause aussi de violentes
coliques, une constipation opiniâtre, etc.
— Vers la fin de la maladie, les malades
ressentent pour l'ordinaire une constriction et une oppression violente dans la
poitrine ; ils respirent très-difficilement,
ils se plaignent quelquefois d'une douleur sous le sternum, mais le plus souvent dans l'un des côtés. Il y a des cas
où, sans aucune douleur, la respiration
devient courte et laborieuse, et le malade meurt subitement. — Je pourrais
ajouter ici plusieurs autres symptômes
qu'on a observés quelquefois dans cette
maladie, surtout vers la fin de son dernier période, dans des cas où elle était
portée au plus haut degré de malignité ;
mais ceux que nous avons décrits doivent
suffire. Les symptômes les plus extraordinaires ne nous surprendront aucunement lorsque nous aurons considéré (b)
à quel état le corps est réduit dans ce
période, et à quel degré de putréfaction
sont portés le sang, les autres humeurs
et les viscères.

J'ai ouï dire à quelques praticiens,
qu'on n'observait point cette maladie en
Angleterre, parmi les gens qui habitent
le milieu des terres. Je prie ces médecins de lire attentivement un excellent
chapitre (1) de l'Essai sur les fièvres, du
docteur Huxham, où il traite de la dissolution et de la putréfaction du sang. Ils
y apprendront ce que c'est que la véritable constitution scorbutique. Quel que
soit le nombre ou la variété des symptômes qui peuvent se présenter dans cette
maladie, à raison de la différence des
constitutions, et surtout sur la mer, par
rapport à l'action plus puissante des
causes qui se trouvent sur cet élément,
cependant, la putridité des gencives, les
taches bleuâtres et noirâtres sur le corps,
en sont toujours les signes pathognomoniques. — Comme M. Huxham a publié
plusieurs cas curieux, de personnes attaquées du véritable scorbut en Angleterre, je finirai ce chapitre par une observation un peu extraordinaire : j'y
joindrai une lettre du docteur Grainger,

---

(o) Remarque de M. Yves. — Donnâ-
tes-vous des mercuriaux à vos malades
en 1746 ? Si vous n'en donnâtes point,
comment rendez-vous raison des salivations qui arrivèrent alors ? Il me semble
qu'elles pourraient avoir été purement
scorbutiques. Je ne me souviens pas d'a-
voir vu aucun exemple d'une salivation
considérable dans le scorbut. — Je réponds à cela qu'il paraît, par mon journal, que nous eûmes alors trois scorbutiques (Rice Meredith, Robert Robinson,
et Jean Hearn) attaqués de la salivation.
Les deux premiers avaient pris de petites
doses de mercure alcalisé, et environ une
demi-drachme de pilules mercurielles ;
mais il n'est point fait mention qu'on en
ait donné à Jean Heard ; je suis presque
certain qu'il ne prit point de mercure.
— (p) Remarque de M. Yves. — J'ai vu
des exemples de tous ces cas, excepté la
fièvre.

(q) Ch. vii, des dissections.
(1) Ch. v.

où il donne l'histoire du scorbut qu'il a vu en Écosse, et quelques autres cas scorbutiques observés dans le même pays.

Jean A**, lieutenant de marine, âgé de quarante ans, avait toujours joui d'une très-parfaite santé, malgré les fréquents voyages qu'il avait faits sur mer; il ne s'était nourri jamais, ou du moins rarement, de provisions salées; il avait une aversion naturelle pour ces sortes d'aliments, et les tables des officiers sont ordinairement bien servies. Peu de temps après son retour de quelques courses sur la Manche, où il n'avait mangé aucun aliment salé, il s'aperçut avec beaucoup de surprise d'une tumeur considérable, indolente, et de couleur bleuâtre, sur la partie antérieure et moyenne d'une de ses jambes. Le jour suivant, cette tumeur avait acquis un volume égal à celui d'une grosse noix. Deux ou trois jours après, la peau se creva, et il se forma un véritable ulcère scorbutique avec le *fungus* de couleur de foie. Les autres symptômes parurent ensuite, tels que le changement de couleur, la constriction de la poitrine, la putridité des gencives, et, ce qui faisait craindre beaucoup pour sa vie, une constipation opiniâtre, avec des tranchées insupportables. — Il s'en fut à la campagne; il prit les remèdes convenables, et recouvra la santé au bout de six semaines ou de deux mois. — Je tiens cette observation de M. Yves.

LETTRE DE M. GRAINGER (r), DOCTEUR EN MÉDECINE, ET CHIRURGIEN DU RÉGIMENT DE PULTNEY.

J'ai extrait de mes remarques la courte description que je vous envoie du scorbut qui régna en 1751 et 1752, parmi les six compagnies de notre régiment, qui était en garnison au Fort-Guillaume. — J'eus occasion alors de voir près de cent scorbutiques, et j'avoue naturellement que ce fut là où je commençai à connaître le scorbut. — Mon prédécesseur ne m'avait point instruit que cette maladie était ordinaire dans cette garnison. J'avais lu beaucoup d'auteurs sur cette matière, mais je la connaissais très imparfaitement. Le premier malade que je traitai pensa être la victime des re-

mèdes peu convenables que je lui prescrivis. Les douleurs dont ce malade se plaignait me parurent rhumatismales; je donnai d'autant plus aisément dans cette erreur, que le rhumatisme était alors fréquent : je le fis saigner, et je le traitai suivant l'idée que j'avais de sa maladie : ses douleurs devinrent plus violentes, ce qui n'est pas surprenant : je l'accusai pour lors d'avoir exagéré son mal; mais il me donna bientôt des preuves évidentes de la réalité de sa maladie. Ses cuisses couvertes de taches livides, la putridité de ses gencives, le sang qu'elles versaient, et la puanteur de son haleine, me convainquirent bientôt que j'avais méconnu sa maladie, et que par conséquent je l'avais mal traitée :

> At aliquis malo fuit usus in illo.

Mais ce fut un mal pour un bien : le scorbut commença alors à régner, et je profitai de ma première faute. — Il se manifestait d'abord par une lassitude, une difficulté de respirer après le moindre mouvement un peu prompt, un certain goût désagréable dans la bouche; les gencives devenaient bientôt après spongieuses, douloureuses et putrides, elles saignaient pour peu qu'on les touchât; l'haleine répandait une odeur fétide. Les malades ressentaient toujours des douleurs dans les cuisses, souvent dans les jambes, quelquefois dans les lombes, rarement dans les bras. Ces parties étaient quelquefois couvertes de taches pourprées qui devenaient noires, et s'élargissaient à mesure que la maladie augmentait. La partie antérieure des jambes et des cuisses était principalement affectée. J'ai vu des cas où les jambes étaient entièrement livides, et les cuisses couvertes de taches extrêmement rapprochées. L'enflure de ces parties n'était pas considérable; elles étaient cependant plus dures que d'ordinaire, et si douloureuses, que pour peu qu'on y touchât, les malades jetaient les hauts cris. — Si l'on ne remédiait promptement à ces symptômes, la contagion faisait des progrès, le visage devenait extrêmement pâle, les dents vacillaient dans leurs alvéoles, le palais et le gosier s'ulcéraient, la difficulté de respirer augmentait; le malade s'affaiblissait, il dormait peu; les cicatrices des anciens ulcères se rouvraient; il poussait des cris, lorsqu'on remuait son lit, et tombait quelquefois en syncope, lorsqu'il faisait quel-

---

(r) C'est l'auteur de l'*Historia febris anomal. Batav.*, ann. 1746, etc.

que mouvement. — Ce qui me surprit le plus, c'est que l'appétit n'était point fort diminué, même dans cet état déplorable, et qu'on ne pouvait pas dire que les malades eussent de fièvre, quoiqu'ils fussent altérés. Ils étaient généralement constipés; leur urine n'était point copieuse, mais toujours extrêmement puante et épaisse, surtout dans le cas des douleurs aux lombes. La plupart crachaient continuellement, et une petite dose de mercure occasionna une salivation très-dangereuse.

Un soldat attaqué de la vérole prit un soir une friction, où il n'entra qu'un drachme de mercure; je le trouvai le lendemain avec une véritable salivation mercurielle, qui alla toujours en augmentant jusqu'au dixième jour; alors l'intérieur de sa bouche, ses lèvres et ses joues devinrent d'une grosseur monstrueuse; sa bouche répandait une odeur insupportable. Il crachait chaque jour une quantité de sang fétide avec des morceaux de gencives; il perdit aussi presque toutes les dents; et une chose très-remarquable, c'est que leur volume était considérablement augmenté. Son urine était extrêmement fétide, épaisse, et presque noirâtre : il tombait fréquemment en faiblesse; en un mot, il fut réduit à l'état le plus déplorable, et il n'en réchappa que très-difficilement : il fut pendant trois mois ensuite hors d'état de faire son service. — Le scorbut commença à paraître dans le mois de mars, régna avec violence en avril, diminua dans le mois de mai, et disparut avant le milieu de juin. Nous eûmes quatre-vingt-dix scorbutiques au Fort Guillaume, les quatre compagnies qui étaient en garnison au Fort Auguste n'en eurent que deux, et un détachement commandé par un capitaine n'en eut qu'un aux barraques de Bernera. Ces trois, à la vérité, furent extrêmement affectés : tous les officiers en furent exempts. — J'attribuai cette maladie aux causes suivantes : 1° au temps continuellement humide et pluvieux; 2° aux provisions salées, au beure salé, au fromage et au gruau d'avoine, dont les soldats se nourrirent depuis le mois de décembre jusqu'à la fin de mai; 3° au manque, ou du moins au peu de végétaux et de lait, et à la mauvaise qualité de celui-ci; 4° à l'eau qui n'était pas bien bonne; 5° à la fatigue. Les causes 1, 3, 4, 5, furent moindres au Fort Auguste et à Bernera, qu'au Fort Guil-

laume, c'est pourquoi les scorbutiques n'y furent point dans la même proportion (s).

On appelle cette maladie dans plusieurs parties de l'Écosse, *Black-Leg*, (jambe noire) : elle a été souvent très-épidémique, et a causé de grands ravages parmi ceux qui travaillent aux mines à Strontian dans la province d'Argyle. Il n'y a pas long-temps qu'elle fit périr plusieurs de ces mineurs : elle était accompagnée d'un symptôme singulier : les hypochondres et le bas-ventre se couvraient de grandes taches scorbutiques sur la fin de la maladie. Dodonée, qui a très-bien écrit sur le scorbut, avait observé que ce symptôme était mortel (t). — Je connais une famille, dont la maison est située à la campagne, dans un endroit froid et exposé à la mer; tous ceux qui la composent ont eu les gencives putrides et spongieuses, les jambes enflées, des ulcères et autres symptômes scorbutiques. — Dernièrement, un gentilhomme qui était retenu dans les prisons d'Édimbourg se plaignit d'une enflure de jambes; on l'examina, et on trouva ces parties couvertes de taches noires et bleuâtres; bientôt après ses gencives devinrent extrêmement putrides et fongueuses : sa maladie ayant été négligée, l'os de la mâchoire se caria : on me chargea alors du soin de sa guérison. — Un chirurgien de vaisseau qui fait sa résidence à Fise, fut prié, en passant à Bachkaven, de visiter deux pauvres malades. Il les trouva dans un triste état, leurs gencives étaient extrêmement putrides, leurs corps couverts de taches : l'enflure de l'articulation des genoux les avait privés de l'usage de ces parties. Un de ces malades avait les tendons des muscles fléchisseurs de la jambe retirés et entièrement durcis. Le chirurgien leur apprit la nature de leur maladie, et par le moyen des remèdes convenables qu'il leur prescrivit (u), ils recouvrèrent bientôt la santé.

## CHAPITRE III.

### DU PRONOSTIC.

Il est nécessaire, pour mieux entendre ce chapitre et quelques-uns des suivants,

(s) Voyez la suite de cette lettre dans le ch. v.

(t) Voyez part. III.

(u) Voyez ces remèdes dans le chapitre v.

de faire une distinction qui mérite d'être considérée attentivement. Cette maladie peut être *accidentelle* ou *constitution-nelle*; *artificielle* (s'il est permis de se servir de ce terme), ou *naturelle* au malade. Par exemple, le scorbut est artificiel ou accidentel chez la plupart des mariniers, et chez toutes les personnes bien constituées, qui ont contracté cette maladie sur mer ou sur la terre, par les causes externes sensibles dont nous avons fait mention (*a*). — D'un autre côté, on remarque que plusieurs personnes qui habitent les terres sont sujettes à devenir scorbutiques pour des causes très-légères, à raison d'une certaine disposition de leur corps : dans ce cas, on doit regarder la maladie comme *constitution-nelle* ou naturelle au malade; cependant, de quelque manière que le scorbut soit contracté, il est toujours le même, et demande la même méthode curative : ainsi je n'aurai plus sujet de parler de cette distinction; mais je dois avertir le lecteur que plusieurs de ces pronostics conviennent principalement au scorbut *artificiel*.

Ceux qui ont été affaiblis par des maladies précédentes, telles que des fièvres ou des flux, ou par de longs traitements, comme la salivation, sont les plus sujets à cette maladie : les fièvres intermittentes y disposent la constitution d'une manière particulière. — Ceux qui autrefois ont été attaqués du scorbut y sont beaucoup plus sujets que les autres, les circonstances étant les mêmes. — Les différentes saisons affectent différemment les scorbutiques; leurs symptômes deviennent plus fâcheux sur la terre, lorsque les pluies et les froids commencent à régner vers l'équinoxe de l'automne. Les hivers froids et humides rendent la maladie extrêmement mauvaise; mais lorsque cette froidure et cette humidité disparaissent avec l'hiver, et font place à un temps sec et chaud, les symptômes scorbutiques deviennent beaucoup plus doux. — Lorsque la maladie est commençante, et même quoique les gencives soient assez considérablement affectées, on peut guérir parfaitement le scorbut sans le secours des végétaux récents, pourvu que le malade soit en état de faire un exercice convenable : on en a plusieurs exemples; mais lorsque le malade est obligé de ne point faire d'exercice, ou de se tenir dans son lit à cause

de l'enflure de ses jambes, de sa faiblesse, ou pour d'autres causes, et qu'il ne peut point se procurer des herbes ou des fruits récents, la maladie ne manque jamais de faire des progrès. Enfin, quand la maladie est parvenue à son second période, elle ne peut être guérie sans le secours des végétaux. Nous en avons vu plusieurs exemples, particulièrement à l'hôpital de Gibraltar : plusieurs scorbutiques y périrent misérablement, quoiqu'ils ne manquassent point de bons bouillons faits avec des viandes fraîches, et qu'ils respirassent l'air de la terre, au lieu qu'une petite quantité de végétaux qu'on leur eût donnés chaque jour leur aurait certainement sauvé la vie.

Cette maladie, lorsqu'elle est accidentelle, peut être guérie sur les vaisseaux, soit dans le port, soit en pleine mer, par l'usage de végétaux récents, et par un traitement convenable, surtout par les oranges et les limons, pourvu qu'elle soit dans le premier ou même dans le second période. — Les symptômes qui se présentent dans le troisième période sont les plus dangereux : tels sont une oppression de poitrine, une constipation opiniâtre, des douleurs de côté et de fréquentes défaillances; mais surtout, une grande difficulté de respirer. — Les pronostics de cette maladie sont quelquefois trompeurs sur la mer où on ne peut point se procurer des viandes fraîches et des herbes récentes, ou des fruits : car on voit des scorbutiques qui ne paraissent que légèrement affectés, être attaqués subitement de quelqu'un des plus mauvais symptômes. — On ne peut point prévoir aisément la mort subite de certains malades, lorsqu'ils font quelque effort, ou lorsqu'on les expose au grand air; quoiqu'elle arrive ordinairement après qu'ils ont été renfermés pendant long-temps dans un air impur. — Le premier signe favorable qui se présente lorsqu'on commence à faire usage d'herbes récentes ou de fruits, c'est un léger cours de ventre; ces aliments produisent l'effet d'un très-doux purgatif. Si la peau, peu de jours après, s'humecte et se ramollit, c'est un signe certain de la guérison du malade, surtout s'il peut supporter un exercice modéré et le changement d'air, sans tomber en faiblesse. Si les aliments végétaux lui rendent dans quelques jours l'usage des jambes (*b*), il est hors de

______

(*a*) Part. II, ch. I.

(*b*) Remarque de M. Yves. — La con-

danger, à moins qu'il ne soit attaqué de la dysenterie scorbutique, ou qu'il n'ait la poitrine affectée. Ces deux symptômes sont souvent mortels, et cèdent aux remèdes plus difficilement qu'aucun autre. — La noirceur ou les taches de la peau disparaissent à mesure que le malade guérit, à peu près de la même manière que les autres ecchymoses. Elles commencent par devenir jaunes à leur circonférence; cette couleur s'étend peu à peu vers le centre, ensuite elle s'éclaircit, et la peau reprend sa première couleur. — Lorsque le scorbut a été porté à un haut degré, et la poitrine fort affectée, il se termine souvent par la phthisie. Quelquefois il laisse une disposition à l'hydropisie; ou, ce qui est plus fréquent, les jambes demeurent enflées, œdémateuses et ulcérées. Ceux qui ont été affectés du scorbut sont sujets quelquefois, dans le courant de leur vie, à des rhumatismes chroniques, à des douleurs et à des raideurs dans les articulations; et quelquefois à des éruptions cutanées ou à quelques maladies de la peau (c).

## CHAPITRE IV.

### DE LA CURE PROPHYLACTIQUE DU SCORBUT, OU DES MOYENS DE LE PRÉVENIR SUR LA MER.

Un air pur, chaud et sec, avec une nourriture facile à digérer, composée principalement d'un mélange convenable de substances animales et végétales, suffiront la plupart du temps, pour prévenir cette maladie sur la terre : je dis un mélange convenable de substances animales et végétales, parce que l'expérience fait voir que cette nourriture est

traction des genoux est quelquefois incurable. Tel fut le cas d'un des mariniers nommé Samuel Norton. Il guérit de tous les autres symptômes; mais sa jambe demeura contractée, de façon que son talon touchait presque à ses fesses. Il fut, en conséquence, dispensé du service comme invalide.

(c) M. Murray remarque que c'est surtout les gencives qui demeurent considérablement affectées, soit parce qu'elles ont été rongées et qu'elles laissent les dents trop à découvert, soit parce qu'elles restent molasses et qu'elles couvrent trop les dents : elles sont sujettes à saigner pour peu qu'on y touche.

la plus salutaire, et celle qui convient généralement à toutes les constitutions. — Ceux qui sont sujets au scorbut, parce qu'ils vivent dans des endroits humides et marécageux, ou exposés à de grandes pluies et à des brouillards; ceux qui habitent des appartements humides et malsains, tels que les rez-de-chaussée, ou les souterrains, en hiver, préviendront cette maladie en corrigeant l'humidité par le moyen de feux continuels. Ces feux seront encore plus efficaces, s'ils sont faits avec des bois aromatiques; mais les personnes qui seront menacées de cette maladie feront mieux de changer d'habitation, et d'aller occuper des appartements secs, riants et bien aérés, et de se nourrir principalement de bouillons faits avec des viandes fraîches, et de beaucoup de végétaux récents, s'ils sont à portée d'en avoir, ou autrement de racines ou de fruits confits. Leur pain doit être fait avec de la fleur de farine, bien fermenté et bien cuit. Il est nécessaire aussi qu'ils boivent à leurs repas un verre de bonne bière, de cidre, de vin, ou d'autres liqueurs fermentées. Si on observe ce que nous venons de prescrire, et qu'avec cela on fasse un exercice modéré; qu'on ait soin de tenir son corps proprement, et son esprit libre et content, par le moyen de quelque amusement agréable; tous ces moyens, dis-je, suffiront pour empêcher cette maladie de parvenir à un degré considérable, lorsqu'elle n'est pas entièrement *constitutionnelle*.

Dans les villes assiégées, les officiers doivent avoir soin de faire tenir sèchement, chaudement et proprement les lits et les logements des soldats, afin qu'ils puissent y prendre un repos salutaire, lorsqu'ils viennent de faire leur service. On doit avoir soin encore qu'ils soient suffisamment pourvus de bons manteaux et de bons habits, pour les garantir des rigueurs du froid et de la pluie, lorsqu'ils y sont nécessairement exposés. Le pain de munition devrait être léger et bien cuit, et toutes les autres provisions aussi bien conditionnées qu'il est possible. Pour corriger la nature grossière et visqueuse de ces sortes d'aliments, il conviendrait d'y joindre des végétaux, même les plus communs, par exemple, ceux qu'on trouve sur les remparts : ce précepte devient encore plus nécessaire, lorsque les provisions de la garnison se sont corrompues dans les magasins. Plusieurs auteurs recommandent alors l'usage du vinaigre. Bachstrom conseille de semer des plantes antiscorbutiques sur les remparts, afin qu'elles puissent y croître avec les autres herbes (a). Cette pratique serait fort utile dans cette occasion; et si on avait les semences de ces plantes, il ne serait pas difficile de s'en procurer quelques-unes des plus salutaires en tout temps. Par exemple, on pourrait semer, même dans les appartements, du cresson de jardin, qui fournirait dans peu de jours de bonnes salades antiscorbutiques. Lorsqu'une armée est en campagne, les soldats trouvent ordinairement une si grande quantité de plantes salutaires, qu'elles suffisent pour empêcher le scorbut de faire des ravages, excepté dans les pays déserts et ruinés. — Mais le but principal qui doit attirer notre attention, c'est de prévenir cette maladie sur la mer, et de préserver de sa malignité et de ses funestes effets, dans les voyages de long cours, tant de gens de mer de toutes les nations, cette partie précieuse et considérable du genre humain, dont les services sont si importants à la société. Cette matière a exercé depuis plus d'un siècle le génie de quelques-uns des plus célèbres médecins dans toute l'Europe.

Un Allemand qui avait fait une fortune considérable dans les Indes orientales, étant gouverneur de Sumatra pour les Hollandais, fut extrêmement touché de compassion à la vue de tant de matelots affligés de cette maladie. La chimie faisait alors beaucoup de bruit dans le monde; il crut qu'elle pourrait fournir quelque remède pour le soulagement de tant de malheureux. En conséquence, il fonda une chaire de chimie à Leipsick, et assigna un revenu à perpétuité. Il nomma pour remplir cette chaire le docteur Michel, son compatriote, et très grand chimiste, qui fut le premier professeur de chimie en Europe. Il lui donna une somme considérable, afin de subvenir aux dépenses nécessaires pour ses expériences, et lui en promit une beaucoup plus grande, s'il parvenait à découvrir un remède pour prévenir cette maladie sur la mer. Le docteur employa un temps et des travaux incroyables pour préparer des remèdes chimiques. Il envoyait toutes les années aux Indes orien-

tales des sels volatils et fixes, des esprits de toute espèce, des essences, des élixirs, des électuaires, etc., et même la quintessence des semences de cochléaria, qui devint ensuite un remède fameux en Allemagne pour le scorbut; mais tout fut inutile. — Bontekoe recommandait aux matelots hollandais un alcali volatil; Glauber (b) et Boerhaave, un acide minéral, tel que l'esprit de sel. En Angleterre, la flotte royale a été pourvue à grands frais, par le conseil d'un célèbre médecin, d'une grande quantité d'élixir de vitriol, lequel n'est autre chose que l'acide du vitriol combiné avec des huiles aromatiques. Le collége des médecins de Londres, consulté par les lords de l'amirauté, prescrit à cette occasion l'usage du vinaigre; en effet, il a été de tout temps fort en usage dans les flottes, et il diffère de tous les remèdes précédents, en ce que c'est un acide végétal doux, produit par la fermentation. Plusieurs vaisseaux, principalement ceux qui ont été équipés à Plymouth, ont fait dans cette vue une provision de cidre, sur la recommandation du savant docteur Huxham. La dernière proposition qu'on a faite aux lords de l'amirauté était d'établir un magasin d'épinards séchés et préparés à la manière du foin, et d'en donner aux matelots pour les faire cuire avec leurs aliments. Un très-habile médecin (c) objecta à cela que les plantes perdent la plus grande partie de leurs sucs par l'évaporation, et que la nature de ceux qui y restent est altérée par une fermentation qu'elles subissent en se séchant, en sorte que, de quelque manière qu'on les apprête ensuite pour les humecter de nouveau, il est impossible qu'elles prennent leurs sucs naturels.

(b) Dans un ouvrage intitulé *Consolatio Navigantium*, etc.

(c) Remarque de M. Cockburn. — L'expérience confirme amplement le sentiment de ce docteur. Nous trouvons que le collége de médecine de Vienne envoya en Hongrie une grande quantité des meilleures plantes antiscorbutiques, séchées de cette manière, lesquelles ne furent d'aucune utilité. Cependant plusieurs de ces plantes, le trèfle d'eau, par exemple, devaient ne pas avoir perdu plus de leur vertu, par la dessiccation, que les épinards. Kramer éprouva, sans aucun succès, presque toutes les espèces de plantes séchées. (Voyez la troisième partie, chap. I.)

(a) Vid. Observ. circa scorbutum, etc., p. 36.

*Lind.*

Tous les remèdes qui ont été proposés pour les différentes maladies auxquelles on donne le nom de *scorbut de terre*, et dont on pouvait faire usage dans les circonstances où se trouvent les mariniers, ont été éprouvés pour prévenir et guérir cette maladie sur la mer. Outre ceux dont nous avons parlé ci-dessus, j'en ai moi-même éprouvé plusieurs, tels que l'eau salée, l'eau de goudron, la décoction de gayac, de sassafras, les amers, l'écorce de Winter, et les anti-scorbutiques âcres qu'on peut conserver sur la mer, comme l'ail, la graine de moutarde, la poudre d'arum composée, et l'esprit de cochléaria, lequel autrefois faisait toujours partie des remèdes qu'on embarquait. J'ai essayé encore, dans les différents périodes, et pour des symptômes différents de cette maladie, la plupart des remèdes minéraux qui ont été recommandés sur terre pour le scorbut; tels que les mercuriaux, les chalybés, les antimoniaux, les vitrioliques et les sulfureux. Mais, avant que de parler du résultat de ces expériences et des observations sur plusieurs remèdes qu'on a trouvés les plus efficaces, il est à propos de remarquer que les mauvais succès qu'on a eus jusqu'ici dans les tentatives qu'on a faites pour prévenir cette fatale maladie sur la mer, dépendent principalement des deux causes suivantes.

1° On a mis en pratique trop tard les méthodes préservatives; c'est-à-dire, lorsque la maladie était déjà formée. C'était ordinairement alors qu'on donnait l'élixir de vitriol, le vinaigre, le cidre et les autres antiscorbutiques; au lieu qu'il est nécessaire de mettre en usage certaines précautions pour prévenir les premières attaques. Car on éprouve que presque toutes les maladies sont plus faciles à prévenir qu'à guérir lorsqu'elles sont une fois formées.

2° On a trop compté sur certains remèdes, que des médecins avaient recommandés, plutôt par une conséquence de leurs hypothèses, que pour en avoir éprouvé les effets sur la mer. En effet, les causes auxquelles on les supposait obvier étaient souvent purement imaginaires. C'est ainsi qu'on a prescrit depuis long-temps l'eau de chaux, pour corriger la trop grande quantité de sel dont les mariniers sont obligés de faire usage. Le collége des médecins de Londres prétendit qu'on devait préférer le sel de Lowndes (qui se tire de la saumure), au sel marin, pour saler les pro-visions de mer, à cause de quelques qualités capables d'occasionner le scorbut, qu'ils soupçonnaient dans le sel marin. On recommanda l'esprit de sel, l'huile de vitriol et le vinaigre, parce qu'on les regarda comme de bons antidotes contre la corruption des provisions et de l'eau, ou bien comme les correctifs de la putridité des humeurs dans cette maladie. — Mais, quelque bon effet qu'on ait éprouvé de ces remèdes dans ces deux derniers cas, cependant, des expériences multipliées ont prouvé qu'ils étaient insuffisans pour prévenir cette maladie, et beaucoup plus encore pour la guérir. On peut dire la même chose de plusieurs autres remèdes. Ces mauvais succès ont été cause qu'on a presque désespéré aujourd'hui de trouver une méthode pour prévenir cette maladie sur la mer, et on croit généralement qu'il est impossible de la prévenir ou de la guérir sur cet élément. Il est surprenant qu'une opinion si mal fondée, et si funeste dans ses conséquences, ait pu s'accréditer. On voit guérir tous les jours, sur la mer, des scorbutiques en très-peu de temps, lorsqu'on emploie les remèdes convenables, quoiqu'ils soient réduits à l'état le plus déplorable et dans le dernier période de la maladie. J'ai déjà rapporté un exemple de soixante et dix scorbutiques guéris sans être débarqués, malgré le mauvais air d'un vaisseau (d): j'en rapporterai plusieurs autres dans la suite. D'ailleurs, quiconque a eu occasion de voir cette maladie sur la mer doit avoir observé de pareils cas (e).

Afin de ne laisser aucun fondement à ce préjugé, il est bon de remarquer qu'un scorbut épidémique, soit sur mer, soit sur terre, n'est pas une maladie *naturelle*, mais seulement accidentelle: c'est-à-dire qu'elle ne dépend point d'une dégénération spontanée des humeurs à cet état morbifique, mais de l'action des causes sensibles et évidentes dont nous avons parlé ci-dessus (f). — Il est prouvé, par des expériences constantes, que cette maladie ne règne jamais lorsque ces causes ne subsistent point, et qu'on peut la prévenir efficacement, lorsqu'on corrige leurs mauvais effets,

---

(d) Page 27.

(e) On en a déjà vu plusieurs exemples dans le journal de M. Yves, partie II, chap. I.

(f) Partie II, ch. I.

ou qu'on s'en garantit, c'est ce que prouvent plusieurs faits authentiques. Les officiers, même les subalternes, ne sont jamais attaqués de cette maladie, ou du moins rarement, tandis qu'elle cause de très-grands ravages parmi les matelots. On a vu souvent des vaisseaux anglais et hollandais qui allaient de conserve, dont les premiers étaient réduits à un triste état par cette maladie, pendant que les derniers en étaient entièrement exempts, à cause d'une très-petite différence dans leur nourriture. Mais, pour ne laisser aucun doute sur la possibilité de prévenir efficacement cette calamité, il n'est besoin que de considérer la salubrité présente de la nouvelle Finlande, des parties septentrionales du Canada, et de nos comptoirs à la baie d'Hudson. Le scorbut fut autrefois plus fatal aux premiers voyageurs qui abordèrent ces contrées, et aux premiers qui les habitèrent, qu'il ne l'a jamais été sur la mer. J'aurai occasion dans peu de parler de ces faits et d'en rendre raison. Or, comme c'est une satisfaction de savoir que cette maladie peut être prévenue efficacement, cela doit nous exciter à rechercher, avec la dernière exactitude, les moyens qui sont propres à cet effet, et à les mettre en pratique. — Comme il est de la dernière conséquence de se garantir des premières atteintes de cette cruelle maladie, j'indiquerai les mesures convenables pour cela, avec cette exactitude scrupuleuse que demandent l'importance du sujet et la conservation de tant de braves gens, si utiles à leur patrie. J'éviterai, autant qu'il est possible, de proposer aucun moyen difficile à mettre en pratique. Enfin, je n'avancerai rien que je ne le prouve par des expériences et des faits, qui sont les guides les plus certains et les plus infaillibles. — Je rapporterai d'abord les effets de plusieurs remèdes, que j'ai éprouvés sur mer dans cette maladie, afin de découvrir celui dont on pourrait espérer le plus d'efficacité pour la prévenir sur cet élément. — Je confirmerai ensuite, par l'expérience des autres, que le remède qui m'a réussi dans cette épreuve est le plus efficace, tant pour prévenir, que pour guérir le scorbut.

3° Je lui donnerai la forme la plus convenable, et j'indiquerai le moyen de lui conserver toute sa vertu pendant des années entières, de manière qu'il puisse être transporté dans les parties les plus reculées de la terre sous un petit volume,

et préparé dans toutes sortes d'occasions par les matelots eux-mêmes. J'ajouterai quelques autres instructions, ayant principalement en vue d'apprendre aux capitaines de vaisseaux, aux commandants des flottes, les méthodes convenables pour conserver leur santé et celle de leurs équipages. — Il ne sera pas hors de propos de remarquer aussi la manière dont on doit traiter les infirmes et les convalescents à la suite d'autres maladies, afin de les préserver des atteintes du scorbut. On trouvera en même temps quelques règles nécessaires pour s'opposer aux progrès de cette maladie dès le commencement, lorsque, par négligence, elle se sera introduite dans un vaisseau. — Comme les effets salutaires des mesures que nous prescrirons deviendront encore plus certains et plus généralement utiles, lorsqu'on aura égard à l'état de l'air, à la nourriture et au régime, qui peuvent contribuer aux intentions générales de prévenir et de guérir cette maladie, je terminerai mes préceptes prophylactiques par un exposé des moyens les plus sûrs de remédier à beaucoup d'inconvénients qui accompagnent les voyages de long cours, et d'éloigner les différentes causes qui produisent le scorbut.

Voici maintenant les expériences : le 20 mai 1747, je pris sur le vaisseau du roi *le Salisbury* douze malades attaqués du scorbut. Je choisis ceux dont les symptômes étaient les plus semblables : ces symptômes étaient, en général, la putridité des gencives, les taches, la lassitude et la faiblesse des genoux. On les mit tous ensemble dans un endroit qui est particulièrement destiné aux malades ; on leur donna la même nourriture : ils prenaient le matin du gruau à l'anglaise, édulcoré avec du sucre ; ils avaient souvent pour leur dîner du bouillon fait avec du mouton frais, et d'autres fois des *puddings*, du biscuit bouilli avec du sucre, etc.; on leur donnait à souper de l'orge et des raisins secs, du riz et des groseilles rouges, du sagou et du vin, ou autres choses semblables. — Je vais maintenant rendre compte des six traitements différents que j'ai éprouvés et que j'ai suivis avec soin. — Deux de ces malades eurent chacun une pinte de cidre par jour : je prescrivis à deux autres vingt-cinq gouttes d'élixir de vitriol trois fois par jour, après la digestion faite, et un gargarisme fortement acidulé avec cet élixir. Deux autres prirent deux cuillerées de vinaigre trois fois par jour, après la digestion ; leur gruau et leurs autres aliments étaient acidulés aussi avec du vinaigre, ainsi que leur gargarisme. Deux des malades les plus affectés, qui avaient les tendons des jarrets retirés (1), furent à l'usage de l'eau de mer ; ils en prenaient une demi-pinte par jour, quelquefois plus, quelquefois moins suivant que son action par les selles était plus ou moins considérable. Je donnai tous les jours à deux autres deux oranges et un limon, qu'ils mangeaient avec avidité dans différents temps de la journée, après que leur estomac avait fait la digestion des autres aliments : ils continuèrent l'usage de ces fruits pendant six jours, au bout desquels ils en eurent consommé toute la provision. Les deux malades dont il reste à parler prirent trois fois par jour la grosseur d'une noix muscade d'un électuaire recommandé par un chirurgien d'hôpital : cet électuaire était composé avec l'ail, la semence de moutarde, la racine de raifort, le baume du Pérou et la myrrhe. Ils faisaient usage pour boisson ordinaire, de l'eau d'orge bien acidulée avec les tamarins : ils furent purgés doucement, pendant trois ou quatre fois, avec la crème de tartre dans une décoction de tamarins. Tous ces malades continuèrent l'usage de ces remèdes pendant quinze jours, à l'exception de ceux qui prirent les oranges, comme nous avons dit. — Les deux qui firent usage des oranges et des limons reçurent le soulagement le plus prompt et le plus sensible ; un de ceux-là fut en état de remplir ses devoirs au bout de six jours ; à la vérité, les taches répandues sur son corps n'avaient pas entièrement disparu, et ses gencives n'avaient pas repris leur état naturel ; mais, sans le secours d'aucun autre remède, qu'un gargarisme avec l'élixir de vitriol, il fut parfaitement guéri avant que d'arriver à Plymouth, le 16 de juin. Le second fut le mieux rétabli de tous ceux qui étaient dans le même état ; on le trouva assez bien au bout de six jours pour le charger du soin du reste des malades. — Après les oranges, le cidre fut le remède qui produisit les meilleurs effets (g), quoi-

qu'il ne fût pas bien bon, et qu'il tirât sur l'aigre : cependant, les malades qui en firent usage furent en meilleur état que les autres au bout de quinze jours ; ils avaient repris l'appétit ; la putridité des gencives, mais surtout la lassitude et la faiblesse, étaient un peu diminuées.

Quant à l'élixir de vitriol, j'observai

part des bons effets de l'usage du cidre et de l'eau de mer, que j'ai observés dans le scorbut, pendant mon dernier voyage sur l'escadre commandée par mon bienfaiteur l'amiral Martin. Mais, comme je ne prétends avoir observé qu'une utilité purement palliative, je crois qu'il suffit de vous informer, sans entrer dans aucun détail particulier, que, dans la course précédente, le vaisseau le *Yarmouth*, de soixante-dix pièces de canons, et de cinq cents hommes d'équipage, fut également affligé du scorbut, comme les autres vaisseaux de la même flotte, et perdit un nombre proportionné d'hommes, malgré tous mes soins. Après cette course, je représentai à l'amiral que, comme les sucs de toute espèce de végétaux étaient les seuls vrais antiscorbutiques, et comme j'avais vu autrefois de très-bons effets des pommes, il était naturel de penser que le cidre devait être efficace contre cette maladie. Mon sentiment se trouva conforme à quelques autres avis qu'on avait donnés à l'amiral. En conséquence, il acheta tout de suite plusieurs muids du meilleur cidre de South-Ham, et les mit à ma disposition. Dans le voyage suivant, je donnai tous les jours à chaque scorbutique une pinte ou trois chopines de cidre, et j'engageai ceux que je pus à prendre le matin trois grands verres d'eau de la mer, deux fois par semaine. Je les traitai, à tous autres égards, comme j'ai coutume de traiter les scorbutiques, c'est-à-dire avec la scille donnée en qualité d'émétique, avec des pilules où entrent le savon, la scille, l'ail, etc., avec l'élixir de vitriol et plusieurs autres remèdes accommodés aux périodes et aux différents symptômes de la maladie. En un mot, nous eûmes autant de scorbutiques que les autres vaisseaux, à proportion du nombre de notre équipage. Mais, quoique tous les autres en perdissent un grand nombre, les uns 20, les autres 30, 40, 50 et davantage, le *Yarmouth* n'en perdit que deux ou trois ; encore était-ce à la fin du voyage ; le cidre ayant manqué depuis huit ou dix jours. À notre arrivée au port, nous envoyâmes à l'hôpital beaucoup de malades réduits à un état très-déplorable.

---

(1) Ils furent les seuls attaqués de ce symptôme.

(g) Extrait d'une lettre de M. Yves. Je crois qu'il est à propos de vous faire

que ceux qui avaient fait usage d'un gargarisme acidulé avec cette liqueur avaient la bouche en meilleur état que beaucoup d'autres, et particulièrement que ceux qui s'étaient servis du vinaigre ; mais d'ailleurs je n'aperçus aucun bon effet de l'usage interne de ce remède, à l'égard des autres symptômes. En effet, je n'ai jamais eu grande opinion de son efficacité dans le scorbut, depuis le voyage que je fis en 1746 sur le *Salisbury*. Nous n'eûmes alors qu'un seul scorbutique ; c'était un nommé Walsh, lequel, après être guéri d'une fièvre quotidienne, avait fait usage pendant trois semaines de l'élixir de vitriol en qualité de restaurant ; il fut cependant attaqué du scorbut, dans le temps qu'il prenait un remède recommandé pour le prévenir. — Je ne remarquai aucune différence sensible après les quinze jours, entre les malades qui avaient fait usage de l'électuaire et de la décoction de tamarins, ou de l'eau de mer, ou du vinaigre, et d'autres qui n'avaient pris qu'un peu de lénitif avec la crème de tartre de temps en temps, pour leur tenir le ventre libre, ou un doux béchique le soir, pour soulager leur poitrine. Un de ceux qui prenaient le vinaigre fut attaqué le dixième jour d'un léger cours de ventre ; j'attribuai cet accident à la nature et au cours de la maladie, plutôt qu'à l'usage de ce remède. Comme j'aurai occasion de parler ailleurs des effets des autres remèdes, j'observerai seulement ici qu'il résulte de toutes mes expériences, que les oranges et les limons étaient les remèdes les plus efficaces pour guérir cette maladie sur la mer. Je suis porté à croire que les oranges sont préférables aux limons ; il se peut cependant qu'ils soient plus utiles, lorsqu'on se sert de tous les deux en même temps. — Il me reste maintenant à confirmer l'efficacité de ces fruits, par l'expérience des autres. Le savant docteur Mead me fournira la première preuve (h).

« Une année que le scorbut faisait de » terribles ravages parmi les matelots de » notre flotte sur la mer Baltique, l'ami- » ral Charles Wager, qui la comman- » dait, observa que les vaisseaux hol- » landais qui, allaient de conserve avec » les nôtres étaient beaucoup moins af- » fligés de cette maladie ; il ne pouvait » attribuer cela qu'à la différence de

» leurs aliments. Il venait alors de la Mé- » diterranée, et il avait fait provision à » Livourne d'une grande quantité de li- » mons et d'oranges. Comme il avait en- » tendu parler souvent de la grande ef- » ficacité de ces fruits, dans la curation » de cette maladie, il en fit porter tous » les jours sur le tillac une caisse de cha- » cun ; les gens de l'équipage en mangè- » rent tant qu'ils voulurent, ils en mê- » laient le suc avec leur bière. Leur amu- » sement ordinaire était de se jeter en- » tre eux l'écorce de ces fruits, de sorte » que le tillac en était continuellement » couvert et arrosé de leur liqueur aro- » matique : cette méthode réussit si heu- » reusement, qu'il ramena ses matelots » au port en parfaite santé. » — Plusieurs personnes ont eu la bonté de me communiquer, à ce sujet, diverses observations sur l'efficacité de ces fruits dans la curation de cette maladie. M. François Russel, entre autres, m'a envoyé la relation du scorbut qui régna sur le vaisseau *la princesse Caroline*, dans le temps qu'il croisait à la hauteur des îles de Sardaigne et de Corse. Il paraît, par cette relation, que les oranges et les limons dont on avait fait provision à Vado, conservèrent la vie à une grande partie de l'équipage qui aurait péri indubitablement sans ces remèdes salutaires. — Le chirurgien du vaisseau du roi le *Guernesey*, homme de beaucoup de mérite et d'une expérience consommée, fait cette remarque dans sa lettre sur le scorbut, qui réduisit ce vaisseau à un état très-déplorable (i). « Je suis très-fondé » à croire que le salut de plusieurs scor- » butiques fut entièrement dû au suc de » limon (dans six ou huit onces de vin » de Malaga, mêlé avec de l'eau) qu'ils » prenaient deux fois par jour. » — J'ai appris que c'étaient principalement les oranges qui avaient rétabli d'une manière si prompte et si surprenante l'équipage du lord Anson à l'île de Tinian. — Le commandant, aussi expérimenté que brave, en fut si persuadé, qu'avant que de quitter cette île, il donna ordre à tous les gens de son équipage de faire provision de ce fruit, afin de se garantir de cette maladie à l'avenir.

M. Murray a été extrêmement à portée de connaître cette maladie, soit dans le temps qu'il était chargé du soin de l'hô-

---

(h) Discourse on the Scurvy, p. 444.

(i) Voyez le cas de ce vaisseau, ch. 1, p. 120.

pital de marine à la Jamaïque, soit lorsqu'il était chirurgien du *Canterbury*; aussi m'a-t-il fourni beaucoup d'utiles observations. Voici comment il s'exprime dans sa lettre : « J'ai toujours éprouvé » que les oranges et les limons, donnés » à propos et en quantité suffisante, » étaient un remède assuré dans tous les » périodes du scorbut et dans toutes les » espèces, pourvu, néanmoins, que le » malade n'eût pas entièrement perdu ses » forces et ne fût point attaqué de la » diarrhée, de la lienterie ou de la dy-» senterie. L'exemple suivant en est une » preuve très-convaincante. Nous arri-» vâmes à l'île de Saint-Thomas (k) avec » beaucoup de scorbutiques ; le *Canter-» bury* en avait soixante, le *Norwich* » soixante-dix. Ils furent tous guéris dans » l'espace d'environ douze jours, par le » seul usage des limons (l). » Il est naturel d'attribuer cette guérison aux vertus éminentes de ces fruits, car l'expérience journalière prouve que, sans de pareils remèdes, les scorbutiques périssent infailliblement, quoiqu'ils respirent l'air de la terre le plus pur. Mais ce qui guérit cette maladie doit la prévenir encore plus efficacement. L'histoire suivante le prouvera peut-être d'une manière à ne laisser aucun doute. — « Les » premiers vaisseaux qui firent le voyage » des Indes orientales, sur le compte » de la compagnie des Indes d'Angle-» terre, furent au nombre de quatre (m) : » le *Dragon*, monté par le commandant, » avait 202 hommes d'équipage ; l'*Hec-» tor*, 108 ; la *Susanne*, 82 ; l'*Ascen-» sion*, 32. Ils étaient commandés par » le capitaine Jacques Lancastre. Ces » vaisseaux partirent d'Angleterre vers » le 18 d'avril. Ils furent attaqués du » scorbut dans le mois de juillet. Le pre-» mier d'août ils étaient réduits à un si » triste état, à l'exception de celui du » commandant, qu'à peine y avait-il as-» sez de matelots en santé pour manœu-» vrer. Les vents ayant été contraires » pendant quinze ou seize jours, le petit » nombre qui, jusqu'alors, avait été » exempt de la maladie, commença aussi » à en être affecté. Les marchands en-

» voyés pour trafiquer la cargaison aux » Indes, furent obligés de tenir le gou-» vernail chacun à leur tour, et de faire » les fonctions de matelots, jusqu'à ce » qu'ils fussent arrivés à Saldaigne (n). » Le commandant envoya alors ses es-» quifs et fut lui-même secourir les trois » autres vaisseaux. Il les trouva dans une » situation si déplorable, qu'ils pouvaient » à peine jeter l'ancre, et qu'il leur au-» rait été impossible de mettre leurs cha-» loupes en mer sans son secours. Le » nombre des malades fut médiocre sur » le vaisseau du commandant. Il avait » fait provision de quelques bouteilles de » suc de limon, dont il donnait tous les » matins à jeun trois cuillerées à chaque » matelot. Par ce moyen, il en guérit plu-» sieurs et garantit les autres des attein-» tes de cette maladie. Ainsi, quoique » son vaisseau eût le double plus de mon-» de qu'aucun des autres, il n'eut point » cependant autant de malades ni de » morts. »

Ceci est certainement une preuve authentique de la grande efficacité du suc de limons dans cette maladie, car il est à remarquer que le scorbut règne plus souvent, et toujours avec plus de violence, dans les vaisseaux vastes et remplis de beaucoup de monde, que dans ceux qui sont moindres et dont l'équipage est peu nombreux. Ces quatre vaisseaux perdirent cent cinq hommes dans cette circonstance. Les officiers qui les commandaient furent alors si convaincus de l'efficacité de ces fruits pour prévenir et guérir cette maladie, que leurs matelots en ayant été attaqués une seconde fois aux Indes orientales, ils résolurent, dans un conseil tenu à ce sujet, de relâcher incessamment dans quelque port où ils pussent trouver des oranges et des limons. — J'observai, à cette occasion, combien on doit être réservé dans les raisonnements qu'on fait sur les effets des remèdes, même par la voie de l'analogie, qui semble la moins sujette à induire en erreur. Car on pourrait croire naturellement que la vertu de ces fruits ne dépend que de leur acidité, et qu'ainsi on pourrait leur substituer d'autres remèdes acides qui produiraient le même effet, tels que les tamarins, le vinaigre, l'esprit de sel, l'elixir de vitriol, et plusieurs autres de la même espèce. Mais

---

(k) Elle appartient aux Danois.

(l) Voyez le commencement de cette lettre, ch. 1, p. 137.

(m) Vide Haris's, Collection of voyages, and Purchas's Collection, vol. 1, p. 147.

(n) C'est une Baie près du cap de Bonne-Espérance.

l'expérience prouve le contraire. Il y a peu de vaisseaux qui aient jamais manqué de vinaigre, et tous les nôtres étaient pourvus d'une suffisante quantité d'élixir de vitriol, plusieurs années avant la fin de la dernière guerre. Malgré cela, la flotte qui croisait sur la Manche ramena souvent au port un millier de soldats et de matelots misérablement infectés du scorbut, sans compter plusieurs centaines d'hommes qui en moururent sur la mer. On éprouva alors inutilement l'eau de goudron, l'eau salée, le vinaigre, surtout l'élixir de vitriol, et plusieurs autres remèdes : au lieu qu'il n'y a point d'exemple que l'équipage d'aucun vaisseau ait jamais été attaqué du scorbut, lorsqu'il a fait usage, à propos et en suffisante quantité, de limons et d'oranges.

J'ai remarqué ailleurs l'incertitude des théories fondées sur l'acide et l'alcali (a) : car, quoique tous les acides aient certaines propriétés qui leur sont communes, ils en ont cependant d'extrêmement différentes, surtout quant à leurs effets sur le corps humain. On peut dire de la théorie en médecine ce qu'on a dit du zèle dans la religion : ce sont deux choses nécessaires ; mais qui, étant portées trop loin, sont capables de faire plus de mal que de bien. — Quelques-uns diront peut-être qu'on a employé souvent ces fruits sans succès dans le scorbut, témoin l'expérience des médecins qui les prescrivent tous les jours pour guérir cette maladie sur terre. Ceci nous fournit l'occasion de remarquer encore une fois les funestes conséquences d'avoir confondu le scorbut avec d'autres maladies. Willis et plusieurs autres auteurs ont rangé sous le même nom un grand nombre de maladies très différentes du véritable scorbut ; et parce que les antiscorbutiques les plus approuvés ne réussissent point dans ces sortes de cas, certains auteurs nous disent (p) que la guérison du scorbut est le chef-d'œuvre de l'art. Mais ceci est contredit par l'expérience journalière des matelots, par les journaux de nos hôpitaux de mer, et par l'exemple des vaisseaux de la compagnie des Indes d'Angleterre, qui vont tous les ans à Sainte-Hélène et au cap de Bonne-Espérance. Ainsi il n'y a rien de plus absurde que d'objecter contre l'ef-

(o) Part. I, ch. III.
(p) Boerhaave et plusieurs autres.

ficacité de ces fruits pour prévenir et guérir le véritable scorbut, leur inefficacité dans des maladies très-différentes du scorbut. — J'aurais pu recommander ici quelque nouveau préservatif ; et en effet, on pourrait en proposer plusieurs dont les succès auraient un grand air de probabilité : leur nouveauté pourrait même leur procurer un accueil favorable. Mais les oranges et les limons ont cet avantage particulier par-dessus tout ce qu'on peut proposer, c'est qu'ils ont pour eux l'expérience de près de deux cents ans. Ils furent découverts par un effet de la providence, même avant que la maladie fût bien connue, ou du moins avant qu'elle eût été décrite par les médecins. Ronsseus, qui a écrit le premier sur cette maladie, en fait mention (q), et il observe qu'il est extrêmement probable que les matelots hollandais avaient découvert par hasard ce remède, lorsqu'ils furent attaqués du scorbut, en revenant de l'Espagne, où ils avaient chargé leurs vaisseaux de limons, et principalement d'oranges. L'expérience leur eut bientôt appris qu'en mangeant une partie de leur cargaison ils pouvaient recouvrer leur santé. Si on se fût moins attaché à découvrir de nouveaux remèdes, et qu'on eût compté davantage sur l'efficacité de ces fruits, il est de toute probabilité qu'on aurait pu conserver la vie (surtout pendant la dernière guerre) à plusieurs milliers de matelots et d'autres personnes (r). Mais on a recomman-

(q) Epist. II.
(r) Voyez les observations de Kramer, partie III, ch. II. Ce sont les meilleures qu'on ait jamais faites sur cette maladie : elles confirment abondamment tout ce que j'avance ici. « Le scorbut est la maladie la plus fâcheuse et la plus difficile à traiter qu'il y ait dans la nature ; la pharmacie, ni la chirurgie n'y sont d'aucun secours. Donnez-vous de garde de la saignée ; évitez le mercure comme un poison ; vous avez beau frotter les gencives, graisser les tendons du jarret retirés et raidis, tout est inutile. Mais si vous pouvez avoir des végétaux récents ; si vous pouvez préparer une suffisante quantité de sucs antiscorbutiques ; si vous avez des oranges, des limons, des citrons, ou bien la pulpe et le suc de ces fruits, conservés dans des bouteilles avec du sucre, de sorte que vous puissiez faire une limonade ; ou, ce qui est mieux encore, si vous pouvez

de plusieurs autres remèdes, comme ayant des vertus supérieures, ou du moins égales aux oranges et aux limons, et on a mis ceux-ci au niveau des autres acides et de beaucoup d'autres médicaments, auxquels on a attribué faussement une vertu antiscorbutique : de là viennent, sans doute, les malheureux succès qu'on a eus jusqu'ici dans les tentatives qu'on a faites pour prévenir cette maladie sur la mer.

On dit que lorsque cette maladie régna avec tant de violence au siége de Thorn parmi les assiégés, les pauvres malades, à l'article de la mort, demandaient, pour dernière prière, qu'on laissât entrer dans la ville quelques-uns de ces fruits, comme les seuls remèdes dont ils attendaient la vie, et comme un dernier soulagement à leurs maux (s). On remarque que la seule vue des oranges et des limons relève les esprits abattus des scorbutiques presque expirants, au lieu qu'ils ont en horreur toutes sortes de drogues. J'ai souvent observé dans nos hôpitaux de marine, que ces sortes de malades mangeaient ces fruits avec un plaisir plus facile à imaginer qu'à décrire. C'est par le souvenir de ce plaisir que le lord Delawar, qui fut extrêmement affecté du scorbut, s'écria très-pathétiquement dans la relation de sa maladie, aux lords et aux autres personnes qui composaient le conseil de Virginie : « Le ciel, par un effet de sa bonté, nous » a accordé ses fruits comme le plus sûr » spécifique pour le plus terrible de tous » les maux (t). » — Comme les oranges et les limons sont sujets à se gâter, qu'on ne peut point se les procurer dans tous les ports ni dans toutes les saisons en égale quantité, et comme il peut être incommode d'en prendre sur les vaisseaux une aussi grande quantité que celle qui est nécessaire pour prévenir le scorbut et les autres maladies, je vais proposer un moyen facile et commode de conserver leurs vertus pendant des années entières, sous un petit volume.—Prenez la quantité que vous voudrez d'oranges ou de limons; exprimez-en bien

le suc; laissez-le reposer pendant quelque temps, pour qu'il puisse se dépurer; décantez-le alors de dessus le sédiment grossier qu'il aura déposé, ou bien filtrez-le, si vous voulez l'avoir plus pur; mettez ensuite ce suc ainsi dépuré dans un vase de terre propre, bien vernissé et découvert, dont la partie supérieure soit plus large que l'inférieure, de sorte qu'il présente à l'air une très-grande surface, afin de favoriser l'évaporation. Un bassin de porcelaine, ou une grande tasse à *punch*, sont très-bons pour cela. Un bassin de terre dont on se sert ordinairement pour se laver, ayant communément la forme requise, peut suffire, pourvu qu'il soit bien vernissé. Mettez ce vase avec le suc qu'il contient au bain-marie sur un feu clair. Entretenez le feu jusqu'à ce que l'eau du bain devienne presque bouillante; entretenez-la à ce degré de chaleur, jusqu'à ce que le suc ait acquis la consistance d'un sirop refroidi. Mettez-le alors dans une bouteille et gardez-le pour l'usage. Deux douzaines de bonnes oranges, pesant cinq livres quatre onces, donneront une livre neuf onces et demie de suc dépuré. Lorsque ce suc sera évaporé, vous aurez environ cinq onces d'extrait, dont le volume n'égalera pas tout-à-fait celui de trois onces d'eau. On peut, de cette manière, mettre dans une bouteille de pinte, et conserver pendant plusieurs années, la partie acide et les vertus de douze douzaines de limons ou d'oranges. — J'ai de l'extrait de limons que je garde depuis quatre ans. Lorsqu'on le mêle avec de l'eau, ou qu'on en fait du *punch* (1), il y a peu de personnes qui puissent le distinguer du suc récent qu'on aurait mêlé de la même manière. Il est vrai cependant que si on les goûte tous deux en même temps, on trouve dans le dernier un goût plus piquant et plus aromatique.

Il paraît que le docteur Mead attribue quelques bons effets à l'odeur de ces fruits récents, lorsqu'il observe que les matelots du vaisseau de l'amiral Wager, en se jetant les uns aux autres les écorces des oranges et des citrons, arrosaient les ponts de la liqueur salutaire qu'ils en exprimaient. S'il y a quelque chose à es-

---

» donner trois ou quatre onces de leur » suc dans du petit-lait, vous guérirez » cette terrible maladie sans aucun autre » secours. » *Krameri Medicina castrensis.*

(s) Bachstrom, Observat. circa scorbutum, p. 15.

(t) Purchas, vol. v; p. 16.

(1) Le punch est une espèce de boisson faite avec l'eau-de-vie ou l'arrak, l'eau commune, le sucre et le suc de citron.

pérer d'un air chargé de la partie odorante de ces fruits, il est facile de lui
donner cette qualité en tout temps, par
le moyen de quelques gouttes de leur essence. On peut très-bien donner aussi
à notre extrait l'odeur du fruit récent,
en y ajoutant un peu de cette huile essentielle. Si l'on croit encore que l'usage
interne de cette essence soit nécessaire,
on peut en faire prendre quelques gouttes avec du sucre, en même temps que
l'extrait. Mais, comme cette huile est extrêmement échauffante, il est à craindre
qu'elle ne soit plutôt nuisible que salutaire. On n'a besoin, dans le scorbut,
que du suc savoneux des oranges et des
limons; et on peut obtenir toute la vertu
de ces fruits, en prenant ce suc intérieurement. Ceci est prouvé évidemment
par la relation du voyage du capitaine
Lancastre, où l'on voit que le suc de limons, conservé dans des bouteilles,
prévint et guérit cette maladie sur la
mer. Ce suc devait être mêlé avec des liqueurs spiritueuses, ou quelque autre
substance, afin de le conserver (u), et
devait, par conséquent, beaucoup plus
différer du fruit récent que l'extrait que
nous proposons.

Cependant, si l'on croit qu'il soit de
quelque utilité de conserver l'odeur aromatique de ces fruits, j'ai trouvé, par
expérience, qu'il y a plusieurs moyens
de le faire. Ceux qui veulent se servir
de cet extrait pour aciduler le *punch*,
peuvent faire infuser de l'écorce d'oranges ou de citrons dans l'eau spiritueuse
qui doit servir à faire cette liqueur. J'ai
connu des personnes qui distillaient leur
eau-de-vie sur ces écorces. On fait, par
ces deux méthodes, avec notre extrait,
un *punch* très agréable et d'une odeur
très-suave. Par ce moyen, l'huile essentielle contenue dans les écorces est atténuée et incorporée avec la liqueur spiritueuse; de sorte qu'elle est convertie,
pour ainsi dire, en un esprit plus subtil.
Cette huile, ainsi préparée, ne sera
point si échauffante et n'affectera pas
autant la tête que si elle était pure. L'eau
imprégnée de la partie odorante de ces
écorces et gardée dans des bouteilles,
se conserve pendant un temps considé-

rable, et lorsqu'on la mêle avec l'extrait,
elle lui donne la véritable odeur du fruit
récent. — Mais j'ai trouvé qu'il suffisait
d'ajouter à l'extrait, un peu auparavant
de le retirer de dessus le feu, une très-
petite quantité de l'écorce extérieure de
ces fruits. On le rend, par ce moyen,
entièrement semblable au fruit le plus
frais; de sorte que ceux même qui se pi-
quent le plus d'avoir le goût fin ne pourraient y trouver la moindre différence.
Pour ce qui est de ses vertus, elles ne
seront nullement inférieures à celles des
oranges et des citrons récents (x). Ceux
qui sont versés dans la chimie doivent
en être convaincus, sachant qu'il ne s'est
perdu, par l'évaporation, que du phlegme et une partie de l'acide, à peine sensible.

L'extrait, ainsi préparé, doit être mis
dans des bouteilles, où il se conservera
pendant plusieurs années sans perdre ses
qualités. Lorsqu'on le fait dans un endroit et une saison où l'on peut se procurer commodément ces fruits, il reviendra à très-bon marché, et on pourra
en pourvoir notre flotte à un prix beaucoup plus médiocre que d'aucun autre
remède qui ait été proposé jusqu'ici. On
éprouvera des effets extrêmement salutaires de cet extrait dans toutes sortes
d'occasions; mais il sera utile, principalement pour corriger la mauvaise eau-
de-vie et les autres liqueurs spiritueuses
nuisibles, dont les matelots font souvent
un usage immodéré. On ne devrait jamais se servir du *rhum* et de l'*arrack*,
ou de l'eau-de-vie, qu'on ne les eût mêlés avec l'extrait; par ce moyen on les
rendrait, non-seulement plus agréables
au goût, mais on convertirait ces boissons pernicieuses en un souverain remède, en un préservatif sûr contre le
scorbut, la peste des mariniers. — Je
rapporterai à cette occasion l'observation
suivante. La Jamaïque est aujourd'hui

---

(u) Le suc des limons qu'on apporte
des Indes occidentales dans ce pays-ci
est ordinairement mêlé avec du rhum,
ou couvert d'huile; malgré cela, il est
généralement moisi.

(x) Tous ceux qui ont fait usage de cet
extrait ne sauraient douter, je crois, de
ce que j'avance ici, non plus que ceux
qui voudront se donner la peine de l'é-
prouver, et de le comparer avec le suc
de limons et d'oranges le plus récent. A
la vérité, l'utilité qu'on a attribuée à la
partie odorante de ce fruit est si petite,
que le simple extrait est entièrement
suffisant. Les officiers pourront donner à
leur punch cette odeur agréable qui manque à l'extrait, en y mettant un peu d'é-
corce d'orange confite.

moins sujette aux maladies qu'elle ne l'était autrefois. Nos flottes qui étaient aux Indes occidentales eurent beaucoup plus de malades au commencement qu'à la fin de la guerre. Ceci a été attribué généralement, avec beaucoup de raison, à la grande quantité d'acide de limons, dont on s'est servi pour aciduler le *punch* et le rendre plus faible. — Voici maintenant quelques autres instructions pour les commandants des vaisseaux, et pour ceux qui ont leurs commodités, lesquels peuvent secourir les malades dans l'occasion, en leur faisant part de leurs provisions. — La plupart des fruits peuvent se garder long-temps lorsqu'ils sont cueillis avant leur maturité, dans des jours secs, où ils ont été exposés aux rayons du soleil, et lorsqu'on a eu soin de les mettre dans des pots de terre, ou plutôt dans des bouteilles sèches et bien bouchées ; de sorte que l'air et l'humidité ne puissent point y pénétrer. On les trouvera un an après aussi frais que lorsqu'on les a cueillis. Les capitaines de vaisseaux peuvent faire provision de ces fruits dans tous les ports d'Angleterre, après les avoir fait préparer d'une manière convenable, pour qu'ils puissent se conserver. Les groseilles vertes se conserveront pendant des années entières, si, après les avoir mises dans des bouteilles sèches qui ne soient pas bien bouchées, on en fait exhaler l'humidité en plongeant ces bouteilles pendant quelque temps dans un pot d'eau presque bouillante. Il faut ôter ensuite la petite quantité de suc qu'on trouvera dans les bouteilles, et les bien fermer. Ces groseilles, ainsi préparées, fourniront un remède souverain ; et lorsque les vaisseaux, dans les voyages de long cours, mouillent dans quelque endroit pour faire de l'eau et se ravitailler, ils peuvent, par cette méthode, faire leur provision de fruits.

On peut aussi conserver sur mer plusieurs herbes et racines salutaires, par le moyen de différents procédés qu'on trouve dans les livres qui traitent de l'art de confire. Par exemple, on peut mariner de petits ognons avec du vinaigre, du sel, etc. La plupart des végétaux récents, tels que le choux, les haricots et plusieurs autres, peuvent être conservés, en les rangeant par couches avec du sel, lorsqu'ils sont très-secs, dans des vases de grès secs et propres ; ces couches doivent être minces, et lorsque le vase est plein, il faut couvrir le tout avec du sel, le bien presser, et bien boucher l'orifice, afin que l'air et l'humidité ne puissent point y pénétrer. Quand on veut faire usage de ces végétaux, il faut les laver avec de l'eau chaude, et on les trouvera frais et verts, même après les avoir gardés un an. J'ai ouï dire que le cochléaria de Greenlande (ce remède souverain pour le scorbut, qui ne manque jamais de guérir) (y) pouvait être conservé de cette manière, et qu'on en avait transporté dans des ports en Angleterre, qui s'était trouvé entièrement frais et encore vert. — Il serait nécessaire que tous les matelots fissent une provision d'ognons, car je n'ai jamais observé que ceux qui en faisaient usage fussent attaqués du scorbut. Lorsque cette provision sera épuisée, les capitaines pourront avoir recours à leurs ognons confits ; et avec de la volaille, du mouton, ou le potage portatif et les choux confits dont nous avons parlé ci-dessus, et dont les Hollandais (z) débi-

---

(y) Voyez la lettre de M. Maude concernant le cochléaria, ch. v, et le cas extraordinaire d'un matelot rapporté par Bachstrom.

(z) Les matelots hollandais sont beaucoup moins sujets au scorbut que les Anglais, à cause des choux confits dont ils font provision sur mer. (Voyez *Krameri epistola de scorbute*.) Il paraît qu'il suffirait, pour prévenir efficacement le scorbut dans notre flotte, d'ajouter aux provisions dont elle est fournie, une certaine quantité de ces choux, et d'en donner aux matelots deux fois par semaine, pour les faire cuire avec leurs pois. On pourrait objecter que la salure de cette plante ainsi confite serait plutôt nuisible dans cette maladie, que salutaire ; mais cette objection est fondée sur une opinion très-fausse, savoir, que le sel marin produit le scorbut. J'ai démontré suffisamment le contraire dans le chapitre premier. Cela est confirmé encore par la grande utilité que nombre de malades très-affectés du scorbut ont retiré de l'usage de l'eau salée, tant sur mer que sur terre. (Voyez la lettre de M. Yves, p. 164, et celle du docteur Granger, chapitre 5.) — Mais, bien loin que les végétaux conservés de cette manière soient salés après qu'on les a bien lavés dans l'eau chaude, on a besoin de sel pour les manger, et ils sont aussi succulents que s'ils étaient tout frais. Leur vertu est la même que s'ils venaient d'être cueillis, et cette méthode de les conserver est infiniment supé-

tent une si grande quantité, on pourra faire sur mer un bouillon presque aussi bon que celui que l'on donne dans nos hôpitaux de marine pour la guérison des scorbutiques. J'ai connu plusieurs capitaines qui avaient de très-bonnes salades, quelques mois après être sortis du port, par le moyen de caisses remplies de terre, placées sur les galeries du vaisseau; un tonneau de terreau de jardin, mis dans des caisses sur la poupe, et ensemencé avec la graine de cresson de jardin, fournissait cette plante en tout temps. On peut encore faire végéter les graines dans du coton mouillé.

Outre les herbes et les fruits récents, ou conservés de la manière que nous avons dit, on éprouve, dans le scorbut, de bons effets de toutes sortes de liqueurs fermentées; cependant, il y en a certaines qui sont plus antiscorbutiques que d'autres. Pour moi, j'ai trouvé que le cidre était la meilleure de toutes celles que j'ai éprouvées. Il paraît même que ce serait une excellente méthode pour conserver le suc des autres végétaux (tel que celui des groseilles, des mûres, des baies de sureau, et même des oranges de Séville) de les faire fermenter pour les convertir en vin ou en bière. Je crois que les sucs, ainsi fermentés, seraient préférables à beaucoup de bières et de vins médicinaux antiscorbutiques, préparés par infusion, que je pourrais recommander ici. — On remarque que les premières colonies du nord envoyées en Amérique furent extrêmement sujettes au scorbut. Cette maladie causait une si

---

rieure à celle de les sécher à la manière du foin. Cette dernière méthode doit détruire entièrement leur vertu antiscorbutique, comme nous le ferons voir lorsque nous examinerons (chapitre VI) les propriétés particulières des végétaux récents, si essentiels pour prévenir et guérir cette maladie. Il ne serait point inutile, dans les voyages de long cours, d'ajouter quelques boîtes de potages portatifs aux autres provisions nécessaires aux chirurgiens des vaisseaux. Il conviendrait aussi de leur donner, en tout temps, quelques pois de petits ognons confits. L'expérience la plus incontestable démontre qu'une soupe aux choux et aux ognons guérit un scorbut accidentel, dans son premier période, soit sur mer, soit sur terre. Soixante-dix malades de l'équipage du *Guernesey* (voyez p. 118) furent parfaitement guéris par une soupe faite avec ces plantes et de la viande fraîche, sans avoir été débarqués. Il ne faut pas attribuer leur guérison à la viande fraîche qui entrait dans leur soupe, mais aux végétaux. J'ai vu des malades favorisés du capitaine, auxquels on donnait tous les jours une soupe faite avec du mouton frais, sans qu'ils en fussent aucunement soulagés. Mais, lorsqu'ils étaient arrivés au port, ils étaient guéris avec la même soupe, en y ajoutant quelques végétaux. Il est évident, par le journal de M. Yves (voyez p. 164), que les végétaux produisent le même effet sur mer que sur terre. On voit dans ce journal que les malades continuèrent à se rétablir sur mer, depuis le 29 novembre qu'ils partirent de Vado, jusqu'au 25 décembre, par le moyen des fruits qu'on leur donna. — Une personne qui était alors sur le bord du chef d'escadre m'a dit que toute l'es-

cadre fut réduite à un état très-triste par le scorbut. Le vaisseau du commandant, en particulier, après avoir mis en usage tous les moyens qu'on pouvait imaginer pour arrêter les progrès de cette maladie, fut à la fin obligé de quitter son poste pendant quelque temps, et de gagner la côte d'Italie. Plusieurs malades de ce vaisseau étaient alors extrêmement mal. A son arrivée à Vado, il trouva tout le pays couvert de neige. L'hiver était si rude, qu'on ne trouva presque aucune espèce d'herbes potagères pour le soulagement de l'équipage; sur quoi le commandant (aujourd'hui l'amiral Osborn) ordonna très-prudemment à ses gens d'acheter toutes les oranges et les citrons qu'ils trouveraient dans la ville; ils en portèrent à bord une quantité considérable. Comme il fut obligé de ne demeurer que très-peu de temps à Vado, il vint tout de suite au lieu de sa destination, avec une provision de ces fruits; ses gens étaient encore dans un très-mauvais état. On continua à croiser, pendant trois semaines, par un temps très-rude. Malgré cela, plusieurs de ceux des scorbutiques qui étaient très-mal, et tous ceux qui étaient dans le premier période de la maladie, furent parfaitement guéris, quoique sur la mer. Par le moyen de ces fruits, personne ne mourut.

*Nota.* Cette relation m'a été donnée par M. Russel (voyez p. 266). Elle ne s'accorde pas entièrement avec le journal de M. Yves, quant aux fruits pris à Vado. Il semble que différents vaisseaux prirent des fruits différents : cependant beaucoup de personnes doivent être bien informées de ces faits, car cette escadre était considérable, et composée de très-grands vaisseaux.

grande mortalité pendant l'hiver, surtout parmi les premiers Français qui habitèrent le Canada et la Nouvelle-France, qu'ils furent souvent sur le point d'abandonner leurs habitations. Les naturels du pays n'étaient pas même exempts des ravages de cette cruelle maladie (a), au lieu qu'à présent ces colonies sont entièrement saines, de même que plusieurs autres qui sont situées dans des endroits plus froids et plus au nord. On serait porté à attribuer ceci aux fatigues et aux incommodités auxquelles les colonies naissantes sont nécessairement exposées; mais nous voyons que beaucoup de misérables passent tous les hivers dans la nouvelle Finlande, lesquels, à cause de leur extrême pauvreté, souffrent davantage, ou du moins tout autant que les premières colonies; ils sont privés, près de huit mois de l'année, de végétaux récents, et n'ont d'autre nourriture que du poisson salé et séché, du gros pain; en un mot, leurs provisions sont beaucoup plus mauvaises que celles qu'on a sur les vaisseaux. L'air qu'ils respirent est plus froid, plus grossier et plus humide que ne l'est ordinairement celui de la mer. Malgré tous ces inconvénients, ils sont assez communément exempts du scorbut; et c'est ce qu'on attribue à la bière de sapin dont ils se servent pour boisson ordinaire.

Une chose surprenante, c'est la parfaite santé dont on jouit maintenant à la baie d'Hudson. (Nous en avons déjà parlé, comme de la preuve la plus convaincante de la possibilité de prévenir cette maladie). On voit dans la relation d'Ellis, que de cent personnes qui y sont employées dans nos quatre comptoirs, il n'en meurt quelquefois aucune dans l'espace de sept ans (b), au lieu que les premiers voyageurs qui furent dans cette partie du monde, et qui passèrent l'hiver dans les mêmes endroits qu'on habite aujourd'hui, périrent presque tous par le scorbut. C'est ce qui arriva à l'équipage du capitaine Monck, en 1619 (c), à celui de Thomas James, dans l'île de Charleton, en 1631 (d), et à la plupart de ceux qui tentèrent d'habiter ce pays. On voulut éprouver si on ne pourrait point passer l'hiver en Groenlande et au Spitzberg; pour cela, on laissa sept matelots dans chacun de ces endroits. La première épreuve fut faite en 1633 et la dernière en 1634. Le scorbut fit périr les matelots pendant l'hiver, et on ne trouva, le printemps suivant, que le journal qu'ils avaient laissé de leurs malheurs (e). Il paraît qu'on doit attribuer le triste sort de ces malheureux au peu de connaissances qu'on avait alors sur cette maladie, et aux moyens pernicieux qu'on leur recommanda pour s'en préserver; ces moyens étaient principalement des potions antiscorbutiques purgatives, des esprits distillés, tels que l'eau-de-vie et autres semblables, lesquels augmentèrent infailliblement la maladie et abrégèrent leurs jours. — Ces mauvais succès firent croire qu'il n'était pas possible d'habiter ces contrées pendant l'hiver; mais l'accident suivant fournit une preuve évidente du contraire. Un vaisseau laissa, par hasard, presque dans le même endroit (f) huit hommes de son équipage, lesquels, par conséquent, furent obligés d'y passer l'hiver; la saison fut également rude; ils n'avaient d'autre nourriture que celle qu'ils pouvaient se procurer à la chasse; aucun d'eux ne périt. Ce bonheur fut dû au manque des moyens qu'on aurait crus nécessaires (quoique pernicieux en effet) pour les faire subsister et les préserver de cette maladie, c'est-à-dire d'eau-de-vie, de biscuit, de viande salée, etc. — Mais ce qui mérite une attention particulière, c'est que dans les pays les plus froids et les plus septentrionaux, ceux qui font usage d'une nourriture salée et grossière, et qui en même temps boivent de la bière de sapin, ne sont jamais affligés du scorbut, ou du moins rarement. On observe en Hollande que cette maladie fut moins fréquente lorsque l'usage du vin y devint plus général (g). Le vin d'absinthe est un des premiers remèdes qu'on ait recommandés dans ce cas-ci (h). En Saxe, où le scorbut était particulièrement endémique (i), on en a fait long-temps usa-

---

(a) Voyez la troisième partie, chapitre 1.
(b) Voyez le *Voyage to Hudson bay.*
(c) Churchill's collection of voyages, v. 1, p. 541.
(d) Harris's collection of voyages, v. 11, p. 406.

(e) Churchill's collection, vol. 111, page 347.
(f) Idem, vol. 1v, p. 745.
(g) Brunneri Tractatus de scorbuto.
(h) Voyez part. 111, chap. 1, Olaüs Magnus.
(i) Voyez part. 111, ch. 11.

ge comme d'un préservatif. En effet, toutes sortes de liqueurs fermentées sont ici d'une très-grande utilité; mais il paraît par l'expérience des colonies qui ont été envoyées du Nord en Amérique, ainsi que par celle de plusieurs pays situés en Europe sur les côtes de la mer Baltique, etc., que de toutes ces liqueurs, la bière de sapin ou sapinette est le meilleur remède pour prévenir et guérir cette maladie.

La vertu antiscorbutique du sapin, ainsi que plusieurs de nos meilleurs remèdes, fut découverte par hasard (k) dans une guerre que les Suédois faisaient aux Moscovites. L'armée des premiers fut presque entièrement détruite par le véritable scorbut, tel qu'on l'observe sur la mer et dans les pays marécageux, témoin la putridité des gencives, la roideur des tendons et autres symptômes de cette nature; mais on arrêta les progrès de cette calamité avec une simple décoction de jeunes branches de sapin, par le conseil d'Erbenius, qui était le médecin du roi; par ce moyen, les malades les plus affectés furent parfaitement guéris, et le reste des soldats fut préservé des atteintes de cette maladie. Cette décoction fournit encore un excellent gargarisme pour la putridité des gencives. Ce remède devint alors très-fameux, et le sapin mâle, *picea major sive abies rubra*, fut appelé *pinus antiscorbutica*. On a trouvé aussi que le pin des montagnes, *pinus sylvestris*, était un très-bon antiscorbutique. — L'équipage du capitaine Cartier fut guéri très-promptement par le moyen d'une décoction de l'écorce et des feuilles de l'*ameda*. La description qu'il donne de cet arbre me porte à croire que ce n'est autre chose que le grand sapin de l'Amérique (l); car, quoique les pins et les sapins, dont il y a beaucoup de variétés, diffèrent les uns des autres par leur grosseur et leur forme extérieure, la longueur et la disposition de leurs feuilles, la dureté de

(k) Vid. Moellenbroek, de arthritide vaga scorbutica, p. 116. Etmulleri opera, p. 2.

(l) Voyez partie III, chap. I. Hackluit's collection of voyages, vol. III, page 225. Quelques-uns ont cru que c'était le sassa-fras, et d'autres l'aubépine; mais Cartier, dans son troisième voyage, parle de l'aubépine et dit que l'*ameda* a trois brasses de circonférence.

leur bois, etc., ils paraissent avoir les mêmes vertus, et sont très-efficaces dans le scorbut. Le petit sapin avec lequel on fait cette bière salutaire fournit un baume supérieur à la plupart des térébenthines; ce baume est connu d'un petit nombre de médecins (1). — La simple décoction des sommités des feuilles, ou même de l'écorce et du bois de ces arbres, est antiscorbutique; mais elle devient beaucoup plus efficace lorsqu'on la fait fermenter avec la mélasse, comme quand on veut faire la bière de sapin (2).

(1) C'est le baume blanc du Canada. Les Anglais l'appellent baume de *Gilead*. Nous donnons en France à l'espèce de petit sapin dont il découle le nom de baumier du Canada.

(2) Voici la manière de faire cette espèce de bière connue en Canada et à l'Ile Royale, sous le nom de sapinette ou d'espinette, telle qu'on la trouve décrite dans le traité des arbres et arbustes de M. Duhamel de Monceau. — On fait en Canada cette liqueur avec une espèce de sapin qu'on nomme épinette blanche; *abies picea foliis brevibus, conis minimis* : *Raii*. On la pourrait faire aussi avec notre épicias, *abies tenuiori folio, fructu deorsum inflexo*. *Inst.* — Pour faire une barrique d'épinette, il faut avoir une chaudière qui tienne au moins un quart de plus. — On l'emplit d'eau; et dès que cette eau commence à être chaude, on y jette un fagot de branches d'épinette rompues par morceaux. Ce fagot doit avoir environ vingt-un pouces de circonférence auprès du lien. — On entretient l'eau bouillante jusqu'à ce que la peau de l'épinette se détache facilement de toute la longueur des branches. Pendant cette cuisson, on fait rôtir à plusieurs reprises, dans une grande poële de fer, un boisseau d'avoine. On fait encore griller une quinzaine de galettes de biscuit de mer, ou, à leur défaut, douze à quatorze livres de pain coupé par tranches. Quand toutes ces matières sont bien rôties, on les jette dans la chaudière, et elles y restent jusqu'à ce que l'épinette soit bien cuite. — Alors on retire de la chaudière toutes les branches d'épinette, et l'on éteint le feu; l'avoine et le pain se précipitent au fond. Les feuilles d'épinette surnagent, et on les emporte avec un écumoire. Enfin, en délaie, dans cette liqueur, six pintes de mélasse ou gros sirop de sucre, ou à son défaut, douze à quinze livres de sucre brut. — On entonne sur-le-champ cette liqueur dans une barrique fraîchement vide de vin rouge, et lorsqu'on veut

La mélasse contribue, par sa qualité diaphorétique, à en faire un remède plus
convenable; on peut transporter sur mer
quelques sacs de branches de sapin et
préparer cette boisson salutaire en tout
temps; mais, lorsqu'on ne peut point faire
cette provision, on devrait faire bouillir
dans de l'eau les jeunes branches de sapin ordinaire, dont on se sert pour faire
du feu dans les vaisseaux; il faudrait ensuite faire fermenter cette décoction avec
la mélasse. Comme cette liqueur est diurétique et diaphorétique, elle est peut-
être l'antiscorbutique le plus efficace de
toutes les liqueurs fermentées. On peut
enfin tenter l'eau de goudron fermentée
de la même manière; il est certain qu'elle
deviendra, par ce moyen, beaucoup plus
antiscorbutique.

Voyons maintenant quel est le traitement qui convient aux convalescents
épuisés par de longues maladies, pour les
empêcher d'être attaqués du scorbut. Les
deux principaux moyens, pour les garantir de cette maladie, sont une nourriture convenable et l'exercice. Pour ce
qui est du premier, il faut qu'il soit proportionné à la faiblesse de leurs forces
digestives et à l'acrimonie du sang et des
autres humeurs; quant à l'exercice, il
doit être mesuré à leurs forces. On observe que les convalescents, tant sur
mer que sur terre, sont très-sujets à de-

venir scorbutiques, lorsqu'on les met
trop tôt à l'usage d'une nourriture grossière et visqueuse. Cela arrive plus souvent sur la mer, à cause de l'humidité
de l'air qu'on y respire. Je voudrais donc
qu'à la place de bœuf et de porc salés,
on leur donnât de la fleur de farine, et
qu'au lieu d'employer cette farine à faire
des *puddings*, comme c'est l'usage, on
en fît du pain bien fermenté et bien
cuit; car le biscuit de mer est un aliment trop grossier pour les convalescents. Ce pain récent est un très-bon
antiscorbutique, et les malades attaqués
du scorbut le désirent avec beaucoup
d'ardeur, ainsi que les végétaux. Ceux
qui ne savent point combien on a de
commodités sur les vaisseaux pourraient
penser qu'il n'est pas facile de mettre ce
moyen en pratique; mais il faut qu'ils
sachent que tous les vaisseaux de guerre
et plusieurs vaisseaux marchands ont des
fours, et que la plupart des capitaines
font faire du pain pour leur table deux
ou trois fois par semaine. Lorsque le malade est extrêmement faible, on peut faire
une panade avec le pain frais, et y ajouter un peu de suc ou d'extrait de limon,
et une cuillerée de vin.

Les autres aliments dont les convalescents devraient se nourrir sont le gruau
d'avoine, la bouillie d'avoine, le riz,
les pommes cuites, la bouillie d'orge,
les raisins secs, les groseilles rouges, le
sagou, le vin, etc., mais surtout les
choux confits et les ognons dont nous
avons parlé ci-dessus; il faut faire cuire
ces derniers avec du potage portatif faible. La plupart des aliments et des boissons doivent être acidulés avec du suc
d'oranges ou de limons; ils deviendront,
par ce moyen, extrêmement agréables au
goût et bons à l'estomac. — A mesure
que l'appétit, et surtout les forces du
malade augmenteront, on lui donnera
des aliments plus solides; on fera bien
cependant de le priver, pendant quelque
temps, des substances animales et grossières, et de ne lui faire prendre aucun
restauratif que le vin, avec les végétaux
convenables et les substances farineuses
les plus légères. Il est nécessaire aussi
que les convalescents prennent peu de
nourriture à la fois, mais souvent, afin
de ne pas surcharger les organes de la digestion.

Il est encore très-important d'accoutumer à l'exercice, par degrés, le corps
affaibli par la maladie qui a précédé.
Rien n'est plus inhumain, que d'obliger

---

qu'elle soit plus colorée, on y laisse la
lie avec cinq ou six pintes de vin. —
Quand la liqueur n'est plus que tiède, on
délaie dedans une chopine de levure de
bière, que l'on brasse fortement pour
l'incorporer avec la liqueur. Ensuite, on
achève d'emplir la barrique jusqu'au
bondon qu'on laisse ouvert. — La liqueur
fermente et jette dehors beaucoup de sa-
letés. On tient toujours la barrique pleine, en ajoutant de la même liqueur qu'on
conserve à part dans quelque vaisseau de
bois. — Si l'on ferme le bondon au bout
de vingt-quatre heures, ou si, au bout
de quelques jours, on en tire l'épinette
en bouteille, elle reste piquante comme le
cidre; mais, si on la veut boire plus douce,
il ne la faut bondonner que quand elle
a entièrement passé sa fermentation, et
avoir soin de remplir la barrique deux
fois par jour. — Cette liqueur est rafraîchissante, et quand on y est habitué, on
la boit avec plaisir, surtout l'été. — Je
crois qu'on pourrait substituer les semences de genièvre aux branches d'épinette.

un pauvre convalescent à faire plus que ses forces ne lui permettent ; et rien n'est plus préjudiciable à son rétablissement, que de le forcer à reprendre trop tôt ses fonctions de matelot, s'imaginant le mettre par là à l'abri du scorbut. D'un autre côté, le défaut total d'exercice produit particulièrement cette maladie. La règle est donc d'en proportionner la durée et le degré aux forces du malade, de commencer par le plus léger, et de passer ensuite par degrés au plus violent, à mesure que les forces reviendront. Ainsi, après l'avoir accoutumé à se tenir assis sur son lit quelques heures par jour, on lui permettra de se lever, et de se tenir hors du lit, autant de temps qu'il pourra le faire sans trop se fatiguer. On peut ensuite le placer sur un siége suspendu sous le château d'avant, ou entre les ponts ; par ce moyen, non-seulement le malade respirera un nouvel air, mais il reprendra de nouvelles forces ; il sera en état, après cela, de supporter le mouvement d'une planche, dont les deux bouts seront appuyés sur des coffres, et où il éprouvera des secousses plus sensibles. Il faut remarquer à cette occasion que, comme sur la terre, les personnes faibles retirent pour l'ordinaire une plus grande utilité du mouvement du carrosse, de la chaise ou du cheval, que d'aucune autre espèce d'exercice, de même sur un vaisseau les convalescents, surtout les scorbutiques, se trouvent mieux du trémoussement de la planche, que de la promenade, de la course, ou d'aucune sorte de mouvement musculaire, dont l'exercice demande beaucoup de forces. Il paraît que cela vient de ce que, dans le dernier cas, il se fait une grande dissipation d'esprits, et que ces sortes d'exercices sont suivis ordinairement d'une lassitude ; au lieu que, par les secousses réitérées de la machine dont nous avons parlé, la circulation est accélérée, les fibres fortifiées, et les fonctions animales excitées sans aucune perte considérable d'esprits, perte que les convalescents ne peuvent supporter.

Ces sortes d'exercices sont absolument nécessaires à ceux qui sont hors d'état de marcher à cause d'une blessure, d'une entorse, d'ulcères aux jambes, ou d'autres maladies ; sans quoi ils sont bientôt attaqués du scorbut, lorsqu'ils se nourrissent des aliments grossiers dont on fait usage sur mer. —— En même temps que les convalescents font les exercices dont nous venons de parler, on peut les faire promener un peu sur les ponts, évitant de ne pas trop les fatiguer. Ils peuvent être employés ensuite aux fonctions que leur état pourra leur permettre de remplir. On aura recours à l'élixir de vitriol, aux amers, au quinquina ou au mars, selon qu'on jugera ces remèdes nécessaires pour leur parfait rétablissement ; rien cependant n'y contribue autant, et rien en même temps n'est aussi efficace pour prévenir le scorbut, que l'exercice du corps. Le temps le plus convénable pour cet exercice, c'est lorsque l'estomac est vide, et principalement avant le repas. On observe sur mer que, lorsque les scorbutiques demeurent dans l'inaction, leur maladie fait des progrès très-rapides ; c'est pourquoi, s'ils sont en état de supporter le moindre mouvement, il faut le leur prescrire souvent, et ne pas permettre que le corps demeure dans un repos continuel. Lorsque le malade est obligé de se tenir dans son lit, on peut employer les frictions sur les extrémités et sur le tronc. Ressouvenons-nous cependant qu'un exercice trop violent est aussi pernicieux dans le scorbut, que la trop grande inaction.

Je vais maintenant indiquer les moyens propres à corriger, ou à éloigner plusieurs inconvénients auxquels on est exposé sur mer. Je m'attacherai surtout à ceux que l'observation a prouvé contribuer à la production du scorbut. La cause principale et la plus puissante de cette maladie (*m*), ainsi que de plusieurs autres, c'est l'humidité de l'air qu'on respire dans un vaisseau, surtout lorsque le temps est couvert et chargé de brouillards pendant long-temps, ou lorsqu'il est orageux et pluvieux. Comme on observe que cette humidité est la cause la plus fréquente de cette terrible maladie, et que ses effets sont encore plus pernicieux lorsqu'elle est combinée avec le froid, il est nécessaire de se mettre à l'abri de ces deux causes d'une manière particulière : ainsi on doit, ou les corriger immédiatement, ou en prévenir les effets. —— Quant aux moyens de corriger l'humidité et le froid, quoiqu'on ne puisse pas transporter tout-à-coup une personne dans un autre climat, ou sur le rivage, cependant nous pouvons donner aisément à l'air qu'elle respire une qualité plus salutaire, en le rendant plus

---

(*m*) Voyez part. II, ch. I.

chaud ou plus froid, plus humide ou plus sec, suivant que le cas et les circonstances l'exigent. J'ai remarqué ailleurs (n) que les mauvaises qualités de l'air humide qu'on respire sur la mer étaient extrêmement augmentées, parce qu'il n'est point renouvelé dans les vaisseaux; mais l'ingénieuse machine de Sutton remédie très-bien à cet inconvénient; elle renouvelle l'air du vaisseau, et prévient par ce moyen beaucoup de fièvres malignes contagieuses, produites par la corruption de ce fluide. Il paraît aussi qu'il ne manque à cette machine, pour être un excellent préservatif contre le scorbut, que de pouvoir corriger l'humidité de l'air de la mer, et le rendre plus chaud et plus sec entre les ponts.

Je pense qu'on pourrait lui donner cette perfection, en y ajoutant quelque chose qui pût changer son opération; c'est-à-dire, qu'au lieu de tirer l'air de bas en haut, elle obligeât l'air échauffé par le feu à passer entre les ponts, par le moyen de ses tuyaux, lorsqu'il serait nécessaire. Je ne parle de ceci que pour engager les gens versés dans les mécaniques à imaginer quelque chose de cette espèce. Au reste, c'est par l'expérience seule qu'on doit perfectionner cette machine, ayant soin de mettre en usage les précautions nécessaires pour empêcher qu'il n'en survienne des accidents fâcheux. Si l'addition qu'on ferait à la machine de Sutton était peu de chose, et qu'elle ne fût point incommode dans un vaisseau, on en retirerait de très-grands avantages, comme il paraît évidemment par ce que nous avons dit en parlant des causes du scorbut (o). Ce serait une chose extrêmement utile dans les climats froids, et dans les voyages du Nord en hiver, si, par une simple machine de cette espèce, le feu de la cuisine pouvait servir à chauffer tout l'équipage, même dans leurs lits. On sait que, dans ces sortes de voyages, les matelots, non-seulement sont attaqués du scorbut le plus terrible, mais encore qu'ils meurent souvent de froid, ou que leurs membres tombent en mortification. — Le feu fait avec les bois aromatiques, ou même avec le sapin ordinaire, ou le pin, le genièvre, et autres bois de cette espèce, corrige efficacement le froid et l'humidité de l'air, et le rend en même

temps plus salutaire à tous égards. Il faut observer qu'entre les tropiques, les saisons pluvieuses sont les plus malsaines et les plus dangereuses, tant sur mer que sur terre; elles produisent des fièvres malignes, le scorbut, etc. dans ce cas, on pourrait tenir du feu bien allumé dans un fourneau, entre les ponts sous les écoutilles; il n'y aurait aucun danger, pourvu qu'il fût bien gardé; par ce moyen, l'air serait extrêmement purifié, son humidité dissipée, et la chaleur n'en serait pas fort augmentée, s'il brûlait sous une écoutille ouverte. Il y a certainement moins de danger, et même moins de chaleur à craindre de la part d'un feu gardé par une sentinelle, qui brûle une heure ou deux par jour dans cet endroit, que de cinquante ou soixante chandelles qu'on allume le soir, ou qui brûlent nuit et jour sous le tillac, et dans d'autres lieux obscurs. Ces chandelles remplissent les endroits où elles brûlent, des exhalaisons fétides du suif corrompu. A la vérité, il ne serait point difficile de les convertir en un préservatif contre le scorbut, et autres maladies produites par l'air humide et corrompu, en faisant entrer dans leur composition quelque substance aromatique convenable. Il sera utile aussi de brûler des liqueurs spiritueuses dans le quartier des malades. Les capitaines et ceux qui pourront fournir à cette dépense ne trouveront rien de mieux contre l'air humide des vaisseaux, que des bougies faites avec la cire végétale (1).

Nous devons considérer, en second lieu, quels sont les meilleurs moyens pour prévenir les mauvais effets de l'humidité de l'air, lorsqu'on ne l'a pas corrigé par les méthodes que nous venons de proposer. — Le feu, comme nous l'avons observé, est le moyen le plus certain pour consumer l'humidité de l'air. Il est certain encore que les exhalaisons des substances aromatiques empêchent les effets pernicieux de cette humidité sur le corps humain; ces exhalaisons ne sèchent pas l'air, à proprement parler, mais elles le remplissent d'un acide subtil, dont la qualité astringente et antiseptique est opposée à ce relâchement, et à la putréfaction.

---

(n) Part. II, ch. I, p. 147.
(o) Ch. I.

(1) On tire cette cire du fruit d'un arbrisseau qui croît en Virginie, dans la Caroline, etc. On le connaît dans ces pays sous le nom d'arbre de cire.

ridité que l'humidité tend à produire : ainsi, nous observons souvent que les asthmatiques peuvent à peine respirer lorsque le temps est humide ; mais, si on parfume leur chambre en y faisant brûler un peu de benzoin, ou de quel-qu'autre gomme aromatique semblable, ils reçoivent un soulagement sensible, et respirent avec beaucoup de facilité. Je voudrais donc recommander ici une méthode très-simple et très-facile pour parfumer les vaisseaux, lorsque le temps est humide. Il n'est besoin pour cela que de mettre du charbon allumé dans un vase rempli de goudron, et de le transporter dans tous les différents en-droits du vaisseau, une ou deux fois par jour, afin de les remplir de cette salutaire vapeur antiseptique. — Il est à propos, quand le temps est humide et disposé à produire le scorbut, de se tenir bien vêtu, et de changer souvent de linge, ayant soin qu'il soit bien sec. Un excel-lent préservatif contre le scorbut, c'est de se tenir proprement et sèchement. On doit faire usage des frictions avec une brosse ou une étoffe sèche : il faut man-ger le matin, avant de s'exposer à la pluie et aux vagues de la mer, un mor-ceau d'ognon cru ou une tête d'ail. Tout ce qui augmente la transpiration est alors utile, et rien peut-être ne l'aug-mente plus efficacement, dans cette oc-casion, qu'un ognon cru. On ne doit pas négliger cependant de faire un exer-cice convenable pendant le jour, et de tenir les lits toujours secs.

Lorsqu'on ressent les premières attein-tes du scorbut, on doit exciter une douce diaphorèse, en prenant à l'heure du cou-cher quelques verres de gruau à l'an-glaise avec du vinaigre, et le suc ou l'extrait de limons. Il faut faire usage de beaucoup de moutarde et d'ognons avec les aliments. On peut alors user plus librement des liqueurs fermentées, vi-neuses, telles que le cidre, la bière et le vin ; mais lorsque, faute d'autre bois-son, on est obligé de faire usage des liqueurs spiritueuses, il faut toujours les aciduler avec l'acide de limons ou d'o-ranges. Moyennant ces précautions, les mariniers se préserveront, non-seule-ment du scorbut, mais encore de plu-sieurs autres maladies, telles que la toux, les catarrhes, etc., qui viennent de la transpiration supprimée par l'hu-midité de l'air. — L'eau et les provisions sont souvent corrompues à un tel point, qu'on peut supposer qu'elles augmen-

tent la malignité de la maladie ; ainsi, il ne sera pas hors de propos d'ajouter quelques considérations pour remédier à ces inconvénients et pour les prévenir. — L'eau se conserve difficilement sur la mer (p), et même quelquefois on ne peut pas en trouver de bonne dans les en-droits où les vaisseaux abordent. — Il y a deux espèces de mauvaise eau : 1° l'eau corrompue et puante ; 2° l'eau crue, c'est-à-dire, celle qui ne dissout point le savon, et qui ne ramollit pas les pois qu'on y fait cuire : ces deux espèces d'eaux sont très-malsaines. — L'eau se corrompt sur la mer plus tôt ou plus tard, suivant les différentes substances qu'elle contient, et suivant la façon dont on la conserve. L'expérience montre qu'elle se conserve plus long-temps douce, lorsqu'on parfume les tonneaux avec la vapeur du soufre ; quelques-uns y ajou-tent un peu d'huile de vitriol, ce qui l'empêche aussi de se corrompre si tôt. On a coutume d'y jeter un peu de sel en la faisant chauffer, et d'enlever soi-gneusement l'écume épaisse et malsaine qui s'y forme à mesure qu'elle devient chaude : cette méthode est très-bonne, et on devrait toujours la mettre en usage lorsqu'on fait bouillir des pois et du gruau d'avoine.

Il y a un moyen d'adoucir et de cor-riger l'eau, lorsqu'elle est corrompue et puante, c'est de boucher les tonneaux qui la contiennent, de l'exposer à l'air, de l'agiter et de la verser d'un vaisseau dans un autre. Un autre moyen encore, c'est de la faire bouillir promptement, prenant garde que l'ébullition ne soit pas trop longue, car elle dissiperait les particules les plus actives. On rendra cette eau encore plus douce et plus saine, si on y ajoute un peu de suc ou d'extrait de limons. Cet acide sera plus innocent pour l'usage ordinaire que les acides vitrioliques et marins qu'on re-commande dans cette occasion : il con-tribuera aussi à précipiter les particules terreuses, et les différents animalcules détruits par l'ébullition. — Mais, comme on pourrait trouver ces moyens embar-rassants pour tout un équipage, il y a

---

(p) Voyez la manière de conserver l'eau sur la mer, par le moyen de la chaux vive, part. III, ch. II. Voyez encore les expé-riences curieuses du docteur Hales, et les moyens qu'il indique pour conserver l'eau et les provisions sur mer.

une autre méthode de corriger l'eau corrompue. Quelquefois, comme l'a observé le docteur Home (q), en tenant chaudement de l'eau ainsi corrompue dans un grand vaisseau bien bouché, elle redevient bonne à boire lorsque la putréfaction a cessé. Les particules nuisibles e putrescentes ayant été entièrement volatilisées par le mouvement intestin, elles se dissipent d'elles-mêmes : c'est ce qui arrive souvent à l'eau de la Tamise. On devrait donc mettre un grand tonneau rempli d'eau corrompue et bien bouché, dans la chambre où l'on fait le feu, et y entretenir un degré de chaleur suffisant pour accélérer la putréfaction ; par ce moyen, les particules hétérogènes et putrides étant volatilisées, se dissiperont promptement, la putréfaction cessera, et l'eau deviendra saine et bonne à boire. — Outre cette eau corrompue, les mariniers sont souvent obligés de se servir, faute d'autre, d'une eau crue, chargée de particules salines et terreuses : cette eau est très-malsaine, quoiqu'elle soit douce et fraîche. La pierre à filtrer, dont on se sert sur plusieurs vaisseaux, est très-bonne pour la rendre salutaire, lorsqu'elle n'est point trop chargée de sels vitrioliques et marins ; mais cette opération est fort longue, et on ne saurait par ce moyen en filtrer une suffisante quantité pour tout l'équipage d'un vaisseau. Le sable est la substance la plus propre à séparer de l'eau ces particules hétérogènes et malsaines : à cette occasion, je renverrai encore une fois à l'ingénieux essai de M. Home (r).

Lorsque la viande de porc et de bœuf est devenue rance et putride, le mieux est de n'en point manger, ou du moins il faut en corriger les mauvaises qualités, en faisant usage en même temps de beaucoup de vinaigre, d'oranges, de limons et de végétaux. Je crains fort qu'il ne soit point facile de mettre en pratique sur mer les méthodes qu'on pourrait proposer pour corriger les viandes corrompues. — Il y a plusieurs moyens généralement connus pour raccommoder la bière, le vin, et les autres liqueurs fermentées, lorsqu'elles sont gâtées ; et comme toutes ces liqueurs sont d'excellents antiscorbutiques, elles valent bien la peine d'être conservées. On devrait pour cela porter sur mer de la levure de bière : lorsque cette levure vient à vieillir, il faut y mêler un peu de fleur de farine, de sucre, de sel et de bière chaude, ou bien de l'eau chaude et du sucre seulement. En ajoutant à cette levure les restes de bière forte, et laissant ce mélange pendant quelque temps devant le feu, il servira, ou à faire fermenter la bière, ou à faire du pain. Lorsqu'on n'a point de la levure de bière, on peut se servir du miel, du sucre, du levain, ou de la mélasse, pour renouveler la fermentation des liqueurs. — Les provisions sèches, telles que les pois, le gruau d'avoine, et la fleur de

---

(q) Voyez son ingénieux essai, *on the Dunse Spaw*, p. 119.

(r) « Lorsque l'armée autrichienne » campait en Hongrie, elle ne trouvait de » bonne eau que quand elle était sur les » bords de quelque grande rivière. Ainsi » les soldats étaient obligés de boire de » l'eau des lacs, qu'ils purifiaient de cette » manière. On prenait un petit bateau » long, dans lequel on faisait plusieurs di- » visions, par le moyen de cloisons trans- » versales. On remplissait de sable toutes » ces divisions, excepté la dernière, en- » suite on mettait le bateau sur le lac. Un » trou pratiqué à un des bouts du bateau, » au niveau de la surface de l'eau, lais- » sait entrer l'eau dans la première divi- » sion ; elle passait ensuite dans la se- » conde, par le moyen d'un trou qu'on » avait fait à la partie inférieure de la

» première cloison ; de la seconde elle » coulait dans la troisième, par un autre » trou pratiqué à la partie supérieure de » la seconde cloison. On avait ainsi pra- » tiqué tous ces trous alternativement au » haut et au bas de chaque cloison, afin » d'obliger l'eau à traverser tout le sable. » On ajoutait un tuyau au trou de la der- » nière division, par lequel il sortait une » eau aussi pure et aussi claire que celle » d'une fontaine. Lorsque les mariniers, » dans leurs voyages, trouvent des eaux » de cette espèce, ils peuvent la purifier » de la même manière. Cet auteur pro- » pose, dans le même dessein, de se ser- » vir dans les maisons de quelques ton- » neaux partagés dans leur milieu par des » cloisons : on les emplit de sable ; on » jette l'eau dans la première division, » comme dans une citerne. Ces tonneaux » doivent communiquer ensemble par » des tuyaux ; et en faisant ainsi circuler » l'eau par huit ou dix divisions remplies » de sable, on peut avoir une source d'eau » pure, en quelque lieu que ce soit. » P. 120.

farine , sont sujettes à se moisir , et à être gâtées par les calandres et les vers. On peut faire périr ces insectes destructeurs des aliments , en les exposant à la vapeur du soufre , dans un endroit bien fermé ; mais les calandres, quoique mortes , ne laissent pas que d'être encore très-malsaines , quand elles se trouvent dans ce qu'on mange. On dit qu'elles ont une qualité si caustique , qu'étant appliquées sur la peau , en forme de cataplasme, elles font élever des vésicules comme les cantharides. Quand on ne peut point avoir de meilleures provisions , il faut mettre en un monceau la fleur de farine, le gruau d'avoine ou les pois. Ces insectes gagnent alors la partie la plus élevée , et on peut en emporter par ce moyen un grand nombre. On doit ensuite remuer ce qui reste , et l'amonceler de nouveau jusqu'à ce qu'on en ait enlevé autant qu'il est possible. On peut tourner le gruau et les pois dans un crible de fil d'archal, qui laissera passer la poussière et les calandres. — Il est très-important sur mer d'avoir de bon pain. Lorsque le biscuit est moisi ou gâté , il faut le mettre dans un four chaud , ou sous l'endroit où l'on fait le feu, jusqu'à ce que l'humidité, qui est la cause de la pourriture, soit tout-à-fait dissipée, et que les animalcules ou petits insectes qui peuvent s'y trouver soient entièrement détruits par la chaleur ; ensuite il faut avoir soin de les en ôter. Après cette préparation , on peut le manger en le trempant dans du vinaigre. La meilleure façon de conserver le biscuit et les autres provisions sèches, c'est de les tenir dans des tonneaux fermés. On ne saurait prendre trop de précautions pour les tenir sèchement , et les préserver de l'humidité.

## CHAPITRE V.

### DE LA CURE DE LA MALADIE ET DE SES SYMPTOMES.

Si l'on prenait les précautions convenables pour prévenir le scorbut, et qu'on observât exactement les règles que nous venons de prescrire , rarement verrionsnous cette maladie portée à un haut degré , soit sur mer , soit sur terre. En effet , il est très-difficile de persuader à ceux qui sont en santé , de mettre en pratique les moyens nécessaires pour conserver un bien si précieux. Tous les hommes n'ont point l'avantage de res-

pirer un air pur et sain , d'être logés dans des appartements secs et chauds ; tout le monde enfin n'a point les commodités nécessaires pour se mettre à l'abri des injures du temps , et de la rigueur des différentes saisons. Beaucoup de personnes sont obligées de se nourrir d'aliments grossiers, qui ne sont pas proportionnés à leurs forces digestives, à leur constitution et à l'exercice qu'ils font ; de sorte que par là ils peuvent être sujets à contracter le scorbut. Nous ne pouvons donc nous dispenser de donner la curation de cette maladie. A la vérité, nous avons déjà parlé de la méthode générale et des meilleurs remèdes dans le chapitre précédent. L'expérience montre que la cure du scorbut accidentel est très-simple : un air pur et sec suffit la plupart du temps avec l'usage des végétaux récents, presque de toute espèce. — La première chose qu'on doit donc faire pour guérir cette maladie, c'est de changer d'air. Plusieurs auteurs nous informent, à cette occasion, d'une coutume pratiquée depuis long-temps dans quelques endroits de la Norwége , pour la guérison des scorbutiques. On expose ces malades en été dans une île voisine déserte, où ils se nourrissent principalement de mûres sauvages (1); et on remarque qu'en mangeant copieusement de ces fruits , et en respirant un nouvel air, ils sont parfaitement rétablis en trèspeu de temps. C'est une opinion reçue dans ce pays, que les fruits cueillis par les mêmes malades sont les plus efficaces : la raison en est claire ; c'est que , par ce moyen, les malades respirent un air salutaire dans la pleine campagne. Il paraît donc que rien n'est plus excellent pour la guérison du scorbut , que de respirer l'air pur de la campagne, et de faire un exercice modéré , qui puisse contribuer à amuser et à dissiper le malade.

La nourriture des scorbutiques doit être légère et facile à digérer. Celle qui convient le mieux , c'est du bouillon ou de la soupe, faits avec de la viande fraîche et beaucoup de végétaux , tels que les choux, les poireaux, les ognons, etc. Il faut leur donner du pain de froment qui soit frais et bien cuit. Les salades de toute espèce sont utiles , surtout celles qui sont faites avec les herbes savonneu-

---

(1) Chamœmorus. V. tom. II , § 1163, n. g.

ses ; par exemple, la dent de lion , l'oseille, l'endive, la laitue, la fumeterre et le pourpier : on peut y ajouter le cochléaria , le cresson, ou quelqu'une des plantes plus échauffantes , afin de corriger la qualité rafraîchissante de quelques-unes des premières ; car on éprouve que cette maladie se guérit plus facilement, lorsqu'on fait usage d'un mélange convenable des plantes échauffantes et rafraîchissantes. Toutes sortes de fruits d'été sont ici de bons spécifiques : tels sont les oranges, les limons, les citrons , les pommes, etc.; on doit prescrire pour boisson de la bonne bière , du cidre , ou du vin du Rhin. — Nous avons nombre d'exemples de scorbutiques réduits à un état déplorable après de longs voyages, qui ont été guéris comme par miracle , par le moyen d'une nourriture végétale , sans le secours de beaucoup de remèdes ; en effet, les remèdes ne sont point ici fort nécessaires , pourvu que les herbes et les bouillons récents lâchent le ventre , et qu'ils passent librement par les urines , la sueur ou la transpiration; autrement il sera nécessaire de lâcher le ventre de deux jours l'un , par le moyen d'une décoction de tamarins et de pruneaux, avec quelque sel diurétique. Il faudra donner le matin , dans les jours intermédiaires , des bols de thériaque camphrés , et quelques verres de la décoction des bois sudorifiques chauds, afin d'exciter la sueur , et faire prendre deux ou trois fois par jour, comme il a été d'usage dans quelques-uns de nos hôpitaux, douze ou quinze grains des pilules scillitiques de la pharmacopée d'Edimbourg.

Mais il est bon d'observer que, quoique les scorbutiques paraissent d'abord se rétablir promptement , il faut cependant qu'ils fassent un beaucoup plus long usage qu'on ne s'imagine communément , des aliments végétaux , et d'un régime convenable , pour que leur rétablissement soit parfait. On a vu souvent des matelots , qui , en sortant des hôpitaux, où ils avaient demeuré trois semaines ou un mois , paraissaient jouir d'une santé parfaite , et qui cependant retombaient peu de temps après , et devenaient extrêmement scorbutiques. Il serait à souhaiter qu'on permît à ces malades de demeurer plus long-temps dans les hôpitaux ou qu'on les fît suer pendant quelques matins, afin de rendre leur guérison plus parfaite. — On observe souvent en effet que ceux qui ont été affectés gravement du scorbut , sont extrêmement sujets à être attaqués des symptômes de cette maladie , dans les différents périodes de leur vie. Il y a aussi certaines constitutions qui , par une disposition particulière de leurs humeurs à la corruption scorbutique , sont plus sujettes que d'autres à être attaquées du scorbut, lorsqu'elles sont exposées aux causes les plus légères. Outre la nourriture et le régime que nous avons recommandés ci-devant , ces sortes de personnes doivent avoir recours à d'autres remèdes , afin de détruire cette disposition scorbutique , enracinée dans leur sang. Nous avons parlé de quelques-uns des meilleurs remèdes dans le chapitre précédent ; mais nous donnerons ici d'une façon plus particulière :

1° La méthode de corriger la constitution scorbutique , soit qu'on l'ait contractée après un scorbut porté à un haut degré , soit qu'elle soit naturelle.

2° Le différent traitement qui convient aux différents symptômes , lorsque l'*urgence* des cas demande une attention particulière ; mais surtout lorsque la méthode curative générale ne peut point être mise en pratique.

3° J'observerai quels sont les remèdes qui ont été recommandés sur de bonnes autorités , et dont on se sert dans différents pays.

4° Je finirai par quelques observations et quelques précautions nécessaires.

Commençons par le premier de ces articles. Les vues qu'on doit se proposer pour corriger entièrement cette disposition scorbutique des humeurs , c'est de tenir les couloirs libres , c'est-à-dire le ventre, les voies urinaires et les conduits excrétoires de la peau , afin de procurer une douce évacuation de l'acrimonie scorbutique. Il faut adoucir en même temps la masse des humeurs , par le moyen des aliments et des remèdes antiscorbutiques convenables. Il faut remarquer qu'on excite plus efficacement les évacuations dont nous venons de parler , lorsqu'on joint les antiscorbutiques aux remèdes propres à ces intentions. — Toutes les espèces de lait sont utiles dans cette occasion , pourvu que le malade puisse les supporter : c'est un vrai chyle végétal , une émulsion préparée des herbes les plus succulentes et les plus salutaires. Le petit-lait est cependant préférable , à cause de sa vertu plus diurétique et plus purifiante. Il sera très-utile d'y ajouter le sel polychreste , c'est un doux purgatif et un excellent diurétique. Lorsqu'on prend le sel à petite dose, dans une suffisante quantité de véhicule, il évacue copieusement par la transpiration ou par les urines, suivant qu'on dirige son action vers la peau ou vers les reins, par l'exercice, ou par la chaleur du lit, en tenant le corps plus chaudement ou plus froidement.

La chèvre est de tous les animaux celui qui fournit le petit-lait le meilleur et le plus antiscorbutique ; il contient un baume végétal très-restaurant et très-précieux, lequel adoucit et corrige l'acrimonie scorbutique d'une manière particulière. — Les sucs antiscorbutiques des pharmacopées d'Édimbourg et de Londres, sont des remèdes très-bons dans la saison. Les parties âcres et volatiles des plantes les plus échauffantes y sont tempérées par une quantité convenable de suc d'oranges de Séville. Ces sucs seront encore d'une plus grande utilité, si on les rend plus diurétiques et plus purifiants, en les délayant avec le petit-lait. Le malade ne doit pas se contenter de prendre ces sucs ainsi préparés pendant le jour ; il faut qu'il en prenne le matin, deux ou trois fois par semaine, quelques verres mêlés avec le petit-lait, pour se faire suer. — Cette méthode ne saurait être assez recommandée. La sueur est de toutes les évacuations celle que les scorbutiques supportent le mieux, et dont ils retirent le plus d'avantage. La nature l'a indiquée aux habitans des Indes septentrionales pour la guérison de cette maladie qui est endémique parmi eux (a), et l'expérience confirme la grande efficacité de ce remède. Les chirurgiens du Cap de Bonne-Espérance, qui sont le plus à portée de traiter des mariniers scorbutiques, y pratiquent cette méthode avec beaucoup de succès (b). Elle est recommandée par les premiers et les meilleurs auteurs qui aient écrit sur cette maladie (c) ; et il paraît que ç'a été la façon la plus ordinaire de donner ces sucs aux scorbutiques.

Il y a encore d'autres herbes dont les sucs sont très-efficaces dans cette occasion : telles sont principalement la dent de lion et la fumeterre, à raison de leur qualité savonneuse et légèrement apéritive. Le suc des jeunes sommités de froment dans les mois de juin et de juillet, mêlé avec le suc d'oranges de Séville, est un antiscorbutique qui ne le cède à aucun autre. — Pendant l'usage de tous ces remèdes, les personnes disposées au scorbut doivent prendre des bains chauds, dans lesquels on aura fait infuser des plantes aromatiques ; par exemple, le romarin, la marjolaine, le thym, etc. Il faut prendre garde, cependant, qu'il n'y ait point d'hémorrhagie à craindre. On éprouvera de très-bons effets de ces bains, et ils sont préférables aux étuves dont on se sert ordinairement pour faire suer. — On doit prescrire en hiver, pour la cure de cette maladie, de la véritable bière de sapin avec le suc de limons ou d'oranges. On peut y substituer une bière antiscorbutique, préparée en y faisant infuser l'absynthe, la racine de raifort, la graine de moutarde et autres plantes semblables, et on peut la rendre légèrement laxative, en y ajoutant le séné. — Il faut que ces bières soient assez nouvelles lorsqu'on en fait usage : mais le printemps est la saison la plus favorable pour guérir parfaitement la constitution scorbutique.

En voilà assez sur la cure de la maladie en général. Venons maintenant au second article, et voyons quels sont les moyens convenables pour soulager et pour guérir les symptômes les plus pressants.

Lorsque le malade commence à se plaindre d'une démangeaison, d'un gonflement spongieux des gencives et de la vacillation des dents, les remèdes tirés de l'alun, seront très-utiles pour arrêter le relâchement qui commence à s'emparer de ces parties. Mais, lorsque la putréfaction augmente, il faut faire usage d'un gargarisme fait avec l'eau d'orge, le miel rosat, et acidulé avec les acides minéraux. On prescrit ordinairement pour cela l'esprit ou l'élixir de vitriol ; mais quelques-uns ont cru que l'esprit de sel était moins dangereux pour les dents. On doit proportionner la quantité d'acide au degré de putréfaction de ces parties. Il faut emporter souvent les chairs fongueuses des gencives, en les coupant, s'il est nécessaire. On doit avoir soin de tenir sa bouche aussi propre qu'il est possible en gargarisant fréquemment. Lorsque les ulcères sont profonds, et qu'ils font des progrès, il faut les toucher avec l'huile de vitriol

_______________

(a) Voyez part. sur ch.

(b) Voyez Kolben's Account of the cape of Good Hope.

(c) Wierus, Albertus, etc.

pure ou délayée, suivant que le malade peut la supporter. — Dans le cas d'une salivation spontanée, ou lorsqu'elle a été excitée malheureusement, comme il arrive le plus souvent par quelque remède mercuriel, voici les moyens qu'il faut mettre en pratique. Comme cette salivation menace d'un danger prochain, il faut faire une prompte révulsion des glandes salivaires, en appliquant les épispastiques sur différentes parties du corps. On doit mettre des sinapismes à la plante des pieds et aux jarrets, lâcher le ventre par des lavements et des purgatifs doux, et dont l'action se borne aux premières voies. Il faut déterminer l'effort du sang et des humeurs dissoutes, particulièrement vers la peau : le défaut de transpiration, qui est accompagné ordinairement de la constriction et du spasme de la peau dans les constitutions scorbutiques, est la vraie cause de la grande impétuosité avec laquelle le mercure se porte aux glandes salivaires. On donnera pour cela des bols de thériaque avec le camphre et la fleur de soufre, qu'on répétera toutes les quatre ou six heures afin d'exciter la sueur. C'est le meilleur moyen de diminuer la salivation, et d'empêcher le malade d'être suffoqué. Il faut faire usage en même temps de gargarismes avec l'oxymel scillitique, afin d'atténuer la salive épaisse et visqueuse. Lorsqu'on a remédié par ce moyen au danger le plus pressant, la salivation ne laisse pas que de continuer ordinairement pendant un temps considérable ; elle incommode beaucoup le malade ; elle est accompagnée d'une grande putridité de la bouche, et il est très-difficile de l'arrêter. On peut cependant la diminuer en tenant le ventre et les couloirs des reins libres, par des lavements ou par les diurétiques et les doux purgatifs. Il faut éviter les forts cathartiques, et tout ce qui peut augmenter la dissolution du sang. Les remèdes visqueux et glutineux sont quelquefois utiles : par exemple, la gomme arabique, la colle de poisson, etc., dissoutes dans la tisane, dont on se sert pour boisson ordinaire. Les gargarismes astringents avec l'alun et la décoction de l'écorce de chêne, sont indispensables, ainsi que l'usage intérieur du quinquina, et de l'élixir de vitriol. On doit avoir soin en même temps de soutenir les forces du malade avec du vin chaud brûlé avec du sucre, etc. Lorsque ces malades sont extrêmement épuisés, il

faut les mettre à l'usage du lait et des végétaux pour toute nourriture.

Quand les jambes sont enflées et œdémateuses, il faut y faire d'abord de légères frictions avec de la flanelle chaude ou une étoffe de laine parfumée avec le benzoin et l'ambre, ou quelqu'autre gomme aromatique. Il faut ensuite entourer les parties d'une bande peu serrée de bas en haut. Les frictions ne doivent être mises en usage que lorsque l'enflure est peu considérable, molle et peu douloureuse. Mais, si les jambes sont fort enflées, raides et douloureuses, on doit se servir d'une fomentation chaude et discussive ; elle procurera un soulagement momentané, sans cependant arrêter les progrès de l'enflure. On peut encore exposer les jambes à la vapeur de cette fomentation sous une bonne couverture de laine : j'ai trouvé cette méthode préférable à la première. Il faut répéter cette opération soir et matin ; elle assoupit ordinairement les articulations et soulage la douleur. J'ai ordonné souvent, à cette occasion, la vapeur de l'eau chaude, sans y rien ajouter qu'un peu de vinaigre ou de sel ammoniac cru. Après que les articulations ont reçu cette vapeur pendant une demi-heure, il faut les oindre avec l'huile de palme. Si l'enflure des jambes ne se dissipe pas bientôt après qu'on a mis le malade à *la diète végétale*, on doit exciter une sueur dans ces parties, en les exposant à la vapeur d'une eau spiritueuse enflammée, ou en les mettant dans des sacs remplis de sel chaud. — Les ulcères des jambes et des autres parties demandent à peu près le même traitement : c'est-à-dire, une très-légère compression, afin d'empêcher l'accroissement *du fungus*, et l'application des remèdes antiseptiques que nous avons recommandés pour la putridité des gencives, tels que le miel rosat acidulé avec l'esprit de vitriol, l'onguent Égyptiac, etc. Mais tous ces remèdes seront inutiles, lorsque le malade ne pourra point se procurer des fruits et d'autres aliments végétaux pour sa nourriture.

Dans le cas d'hémorrhagies dangereuses, soit de ces ulcères, soit des gencives ou du nez, etc., il faut donner les acides minéraux, l'esprit ou l'élixir de vitriol par exemple. On doit faire prendre cet acide souvent et à petite dose, afin qu'il entre plus facilement dans les vaisseaux lactés, et qu'il soit porté dans le torrent de la circulation. Il faut faire usage en même temps du quinquina à petites doses, si l'estomac peut le supporter. — Ces remèdes, avec le vin rouge, sont ceux auxquels on doit le plus se fier pour guérir les fièvres putrides et colliquatives des scorbutiques. — L'oxymel scillitique est le remède qu'on doit administrer dans les douleurs des membres, des lombes, de la poitrine, et généralement dans les douleurs des scorbutiques, soit qu'elles soient vagues ou fixes. Il faut le faire prendre dans une potion diaphorétique chaude, où le vin soit mis à la place d'un cordial spiritueux. Le malade doit tâcher de se procurer une sueur, en prenant à l'heure du coucher quelques verres de gruau à l'anglaise chaud, mêlé avec le vinaigre simple, ou bien avec le vinaigre thériacal. Mais la plupart de ces douleurs cèdent promptement à la méthode curative générale, et on ne peut que les pallier, jusqu'à ce qu'on en vienne à cette méthode. — Je crois pouvoir placer ici une lettre de M. Murray, mon ami, sur laquelle je prendrai la liberté de faire quelques remarques.

**EXTRAIT D'UNE LETTRE DE M. MURRAY.**

« Ma mauvaise fortune ne m'a que trop souvent fait trouver parmi un grand nombre de scorbutiques, dans les occasions où nous manquions de végétaux et d'une nourriture convenable, et même de plusieurs remèdes nécessaires, et où tous les éléments s'étaient déchaînés contre nous. J'ai passé bien de tristes moments à considérer quels étaient les meilleurs moyens pour arrêter cette maladie souvent fatale et toujours fâcheuse. Mais, quoique je l'aie guérie rarement sans le secours des végétaux, le soulagement que j'ai procuré à plusieurs malades m'a récompensé amplement de mes peines, et c'est avec plaisir que je me le rappelle aujourd'hui. Je commencerai par vous faire part de ma méthode curative générale, et je rapporterai ensuite un exemple de ses succès.

» Plusieurs personnes furent attaquées d'une fièvre miliaire, que je crus alors scorbutique. Mais depuis la réception de votre dernière lettre, j'ai changé de sentiment; je me soumets à votre décision, et je reconnais qu'il n'y a point de fièvre à laquelle on puisse donner ce nom. Je ne fus jamais porté pour la saignée, par les mêmes raisons que celles que vous donnez. Cependant, quand le scorbut était la principale maladie (comme je croyais alors), quand il était précédé par de violents symptômes fébriles, et que le malade était d'un bon tempérament ou pléthorique, je n'ai jamais observé de mauvais effets d'une petite saignée. Un émétique, donné après cette évacuation, était toujours plus sûr. Après l'émétique, je donnais un purgatif rafraîchissant ou échauffant, suivant que les symptômes l'indiquaient. Le sel de tartre, ou le tartre vitriolé, dissous dans la décoction des bois sudorifiques, ou l'infusion de séné ou de tamarins, etc., répondaient à la première indication. L'infusion des plantes amères avec le séné, à laquelle on ajoutait une quantité convenable de canelle blanche, remplissait la seconde. Ces purgatifs étaient réitérés suivant que le cas l'exigeait.

» Aussitôt que les symptômes du scorbut paraissaient, je retranchais aux malades les aliments salés; et parmi les substances qui composent la nourriture des matelots, je ne leur donnais que les végétales avec les provisions fraîches que la table des officiers pouvait leur fournir. Leur boisson ordinaire était la décoction des bois sudorifiques, mêlée avec leur portion de *rhum* (d). Le remède dont je leur fis faire usage fut, la plupart du temps, un mélange de vinaigre et de sel de tartre, dont ils prenaient depuis deux onces jusqu'à quatre, deux ou trois fois par jour; quelques malades éprouvèrent de bons effets de l'esprit de Mindererus : mais, la petite quantité de sels et d'esprits volatils qu'on transporte sur mer, m'empêcha d'en faire un usage général. J'ai donné aussi, avec succès, un mélange de crème de tartre et de sel de tartre, et quelquefois le tartre vitriolé (e). J'ai éprouvé de très-bons effets des potions sudorifiques anodines faites avec le vinaigre thériacal ou la thériaque d'Andromachus, l'esprit de Mindererus et l'oxymel scillitique, dans les violentes

---

(d) Le vin aurait certainement été meilleur, car quelques effets que le rhum ainsi délayé avec un remède antiscorbutique ait eus, cependant on doit toujours se défier de toutes les liqueurs distillées spiritueuses.

(e) Ces remèdes convenaient très-bien dans ces cas, c'est-à-dire dans le scorbut et la fièvre; car il est certain que ces potions salines sont préférables alors aux pilules de savon, de scille et d'ail, qu'on prescrit dans le scorbut avec fièvre.

douleurs scorbutiques. Ce dernier réussissait plus particulièrement dans les
affections de la poitrine. Dans les obstructions des viscères, je donnais les
gommes férulacées avec la gomme de
gayac, le savon et le tartre vitriolé;
quelquefois, je me contentais d'ajouter
la gomme de gayac et le tartre vitriolé
aux pilules scillitiques. Le foie ou la
rate, et peut-être l'un et l'autre, sont
quelquefois affectés dans cette maladie,
et surtout le lobe du foie qui s'étend sur
le pylore. De là, la violente douleur que
les malades ressentent quelquefois dans
le creux de l'estomac. La dureté et la
douleur que j'ai quelquefois observée au
fond de ce viscère, prouvent certainement que le pancréas est obstrué. Les
glandes mésentériques sont également
affectées. C'est de ces obstructions,
comme vous l'avez remarqué dans la
description de cette maladie, que viennent les violentes coliques, la jaunisse,
etc., qu'on observe vers la fin du dernier
période, ainsi que la grande tension de
l'abdomen, la lienterie, etc. On commence alors à perdre l'appétit, les poumons sont affectés, la respiration devient
courte, les contractions du cœur faibles,
la circulation languissante, et le malade
meurt paisiblement.

»Mais revenons à ma pratique. Lorsqu'il y avait quelque douleur locale, je
fomentais la partie avec une lessive de
cendres ordinaires, dans laquelle je faisais bouillir les fleurs de camomille et
de sureau, l'absynthe, la rhue, etc., et
l'écorce de limons, lorsque je pouvais en
avoir. Je me servais du remède suivant
pour la fungosité des gencives. Je mettais en poudre du bol d'Arménie, de
l'alun de roche, du tartre vitriolé et de
la myrrhe; j'arrosais cette poudre avec
l'infusion de sauge, et j'y ajoutais l'é-
lixir du vitriol ou l'esprit de sel. Ce
remède servait aussi pour les ulcères de
la bouche; mais alors j'y ajoutais du
miel. Je les touchais souvent avec un
linge trempé dans un mélange de miel
rosat, d'esprit de sel dulcifié et de teinture de myrrhe : c'était principalement
avec l'onguent mercuriel et le baume
d'Arcéus mêlés ensemble que je pansais
les ulcères des extrémités. Lorsque le
malade était entièrement sans fièvre, je
lui donnais trois ou quatre onces deux
fois par jour de la *tinctura ad stomachicos* (f) de la pharmacopée d'Edimbourg,

à laquelle j'ajoutais la graine de moutarde et l'écorce de Winter. Je faisais
prendre en même temps la décoction des
bois sudorifiques. Lorsqu'il commençait
à se rétablir, je le pressais vivement à
faire de l'exercice, et je faisais des embrocations sur les tendons retirés, de la
manière que vous le prescrivez. Voilà en
général quelle était ma pratique; le cas
suivant est un exemple de ses succès.

»Benjamin Lovelay, âgé de vingt-cinq
ans, fut attaqué d'une fièvre dans le mois
de septembre de l'année 1746; il fut envoyé à l'hôpital de Louisbourg, dont il
revint le 13 octobre suivant, se portant
bien selon toutes les apparences. Le 30
de novembre (il était retombé le jour
précédent) il eut la fièvre, se plaignit de
douleurs violentes dans les os et les articulations. Comme le scorbut était alors
épidémique, il fut saigné très-peu, prit
un émétique et fut purgé ensuite. La
fièvre diminua un peu, et il parut une
éruption miliaire, suivie bientôt après
de plusieurs symptômes scorbutiques
portés au plus haut degré. Il se joignit
à ces symptômes une douleur vive au
creux de l'estomac, qui se portait vers le
côté droit : cette douleur était souvent
si violente, qu'elle faisait pousser des
cris au malade. Les symptômes continuèrent à augmenter pendant quelque temps,
et ce jeune homme fut réduit à un si
mauvais état, qu'il se trouvait mal au
moindre mouvement qu'il faisait; je lui
fis garder exactement le régime prescrit
ci-dessus. Sa boisson ordinaire était la
décoction des bois sudorifiques acidulée
avec l'élixir de vitriol. Il prenait pour
nourriture du gruau, du riz, du sagou
avec du vin, ou quelquefois un peu de
bouillon ou de viande fraîche de la table
des officiers. Les différents remèdes dont
nous avons parlé, furent administrés,
suivant que les symptômes l'exigeaient.
Je crois que ce malade eut presque tous
les symptômes du scorbut, accompagnés
de fièvre, jusqu'au déclin de la maladie :

---

(f) La *Tinctura ad stomachicos* est un

excellent restauratif propre à prévenir le
scorbut chez les convalescents, après
d'autres maladies, et à rendre les forces
aux scorbutiques dans leur convalescence. Mais il faut avouer que ce remède ne
convenait point dans le cas où M. Murray
l'a prescrit. Les amers térébenthinés,
quoique secs et vieux, sont néanmoins
de très-bons antiscorbutiques, de même
que toutes les plantes fraîches et succulentes, et tous les fruits de cette qualité,

j'ajoutai alors l'aloës et l'extrait de gentiane à ses pilules, et je commençai à le mettre à l'usage de la teinture *ad stomachicos*. La bile, dans la plupart des maladies chroniques et surtout dans le scorbut, pèche par sa quantité ou par sa qualité : ainsi, il faut donner quelque chose qui puisse suppléer aux vices de cette humeur. La maladie prit un tour favorable au commencement de janvier, et il reprit ses fonctions le 22 février (g).»

Il me reste encore à parler des deux symptômes les plus opiniâtres de cette maladie, lesquels ne cèdent point, quoique le malade respire l'air le plus pur, et qu'il fasse usage des remèdes et des aliments antiscorbutiques les plus convenables. Ces deux symptômes sont la dysenterie chez quelques-uns, et une toux violente chez d'autres, accompagnée de la difficulté de respirer et d'une douleur dans la poitrine : cette toux se termine souvent par la phthisie. La dysenterie est très-difficile à guérir, et quelquefois même elle emporte le malade. — On ne doit point arrêter subitement les diarrhées scorbutiques sur mer, parce qu'il faut que l'humeur acrimonieuse soit évacuée par quelque couloir, et elle peut l'être par les intestins, aussi bien que par tout autre ; elles doivent cependant être modérées. Il faut fortifier le *tonus* des intestins, et en même temps évacuer doucement l'humeur peccante, par le moyen de petites doses de rhubarbe, répétées suivant l'occasion. On doit toujours joindre à la rhubarbe un peu de thériaque ou de diascordium, afin d'entretenir la transpiration, ce qui est un point très-important. Il faut surtout donner dans ce dessein la décoction de Fracastor, ou des bols de diascordium, avec les autres remèdes fortifiants et diaphorétiques chauds, et même l'opium dans les cas extrêmes. Les forces du malade doivent être soutenues en même temps avec du vin rouge, fort, austère et trempé, et une nourriture mucilagineuse, un peu astringente. J'ai donné quelquefois quatre ou cinq grains d'alun cru dans un bol de diascordium, lorsque le malade rendait le sang en grande quantité : si ce remède passait par l'estomac, sans le mettre en désordre, il produisait ordinairement de bons effets : la teinture de roses rouges bien acidulée, et les autres styptiques, sont nécessaires dans ce dernier cas.

Je ne connais aucun traitement particulier, convenable dans la dysenterie scorbutique, différent de celui qu'ont recommandé les auteurs qui ont écrit sur cette maladie, sinon qu'on doit permettre dans ce cas ci l'usage des végétaux récents, et surtout des fruits acides et acerbes. M. Cristie, autrefois chirurgien de l'hôpital de marine de Port-Mahon, m'a informé qu'après avoir éprouvé beaucoup de remèdes, il n'en avait trouvé aucun aussi efficace pour guérir cette dysenterie, que l'infusion d'ipécacuanha dans l'eau-de-vie, donnée souvent et à petite dose. La rhubarbe donnée à doses purgatives, les écorces amers stomachiques, l'élixir de vitriol, ou l'usage de quelque eau minérale légèrement ferrugineuse, serviront à procurer un rétablissement parfait. Ces remèdes produiront le même effet dans tous les autres cas, où les malades auront été fort épuisés par les hémorrhagies et les évacuations colliquatives, ordinaires dans le scorbut. — Les vésicatoires et les cautères sont des remèdes convenables sur terre, pour les affections scorbutiques de la poitrine, aussi bien que l'équitation à la campagne et en bon air. Il faut prescrire le lait et les végétaux pour toute nourriture, ayant soin en même temps de tenir la poitrine libre, par le moyen des expectorants, tels que l'oxymel scillitique, la gomme ammoniaque et le baume de Copahu. Lorsque la corruption scorbutique a été entièrement corrigée, elle laisse quelquefois après elle d'autres maladies. Ces maladies demandent le même traitement, que lorsqu'elles viennent d'autres causes ; il faut cependant mêler les antiscorbutiques avec les autres remèdes, pour plus grande sûreté. — Outre la disposition à la phthisie, dont nous avons parlé, l'hydropisie est quelquefois une suite du scorbut, ou, ce qui est plus fréquent, les jambes demeurent enflées, œdémateuses et ulcérées. Dans ce dernier cas, si les ulcères sont anciens, après avoir fait les remèdes convenables pour les cicatriser, en purgeant le malade, et pratiquant des cautères près de la partie affectée, on peut donner un électuaire d'antimoine cru préparé, auquel on ajoutera l'æthyops minéral. Il faut faire usage en même temps d'une boisson antiscorbutique. Si les ulcères sont opiniâtres, que les gencives soient suffisamment raffermies, on peut administrer au malade quelques légères frictions

---

(g) Ce cas est curieux et singulier.

de loin en loin. Lorsque j'emploie le mercure chez les personnes dont la constitution est scorbutique, je l'éteins ordinairement avec une petite quantité de baume de soufre térébenthiné ; et il me réussit bien, lorsque je n'ai point intention d'exciter une copieuse salivation. Il faut en même temps que le malade prenne tous les jours une bouteille de la décoction des bois sudorifiques : cette décoction, en augmentant la transpiration, aidera l'opération du mercure, et déterminera les humeurs dissoutes à se porter plus particulièrement vers les couloirs de la peau. Après avoir cessé l'usage de ces remèdes, il sera peut-être nécessaire de prendre, matin et soir, quelques grains de soufre doré d'antimoine, ou le remède du docteur Plummer (h), et de continuer à faire usage de la décoction des bois sudorifiques : ces remèdes, suivant toutes les apparences, acheveront la cure.

Il reste quelquefois, après être guéri du scorbut, un engourdissement et une douleur dans les articulations, ou des douleurs rhumatismales chroniques. Il faut dans ce cas, monter souvent à cheval, et prendre une cuillerée de graine de moutarde non écrasée, une ou deux fois par jour, ou subir les frictions mercurielles, administrées comme nous avons dit ci-dessus et bien suer. — Nous allons observer en troisième lieu quels sont les autres remèdes qui ont été recommandés pour cette maladie, et qui sont en réputation dans différents pays. Nous avons parlé ailleurs (i) du sapin ordinaire (*pinus antiscorbutica*), du baumier de Canada, et de leurs vertus. On dit que le savant Boerhaave prescrivait, la plupart du temps, le lait de beure récent. L'écorce de Winter commença à devenir fameuse, à cause des bons effets qu'on crut qu'elle avait produits dans l'équipage du capitaine Winter, de l'escadre commandée par François Drake. — Bernard Below (k) nous donne une observation remarquable sur la grande vertu du *sedum minus, acre*, ou *herba vermicularis*, dans cette maladie. Il faisait bouillir dans un vaisseau fermé huit

poignées de cette plante dans huit pintes de vieille bière douce (1), réduites à moitié ; il donnait trois ou quatre onces de cette décoction chaude, tous les matins à jeun, ou de deux en deux jours, suivant les forces du malade. Ce remède produisit des effets si heureux, qu'il guérit presque tous les soldats de l'armée, attaqués du scorbut, à l'exception de ceux que la rigueur de l'hiver précédent avait réduits à un état incurable. Cet auteur observa que les malades qui vomissaient facilement et très-copieusement après avoir pris ce remède, étaient le plus tôt guéris. Tous ces malades avaient les gencives affectées et putrides, et il leur faisait user de cette décoction en gargarisme, en y ajoutant l'alun et le miel rosat. Il guérit par le moyen de ce simple remède plus de soixante scorbutiques, qui avaient déjà les tendons du jarret retirés ; il faisait appliquer sur cette partie, la plante bouillie et encore chaude : il lavait les ulcères avec la même décoction, et y appliquait la plante de la même manière.

On trouve dans Etmuller (l), que les soldats d'une garnison assiégée, extrêmement affectés de cette maladie, furent tous parfaitement guéris par le moyen de la sauve-vie, ou *ruta muraria*. — La petite chélidoine, ou petite scrophulaire, a été appelée *schorboct rout* par les Allemands, à cause des grandes vertus qu'on lui a attribuées. Le trèfle d'eau (*trifolium palustre*, ou *menyanthes palustre*), est la plante que les Danois estiment le plus (m) : ils la donnent tantôt seule et tantôt avec le cochléaria. — Les Suédois regardent la décoction des jeunes branches de sapin comme entièrement spécifique dans le scorbut, depuis que leurs troupes furent guéries de cette maladie par le moyen de ce remède (n). — Herman Nicolaï (o), qui a été deux fois en Groënland, où cette maladie est extrêmement fréquente,

---

(h) Voyez les essais d'Edimbourg, tom. 1.

(i) P. 269.

(k) Miscel. Curios. Medico-Physic. Acad. Centur. Curios., an. 6 et 7, observ. 22.

(1) C'est une bière sans houblon, elle s'appelle *Ale* en anglais.

(l) Schroderi dilucidati Phytologia.

(m) Vid. Act. Haf., vol. 111, obs. 75. Etmull. Schrod. dilucid. Phytol., p. 104. Simon. Pauli digress. de vera causa febrium Scorb., etc.

(n) Vid. Moellenbroek, p. 116. Etmull. Schrod. dilucid. Phytol., p. 2. Voyez la page 269 du chapitre précédent.

(o) Vid. Act. Hoff., vol. 1, obs. 9.

nous apprend que les naturels du pays se servent du cochléaria (*p*) et de l'oseille qu'ils mêlent ensemble. Il dit que

lés bouillons faits avec ces plantes, et avec de l'orge ou de l'avoine, et de la volaille, ou de la chair de renne, guérissent les scorbutiques en très-peu de temps, lors même qu'ils ont perdu l'usage des jambes. — Le remède de la Norwège nous fournit le seul exemple bien attesté de la guérison du scorbut, par le moyen d'une substance aussi différente des végétaux, que l'est une terre. Ce fait est rapporté par des auteurs très-dignes de foi (*q*), et particulièrement par Petræus (*r*), qui pratiquait en ce pays (1). Ce remède paraît avoir été connu, avant qu'Eugalenus eût confondu la plupart des autres maladies avec le véritable scorbut : car Sennert en parle en 1624 ; et, suivant toutes les apparences, les ouvrages d'Eugalenus ne pouvaient pas encore être connus en Norwège. C'est une terre rougeâtre ou noirâtre, qu'on trouve dans les entrailles de la terre près de Bergen. Sa dose est d'une demi-drachme jusqu'à une drachme : elle opère par les sueurs, et on dit qu'elle guérit le malade en peu de temps.

J'ai parlé ailleurs de deux très-mauvais cas scorbutiques, observés dernièrement dans la province de Fise (*s*) ; mais j'ai renvoyé à cet endroit-ci le détail de leur traitement. Dès que le chirurgien eut vu les malades, il leur demanda quelle avait été leur nourriture ordinaire, et s'ils mangeaient communément des végétaux récents : un d'eux, c'était un pêcheur, répondit qu'il se nourrissait de pain, de poisson salé et séché, et quelquefois de bœuf salé ; il ajouta que c'était les seuls aliments qu'il fût en état d'acheter, et qu'il aimait passionnément le dernier. Le chirurgien leur ordonna de s'abstenir de ces aliments, et de faire à leur place deux bons repas par jour avec une soupe aux choux et aux herbes, et de manger du cresson d'eau en salade. Il leur prescrivit, outre cela, une fomentation pour les jambes, et leur donna une ou deux pri-

---

(*p*) Voici ce que m'a communiqué à ce sujet M. Thomas Maude, chirurgien. — Il n'y a point de vaisseaux qui soient aussi bien équipés, tant pour la variété que pour la qualité des aliments, que ceux qu'on emploie annuellement à la pêche de la baleine ; leur voyage est court, et les mariniers font beaucoup d'exercice : ainsi il est très-rare qu'ils soient obligés de se nourrir de provisions gâtées et de mauvaise eau. Cependant tout le monde sait que les équipages des vaisseaux ne sont nulle part aussi sujets au scorbut que sous le cercle polaire. Ceux qui en sont affectés lorsqu'ils commencent à entrer dans ce climat froid éprouvent une augmentation des symptômes quand ils arrivent dans les glaces. Cette maladie paraît ici d'une manière plus subite, et fait des progrès plus rapides que partout ailleurs. Rarement le malade peut-il être guéri ou soulagé, que le temps ne soit adouci. Le mois de juillet y est très-modéré, et c'est presque le seul intervalle de l'hiver. Le cochléaria fait alors des cures merveilleuses : j'ai été témoin de la guérison de plusieurs scorbutiques réduits à un état qu'on aurait cru incurable : ils recouvrèrent la santé par l'usage copieux de cette plante mangée en salade ; les personnes en santé aiment cette salade avec autant de passion que les malades. Le cochléaria de nos jardins et de nos campagnes est amer et piquant ; celui du Groenland est doux et bon à manger ; il ressemble à notre cochléaria maritime, ou *cochlearia minima ex montibus Walliæ*. On dit qu'il devient âcre lorsqu'on le transplante dans des pays chauds ; mais je doute de cette circonstance. Quoi qu'il en soit, on éprouve tous les jours dans ce pays, d'une manière incontestable, l'efficacité de cette plante dans le scorbut ; et on peut la regarder, avec raison, comme le plus puissant de tous les antiscorbutiques. Une nourriture végétale guérit le scorbut de mer partout, mais il ne faut pas plus d'heures au cochléaria de Groenland, pour rétablir les scorbutiques, qu'il faut de jours aux autres remèdes pour produire le même effet. Observons, avant de finir ces réflexions, la bonté de la Providence qui fait croître cette plante en abondance dans tous les pays, *ubi morbus, ubi remedium* ; c'est une observation des anciens, et elle ne se trouve nulle part aussi justement vérifiée que dans cette occasion.

(*q*) Vid. Wormii Musæum ; Barthol. Epist. Cent. 1, n. 89.

(*r*) Vid. Dissert. Harmonic.

(1) M. Lind avertit dans l'errata qu'il a des raisons pour croire que ce livre n'est pas d'Olaüs Petræus, médecin à Bergen, mais de Henri Petræus, professeur à Marburg.

(*s*) Voyez ch. II, page 260.

ses d'un purgatif très-doux; par ce moyen, les malades furent bientôt rétablis; et un d'eux, ravi de joie d'avoir recouvré l'usage de ses jambes, fut bientôt après à quelques milles de l'endroit où il était, pour remercier le chirurgien de son conseil salutaire. — Je finirai ce que j'ai à dire sur ce sujet, par les avis et les observations suivantes.

1° Quant aux évacuations, il est à remarquer que cette maladie, surtout lorsqu'elle est avancée, ne supporte aucunement la saignée, lors même que les douleurs les plus aiguës des membranes, une fièvre portée à un haut degré, et des hémorrhagies dangereuses sembleraient l'indiquer. Le malade meurt bientôt après cette opération. Les forts purgatifs qu'on donne souvent par imprudence dans les commencements du scorbut, y sont contraires. Plusieurs de ces remèdes ne font qu'augmenter la colliquation et l'acrimonie du sang et des autres humeurs. Il faut tenir toujours le ventre libre, mais principalement, lorsqu'on ne peut avoir des végétaux récents, par le moyen des aliments qui puissent répondre à cette intention, tels que l'orge, les groseilles sèches, les prunes cuites, etc., ou bien avec une décoction de tamarins, et la crème de tartre, l'électuaire lénitif, l'eau de mer, et autres remèdes semblables. Avec les vésicatoires, on risque de faire tomber en gangrène les parties sur lesquelles on les applique. Pour ce qui est des émétiques, quoique je ne les aie pas beaucoup éprouvés, d'autres cependant ont observé de bons effets de la *scille*.

2° Les malades qui sont dans les derniers périodes de cette maladie, ne doivent être exposés subitement à un nouvel air, qu'avec beaucoup de précautions et de prudence. Ceci doit être observé, lorsqu'on les tire de leurs lits pour les débarquer. Il faut alors, quoiqu'ils soient assez forts en apparence, leur donner un verre de bon vin, bien acidulé avec le suc d'oranges ou de limons; c'est aussi le meilleur cordial qu'on puisse leur prescrire dans leurs faiblesses. Il serait à souhaiter que, lorsque ces faiblesses les réduisent à un état semblable à la mort, on éprouvât quelques méthodes pour les faire revenir. On pourrait, par exemple, les mettre dans un lit chaud, leur donner de forts stimulants, des frictions, leur souffler dans les poumons, dans l'anus, etc.

3° Les scorbutiques, après une longue abstinence d'herbes et de fruits, doivent être traités comme les personnes que la faim a épuisées. Il faut les empêcher, pendant quelques jours, de manger ces fruits avec voracité, afin d'éviter les indigestions, autrement ils sont sujets à être attaqués de la dysenterie, qui les met souvent au tombeau.

4° Enfin, parmi les remèdes dont on fait provision sur mer, il y en a très-peu qui soient utiles dans cette maladie. Ceux qui sont tirés du règne minéral, sont manifestement nuisibles: tels sont le fer, l'antimoine, et surtout le mercure (1). Les narcotiques causent une faiblesse et un abattement inexprimables, avec une oppression de poitrine. Lorsqu'ils sont absolument nécessaires, comme dans le cours de ventre, il faut toujours donner ceux qui sont les plus échauffants. Ils font plus de bien quand on procure une selle avant ou pendant leur opération: on doit ensuite fortifier le malade avec du vin. Dans le cas où la poitrine était fort affectée, je les donnais toujours dans un verre de potion scillitique: ou si les selles n'étaient pas bien fréquentes, j'ajoutais quelques grains de tartre vitriolé au bol narcotique, afin de procurer une évacuation des premières voies.

J'ai éprouvé plusieurs des remèdes dont on fait provision sur mer, et il n'y en a que deux que je puisse recommander particulièrement. — Le premier, c'est le quinquina infusé dans du vin. Je donnais en même temps une décoction de bois de gayac (dont on ne manque point sur les vaisseaux), à laquelle j'ajoutais la racine de réglisse; cette racine empêchait l'ardeur d'entrailles, que la décoction aurait occasionnée sans cela. L'estomac ne supportait pas toujours le quinquina; mais lorsqu'il s'en accommodait, j'observais qu'en arrêtant la putréfaction, il corrigeait le mauvais état des gencives et des ulcères. Deux scorbutiques, auxquels un bandage trop serré avait causé une disposition gangréneuse, ayant pris ce remède, la suppuration fut plus louable le lendemain. Le quinquina était utile dans les salivations et les hémorrhagies; mais il était plutôt nuisible

---

(1) Il est surprenant que M. Lind condamne si fort l'usage du mercure dans cette maladie, et que cependant il le recommande dans les ulcères scorbutiques.

dans les cours de ventre. Si le malade suait après avoir pris quelques verres de la décoction de gayac chaude, il se sentait toujours soulagé ; et le quinquina était alors plus salutaire. — Mais un autre remède, meilleur encore, c'est l'oxymel scillitique. J'en ai éprouvé de très-bons effets : il tient ordinairement le ventre libre, pousse par les urines, et évacue par ce moyen les humeurs acrimonieuses. Il procure du soulagement dans plusieurs douleurs, particulièrement dans celles de la poitrine, dont les scorbutiques sont rarement exempts. J'avais ramassé une grande quantité de scilles, lorsque j'étais à Minorque ; j'en fis l'oxymel scillitique, dont je donnai à nos malades, en 1747, une once ou une once et demie dans l'espace de vingt-quatre heures. Ce remède apportait à leurs douleurs un soulagement considérable (t).

SUITE DE LA LETTRE DU DOCTEUR GRAINGER (voy. pag. 253.), DANS LAQUELLE IL REND COMPTE DU SCORBUT QUI RÉGNA AU FORT-GUILLAUME.

Instruit par ma première faute, je n'eus jamais recours à la saignée, à moins que le malade ne fût extrêmement pléthorique, et il suffisait, dans ce cas, de tirer une très-petite quantité de sang. J'ai vu des personnes qui avaient souvent supporté la perte de vingt onces de sang, tomber en faiblesse, lorsqu'on leur en tirait six dans cette maladie. Quand on laissait reposer leur sang, la partie rouge ne se séparait pas de la séreuse ; mais, semblable à celui qu'on tire dans les fièvres malignes, il était entièrement dissous et d'une couleur livide. Les vomissements excités par l'ipécacuanha augmentaient les douleurs, l'abattement, la difficulté de respirer, le saignement de nez, etc., et ne diminuaient aucun symptôme : par bonheur

l'estomac exigeait rarement cette évacuation. — Cependant, je me trouvais très-bien des purgatifs, quoique répétés tous les trois jours. Non-seulement ils emportaient les fâcheux symptômes produits par la constipation, mais encore, quoique leur opération fût quelquefois assez vive, ils n'affaiblissaient jamais le malade, et ils diminuaient toujours considérablement les douleurs cruelles dont ils étaient tourmentés. Je me servis au commencement d'une infusion de jalap ; mais, ayant observé qu'elle procurait des selles sanguinolentes, je donnai à sa place une tisane de séné avec la crême de tartre : celle-ci paraissait produire de meilleurs effets. Un des malades prit de l'eau de mer de deux jours l'un, et il éprouva de bons effets de ce purgatif : ce remède ne guérirait-il pas le scorbut ? — Mais quoique les purgatifs fussent utiles, ils ne suffisaient pas pour guérir la maladie. En considérant attentivement ses symptômes, elle me parut d'une nature putride ; j'établis là-dessus ma pratique, et j'eus le plaisir de voir que le succès confirma ma conjecture.

Les antiseptiques dont je fis principalement usage furent l'élixir de vitriol, à la dose d'un demi-gros, deux fois par jour dans de l'eau, ou de l'esprit de nitre dulcifié à plus petite dose. Je donnais aussi tous les soirs un bol fait avec demi-scrupule de camphre et autant de nitre, pour solliciter une douce moiteur. Je faisais boire, dans le même dessein, une grande quantité d'infusion de sauge chaude. Cette boisson, avec le secours d'un verre de vin rouge brûlé avec du sucre, que je donnais quelquefois, manquait rarement de produire l'effet que je m'étais proposé. Si ces remèdes ne faisaient point suer, ils procuraient une plus grande évacuation d'urines très-fétides, ce qui suppléait heureusement aux sueurs. Les végétaux récents convenaient particulièrement ; mais, comme on ne pouvait point en avoir, on donnait aux malades des bouillons faits avec la chair de jeunes animaux, le chevreau, etc., et l'orge : ils prenaient en même temps à jeun, en guise de thé, une infusion de camomille, qui fournissait un remède très-salutaire. Tous les malades ressentirent bientôt de bons effets de ce traitement. — Outre la continuation des remèdes dont nous venons de parler, les ulcères des gencives, etc., demandaient indispensablement l'usage du quinquina, et des gargarismes détersifs. J'appliquai

____

(t) La grande vertu antiscorbutique de la scille sert à réfuter l'opinion mal fondée de ceux qui regardent les remèdes âcres comme nuisibles dans les scorbuts les plus putrides ; elle sert en même temps à confirmer, en quelque façon, l'efficacité des ognons communs, et même de l'ail, que j'ai recommandé dans le chapitre précédent, et dont on a éprouvé si souvent l'utilité pour prévenir cette maladie ; car ces trois plantes ont, à quelques égards, les mêmes vertus.

les vésicatoires sur les membres douloureux : le succès n'en fut pas heureux.
Ils produisirent une disposition gangréneuse chez un malade , que le quinquina
et les plus forts antiseptiques n'arrêtèrent
qu'avec peine. En un mot, tous les malades en éprouvèrent une augmentation
de leurs douleurs, plutôt qu'aucun soulagement : les épithèmes suivants furent
trouvés extrêmement anodins.

*Pr. Sp. ex hordeo elicit.*
    *Aceti acerrimi,*      *ana* lib. 1.
    *Spirit. Terebenth.*     semilib.
    *Sal. Tartari,*     semiunc.
*Misce.*

Ou bien :

Prenez parties égales d'eau-de-vie, de
bière et de vinaigre, ajoutez-y une suffisante quantité de camphre et de savon.
— Ce dernier était plus adoucissant. On
appliquait sur les parties douloureuses
et couvertes de taches l'un ou l'autre de
ces épithèmes : on ne négligeait point
non plus les gencives. Les malades y
ressentaient des douleurs si vives, qu'ils
ne cessaient de nous demander du soulagement par des cris importuns. Je ne
trouvai alors rien de mieux que de les
frotter plusieurs fois par jour avec le
suc de tabac et la teinture de myrrhe
et d'aloës. La dissolution d'alun et la
décoction d'écorce de chêne leur rendaient leur fermeté ordinaire. — Au
bout de quinze jours , et quelquefois
plus tôt , les symptômes commençaient à
diminuer, les taches devenaient brunes :
dans l'espace d'un mois, tous les symptômes disparaissaient , et il ne restait
plus qu'une faiblesse. Les bains de la
mer , et les aromatiques amers , avec le
mars , emportaient bientôt le reste de la
maladie. J'eus le bonheur de ne pas
perdre un seul homme.

CHAPITRE VI.

DE LA THÉORIE DE LA MALADIE.

Afin de concevoir le véritable état du
corps dans cette maladie , il est nécessaire de se rappeler d'abord quelques
lois de l'économie animale, connues et
établies. — Le corps des animaux est
composé de parties solides et de parties
fluides. Ces parties sont formées de principes si hétérogènes , qu'elles sont, de
toutes les substances , les plus sujettes à
la putréfaction. Telle est en effet la condition de tout animal vivant, qu'il est

menacé de cette corruption , par une
suite nécessaire du mécanisme de sa
structure , et que les lois même de la
circulation , qui entretiennent sa vie,
tendent aussi à la détruire (1). Toutes

---

(1) Il est certain que la digestion et la
sanguification sont l'effet d'un mouvement intestin, et que le dernier effet de
ce mouvement intestin est la putréfaction elle-même. Pour s'en convaincre , il
n'y a qu'à jeter les yeux sur les substances dont l'animal se nourrit , et les examiner ensuite, lorsqu'elles sont devenues
parties de l'animal. La plupart des substances végétales , dont les animaux se
nourrissent ordinairement, donnent, par
l'analyse chimique , beaucoup d'acide ;
lorsqu'on les fait brûler, elles laissent
dans leurs cendres beaucoup d'alcali
fixe. L'analyse des animaux, au contraire , nous présente beaucoup d'alcali volatil , très-peu d'acide , et on n'aperçoit
dans leurs cendres aucune marque d'alcali fixe. Or, il est certain , en bonne
chimie, qu'une matière fixe par sa nature ne peut être volatilisée que par un
mouvement intestin, excité dans les parties intégrantes du mixte. Il faut donc
conclure que les parties terreuses et acides qui forment l'alcali fixe , lorsqu'on
brûle les plantes , ont été atténuées, brisées , unies au phlogistique , en un mot
volatilisées dans les animaux par un mouvement intestin. Ce mouvement commence
dans les premières voies , et se continue
dans le sang. Les expériences de Pringle,
la dégénération morbifique des humeurs,
et les phénomènes de la digestion , le
prouvent évidemment. Il ne sera pas inutile , à cette occasion, d'entrer dans quelques détails qui serviront à éclaircir et à
confirmer la doctrine de M. Lind. — M.
Pringle a exposé un mélange de pain, de
viande et d'eau à une chaleur égale à
celle du corps humain. Il a observé que
la viande se putréfiait , ce qui produisait
aussitôt la fermentation de la substance
végétale, laquelle à son tour réprimait la
putréfaction , et même la faisait cesser.
Personne , je crois , ne révoque en doute
que les aliments, descendus dans l'estomac , n'y acquièrent une dégénération
spontanée. Une personne qui a l'estomac
faible , en sorte que les aliments y fassent un trop long séjour, a des rapports
aigres , si elle a mangé des végétaux , et
nidoreux , si elle a pris des substances
animales. Il est vrai que, dans l'état naturel, cette dégénération des aliments
n'est pas sensible ; mais il n'est pas moins
vrai qu'il se fait un mouvement intestin
dans les premières voies. Ce mouvement

les humeurs, par la circulation continuelle, leurs violents frottements et
leur action mutuelle, les unes sur les
autres, et sur les vaisseaux qui les contiennent, perdent leur qualité douce et
bienfaisante, et acquièrent différents de-

intestin développe, atténue, brise et mêle
ensemble les parties huileuses, mucilagineuses, terreuses et acides des aliments.
Ces parties ainsi mêlées doivent former
nécessairement une véritable émulsion,
c'est-à-dire le chyle. Si on examine le
lait, qu'on ne peut méconnaître pour le
chyle un peu élaboré, on y trouve beaucoup d'acide uni à beaucoup d'huile.
C'est ce qu'on voit évidemment lorsqu'on
le laisse se séparer en sérosité, beurre et
fromage. Le beurre n'est autre chose
qu'une huile unie à un acide qui lui donne
la forme concrète. La partie caséeuse est
aussi une huile concrète, mais qui contient beaucoup de terre, et qui, lorsqu'on
la fait brûler, laisse dans ses cendres de
l'alcali fixe. La sérosité enfin contient
une huile réduite à un état parfaitement
savonneux par un acide. Outre cela, le
lait contient encore beaucoup de parties
muqueuses. — Le lait, après avoir cir-
culé un certain temps avec les autres humeurs, change entièrement de nature ;
devenu sang, il nous présente des principes tout-à-fait différents. Il paraît que
la partie muqueuse devient le suc nourricier ; que les huiles trop grossières sont
unies avec les acides et séparées dans le
tissu cellulaire pour y former la graisse
[car la graisse n'est autre chose qu'une
huile épaissie par un acide] ; que les particules terreuses, les huiles moins grossières, atténuées, sont brisées et volatilisées par un mouvement intestin. Ce
sont ces parties, ainsi volatilisées, qui
s'échappent par la transpiration, et qui,
lorsqu'elles sont retenues dans la masse
du sang, sont capables de produire des
maladies putrides. Je serais porté à croire
que ce mouvement intestin pousse l'atténuation des huiles, au point d'en faire
un esprit subtil analogue à la matière
électrique. Enfin les parties intégrantes
du sang et des parties molles sont réduites à un état tel, qu'un léger degré de
feu en fait séparer de l'alcali volatil, et
que, si on les expose à un certain degré
de chaleur et d'humidité, elles deviennent putrides. On voit par tout ce que
nous venons de dire, que nos humeurs
tendent toujours à la corruption, et que
M. Lind a raison de dire que l'homme est
menacé de cette corruption par la structure même et le jeu de sa propre machine.

grés d'acrimonie. L'action répétée des
fluides sur les solides en détache continuellement de petites particules, qui
sont portées de nouveau dans le torrent
de la circulation. Ces sucres âcres et
putrescents, ainsi que ces particules détachées des solides, ne sont plus propres
aux usages de l'économie animale ; par
conséquent, il est nécessaire qu'elles
soient chassées du corps par différents
couloirs. De là, le besoin de prendre
tous les jours une nouvelle nourriture,
afin de réparer cette perte continuelle,
tant des solides que des fluides. Ainsi,
le corps de tous les animaux change continuellement et se renouvelle, et c'est
ce renouvellement qui les préserve de
la putréfaction et de la mort. — C'est
principalement par l'urine et par l'insensible transpiration que les humeurs
putrescentes sont évacuées. Ce n'est pas
qu'il n'y ait plusieurs autres sécrétions
nécessaires à la santé ; mais elles sont
plus proprement destinées à d'autres usages particuliers. Il faut en excepter celle
des premières voies, qui, dans certains
cas, peut suppléer à l'urine et à la transpiration. — L'urine lave et évacue, à ce
qu'il paraît, les huiles rancescentes, et
les sels âcres du sang, avec les parties
terreuses détachées des solides. — Mais
la plus considérable de toutes les évacuations, c'est celle qui se fait par l'insensible transpiration. Sanctorius trouva
qu'elle égalait en Italie les cinq huitièmes des aliments solides et fluides que
l'on prenait. La plupart des observations
de cet auteur ont été confirmées par
Keil, en Angleterre ; par le savant de
Gorter, en Hollande, et par plusieurs
autres (a) : il faut cependant avoir égard
aux différents climats où ces auteurs vivaient, à leur façon de vivre, et à leurs
constitutions. J'observerai à cette occasion, que si l'on considère combien les
animaux, ainsi que les plantes, sont souvent dans le cas d'absorber l'humidité
de l'air qui les environne (comme il paraît par plusieurs expériences) ; j'observerai, dis-je, qu'il n'est pas possible de
déterminer exactement la quantité de la
transpiration, sans connaître la quantité
de l'humeur absorbée. Il paraît toutefois, suivant cette idée, que la transpi-

(a) Le docteur Living dans la Caroline ;
M. Rye en Irlande, et le docteur Robinson. L'auteur aurait pu y joindre M. Do-
dart, en France.

ration excède souvent la quantité assignée par Sanctorius. Ce qu'il y a de sûr, c'est qu'elle est, de toutes les évacuations, la plus abondante ; et quoiqu'elle soit quelquefois en plus ou moins grande quantité, suivant l'action de différentes causes, elle ne peut jamais être diminuée pendant long-temps, et encore moins entièrement supprimée, sans que la santé en soit extrêmement altérée. Car, quoique l'augmentation d'une autre évacuation supplée au défaut de celle-ci, lorsque ce défaut est de peu de durée (comme cela arrive quelquefois par les urines et par les selles), cependant, l'intégrité de toutes les fonctions, et surtout des évacuations naturelles, est nécessaire pour constituer une santé parfaite. Chaque organe excrétoire en particulier évacue certaines matières, qui ne peuvent point être séparées par un autre couloir, aussi avantageusement pour la santé. C'est ce que Sanctorius a très-bien observé ; voici comment il s'exprime à l'occasion de toute autre évacuation substituée à la transpiration. « Elle diminue » la quantité des humeurs, mais elle » laisse leur mauvaise qualité (b) ».

Il est à propos de remarquer encore, que la transpiration est le dernier ouvrage, et le plus élaboré de la digestion animale ; et que par conséquent le corps est délivré par là de ce qu'il y a de plus subtil et de plus putrescent dans les humeurs. Il est certain que, lorsque ces humeurs excrémentitielles, naturellement destinées à être évacuées par cette voie, sont retenues long-temps dans le corps, elles deviennent extrêmement âcres et corrosives, sont portées à un haut degré de putréfaction (c), et acquièrent les qualités les plus nuisibles. Cette dégénération des humeurs donne origine à différentes maladies, suivant la constitution de la personne, ou l'influence et la détermination des autres causes. — L'évacuation continuelle des humeurs ainsi dégénérées n'est pas la seule chose nécessaire pour conserver la santé et la vie des animaux ; il est besoin encore de fournir tous les jours au corps une liqueur douce et onctueuse, telle que le chyle. Cette liqueur sert à corriger et à prévenir la tendance naturelle des humeurs à la putréfaction, et à adoucir et

délayer l'acrimonie qu'elles contractent à chaque instant par l'action du corps, et par la vie elle-même. Il paraît que les animaux qui meurent de faim ne périssent point faute de sang ou d'autres sucs, mais plutôt par la corruption des humeurs. — La putréfaction scorbutique, comme on le verra par la suite, est purement l'effet naturel de la chaleur animale, produite par l'action des solides et des fluides (1). Ce serait par conséquent...

(1) Il paraît que nos humeurs sont sujettes à deux espèces de putréfaction bien marquées. On peut s'en assurer par leurs différents effets. Personne, je crois, ne doute aujourd'hui que les fièvres malignes, telles que la fièvre d'hôpital, les fièvres pestilentielles, ne soient causées par la putréfaction des humeurs. Cependant les symptômes que cette putréfaction produit sont totalement différents de ceux qu'on observe dans la putréfaction scorbutique. On ne voit point dans le scorbut de délire, de tressaillement des tendons, d'assoupissements, ni aucun autre symptôme nerveux. Il semble que le relâchement de tous les solides et la dissolution du sang soient les deux effets communs à ces deux espèces de putréfaction. Ceci nous fait voir combien peu nous sommes avancés dans la connaissance de la nature des substances septiques. — Si nous considérons les causes de ces deux espèces de putréfaction, nous y apercevrons quelques différences. Le scorbut est produit ordinairement par un air froid et humide, et par l'abstinence des végétaux récents. Nous savons que le froid donne un certain caractère d'épaississement à la partie muqueuse du sang ; ainsi la putréfaction doit être lente et vappide, si je puis m'exprimer ainsi. Le corps, par conséquent, doit s'accoutumer peu à peu à cette dégénération, et les parties septiques n'ayant pas autant d'énergie que dans les fièvres malignes, elles doivent agir moins vivement sur les nerfs. Les fièvres malignes, au contraire, sont causées ordinairement par un air chaud et humide. On les voit régner principalement vers la fin de l'été et au commencement de l'automne. Les humeurs ont été disposées à la corruption par les chaleurs précédentes. Si dans ce cas la transpiration vient à être arrêtée par le froid ou par une indigestion, les particules septiques qui devaient être évacuées par la transpiration, sont retenues dans le sang et le font corrompre, à peu près de la même manière qu'un ferment change en sa nature les substances fermenta-

---

(b) Aph. 19.
(c) Vid. Hoffmann, De venenis corporis humani. Sanctor. Aph. 43.

quent sortir de mon sujet, que de parler des différents degrés et des différentes espèces de putréfaction, qui peuvent être produites dans le corps humain par d'autres causes (par exemple, par des ferments putrides, des venins contagieux, et par différentes espèces de substances acrimonieuses, prises intérieurement, ou appliquées extérieurement). Il n'est pas facile de déterminer le degré de corruption auquel peuvent être portées les humeurs, tandis que l'animal vit; c'est-à-dire, de fixer jusqu'à quel degré de putréfaction l'animal peut vivre. Cependant, il est hors de doute qu'un état alcalescent du sang, tel qu'il a été décrit par quelques auteurs, ne peut pas avoir lieu dans un corps vivant : les substances alcalines sont très-différentes des putrides.

Cela posé, voyons maintenant quels sont les effets que produisent sur le corps humain les causes auxquelles on a remarqué que le scorbut doit son origine. — Un degré excessif de froid, tel que celui qu'on éprouve quelquefois dans ce pays, dans certains hivers, et surtout au Spitzberg et à Greenland, et qui est ordinaire en Groënland et en Islande, est une des causes prédisposantes de cette maladie. — Les effets sensibles du froid sur le corps humain sont d'en resserrer toute l'habitude extérieure, de dessécher et de froncer la peau; et toutes les expériences de la médecine statique prouvent qu'il diminue l'insensible transpiration. De Gorter a observé constamment que, toutes choses étant égales d'ailleurs, plus le thermomètre baisse, plus la transpiration diminue (d). Sanctorius, qui vivait dans un pays où les hivers sont rarement longs et rudes, nous donne à ce sujet un aphorisme très-juste. « Le froid extérieur, dit-il, empêche la transpiration chez les personnes » faibles, et l'augmente chez les robus-» tes (e) ». Il faut entendre par-là, que

les gens robustes peuvent se procurer une transpiration beaucoup plus copieuse pendant un temps froid que dans tout autre. Ils ont les fibres fortes et élastiques, et le sang dense, de sorte qu'il s'excite bientôt en eux un grand degré de chaleur, qui surmonte l'action du froid extérieur, surtout lorsqu'ils font de l'exercice; mais chez les personnes faibles, chez celles qui ne font point d'exercice, et généralement chez tous ceux dont la chaleur naturelle ne peut pas parvenir à un degré supérieur à celle de l'atmosphère, la transpiration est diminuée, suivant les différents degrés de froid auxquels leur corps est exposé. Si le froid est excessif, il arrête entièrement cette évacuation; c'est pour cette raison que ceux qui font de l'exercice, et qui se tiennent chaudement dans le fort de l'hiver, sont moins sujets au scorbut que les personnes faibles, et que ceux qui demeurent dans l'inaction.

Mais il faut remarquer que le froid joint à un air pur et sec, en entretenant un degré de tension convenable dans les solides, ne contribue pas naturellement à produire cette maladie. On peut supposer, à la vérité, que, lorsque le froid est porté à un très-haut degré, comme en Groënland, la chaleur naturelle du corps peut être si opprimée, que les forces digestives en soient engourdies et énervées; et assurément un degré de froid si excessif peut à la fin faire perdre aux solides leur ton et leur élasticité. Dans ce cas, la transpiration étant arrêtée pendant long-temps, le corps s'accoutume peu-à-peu à une surabondance d'humeurs séreuses, et, au lieu de toux, de point de côté, de pleurésies, et d'autres maladies inflammatoires, ordinaires pendant l'hiver, à cause de la trop grande tension des fibres, on contracte plus naturellement la constitution scorbutique. Cela arrive surtout lorsqu'on ne se nourrit que d'aliments capables de contribuer à la production de cette maladie. Mais, quoique ce sentiment soit probable, il ne saurait être confirmé par l'expérience; car, comme je l'ai observé ailleurs (f), ces pays septentrionaux (le Groënland, etc.), sont continuellement couverts de brouillards, même dans le temps des gelées les plus fortes.

bles. Cette corruption est prompte et est portée à un haut degré, parce que les humeurs y sont déjà disposées; ainsi il n'est pas surprenant qu'elle produise des symptômes différents de ceux qui sont causés par la corruption scorbutique. Les miasmes putrides produisent le même effet.

(d) Tract. de Perspiratione, cap. 12, S 34.

(e) « Frigus externum prohibet perspi-
*Lind.*

rationem in debili, in robusto vero auget. » Aph. 68.

(f) Part. II, ch. I.

Or, il est prouvé par les observations les plus fidèles et les plus exactes, que l'humidité est la principale cause prédisposante du scorbut : en effet, cette seule cause suffit pour disposer le corps à cette maladie dans tous les climats, même les plus chauds. Il faut observer que, dans les climats chauds, le scorbut règne sur les vaisseaux, lorsque les chaleurs, qui ont beaucoup relâché les fibres du corps, sont suivies de grandes pluies continuelles, ordinaires dans ces degrés de latitude, ou lorsque la saison est très-inconstante. La longueur des voyages du Sud contribue beaucoup aussi à la production de cette maladie ; mais cette calamité n'y est pas, à beaucoup près, si fréquente que dans les climats froids : car l'humidité produit des effets beaucoup plus pernicieux, lorsqu'elle est combinée avec le froid. Une constitution froide et humide de l'atmosphère, avec un logement malsain, des lits et des habits humides, et les autres inconvénients auxquels on est nécessairement exposé dans ces sortes de saisons, voilà la cause la plus fréquente de cette maladie, et celle qui y dispose le plus efficacement. En un mot, tout ce qui bouche les pores de la peau, tout ce qui empêche la transpiration, est la cause principale du scorbut : or, l'humidité produit cet effet, et son action est encore plus forte lorsqu'elle agit de concert avec le froid.

Sanctorius, dans plusieurs endroits de son ouvrage, décrit les effets d'une constitution scorbutique de l'air, semblable à celle qui règne souvent sur la mer. « Un air trop froid, un grand vent, » un temps humide, diminuent la tran- » spiration (g) ». Il avait fait auparavant l'énumération de presque toutes les causes qui arrêtent cette évacuation, et qui occasionnent la maladie. Voici ces causes telles qu'il les rapporte : « Respirer » un air froid, épais et humide, se bai- » gner dans de l'eau froide, user d'une » nourriture grossière et visqueuse, et » ne point faire d'exercice (h) ». Il observe dans un autre endroit les effets de la transpiration arrêtée par cet air humide et grossier : « Par là, dit-il, la matière » de la transpiration se change en une » humeur corrompue, qui, étant retenue » dans le sang, produit la cachexie (i) ».

Il dépeint ensuite très-exactement la cachexie scorbutique, en décrivant les effets de l'humidité, ou de cette disposition de l'air qui produit le scorbut : « Les » pores de la peau sont bouchés, les » fibres relâchées, la transpiration est » arrêtée, et cette humeur excrémenti- » tielle, retenue, devient nuisible, et » rend le corps sensiblement lourd et » pesant (k) ».

Sanctorius s'aperçut de ces effets par les expériences statiques ; mais, pour mieux entendre ses excellents aphorismes, il est à propos d'observer que la force et la débilité des fibres de notre corps dépendent beaucoup de l'état de l'atmosphère. Un air trop humide, non-seulement bouche les pores de la peau, mais encore affaiblit et relâche tous les solides. De là, la pesanteur de tous les membres, la diminution de l'appétit, la faiblesse du pouls, et l'abattement sensible de l'esprit et des forces, que tout le monde éprouve dans un temps couvert et pluvieux. L'humidité affaiblit encore le ressort de l'air, et le rend moins propre aux effets salutaires de la respiration. Il n'est plus en état de vaincre suffisamment la force contractive des fibres pulmonaires ; de sorte que le sang n'est pas assez brisé et atténué, et ne perd point cette viscosité qu'il a contractée par la lenteur de son cours dans les veines. L'action du poumon étant ainsi affaiblie, le chyle n'est pas assez élaboré, et la sanguification, qui est la dernière et la plus importante opération de la digestion animale sur le chyle, demeure imparfaite. On observe que la nutrition est toujours défectueuse chez les personnes dont les poumons sont affectés : il en est de même dans ce cas-ci, on ne saurait faire une bonne digestion sans le secours d'un air pur. Cette condition de l'air est nécessaire, parce que ce fluide se mêle avec les aliments dans la bouche, qu'il a un libre accès dans l'estomac et les intestins, où il contribue très-puissamment à la digestion ; mais surtout parce qu'il aide les poumons à travailler le chyle, et à le convertir en sang. C'est pour cette raison que, pendant un temps humide, les aliments qui fournissent un chyle trop visqueux et tenace ne sauraient être convertis en un suc propre à la nutrition. — On observe, outre cela, que ceux qui sont continuellement ex-

(g) Aph. 200.
(h) Aph. 67.
(i) Aph. 146.

(k) Aph. 148.

posés à l'air humide absorbent une grande quantité de l'humidité qui les environne (*l*).

Les humeurs retenues dans le corps par la suppression de la transpiration, et celles qui sont absorbées, deviennent âcres de plus en plus, et enfin se putréfient (*m*). On sait que toutes les substances animales tendent naturellement à la corruption dans un air trop humide. — Une autre cause très-puissante, et qui concourt avec l'humidité et le froid à disposer le corps au scorbut, c'est le défaut d'exercice : examinons ses effets. — Tout le monde sait par expérience combien l'exercice contribue à la santé du corps et à la gaîté de l'esprit. La force du corps et la parfaite santé dépendent

_______________

(*l*) Le docteur Keil (Medic. Stat. Brit.) pense que les maladies qu'on attribue communément à la matière perspirable retenue dans le corps, dépendent des particules nuisibles de l'air que le corps absorbe. Il faut avouer que le sentiment que Keil désapprouve est sujet à quelques difficultés, car, quoique la balance nous fasse voir que la quantité de la transpiration est égale aux cinq huitièmes de la nourriture qu'on a prise, outre la matière absorbée, cependant la matière perspirable peut excéder de beaucoup cette quantité, puisque la quantité de la matière absorbée est inconnue. L'air humide, qui est chargé de plus de particules hétérogènes que l'air sec, peut souvent produire de mauvais effets, autant et peut-être plus par ces particules que le corps absorbe, que par la suppression de la transpiration. Quoi qu'il en soit, il suffit dans ce cas-ci que l'air humide arrête la transpiration, et c'est ce dont tout le monde convient. — Nous n'avons pas besoin de rechercher la nature particulière des parties hétérogènes absorbées, parce qu'il paraît (v. ch. i, p. 166) que la matière perspirable retenue, ainsi que la matière absorbée d'un air humide et malsain, sont seulement une cause éloignée (quoique générale) du scorbut, et non la cause prochaine. Il n'en est pas de même dans les autres maladies épidémiques et contagieuses; les parties absorbées peuvent être dans le cas de la cause prochaine de la maladie. On peut se convaincre de ce que je viens de dire, en consultant les meilleurs auteurs sur ce sujet; par exemple : Hoffman, de Venenis in aëre content. epid. morbor. caus. ; Lancisius, de noxiis palud. effluviis.; Ramazzini, Constitutiones epidemicæ.

(*m*) Voyez Sanctor.; Aph. 43.

d'un certain degré de tension et de fermeté dans les solides. Cette tension et cette fermeté s'acquièrent en augmentant l'action des vaisseaux sur les fluides, et la réaction des fluides par le moyen du mouvement musculaire. On voit par là la nécessité de l'exercice. Tout l'ouvrage de la digestion, ainsi que toutes les sécrétions, dépendent de cette tension, et de cette force des vaisseaux et des viscères ; mais, quand on demeure long-temps sans faire un exercice convenable, les parties perdent leur *ton*. Or, toutes les fois qu'elles sont affaiblies et relâchées, il s'ensuit nécessairement une débilité des forces digestives ; de sorte que les aliments ne peuvent pas être bien travaillés, surtout lorsqu'ils sont d'une nature grossière et visqueuse. Tout le système des solides étant ainsi relâché, ils n'agissent que faiblement sur les fluides ; le chyle ne peut pas être bien *assimilé*, ni les parties hétérogènes des humeurs intimement mêlées; par conséquent, la nutrition ne se fait que d'une manière imparfaite, et les sécrétions sont défectueuses, surtout celle de la transpiration, que l'exercice excite puissamment. De là, la constitution scorbutique, le dérangement des digestions, le relâchement des fibres, et la suppression de la transpiration. — La même chose arrive chez les personnes qui ont été fort affaiblies par quelque maladie, avec cette différence, qu'outre le relâchement des solides, et la débilité des forces digestives, les fièvres laissent souvent après elles une acrimonie dans les humeurs. Il est nécessaire, pour prévenir le scorbut dans ce cas-ci, de faire usage d'une nourriture proportionnée à la faiblesse des organes, et dont la coction et l'assimilation n'aient besoin que de la plus légère action de la part des viscères, et en même temps qui soit capable de corriger l'acrimonie des humeurs.

Il paraît évidemment, par tout ce que nous venons de dire sur les causes prédisposantes du scorbut, que leurs effets sont de relâcher les fibres, d'affaiblir les forces digestives, et d'empêcher la transpiration. On se persuadera encore davantage la réalité de ce dernier effet, si on fait attention que quelques passions de l'âme, telles que la peur et le chagrin (que nous avons regardées comme des causes du scorbut, et qui en sont presque toujours les effets) agissent très-efficacement sur la transpiration, comme on l'observa dans l'équipage du lord Anson (*n*) ; mais, comme les effets mécaniques de ces passions sur le corps humain demanderaient une trop longue discussion, je renvoie aux auteurs qui en ont traité expressément (*o*). — Nous avons assigné pour cause occasionnelle de cette maladie, une nourriture grossière et visqueuse, jointe aux circonstances que nous avons décrites, et le défaut de végétaux récents : voyons maintenant ses effets. — Je crois qu'il serait inutile de s'arrêter long-temps à faire voir comment l'usage des viandes corrompues et de poissons gâtés, d'un pain moisi et d'eaux malsaines, peut produire la dégénération scorbutique des humeurs. Les mariniers dans les voyages de long cours, les soldats dans les villes assiégées, sont quelquefois dans le cas de se servir d'une pareille nourriture ; ce qui arrive aussi dans les temps de disette et de famine. Les aliments ne perdent jamais tellement leurs premières qualités par la digestion, qu'ils n'en retiennent encore quelques-unes, lorsqu'ils sont passés dans le sang. Je suis, à la vérité, porté à croire que, dans les cas où les causes prédisposantes dont nous avons parlé manqueraient, les aliments malsains et corrompus produiraient des maladies différentes du scorbut. Il est vrai que cette mauvaise nourriture tend à l'augmenter, et qu'elle concourt souvent, avec d'autres causes qui se rencontrent sur mer, à rendre cette maladie extrêmement maligne ; mais il n'est pas moins certain cependant, que le scorbut paraît très-fréquemment dans des cas où une pareille nourriture n'a aucune part à le produire, quoiqu'on lui ait attribué généralement cet effet. La cause occasionnelle la plus ordinaire de cette maladie est une nourriture grossière et visqueuse, telle que celle que nous avons décrite ailleurs (*p*). Pour bien entendre les effets de cette nourriture, je crois qu'il est à propos de faire précéder quelques remarques sur la nature de la digestion en général, et sur les différents changements que les

aliments doivent subir nécessairement, pour être rendus propres aux différents usages de la vie.

Les aliments doivent être rendus entièrement fluides, par la première digestion qui se fait dans la bouche, l'estomac et les intestins ; autrement ils ne pourraient point passer dans le sang par les vaisseaux lactés, qui sont extrêmement déliés et presque imperceptibles. Pour cet effet, ils sont broyés et divisés par les dents, plus travaillés encore, macérés et dissous par la chaleur, l'humidité et les différentes actions de l'estomac, des intestins, des viscères, etc., délayés par des liqueurs aqueuses, et dissous par d'autres, qui sont d'une nature savonneuse, jusqu'à ce qu'ils soient reçus dans les vaisseaux lactés, sous la forme d'un chyle fluide : ce qui n'a pu être changé en chyle par les forces digestives est chassé du corps par les selles. Les aliments, après être entrés dans le sang sous cette forme liquide, ne paraissent que peu altérés : ils retiennent encore un caractère végétal, et ressemblent au lait, tant par la couleur que par les autres qualités : ainsi, tous les animaux sont nourris, pour ainsi dire, de leur propre lait ; c'est pourquoi le chyle a besoin encore d'une plus parfaite élaboration, pour être assimilé aux liqueurs animales, et pour devenir propre aux usages importants de la nutrition et de la transpiration. — Nourrir les fluid , c'est remettre une liqueur de même espèce et de même qualité que celle qui a été évacuée. Or, comme c'est la partie la plus ténue des fluides qui se perd continuellement, les aliments doivent être réduits à un extrême degré de ténuité pour réparer cette perte. Cette grande atténuation est nécessaire aussi pour qu'ils puissent pénétrer dans les vaisseaux les plus déliés, pour s'y coller et réparer ainsi la perte des solides. Enfin ils doivent être encore plus subtilisés, pour pouvoir passer par les couloirs de la peau sous la forme d'une vapeur volatile et insensible. — Ainsi, la nourriture des solides et des fluides, et la matière de l'insensible transpiration, sont fournies l'une et l'autre par les aliments ; c'est-à-dire par les parties les plus ténues du chyle, réduites à un extrême degré de subtilité et de perfection, et converties en la nature particulière des sucs de notre corps, par l'action qu'on appelle la seconde digestion. Les parties du chyle, qui ne peuvent pas être bien

---

(*n*) Comparez les Aphor. 455, 458, 460, 461, 462, 463, 469, 474, 478, de Sanctorius, avec le voyage du lord Anson, p. 101, édit. 5.

(*o*) Voyez « A medical dissertation, on » the passions of the Mind ; and Robinson » on the food and discharges of human » bodies, » p. 77.

(*p*) Ch. i.

digérées et assimilées par cette action, sont évacuées par les urines, de même que celles qui avaient résisté à la première digestion ont été évacuées par les selles. Il est besoin d'un action digestive beaucoup plus forte et d'un temps beaucoup plus considérable pour convertir le chyle en suc nourricier, ou en matière perspirable, que pour évacuer par l'urine les parties qui ne peuvent pas être assimilées. Une grande quantité de liqueurs est bientôt passée par cette voie. Mais, quelque temps après le repas, la transpiration est toujours diminuée, et se fait en très-petite quantité, tant que le chyle circule avec le sang sans avoir encore perdu sa nature (q). Il est certain qu'il y a plusieurs espèces d'aliments grossiers et visqueux qui, quoiqu'ils puissent subir la première digestion, résistent cependant à l'action de la seconde; de sorte qu'ils ne peuvent point fournir une matière propre à la nourriture et à la transpiration.

On peut comprendre, par ce que nous venons de dire, quelle doit être la nature des aliments propres à ces fonctions, et comment ils sont préparés pour ces usages, tant dans le corps que hors du corps. Ainsi, l'art du cuisinier, par la macération, l'ébullition, la fermentation, etc., détruit la viscosité et la cohésion des parties des aliments, les divise et les rend plus fluides, et par là exécute d'avance une partie des changements qu'ils doivent nécessairement subir dans le corps. On peut, par ce moyen, fournir dans plusieurs cas un aliment déjà préparé, dont les qualités soient semblables au chyle et aux humeurs de notre corps, et qui n'ait besoin que d'une petite force pour être converti en suc nourricier, étant propre à se mêler tout de suite avec le sang et les autres humeurs. Les bouillons légers, le pain fermenté, les herbes et les racines tendres bouillies, etc., sont de cette nature. Une pareille nourriture est très-propre aux enfants, aux valétudinaires et à tous ceux chez qui les digestions sont dépravées. On peut comprendre encore, par ce que nous avons dit, comment la concoction des aliments est aidée dans les premières voies, par les liqueurs délayantes, savonneuses et atténuantes, et par les remèdes aromatiques, amers et bilieux. On voit aussi que les mouvements musculaires, l'exercice de tout le corps, la force des fibres, l'action du poumon, et un air pur sont particulièrement nécessaires pour achever l'élaboration du chyle. — J'ai observé ailleurs (r), et il paraît par les remarques que nous venons de faire, que toutes les règles générales qu'on peut donner sur la diète ne doivent être entendues que relativement à la constitution du corps. En particulier, la viscosité et la ténacité des aliments doivent être proportionnées à la force des puissances digestives. J'entends par ces puissances l'action réunie de toutes les forces de la machine animale, par lesquelles les différentes substances alimentaires sont assimilées à la nature du corps. Un aliment qui est trop solide ne peut pas être suffisamment atténué ou dissous; et lorsque sa ténacité excède la force de ces puissances digestives, il ne saurait être bien converti en suc nourricier.

Faisons maintenant l'application de cette doctrine, et considérons plus particulièrement la nature et la qualité des aliments qui sont réellement la cause occasionnelle du scorbut. Tels sont les viandes et les poissons salés ou séchés, avec les plus grossières substances farineuses non fermentées. — C'est un fait, que la viande qu'on a laissé mortifier en la gardant fraîche et sans la saler est celle qui est la plus facile à digérer. Mais, lorsqu'elle a été long-temps dans le sel, elle se durcit, se sèche; ses particules les plus subtiles et les plus propres à la nutrition s'évaporent ou sont fixées, et elle est très-difficile à digérer. Cette viande ainsi salée, pour être digérée dans les premières voies, a besoin de l'intégrité de toutes les fonctions, de l'exercice, de beaucoup de liqueurs délayantes, de vinaigre et de plusieurs autres correctifs. Malgré cela, le chyle qu'elle fournira sera trop grossier; et si les organes de la sanguification sont faibles, ils ne pourront point le changer et l'assimiler aux humeurs du corps. Il paraît que c'est principalement la partie gélatineuse ou lymphatique des substances animales, qui passe dans notre sang et qui fournit la matière de la nutrition: car les parties fibreuses sont indissolubles, même dans les premières voies, et sont évacuées par les selles. Il passe aussi par les vaisseaux lactés, avec cette

_____

(q) Voyez Lower, de Corde, p. 243.

(r) Part. II, ch. I.

partie gélatineuse, une portion des huiles, ou graisse de ces aliments. Cette graisse, surtout celle de porc, quand elle est vieille, est presque toujours rance, même lorsqu'elle a été salée. Comme donc, dans le cas des viandes salées dont il est ici question, toutes les particules qui doivent servir à la nutrition sont intimement mêlées avec le sel marin, ce sel ne peut en être séparé que difficilement par les forces digestives. Ainsi, une pareille nourriture grossière, âcre et saline, ne peut point fournir, dans plusieurs cas, un suc nourricier, subtil, doux et balsamique, tel qu'il est nécessaire pour réparer les pertes de la machine.

Nous avons à considérer en second lieu les substances farineuses non fermentées, telles que le biscuit de mer, le *pudding*, etc. Il est certain qu'il n'y a point de nourriture plus saine que celle qui est fournie par les semences farineuses de plusieurs plantes, telles que le froment, l'orge, le riz, etc., et plusieurs légumes : c'est que ces semences en particulier contiennent une huile douce et bienfaisante, qui paraît nécessaire pour la composition de l'émulsion animale. Ces aliments sont si salutaires qu'ils constituent la plus grande partie de la nourriture de l'homme en général. Mais quelques-unes de ces substances, particulièrement la farine de froment (dont on se sert très-communément en Europe), ont besoin de subir une fermentation avant que d'être employées à notre nourriture. Cette fermentation est nécessaire, afin de briser et atténuer la viscosité de leur mucilage et la ténacité de leur huile, et de les rendre plus miscibles avec nos différentes humeurs. Sans cette préparation, les personnes qui jouissent de la meilleure santé, et dont les organes digestifs sont des plus robustes, ne les digèrent qu'avec difficulté. Il y a peu de gens qui puissent se nourrir entièrement de *puddings*, de *dumplings* (1) et autres aliments semblables, dont on fait usage sur les vaisseaux, sans ressentir une oppression et un *malaise*. Mais c'est surtout aux personnes faibles et épuisées, que les substances farineuses ne peuvent point fournir une nourriture convenable, à moins qu'elles n'aient perdu leur viscosité par le moyen de

la fermentation ou de quelqu'autre méthode, qui les rende faciles à digérer. Il est évident qu'un chyle glutineux et visqueux, tel que celui qui est fourni par le biscuit de mer, les *puddings* et *dumplings*, etc., a besoin, pour être élaboré, de l'état le plus parfait de la sanguification (s). — Lorsqu'on fait un usage continuel des aliments dont nous venons de parler, ils produisent les deux effets suivants.

1° Le chyle manque par ce moyen d'une quantité propre à délayer et à adoucir les sucs acrimonieux, à corriger la tendance des humeurs à la putridité, et à réparer les pertes du corps. On sent bien que, chez les personnes attaquées du scorbut, ce chyle grossier, gluant et visqueux comme il est, ne peut être bien incorporé avec le sang, ni converti en suc nourricier; et cette faiblesse de la digestion, ou ce défaut d'assimilation des aliments chez ces malades, paraît (en considérant les effets des causes prédisposantes de leur maladie) dépendre davantage du vice des organes de la sanguification, que de la première digestion. Ces organes sont fort affaiblis ordinairement par le défaut d'exercice, sou-

---

(s) On pourrait dire que les viandes et les poissons frais étant beaucoup plus sujets à se putréfier hors du corps, que lorsqu'ils sont salés ou séchés, ils ne devraient point produire le scorbut lorsqu'ils sont ainsi préparés. On pourrait ajouter que les farines ne se corrompent pas aussitôt que les substances animales; et que, moins elles approchent de la nature animale, moins elles sont disposées à la putréfaction. Ceci prouve seulement combien peu les expériences faites hors du corps peuvent nous instruire sur les effets des aliments et des remèdes pris intérieurement. Dans un scorbut grave, les humeurs sont portées au plus haut degré de putréfaction qu'elles puissent avoir, tandis que l'animal vit. Cependant, si nous étions assez heureux pour découvrir le plus puissant antiseptique dans la nature, il n'est pas probable qu'il pût guérir le scorbut, quoiqu'il eût la vertu de conserver un cadavre aussi long-temps qu'une momie d'Egypte. Nous voyons, au contraire, que les scorbuts les plus putrides sont guéris tous les jours par le moyen des substances qui deviennent extrêmement putrescentes hors du corps, tels sont les bouillons avec les choux. Quoique ces faits soient contradictoires à quelques théories modernes, on ne peut point les révoquer en doute.

---

(1) Ce sont des espèces de boudins à l'anglaise, faits avec différentes farines, des graisses, etc.

vent par quelque maladie qui a précédé, et toujours par le relâchement universel de leurs fibres. Mais, comme l'air humide est la plus puissante cause prédisposante du scorbut, c'est surtout le poumon, ce principal organe de la sanguification, dont l'action est diminuée. La transpiration qui se doit faire par ce viscère est supprimée, comme nous verrons plus amplement par la suite. Quoique les aliments grossiers et visqueux puissent être délayés et divisés dans les premières voies, au point d'entrer dans les vaisseaux lactés; cependant, leurs parties ainsi divisées s'unissent de nouveau, comme de l'empois qu'on ferait passer à travers un crible. Ces parties gluantes et tenaces, par le défaut d'énergie de la part des solides et des poumons, ne peuvent jamais être portées à un degré d'atténuation suffisant pour nourrir le corps, ni être parfaitement assimilées aux autres humeurs. De là la tendance à une putréfaction spontanée, faute d'un chyle et d'un suc nourricier convenables, et les mêmes symptômes (comme il paraîtra par la suite), que ceux qu'on observe dans les personnes qui meurent de la faim. — De plus, le chyle cru n'étant ni bien élaboré et assimilé, ni évacué et chassé du corps, doit nécessairement, par le long séjour qu'il fait dans le sang, devenir âcre et putride, ainsi que les autres humeurs.

2° La ténacité de ces aliments concourt à arrêter presque entièrement la transpiration, qui est déjà diminuée dans les malades attaqués du scorbut. En effet, quand il n'y aurait point d'autres causes, le seul usage d'une nourriture grossière et visqueuse tend naturellement à diminuer cette évacuation. Car une louable transpiration ne vient que d'une humeur bien préparée et bien travaillée, et cette humeur ne peut être fournie que par des aliments légers et faciles à digérer. La matière de la transpiration est l'humeur la plus élaborée du corps. Pour être parfaite, elle doit être réduite au plus haut degré de ténuité, c'est-à-dire être rendue imperceptible par une élaboration complète dans toutes les différentes concoctions qu'elle subit. Ainsi, on éprouve que tout aliment grossier, et qui ne peut être digéré, est *imperspirable*. Ceci est confirmé par toutes les expériences statiques (*t*).

Sanctorius décrit d'une manière particulière les effets de pareils aliments. « Une » nourriture *imperspirable* produit des » obstructions, la corruption des hu» meurs, la tristesse, la lassitude et la » pesanteur du corps » (*u*). Ce sont les symptômes scorbutiques les plus remarquables. — Il paraît évidemment, par tout ce que je viens de dire, que l'état des scorbutiques est une faiblesse, et un relâchement des solides, avec une tendance du sang à cette putréfaction spontanée, qui vient du défaut d'un chyle propre à corriger l'acrimonie des sucs, et d'une suppression considérable de la transpiration. Ceci est prouvé, non-seulement par les effets connus et certains des causes qui donnent origine au scorbut; mais on peut encore s'en assurer par ses yeux, en considérant les personnes affligées de cette maladie. Leurs jambes enflées et œdémateuses, et leurs gencives spongieuses, indiquent l'état des solides, la puanteur de l'haleine, les selles, l'urine, les ulcères et le sang, font voir la condition des fluides; et la lassitude spontanée, mais surtout la peau rude, sèche ou luisante, prouve la suppression de la transpiration. — On peut demander maintenant ce qu'il convient de faire dans un pareil état de la machine. La transpiration ne saurait être bien rétablie par les diaphorétiques ou les sudorifiques. Car, quoique la décoction des bois sudorifiques procure un soulagement momentané aux scorbutiques, et qu'elle puisse, dans quelques cas, pousser par la peau une humeur crue; cependant cette humeur s'évacue ordinairement par les urines, et se porte plus naturellement vers cette voie. Comme le sang des scorbutiques ne contient point une matière propre à l'insensible transpiration, un air plus pur et plus sec ne suffit point pour les guérir. Les solides relâchés ne peuvent point être fortifiés, tandis que les sucs sont corrompus, et que l'assimilation et la nutrition sont défectueuses : ainsi, l'exercice, les stimulants, le quinquina, le fer et les astringents ne guériront point cette maladie. L'usage même des bouillons faits avec des viandes fraîches n'emportera pas un scorbut porté à un haut degré, sans le secours des végétaux récents.

Sinopée rapporte à cette occasion une

---

(*t*) « Ubi est difficultas coctionis, ibi

tarditas perspirationis. » Sanct., aph. 250.

(*u*) Aph. 262.

histoire très-remarquable (*x*). « Il y a » des nations entières dans la Tartarie » qui ne se nourrissent que de lait et » de viande. La petite vérole ne règne » jamais parmi ces peuples ; mais, d'un » autre côté, ils sont sujets à de violents » scorbuts. Cette maladie cause quelque- » fois parmi eux une aussi grande mor- » talité, que la petite vérole chez les au- » tres nations ». Il voyait dans l'hôpital de Cromstad, en 1733, quatre de ces Tartares, qui avaient été faits prisonniers. C'étaient deux hommes et deux femmes. Le scorbut fut épidémique pendant le printemps ; tous les quatre en furent attaqués, et périrent après des hémorrhagies extrêmement abondantes. — Ceci me conduit à examiner les vertus des végétaux récents, qui paraissent si nécessaires pour corriger les mauvaises qualités des autres aliments, et qu'on a éprouvés si efficaces pour prévenir, et souvent pour guérir le scorbut. — Les plantes fraîches et les fruits récents sont d'un tissu plus tendre que les substances animales. Leurs parties étant plus aisées à séparer à cause de leur moindre cohésion, et d'une moindre tenacité de la partie muqueuse qui les unit, ils cèdent plus facilement à l'action de nos organes. Ils contiennent aussi moins d'huile que les substances animales, ou même que les farines. Or, il paraît que toutes les huiles grossières, surtout les huiles animales, non-seulement sont la partie des aliments la plus difficile à digérer ; mais encore que, lorsqu'il y a déjà une corruption dans le corps humain, elles sont très-propres à devenir rances, et à acquérir le plus haut degré de putréfaction.

Ces qualités que nous découvrons dans les plantes et dans les fruits, sont sans doute les plus essentielles et les plus efficaces dans la maladie dont il est question ; elles sont peut-être aussi les seules qui puissent caractériser tous les végétaux frais en général. Car, dans le grand nombre de vertus particulières qu'on remarque dans les substances végétales (et qu'on ne trouve pas, à beaucoup près, si variées dans le règne animal), je ne crois pas qu'il y en ait d'autre que celles dont je viens de faire mention, qui soit commune à toutes ces substances, et qui leur convienne à toutes généralement. Au reste, ce n'est pas seule-

ment par ces propriétés générales et communes que les végétaux sont utiles dans le scorbut ; ils agissent encore par des vertus particulières qui dépendent de la combinaison de différentes qualités qu'ils possèdent tous, les uns plus, les autres moins, et en conséquence desquelles ils sont plus ou moins antiscorbutiques. Ainsi, les remèdes composés de différentes plantes qui possèdent ces vertus au degré le plus éminent, sont les meilleurs qu'on puisse donner dans le scorbut ; et toute plante qui en réunit le plus est aussi la plus efficace, tant pour prévenir cette maladie, que pour la guérir. — Il faut remarquer que les substances végétales diffèrent des animales dans la plupart des propriétés qui sont utiles dans le cas dont il s'agit. L'analyse chimique prouve évidemment qu'il y a une différence considérable entre les principes des végétaux et ceux des animaux. Les sels de ces derniers sont plus volatils. On en retire, par le moyen d'un fort degré de feu, un sel alcali volatil ; au lieu que la plupart des végétaux laissent dans leurs cendres, après la combustion, une grande quantité d'alcali fixe. En effet, ce dernier doit proprement son origine aux végétaux. — Mais, sans cet examen chimique, qui fait voir une si grande diversité dans les principes de ces substances, nous voyons que plusieurs plantes sont acescentes. Les substances animales, au contraire, sont presque toutes d'une nature alcalescente, ou (peut-être) plutôt putrescente. Il est vrai qu'à considérer la structure de nos organes digestifs et notre appétit, il semblerait que la nature nous a destinés à nous nourrir indifféremment de substances animales ou végétales. Mais, quoique nous voyons qu'une personne d'un bon tempérament, et qui se porte bien, convertit presque toutes sortes de substances alimentaires en suc nourricier ; cependant l'expérience montre que personne ne peut longtemps se nourrir entièrement de viande ou de poisson sans s'en dégoûter ; à moins qu'ils ne soient corrigés par du pain, du sel, du vinaigre et d'autres acides. La raison de cela, c'est, comme nous l'avons déjà observé, parce que l'effet de la digestion dans les premières voies est de tirer des aliments une liqueur douce et laiteuse, dont les qualités soient semblables à une émulsion végétale. Cette liqueur, à la vérité, ne doit point être acide, mais acescente, et con-

---

(*x*) Paterg. Medic., p. 311.

traire à la nature des substances animales, lesquelles deviennent putrides dans des circonstances semblables. C'est pour cette raison, entre autres (γ), qu'un mélange de substances végétales paraît nécessaire pour former un bon chyle, et pour corriger la tendance continuelle des humeurs animales à la putridité.

Ainsi l'acescence végétale est une qualité qui doit entrer dans la composition la plus parfaite d'un remède antiscorbutique. Aussi éprouve-t-on une grande utilité de toutes sortes de laits dans le scorbut; c'est une véritable émulsion végétale, tirée des différentes plantes dont les animaux se nourrissent. Les acides de toute espèce, tels que le vinaigre, l'esprit de sel et de vitriol, sont utiles dans cette maladie. Mais il s'en faut bien qu'ils soient suffisants pour la prévenir ou pour la guérir, parce qu'ils manquent de quelques autres propriétés beaucoup plus nécessaires que l'acidité (1). — Si on objecte que le cochléaria, le cresson, et les autres plantes âcres alcalescentes, sont de très-bons antiscorbutiques, il faut se ressouvenir qu'elles ne sont peut-être pas aussi efficaces que les fruits acescents; ou du moins qu'elles le deviennent beaucoup plus par l'addi-

tion du suc tiré des limons, des oranges ou de l'oseille. L'expérience a appris aux habitants du Groënland (z) à joindre cette dernière aux plantes alcalescentes pour la guérison du scorbut. Une pareille addition augmente, développe et anime la qualité essentielle d'un remède antiscorbutique; c'est-à-dire la vertu savonneuse, atténuante et résolutive que ces végétaux âcres possèdent à un degré très-éminent. — Le savon est un composé d'huile et de sel : on parvient par son moyen à mêler intimement et à incorporer différentes substances qui ne pourraient s'unir sans cet intermède. Que ce sel soit acide, ou alcali, ou neutre, il a toujours cette propriété. Le savon est aussi un puissant atténuant des substances visqueuses; et l'atténuation de ces substances demande toujours quelque chose de salin. Or, toutes les plantes succulentes, les racines et les fruits sont d'une nature véritablement savonneuse, soit que leurs sels soient ammoniacaux ou nitreux.

Nous avons observé que l'eau seule pouvait par son interposition délayer et tenir séparées pendant quelque temps les parties des aliments grossiers et visqueux. Nous avons dit aussi que les particules ainsi séparées, pouvaient entrer dans les vaisseaux lactés. Mais ces parties venant à se rapprocher de nouveau, elles se réuniront naturellement. Or, les savons végétaux, les sucs des herbes et des fruits qui sont d'une qualité atténuante et résolutive, sont les meilleurs remèdes pour détruire cette viscosité. Nous observons que l'usage immodéré des fruits d'été peut mettre toutes les humeurs du corps en colliquation : de là les diarrhées, les *cholera morbus*, etc., si fréquents dans cette saison. Mais, quoique l'abus en soit si nuisible, ils ont été destinés certainement pour l'utilité de l'homme. La combinaison de leurs principes les rend d'un grand secours dans le scorbut. Ils contiennent une grande quantité d'eau, par laquelle ils délaient; un mucilage, par lequel ils émoussent l'acrimonie putrescente; et un sel subtil, pénétrant et antiseptique, qui empêche la corruption de nos humeurs. — Outre ces bons effets, ils donnent une qualité homogène et savonneuse à toute la masse du sang, dont la putréfaction scorbutique avait

---

(y) An. Cocchi, professeur d'anatomie à Florence, dans son élégant discours sur la diète pythagorique, s'exprime ainsi: « Pour être pleinement persuadé combien les végétaux frais sont salutaires et efficaces, il n'y a qu'à considérer les horribles effets que le manque de ces aliments a produits lorsqu'il a duré quelque temps; on en trouve assez d'exemples authentiques dans les histoires les plus avérées. Les guerres, les sièges, les longs campements, les voyages de long cours, les peuplades des pays incultes et maritimes, les pestes fameuses et les vies des hommes illustres, fournissent, à qui fait attention aux lois de la nature, des preuves incontestables de ce que j'avance, et montrent évidemment combien les aliments d'une nature contraire à celle des végétaux frais sont malsains et capables de causer des maladies. Pag. 65. — J'ai toujours dit les végétaux frais, parce que les secs ont presque toutes les mauvaises qualités des substances animales, je veux dire principalement, la trop forte cohésion de leurs particules terrestres et huileuses. P. 49. »

(1) Voyez la remarque (4) à la fin de ce chapitre.

(z) Voyez le ch. v.

rompu et dissous la texture. Ils sont en même temps extrêmement apéritifs, et débarrassent les vaisseaux obstrués, surtout ceux des couloirs. Par ce moyen, l'acrimonie, d'abord émoussée par ces savons, est ensuite chassée hors du corps (a). — Ces sucs donnent au chyle une qualité délayante et savonneuse, et le rendent par-là miscible avec les autres humeurs, et propre aux usages de la nutrition et de la transpiration. Ainsi nous éprouvons constamment, dans cette maladie, de bons effets de tout ce qui brise la viscosité du chyle, et de tout ce qui le rend plus savonneux ; tel est, par exemple, le savon lui-même, le miel, et surtout l'oxymel scillitique, ou les pilules faites avec le savon et la scille. On retire aussi une grande utilité, comme l'observe Sanctorius, de tout ce qui est *perspirable* par soi-même, ou qui aide la transpiration des autres aliments : tels sont la plupart des antiscorbutiques âcres. Cet auteur recommande dans ce dessein quelques-uns des meilleurs de ces remèdes ; par exemple, les ognons et l'ail (b), la bière douce (c), l'usage modéré du vin (d), et en particulier le pain bien fermenté et bien cuit (e). Ces substances, suivant ses observations, sont non-seulement facilement *perspirables* ; mais en aidant la concoction et l'assimilation des aliments plus grossiers, elles les rendent propres à la transpiration.

Enfin, plusieurs végétaux récents, et surtout les fruits mûrs, dont on retire une si grande utilité dans cette maladie, ont une autre propriété particulière ; c'est celle de fermenter aussi bien dans le corps que hors du corps. La chair et les autres substances animales tendent directement à la putréfaction, sans passer par aucun autre état intermédiaire : au lieu que la tendance naturelle à la fermentation, qu'ont les sucs de plusieurs végétaux, ou qu'ils peuvent acquérir par l'addition d'un ferment convenable, re-

tarde plus long-temps leur putréfaction. Les bons effets de la bière de sapin, du cidre, de la bière douce, du vin et des autres liqueurs vineuses, propres à fermenter dans l'estomac, sont aussi évidents dans le scorbut, que les effets pernicieux des esprits distillés, qui arrêtent cette fermentation. Plusieurs raisons me portent à croire que ce mouvement intestin est nécessaire jusqu'à un certain point pour la perfection de la digestion. — Si on considère la chaleur, l'humidité et l'accès de l'air dans l'estomac, on conviendra que plusieurs substances doivent naturellement entrer en fermentation, lorsqu'elles sont reçues dans ce viscère. Nous voyons certainement, par les effets des fruits mûrs et de quelques plantes, qu'il n'est guère possible de s'opposer à leur fermentation ; et que souvent ils fermentent réellement dans l'estomac. Si nous faisons attention encore que les aliments qui ont une tendance à ce mouvement intestin sont nécessaires dans le scorbut (f), et dans quelques autres maladies, et que l'abstinence de ces aliments y est préjudiciable ; nous conclurons de là que cette opération et les aliments qui tendent à l'exciter sont nécessaires pour la digestion et pour prévenir la corruption scorbutique.

La fermentation, à la vérité, n'est jamais complète dans l'estomac ; mais les effets d'une fermentation commençante ne laissent pas que d'être très-puissants, quoique cette opération soit bientôt arrêtée. Ceux qui connaissent les effets du *gaz* subtil et imperceptible qui se dégage des substances fermentantes doivent être convaincus de cette vérité. — La digestion est une action particulière à l'animal, qu'aucune opération chimique ne peut imiter. Personne n'a été en état de convertir les aliments en chyle, ni le chyle en sang. Ainsi,

---

(a) Lorsqu'on commence à faire usage de ces sucs savonneux, ils lâchent ordinairement le ventre, excitent une évacuation copieuse des urines, et rétablissent la transpiration. Mais, lorsqu'on en fait un usage immodéré, ils produisent des cours de ventre très-dangereux.

(b) Aph. 283.

(c) Aph. 282.

(d) Aph. 369.

(e) Aph. 210.

(f) Kramer observa, chez un millier de scorbutiques qu'il guérit par le moyen des sucs de cochléaria et de cresson d'eau, que chaque dose de ces sucs occasionnait une quantité prodigieuse de vents par haut et par bas. Ce symptôme était si extraordinaire, que l'auteur s'imagina qu'il venait du dégagement des sels volatils des plantes dans l'estomac. Il attribuait la guérison à ces sels : c'est pourquoi il ordonnait expressément aux malades d'empêcher, autant qu'il est possible, leur sortie, en retenant les vents.

tout ce que l'expérience peut nous apprendre, c'est que dans certains cas, comme dans le scorbut, les sucs végétaux et les fruits qui ont cette tendance à la fermentation, sont nécessaires pour conserver la santé et la vie. Si la chair et les autres substances animales excitent cette opération dans l'estomac, comme quelques nouvelles expériences (g) semblent le prouver, nous pouvons en conclure que les soupes faites avec des viandes fraîches et beaucoup de végétaux seront antiscorbutiques par excellence; ce qui est prouvé incontestablement par l'expérience journalière. — Il suit de tout ce que nous avons dit ( et la pratique le confirme ) que plus un aliment, une boisson, une plante ou un remède, possédera de ces qualités que nous venons de spécifier, plus il sera antiscorbutique. Il suit encore que les remèdes les plus efficaces sont fournis par un mélange de plusieurs ingrédiens, dont chacun possède quelqu'une de ces vertus dans un haut degré, et de la combinaison desquelles il peut résulter un acide végétal, savonneux et fermentable (1). On trouve à un certain degré cet acide déjà préparé dans les oranges, les limons (¶) et la plupart des fruits mûrs un peu acides; ce qui fait que ces fruits sont les préservatifs les plus efficaces contre cette maladie.

## CHAPITRE VII.

### DES DISSECTIONS.

J'ai rangé sous différents nombres les phénomènes qu'on observe dans le corps des scorbutiques après leur mort. C'est pour pouvoir y renvoyer plus commodément dans le chapitre suivant.

Le nº 1 contient les observations des chirurgiens du lord Anson sur le sang des scorbutiques dans les différents périodes de la maladie, et sur leurs cadavres.

On voit dans le nº 2 la dissection d'un scorbutique de l'équipage de Jacques Cartier (a).

Les nºs 3, 4, etc., jusqu'au nº 21 inclusivement, renferment l'histoire des dissections très-exactes qui furent faites à Paris, dans l'hôpital de Saint-Louis en 1699 (b). Il n'est pas douteux que la maladie qui régna à Paris cette année-là ne fût le véritable scorbut : elle reconnaissait les mêmes causes que celles que nous avons décrites; c'est-à-dire une longue disette, une nourriture malsaine, le chagrin, la tristesse, le froid, etc. Ses symptômes étaient entièrement semblables à ceux qu'on observa dans l'équipage du lord Anson. Une putridité extraordinaire des gencives, l'enflure des jambes, les taches livides, la rudeur de la peau, la raideur des articulations, les défaillances, souvent une mort subite, des flux, des hémorrhagies de toute es-

---

(g) Pringle, Obs. sur les maladies des armées, Appendix, exp. 35.

(1) L'observation prouve que tous les végétaux acides sont les plus efficaces dans le scorbut; et il est probable qu'outre la qualité savonneuse dont parle M. Lind, toutes les plantes agissent principalement par la qualité acescente qu'elles acquièrent dans l'estomac. On ne doit pas même en excepter les plantes alcalescentes; car il paraît par les expériences de Pringle, que, lorsqu'on fait fermenter ces plantes avec les substances animales, elles produisent un acide, ainsi que celles de toutes les autres classes. Nous ne devons point être surpris de cet effet, si nous considérons que c'est la partie muqueuse des plantes qui fournit l'acide dans la fermentation, et que toutes les plantes alcalescentes contiennent une partie muqueuse. Il paraît que les acides minéraux n'agissent point aussi efficacement dans le scorbut que les plantes, parce qu'ils tendent, en quelque façon, à coaguler le chyle et à le rendre plus grossier; au lieu que les substances végétales ayant commencé à fermenter dans l'estomac, conservent un mouvement intestin par lequel elles divisent la viscosité du chyle, et corrigent la putréfaction des humeurs, lorsqu'elles sont entrées dans le sang.

---

(¶) En France, on donne communément le nom de citron au fruit qui est le vrai limon, quoiqu'on ait conservé aux deux compositions dans lesquelles entre ce fruit une dénomination qui ne participe pas de cette erreur, je veux dire la limonade et le sirop de limon. Pour ne pas laisser d'équivoque, j'avertis ici que j'ai toujours traduit lemon par limon, qui est le nom véritable du fruit que l'on appelle chez nous, fort improprement, citron.

(a) Voyez la troisième partie, chapitre I.

(b) Etranges effets du scorbut arrivés à Paris, par M. Poupart. Mém. de l'Acad. des sciences, 1699, p. 237.

pèce, etc., caractérisaient cette maladie.

1. Dans le commencement de la maladie, on pouvait observer dans le sang qu'on tirait des veines un mélange de raies obscures et vermeilles. Par la suite, le sang paraissait dissous et très-noir en sortant des vaisseaux ; mais, après avoir demeuré quelque temps dans la palette, il s'épaississait, et prenait une couleur obscure. Il ne se faisait point de séparation régulière de ses parties, et sa surface était verdâtre dans plusieurs endroits. Lorsque la maladie était parvenue à son troisième degré, le sang était aussi noir que de l'encre ; et, quoiqu'on l'eût gardé plusieurs heures dans le vase en le remuant souvent, sa partie fibreuse ressemblait précisément à de la laine ou à des cheveux flottants dans une substance bourbeuse. Après la mort, le sang était entièrement dissous dans les veines. Cette dissolution était si considérable, qu'en coupant quelque rameau de veine un peu gros, on pouvait vider toutes les branches voisines avec lesquelles il communiquait, de la liqueur noire et jaunâtre qu'elles contenaient. Le sang extravasé était de la même nature. Enfin, ce fluide avait la même apparence, tant pour la couleur que pour la consistance, dans les hémorrhagies qui arrivaient fréquemment dans le dernier période de la maladie ; soit qu'elles vinssent de la bouche, soit qu'elles vinssent du nez, ou de l'estomac, ou des intestins, ou de quelque autre partie (1).

2. Le cœur était blanc et pourri ; ses cavités étaient entièrement remplies d'un sang corrompu. Les poumons étaient noirâtres et putrides. On trouva plus d'une pinte d'eau rougeâtre dans la cavité de la poitrine. Le foie était en assez bon état ; mais la rate était un peu corrompue, et sa surface était inégale et raboteuse.

3. Tous ceux qui avaient eu de la peine à respirer, ou la poitrine embarrassée, y avaient une quantité de sérosité plus ou moins grande, à proportion que les malades étaient oppressés.

4. La poitrine, le ventre, et plusieurs autres parties, étaient remplies de cette sérosité. Cette liqueur était de différentes couleurs, et si corrosive, qu'y ayant plongé nos mains, elle produisit une inflammation de la peau, et fit séparer l'épiderme.

_______________

(1) Mead; Discourse on the Scurvy.

5. Nous avons vu des malades, dont la poitrine est devenue si oppressée, qu'ils sont morts tout d'un coup. Cependant nous ne leur avons trouvé aucune sérosité dans la poitrine, ni dans les poumons. Mais le péricarde était entièrement attaché aux poumons ; les poumons étaient collés à la plèvre et au diaphragme ; et toutes les parties étaient tellement mêlées et confondues ensemble, qu'elles ne formaient plus qu'une masse si embarrassée, qu'à peine pouvait-on les distinguer les unes des autres. Comme les poumons se trouvaient comprimés au milieu de cette masse, ils étaient privés de leur mouvement, et les malades étaient suffoqués.

6. Tous ceux qui moururent subitement, sans aucune cause visible de leur mort, avaient les oreillettes du cœur aussi grosses que le poing, et remplies de sang coagulé.

7. Nous en avons vu plusieurs qui tombaient tout-à-coup sans vie, n'ayant souffert aucune douleur. A les voir, on ne les aurait pas crus malades ; ils avaient seulement leurs gencives ulcérées, et leur peau n'était point rude ni couverte de taches. Nous trouvâmes cependant leurs muscles gangrénés, et farcis d'un sang noir et corrompu : ils tombaient en pièces dès qu'on les maniait.

8. Un jeune enfant de dix ans avait les gencives fort enflées et profondément ulcérées ; son haleine répandait une puanteur insupportable. Le chirurgien fut obligé de lui arracher toutes les dents, pour pouvoir mieux panser sa bouche. Il parut ensuite des ulcères sur la langue et les joues. Cet enfant mourut subitement, et on trouva que toutes les parties intérieures de son corps étaient pourries.

9. Quelques malades, sans d'autres symptômes qu'une légère ulcération des gencives, eurent ensuite de petites tumeurs dures et rouges sur les mains, les pieds, et les autres parties du corps. Il se forma après cela des abcès dans les aines et aux aisselles, et leur corps se couvrit de taches bleuâtres. Nous trouvâmes les glandes des aisselles très-grosses, environnées de pus. Les interstices des muscles des bras et des cuisses étaient entièrement remplis aussi de cette matière.

10. Nous avons vu des malades dont les bras, les jambes et les cuisses étaient d'un rouge noirâtre : cette couleur venait d'un sang noir et coagulé, que nous

trouvions toujours sous la peau de leurs cadavres.

11. Nous trouvâmes aussi leurs muscles enflés et durs. Ceci était occasionné par le sang figé dans le corps de ces muscles. Ils en étaient quelquefois si gorgés, que leurs jambes demeuraient pliées, sans qu'ils pussent les étendre.

12. Les taches bleues, rouges, jaunes et noires qui paraissaient sur le corps, venaient simplement d'un sang extravasé sous la peau. La tache était rouge pendant tout le temps que le sang conservait sa couleur rouge; si celui-ci était noir et coagulé, la tache était noire aussi, etc.

13. Nous observâmes quelquefois certaines petites tumeurs, lesquelles, venant à se percer, formaient des ulcères scorbutiques. Ces ulcères venaient du sang qui formait ces tumeurs; car toutes les fois qu'on levait l'emplâtre, nous y trouvions dessous une grande quantité de sang coagulé.

14. Quelques vieillards eurent des hémorrhagies si copieuses du nez et de la bouche, qu'ils en moururent. Les tuniques des vaisseaux étaient rongées par l'humeur corrosive.

15. Nous entendions chez quelques malades un cliquetis des os, lorsqu'ils se remuaient. A l'ouverture de leurs cadavres, nous trouvâmes les épiphyses entièrement séparées des os; c'étaient leurs frottements qui occasionnaient ce cliquetis : dans d'autres, nous observâmes un petit bruit sourd, lorsqu'ils respiraient. Nous leur trouvâmes les cartilages du sternum séparés des côtes.

16. Tous ceux à qui l'on trouvait du pus et des sérosités dans la poitrine avaient les côtes séparées de leurs cartilages, et elles étaient cariées de la longueur de quatre travers de doigt du côté du sternum.

17. Quelques cadavres nous présentèrent le phénomène suivant. Si on pressait entre les doigts l'extrémité des côtes qui commençaient à se séparer des cartilages, on en faisait sortir une grande quantité de matière corrompue. Cette matière était la partie spongieuse de l'os; de sorte qu'après l'avoir exprimée il ne restait plus que les deux lames osseuses de la côte.

18. Les ligaments des articulations étaient corrodés et détachés. Au lieu de trouver dans la cavité de ces articulations le doux mucilage huileux qui les lubréfie, elles ne contenaient qu'une liqueur verdâtre. Cette liqueur était d'une nature caustique, et avait corrodé les ligaments.

19. Tous les jeunes gens au-dessous de dix-huit ans avaient en partie leurs épiphyses séparées du corps de l'os, cette liqueur caustique ayant pénétré dans leur substance.

20. Les glandes du mésentère sont généralement obstruées et tuméfiées dans les scorbutiques. Nous avons trouvé quelques-unes de ces glandes en partie corrompues et abcédées. Quelques-uns avaient du pus durci, et, pour ainsi dire, putréfié dans le foie. Leur rate était trois fois plus grosse que dans l'état naturel, et tombait en pièces en la maniant, comme si elle n'eût été composée que de sang coagulé : quelquefois les reins et la poitrine étaient remplis d'abcès.

21. Une chose surprenante, c'est que le cerveau de ces pauvres misérables était toujours sain, et qu'ils conservaient leur appétit jusqu'à la mort.

## CHAPITRE VIII.

DANS LEQUEL ON EXPLIQUE LA NATURE DES SYMPTÔMES PAR LA THÉORIE ET LES DISSECTIONS PRÉCÉDENTES.

Le symptôme qui précède le plus ordinairement les autres dans cette maladie, c'est un changement de la couleur de la face. Pour expliquer ce symptôme, il faut savoir d'abord que la proportion des solides dans le corps humain est extrêmement petite, eu égard aux fluides. Ceci paraît clairement dans le cas d'inanition et d'atrophie ; mais la couleur de tout le corps, principalement celle du visage, dépend de la nature et de l'état des fluides. Nous observons qu'une petite quantité de bile mêlée avec le sang, donne une couleur jaune à toute la surface du corps; et une heureuse injection anatomique fait prendre à la peau du cadavre la couleur que l'on veut. Une couleur de la face vive et naturelle, indique un sang sain et bien conditionné, tel que celui qui est produit par l'intégrité de toutes les forces digestives, et par une action des poumons et des solides, capable d'élaborer le chyle, et de l'assimiler à la nature animale. Un visage pâle et bouffi est au contraire le signe du relâchement des solides, et de la crudité et de l'état morbifique des humeurs. — Le chyle est blanc lorsqu'il entre dans le sang : mais s'il ne peut être travaillé à cause de sa viscosité, et de la faiblesse des organes de la sanguification (comme cela arrive dans les scorbutiques), il subit différents changements de couleur, il devient jaune, verdâtre, livide, etc. Ces changements se voient sensiblement dans le visage, à travers les vaisseaux transparents de la peau, où la moindre altération de couleur dans les fluides s'aperçoit aisément ; surtout dans les endroits où les vaisseaux sont les plus exposés à la vue, par exemple, dans les lèvres, les gencives, les caroncules lacrymales, etc.

Mais cette humeur crue et hétérogène distendant les vaisseaux, qui de leur côté sont dans un état de relâchement, devra naturellement croupir dans les vaisseaux capillaires latéraux, à travers lesquels elle ne peut être poussée qu'avec peine, ou s'extravaser dans la tunique adipeuse, aux endroits les plus éloignés du cœur, où la circulation est la plus languissante, et où le sang a besoin d'une force contraire à sa pesanteur, pour le pousser en avant, comme dans les jambes, lorsqu'on est debout ; ainsi on observe que ces personnes cacochymes ont d'abord une enflure œdémateuse aux malléoles et aux jambes. Cette enflure augmente à mesure que leur corps se surcharge d'une plus grande quantité de crudités. Les autres parties aussi, surtout la face, deviennent pâles et bouffies. — Lorsque le chyle n'est point assimilé, la nutrition se fait imparfaitement, et la masse des humeurs augmente ; mais les forces motrices diminuent en même temps, car on sait que la force du corps dépend principalement d'une nourriture bien digérée. De là vient la lassitude, la pesanteur du corps et l'aversion pour l'exercice. — En effet, on observe constamment que toutes les maladies putrides sont accompagnées d'un abattement subit et considérable des forces (a), et parmi les maladies chroniques, le scorbut est celle où la putréfaction est portée au plus haut degré. Mais il y a quelque chose de particulier aux scorbutiques ; c'est que, quoiqu'ils se trouvent parfaitement bien lorsqu'ils sont en repos, ils sont sujets à être tourmentés par une difficulté de respirer, au moindre exercice qu'ils font. Cette difficulté dégénère, à mesure que la maladie augmente, en une disposition à tomber

en faiblesse ; et enfin, quand la maladie est portée à un haut degré, ils meurent souvent subitement, lorsqu'ils font quelque exercice, quelque effort, ou qu'on les expose tout d'un coup à un nouvel air.

Afin d'expliquer ces phénomènes, il faut observer que, quoique la lassitude scorbutique en général soit causée par la suppression de la transpiration, cependant elle ne vient pas tant du poids de quatre ou cinq livres retenues dans le corps, que de la diminution des forces motrices, c'est-à-dire du relâchement des fibres : car toute personne peut porter aisément cette augmentation de poids, sans ressentir aucune incommodité. Les symptômes particuliers dont nous venons de parler, sont produits aussi par les effets de cette suppression de la transpiration, surtout de celle qui se fait par les poumons. — Il est assez difficile de déterminer exactement la quantité de matière perspirable qui sort par les poumons (b) ; mais nous reconnaîtrons que cette quantité doit être très-considérable, si nous faisons attention à la vaste étendue de la surface perspirable de cet organe, à la vapeur aqueuse, si sensible dans un air froid, qui en sort continuellement ; et enfin à l'exacte observation de Sanctorius, qui remarqua « que c'é-» tait un signe de santé, lorsqu'après » avoir monté un lieu escarpé, le corps » se trouvait plus léger (c). « Cela paraît venir de ce que le poumon étant dégagé de la matière perspirable, la circulation se fait plus librement dans ce viscère. — Mais un air, tel que celui qui concourt à produire le scorbut, est déjà chargé d'humidité ; ainsi il ne peut point absorber celle qui sort des poumons. Cet air, au contraire, entre continuellement dans les vésicules bronchiques ; et par-là, ce viscère est non-seulement oppressé par son humidité naturelle, mais il est, pour ainsi dire, abreuvé des parties aqueuses de l'air extérieur. Il se fait en conséquence un amas de sérosités dans les poumons, les fibres de cet organe sont relâchées, et quelques-uns des vaisseaux capillaires sont nécessairement comprimés et obstrués.

---

(a) Vid. Hoffman, de Putredine.

(b) Sanctorius tenta de déterminer cette quantité, en respirant sur une glace ; mais le docteur Hales a fait des expériences plus exactes.

(c) Aph. 17.

Lorsque le corps est en repos, la circulation est lente et languissante : par conséquent, le sang passe doucement et en petite quantité à travers les poumons, quoiqu'ils soient obstrués; mais lorsqu'on vient à faire quelque exercice, ou quelque effort, la vitesse du sang est accélérée, et il se porte en beaucoup plus grande quantité dans le ventricule droit du cœur, et de là dans les poumons. Les vaisseaux relâchés et obstrués des poumons, n'étant point en état de transmettre assez promptement une si grande quantité de sang, il doit nécessairement s'accumuler dans le sinus veineux, l'oreillette et le ventricule droit. De là, la respiration courte et pressée, c'est-à-dire un effort de tous les muscles de la respiration, pour dilater davantage et plus fréquemment la poitrine, afin de faire passer par les poumons cette quantité surabondante de sang. — On sera encore plus convaincu de ce que nous venons de dire, si on considère que, lorsqu'on vient à faire quelque effort, on retient sa respiration; que le ventricule droit du cœur est plus grand que le gauche; que leurs contractions se font en même temps; et que cependant (ce qui est singulier) la veine pulmonaire est plus petite que l'artère pulmonaire. — Mais, lorsque la transpiration a été long-temps supprimée par cet air humide (d), le passage du sang par les poumons doit être encore plus gêné; par conséquent, si on fait le moindre mouvement qui accélère la circulation, et qui fasse porter tout-à-coup une plus grande quantité de sang vers le cœur, le cœur, dans ce cas, n'est point en état de surmonter la résistance que lui offrent les poumons, ainsi que toutes les artères relâchées. Le sang, comme nous avons observé ci-devant, s'accumule et croupit, pour ainsi dire, dans les cavités du cœur; la circulation cesse presque entièrement pendant quelque temps, et le malade tombe en syncope. Cette syncope dure jusqu'à ce que le cœur ait vidé le sang qu'il contient, par l'effort du principe vital, et par la cessation de tout

mouvement musculaire; alors la circulation se rétablit, et le malade reprend ses sens (e).

Enfin, il paraît par la faiblesse du pouls, et par plusieurs autres symptômes du scorbut, ainsi que par les effets connus de la putréfaction (1) sur le corps des animaux, que tous les solides sont portés au plus haut degré de relâchement et de faiblesse dans cette maladie. L'ouverture des cadavres a fait voir que le cœur lui-même était putréfié (n° 2). On sait que la force de ce viscère n'est pas moins bornée que la capacité de ses ventricules, lesquels ne peuvent contenir qu'une certaine quantité de sang. Il n'est donc pas douteux que la force de ce muscle ne soit extrêmement diminuée, lorsqu'on trouve ses cavités extraordinairement affaiblies et dilatées (n° 6). Le cœur et les solides étant en cet état de faiblesse et de relâchement dans les scorbutiques, on ne doit pas être surpris de les voir mourir subitement, lorsqu'ils font quelque exercice ou quelque effort, et surtout lorsqu'on les fait passer tout-à-coup, de l'air chaud et humide qu'ils respiraient dans le fond de cale (f), à un air plus froid, plus pur et plus sec. Cet air froid, en resserrant toute l'habitude extérieure du corps, chasse tout-à-coup et avec force le sang vers le cœur. La vitesse et la quantité de ce fluide sont alors augmen-

---

(e) Les défaillances des scorbutiques sont différentes de celles qui arrivent aux personnes extrêmement affaiblies et épuisées par d'autres maladies, lorsqu'on les lève. Les scorbutiques se sentent parfaitement bien lorsqu'ils sont assis, et ils ont même assez de force.

(1) On sait que la putréfaction rend les fibres tendres et mollasses.

(f) L'air du fond de cale est toujours plus humide que sur le dernier pont. Comme il n'y circule pas librement, les câbles mouillés et les autres choses qu'on serre dans cette partie du vaisseau ne peuvent point se sécher, et y rendent l'air plus humide que dans aucun autre endroit. Le fond du vaisseau devient extrêmement humide aussi, à cause de l'eau douce et de la bière qu'on répand en les tirant des tonneaux, et de l'eau qui entre par les fentes du vaisseau. La transpiration cutanée et pulmonaire d'un grand nombre de personnes renfermées dans le quartier des malades y contribue beaucoup aussi.

---

(d) Sanctorius dit (Aph. 140) que cet air convertit la matière perspirable en sérosité ou en ichor, pour me servir de ses termes. La dissection des cadavres prouve que cela a réellement lieu chez les scorbutiques. Voyez le ch. vii, n. 2 et 3.

tées dans les parties internes. Le cœur n'est point en état de vaincre la résistance des poumons lâches et obstrués, dont les vaisseaux sont aussi rétrécis par le contact de cet air froid. Il ne saurait vaincre non plus la résistance des artères, qui est proportionnée à la quantité de sang dont elles sont distendues. Les artères faibles et sans élasticité ne sont point capables de se contracter avec assez de force, pour pousser le sang dans leurs canaux. Les vaisseaux cutanés, au contraire, étant ainsi resserrés par l'air extérieur, le sang a peut-être pour un instant un mouvement rétrograde vers le cœur, qui, étant affaibli (n° 2), ne peut point vaincre ce mouvement. Le malade doit donc mourir subitement, sans autre cause apparente de mort, lorsqu'on fait l'ouverture du cadavre (n° 6), que la dilatation et le relâchement des oreillettes du cœur, distendues par le sang qu'elles contiennent. On observe que ces personnes ont la respiration courte et pressée pendant environ une demi-minute avant qu'elles expirent (g). — On remarqua dans l'équipage du lord Anson, que la constriction de la poitrine, avec une constipation opiniâtre, était un symptôme des plus dangereux et des plus funestes. Or, dans ce cas, la poitrine ne recevait aucun soulagement, n'y ayant point d'évacuation qui la délivrât de la matière perspirable dont elle était surchargée. Il n'y a point de doute que cette humeur ne puisse être évacuée en partie par les selles. Ainsi les scorbutiques respirent généralement avec beaucoup plus de facilité, lorsqu'il se fait une dérivation des humeurs par des selles fréquentes.

La vapeur qui s'exhale continuellement de toutes les parties internes dans les cavités du corps, est peut-être de la même matière que celle qui transpire par les poumons et par la surface extérieure de la peau. Elle est du moins fournie par la même matière, c'est-à-dire par les aliments (h). Cette vapeur sert à lubréfier les viscères, et à les empêcher d'adhérer aux parties adjacentes. Le défaut de cette humeur fut la cause de la mort de quelques scorbutiques (n° 5), tandis que la putréfaction et la corruption de toutes les humeurs termina les jours de quelques autres (n°s 7, 8, 9). — Je vais maintenant rendre raison des signes pathognomoniques de cette maladie, c'est-à-dire, de la putridité des gencives, etc. Il n'est pas facile d'expliquer pourquoi, dans plusieurs maladies qui affectent généralement tout le corps, il y a certaines parties qui sont principalement et uniquement affectées, tandis que d'autres, dans un état de putréfaction presque universel, comme dans le scorbut, continuent à remplir leurs fonctions comme dans l'état de santé (voyez n° 21). Nous pouvons cependant reconnaître en cela la bonté de la Providence, qui par certains signes particuliers à chaque maladie, nous indique telle ou telle maladie, et donne au médecin une certitude démonstrative de son existence. Mais, comme ce raisonnement pourrait paraître trop peu philosophique, je tâcherai d'expliquer ces symptômes mécaniquement. — Les signes pathognomoniques du scorbut, la putridité des gencives, la puanteur de l'haleine et la vacillation des dents, s'observent aussi chez les personnes, qui, par de longs jeûnes, sont privées d'une suffisante quantité de chyle pour réparer les pertes du corps. Ceci confirme ce que nous avons déjà observé; c'est-à-dire, que la corruption scorbutique est l'effet naturel du mouvement et de la chaleur; les humeurs du corps devenant rances et putrides, faute d'un chyle convenable pour les délayer et les adoucir. Ceux qui, dans plusieurs ordres de différentes religions, sont obligés par pénitence de s'abstenir d'aliments pendant un temps considérable, s'aperçoivent que leur haleine devient puante, que leurs dents vacillent, et que leurs gencives deviennent mollasses et spongieuses (i). On observe aussi les mêmes symptômes chez les personnes exténuées par la faim (k). Dans tous ces cas, ainsi

---

(g) Voyez dans *Lans. de Anevrismatibus in genere*, prop. 52, pourquoi il n'y a que les oreillettes du cœur qui deviennent anévrismatiques dans ce cas. Le grand Harvée appelle cette espèce de mort subite, *suffocatio ob copiam*; et il l'explique de la manière la plus satisfaisante par ses expériences (Exercitat. 1, de motu cordis).

(h) Voyez p. 292,

(i) J'ai toujours observé que les moines des ordres rigides, dans l'église romaine, étaient forts sujets au scorbut. On remarque assez communément que plusieurs d'entre eux ont les gencives putrides et en partie rongées; qu'il leur manque des dents, et que leur haleine est fort puante.

(k) Vid. Tschirnhaus. Médecin. corpo-

que dans les scorbutiques, ces symptômes paraissent dépendre principalement de l'âcreté que la salive contracte dans ces occasions. Tout le monde doit savoir par expérience que cette humeur est plus âcre, lorsqu'on a demeuré dix ou douze heures sans manger, que dans d'autres temps.

Mais, afin de mieux entendre pourquoi cette acrimonie affecte principalement les gencives, et pourquoi ces parties sont souvent les premières qui en ressentent les effets, il faut observer que les vaisseaux, dans cet endroit, sont très-exposés à l'air extérieur. Or, l'air extérieur accélère beaucoup la corruption. Les restes des aliments retenus dans les interstices des dents peuvent contribuer aussi à cet effet. Il faut considérer encore que la substance des gencives est la plus ferme et la plus tendue de toutes les parties de la bouche (*l*), et peut-être de toutes les parties du corps. Maintenant on peut supposer que l'acrimonie du sang, de la salive, et des autres humeurs, n'est autre chose qu'un changement de figure dans leurs parties, c'est-à-dire que les particules de ces liqueurs deviennent anguleuses, raides et tranchantes, de molles et obtuses qu'elles étaient dans l'état de santé; par conséquent, l'effet de l'acrimonie sur le corps humain est de stimuler et d'irriter. — Ainsi, ces particules âcres causent d'abord dans les gencives une démangeaison incommode. Or, ces parties sont les plus tendues, et en conséquence les plus élastiques de toutes les parties de la bouche. Les oscillations des vaisseaux qui rampent en très-grand nombre dans leur substance, seront donc augmentées à raison de leur vibralité; l'action et la réaction des fluides et des solides, deviendront plus fortes dans cet endroit que dans tout autre; le sang, par conséquent, sera agité, brisé, et même poussé, suivant le système de Boerhaave, dans les vaisseaux lymphatiques latéraux, lesquels, dans ce cas, admettront des globules trop gros pour pouvoir passer par leurs extrémités. Les gencives paraîtront donc tuméfiées et distendues par un sang livide; et leurs vaisseaux, tendres et délicats, seront sujets à se rompre et à

ris, page 21. — Lister, de Humoribus, cap. 12.

(*l*) Voyez Winslow, Expos. anatom. de la structure du corps humain.

*Lind.*

laisser échapper le sang pour peu qu'on les frotte; mais la résistance des solides étant à la fin entièrement surmontée, et leur élasticité détruite, le sang croupira dans tous les vaisseaux. Ce sang croupissant deviendra plus âcre, corrodera les vaisseaux, et produira une putréfaction générale de ces parties. — Les effets des sucs acrimonieux se font sentir généralement dans tout le corps, lorsqu'on fait quelque mouvement, et qu'on augmente par ce moyen leur action contre les vaisseaux. Les scorbutiques ressentent plus vivement leurs douleurs, lorsqu'ils font quelque exercice de quelque espèce que ce soit. C'est une suite de cet axiome connu: *Acria nulla agunt, si non moveantur.*

Nous avons déjà observé que la situation perpendiculaire des jambes, lorsqu'on est debout ou assis, détermine particulièrement les humeurs à croupir dans ces parties, même dans le commencement de la maladie. L'enflure que ces humeurs y cause devient souvent monstrueuse par la suite; mais le sang et les humeurs ainsi croupissantes et corrompues, sont sujets à former des ulcères scorbutiques, à la moindre blessure de la peau. Ces ulcères viennent ordinairement sur la partie antérieure de la jambe, où la moindre pression fait une contusion considérable sur la peau mince et légère qui couvre l'épine du tibia. Les phénomènes qu'ils présentent sont décrits exactement au n° 13, et expliqués par les n°s 10 et 11. — Si nous considérons l'état du sang (n° 1), tant pendant la vie qu'après la mort, nous ne devons point être surpris des hémorrhagies fréquentes de toutes les parties du corps, des flux, des dysenteries, etc., auxquels les scorbutiques sont sujets, ni du passage qu'il se fait à travers les cicatrices des anciennes blessures, comme on l'observa dans l'équipage du lord Anson. Ces anciennes blessures sont sujettes à cet accident, non-seulement à cause de la cicatrice dure et *imperspirable*, dont elles sont ordinairement couvertes, mais encore parce que la membrane adipeuse manque dans ces endroits. C'est dans les cellules de cette membrane qu'est contenu le sang extravasé, lorsqu'il forme des taches sur le corps (n° 12). — La putréfaction est le plus subtil de tous les dissolvants. Elle sépare et résout puissamment les parties des mixtes; et en particulier, brise et dissout le tissu du sang; de sorte que les taches paraissent entièrement semblables dans le scorbut et dans la peste, comme l'a observé Diemerbroeck (1).

Il y a quelque chose de singulier dans les effets de l'acrimonie scorbutique sur les os (voy. nᵒˢ 15, 16, mais plus particulièrement nᵒ 17). Il paraît qu'elle affecte principalement le diploë, qu'on sait être d'un tissu différent des lames extérieures de l'os. Il est aisé de rendre raison par-là de ces cas singuliers, qui se présentèrent aussi dans l'escadre du lord Anson ; les os fracturés, dont le cal était parfaitement formé depuis long-temps, furent séparés de nouveau ; on trouva le cal dissous, et la fracture paraissait n'avoir jamais été consolidée. Il faut se ressouvenir que les os, ainsi que toutes les autres parties du corps, sont nourris et réparés tous les jours par le suc nourricier. On a vu plusieurs fois des régénérations d'un os entier dans le corps humain. Il paraît aussi que le cal n'est point, comme on le suppose vulgairement, une masse glutineuse et informe, versée par les extrémités des os, par laquelle ils sont collés ensemble ; mais qu'il est réellement une partie organisée, dont la structure est la même que celle du tissu cellulaire du reste de l'os. Il y a cependant une différence : c'est que le cal n'a point de lame osseuse externe, semblable à celle des autres parties de l'os (*m*) ; de sorte que, par le défaut de cette lame, il est de toutes les parties de l'os, la plus sujette à être affectée par la corruption scorbutique. — Or, si les humeurs du corps, dans les derniers périodes du scorbut, sont capables d'acquérir un si haut degré d'acrimonie, qu'elles puissent faire l'office de menstrue, et dissoudre le tissu cellulaire des os ; il est naturel de supposer que le suc nourricier est si dépravé dès le commencement de la maladie, ou même lorsque le corps est simplement disposé au scorbut, que le cal ne saurait se former. M. Méad nous en fournit un exemple très-remarquable (*n*) : cependant, il arrive presque toujours dans le scorbut, comme nous l'avons observé ailleurs (*o*), que, tandis que l'os est suffisamment défendu par les lames externes, il se conserve sans aucun vice ; mais, lorsque

ces lames sont rompues et séparées ( comme dans les nᵒˢ 16 et 17 ), en sorte que l'humeur corrosive ait accès dans les interstices de la substance cellulaire, alors l'os se corrompt et se carie. C'est pour cette raison que la carie de l'os de la mâchoire est rare, après les plus malins ulcères des gencives ; à moins que, par quelque accident, par exemple, en arrachant une dent, une partie de la lame extérieure de cet os n'ait été enlevée. Les dents également se conservent saines, si leur lame extérieure n'est point endommagée.

On voit au nᵒ 18 la raison de la perte du mouvement de l'articulation du genou, ordinaire dans cette maladie. On peut ajouter que l'humeur onctueuse qui lubrifie les articulations est regardée comme composée en partie de la matière de la transpiration (*p*) : or, comme cette matière manque, ou est viciée dans cette maladie, elle peut produire ce symptôme. — Il paraît aussi que le mucilage huileux qui lubrifie les tendons et leurs gaînes, et qui les rend propres aux mouvements, est de la même nature que la liqueur des articulations (*q*). Nous avons une preuve de son extrême dépravation dans le nᵒ 18 ; ainsi, les tendons doivent nécessairement devenir durs, raides et peu propres au mouvement. En effet, c'est l'humeur qui s'exhale de toutes les parties du corps, tant internes qu'externes, qui donne la mollesse et la flexibilité à toute la machine. C'est le défaut de cette humeur qui occasionne la rudesse de la peau, le retirement des membres, la perte du mouvement et la dureté des tendons, chez les scorbutiques. — Enfin, si nous considérons les autres particularités que nous offrent les corps des scorbutiques après leur mort, telles que la tumeur, l'obstruction et la corruption des viscères ( nᵒ 20 ) ; la putridité du cœur même ( nᵒ 2 ) ; la putréfaction universelle du corps dans quelques-uns (*r*) ( nᵒˢ 7, 8 et 9 ) ; l'acrimonie caustique de la lymphe contenue dans les différentes cavités ( nᵒ 4 ), avec l'état du

---

(1) De peste.
(*m*) Vid. Ruisch. Thes. Anatom., n. 8.
(*n*) Discourse on the Scurvy, p. 117.
(*o*) Part. I, ch. II.

(*p*) Vid. Van-Swieten, Comment. in Boerhaave, Aph. 546.
(*q*) Vid. Kaau, de Perspiratione, nᵒ 854.
(*r*) Bachstrom observe, page 20, que les cadavres des scorbutiques se corrompent beaucoup plus tôt que les autres, et qu'ils répandent une fétidité insupportable.

sang, même pendant la vie (n° 1), et dont la couleur noire et livide, mais surtout verdâtre, indique le plus haut degré de putréfaction (s); nous ne serons aucunement surpris des symptômes les plus extraordinaires qu'on a quelquefois observés dans cette maladie.

J'ai reçu trop tard la lettre suivante pour pouvoir l'insérer dans sa vraie place. Elle est du docteur Jean Cook, médecin (1) à Hamilton.

« Je vous envoie quelques courtes remarques que j'ai faites en général sur le scorbut, dans la Russie, la Tartarie, etc., où cette maladie est endémique, et fait de très-grands ravages.

» Taverhoff est situé à l'endroit où la Verona se jette dans le Don, au cinquante-deuxième degré de latitude septentrionale. Il est bâti comme la plupart des villes qui sont sur les bords de cette rivière, dans un terrain bas et sablonneux, environné de lacs, de marais et de bois. L'hiver y commence ordinairement dans le mois d'octobre. Les rivières, les lacs et les marais sont entièrement gelés dans le mois de novembre, et tout le pays est couvert de neige; ce qui dure jusques vers le commencement d'avril v. s. La neige se fond alors subitement, et laisse la terre couverte de verdure et de plusieurs plantes salutaires. Le printemps y est si court, qu'on ne s'en aperçoit presque pas. Le temps devient excessivement chaud en moins de quinze jours; ainsi, un hiver rude fait place tout-à-coup à un été très-chaud. Cette saison dure jusqu'au mois de septembre, et le temps est toujours très-chaud et très-humide. J'étais dans ce pays en 1737 et 1739. Il y avait vingt-sept mille paysans occupés à couper du bois, et à le préparer pour la construction des vaisseaux; cinq ou six cents matelots qui les dirigeaient dans leurs travaux, et environ deux ou trois mille soldats pour empêcher les paysans de s'enfuir. Le scorbut commença à paraître dans le mois de février en 1748. Les paysans n'en furent pas aussi affectés que les matelots, ni les matelots tant que les soldats. On envoya dans le courant de ce mois plusieurs matelots et soldats à notre hôpital; mais le nombre de ces malades augmenta extrêmement dans le mois de mars. La plupart furent guéris sur la fin d'avril, et on en renvoya plusieurs de l'hôpital. Il n'y en resta aucun dans le mois de juillet, excepté ceux dont le mal était le plus invétéré. Il régna dans le mois de juillet une fièvre intermittente et une fièvre rémittente opiniâtre. Nous eûmes peu de malades depuis le premier jusqu'au vingt d'août. Les fièvres intermittentes régnèrent avec plus de violence que jamais, depuis le vingt d'août, jusqu'au premier octobre : elles furent suivies de cours de ventre. Il commença à tomber de la neige dans ce mois, et les enfants furent attaqués généralement d'un mal de gorge. Le temps se décida ensuite à la gelée, et nous n'eûmes que peu de maladies pendant le reste de l'année, à l'exception de quelques fièvres inflammatoires. Le scorbut parut de nouveau au commencement de 1739, environ dans le même temps que l'année précédente, et dura également.

» Astracan est situé au quarante-sixième degré de latitude septentrionale, dans une petite île formée par le Volga. Il y a plusieurs lacs d'eau salée, tant dans l'île que dans le désert. Les soldats de la garnison sont beaucoup plus sujets au scorbut que les paysans, et les paysans plus que les matelots. Les soldats mènent une vie très-indolente, leur service étant peu considérable. Rarement ont-ils d'autre nourriture, même dans leurs hôpitaux, que du pain et de la farine de seigle avec du poisson. Ils n'ont pour toute boisson, que de l'eau, excepté les décoctions que les chirurgiens leur prescrivent. Leurs hôpitaux sont très-humides, malpropres et malsains. Cette pauvre garnison, composée de cinq régiments, qui font en tout six mille hommes, lorsqu'ils sont complets, est recrutée toutes les années de sept à huit cents hommes. Les paysans vivent aussi dans l'indolence et la paresse : ils n'ont d'autre occupation que de conduire de grands bateaux d'Astracan quelquefois jusqu'à Tweer. Les matelots, au contraire, travaillent beaucoup, tant dans les chantiers que sur mer; et vivent beaucoup mieux, ayant de bonnes provisions de toute espèce. L'hiver commence ordinairement dans le mois d'octobre, et continue jusqu'au mois de mars. Il est extrêmement rude en janvier et en février. Le scorbut paraît généralement

---

(s) Voyez l'expérience 45 du docteur Pringle, sur le sang putréfié.

(1) M. Lind avertit dans l'errata, qu'il a appris, après l'impression de cette lettre, que M. Cook n'était point médecin, mais chirurgien.

à la fin de février, et règne avec violence. J'observai qu'il était souvent compliqué avec d'autres maladies, telles que la vérole, les fièvres d'accès, l'hydropisie et la phthisie. Rarement la violence de cette maladie continue-t-elle après le mois de juin, ou jusqu'au milieu de juillet, excepté lorsqu'elle est compliquée.

» Riga, la capitale de la Livonie, est la dernière ville dont je parlerai. Les hivers y sont très-longs. Elle est située dans un terrain sablonneux, qui s'étend à plusieurs milles autour de la ville. Ce terrain est rempli de lacs et de marais. Les paysans vivent mieux ici qu'en Russie et en Tartarie ; leur travail leur procure de l'argent pour acheter de la viande en hiver. Ils sont moins sujets au scorbut que les soldats de l'armée, et ceux-ci moins que les soldats de la garnison. Ces derniers, dont le nombre est de six à sept mille, sont très-mal logés. Les murailles de leurs casernes, mal construites, sont continuellement chaudes et humides. Le scorbut régna avec la dernière violence dans cette ville en 1749 et en 1750, mais surtout en 1751. Il commença à paraître cette dernière année, dans le mois de février. Je fus témoin alors du spectacle le plus affreux que j'aie jamais vu. Les gencives et les lèvres pourries et gangrénées tombaient par lambeaux ; le sphacèle gagnait les joues et les muscles de la mâchoire inférieure ; et quelquefois l'os de la mâchoire tombait sur le sternum. Nous éprouvâmes le quinquina, lorsque la mortification commençait ; mais ce fut inutilement. La mort seule était en état de délivrer ces malheureux de leur effroyable misère.

» La méthode curative du sieur Nitzch (t) est conforme à celle qui est pratiquée en Russie, principalement par les médecins et les chirurgiens allemands. Ce que cet auteur appelle scorbut chaud ou douloureux, est ordinairement une complication de cette maladie avec la vérole. Quoiqu'il y ait des malades qui meurent dans l'état qu'il décrit sans aucune tumeur extérieure, cependant ces sortes de personnes ont toujours les glandes de l'abdomen tuméfiées et squirrheuses, particulièrement le foie et les glandes du mésentère. Ces tumeurs sont sensibles au toucher, même avant la mort. Voici

quelle était ma méthode curative en général, à moins que quelques symptômes particuliers ne m'obligeassent à m'en écarter. Je commençais ordinairement par un ou deux purgatifs très-doux. Je faisais prendre ensuite la décoction antiscorbutique (u) et l'essence contre le scorbut. A Astracan, nous donnions deux fois par jour le suc de la racine de raifort mêlé avec une très-petite quantité d'eau-de-vie. Les malades avaient tous les jours de la viande fraîche et les herbes ou les salades que nous pouvions leur procurer. Ils prenaient un bain chaud une ou deux fois par semaine. Ils lavaient bien leur bouche avec une dissolution de nitre, etc., avant de manger, de boire, ou d'avaler aucun remède. On pansait leurs gencives avec l'onguent égyptiac, la teinture de myrrhe, la teinture de gomme lacque, etc. J'obligeais les malades à faire de l'exercice, à se promener le matin et l'après-midi, lorsque le temps le permettait. Je leur ordonnais de dormir modérément, et je leur défendais tous les aliments salés, séchés et gras. On a coutume en Russie de parfumer les hôpitaux.

» Lorsque je vins en Écosse, je trouvai qu'on donnait généralement le nom de maladies nerveuses aux indispositions les plus chroniques et les plus cachectiques. J'examinai ces maladies parmi le bas peuple qui se nourrit entièrement de farine et d'aliments grossiers. Je trouvai que ces malades éprouvaient une lassitude universelle, des douleurs vagues qui parcouraient tout leur corps, et qu'ils appelaient rhumatismales ; et une difficulté de respirer lorsqu'ils faisaient quelque exercice. Leurs jambes étaient quelquefois enflées, et leur ventre presque toujours tendu et tuméfié. Mais, soit que ces parties fussent enflées ou non, leur visage avait toujours cette mauvaise couleur qu'on observe chez les scorbutiques ; ils étaient nonchalants et inactifs, et ressentaient des douleurs dans les mâchoires, dans les dents, etc. Je n'hésitai point à prononcer que ces maladies étaient scorbutiques ; et les malades manquaient rarement de recevoir un soulagement très-sensible, par le moyen d'un régime antiscorbutique convenable, des remèdes, de la nourriture et de l'exercice. J'ai fait de la peine à plusieurs

_____

(t) Voyez part. III.

(u) Je crois que M. Cook entend par là la décoction des sommités de pin, décrite par Nitzsch.

personnes, en leur disant qu'ils avaient le scorbut (maladie aussi détestée dans cette partie du monde, qu'elle y est inconnue) ; mais le soulagement qu'ils recevaient des antiscorbutiques leur prouvait bientôt, aussi bien qu'à moi, que je ne m'étais pas trompé dans le jugement que j'avais porté de leur maladie.»

---

# TROISIÈME PARTIE.

## CHAPITRE PREMIER.

### LES PASSAGES DES ANCIENS AUTEURS QU'ON SUPPOSE SE RAPPORTER A CETTE MALADIE, ET LES PREMIÈRES DESCRIPTIONS QU'ON EN A DONNÉES.

Cette maladie, appelée en latin barbare *scorbutus*, tire son nom, selon quelques-uns, du mot danois *schorbeot*, ou du vieux mot hollandais *scorbeck*, qui signifient l'un et l'autre *déchirement*, ou *ulcère de la bouche*. La plupart des auteurs ont fait venir le nom de *scorbutus* du mot saxon *schorbock*, *tranchée* ou *déchirement du ventre*. Mais ce symptôme n'est nullement ordinaire dans cette maladie, quoique les auteurs l'aient cru, par une erreur dans l'étymologie du mot. Ce terme me paraît dérivé très-naturellement du mot esclavon *scorb*, qui signifie maladie ; le scorbut étant endémique en Russie et dans les pays septentrionaux, d'où nous avons emprunté le nom de cette maladie (*a*). — On prétend que le scorbut a été connu et décrit par les médecins de l'antiquité sous d'autres noms, et particulièrement par Hippocrate, sous celui de εἶλεὸς αἱματώδης, ou troisième espèce de *volvulus* (*b*). « Ceux, dit-il, qui sont attaqués de cette » maladie ont l'haleine puante, les gen- » cives mollasses, et sont sujets à une hé- » morrhagie du nez ; ils ont quelquefois » des ulcères aux jambes, lesquels se ci- » catrisent, tandis que d'autres parais- » sent de nouveau. La couleur de ces » malades est noire, leur peau mince et » délicate ; ils sont dispos et alertes » (1). Il ajoute ensuite que cette maladie demande un traitement long, qu'elle guérit difficilement, et qu'elle accompagne souvent le malade jusqu'au tombeau. Langius croyait que ce passage contenait une description de notre scorbut moderne. Il pensait aussi que la vérole n'était autre chose qu'une complication de symptômes et de maladies décrites par les anciens. Il écrivit deux de ses lettres pour le prouver (*c*). Foësius, Dodonée et quelques autres voudraient bien suppléer à ce qui manque à la description d'Hippocrate, en y ajoutant la particule négative οὐ, *haud*. Cette particule, en effet, changerait entièrement le sens. Hippocrate dirait alors que les malades avaient une aversion pour toute sorte d'exercice, ce qui est plus conforme à la véritable nature du scorbut.

Mais l'opinion la plus commune est qu'Hippocrate a décrit cette maladie dans plusieurs endroits de ses ouvrages, sous le nom de σπλὴν μέγας, *tumeur et obstruction de la rate*. Après avoir dit (*d*) qu'une hémorrhagie du nez, chez les personnes qui paraissent d'ailleurs saines, présageait la tumeur de la rate, une douleur de tête, ou des images voltigeantes devant les yeux, il ajoute que ceux dont la rate est tuméfiée ont les gencives malsaines et l'haleine puante. Si ces symptômes ne paraissent point, il survient des ulcères aux jambes et des cicatrices noires. Après avoir rapporté quelques symptômes qui donnent lieu d'attendre une hémorrhagie du nez, il

---

(*a*) Vid. Histor. natural. Russiæ, Commerc. Litterat. Norim., ann. 1755, page 274.

(*b*) Lib. de intern. affect. edit. Foësii, p. 557.

(1) [Voyez dans Van-Swieten, § 1148, note (g), une interprétation différente de ce passage. ]

(*c*) Epist. 15 et 14.

(*d*) Prorrhetic, lib. II, p. 111.

ajoute un autre diagnostic, savoir, une enflure sous les paupières. Si cette enflure est accompagnée de celle des pieds, il paraît que le malade est attaqué d'une hydropisie. Il traite de la même maladie dans un autre endroit (e), mais il ne fait point mention que les gencives soient affectées; il dit seulement que l'haleine est puante, que le malade perd sa couleur ordinaire, devient maigre, et a des ulcères de mauvaise qualité. La rate est dure, et conserve toujours sa grosseur naturelle dans les tempéraments bilieux; mais dans les constitutions pituiteuses; ce viscère est quelquefois plus gros, d'autres fois plus petit que dans l'état naturel. Plusieurs malades furent un peu soulagés par les purgatifs, lesquels ordinairement ne diminuaient pas beaucoup l'enflure de leur rate. Lorsque cette maladie ne cédait à aucun remède, elle causait quelquefois, par la suite des temps, des hydropisies; d'autres fois, le malade vieillissait avec cette tumeur et cette dureté de la rate. Si elle venait à suppurer, on guérissait le malade en appliquant le feu sur la partie. Il décrit ailleurs (f) encore plus particulièrement cette maladie. Le ventre, dit-il, s'enfle d'abord, la rate grossit ensuite, devient dure, et on y ressent une vive douleur. Le malade perd sa couleur naturelle, devient noir ou pâle, de la couleur de l'écorce de grenade. Les gencives sentent mauvais et se séparent des dents. Il survient des ulcères aux jambes; les membres s'atrophient, et le ventre est constipé. Il attribue, dans un autre endroit (g), cette enflure de la rate aux eaux crues, croupissantes et malsaines dont on use pour boisson ordinaire, et il dit que ceux qui ont cette maladie (*lienosi*) sont *flueis*, maigres et exténués.

Le lecteur sera par là en état de juger (et mieux encore s'il consulte l'original) jusqu'à quel point Hippocrate a décrit le scorbut, sous le nom de *tumeur de la rate*. Il paraît, par plusieurs endroits de ses ouvrages, qu'il regardait l'ictère jaune comme une maladie causée par l'obstruction du foie, et l'ictère noir par l'obstruction et surtout le squirrhe

de la rate. On observe souvent, dans la pratique, une obstruction ou une dureté de ce viscère, ainsi que des parties qui lui sont contiguës, et qu'Hippocrate pouvait aisément prendre pour celle de la rate. Cette obstruction est due principalement aux causes qu'il assigne (h); c'est-à-dire à des fièvres de mauvaise nature, surtout aux intermittentes. Elle n'est point, ajoute-t-il, une maladie mortelle par elle-même, quoiqu'elle demande un long traitement (i). Mais les dissections ont suffisamment prouvé que la rate est rarement affectée dans le scorbut, ou du moins qu'elle n'est point la cause ou le siége de cette maladie. Le docteur Mead nous donne un exemple (k) d'une enflure extraordinaire de la rate, trouvée dans le cadavre d'un habitant de l'île de Sheppey, qui avait eu des symptômes scorbutiques. Mais il faut remarquer que le scorbut, chez ce malade, était compliqué, particulièrement avec une fièvre intermittente violente. Or, on sait que ces sortes de fièvres sont souvent accompagnées de l'obstruction des viscères. Ce qui prouve encore davantage qu'Hippocrate n'a point connu ou décrit le scorbut, c'est qu'il ne parle point des taches ordinaires dans cette maladie, ni de plusieurs autres symptômes qui l'accompagnent presque constamment. En un mot, nous pouvons être persuadés que, si cet auteur, à qui l'antiquité a donné le nom de *Divin*, avait vu cette maladie, lui qui étudiait la nature avec tant de soin, qui la copiait avec une si grande exactitude, il nous en aurait laissé une description plus exacte. Mais ce qu'il y a de vrai, c'est que le climat où il vivait n'était pas plus sujet au scorbut alors qu'aujourd'hui, et que la manière de naviguer des anciens, qui ne faisaient que ranger les côtes, ne lui a pas pu donner l'occasion d'observer cette maladie sur mer. Ainsi on ne doit point s'attendre que cet auteur ait indiqué, et beaucoup moins encore qu'il ait

_____

(e) Lib. de intern. affectionibus, page 549.

(f) Lib. de intern. affectionibus, page 549.

(g) Lib. de aëre, locis et aquis, page 283.

(h) Lib. de intern. affectionibus, page 521.

(i) Mon ami, M. Cleghorn, observe que cette maladie est une de celles auxquelles les habitants de Minorque sont sujets, à cause de la rareté de la bonne eau et de la fréquence des fièvres tierces dans cette île. (Observ. on the Epidem. diseas of Minorca, Introduct., p. 67.)

(k) Monita et præcepta medica, cap. 16, de scorbuto.

décrit une maladie que, suivant toutes les apparences, il n'avait jamais observée, et dont il n'avait point entendu parler. Si le scorbut n'était autre chose que la maladie qu'il décrit si souvent dans ses ouvrages, et d'une manière si étendue, sous le nom de *tumeur de la rate*; certainement il aurait dû être très-fréquent de son temps. Mais, si nous avions pu espérer de trouver la description du scorbut dans les écrits d'Hippocrate, ce serait dans l'endroit où il parle des habitants de Phasis (*l*). C'est là où il compare le naturel et la forme extérieure des Asiatiques et des Européens, et où il rend raison du tempérament, des mœurs, etc., de différentes nations, par le terrain particulier qu'elles habitent, par leur climat, et l'air qu'elles respirent. « Les Phasiens, dit-il, habitent un ter- » rain bas, humide et marécageux. Leurs » maisons sont de bois et construites sur » l'eau : elles communiquent les unes » aux autres par le moyen de fossés qu'ils » traversent continuellement dans des » troncs d'arbres creusés, qui leur ser- » vent de barques. L'air qu'ils respirent » est épais, humide et impur. L'eau qu'ils » boivent est chaude, croupissante, cor- » rompue par le soleil, et fournie par » les pluies qui tombent continuellement » dans leur pays en grande abondance. » Leur forme extérieure est différente de » celle des autres hommes, à cause de » cette situation. Ils sont plus grands, » et si gras, qu'à peine voit-on leurs » veines et leurs articulations. Leur cou- » leur est pâle, tirant sur le jaune. Leur » son de voix est plus rude que celui des » autres nations, et ils sont naturellement » plus lents. » Voilà toutes les remarques qu'il fait sur ce peuple; il ne parle point d'aucuns symptômes scorbutiques auxquels nous pourrions supposer naturellement qu'ils étaient sujets.

Les auteurs grecs et romains qui l'ont suivi gardent entièrement le silence sur cette maladie. Ils copient d'Hippocrate, à peu de chose près, la description de la rate (*lienosi*). Ils n'y ajoutent aucun symptôme qui puisse nous porter à croire que, soit Hippocrate ou eux, aient

jamais entendu par là le scorbut (*m*). — Il paraît aussi que cette maladie a été entièrement inconnue aux auteurs arabes. Ils ne parlent, dans aucun endroit de leurs ouvrages, d'une maladie semblable au scorbut. Avicenne cependant, le plus considérable d'entre eux, a décrit très au long la maladie de la rate, avec les mêmes symptômes que les auteurs grecs (*n*). — Quelques personnes extrêmement entêtées de l'étendue des connaissances des anciens, veulent que le scorbut soit la même maladie que l'*oscedo* de Marcellus (*o*). M. Poupart pensait que le scorbut qui régna à Paris en 1699 ressemblait à la peste des Athéniens, décrite par Lucrèce (*p*). Moellenbroeck croyait que le serviteur du centenier de Capharnaum était attaqué de cette maladie (*q*). De pareilles opinions ne demandent aucune réfutation sérieuse. — Enfin, on a cru que cette maladie était la même que celle qui affligea l'armée romaine commandée par César Germanicus. Ce sentiment a plus de vraisemblance que les autres. Pour en décider, il convient de donner la relation de cette maladie, telle qu'on la trouve dans Pline (*r*).

« L'armée romaine, commandée par » César Germanicus, campa en Allema- » gne, au-delà du Rhin, et assez près » des côtes de la mer. Ils trouvèrent » dans cet endroit une fontaine d'eau » douce, dont l'usage, au bout de deux » ans, leur fit tomber les dents, et leur » rendit les articulations des genoux pa-

---

(*m*) Celse, avec son élégance ordinaire, traduit presque littéralement Hippocrate. — « Quibus sæpe ex naribus fluit san- » guis, his aut lien tumet, aut capitis » dolores sunt; quos sequitur ut quædam » ante oculos tanquam imagines obver- » sentur. At quibus magni sunt lienes, » his gengivæ malæ sunt, et os olet, aut » sanguis aliqua parte prorumpit. Quo- » rum si nihil evenit, necesse est in cru- » ribus mala ulcera, et ex his nigræ ci- » catrices fiant. » Lib. II, cap. 7. — Ætius, tetrab. III, serm. 3. — Paulus Ægineta, lib. III, cap. 49. — Aretæus, de causis et signis morb., lib. I, cap. 14. — Cœl. Aurelian. chron. sive tard. pass., lib. III, cap. 4.

(*n*) Cou. III, fen. XV, tract. II, cap. 5, de signis apostematum splenis.

(*o*) Lib. de Medicamentis, cap. 2.

(*p*) Lib. 6. Voyez Thucydide.

(*q*) Voyez S. Mathieu, 8, 5.

(*r*) Histor. natur., lib. XXV, ch. 3.

---

(*l*) Lib. de aëre, locis et aquis. — Phasis était une ville de l'ancien royaume de Colchos, situé sur le côté le plus oriental de la mer Noire, entre la Géorgie et la Circassie; elle n'était pas fort éloignée des anciens Sauromates.

» ralytiques (s). Les médecins appelaient » cette maladie *stomacacé* et *scélétyrbe.* » Ils trouvèrent le moyen de la guérir » par l'*herba britannica.* Cette plante » était non-seulement salutaire dans les » maladies de la bouche et des nerfs, mais » encore dans la squinancie, la morsure » des serpents, etc. »

Toute cette narration paraît assez extraordinaire. Je ne saurais m'empêcher de remarquer que la perte des dents et de l'usage des jambes, deux ans après avoir bu de cette eau, les vertus extraordinaires attribuées à l'*herba britannica,* et les instructions frivoles qu'il donne ensuite pour cueillir cette herbe avant qu'il ne tonne, se ressentent beaucoup de cette crédulité fabuleuse qu'on a si justement reprochée à cet auteur. Mais, quand même un auteur plus digne de foi nous aurait donné cette relation, il y a plusieurs raisons de croire qu'elle ne se rapporte point au scorbut. — Ces endroits au-delà du Rhin dont Pline parle, c'est-à-dire les parties septentrionales des Pays-Bas, sont aujourd'hui bien connus, et on n'y a jamais découvert une pareille fontaine. Il n'est point fait mention, dans cette relation, des taches scorbutiques qu'on observe plus fréquemment que la faiblesse des genoux, par laquelle Pline a interprété le *scélétyrbe.* On a supposé que ce terme se rapportait à la raideur des tendons du jarret qu'on observe dans le scorbut. Mais l'interprétation de Pline ne paraît exprimer en aucune façon ce symptôme particulier. Galien, le seul auteur qui se serve du mot *scélétyrbe* (t), entend par là une espèce de paralysie très-différente du retirement des tendons qu'on observe chez les scorbutiques (1). — Strabon (u)

fait mention d'une pareille maladie, occasionnée par l'usage de certains fruits, etc., qui régna dans l'armée commandée par Ælius Gallus en Arabie. Mais on peut croire avec raison que le mot *stomacacé* signifie plusieurs autres maladies de la bouche, telles que les aphthes, etc., sans supposer que ce soit le scorbut. Si cette calamité avait été générale dans une armée, au point d'occasionner le *scélétyrbe,* c'est-à-dire de priver les soldats de l'usage de leurs jambes, elle aurait nécessairement été accompagnée d'autres symptômes constants, et aussi remarquables que celui-là, et nous les trouverions sans doute décrits d'une manière particulière dans les auteurs de médecine qui vinrent après Pline et Strabon, et qui furent à portée de voir leurs ouvrages (x).

On peut regarder comme une question peu importante de savoir si les anciens ont bien connu cette maladie ou non ; aussi ne me serais-je point arrêté si long-temps à cette recherche, si une estime mal entendue pour leurs ouvrages n'avait eu de mauvaises suites dans la pratique. Plusieurs médecins, croyant que la rate était le siége du scorbut, ont pris leurs indications du vice de ce viscère. D'autres ont écrit des volumes entiers pour découvrir la véritable *herba britannica,* à laquelle on avait attribué faussement des vertus si miraculeuses. — Mais, comme on est sujet à passer d'une extrémité à l'autre, plusieurs personnes ne trouvant point cette maladie décrite chez les anciens, ont supposé qu'elle était nouvelle. Ils ont cru qu'elle paraissait dans le monde après un certain période de temps, de même que la vérole (y). Cette

---

(s) Compages in genibus solverentur.

(t) In definitionibus Medic., p. 265 ; tom. ii, edit. Charterii.

(1) Voyez la définition de ce terme dans le § 1148, de Van-Swieten.

(u) Στομακάκη τὲ καὶ σκλεογύρδη παρα ζομένης τῆς ςραζιᾶς ἐπιχωρίοις παθεσι, τῶν μὲν περὶ τὸ ςόμα, τῶν δὲ περὶ τὰ σκελη παραλυσίν τινα δηλούτων, ἔκ τε τῶν ὑδρῶν, καὶ τῶν βογχυῶν.

Strabo, Geograph., lib. xvi, sub finem. C'est-à-dire : L'armée était attaquée du stomacace et du scélétyrbe, deux maladies du pays causées par les eaux et par les fruits, dont la première se déclare par un mal de bouche, et l'autre par une paralysie aux jambes.

(x) Je ne prétends point que le scorbut n'ait jamais régné dans les armées des anciens, mais seulement que les descriptions qu'ils nous en ont laissées sont douteuses et imparfaites. Le premier scorbut véritable dont je trouve la description est celui dont l'armée de Saint-Louis fut attaquée en Egypte, environ l'an 1260. Mais on voit dans cette relation, que non-seulement les jambes étaient affectées, mais qu'il paraissait des taches sur le corps. Les gencives putrides et fongueuses y sont décrites d'une manière particulière, etc. (Voyez l'Hist. de Saint-Louis, par le sieur Joinville.)

(y) Voyez l'Histoire de la médecine, par Freind.

opinion est aussi peu fondée que la première, si même elle ne l'est encore moins; car il paraît que les deux principales raisons pour lesquelles cette maladie n'a point été décrite par les anciens, ou du moins pourquoi elle l'a été si imparfaitement, sont : 1° parce qu'ils avaient très-peu de connaissance des pays du Nord, où le scorbut est endémique; 2° parce qu'ils n'osaient entreprendre de voyages de long cours, et qu'ils ne faisaient que ranger les côtes: aussi voyons-nous qu'aussitôt que les arts et les sciences commencèrent à être cultivés parmi les nations du Nord (1), les historiens et les autres auteurs en font mention. Si nous réfléchissons sur l'extrême ignorance des médecins de ce pays-là, et sur le peu d'estime qu'on y faisait de la médecine, nous ne serons pas surpris qu'ils n'aient pas plus tôt décrit cette maladie (2); mais, après la prise de Constantinople, les auteurs grecs furent dispersés dans tout le monde; et l'art d'imprimer, nouvellement inventé, les rendit publics dans le commencement du siècle suivant. La médecine commença alors à fleurir dans les parties septentrionales de l'Europe, et les médecins du Nord donnèrent bientôt après des descriptions exactes du scorbut.

De même, la navigation ayant été perfectionnée, et les Indes découvertes à peu près dans le même temps, nous voyons qu'on n'eût pas plus tôt fait des voyages de long cours, que les mariniers furent attaqués de cette maladie. Ainsi l'équipage de Vasco de Gama, qui trouva le premier un passage aux Indes orientales, par le cap de Bonne-Espérance, en 1497, fut cruellement affligé du scorbut. De cent soixante hommes dont il était composé, il en mourut plus de cent. C'est dans la relation de ce voyage qu'on trouve la première description de cette maladie, observée sur la mer (a). Elle était alors, et même longtemps après, peu connue, comme il paraît par la narration suivante.

(1) Ce fut vers le commencement du seizième siècle, époque remarquable pour l'avancement des sciences dans toute l'Europe.

(2) Vid. Olaum Magnum, de Medicina et Medicis septentrionalibus.

(a) Voyez l'Histoire des découvertes des Portugais, etc., par Herman Lopès de Gastanlieda.

*Le second voyage de* JACQUES CARTIER, *à la Nouvelle-Finlande par la grande Baie, sur la rivière du* Canada, *en* 1535 (b).

« Nous apprîmes, dans le mois de décembre, qu'il régnait une maladie contagieuse parmi les habitants de Stadacona, et qu'elle en avait déjà fait périr plus de soixante. Nous leur défendîmes, en conséquence, de s'approcher de nos forts et de nos vaisseaux. Malgré ces précautions, cette maladie commença à se répandre parmi nous, et de la manière la plus surprenante. Quelques-uns perdirent entièrement leurs forces, de sorte qu'ils ne pouvaient se tenir debout. Leurs jambes s'enflèrent ensuite, et devinrent aussi noires que du charbon : les tendons de ces parties se retirèrent. La peau se couvrit dans d'autres de taches pourprées : ces taches s'observaient sur les malléoles, les genoux et les cuisses, les épaules, les bras et le cou. Leur bouche devint puante, les gencives parvinrent à un si haut degré de putridité, qu'elles tombèrent par morceaux et laissèrent la racine des dents à découvert; ils perdirent aussi presque toutes les dents. Cette maladie devint si générale, vers le milieu de février, que, de cent dix hommes, il n'y en avait pas dix en santé; de sorte qu'ils ne pouvaient se donner mutuellement aucun secours. Spectacle horrible et pitoyable! Huit de ces misérables avaient déjà perdu la vie, et plus de soixante étaient réduits à un état entièrement désespéré. Cette maladie nous étant inconnue, nous fîmes l'ouverture d'un cadavre (c), pour voir si nous ne pourrions point en trouver la cause et y porter du remède; mais cette calamité augmenta de telle sorte, qu'il ne restait plus alors que trois hommes en santé. Trente-cinq de nos meilleurs matelots étaient déjà morts, tous les autres étaient dans un état si déplorable, que nous n'espérions plus qu'ils en revinssent. Dieu voulut bien alors nous regarder en pitié, et nous fit connaître un remède qui nous rendit la santé. — Notre capitaine, considérant la triste situation de son équipage, sortit un jour du fort, et fut se promener sur la glace. Il

(b) Harkluit's collection of voyages, v. III, p. 225.

(c) Voyez le chap. 7 de la seconde partie, n° 2.

vit une troupe de gens qui venaient de Stadacona, parmi lesquels était un certain Domagaïa, qui avait eu les genoux, dix ou douze jours auparavant, aussi gros que la tête d'un enfant de deux ans, les tendons des jambes retirés, les dents gâtées et les gencives pourries et puantes. Le capitaine le voyant en parfaite santé, fut pénétré de la joie la plus vive, espérant d'apprendre de lui la manière dont il avait été guéri. Il lui dit qu'il avait pris le suc des feuilles d'un certain arbre, qui était particulièrement efficace dans cette maladie. Cet arbre est appelé dans ce pays *améda* ou *annéda* (*d*). Nos malades prirent une décoction de son écorce et de ses feuilles, et furent tous guéris en peu de temps. » — Cette maladie fit périr, pendant l'hiver, soixante personnes de la colonie française, envoyée sous les ordres de M. de Roberval (*e*). Nous trouvons, quelque temps après, une autre relation de la même maladie, que je vais insérer ici.

*Nouvelle-France, ou description de cette partie de la Nouvelle-France qui est dans le même continent que la Virginie, d'après les trois derniers voyages et plantations faites par* MM. DE MONTS, PONTGRAVE *et* DE POUTRINCOURT (*f*); *publiée par* L'ESCARBOT, *en* 1604.

« Bref (1), voici les maladies inconnues, semblables à celles que le capitaine Jacques Cartier nous a représentées ci-dessus, lesquelles, pour cette cause, je ne décrirai pas, pour ne pas faire une répétition vaine. De remèdes il ne s'en trouvait point; tandis que les pauvres malades languissaient, se consommant peu à peu, n'ayant aucune douceur, comme de laitage ou bouillie pour substanter cet estomac, qui ne pouvait recevoir de viandes solides, à cause de l'empêchement d'une chair pourrie, qui croissait et surabondait dans la bouche;

et quand on la pensait enlever, elle renaissait du jour au lendemain plus abondamment que devant. Quant à l'arbre *améda*, dont ledit Cartier fait mention, les sauvages de ces terres ne le connaissaient point. Si bien que c'était grande pitié de voir tout le monde en langueur, excepté bien peu, et les pauvres malades mourir tout vifs, sans pouvoir être secourus. De cette maladie, il y en mourut trente-six, et autres trente-six ou quarante qui en étaient touchés, guérirent à l'aide du printemps, sitôt qu'il fut venu. Mais la saison de mortalité en icelle maladie, sont la fin de janvier, les mois de février et de mars, auxquels meurent ordinairement les malades, chacun à son rang, selon qu'ils ont commencé de bonne heure à être indisposés; de manière que celui qui commencera sa maladie en février et mars pourra échapper; mais qui se hâtera trop, et voudra se mettre au lit en décembre et janvier, il sera en danger de mourir en février, mars, ou au commencement d'avril; lequel temps passé, il est en espérance, comme en assurance de salut. Néanmoins, il en est demeuré à quelques-uns des indispositions, pour avoir été trop vivement touchés. — Le sieur Monts, étant de retour en France, consulta nos médecins sur le sujet de cette maladie, laquelle ils trouvèrent fort nouvelle à mon avis; car je ne vois point que, lorsque nous nous en allâmes, notre apothicaire fût chargé d'aucune ordonnance pour la guérison d'icelle. »

L'auteur observe ensuite, que cette maladie est le scorbut, auquel les nations septentrionales, les Hollandais, etc., sont très sujets. Il cite, à cette occasion, un passage d'Olaüs Magnus, et dit : « J'ai pris plaisir à rapporter les paroles de cet auteur, parce qu'il parle savamment de cette maladie et qu'il l'a bien décrite. Il n'y a que deux symptômes dont il ne fait pas mention, c'est-à-dire le retirement des tendons du jarret et l'excroissance de chair qui vient dans la bouche. » L'Escarbot observe encore que les sauvages sont dans l'usage d'exciter des sueurs fréquentes pour la guérison de cette maladie, et que la gaieté en est un excellent préservatif, parce qu'elle attaque ordinairement ceux qui sont tristes, chagrins et oisifs. Mais le plus souverain remède était l'améda, dont parle Cartier; il l'appelle l'arbre de vie. M. Champlein, qui était alors dans ce pays, eut ordre de chercher cet arbre parmi les Indiens

---

(*d*) Voyez part. II.

(*e*) Année 1542. (Voyez Hakluit, v. III, p. 240.

(*f*) Collection of voyages and travels, compiled from the library of the late Lord Oxford, vol. II, p. 808.

(1) La traduction anglaise de ce passage de l'Escarbot ne m'a pas paru bien exacte; c'est pourquoi j'ai rapporté les propres paroles de l'original.

et d'en faire provision pour la conservation de leur colonie. — On dit que le nom de cette maladie se trouve dans l'histoire de Saxe, écrite par Albert Krantz. Si cela est vrai, je crois que, parmi les auteurs qui nous restent, il est le premier qui ait appelé cette maladie scorbut (g). Euritius Cordus en parle ensuite dans son *Botanicologicon*, publié en 1534. Un des personnages de ce dialogue observe que la petite chélydoine est appelée par les Saxons *Schorbock rout*, parce qu'elle est un excellent remède contre le scorbut. On lui demande ensuite quelle est cette maladie, et il répond : Il paraît que c'est la *stomacace* de Pline, car elle fait tomber les dents et affecte toute la bouche. Jean Agricola, en 1539, en parle de la même manière dans la *Medicina herbaria*. Olaüs Magnus, dans son histoire des peuples du Nord, publiée en 1555, observant les maladies particulières à ces peuples, donne une longue description du scorbut (h).

(g) Cet auteur poussa son histoire jusqu'à l'année 1501. Il mourut en 1517, suivant Melchior Adam, et Chevreau dans son histoire du monde. Je n'ai pas trouvé le nom de scorbut dans l'édition que j'ai vue. Cependant Wierus, Schenkius dans ses observations, et plusieurs autres auteurs disent l'y avoir trouvé. Je ne sais si ces auteurs [ Wierus ne peut point avoir été dans ce cas ] n'auraient point pris Albert Krantz, pour George Fabrice, qui écrivait environ l'année 1570. Celui-ci, dans ses *Annales urbis Misnæ*, fait mention d'une maladie qui régna en 1486 ; c'est-à-dire du scorbut, et il en donne une description très-imparfaite.

(h) « Est et alius morbus castrensis, » qui vexat obsessos et inclusos; talis, » scilicet, ut membra carnosa, stupiditate » quadam densata, et subcutaneo tabo, » quasi cera liquescens, digitorum impressioni cedant; dentesque, veluti casuros, stupefacit; colores cutium candidos reddit cæruleos, torporemque inducit, cum medicinarum capiendarum » nausea ; vocaturque vulgari gentis lingua *scorbock*, græce καχέξια, forsitan » a subcutanea mollitie putrescente, quæ » videtur esu salsorum ciborum, nec digestorum, nasci, et frigida murorum » exhalatione foveri. Sed vim tantam non » habebit, ubi muri interius tabulis quorumcunque lignorum sunt cooperti. Insuper, si diutius grassetur iste morbus, » absinthiaco potu continuato illum arcere solent. » Lib. xvi, cap. 51. « Viri-

Nous trouvons bientôt après trois célèbres médecins, tous trois contemporains, qui traitent expressément de cette maladie. Ces auteurs sont Ronsseus, Ecthius et Wierus. On peut encore joindre à ceux-là Langius, qui a écrit deux lettres sur] cette matière. L'ouvrage qui porte le nom d'*Epitome* d'*Echthius* fut écrit le premier. Il paraît, suivant Forestus (i) que cet ouvrage était une lettre d'Echthius adressée à Blienburchius, médecin d'Utrecht. La réponse de ce dernier ne subsiste plus. Ronsseus publia, sous la forme d'une lettre, le premier ouvrage qui traite expressément du scorbut. On ne sait pas précisément en quelle année ce livre parut, parce qu'il le corrigea ensuite et le fit réimprimer sous une forme différente. Cet auteur porte la modestie au point de dire qu'il n'aurait rien publié sur cette matière, s'il avait vu auparavant les observations exactes de Wierus. Il y a une édition de Ronsseus, donnée par Mercklin (k) et Lipenius (l), en 1564, et une édition des observations de Wierus en 1567. — Le savant M. Astruc (m) croit que ce dernier ouvrage ne fut publié qu'en 1580. Il est certain que ces auteurs étaient en correspondance les uns avec les autres, et Wierus ayant envoyé à Ronsseus la lettre d'Echthius, connue sous le nom d'*Epitome*, Ronsseus la fit imprimer avec son ouvrage, les observations de Wierus et les deux lettres de Langius, en 1583.

» bus, primis annis; demum (milite stra- » gibus continuis diminuto) artibus, dolis » et insidiis, obsidentium subripiunt com- » meatum, præsertim pecudes ; quas se- » cum abductas, in herbosis domorum » tectis pascendas imponunt; ne, defectu » carnium recentiorum, morbum incur- » rant, quibusvis ægritudinibus tristio- » rem, patria lingua *scorbock* nuncupa- » tum; hoc est, saucium stomachum, » diris cruciatibus et diuturno dolore ta- » befactum. Frigidi enim et indigesti cibi » avidius sumpti morbum hujusmodi cau- » sare videntur, qualem medici ca- » chexiam universalem appellant. » Lib. ix, cap. 58.

(i) Observ. Médic., lib. xx, obs. 11.
(k) Linden. renovatus.
(l) Bibliotheca real. Medic.
(m) Lib. de Morbis venereis.

## CHAPITRE II.

BIBLIOTHÈQUE SCORBUTIQUE, OU TABLEAU CHRONOLOGIQUE DE TOUT CE QUI A ÉTÉ PUBLIÉ JUSQU'ICI SUR LE SCORBUT.

**Année 1541.** JOANNIS ECHTHII *de Scorbuto, vel scorbutica passione, Epitome.*

Cet auteur demande si le sang ne peut pas être corrompu dans cette maladie, sans que la rate ou quelque autre viscère soient affectés. Mais il est porté à croire que la rate l'est souvent. Il assigne, pour cause de cette maladie, une nourriture grossière et malsaine, telle que du poisson et de la viande salée, séchée et corrompue, du porc salé, du pain gâté, de l'eau puante, etc. — Il range les symptômes sous deux classes. La première contient ceux qui paraissent dans le commencement du scorbut, et qui lui sont communs avec d'autres maladies. Il met dans la seconde ceux qui se présentent dans la suite de la maladie et qui en sont des signes plus certains. — Les symptômes de la première classe sont une pesanteur du corps, avec une lassitude spontanée, ordinairement plus sensible après l'exercice; une constriction de la poitrine et une faiblesse des jambes; la démangeaison, la rougeur et la douleur des gencives; le changement de couleur du visage. Il observe que, lorsque tous ces symptômes se présentent en même temps, on peut prononcer que le scorbut est imminent.

Les symptômes plus immédiats et plus certains, qu'il range sous la seconde classe, sont une haleine puante, un gonflement spongieux des gencives, lesquelles sont sujettes à saigner, la vacillation des dents. Les jambes se couvrent de taches plombées, pourprées ou livides; il paraît quelquefois sur la face des taches obscures plus larges que les précédentes, et d'autres fois sur les jambes. A mesure que la maladie fait des progrès, le malade perd l'usage de ses jambes et est sujet à une difficulté de respirer, particulièrement lorsqu'il fait quelque mouvement ou qu'il se tient debout. Souvent il tombe alors en faiblesse; mais lorsqu'on le couche de nouveau, il reprend ses sens et respire librement. Il ne ressent aucun mal quand il est tranquille dans son lit. Mais, comme il ne peut toujours demeurer dans la même situation sans faire quelque mouvement, il est sujet à des défaillances continuelles. Ces malades jouissent ordinairement d'un bon appétit. On observe quelquefois une aggravation de symptômes. Cette aggravation arrive chez quelques-uns le quatrième ou le cinquième jour, et chez d'autres le troisième. Certains malades éprouvent cette augmentation tous les jours, mais sans fièvre; d'autres ont de la fièvre. — Les fièvres peuvent se terminer par le scorbut comme crise. Des familles et des monastères entiers en sont affectés de cette manière. Ces sortes de scorbut finissent ordinairement, tantôt par une dysenterie mortelle, tantôt par une mort subite. — Pendant le cours de cette maladie, certains malades sont sujets à être très-constipés, tandis que d'autres ont une diarrhée continuelle. Quelquefois leurs jambes, couvertes de taches, s'enflent d'une manière si monstrueuse, qu'elles ressemblent à la lèpre (*elephantiasis*) des Arabes; d'autres fois, au contraire, elles sont si exténuées, qu'elles ne paraissent couvertes que de la peau. Les taches, dans quelques-uns, se séparent en écailles noires et brunes, comme dans la *Morphea* et la lèpre des Grecs; tandis que, dans d'autres, ces taches demeurent douces, polies et luisantes, et que l'impression du doigt se conserve quelque temps sur la partie. Quelquefois les taches disparaissent après la mort; d'autres fois elles se montrent de nouveau. Enfin, on a observé dans certains cas une dilatation variqueuse des veines ranines et de celles de la lèvre inférieure. — Cet auteur donne ensuite les indications curatives, mais sans faire mention d'aucun remède. Il n'est pas hors de propos de remarquer que c'est la première description que nous ayons du scorbut donnée par un médecin.

1560. JOANNIS LANGII *medicinalium ep. miscel. lib. 3, ep. 13, de novis morbis; ep. 14, de veterum stomacacia et sceletyrbe, et morbi gallici tubéribus.*

Rousseus fit réimprimer ces deux lettres comme servant à prouver que le scorbut avait été connu des anciens.

1564. BALDUINI RONSSEI, *de magnis Hippocratis lienibus, Pliniique stomacace ac sceletyrbe, seu vulgo dicto Scorbuto, commentarius. Ejusdem epist. quinque ejusdem argumenti.*

Il attribue la fréquence du scorbut en Hollande, à l'air qu'on y respire, à ce qu'on y mange une grande quantité d'oiseaux aquatiques, mais surtout à ce qu'on s'y nourrit de viandes salées et séchées ensuite à la fumée. Le Temps, dit cet auteur, influe beaucoup sur cette maladie. Car, quoiqu'il l'eût observée dans toutes les saisons, cependant une longue expérience lui avait prouvé qu'un air humide et les vents du midi contribuaient extrêmement à l'augmenter. La pluie et les vents du sud et de l'ouest régnèrent presque continuellement pendant toute l'année 1556. Le scorbut fut très-fréquent cette année, et plusieurs malades furent en danger de perdre la vie. En 1562, après une saison pluvieuse, le scorbut fut fréquent aussi et très-fâcheux. Ainsi, quoique cette maladie fût endémique en tout temps en Hollande, à cause de l'air particulier à ce pays, cependant, à la moindre occasion, elle devenait souvent plus générale ou épidémique, lorsque la saison était humide. Les saisons où le scorbut était plus fréquent étaient ordinairement le printemps et l'automne. Sa nature était plus bénigne, et il durait moins long-temps dans le printemps que dans l'automne ; mais dans cette dernière saison il était plus opiniâtre, de plus longue durée, et mettait quelquefois le malade en danger. Il attaquait indistinctement les personnes de tout âge ; avec cette différence que, quoiqu'il fût porté à un plus haut degré de malignité chez les vieillards, il était cependant plus ordinaire aux personnes de moyen âge.

Cet auteur croyait que le scorbut était une maladie de la rate ; et, par une suite de cette fausse théorie, il commence la curation par la saignée. Il prescrit ensuite une décoction atténuante et apéritive, de plusieurs plantes antiscorbutiques, avec le séné et quelqu'autre purgatif. Mais, ayant observé que les compositions les plus simples étaient ordinairement les plus efficaces, il croit que l'usage du cochléaria, de l'absinthe et de la germandrée est suffisant ; le peuple se guérissant lui-même par le moyen du cochléaria, du cresson d'eau et du bécabunga. Il donne, sur la fin du traitement, un doux purgatif. Il bannit tous les remèdes âcres et violents, surtout les purgatifs drastiques, jusqu'au déclin de la maladie, où le malade est en état de les supporter. Il se servait depuis douze ans, avec beaucoup de succès, tant pour prévenir que pour guérir le scorbut, d'une teinture tirée par le moyen de l'esprit-de-vin,

de la fumeterre, du cochléaria, de l'absinthe et du chamæderys, ou d'autres plantes de mêmes vertus. Cet esprit était extrêmement chargé, parce qu'il y faisait infuser plusieurs fois de nouvelles plantes. Il avait soin de tenir le ventre un peu libre pendant tout le traitement.

Il compte beaucoup sur la nourriture ; il veut qu'elle soit incisive et atténuante. Il défend toute espèce d'oiseaux aquatiques, le porc et les viandes salées. La boisson ordinaire doit être du vin d'absinthe et de petit-chêne, pris alternativement. Il prescrit pour la bouche un gargarisme avec l'alun et le miel. Les tendons raides et retirés des jarrets doivent être frottés, et ensuite oints avec de la gelée de pied de vache : il donne plusieurs remèdes pour les ulcères des jambes.

Quant à la cure préservative, il recommande un doux purgatif en automne, et surtout l'usage d'une bière ou d'un vin d'absinthe léger. Par ce moyen, il a vu souvent prévenir, et même guérir cette maladie, avec le secours d'une nourriture facile à digérer, d'un air pur et de logements secs. — Dans sa première lettre, il rend raison de la plus grande fréquence de cette maladie dans certains endroits que dans d'autres, par la différence du terrain, du climat, du temps, et principalement par la qualité des eaux qu'on y boit. Il observe que les habitants des pays marécageux étaient ordinairement très-sujets au scorbut, quoique leur nourriture et les autres circonstances fussent entièrement les mêmes que celles des autres pays.

Dans sa seconde lettre, il soutient, contre l'opinion de Wierus, que cette maladie avait été connue des anciens, et il remarque que les mariniers, dans les voyages de long cours, se guérissent par l'usage des oranges.

Il recommande, dans sa troisième lettre, le fer et les eaux minérales.

**1567.** Joannis Wieri *medicarum observationum hactenus incognitarum lib. 1 de Scorbuto.*

Cet auteur copie très au long tous les symptômes décrits par Echthius, avec les additions suivantes. — La faiblesse qu'on ressent dans les jambes aux approches de cette maladie est bientôt suivie d'une raideur dans ces parties, et d'une petite douleur. La chair des gencives est souvent rongée jusqu'à la racine des dents.

Il paraît sur les jambes, sur les cuisses et sur tout le corps, de petites taches semblables à des morsures de puces, mais plus larges. On observe aussi, principalement sur les jambes, d'autres taches très-larges, livides et pourprées. Quelquefois on aperçoit cette couleur livide dans le gosier des malades qui sont près de leur dernière heure. Dans les progrès de la maladie, les tendons des jambes deviennent raides et se retirent. Quelques malades ont une fièvre lente erratique. L'auteur dit avoir vu le scorbut succéder à des fièvres ardentes malignes et à des doubles tierces mal traitées, auquel il se joignit une fièvre quarte maligne. Cette fièvre laissa encore après elle le scorbut, qui fut enfin guéri par les remèdes convenables. Le pouls varie comme dans une fièvre quarte : il est dans différents temps, et suivant le période de la maladie, petit, dur, fréquent et faible. L'urine est rougeâtre, trouble, épaisse et féculente, semblable à du vin rouge nouveau : elle ressemble à celle qu'on rend sur la fin du paroxysme des fièvres quartes, et répand une mauvaise odeur. Il ajoute ensuite dans ses prognostics que, s'il survient des ulcères aux jambes, ils sont très-difficiles à guérir. Les ulcères, dit-il, sont extrêmement fétides, ont une disposition gangréneuse, et sont si putrides, que le malade ne sent point l'impression d'un fer chaud, quand on l'y applique.

Il assigne pour causes de cette maladie un air malsain, une nourriture mauvaise et corrompue, telle que celle dont on se servait dans les pays septentrionaux et dans les vaisseaux ; c'est-à-dire du porc gâté, du lard rance et fumé, du pain moisi, une bière épaisse et féculente, de la mauvaise eau, la tristesse et le chagrin, les fièvres précédentes, et la suppression d'une évacuation ordinaire, etc.

Quoiqu'il ordonne quelquefois la saignée dans la curation, il la défend cependant lorsque la maladie est avancée. Alors, après avoir évacué les premières voies, par le moyen d'un doux purgatif, tel que le séné ou autre semblable (observant que les purgatifs violents sont nuisibles), il prescrit de faire suer le malade deux fois par jour, c'est-à-dire le matin et à quatre heures après-midi, en lui faisant prendre quatre onces d'un mélange de sucs antiscorbutiques. Ce mélange est composé de parties égales de suc de cochléaria, de cresson d'eau et de cresson alénois, et d'une demi-partie de suc de bécabunga avec un peu de cannelle et de sucre. On peut diminuer ou augmenter la proportion de ces ingrédients, suivant la constitution du malade, le degré de la maladie et la chaleur du corps. Il voudrait qu'on se servît toujours des plantes fraîches. Quelquefois, dit-il, on peut les faire bouillir dans du lait de chèvre ou de vache, ou plutôt dans du petit-lait ; mais le suc exprimé de ces plantes, mêlé avec du petit-lait, est préférable à leur décoction. Il ajoute quelquefois l'absinthe commune, la fumeterre, le chamædrys, et dans certains cas la nummulaire. Il donne, pour ceux qui aiment la multiplicité des remèdes, une longue liste de toutes les plantes, racines, semences, etc., antiscorbutiques et apéritives, à laquelle les modernes n'en ont ajouté qu'un petit nombre ; il ajoute qu'il guérissait ordinairement les scorbutiques, en leur faisant faire un usage convenable d'un petit nombre de ces plantes : le remède suivant avait guéri plusieurs personnes.

Pr. *Absinth. vulg. sicc.*
   *Bacc. juniper. contus. ana.* man. j.
   *Lactis caprin.* lib. iv.
   *Coq. ad tert. part. consumpt.*

Passez la liqueur à travers un linge, faites-y infuser un gros de safran, et donnez un verre de cette décoction tiède trois fois par jour.

Après avoir rapporté quelques autres remèdes usités de son temps contre cette maladie, il observe que les plantes auxquelles on donne communément le nom de scorbutiques n'ont aucune vertu spécifique, et que toutes les plantes âcres, incisives et atténuantes, ainsi que plusieurs racines apéritives, et plusieurs semences échauffantes, sont d'une très-grande utilité dans le scorbut. Il faut faire usage en même temps d'une nourriture facile à digérer, et qui réponde aux mêmes intentions. On doit user pour boisson de bière ou de vin, où on aura fait infuser de l'absinthe, ou bien de lait ou de petit-lait. Il faut avoir soin d'habiter des appartements secs et riants, de bannir les chagrins, les soucis, etc. — Il prescrit ensuite plusieurs remèdes topiques pour les différents symptômes. Pour la putridité des gencives, par exemple :

Pr. *Salis mar.*
   *Alum.* ana ℥ ij
   *Aquæ fontanæ.* lib. j
M. *Bulliant simul.*

Les habitants de la Frise se servent du gargarisme suivant.

Pr. *Aceti cerevis.* lib. ij
*Bol Armen.* ℥ ß
*Alumin.* ℥ ij
*Mellis.* ℥ iij
M. *Bulliant simul.*

Les Saxons ajoutent la sabine au premier de ces gargarismes. Si la putréfaction est portée à un haut degré, on peut se servir de l'onguent égyptiac, ou de l'alun brûlé mêlé avec du miel, ou bien il faut en arrêter les progrès, en touchant les parties affectées avec l'huile de vitriol. — Dans son appendix, il recommande particulièrement le petit-lait pour la curation de cette maladie, et donne une ample description du cochléaria, et de quelques autres plantes antiscorbutiques.

**1581.** Rembert1 Dodonæi *praxeos medic. lib. 2, cap. 62. Ejusd. medicin. Observat. exemplat. rar., cap. 33, de Scorbuto.*

Cet auteur attribue le scorbut, principalement à la mauvaise nourriture. Il rapporte que cette maladie fut occasionnée dans le Brabant, en 1556, par l'usage du seigle corrompu qu'on fit venir de Prusse pendant une disette de blé. Plusieurs malades alors n'eurent point de taches ; mais leurs gencives étaient particulièrement affectées. Il donne cependant un exemple d'une personne qui avait contracté le scorbut dans une prison, sans qu'on pût l'attribuer à d'autres causes qu'à son emprisonnement. La prison était bien aérée, et la nourriture était d'une nature à ne pouvoir produire cet effet. Il n'a jamais fait saigner aucun scorbutique, excepté celui dont nous venons de parler, qui avait des signes de pléthore. Il guérissait ordinairement ces malades par l'usage d'un petit nombre de plantes. Ces plantes étaient le cresson d'eau, le cresson des jardins, le cochléaria et le bécabunga. Il regarde la vertu de cette dernière, comme inférieure à celle des autres. Il croit que ces remèdes suffisent pour guérir le scorbut, pourvu qu'on fasse usage en même temps d'une nourriture convenable, principalement d'un pain de froment bien cuit. Il donne quelquefois, au commencement du traitement, un doux purgatif, qu'il réitère suivant que le cas l'exige ; mais, si la maladie est parvenue à un certain degré, il faut n'en faire usage qu'avec précaution. Lorsque les gencives étaient les seules parties affectées, il les a guéries souvent par des remèdes topiques. Les taches scorbutiques, larges, livides, semblables à des meurtrissures, s'observent plus souvent sur les extrémités inférieures, que sur les bras. Si la maladie est très-maligne, et qu'on ne la guérisse point, les hypochondres deviennent livides, le malade ressent de violentes tranchées et meurt.

**1589.** *De Scorbuto propositiones, de quibus disputatum est publice Rostochii, sub* Henrico Brucœo.

Le scorbut est endémique dans certains pays, à cause de leur situation, de l'air qu'on y respire, de l'eau et des aliments dont on s'y nourrit. Dans ces sortes d'endroits, les mères scorbutiques mettent au monde des enfants infectés du même vice : souvent elles avortent, et d'autres fois elles accouchent de fœtus morts. Les symptômes dont il fait mention sont les mêmes que ceux qui ont été décrits par Wierus, à l'exception d'une douleur, tantôt dans l'hypochondre droit, tantôt dans le gauche, accompagnée d'un sentiment de pesanteur. Lorsque la maladie augmente, le ventre se tuméfie et devient douloureux ; le malade perd entièrement l'appétit. — Lorsqu'il vient à la théorie de la maladie, il suppose que le foie ou la rate est obstruée, qu'ils le sont quelquefois l'un et l'autre, mais que la rate l'est le plus souvent ; cependant, ajoute-t-il, il est rare de trouver ce viscère squirrheux. Il dit ensuite qu'on n'aperçoit souvent, dans ces parties, aucune tumeur ou obstruction, quoiqu'il soit naturel de s'attendre à trouver la rate affectée, à cause de la qualité de l'humeur scorbutique, produite par une nourriture grossière et peu propre aux usages de la digestion. Lorsque la maladie est très-invétérée, elle dégénère en affection hypochondriaque, qui est fréquente parmi ceux qui habitent les côtes de la mer Baltique. Le scorbut est quelquefois compliqué avec d'autres maladies ; par exemple, avec l'hydropisie, l'atrophie et la diarrhée bilieuse. Il se joint quelquefois aussi à une fièvre lente continue, et d'autres fois à une fièvre tierce intermittente. — Sa curation consiste dans des aliments et des remèdes. Quant aux aliments, il recommande du pain de froment bien cuit, des bouillons faits avec des viandes ordinaires ou de la volaille, et avec les raves, l'hyssope, le thym, la sariette, ou autres herbes semblables. Il permet toutes sortes de viandes et de gibiers, pourvu qu'ils soient faciles à digérer, et qu'ils fournissent une bonne nourriture : il en excepte cependant les oiseaux aquatiques. Il défend tout ce qui est salé, séché, fumé, gardé depuis long-temps, rance ; en un mot, tous les aliments grossiers et de difficile digestion. Le lait convient à ceux qui sont dans une atrophie scorbutique. On doit manger à ses repas des salades faites avec les plantes antiscorbutiques, et boire de bon vin du Rhin ou de bonne bière, dans lesquels on aura fait infuser de l'absinthe. Après avoir fait une saignée, si elle est indiquée par la pléthore, et avoir nettoyé les premières voies par le moyen d'un doux purgatif, il faut donner une décoction de cochléaria, de cresson, de bécabunga et de racine de raifort, bouillis dans du lait, ou bien le suc exprimé de ces plantes, mêlé avec du petit-lait. Si l'estomac est faible, il faut ajouter à ces plantes l'absinthe ou la menthe ; si le malade est d'un tempérament chaud, et qu'il soit menacé de la fièvre, joignez-y l'oseille et la fumeterre ; si la poitrine est affectée, ajoutez-y la racine d'*enulacampana* et l'hyssope. Lorsque le malade est d'un tempérament froid, qu'il a les jambes œdémateuses, et que les taches sont noires, il vaut mieux donner ces sucs dans du vin avec de la cannelle et du gingembre, ou bien on peut faire infuser la racine de raifort dans du vin du Rhin, et lui faire prendre cette infusion. — Lorsque le scorbut affecte l'habitude du corps, l'auteur recommande aussi les sueurs, selon la méthode de Wierus, particulièrement les bains secs. On doit tenir le ventre libre par le moyen d'un doux purgatif, donné tous les jours dans du petit-lait de chèvre, ou bien tous les deux jours, suivant que le malade peut le supporter. Cette méthode, avec la nourriture recommandée ci-dessus, guérira parfaitement le scorbut. Il ordonne la saumure dans laquelle on conserve les olives, pour le relâchement et le saignement des gencives. Pour ce qui est des autres remèdes, il les tire de Wierus.

---

### *De Scorbuto tractatus duo ; auctore BALTAZARO BRUNERO.*

Cet auteur a copié Wierus presque entièrement. Il décrit cependant d'une manière plus étendue les qualités de l'air qui produisent cette maladie. Ainsi, dit-il, si l'atmosphère est chargée d'exhalaisons grossières, humides, putrides, ou sujettes à la putréfaction, il occasionne cette contagion. Tel est le cas des pays marécageux, humides et maritimes, et les endroits où les inondations laissent après elles des eaux croupissantes. Les saisons pluvieuses contribuent extrêmement aussi à la production de cette maladie, surtout dans les endroits où le soleil n'agit pas assez puissamment pour élever et dissiper les vapeurs des eaux croupissantes. Outre la nourriture que les autres auteurs ont observé donner lieu au scorbut, il en accuse aussi le pain noir et grossier. Il remarque que les veilles immodérées, la tristesse, le chagrin, et la suppression des évacuations naturelles, augmentent considérablement les effets pernicieux de cette nourriture, et de l'air qu'il a décrit. On fait usage dans la Saxe d'une grande quantité de graine de moutarde avec de légers astringents, pour se préserver de cette maladie, l'expérience ayant fait voir de bons effets de cette graine. — Il décrit les symptômes et la curation de la même manière que Wierus. Il dit seulement que le malade tombe en faiblesse lorsqu'il sue, mais c'est une faute d'impression : on a mis *sudat* (il sue), au lieu de *sedet* (il est assis). Tout cet endroit est pris de Wierus, qui ajoute immédiatement après, *decumbens respirat facilius, reficiturque* (lorsque le malade est couché, il respire avec plus de facilité, et reprend ses sens). — Il est à propos de remarquer une autre erreur, dans laquelle Bruner et d'autres auteurs sont tombés, copiant un remède que Wierus avait recommandé pour les ulcères phagédéniques des gencives. Voici ce remède :

Pr. *Mercurii sublim.* . . . . . scr. ij  
*Alum. ust.* . . . . . . . . . . ℥ ij ß  
*Aq. plantag.* . . . . . . . . . lib. j  
*Misce.*

Mais comme cet auteur, dans ses observations écrites en hollandais, avait appelé le premier ingrédient simplement *sublimé*, à la manière des chimistes, qui entendent par ce mot le mercure sublimé ; celui qui le traduisit, le prit mat-

heureusement pour l'arsenic, et mit *ar-
senici sublimati, scr.* ij. Plusieurs auteurs ont suivi le traducteur dans cette
méprise dangereuse. — On ne trouve
dans Bruner qu'une observation particulière. Il a souvent remarqué que le
scorbut était précédé de douleurs violentes dans les jambes, lesquelles étaient
suivies des taches et de la putréfaction
des gencives. Ces douleurs se font sentir principalement vers les malléoles et
les articulations, sur le tibia et à la plante des pieds, et quelquefois dans d'autres parties du corps. Elles sont accompagnées d'un sentiment de chaleur et
d'un picotement entre la chair et la
peau. Si elles continuent pendant long-
temps, surtout si elles deviennent très-
violentes pendant la nuit, qu'elles ne
cèdent point aux remèdes, et qu'elles
soient aigries par l'application des remèdes huileux et gras, c'est un signe certain
du scorbut. Ces douleurs cessent lorsqu'il paraît des taches : ces taches alors
sont ordinairement très-larges ; dans ce
cas, il faut seulement exposer les parties
affectées à une vapeur chaude, se servir
de fomentations et de cataplasmes discussifs, et, s'il est possible, faire suer ces
parties. Il termine son ouvrage par
l'histoire d'un scorbutique qu'il purgea
d'abord, et à qui il fit prendre ensuite,
deux fois par jour, six onces de suc de
cresson d'eau dans du petit-lait de vache. Le malade ayant sué, il se fit une
éruption de beaucoup de taches scorbutiques, ce qui diminua une douleur violente qu'il ressentait dans la cuisse.

**1593.** *Scorbuti historia proposita in
publicum,* à Salomone Alberto, etc.

Cet auteur croit que le scorbut peut
être héréditaire, qu'on peut en être infecté par une nourrice, et qu'il est contagieux. Il n'ajoute rien à la description
que Wierus a donnée de ses symptômes,
à l'exception d'une raideur (*rigor*) de la
mâchoire inférieure, qui venait probablement de la contraction du muscle
crotaphite, de la même manière que les
tendons du jarret deviennent raides, et
se retirent dans le progrès de cette maladie, ainsi qu'il a été observé par tous
les auteurs. Il dit que ce symptôme est
très-ordinaire chez les enfants, et dans
le scorbut héréditaire ou dans celui dont
on a été infecté par une nourrice. —
Il traite fort au long de la nourriture
convenable dans cette maladie. Il recommande le suc des fruits acides et aus-

*Lind.*

tères, tel que celui des oranges, et d'autres fruits semblables. On doit, dit-il,
mettre ces sucs dans les bouillons, et en
arroser les viandes lorsqu'on les fait rôtir. Il faut ajouter du vinaigre et du vin
à la tisane d'orge et au gruau. L'exercice est nécessaire. — Pour ce qui est
des remèdes, il ordonne d'abord la saignée ; mais seulement dans le cas où il
y a pléthore. Il observe qu'elle est extrêmement contraire, lorsque la maladie a déjà fait des progrès, et surtout
lorsque les taches ont paru. Si les évacuations menstruelles ou hémorrhoïdales sont supprimées, il faut mettre tout
en usage pour les rétablir : ces évacuations seront d'une grande utilité, quoiqu'elles ne soient pas suffisantes pour
guérir les malades ; car il a vu souvent
des femmes bien réglées après leurs couches, lesquelles cependant étaient très-
affectées du scorbut. Il prescrit un léger
purgatif, et observe les effets pernicieux
des violents cathartiques. Il donne ensuite un catalogue nombreux de remèdes
apéritifs. Tout ce qui incise, déterge et
atténue les humeurs grossières, visqueuses et féculentes, convient, selon lui,
dans le scorbut, afin de rendre ces humeurs propres à être évacuées par quelque couloir. Les plantes antiscorbutiques ordinaires, telles que le cochléaria, le cresson et le béccabunga, répondent particulièrement à cette indication,
leurs vertus ayant été constatées par une
longue expérience. Il ajoute aussi d'autres plantes sous le nom de spléniques,
d'hépatiques et de thorachiques, ainsi
nommées à cause des vertus particulières qu'on leur attribuait pour lever les
obstructions et fortifier tel ou tel viscère. Lorsque par ces moyens on a emporté toutes les obstructions, et que l'humeur morbifique, la cause immédiate
de cette maladie, a été suffisamment atténuée et préparée, il observe que la nature s'en débarrasse elle-même par les
reins ou par la peau. L'art ne doit faire
autre chose que de seconder les intentions de la nature, en donnant les diurétiques, si elle indique cette voie ; ou
les sudorifiques et les diaphorétiques, si
l'humeur morbifique se porte vers la
peau. On peut aussi exciter les sueurs par
le moyen des étuves et des bains. Il avait
particulièrement remarqué que les affections de la poitrine étaient très-efficacement soulagées par le moyen d'un flux
d'urine, et que l'humeur morbifique se
dissipait souvent par l'insensible tran-

spiration et quelquefois par des sueurs copieuses. On a vu des cas où les impuretés de cette maladie, étant évacuées par cette voie, avaient sali toute la peau. Il remarque que le scorbut avait été très-fréquent l'année qu'il écrivait son ouvrage, ainsi que la précédente, à cause de l'inconstance du temps et des grandes pluies qui avaient succédé à de grandes chaleurs.

1565. PETRI FORESTI *Observationum et Curationum medicinalium, lib.* 20 ; *Observ.* 11, *de scorbuto malo cognoscendo et curando ; Observ.* 12, *ibid. de quinque ægris à scorbuto curatis.*

Cet ouvrage est une longue lettre que l'auteur écrivit d'abord à son frère en 1558, et qu'il envoya ensuite à ses deux neveux, qui étudiaient la médecine en 1590. Il ne paraît pas avoir connu d'autres auteurs sur cette matière que Ronsseus et Echthius. Il a copié les symptômes d'Echthius ; mais il les confirme tous par plusieurs histoires de malades. Il croit que le scorbut n'a point été connu des anciens : il le regarde cependant comme une maladie de la rate. Cette maladie, en effet, était si peu connue de son temps, que plusieurs malades en moururent (particulièrement un ecclésiastique de Louvain, nommé Martin Dorpius) au grand étonnement des médecins, qui n'en connaissaient pas même le nom, et à plus forte raison la nature et la méthode curative. Il rapporte le cas d'un conseiller de La Haye, nommé Sasbotus, qui était attaqué d'un scorbut virulent, et que ses médecins avaient abandonné. Un médecin d'Amsterdam le vit, connut sa maladie et le guérit. (L'auteur observe que les docteurs de La Haye n'avaient pas autant de connaissance de cette maladie que ceux d'Amsterdam, ou que lui, qui faisait sa résidence à Alcmaer ; parce que dans ces deux dernières villes ils avaient occasion de voir et de bien examiner le scorbut parmi les gens de mer.) Ce conseiller étant sujet à des rechutes de temps en temps, Forestus lui prescrivit un sirop fait avec les sucs de bécabunga et de cresson d'eau. L'usage de ce sirop prévint efficacement la maladie. Ce remède devint ensuite très-célèbre sous le nom de *syrup, sceletyrb. Foresti*, et il conserva sa réputation pendant long-temps dans toute la Flandre, le Brabant et la Hollande, pour la cura-

tion du scorbut. On s'en servait principalement pendant l'hiver, parce que, dans cette saison, on ne pouvait point se procurer des plantes récentes. Il avoue ingénument que les médecins apprirent ces remèdes du vulgaire, et qu'ils ne firent que leur donner une forme plus élégante.

Il explique très au long les diverses intentions qu'on doit se proposer pour guérir cette maladie, dans un endroit où il est question d'un matelot d'Alcmaer, qui, après avoir eu une fièvre quarte automnale pendant sept mois, fut attaqué du scorbut. Ce malade lui dit qu'il avait été attaqué autrefois de cette maladie sur mer dans un voyage qu'il avait fait en Espagne, mais qu'il en était entièrement guéri avant d'avoir cette fièvre. Il lui apprit aussi que le scorbut était très-commun parmi les matelots hollandais, et que généralement ils se guérissaient en changeant d'air et en faisant usage de la bière d'absinthe. L'auteur observe, à cette occasion, qu'il a vu plusieurs personnes attaquées du scorbut, après de pareilles fièvres intermittentes. Le matelot dont nous venons de parler respirait très-difficilement et avait perdu l'usage des jambes. Son genou gauche et toute sa jambe étaient enflés, squirrheux, couverts de taches et si raides qu'il ne pouvait point marcher ni même se remuer : ses gencives étaient enflées et saignaient. Les médecins et les chirurgiens avaient prononcé qu'il avait la vérole ; mais Forestus, l'ayant vu, jugea qu'il avait le scorbut. Ce cas, à la vérité, était compliqué ; la fièvre quarte avait laissé après elle une disposition hectique avec l'obstruction des viscères. — Notre auteur, qui avait traité beaucoup de scorbutiques, dit que les signes pathognomoniques du scorbut sont une constriction dans les régions de l'épigastre et des hypochondres, une faiblesse et une douleur dans les jambes, une rougeur, une démangeaison et une douleur des gencives, avec une altération de la couleur du visage. Il avertit cependant que cette maladie n'est pas si aisée à connaître dans le commencement, parce que ses progrès sont quelquefois lents, et que les symptômes dont nous venons de parler, ainsi qu'une lassitude après l'exercice, lui sont communs avec d'autres maladies. Mais lorsque tous ces symptômes paraissent en même temps, il croit que c'est le commencement de la maladie, ou du moins, qu'il y a quelque certitude d'un scorbut prochain. Il est vrai qu'il doutait quelquefois, jusqu'à ce que, la maladie ayant fait des progrès, les symptômes fussent devenus plus violents, et que la puanteur de l'haleine, les gencives spongieuses et saignantes, l'ébranlement des dents, les taches pourprées et livides sur les jambes, etc., confirmassent le premier jugement qu'il avait porté. Il rapporte ensuite les symptômes d'Echthius, et il ajoute à presque tous ces symptômes des exemples de malades chez lesquels il les a observés. Ainsi, après cette disposition à tomber en faiblesse, ordinaire lorsque la maladie est portée à un haut degré, il ajoute qu'il a vu plusieurs personnes mourir subitement. Tel fut le cas d'un magistrat dont il parle, et dont un médecin de Haerlem prenait soin. Ce médecin avait dit qu'il était attaqué de la vérole. Les ignorants alors rapportaient au mal vénérien toutes les maladies extraordinaires et qu'ils ne connaissaient point. Notre auteur cependant guérit le fils de ce magistrat, attaqué de la même maladie. Il recommande le lait de beurre lorsque le malade a de la disposition au marasme; mais, lorsqu'il n'y a point de fièvre, il en guérit plusieurs par l'usage du lait, dans lequel il faisait bouillir le cochléaria et le bécabunga. Ces observations, quoique extrêmement ennuyeuses par leur longueur, sont estimables à cause du grand nombre de véritables cas scorbutiques qu'elles contiennent.

1600. HIERONYMI REUSNERI, *Diexodicarum excitationum liber de scorbuto.*

Cet auteur, qui n'est remarquable que par sa théorie, a décrit le scorbut dans ses différents périodes de la même manière que les auteurs qui l'avaient précédé. Il y ajoute quelques symptômes; par exemple, une hémorrhagie du nez, qu'il dit être ordinaire, même dans le commencement de la maladie, ainsi qu'un crachottement continuel. Certains malades ressentent une douleur à l'orifice de l'estomac, et n'ont point d'appétit, ou du moins, s'ils ont envie de quelque aliment, il leur est nuisible. Il observe que les femmes scorbutiques sont sujettes à des fleurs blanches et à avoir leurs règles décolorées. L'urine est la plupart du temps claire, pâle et aqueuse, elle ne dépose point de sédiment et répand une mauvaise odeur : le pouls est petit, faible, lent et inégal. Cet auteur

est extrêmement diffus dans la curation ; il aurait été à souhaiter qu'il eût prouvé l'utilité de plusieurs remèdes chimiques et galéniques qu'il recommande par l'expérience plutôt que par la conformité qu'ils ont avec sa théorie.

1604. *De morbo scorbuto liber, cum observationibus quibusdam, brevique et succincta cujusque curationis indicatione, auctore* SEVERINO EUGALENO.

Cet ouvrage doit avoir été publié par l'auteur dans un ordre très-peu méthodique ; car, quoique différents éditeurs y aient fait plusieurs corrections, il est encore très-confus. Georges Stupendorph le publia en 1615 avec beaucoup de changements. Brendel, professeur de médecine à Jena, le corrigea de nouveau en 1623 ; et ce ne fut qu'avec beaucoup de peine qu'il parvint à ranger les différents symptômes, ou plutôt les différentes espèces de cette maladie sous quarante-neuf sections. Ces sections pourraient admettre plusieurs subdivisions, et on peut dire qu'elles renferment un catalogue de presque toutes les maladies aiguës et chroniques auxquelles le corps humain est sujet. Cet ouvrage contient aussi soixante prognostics et trente diagnostics généraux du scorbut, outre les signes particuliers à chaque symptôme (ou plutôt maladie) pour connaître s'il est scorbutique. Mais, comme j'ai examiné ailleurs très au long cet ouvrage, il suffira de remarquer ici qu'on a toujours fait consister le mérite de cet auteur dans sa grande habileté à découvrir cette trompeuse maladie, cachée sous différentes formes. Il nous dit lui-même que c'est le but qu'il s'était proposé en écrivant. Aussi la description des symptômes fait-elle la plus grande partie de son ouvrage. Il parle, au commencement de son livre, des causes occasionnelles du scorbut, et ce sont les mêmes que celles que Wierus avait assignées avant lui avec beaucoup plus d'exactitude. Il nous recommande cet auteur pour la curation. Les cinq premières pages, jusqu'à la section 4, contiennent ce qu'il a copié des autres auteurs ; mais le reste du traité peut être regardé comme nouveau et lui appartenant en propre.

Les symptômes qu'il rapporte sont les suivants :

I. La putridité des gencives.

II. Les taches noirâtres, pourprées et livides.

III. Des ulcères malins.

Après avoir dit que ces symptômes étaient communs et connus même du vulgaire, il remarque que le scorbut met souvent le malade au tombeau avant qu'ils paraissent. Ainsi il ne s'y arrête point, et passe tout de suite aux autres symptômes, également caractéristiques et démonstratifs. Mais avant d'aller nous-mêmes plus loin, il est nécessaire de rapporter l'état particulier de l'urine et du pouls, auquel il renvoie si souvent dans la description des autres symptômes, et qu'il regardait comme les signes pathognomoniques de la maladie.

L'urine des scorbutiques varie extrêmement, suivant le tempérament du malade et suivant la différente nature de la maladie et de l'humeur putrescente. Si la putréfaction est légère et que la maladie ne fasse que commencer, l'urine est quelquefois claire et d'une couleur citrine, et d'autres fois épaisse et blanchâtre ; mais ces sortes d'urines ne découvrent rien de certain sur la présence du scorbut. A mesure que la maladie augmente, l'urine devient quelquefois claire et d'un rouge foncé, tirant sur le noir. Si quelqu'un paraît jouir d'une parfaite santé, et qu'il rende une pareille urine, n'ayant que peu ou point de soif, c'est un signe certain du scorbut. Souvent l'urine est épaisse, rouge et manifestement livide. Lorsqu'on la laisse reposer, elle demeure dans cet état, où elle dépose un sédiment épais, rouge, semblable à du feu ou à du sable. Outre ce sédiment, on y observe la plupart du temps un nuage épais et trouble. Un pareil état de l'urine est un signe démonstratif du scorbut, pourvu que le malade languisse sans avoir ni soif, ni fièvre ; quelquefois l'urine est épaisse, blanchâtre et trouble ; dépose plusieurs particules un peu rondes, blanchâtres, semblables à du sable, et ne s'éclaircit point. L'urine de ceux qui vivent irrégulièrement est épaisse, noire et trouble chez quelques-uns, noirâtre et d'un pâle obscur chez d'autres : ces personnes ont une soif violente dans le temps qu'elles rendent ces sortes d'urines. Après ce long détail sur les urines, l'auteur ajoute, dans un autre endroit, que, lorsqu'il n'y a point de fièvre ni de putréfaction dans les humeurs, une urine épaisse, blanche et trouble, avec un sédiment grossier et blanchâtre, semblable

à du sable ou à de la brique pilée, est le signe le plus certain du scorbut. L'état du pouls particulier à cette maladie est la petitesse, la fréquence et surtout l'inégalité. Revenons maintenant aux autres symptômes.

IV. Une difficulté de respirer qu'on reconnaît être scorbutique : 1° par la partie affectée, c'est-à-dire l'orifice de l'estomac ; 2° par la grande constriction et oppression de la région épigastrique et des hypochondres, qu'il est difficile d'exprimer ; 3° par sa rémission et son intermission ; quelquefois cependant elle est presque continuelle ; 4° parce que le malade n'a aucun des symptômes qui accompagnent ordinairement les affections de la poitrine, tels que la toux, la douleur, l'orthopnée, etc.

V. Des vomissements, des envies de vomir, et même le *cholera morbus*. On connaît que le vomissement est scorbutique : 1° parce qu'il né cède point aux remèdes ordinaires, et à ceux que les anciens ont prescrits dans cette maladie : le malade, au contraire, se trouve plus mal après en avoir fait usage. 2° Par sa rémission subite, et son retour également inespéré. 3° Parce qu'il attaque le malade, sans qu'aucune douleur, aucun désordre de l'estomac, ou aucune maladie décrite par les anciens aient précédé. Les envies de vomir dans ce cas-ci sont très-violentes, sans que l'évacuation soit fort copieuse ; mais le pouls et l'urine fournissent les preuves les plus certaines.

VI. Un cours de ventre, ou une constipation.

VII. Une fausse dysenterie. On connaît qu'elle est scorbutique, parce qu'il n'y a point de tranchées, que le sang n'est pas mêlé avec les excréments ; mais principalement par le pouls et l'urine.

VIII. Des fièvres irrégulières.

IX. Des fièvres intermittentes.

X. Des fièvres continues. Il rapporte ici presque toutes les espèces de fièvres, c'est-à-dire toutes sortes de fièvres lentes, putrides, rémittentes et intermittentes. On est assuré qu'elles sont scorbutiques, par l'anxiété que les malades ressentent dans la région épigastrique ; parce que le cours de ces fièvres n'est pas conforme à celui que les anciens ont décrit, etc. ; mais le pouls et l'urine sont en tout les marques les plus certaines. Quoique le pouls soit fort et dur pendant la fièvre, il reprend dans les rémissions, la petitesse et l'inégalité qui lui sont particulières.

XI. Les défaillances.

XII. Les douleurs des jambes.

XIII. Une douleur dans les mains et à l'extrémité des doigts. On reconnaît par le pouls que ce symptôme est produit par le scorbut.

XIV. Une douleur dans le cou.

XV. Des douleurs dans presque toutes les parties du corps, comme aux dents, aux mâchoires, au dos, etc. Des douleurs brûlantes dans les reins, la tête, les bras, etc.

XVI. La fausse pleurésie. Il l'a observée chez une fille, et il a reconnu qu'elle n'était qu'un symptôme du scorbut, par la petitesse et l'inégalité du pouls, par l'intermission de la douleur ; parce que la malade toussait rarement, qu'elle n'était point altérée, et qu'elle respirait sans douleur. Mais l'intermission de la douleur et son retour par intervalles suffisent pour la distinguer de la pleurésie vraie.

XVII. De violentes douleurs de colique. On connaît aisément qu'elles sont scorbutiques, par leur intermission, par l'urine et le pouls. Il rapporte deux exemples d'hernies, occasionnées par la vivacité de ces douleurs.

XVIII. Des tumeurs dures dans les aines et les autres parties glanduleuses du corps, semblables à celles qu'on observe dans la vérole. Ces tumeurs viennent aussi dans les autres parties du corps, par exemple, dans l'interstice des muscles, etc. Elles sont souvent variqueuses. Le malade n'y ressent aucune douleur, lorsqu'il est en repos, et que la partie où est la tumeur n'est point gênée. Mais, lorsqu'il marche, ou qu'il tient ses jambes pendantes, il y ressent des douleurs si vives, qu'il tombe en faiblesse. Quelquefois tout le corps est couvert de pareils tubercules.

XIX. Une faiblesse de jambes, lorsque le malade marche.

XX. Un retirement de talon vers les fesses. On reconnaît qu'il est occasionné par le scorbut, par le pouls seul.

XXI. Des picotements incommodes dans la plante des pieds, qui sont suivis le lendemain d'une paralysie des extrémités inférieures.

XXII. Une paralysie des jambes, que notre auteur distingue des paralysies que les anciens ont décrites, par des différences très-équivoques, et qu'il serait trop long de rapporter ici.

XXIII. L'hémiplégie.

XXIV. La débilité de tout le système nerveux.

XXV. Une colique qui se termine par une paralysie.

XXVI. Une convulsion ou contraction des membres, qui vient par degrés.

XXVII. On connaît l'épilepsie scorbutique par le pouls et l'urine ; et de plus : 1° parce qu'elle est accompagnée de la fièvre ; 2° qu'elle attaque subitement, et disparaît avec la même promptitude ; 3° qu'elle ne vient point d'aucune cause assignée par les anciens.

XXVIII. L'apoplexie.

XXIX. Une convulsion dans quelque partie.

XXX. La goutte. Si elle n'est point fixe, qu'elle attaque tantôt une articulation, tantôt une autre, et qu'elle soit promptement guérie par les antiscorbutiques, c'est un signe qu'elle est produite par le scorbut.

XXXI. L'hydropisie scorbutique. Cette espèce demande une méthode curative, entièrement différente de celle qui a été décrite par les anciens ; et on la distingue aisément par la difficulté de respirer, qui devient beaucoup plus grande après les purgatifs. La respiration, même dans le commencement de la maladie, est toujours plus difficile que dans l'hydropisie ordinaire ; et le malade ressent une extrême anxiété sous le diaphragme.

XXXII. L'hydropisie enkystée. Avant que cette espèce se fixe dans un endroit particulier, elle cause une enflure momentanée, pour ainsi dire, dans différentes parties du corps : cette enflure arrive très-communément lorsqu'on passe d'un air pur à un air épais, ou lorsqu'on se nourrit d'une nourriture grossière ; autrement les jambes commencent à s'enfler, tout le corps se couvre d'une tumeur inégale, dure et de plusieurs tubercules indolents, etc.

XXXIII. L'atrophie scorbutique. On ne peut la guérir que par les antiscorbutiques. Elle se fait connaître, parce que le malade languit, sans avoir aucune maladie décrite par les anciens ; par le pouls, l'urine et les inquiétudes qui viennent de temps en temps ; mais principalement par les taches.

XXXIV. Les ulcères et la gangrène des orteils.

XXXV. Des ulcères dans différentes parties du corps, des cancers, etc.

XXXVI. Les fièvres pestilentielles et

leurs tumeurs. On les distingue de la vraie peste, ordinairement par la bénignité des symptômes : mais il est plus facile de faire cette distinction par le pouls, et quelquefois par l'urine.

XXXVII. Une mortification sans ulcération, ou avec ulcération,

XXXVIII. L'érysipèle scorbutique, qui se fait connaître par le pouls, l'urine, et parce qu'il change de place.

XXXIX. La folie et l'affaiblissement de la mémoire. Ces symptômes s'observent plus rarement, et ne prouvent point si démonstrativement le scorbut que plusieurs des précédents.

XL. Le *carus*, un assoupissement profond.

XLI. La salivation.

XLII. Un état de langueur sans aucune cause évidente.

XLIII. Une maladie semblable à une langueur.

XLIV. Des sueurs copieuses, qui sont les avant-coureurs d'une atrophie.

XLV. Une douleur pongitive ou *dilacérante*, dans les accès de fièvre.

XLVI. Une agitation des membres, ce qui est une complication de paralysie et de convulsions.

XLVII. Un tremblement des membres. On reconnaît qu'il est scorbutique par le pouls seul.

XLVIII. Des ulcères de la verge.

XLIX. Des ulcères secs.

L'ouvrage est terminé par soixante-douze observations, qui contiennent les cas de plusieurs malades, attaqués de ces maladies.

1608. FELICIS PLATERI *Praxeos medicæ, lib.* 3, *cap.* 4, *de Defœdatione.*

Il traite, sous ce titre, de la vérole, du scorbut et de la lèpre (*elephantiasis*).

Il paraît que cet auteur n'avait point vu l'ouvrage d'Eugalenus : du moins ne l'a-t-il point suivi, car il donne la même description du scorbut que Wierus et que tous les autres auteurs qui avaient précédé Eugalenus. Il rapporte cependant un symptôme dont les auteurs ne font pas mention, c'est-à-dire des tumeurs quelquefois indolentes, et d'autres fois douloureuses, ressemblantes à des glandes scrofuleuses. Ces tumeurs ont leur siége dans les parties glanduleuses, ou dans l'interstice des muscles. Il dit que la sueur des scorbutiques répand une odeur fétide, que leur urine est rouge et trouble, et leur pouls faible, ce que

tous les auteurs, avant Eugalenus, avaient observé aussi. Il paraît porté à croire que le scorbut, semblable à la vérole, pourrait être une maladie étrangère apportée en Europe par les matelots. Cette maladie, dit-il, produit quelquefois des convulsions et des paralysies, et peut se terminer par l'atrophie, la phthisie, ou l'hydropisie, ou la dysenterie. Il recommande, tant pour prévenir que pour guérir cette maladie, une confection faite avec la graine de moutarde et le miel, ainsi que le suc d'oranges. Il ordonne de se servir de ce suc en gargarisme, pour la putridité des gencives ; de même que du sel de prunelles dissous dans une liqueur convenable. On doit faire suer le malade, par le moyen de la décoction des bois sudorifiques.

1609. GREGORII HORSTII *Tractatus de scorbuto.*

Il paraît que cet auteur se contredit dans plusieurs endroits. Il suit d'abord Forestus dans la description de la maladie, ensuite Eugalenus, et finit par donner la nourriture, le régime et la curation, principalement d'après Albertus. Il assigne pour cause éloignée du scorbut, un air impur et épais, une nourriture grossière et visqueuse, et explique assez bien comment ces causes peuvent produire le scorbut. Il observe que, quoique cette maladie soit très-commune dans la basse Saxe et dans la vieille Marche de Brandebourg, elle est cependant beaucoup plus rare et plus bénigne dans certains endroits que dans d'autres. elle était très-fréquente et très-dangereuse dans les endroits où l'on buvait une bière douce, nouvelle, épaisse et malsaine, et où le terrain était humide et marécageux. Ainsi, l'année d'auparavant qu'il pratiquait dans la vieille Marche, il trouva le scorbut extrêmement fréquent à Soltquell, et beaucoup moins dans les pays voisins. Outre qu'on se nourrissait dans cette ville des mêmes aliments grossiers que dans les autres pays du Nord, elle était située dans un endroit très-marécageux, et on y buvait une bière épaisse, nouvelle, sans houblon, et non fermentée. Il recommande de donner l'esprit de vitriol avec les antiscorbutiques. — Je crois qu'on ne trouvera dans son ouvrage rien de nouveau que sa théorie.

Matthæi Martini *de scorbuto Commentatio.*

Il copie entièrement d'Eugalenus la description du scorbut, et ajoute quelques symptômes qu'il a observés le premier. Tels sont : une enflure des yeux, une obscurité de la vue qui disparaît et revient de temps en temps, des ulcères virulents de la luette et du gosier, une si grande variété de douleurs dans toutes les parties du corps, qu'on ne peut trouver des termes pour les exprimer ; elles sont, par exemple, pongitives, tensives, dilacérantes, picotantes, mordantes, rongeantes, etc., et se font ressentir dans les muscles, les membranes et les nerfs. Outre que les douleurs sont ordinairement très-vives pendant la nuit, elles tourmentent aussi le malade le matin, le soir, et pendant tout le jour. Un signe très-certain pour connaître si ces douleurs sont produites par le scorbut, c'est la petitesse et l'inégalité du pouls. Les douleurs même particulières à chaque partie sont rendues extrêmement irrégulières par le scorbut. Cette maladie a beaucoup d'analogie avec la peste : elle produit des charbons, des bubons, des cancers, etc. La plupart des fièvres tierces du printemps sont scorbutiques. L'ébranlement et le raffermissement subit des dents, de larges gerçures aux lèvres, qui se ferment de la manière la plus surprenante après avoir bu, sont des symptômes du scorbut. Notre auteur regarde Eugalenus comme un oracle ; il transcrit tout son ouvrage, et le met dans un ordre beaucoup plus méthodique, en y faisant quelques additions qu'il puise dans Wierus, Albertus, etc.

1624. Danielis Sennerti *Tractatus de scorbuto. Ejusdem practicæ medicæ, liber 3, part. 5.*

Il a transcrit d'Eugalenus et de Martini tout ce qu'ils ont dit sur le scorbut. Cette compilation, avec la théorie, fait la plus grande partie de son ouvrage. Voici ce qu'il appelle ses propres observations nouvelles et rares. Un étudiant, à la suite d'une gale rentrée, fut attaqué d'une goutte sereine, d'une difficulté de respirer, et d'une constriction dans la poitrine. Il recouvra la vue par l'usage de quelques purgatifs, et de quelques diurétiques tirés de la classe des antiscorbutiques. Un enfant de douze ans, dont la gale avait été répercutée

aussi, perdit la vue et mourut épileptique. L'auteur avait remarqué souvent qu'après une gale ainsi répercutée, il survenait des douleurs, des picotements dans la poitrine, des fausses pleurésies, et des fièvres tierces et quartes, qui s'en allaient lorsque l'éruption reparaissait, et revenaient de nouveau lorsque l'éruption rentrait. Il conclut de là que l'humeur scorbutique, combinée avec la gale, avait produit ces symptômes surprenants.—Il passe ensuite à des symptômes du scorbut encore plus remarquables et plus extraordinaires, et rapporte, sur la foi de Doringius, le cas d'une jaunisse qui se termina par une hydropisie ascite ; d'un asthme ; d'une teigne qui couvrait, non-seulement toute la partie chevelue, mais encore le front ; d'une dartre sur le bras gauche ; d'une gangrène du doigt indicateur ; d'une hémorrhagie des lèvres, sans qu'on y aperçût aucune ouverture des veines ; des palpitations de cœur ; d'une douleur brûlante et insupportable dans la plante des pieds, avec des taches livides sur les jambes, et d'un écoulement de matière putride et purulente par l'utérus. Timothée Ulrich observa, non-seulement les genoux, mais, pour ainsi dire, tout le corps contracté, avec une excroissance de chair sous les paupières ; la conjonctive était jaune, et les paupières de la couleur de l'iris. Quelquefois, mais plus rarement, lorsque le malade faisait quelque mouvement, on entendait distinctement dans les articulations un bruit, comme si les os avaient été rompus, ou semblable à celui qui se fait entendre quand on écrase des noix. Lorsque le malade était attaqué d'une hydropisie, toutes les dents s'ébranlaient dans l'espace d'une nuit, et il était en danger de les perdre toutes ; mais le lendemain on les trouvait raffermies dans leurs alvéoles. Un malade, sur la peau duquel on ne pouvait point faire paraître de taches, même en forçant une sueur par les remèdes, ressentit dans les muscles du bras une chaleur aussi vive que celle qui serait causée par de l'eau bouillante qu'on aurait jetée sur cette partie. Cependant on n'apercevait extérieurement aucune altération. Le corps d'une veuve attaquée d'une fièvre continue se couvrit de grandes taches noires. La couleur de son visage ressemblait à celle de la couenne de lard fumé.

L'auteur conclut de tout ceci que telle est l'étrange variété des maladies et des symptômes occasionnés par le scorbut, que non-seulement le vulgaire, mais même un médecin qui ne connaîtrait point cette maladie, en serait extrêmement surpris, et pourrait croire que le malade est mort empoisonné. Cependant il rend raison très-ingénieusement, par son hypothèse, de tous les différents phénomènes. Les symptômes qu'il rapporte sont au nombre de soixante-deux ; car il en ajoute plusieurs à ceux dont Eugalenus fait mention : tels que la perte de la vue, la puanteur du corps, la suppression des règles, à la place desquelles il se fait un écoulement d'une humeur blanche, âcre et salée, qui infecte les hommes. Il dit aussi que les hommes attaqués du scorbut ne sont point propres à la génération, parce qu'ils ont leur semence aqueuse et viciée. Il est très-diffus dans la curation ; les indications thérapeutiques sont tirées d'Albertus ; et quant aux remèdes, il rapporte presque tous les récipés des auteurs qui l'ont précédé, outre ceux qu'il avait appris d'ailleurs. Lorsqu'il y a chaleur ou fièvre, il prescrit les antiscorbutiques rafraîchissants, tels que la chicorée, l'endive, l'oseille, l'alleluia, les sucs de citrons, d'oranges, de limons, l'esprit de sel, de vitriol ou de soufre. Il recommande les martiaux, lorsqu'on n'est point à portée des eaux minérales. Enfin il défend l'usage du vinaigre.

1626. ARNOLDI WEICKRARDI *Thesauri pharmaceutici, galeno-chemic., sive Tractatus practic., etc., lib. 3, cap. 5, de stomacace, seu scorbuto.*

Quoiqu'on mette ordinairement cet auteur au nombre de ceux qui ont écrit sur le scorbut, il ne dit rien de nouveau, et ne fait point mention des symptômes. Sa curation consiste dans la saignée, la purgation, après lesquelles il fait suer le malade, et donne les antiscorbutiques ordinaires sous des formes très-peu convenables, qu'il transcrit des autres auteurs.

1627. GUL. FABRICII HILDANI *observationum et curationum chirurgicarum, cent. 5, observ. 5.*

On trouve dans l'ouvrage de cet auteur une courte lettre, qui lui était adressée par Louis Schmid. Elle contient la relation de la maladie du fils du prince de Bade, âgé de quatorze mois. Cet enfant, étant attaqué du scorbut, fut guéri par le moyen des antiscorbutiques. Hildan, dans sa réponse à cette lettre, fait mention d'un ulcère scorbutique opiniâtre, qui fut guéri aussi par les antiscorbutiques. Voilà tout ce qu'on trouve sur cette maladie dans les ouvrages de ce célèbre praticien.

1633. JOANNIS HARTMANNI *Praxeos chymintricæ, p. 315, de scorbuto. Editionis Genevæ, opus posthumum.*

Cet auteur est le premier qui ait observé les effets pernicieux du mercure dans le scorbut. Pour ce qui est de la curation, il compte beaucoup sur les préparations chimiques, telles que le tartre vitriolé, l'esprit de vin tartarisé, etc.

1640. LAZARI RIVERII *Praxeos medicæ, lib. 12, cap. 6, de scorbutica affectione.*

Le scorbut, jusqu'alors, était si peu connu dans les parties méridionales de l'Europe, qu'aucun auteur de ces pays n'en avait seulement fait mention. Aussi Rivière nous dit-il que, comme cette maladie ne paraissait jamais en France avec tous les symptômes décrits par les auteurs du Nord, il n'en aurait point parlé, si ces auteurs ne disaient qu'un symptôme particulier à cette maladie suffisait pour en prouver l'existence. Ainsi, comme on observait des maladies accompagnées de quelques-uns de ces symptômes, il entreprend d'en donner la description. Il ne prétend point, à la vérité, décrire le véritable scorbut, parce que cette maladie n'était point commune dans son pays, et que la plupart des médecins ses compatriotes croyaient qu'on ne l'observait point ; c'est pourquoi il appelle la maladie qu'il décrit, affection scorbutique, comme ayant une grande analogie avec le scorbut. Il croit que ce dernier n'est autre chose que l'affection hypochondriaque, accompagnée de symptômes extraordinaires, qui indiquent un certain degré de malignité. Il croit aussi que le pancréas est souvent affecté dans cette maladie.

1645. *Consilium medicæ Facultatis Hasniensis de scorbuto.*

Cet ouvrage fut publié pour l'utilité des pauvres du pays. Il est divisé en quatre sections. On traite dans la première, de la cause et des signes de cette maladie; dans la seconde, des moyens de la prévenir; dans la troisième, de la méthode curative; et dans la quatrième, des moyens propres à guérir les principaux symptômes.

*Section première.* On observe d'abord que cette maladie est endémique en Danemarck et dans les autres pays du Nord. Elle se présente sous différentes faces, suivant le tempérament du malade, ou les autres maladies avec lesquelles elle est compliquée. Elle reconnaît pour cause immédiate une mauvaise concoction d'une humeur crue, mélancolique et corrompue, qui affaiblit les organes de la première digestion et ceux de la sanguification. De là viennent en grande partie la difficulté de respirer, l'enflure, la putréfaction et le saignement des gencives, l'ébranlement des dents, la faiblesse et la raideur des jambes, les taches et autres symptômes de cette maladie. — Les causes internes sont: 1° L'air froid, humide, impur et grossier de leur pays; car ceux qui habitent les endroits septentrionaux, situés près de la mer, ou environnés de lacs, sont les plus sujets à cette maladie.

2° La nourriture grossière et corrompue, comme du pain mal cuit, et fait avec de la farine gâtée, des viandes salées et fumées, et du poisson salé et séché, du vieux fromage, du beurre rance, des pois et autre graines gâtées, avec l'usage d'une mauvaise bière.

3° Ceux qui mènent une vie sédentaire sont très-sujets à cette maladie.

4° Ceux qui sont souvent constipés, ou chez qui quelque évacuation naturelle a été supprimée, de même que les personnes tristes et chagrines.

5° Le scorbut succède souvent à d'autres maladies, par exemple, aux obstructions du foie, de la rate, et particulièrement aux fièvres quartes. Il est héréditaire et contagieux.

La cause interne et immédiate, dont nous avons parlé ci-dessus, est produite par ces causes internes. — Cette maladie est aisée à connaître lorsqu'elle est violente. Il n'en est pas de même lorsqu'elle est commençante: car elle paraît quelquefois sous la forme d'autres maladies, ou bien elle attaque lentement et d'une manière imprévue. Ainsi, dans les pays où elle est endémique, lorsqu'on voit des maladies irrégulières, rebelles aux remèdes ordinaires, on doit soupçonner la présence du scorbut, surtout si le malade est d'un tempérament mélancolique. — Le scorbut est précédé ordinairement d'une lassitude universelle, d'une faiblesse des jambes, d'une difficulté de respirer lorsqu'on marche, d'une couleur livide de la face, et d'une augmentation du volume du corps. A mesure que la maladie fait des progrès, on est tourmenté de chaleurs vagues; on ressent une démangeaison dans les gencives, avec un flux très-copieux de salive; l'urine est quelquefois trouble, et d'autres fois entièrement aqueuse. Lorsque la maladie est parvenue à un plus haut degré, la difficulté de respirer devient si grande, que le malade ne peut marcher ni faire aucun mouvement sans tomber en faiblesse. Il reprend ses sens lorsqu'on le met sur le lit. On ressent des douleurs de coliques; les gencives se tuméfient, et saignent pour peu qu'on les touche; les dents vacillent et tombent sans aucune douleur; la chair des gencives et la racine des dents deviennent entièrement putrides; l'haleine est puante; les jambes enflent et se raidissent, de sorte que le malade ne peut point marcher. Il paraît quelquefois sur les jambes et sur tout le corps des taches rouges, pourprées ou azurées. Quelquefois le malade est attaqué d'un érysipèle, d'ulcères malins, de douleurs nocturnes; d'autres fois le corps s'affaiblit et s'exténue. Souvent cette maladie est jointe à des fièvres et à des symptômes de toute espèce. L'urine est trouble, épaisse, briquetée, et de couleur de pourpre; mais elle ne retient pas long-temps la même apparence. Le pouls varie, il est tantôt faible, tantôt fort, quoique le malade paraisse très-faible; quelquefois il est tout-à-fait obscur. En administrant les remèdes convenables, on parvient aisément à guérir cette maladie dans son commencement: mais, lorsqu'elle a fait des progrès, il n'est pas facile de prévenir les rechutes. Lorsque le malade néglige de mettre en usage la nourriture et les remèdes convenables, rarement recouvre-t-il la santé. La maladie se termine ordinairement par l'hydropisie ou l'atrophie. La difficulté de respirer, les taches noires sur les jambes, les douleurs et les borborygmes continuels autour du nombril, sont des symptômes dangereux. On parvient rarement à guérir un scorbut héréditaire. Cette maladie est plus dangereuse chez les vieillards que chez les jeunes gens. Lorsque la bouche est

affectée, il faut avoir promptement recours aux remèdes : autrement la maladie fait de grands progrès, et peut infecter tout le gosier. Les fièvres et ulcères
qui accompagnent cette maladie ne peuvent être guéris sans les antiscorbutiques.

*II* ᵉ *Section*. On propose, pour prévenir le scorbut, d'habiter des logements
secs, de parfumer les appartements en y
faisant brûler des bois et des résines
aromatiques, et de ne pas user de la
nourriture spécifiée n° 2, sect. 1. On recommande aussi l'usage d'un vin médi-
cinal fait avec de l'absinthe, et plusieurs
autres ingrédients échauffants, amers et
aromatiques. Le ventre doit toujours être
tenu libre, et les autres évacuations excitées d'une manière convenable (surtout
lorsqu'elles sont supprimées). L'exercice,
les bains et la purgation dans le printemps et l'automne sont aussi nécessaires. Ceux qui sont très-sujets à cette
maladie doivent prendre, de temps en
temps, deux ou trois cuillerées de l'eau
antiscorbutique suivante :

```
Pr.     Rad. raphan. rustic.         lib. iij
            Scorzoner                     ℥ ij
        Cort. rad. cappar.
                Tamarisc.       ana, ℥ ij
        Fol. recent. cochlear.
                Nasturt. aq.
                Petroselini,
                Becabung. ana, man. iij
        Semin. cochleariæ,
            Cardui benedict.
            Aquilegiæ,
            Fœniculi,            ana, ℥ iij
        Cremoris Tartari,            ℥ ij
        Gran. Paradis.
            Cardamom.           ana, ℥ j
    Affunde vini Rhenani,        lib. xij
            Aquæ cochleariæ,
                Fumariæ,      ana, lib. j
Stent in digestione 24 horis, dein per
        cineres distillentur.
```

On peut rendre cette eau plus agréable
et plus efficace, en y ajoutant un peu
de sirop antiscorbutique de Forestus.
Ces sortes de personnes peuvent prendre encore le suc de cochléaria mêlé
avec du vin, ou l'électuaire antiscorbutique, lequel n'est autre chose qu'une
conserve de plusieurs plantes antiscorbutiques avec une très-petite quantité
d'esprit de vitriol.

*Sections III et IV*. Elles contiennent
les indications curatives et le traitement
des symptômes. On n'y trouve rien de
nouveau : les indications sont les mêmes,
à peu de chose près, que celles d'Albertus. Le tout est terminé par un nombre
de longues formules qui répondent aux
différentes indications, préservatives et
curatives. Le prix des remèdes y est
marqué, à la considération des pauvres.

1647. *Bericht und unterricht von der
    kranckeit des schmertzmachenden
    scorbocks :* Description du scorbut,
    par JEAN DRAWITZS.

Il y a eu quatre éditions de cet ouvrage. Il est regardé comme le meilleur
qu'on ait en allemand sur le scorbut. Les
maladies dont il traite comme scorbutiques, sont celles qui suivent :
1° La goutte ;
2° L'affection spasmodique ;
3° La paralysie ;
4° Des douleurs dans les extrémités,
quoiqu'elles n'attaquent point les articulations ;
5° Le mal de tête ;
6° Le mal de dents ;
7° La pleurésie ;
8° Les douleurs de ventre, ou la colique scorbutique et la passion iliaque ;
9° Les douleurs vers l'os sacrum, les
lombes et le périnée, semblables à celle
qui est causée par la présence de la
pierre.

Notre auteur avait appris que, dans
les Indes orientales, les matelots attaqués du scorbut étaient guéris efficacement et promptement par l'usage des
oranges. Il trouve beaucoup de difficulté
à concilier ce fait avec sa théorie. Il
avait appris à Dantzic que quelques capitaines de vaisseaux emportaient sur
mer une eau acide, qu'on retire en pré-
parant l'antimoine diaphorétique (1), par
le moyen de laquelle ils préservaient
leur équipage du scorbut.

1662. BALDASSARIS TIMÆI *Opera medico-
                practica*.

Cet auteur nous donne, dans ses ouvrages, plusieurs histoires de maladies
qu'il croyait scorbutiques. Ainsi, dans
son premier livre de cas et d'observations
pratiques, il rapporte (*cas 3*) un mal de
tête scorbutique ; (*cas 7*) un délire scorbutique ; et (*cas 15*) une maladie hypo-

_______________

(1) C'est sans doute le clyssus d'antimoine.

chondriaque qui commençait par le scorbut. — Dans son troisième livre, il rapporte (*cas* 24) une hydropisie ascite compliquée avec le scorbut; (*cas* 32) l'affection hypochondriaque jointe avec la même maladie; (*cas* 35) un scorbut et une atrophie dont le malade mourut; (*cas* 36) la goutte vague scorbutique; (*liv.* 6, *cas* 15) une fièvre tierce scorbutique; et (*cas* 18) une fièvre quarte de même nature. — Dans le troisième livre de *ses lettres*, il parle (*lettres* 10, 11, et 12) de la cachexie scorbutique; (*lettres* 20 et 28) de l'affection hypochondriaque scorbutique; et (*livre* 5, *lettre* 9) de la goutte vague. — On trouve sa méthode curative dans le troisième cas de son troisième livre. Elle ne contient rien de nouveau. Il dit qu'elle lui réussissait généralement, à moins que le scorbut ne fût héréditaire, ou qu'il n'eût jeté des racines très-profondes. On voit encore sa méthode dans les 29 et 30e lettres de son troisième livre, où il rapporte la façon dont le célèbre Hermann Coringius traita la reine de Suède, attaquée de cette maladie. Nous trouvons dans une de ces lettres (la 39e du même livre) un nouveau symptôme scorbutique observé par Otto OEsterus. C'est une douleur brûlante dans le mésentère, accompagnée d'une soif excessive et de douleurs de colique très-violentes pendant la nuit.

**1663. VALENTINI ANDRÆ MOELLENBROCH,** *de variis, seu arthritide vagâ scorbuticâ, Tractatus.*

Suivant cet auteur, le scorbut est une calamité commune à presque tout le genre humain. Sa cause immédiate est un sel volatil dont l'acrimonie et la malignité sont très-considérables. Il croit qu'on peut en démontrer la malignité par l'abattement subit des forces, l'anxiété et la difficulté de respirer qui se manifestent dès le commencement de la maladie, comme si le malade avait pris du poison; ainsi que par l'éruption des taches livides qu'on observe après la mort.

**1667. THOMÆ WILLIS** *Tractatus de scorbuto.*

Cet auteur débute en disant qu'on attribue au scorbut une variété de symptômes et de maladies les plus opposées. Mais dissipe-t-il cette confusion? Abrège-t-il le nombre des symptômes? C'est

ce qu'on verra par le détail suivant. Il observe qu'on ne peut point donner de définition de cette maladie, et qu'ainsi la meilleure façon de la décrire est de rapporter ses différents symptômes suivant les différentes parties qu'ils affectent. — Il commence par la tête. Le scorbut, dit-il, produit des maux de tête violents et habituels, quelquefois vagues ou périodiques. Souvent il cause un assoupissement et l'engourdissement des esprits; d'autres fois, des veilles opiniâtres. Les étourdissements, le vertige ténébreux, les convulsions, les paralysies, la salivation, les ulcères des gencives, l'ébranlement des dents, la puanteur de l'haleine, en sont fréquemment les effets. — La poitrine est affectée de douleurs dans différentes parties de ses membranes, principalement sous le sternum, où elles sont très-violentes, aiguës et lancinantes. Le scorbut produit fréquemment l'asthme, une respiration difficile et inégale, une constriction de la poitrine, une toux violente, un pouls déréglé, la palpitation du cœur, de fréquentes syncopes, et une appréhension continuelle de tomber dans ce dernier état. — Quant à l'abdomen, où cette maladie a son siége principal, elle y cause une infinité de maux, tels que la nausée, le vomissement, la cardialgie, la tension des hypochondres, des borborygmes, de fréquentes coliques et des douleurs vagues très-fâcheuses, une diarrhée presque continuelle, quelquefois la dysenterie ou le ténesme, l'atrophie et l'hydropisie. L'urine est très-souvent rougeâtre et lixivielle, avec un nuage épais, qui demeure suspendu, ou qui est adhérent aux parois du vase. — Le malade rend quelquefois une grande quantité d'urine pâle et aqueuse: ce cas, à la vérité, arrive rarement. — Des douleurs vagues, souvent très-aiguës, et qui redoublent pendant la nuit; une lassitude spontanée, l'exténuation des chairs, une douleur rhumatismale dans les lombes, la faiblesse des articulations, des taches de différentes couleurs sur la peau, des tumeurs, des tubercules, et souvent des ulcères de mauvaise nature; un engourdissement, ou une douleur mordicante dans les muscles, un sentiment de froid dans l'intérieur des parties, la contraction et le tressaillement des tendons; tels sont les symptômes qui se manifestent dans les membres, et même dans tout le corps. Les scorbutiques sont sujets encore à des effervescences irrégulières du sang ; à des fièvres erratiques et à des hémorrhagies copieuses. Notre auteur finit ce long détail, en observant que ce sont les symptômes les plus ordinaires du scorbut ; qu'il y en a tantôt plus ; tantôt moins de telle ou telle espèce qui affligent le malade : mais, qu'outre ceux dont nous venons de parler, il s'en présente encore de plus surprenants.

Les principales causes, dit-il, sont un air malsain et une mauvaise constitution du sang vicié par quelque maladie précédente. Le sang, ou le fluide nerveux, ou même tous les deux sont affectés dans le scorbut. La *dyscrase* du sang est de deux sortes, savoir : *sulphureo-saline*, ou *salino-sulphureuse*. Dans le premier cas, comme les soufres surabondent, il faut mettre en usage les saignées répét'es, un régime rafraichissant, en un mot, les remèdes les plus tempérés, et éviter par-dessus toutes choses les antiscorbutiques âcres. Dans le second cas, au contraire, c'est-à-dire dans l'état *salino-sulphureux*, comme les sels prédominent, il faut se servir des remèdes les plus chauds, tels que ceux qui contiennent un sel volatil, avec les préparations martiales et autres semblables. — La *dyscrase* du fluide nerveux est de trois sortes ; ou il est trop tenu et appauvri, ou sa constitution *spiritueuse-saline* a dégénéré en acrimonie, ou enfin, il peut être chargé de particules hétérogènes et morbifiques. — Notre auteur fait une seconde distribution des symptômes, d'après ces dégénérations chimériques du sang et du fluide nerveux, et rend raison par là de tous ceux qu'il rapporte à cette maladie ; au reste, il suppose que le scorbut est héréditaire et contagieux.

Il divise les indications thérapeutiques en trois classes. La première contient les préservatives ; il donne dans celle-ci le procédé curatif, ou plutôt la méthode générale d'emporter les causes de la maladie. La seconde comprend les curatives, ou les moyens de soulager ou de remédier aux symptômes les plus urgents. La troisième renferme ce qu'il appelle indications vitales, c'est-à-dire les moyens de conserver ou de rendre les forces ou la santé au malade. — Sa curation consiste dans les cathartiques, les digestifs et les antiscorbutiques. Si l'estomac est fort en désordre, ou surchargé de phlegmes, il donne un émétique plus ou moins fort, suivant les forces et la constitution du malade ; il répète cet émétique tous les mois, s'il est indiqué ; autrement il commence le traitement par un purgatif, qu'il réitère selon les occasions. Ce purgatif doit être de différente espèce, suivant que le malade est d'un tempérament chaud ou froid, ou, pour me servir de ses termes, suivant que l'état du sang est *sulphureo-salin* ou *nitro-sulphureux*. Il donne plusieurs formules pour l'un et l'autre cas. Il observe que ces purgatifs ne doivent point être répétés plus souvent que tous les cinq ou six jours ; parce que les fréquentes et violentes purgations ne font que diminuer le *ton* des viscères, et affaiblir le malade sans guérir la maladie. Après une ou deux purgations, il faut faire une saignée du bras, ou appliquer les sangsues aux veines hémorrhoïdales, si la pléthore et la viscosité du sang l'indiquent : il remarque qu'il faut tirer peu de sang à la fois, et répéter plutôt l'opération.

Ces évacuations ayant été mises en usage, et répétées selon le besoin, s'il n'y a aucun symptôme pressant, il passe à la méthode curative générale ; c'est-à-dire aux moyens d'emporter la cause et de déraciner la maladie. Il prescrit, dans ce dessein, les remèdes digestifs, et les antiscorbutiques ou spécifiques, qu'il divise en froids et chauds. Ces remèdes doivent être donnés tous les jours, excepté ceux où le malade a été purgé. On peut y joindre les diaphorétiques et les sudorifiques, s'il en est besoin. Il appelle *remèdes digestifs* ceux qui aident ou qui rétablissent les fonctions de l'estomac et des autres viscères qui servent à l'élaboration du chyle. Il donne le nom d'*antiscorbutiques* ou *spécifiques* à ceux qui corrigent la dégénération scorbutique du sang. Ces deux espèces de remèdes doivent être joints ensemble, ou du moins donnés dans le même jour. La crème de tartre, la teinture de tartre, le tartre vitriolé, le tartre martial, l'élixir de propriété, etc., sont de bons digestifs. On doit les administrer à petite dose le matin et le soir. — Notre auteur nous fournit une grande variété de compositions antiscorbutiques pour le scorbut froid. Ces compositions sont faites avec le cochléaria, le cresson d'eau, le bécabunga, l'écorce de Winter, les baies de genièvre, la racine de raifort, et autres herbes et racines âcres aromatiques, comme aussi avec les conserves de ces plantes, les aromates confits, la poudre d'arum composée, le fer, etc. Il dit avoir prescrit

souvent, avec succès, le remède suivant :

Pr. *Sum. genistæ,* man. iij
*Minutim incisæ, coquantur ad*
*medietalem in cervisiæ fortis,* lib. iij

Le malade doit prendre deux ou trois
onces de cette décoction deux fois par
jour.—Les antiscorbutiques les plus tempérés et les plus rafraîchissants sont nécessaires dans le scorbut chaud. Il donne
une aussi grande variété de ceux-ci que
des précédents. Il fait entrer dans la plupart de ses formules les poudres testacées, les absorbants, le sel d'absinthe, etc. :
il recommande le vin de groseilles et des
autres fruits d'été, mais particulièrement
le cidre ; et il observe que la racine de
*lapathum acutum* est un des meilleurs
antiscorbutiques. Cette racine, infusée
dans de la bière douce avec le cochléaria, le cresson d'eau, des tranches d'o-
range et de citron, les sommités de pin,
etc., fait un excellent remède. — Après
avoir donné la méthode curative générale,
il passe à la cure des symptômes les plus
urgents. Pour la difficulté de respirer et
les paroxysmes asthmatiques, il recommande les cordiaux et les antispasmodiques, tels que l'esprit de corne-de-cerf,
la teinture de castor, les fleurs de benzoin, l'élixir de propriété, etc., dans
quelque liqueur antiscorbutique. Si la
difficulté de respirer est entièrement
spasmodique, les narcotiques sont les remèdes les plus efficaces ; les lavements
âcres, les sudorifiques, les diurétiques,
sont utiles aussi. Les émétiques, les purgations avec la rhubarbe, l'élixir de propriété, etc., avec les fomentations sur
la région épigastrique, sont nécessaires
dans les dérangements scorbutiques de
l'estomac ; les narcotiques soulagent quelquefois. Dans les coliques scorbutiques,
il faut donner des lavements, appliquer
sur le ventre des cataplasmes, des lini-
ments et des fomentations ; faire prendre
intérieurement des narcotiques, et surtout les joindre aux purgatifs. Les poudres testacées conviennent aussi dans ce
cas, ainsi que l'usage de quelque eau minérale purgative ; par exemple, celle
d'Epsom. On ne doit point arrêter, par
les astringents, les diarrhées invétérées,
auxquelles les scorbutiques sont sujets.
Les eaux minérales ferrugineuses et vitrioliques sont dans ce cas les meilleurs
remèdes, et après elles les préparations
du fer, et surtout le safran de mars, tiennent la première place. Le vertige, les

syncopes, la paralysie, les convulsions,
demandent un mélange de céphaliques et
d'antiscorbutiques. Les autres symptômes
doivent être traités aussi par les remèdes
propres aux maladies primitives, mêlés
avec les antiscorbutiques. — Il rapporte
aussi un symptôme qu'il avait observé
trois ou quatre fois, c'est-à-dire un cliquetis des os, qui se faisait entendre lorsqu'on remuait les articulations. On entendait aussi, lorsque le malade se tournait dans le lit, un bruit considérable
causé par le frottement des vertèbres les
unes sur les autres. Ce bruit ressemblait
à celui que fait un squelette lorsqu'on le
secoue. Il remarque que ce symptôme
était presque incurable. — Enfin, dans
ce qu'il appelle les indications vitales, il
prescrit l'usage des cordiaux, des restaurants, des narcotiques, etc., avec une
nourriture convenable. Il attribue la fréquence et la violence du scorbut à l'usage
immodéré du sucre, et finit son traité par
quelques histoires de malades.

1668. *Morbus* (1) *polyrrhyzos et poly-*
*morphæus.* Traité du scorbut, par
EVERARD MAYNWARINGE,

Il ajoute aux causes auxquelles on attribue ordinairement le scorbut l'usage
du tabac et l'exercice immodéré de la
chasse. Il en veut particulièrement au
premier, et se déchaîne contre lui. Il renverse toutes les théories et les méthodes
curatives des auteurs qui l'avaient précédé, et prétend être possesseur de remèdes très efficaces, que cependant il ne
rend pas publics.

1669. *Praxeos* BARBETTIANÆ, *cum notis*
FREDERICI DECKERS, *lib.* IV, *cap.* 3, *de*
*scorbuto, et affectione hypocha-*
*driaca, male vulgo dicta hysterica.*

Barbette donne une description du
scorbut et de ses symptômes, qu'il tire
presque entièrement d'Eugalenus. Il défend la saignée et les violents purgatifs.
Il croit cependant que les doux cathartiques conviennent quelquefois. L'humeur
morbifique doit être préparée à l'excrétion par les remèdes incisifs : les sels volatils sont les plus convenables pour cet

---

(1) C'est-à-dire maladie qui a plusieurs
causes et plusieurs formes ; πολύρριζος,
multas habens radices ; πολύμορφος, mul-
tiformis.

effet. — Il donne une longue liste des antiscorbutiques ordinaires, auxquels Deckers en ajoute plusieurs autres, adaptés aux symptômes particuliers de la maladie. Barbette observe ensuite que l'esprit de sel dulcifié, l'esprit de sel ammoniac et celui de cochléaria, sont les meilleurs remèdes. — L'auteur termine son chapitre sur le scorbut par deux cas, l'un d'un jeune homme qui ne pouvait point marcher dans sa chambre, lequel fut guéri dans sept jours par la décoction de racine de raifort dans du petit-lait; l'autre d'un marchand qui avait des taches scorbutiques, lequel fut guéri par l'usage de l'esprit de sel ammoniac et d'une nourriture convenable. Deckers ajoute un autre cas, d'un véritable scorbut, à ce qu'il paraît, guéri par l'esprit de sel ammoniac donné à la dose de quatorze gouttes dans du vin où l'on avait fait infuser de la racine de raifort sauvage.

#### 1672. *De scorbuto liber singularis, auctore* GUALTERO CHARLETON.

Cet auteur observe que, comme il est, pour ainsi dire, impossible de faire une description exacte du scorbut et de tous ses symptômes, il est seulement nécessaire de donner un catalogue des plus fréquents et des plus fâcheux. Ce catalogue contient presque tous les symptômes rapportés par Eugalenus, Sennert et Willis. Il distingue ensuite la maladie elle-même en trois espèces, suivant ses différentes causes. Il nomme la première espèce *scorbut acide*, à cause de la prédominance des soufres dans le sang, lesquels sont combinés avec quelques-uns des sels de cette humeur; la seconde, *scorbut alcalin*, dans lequel prédominent les parties tartareuses, ou terrestres salines; et la troisième, *scorbut acide*: ce dernier est produit par l'acrimonie et l'acidité du sang et des autres humeurs. — Les symptômes particuliers à la première espèce sont des taches, des exanthèmes, des pustules, des tubercules, des exulcérations sur les parties extérieures du corps, des cardialgies, des vomissements, des diarrhées, des dysenteries, des coliques, avec de fréquentes effervescences du sang. Lorsque cette espèce de scorbut est invétérée, le genre nerveux est affecté, les symptômes sont alors le vertige, une douleur tensive dans la tête, le vertige ténébreux, le coma soporeux, ou des veilles immodérées, le cauchemar, et quelquefois la folie. — Les symptômes de la se-

conde espèce sont la constriction de la poitrine, la palpitation du cœur, les faiblesses, l'engourdissement et la lassitude du corps, des mouvements convulsifs et des douleurs vagues dans les articulations.

Dans la troisième espèce, ou scorbut acide, les nerfs sont dans une irritation continuelle, que la plus légère passion de l'âme augmente. Le malade éprouve fréquemment des frissonnements (signe certain de l'acidité des humeurs); un sentiment de froid dans la partie postérieure de la tête et dans l'épine du dos, lequel se glisse quelquefois dans les membres; des spasmes flatulents, des convulsions, et ce qu'on appelle communément la passion hystérique; quelquefois la constipation, d'autres fois la dysenterie; la mélancolie, accompagnée de la peur et du désespoir; l'atrophie, des exulcérations; et enfin la gangrène, qui termine ordinairement la maladie. Cette acidité du sang produit aussi des palpitations du cœur, une intermission subite du pouls, accompagnée d'une grande anxiété, qui est le prélude d'une syncope, avec une sueur froide. Lorsque cette espèce de scorbut est confirmée et invétérée, elle produit les symptômes les plus violents et les plus terribles, tels que des douleurs nocturnes insupportables, des cancers, etc. — Quant à la curation de la première espèce, si la maladie ne fait que commencer, il faut d'abord donner, avec prudence, de doux purgatifs cholagogues, les répéter, employer la saignée, et passer ensuite aux remèdes digestifs ou altérants tempérés, propres à corriger l'état *sulphureo-salin* des humeurs. Si le malade est maigre et d'un tempérament chaud, on doit éviter le cochléaria et les autres antiscorbutiques chauds. Il faut se servir alors du lait d'ânesse avec le suc de dent-de-lion, ou bien d'une eau distillée des antiscorbutiques les plus tempérés, mêlés avec du cidre ou du petit-lait de vache. On peut prendre, matin et soir, pendant quelques semaines, une pinte de petit-lait chaud avec dix gouttes d'esprit de cochléaria ou de sel dulcifié. Les eaux minérales sont utiles aussi, pourvu qu'on observe en même temps les règles convenables quant à la nourriture et à l'exercice. Le malade doit être purgé une fois toutes les semaines, pendant le cours de ces remèdes. On doit ensuite achever la cure par les restaurants et les corroborants. Un petit vin acidulé, préparé avec les antiscorbutiques tempérés, mais cependant aromatiques et stomachiques, ou avec les confections des fruits acidules, etc., est le meilleur corroborant qu'on puisse employer. — Les remèdes qui contiennent beaucoup de sels volatils, tels que les antiscorbutiques chauds, sont les seuls qui conviennent pour la curation de la seconde espèce, produite par un sel fixe. Il faut employer de temps en temps les digestifs et les cathartiques, avec les sudorifiques et les diurétiques, suivant que l'humeur tartareuse se porte à la peau ou aux reins. Si le malade est d'un tempérament chaud, on doit mettre en usage les eaux minérales ferrugineuses. Enfin, on doit achever la guérison par les corroborants et les analeptiques, entre lesquels le vin de fenouil tient le premier rang.

Pour ce qui est de la cure de la troisième espèce, ou du scorbut acide, il faut la commencer par ces légers eccoprotiques, pour préparer à la saignée, et passer ensuite aux doux apéritifs, joints aux antiscorbutiques tempérés, et surtout aux remèdes propres à la passion hypochondriaque accompagnée d'obstructions dans les viscères. Ces remèdes doivent être suivis des antiacides, tels que les sels volatils de toute espèce, ou les poudres testacées, les alcalis fixes, les émulsions huileuses, et les remèdes chalybés. Toutes les espèces de lait conviennent aussi ; de même que le petit-lait chargé de la vertu des antiscorbutiques tempérés, les bouillons de limaçons, d'écrevisses, etc. On doit terminer la curation comme dans les deux espèces précédentes, c'est-à-dire par les corroborants, principalement par ceux que les auteurs recommandent pour achever la guérison de la mélancolie hypochondriaque. — L'auteur termine son ouvrage par la méthode curative de plusieurs symptômes des plus urgents. Les principaux de ces symptômes doivent être traités par les remèdes qui leur sont appropriés lorsqu'ils sont idiopathiques ; observant de joindre ces remèdes aux antiscorbutiques.

**1674.** Francisci Deleboë Sylvii *Opera medica.*

On trouve peu de chose sur le scorbut dans les ouvrages de cet illustre auteur, à sa théorie près. Il observe seulement (*Prax. medic. append. tract.* 10, § 863, etc.) qu'il n'y a point de maladie où les sels volatils soient si efficaces et si nécessaires que dans celles-ci ; les plantes qui contiennent beaucoup de ces sels, telles que le cochléaria, l'érysimum, le cresson d'eau et la graine de moutarde étant les meilleurs remèdes. En conséquence, il se servait avec beaucoup de succès depuis plusieurs années des alcalis volatils tirés des différentes parties des animaux. Les acides spiritueux naturels, ou fournis par la chimie, sont utiles aussi dans le scorbut ; tels sont les sucs d'orange, d'oseille, etc., les esprits dulcifiés de sel ou de nitre. Pour la guérison des taches scorbutiques observées après la constitution épidémique dont il traite, il se servit, avec beaucoup de succès, des alcalis volatils mêlés avec les acides spiritueux : ce mélange excitait puissamment les sueurs.

**1675.** *The disease of London, or a new discovery of the scurvy,* by Gedeon Harvey.

*La maladie de Londres, ou nouvelle découverte du scorbut,* par Gedeon Harvey.

Cet auteur divise la maladie en deux grandes branches, c'est-à-dire en scorbut de la bouche et scorbut des jambes. On peut y en ajouter une troisième, qu'il appelle le scorbut des articulations. Ces différentes espèces prennent leur nom des parties affectées. La cause prochaine de la première espèce est une lymphe acide dans l'estomac : ses causes occasionnelles sont l'usage fréquent du mercure, un air salin, une nourriture salée, les eaux crues dont on se sert pour brasser la bière, la gloutonnerie, la débauche, etc. — Il attribue le scorbut des jambes à une cause opposée, je veux dire à un sel lixiviel alcalin : c'est ce qu'il appelle un état savonneux du sang. Pour ce qui est des causes occasionnelles, elles sont à peu près les mêmes que celles du scorbut de la bouche ; c'est-à-dire l'air de la mer, des aliments salés, l'usage du sel marin, des esprits distillés et du tabac. — Lorsque le scorbut acide continue long-temps, il est suivi de l'enflure et des ulcères des jambes, etc., en un mot, il se change en scorbut savonneux. Il fait ensuite plusieurs autres distinctions qu'on peut voir dans la première partie, chap. ii, p. 55. — Il recommande, pour se préserver de cette maladie, le changement d'air et les aliments nourrissants et faciles à digérer. Quant à la curation, la saignée est convenable, ainsi que les cautères : ces derniers sont utiles aussi pour la cure préservative. Il faut les appliquer au bras gauche, et quelquefois au cou ou au bras droit dans le scorbut de la bouche ; au-dessus du genou, dans le scorbut des jambes ; enfin, dans le scorbut des articulations, on doit en pratiquer plusieurs. Les pilules aloétiques sont un des meilleurs préservatifs de cette maladie. On doit commencer par ce remède la curation d'un scorbut récent et même invétéré. Il faut observer cependant qu'elles ne conviennent que dans le scorbut acide, et qu'on ne doit se servir dans le scorbut lixiviel ou savonneux que des laxatifs les plus doux. La curation du scorbut acide demande des remèdes chauds ; celle du scorbut lixiviel des remèdes tempérés rafraîchissants, mucilagineux, etc. Il termine son ouvrage par la curation du scorbut stomachique, hépatique, etc.

1684. ABRAHAMI MUNTINGII, *de vera antiquorum herba britannica, ejusdemque efficacia contra stomacacem seu scelotyrbem, Frisiis et Batavis de Scheurbuyck, Dissertatio historico-medica.*

Cet auteur prétend avoir découvert, après beaucoup de travail, la véritable *herba britannica* (1) des anciens, cette plante fameuse qui guérit, selon la relation de Pline, l'armée des Romains, (voyez, pag. 3), et qui était demeurée inconnue pendant plusieurs siècles. Cette plante, à son avis, n'est autre chose que l'*hydrolapathum nigrum*, la grande patience aquatique. Il lui prodigue les plus grands éloges, et rapporte plusieurs exemples des cures extraordinaires qu'on a faites dans le scorbut par le moyen de cette plante.

1683. *Traité du scorbut*, par L. CHAMEAU.

L'auteur, dans le séjour qu'il fit en Angleterre, avait observé que le scorbut y était particulièrement endémique. Aussi, ce fut principalement pour l'utilité des Anglais qu'il publia son ouvrage. Il prétend que cette maladie est une dissolution contagieuse du sang, causée par un sel subtil très-âcre. Il réfute les distinctions du scorbut introduites par Willis, il vante le lait comme le plus excellent antiscorbutique, et regarde tous les antiscorbutiques chauds et âcres comme pernicieux la plupart du temps.

1684. *Nauwkeurige verhandelinge van de Scheurbuik en des selfs toevallen, c'est-à-dire Traité curieux sur le scorbut et ses symptômes, par* Étienne BLANCHAD. *Ejusdem praxeos medicæ, cap. 15, de scorbuto.*

Quoique Willis et Charleton aient le mieux écrit sur le scorbut, ils n'ont pas levé cependant toutes les difficultés que cette maladie présente ; mais notre auteur pense qu'elles sont toutes aplanies par sa théorie de la fermentation, fondée sur les principes de Descartes. Le scorbut, selon lui, vient de l'épaississement du sang. Cet épaississement est de deux sortes : ou c'est une viscosité froide et pituiteuse, ou il peut y avoir une chaleur et une acidité dans le sang : de là la division naturelle du scorbut en chaud et en froid. Tous les remèdes qui incisent et atténuent les humeurs pituiteuses et visqueuses conviennent dans la première espèce ; tels sont les aromatiques chauds. Dans la seconde espèce, c'est-à-dire dans le scorbut acide, il faut mettre en usage les poudres testacées et tous les autres absorbants, les sels alcalis, soit volatils, soit fixes ; les préparations martiales, et particulièrement le thé et le café. La saignée n'est d'aucune utilité. Les émétiques et les purgatifs sont quelquefois nécessaires. Tous les acides, ainsi que les aliments visqueux et salés, sont pernicieux.

1684. JOANNIS DOLOEI *Medicinæ theoretico-practicæ Encyclopediæ, liber 3, cap. 12, de scorbuto.*

Le scorbut est une maladie qui a une très-grande affinité avec la passion hypochondriaque. C'est une dégénération acide du sang. Il prétend guérir toutes sortes de scorbut en douze jours, par le moyen du mercure dulcifié d'une façon particulière.

---

(1) Voici comment Muntingius explique l'étymologie du nom de cette plante : « Nomen est absolute Frisium compositum ex *Brit*, quod consolidare, firmare ; *tan*, quod dentem, et *ica* sive *tica*, quod ejectionem significat. » Il prétend en conséquence que les peuples de la Frise ont donné ce nom à cette plante, à cause de ses effets pour raffermir les chairs et surtout les dents.

**1685.** Michailis Ettmulleri *Collegii practici de morbis humani corporis, part. 2, caput ultimum, exhibens duos affectus complicatissimos, nempe malum hypochondriacum et scorbutum.*

Cet auteur regarde le scorbut comme le plus haut degré de la passion hypochondriaque. Tous les symptômes de cette dernière s'observent dans le scorbut, et plusieurs autres encore. Il confond ces deux maladies au point de recommander le fer et la plupart des autres remèdes propres à la passion hypochondriaque, comme étant utiles dans le scorbut. Son ouvrage ne contient rien de nouveau de son aveu; tout y est copié des autres auteurs. Il observe que le mercure est entièrement pernicieux dans le scorbut, et si à craindre en Hollande, à cause des constitutions scorbutiques, qu'il n'osait pas s'en servir même dans les maladies vénériennes. Il dit que les matelots hollandais font une grande provision de graine de moutarde, par le moyen de laquelle ils se préservent et se guérissent du scorbut sur la mer. On doit prescrire en hiver, époque à laquelle on ne peut point se procurer les plantes antiscorbutiques, une composition faite avec cette graine. (Phytolog. pag. 98, vid. Sinap.)

**1685.** Thomæ Sydenham *Opera universa.*

Cet auteur n'a traité expressément de cette maladie que dans un ouvrage posthume qu'on lui attribue, et qui a pour titre : *Processus integri in morbis fere omnibus curandis.* Les symptômes du scorbut rapportés dans cet ouvrage, sont : 1° une lassitude spontanée ; 2° la pesanteur de tout le corps ; 3° la difficulté de respirer, surtout après l'exercice ; 4° la putridité des gencives ; 5° la puanteur de l'haleine ; 6° de fréquentes hémorrhagies du nez ; 7° une difficulté de marcher ; 8° l'enflure et quelquefois le dépérissement des jambes, sur lesquelles il paraît toujours des taches livides, plombées, jaunâtres, ou pourprées ; 9° la pâleur du visage. Pour guérir cette maladie, il faut tirer du bras huit onces de sang, pourvu qu'il n'y ait aucun signe d'hydropisie. Le malade doit prendre le lendemain matin une potion purgative. Il faut répéter cette purgation deux fois, laissant trois jours d'intervalle entre chacune. On doit faire usage des remèdes sui-



vants, dans les jours intermédiaires, et les continuer pendant un ou deux mois.

Pr. *Conservæ cochleariæ hort.* ℥ ij
     *Lujulæ,* ℥ j
 *Pulv. ari comp.* ℈ vj
 *Syr. aurantiorum,* q. s.
F. *Electuar.*

Il faut prendre trois fois par jour la grosseur d'une noix muscade de cet électuaire, avec six cuillerées d'eau de raifort composée, ou d'eau de cochléaria récente. La boisson ordinaire doit être l'infusion de racine de raifort, de cochléaria, de raisins secs et d'oranges dans de la petite bière ou du vin blanc. Ces remèdes sont également utiles dans le scorbut et le rhumatisme hystérique, à l'exception de la saignée et des purgatifs. Mais on trouve mieux les véritables sentiments de cet auteur plein de candeur, dans ses autres ouvrages.

Il observe ( *cap* 4, *de febribus continuis, ann.* 1661, 62, 63, 64), que la malignité et le scorbut étaient les deux grands subterfuges des médecins ignorants, qui attribuaient à ces causes chimériques les désordres et les symptômes qui n'étaient dus qu'au mauvais traitement qu'ils avaient employé. Ainsi, toutes les fois qu'il paraissait dans des fièvres des symptômes dangereux et irréguliers, causés peut-être par les évacuations qu'ils avaient procurées mal à propos, ils accusaient la malignité de la maladie. Mais, si la longueur de cette même maladie faisait évanouir cette idée de malignité, tout ce qui faisait ensuite obstacle à la guérison était le scorbut selon eux. Ces deux accusations, suivant la remarque de notre auteur, ne portent sur aucun fondement solide. — Voici comment il s'exprime dans un autre endroit (*sect.* 6, *cap.* 9, *de rheumatismo*) : Quoique je ne doute point qu'on observe le scorbut dans les pays septentrionaux, cependant, à parler franchement, je suis persuadé qu'il n'est pas aussi fréquent qu'on le suppose ordinairement. La plupart des indispositions que nous appelons scorbutiques sont les effets de vices qui ne forment point encore de maladies, ou la suite de quelque maladie imparfaitement guérie. Par exemple, lorsqu'une matière propre à produire la goutte est nouvellement formée dans le corps, il paraît plusieurs symptômes qui nous font soupçonner le scorbut, jusqu'à ce que la goutte venant à se montrer dissipe tous nos doutes. De même les goutteux, après les paroxysmes, surtout lorsqu'ils ont été mal traités, sont affligés de plusieurs symptômes qu'on attribue au scorbut. Ceci ne doit pas s'entendre seulement de la goutte, mais encore de l'hydropisie. Le scorbut finit où l'hydropisie commence ; c'est un proverbe. Voici le sens dans lequel on doit le prendre : lorsque l'hydropisie paraît, sa présence fait évanouir les idées que l'on avait du scorbut On peut dire la même chose de plusieurs maladies chroniques qui commencent à se former, et d'autres qui ne sont pas parfaitement guéries. L'auteur croit cependant qu'il y a une espèce de rhumatisme, dont les symptômes principaux ont une grande affinité avec le scorbut, et qui demande la même méthode curative. Dans cette espèce, les douleurs sont vagues, la partie douloureuse est rarement tuméfiée ; il n'y a point de fièvre, et elle est accompagnée de symptômes irréguliers. Ceux qui ont pris beaucoup de quinquina y sont particulièrement sujets. Quoique cette maladie soit très-longue lorsqu'elle n'est pas traitée convenablement, on peut cependant la guérir efficacement par l'usage de l'électuaire antiscorbutique ( dont nous avons parlé ci-dessus) et d'une eau distillée du cochléaria, du bécabunga, des cressons, etc.

1696. MARTINI LISTER *Tractatus de quibusdam morbis chronicis ; exercitatio 5 de scorbuto.*

Il traite du scorbut à la suite de la vérole, parce que ces deux maladies ont beaucoup d'affinité entre elles. Elles ont tant de symptômes communs, qu'elles ne peuvent être distinguées l'une de l'autre que par un médecin expérimenté. Les anciens n'ont pas traité expressément du scorbut, parce que de leur temps il n'était endémique que dans une partie de la terre qui leur était peu connue. Eugalenus est le premier, selon notre auteur, qui ait décrit exactement cette maladie. Elle ne régnait autrefois que dans la Flandre ; mais elle s'est si fort répandue depuis nos voyages aux Indes, qu'aujourd'hui elle est universelle et commune aux mariniers de toutes les nations. Il l'attribue à l'usage des aliments salés, du vieux fromage salé, etc. Il croit aussi qu'elle peut être causée par l'usage d'une bière faite avec des eaux crues. Il observe que les brasseurs ont la mauvaise coutume d'ajouter du sel et de la chaux vive à leur bière, afin de la purifier et de la conserver sans houblon. Il pense que l'air salé de la mer contribue extrêmement à la production de cette maladie, parce qu'il avait appris qu'il tombait des pluies salées dans les pays chauds. Quoique Dioscoride ait attribué de grandes vertus au sel marin, cependant, dit notre auteur, le soin que prenaient les anciens de le purifier par la calcination, les lotions et la dessiccation, prouve évidemment qu'ils en appréhendaient de mauvais effets lorsqu'il était cru. Il explique ensuite très-ingénieusement tous les symptômes du scorbut rapportés par Eugalenus. Il suppose qu'ils viennent de l'usage du sel marin, lequel produit la salure du chyle, de la lymphe, etc., et convertit toutes les humeurs du corps en une espèce de saumure. Les sucs de cochléaria, de limons et d'oranges, toutes sortes de fruits et d'herbes potagères (les plus acides sont les meilleurs) sont d'excellents remèdes contre le scorbut, ainsi que le vinaigre et l'esprit de vitriol. Il prétend avoir observé le premier les funestes hémorrhagies qui arrivent quelquefois dans cette maladie ; il en rapporte quelques exemples tirés de ses recueils.

1696. *Sea Diseases ; or, A Treatise of their nature, causes, and cures, by* WILLIAM COCKBURN.

*Traité de la nature des causes et de la curation des maladies de la mer, par* GUILLAUME COCKBURN.

Le scorbut est produit par les provisions salées dont on est nécessairement obligé de se nourrir sur mer ; aussi est-ce une des maladies qui règnent le plus constamment dans les flottes. La plupart des mariniers ne passent point directement de l'état de santé à cette maladie ; mais ils la contractent après des fièvres ou d'autres maladies, lorsqu'on les oblige, dans leur convalescence, à se nourrir trop tôt des provisions du vaisseau. Elle attaque ordinairement les personnes faibles, paresseuses et qui ne font point d'exercice. Les malades guérissent parfaitement lorsqu'ils s'abstiennent des provisions de mer et qu'ils se nourrissent de végétaux récents sur le rivage. Il est étonnant combien leur rétablissement est prompt et parfait lorsqu'ils font usage d'herbes potagères, telles que les choux, les carottes, les navets, etc., etc. On a vu de pauvres matelots qu'on avait débarqués dans l'état le plus pitoyable qui se puisse imaginer, se rétablir au bout de trois ou quatre jours, sans aucun autre secours que cette nourriture, au point d'être en état de se promener à quelques milles du bord de la mer. L'auteur était, en 1695, sur la flotte commandée par le lord Berkeley à Torbay. Il engagea ce commandant à faire dresser des tentes sur le rivage pour les malades. On débarqua plus de cent scorbutiques. C'étaient de vrais squelettes vivants : à peine pouvaient-ils sortir de leurs vaisseaux. On leur donna des provisions fraîches, avec des carottes, des navets et autres herbes potagères. Huit jours après, ils commencèrent à se traîner, et lorsque la flotte mit à la voile, ils regagnèrent leurs vaisseaux en bonne santé. L'auteur regrette qu'on n'ait point encore un remède pour cette maladie sur la mer. Si on prenait, dit-il, des précautions nécessaires, concernant la nourriture des mariniers, ils n'y seraient pas si sujets. Il condamne la division de Willis en scorbut chaud et scorbut froid. La première espèce est proprement le véritable scorbut : la seconde n'est autre chose que la mélancolie hypochondriaque. Il observe, à cette occasion, la nécessité de faire des descriptions exactes de toutes les maladies et de leur donner des noms qui leur soient propres, parce que les termes équivoques sont sujets à jeter dans l'erreur, et ont de funestes conséquences dans la pratique.

1699. Archicaldi Pitcarnii *Elementa medicinæ physico-mathemat. lib.* 2, *cap.* 23, *de scorbuto.*

Le lecteur doit être averti que tout ce qui est contenu dans cet ouvrage posthume ne doit point être attribué à Pitcairn. — Les symptômes du scorbut rapportés par cet auteur sont la rougeur, la démangeaison, la putréfaction et le saignement des gencives, l'ébranlement des dents, des taches sur les jambes, d'abord rouges, ensuite livides et noirâtres; une lassitude extraordinaire, un sédiment rouge et sablonneux dans l'urine, de sorte qu'elle paraît lixivielle; un pouls inégal, des douleurs vagues, des maux de dents, la rougeur ou la chaleur du corps, la puanteur de l'haleine, et enfin des cours de ventre sanguinolents, ou de simples diarrhées. — La cause immédiate est la dissolution du sang. Cette

dissolution peut même être occasionnée par la saignée, qui ne convient nullement aux scorbutiques. Mais il parle seulement du scorbut chaud, ou de celui que Willis appelle *sulphureo-salin*; cette espèce étant proprement le scorbut, l'autre n'étant que l'affection hypochondriaque. Il recommande le lait, même pour toute nourriture, comme le meilleur remède. S'il ne réussit point, ou qu'il soit contre-indiqué, il faut donner les préparations martiales, jointes aux astringents, et les antiscorbutiques fixes tempérés. Ces remèdes conviennent principalement lorsque le malade est attaqué d'un cours de ventre, d'une difficulté de respirer, ou qu'il tombe en syncope. Dans la goutte vague ou douleurs scorbutiques, il faut commencer par un doux purgatif, et faire usage ensuite de la décoction de gayac et de salsepareille. Si les douleurs ne sont accompagnées d'aucun autre symptôme scorbutique, ou que ces symptômes soient en petit nombre, elles doivent être regardées comme rhumatismales. On distingue aisément ces dernières, parce qu'elles supportent des saignées copieuses et répétées; au lieu que les évacuations sont très-pernicieuses dans le scorbut. Les meilleurs remèdes, après la diète lactée, sont les préparations martiales, la décoction des bois sudorifiques, et les sucs antiscorbutiques. Rien n'est aussi efficace que la transfusion du sang d'un animal sain dans les veines des scorbutiques.

1708. Hermanni Boerhaave *Aphorismi de cognoscendis et curandis morbis; Aph.* 1148, *etc., de scorbuto.*

Outre les causes auxquelles les auteurs attribuent communément le scorbut, tant sur mer que sur terre, Boerhaave en rapporte une autre d'après Sydenham : c'est l'usage immodéré du quinquina. Il décrit ensuite les symptômes particuliers de cette maladie dans son commencement, ses progrès et ses derniers périodes. Il renferme cette description dans les quatre sections suivantes :

*Section I<sup>re</sup>.* Une lenteur extraordinaire, un engourdissement, une lassitude spontanée, une pesanteur générale, une douleur de tous les muscles, comme après une trop grande fatigue, principalement dans les jambes et dans les lombes; une grande difficulté de marcher, surtout en montant ou en descendant; le malade à son réveil ressent une lassitude générale dans les membres, comme s'ils avaient été contus.

*Section II*. La respiration est difficile, courte et pressée, le malade est presque suffoqué au moindre mouvement qu'il fait. Les jambes enflent et désenflent souvent, leur pesanteur les rend immobiles. Il paraît des taches rouges, brunes, jaunes, violettes; le visage prend une couleur basanée, l'haleine commence à devenir puante; la tumeur, la douleur, la chaleur et la démangeaison des gencives se manifestent; elles saignent pour peu qu'on les touche, elles se retirent, laissent la racine des dents à découvert; les dents vacillent dans leurs alvéoles. On éprouve des douleurs vagues de différentes espèces dans toutes les parties du corps qui produisent des symptômes surprenants. Ces douleurs sont tantôt pleurétiques, stomachiques, iliaques, coliques, néphrétiques, tantôt cystiques, hépatiques, spléniques, etc. Il survient des hémorrhagies dans ce période, mais elles sont légères.

*Section III*. Les gencives dans ce période répandent une odeur cadavéreuse, elles s'enflamment, versent du sang et tombent en gangrène. Les dents vacillent, deviennent jaunes, noires et se carient. Les veines ranines deviennent variqueuses. Le sang coule à travers la peau sans qu'il y paraisse aucune blessure : ces hémorrhagies sont souvent mortelles, ainsi que celles des lèvres, de l'estomac, du foie, des poumons, de la rate, du pancréas, du nez, etc., qui se présentent dans ce période. On observe des ulcères de la plus mauvaise espèce sur tout le corps, principalement sur les jambes. Ces ulcères ne cèdent à aucun remède, ont une disposition gangréneuse, et répandent une odeur très-fétide. La peau se couvre de gale, de croûtes, d'une lèpre sèche et légère. On éprouve des douleurs cruelles qui augmentent pendant la nuit. Il survient des taches livides, etc.

*Section IV*. Les symptômes de ce période sont des fièvres ardentes, malignes, continues, toute sorte de fièvres intermittentes, vagues, périodiques, qui produisent l'atrophie; des vomissements, des diarrhées, des dysenteries, de cruelles stranguries, des défaillances, les anxiétés qui souvent font périr subitement le malade; l'hydropisie, la consomption, les convulsions, la paralysie, le retirement des tendons, des ta-

ches noires, des vomissements, et des selles sanguinolentes, la putréfaction du foie, de la rate, du pancréas et du mésentère. — Il suppose que la cause immédiate de cette maladie est un état particulier du sang, dans lequel la partie rouge est épaisse et visqueuse, tandis que la partie séreuse est dissoute, salée et âcre. Cette acrimonie est acide ou alcaline : distinction, dit-il, qui doit être remarquée avec soin. C'est sur cette hypothèse qu'il fonde les règles thérapeutiques suivantes : La partie des humeurs qui est trop épaisse, visqueuse et croupissante, doit être atténuée, dissoute et mise en mouvement. Celle qui est déjà trop ténue doit être épaissie en même temps, et l'acrimonie prédominante, corrigée suivant ses différentes espèces. Or, comme il faut avoir égard tout à la fois à des indications si opposées, il croit que la guérison de cette maladie est le chef-d'œuvre de l'art. Après avoir observé que les évacuants âcres aigrissent toujours la maladie, et la rendent souvent incurable, il donne le procédé curatif suivant, approprié aux différents périodes et aux différents symptômes. — Dans le premier période (voyez *Sect. I*), il faut commencer par un purgatif doux, atténuant et apéritif, qu'on doit répéter souvent à petite dose. Il faut passer ensuite à l'usage des atténuants et des remèdes appelés digestifs (a); et finir par les spécifiques les plus doux, qu'on doit continuer longtemps, sous presque toutes sortes de formes. —Dans le second période (*Sect. II*), il faut se servir des remèdes précédents et des antiscorbutiques un peu âcres. Les bains généraux et ceux des pieds, préparés avec les plantes antiscorbutiques; les frictions chaudes et sèches conviennent aussi. La saignée est souvent utile, pour certaines raisons qu'il donne. Les antiscorbutiques dont on se sert doivent être, ou modérément astringents, et un peu rafraîchissants, ou chauds et âcres, suivant la dissolution acrimonieuse des humeurs, la chaleur

---

(a) Voyez Willis. Il est inutile de rapporter les formules de Boerhaave; presque toutes celles qu'on trouve dans sa Matièr médicale sont tirées de Willis, ainsi que son *processus curatif*. [ On trouvera ces formules à la suite du traité de Boerhaave, commenté par Van-Swieten. ]

et le danger d'une hémorrhagie, on suivant la viscosité et l'inertie des humeurs, la pâleur et la froideur du corps, etc.

Dans la troisième espèce ou période ( *Sect. III* ), outre tous les remèdes prescrits ci-dessus, on doit prescrire encore au malade une grande quantité de liqueurs douces, antiseptiques et antiscorbutiques, afin d'exciter de légères évacuations par les urines, les sueurs et les selles, qu'il faut entretenir pendant un temps considérable. — Pour ce qui est de la quatrième espèce ( *Sect. IV* ), rarement peut-elle être guérie. Il faut varier les remèdes, suivant les différents symptômes : les mercuriaux sont quelquefois utiles, ainsi que les remèdes prescrits pour la troisième espèce. — Il termine ses aphorismes sur cette maladie, en disant que, pour la traiter avec succès, il est principalement nécessaire de rechercher l'acrimonie particulière qui domine dans les humeurs ; et, comme cette acrimonie peut être saline, muriatique, acido-austère, alcalino-fétide, ou rancido-huileuse, elle demande par conséquent des remèdes différents et opposés. Tel remède, qui est utile à un scorbutique, est un poison pour un autre. Ainsi, on ne doit point s'attacher au nom générique de la maladie, mais il faut découvrir ses espèces particulières suivant les différents genres d'acrimonie, et les traiter comme si c'étaient des maladies différentes.

**1712.** JOANNIS HENRICI DE HEUCHER *Cautiones in cognoscendo, curandoque scorbuto necessariæ.*

Cet ouvrage contient quelques-uns des sentiments les plus erronés de Willis, d'Eugalenus, etc. Je n'en rapporterai qu'un seul exemple. Le mercure, dit notre auteur, est recommandé quelquefois avec beaucoup de raison par Boerhaave dans le scorbut, lorsque cette maladie est accompagnée de fièvres de différentes espèces, de vomissements, de diarrhées, de syncopes, d'anxiétés souvent mortelles, de l'hydropisie, de la consomption, de convulsions, de paralysies, de vomissements et de selles sanguinolentes, de la putréfaction du foie, de la rate, du pancréas et du mésentère.

---

**1732.** *An account of the Scurvy at Wiburg, communicat. by* Dr. ABRAHAM NITZSCH *to* Dr. SCHULZE.

*Relation du scorbut qui régna à Wibourg, communiquée par le docteur* ABRAHAM NITZSCH, *au docteur* SCHULZE.

**1734.** *Commercium Litterarum, Norimberg. anno* 1731, *pag.* 62.

L'auteur observe d'abord que le scorbut est endémique dans cette ville, mais qu'il fut remarquable cette année (1732), par le nombre extraordinaire des malades et des morts, et par sa longue durée. Cette maladie régna avec tant de violence depuis le commencement de l'année jusqu'au mois d'août, que l'auteur y fut envoyé par des ordres exprès, dans le mois de juin. Il observa que tous les malades n'étaient point attaqués des mêmes symptômes, et que ces symptômes étaient différents suivant les divers tempéraments. — Chez les personnes qui étaient d'une constitution faible, les jambes ( rarement le bas-ventre ) devenaient œdémateuses. Cette tumeur cédait facilement à l'impression du doigt ; mais souvent elle devenait dure dans la suite de la maladie. La plupart du temps il y avait tension dans les hypochondres ; on observait constamment un retirement des muscles fléchisseurs de la jambe, avec des taches livides sur les jambes, les genoux, les cuisses et le dos. Ces taches, particulièrement celles des jambes, s'enflammaient souvent chez les personnes pléthoriques, et étaient accompagnées d'une douleur très-aiguë et de la fréquence du pouls. Le blanc des yeux était quelquefois entièrement rouge, et d'autres fois les paupières étaient fort distendues par un sang extravasé et croupissant. Les taches, chez quelques malades, étaient assez larges, surtout celles des cuisses et du dos ; chez d'autres, elles ressemblaient à des morsures de puces, et étaient accompagnées de l'enflure des jambes, d'une lassitude universelle, de la tumeur, de la putridité, et du saignement des gencives, ainsi que de la pâleur du visage. Certains scorbutiques étaient tourmentés par une grande difficulté de respirer, une toux humide ; ils étaient sujets à des vertiges et à des défaillances, qui arrivaient très-communément lorsqu'ils étaient debout. Ces défaillances furent fatales à la plupart de ceux qui étaient malades depuis long-temps. L'appétit était un peu diminué dès le commencement de la maladie. Souvent le malade le perdait lorsqu'il avait des borborygmes et des nausées ; mais il le recouvrait dès qu'il lui venait une diarrhée. Les pieds, le scrotum et l'abdomen devenaient quelquefois extrêmement enflés ; cette tumeur était aqueuse et transparente ; la peau de ces parties s'enflammait aussi. Les gencives, qui ne faisaient alors qu'une masse de chair spongieuse, laissaient échapper, lorsqu'on les pressait, une sanie ichoreuse fétide. Les glandes salivaires étaient quelquefois si engorgées, qu'elles paraissaient presque squirrheuses. Cet engorgement ne pouvait être dissipé que par une salivation spontanée.

Les personnes qui étaient d'un tempérament sec avaient des symptômes différents de ceux qui sont causés par la surabondance des humeurs. Ils maigrissaient de jour en jour, et étaient tourmentés de violentes douleurs dans les jambes, accompagnées de la fièvre. Ces douleurs étaient vagues, et ressemblaient tantôt à des douleurs de goutte, tantôt à un asthme convulsif. Elles causaient quelquefois des coliques, des maux de dents, des maux de tête, des contractions de nerfs. Lorsqu'on faisait usage des remèdes volatils, les viscères abdominaux, le foie et la rate devenaient durs ; et cette dureté était suivie de l'hydropisie ascite, ou de l'atrophie et de la diarrhée, qui mettaient constamment le malade au tombeau. Les gencives étaient dures et gonflées, douloureuses lorsqu'on les touchait, et souvent couvertes d'ulcères cancéreux. — Afin, dit l'auteur, de guérir cette terrible maladie, il était nécessaire de diriger le traitement, et de choisir les remèdes suivant la constitution des malades. En conséquence, je prescrivis à ceux qui étaient attaqués du scorbut lent ou froid une décoction de sommités de pin, de baies de genièvre et de trèfle d'eau. Lorsque j'appréhendais l'enflure des viscères abdominaux, je donnais les sels neutres et les teintures alcalines ; mais s'il y avait de la fièvre, et que les jambes fussent enflammées, je faisais prendre intérieurement les absorbants salins et nitreux, et j'appliquais extérieurement l'esprit de vin camphré, avec du safran. Pour les tendons, je me servais de l'onguent nervin avec l'huile de brique, etc., et des bains. Quant à la tumeur et au saignement des gencives, j'employais l'onguent égyptiac, le miel

rosat et l'esprit de cochléaria, ou la teinture de gomme-lacque, avec l'esprit de cochléaria, ou bien encore l'eau commune acidulée avec l'esprit de vitriol. On corrigeait l'air deux fois par jour, en faisant brûler du bois et des baies de genièvre. La ponction fut pratiquée souvent avec succès sur les hydropiques, lorsqu'ils étaient sans fièvre, et que les téguments du bas-ventre n'étaient point œdémateux. Les scarifications sur le gras de la jambe et sur le scrotum furent utiles aussi, lorsque l'enflure de ces parties paraissait tendue et aqueuse, pourvu cependant qu'on employât intérieurement les remèdes convenables, les apéritifs, les diurétiques et les corroborants, tels que la teinture de tartre, la teinture martiale, celle d'antimoine, les sels neutres, etc. Si, après les scarifications, la partie était menacée de gangrène (ce qui arrivait souvent), on prévenait cet accident par le moyen des topiques nervins et antiseptiques.

Dans le scorbut douloureux, comme les malades étaient d'un tempérament sec, je bannis tous les remèdes échauffants qui pouvaient agiter le sang : je prescrivis à leur place les émollients, tels que la décoction d'orge ou d'avoine, ou bien celle de la raclure de corne de cerf, avec la racine de scorsonère, les sommités de mille feuilles et les fleurs de camomille. Je me servis aussi des remèdes huileux, l'huile d'amandes douces et le blanc de baleine, qui soulagent d'une manière merveilleuse les douleurs de goutte et d'oppression de poitrine. Je donnai quelquefois les antispasmodiques, tels que le nitre purifié, le cinnabre d'antimoine, les poudres épileptiques, etc., ou les absorbants et testacés, suivant que l'occasion s'en présentait. Lorsque les hypochondres étaient obstrués, j'ajoutais à la décoction la racine de chicorée, ou de dent-de-lion. La pulpe de citron faisait un remède excellent et agréable pour la tumeur, la chaleur et la douleur des gencives.

Par le moyen de ces remèdes, et avec l'aide de Dieu, j'arrêtai les ravages de cette calamité ; de sorte que, le nombre des maladies et des morts diminuant de jour en jour, elle disparut entièrement dans l'espace d'un mois. — Les cuirassiers arrivés depuis peu de l'Ukraine à Pétersbourg, m'ont fourni cette année plusieurs autres observations sur cette maladie. Les symptômes dont ils étaient attaqués étaient les mêmes que ceux dont j'ai parlé ci-dessus; je jugeai à propos de donner tous les deux ou trois jours une demi-cuillerée d'un mélange de gomme ammoniaque et d'élixir de propriété, à parties égales, délayé dans l'esprit de vin tartarisé; ou demi-dragme de poudre saline, avec quatre ou cinq grains de diagrède. Les bons effets de ces remèdes furent si remarquables, que, quoique plusieurs malades fussent cachectiques, aucun cependant ne devint hydropique. Vers le déclin de la maladie, lorsque le pouls était fort, une saignée administrée avec prudence était d'un secours évident pour la curation. Je puis affirmer avec vérité que cette évacuation était suivie d'une augmentation de forces, et du parfait relâchement des tendons (qu'on avait tenté inutilement par les vapeurs et les bains chauds), et d'un rétablissement plus prompt. Cette maladie était parvenue à son degré de malignité dans le mois de février, et disparut dans le mois de mai.

**1734.** *Observationes circa scorbutum ejusque indolem, causas, signa et curam, auctore* JOANNE FRÆDERICO BACHSTROM.

Faute de faire une attention convenable à l'histoire du scorbut, on a supposé généralement que le froid dans les climats septentrionaux, l'air de la mer, l'usage des aliments salés, etc., étaient la cause de cette maladie. Mais c'est sans raison qu'on a fait cette supposition : car cette calamité n'est due qu'à l'abstinence totale des aliments végétaux frais. Cette abstinence est la seule, la véritable, et la première cause du scorbut. Lorsque, par négligence ou par nécessité, on demeure pendant un temps considérable sans manger de fruits récents ou de légumes, nul âge, nul climat, nul terrain n'est à couvert de ses attaques. Il y a d'autres causes secondaires qui peuvent concourir au même effet; mais l'expérience prouve que les seuls végétaux récents préservent de cette maladie, et qu'ils la guérissent assez promptement, même dans peu de jours, lorsqu'une hydropisie ou une consomption ne réduisent point le malade à un état désespéré. L'auteur appuie son sentiment sur les observations suivantes.

Il remarque que le scorbut est très-fréquent parmi les nations du Nord, et dans les pays les plus froids; et que dans ces climats, il ne règne pas seulement sur la mer, mais qu'il se montre encore avec violence sur la terre, tant parmi les naturels du pays, que parmi les étrangers. Les pauvres matelots qu'on laissa pendant l'hiver en Groenland, et qui furent tous emportés par cette maladie, en fournissent un exemple mémorable. Mais il croit que le sentiment de ceux qui regardent le froid comme la cause du scorbut dans ces pays, ne peut point se concilier avec l'expérience journalière des voyages aux Indes, dans lesquels les matelots en sont attaqués, même sous la zône torride. — L'histoire suivante prouve suffisamment que cette maladie n'est pas particulière à la mer. Pendant le dernier siége de Thorn, le scorbut fit périr plus de cinq à six mille soldats de la garnison, outre un grand nombre d'habitants. Les assiégeants furent plus redevables à cette calamité qu'à leur valeur de la reddition de la place. Sur quoi l'auteur observe que, quand même on accorderait que cette maladie est plus fréquente en hiver parmi les nations du Nord, il n'en est pas moins vrai que le siége de cette ville fut continué pendant les chaleurs de l'été, et que les Suédois qui l'assiégeaient furent entièrement exempts du scorbut (ce sont cependant des peuples du Nord). La maladie attaqua d'abord la garnison saxonne qui était bloquée : elle détruisit presque tous les soldats; de sorte que les habitants furent obligés de monter la garde sur les remparts. Un grand nombre de ces derniers périt aussi; mais le siége ne fut pas plus tôt levé, et les portes de la ville ouvertes, pour donner entrée aux végétaux et aux fruits de la campagne, que la mortalité cessa promptement, et la maladie disparut tout-à-coup.

À la fin de la dernière guerre contre les Turcs, l'armée impériale passa l'hiver en Hongrie. Ce pays ayant été ravagé aux environs de Temeswar, par les calamités des campagnes précédentes, le scorbut fit périr plusieurs milliers de soldats; mais tous les officiers furent exempts de cette maladie, à cause de la différence de leur nourriture. Le médecin de cette armée employa toute son habileté, et fit usage des antiscorbutiques les plus approuvés. Malgré tous ses soins, la mortalité augmenta de jour en jour pendant l'hiver. Comme il était peu versé dans la connaissance de cette maladie, ou plutôt comme il en ignorait le remède, il consulta le Collége des médecins de Vienne; mais les conseils et les remèdes que ceux-ci prescrivirent ne furent d'aucune utilité. La maladie alla toujours en augmentant jusqu'au printemps. La terre se couvrant alors de végétaux, le médecin eut autant de joie d'avoir découvert la vraie cause de cette calamité, que ses malheureux succès dans la curation lui avaient causé de chagrin auparavant. — Comme quelques personnes croient que les pays chauds et éloignés de la mer sont entièrement exempts du scorbut, il donne l'exemple d'une garnison allemande en Italie, dont plusieurs soldats furent emportés par cette maladie, quoiqu'à une grande distance de la mer. L'officier dont il tient cette relation ( c'était un Italien ) fut réduit lui-même à un état pitoyable, et abandonné de ses médecins, qui ne connaissaient rien à sa maladie. Un chirurgien allemand, qui passa par bonheur dans cet endroit, le tira des bras de la mort. Il le guérit dans peu de jours, à la surprise de ses médecins, en ordonnant au domestique de lui aller chercher dans la campagne des végétaux récents, principalement le cresson d'eau, qui croissait en abondance aux environs de la ville.

La relation suivante n'est pas moins curieuse. Un matelot des vaisseaux qui vont en Groenland fut réduit à un si triste état par le scorbut, que ses compagnons le portèrent sur le rivage et l'abandonnèrent, le croyant dans un état entièrement désespéré. Ce pauvre malheureux avait perdu entièrement l'usage de ses jambes ; il ne pouvait se traîner qu'en s'aidant des pieds et des mains. La terre était couverte d'une plante qu'il broutait comme les bêtes : il fut par ce moyen parfaitement guéri en peu de temps. Lorsqu'il fut revenu chez lui, on sut de lui que cette plante n'était autre chose que le cochléaria. — L'auteur conclut de toutes ces observations que, comme l'abstinence des végétaux récents est la seule cause du scorbut, ils en sont aussi les seuls remèdes efficaces. Il donne le nom d'*antiscorbutiques* à toutes les plantes salutaires et bonnes à manger, observant que la nature nous fournit des remèdes partout, même en Groenland et dans les pays les plus froids. La neige n'est pas plus tôt fondue dans ces pays, que les bords des rivières sont couverts d'une grande quantité de bécabunga, de cresson et de cochléaria. La nature dicte aux nations barbares qui habitent ces contrées, que ces plantes, qu'elle leur fournit avec tant de bonté et de profusion, sont un remède souverain pour

leur maladie. Tout médecin qui connaît la nature du scorbut doit être persuadé de cette vérité. Les herbes et les fruits récents les plus communs valent mieux que les préparations pharmaceutiques les plus pompeuses, et surtout que celles qui sont tirées du règne animal et du règne minéral.

L'auteur divise les antiscorbutiques en trois classes. La première contient les herbes potagères, toutes les plantes et les fruits insipides, ou plutôt douceâtres, et même l'herbe des prairies, lorsqu'on ne peut point se procurer d'autres plantes. Il range dans la seconde tous les végétaux, racines, fruits, baies, etc. acidulés ou acides ; et, comme ceux-ci sont d'une qualité moyenne entre les plantes insipides de la première classe, et les végétaux amers les plus âcres, qu'il renvoie dans la troisième, ils sont plus efficaces que ceux de la première, sans être sujets à quelques inconvénients qui peuvent accompagner ceux de la troisième. Cette troisième classe renferme toutes les herbes, les racines et les fruits récents, âcres et amers, de la nature du cochléaria, du cresson, etc. Les plantes de cette dernière classe doivent être employées avec précaution. — Il recommande, pour prévenir cette maladie, de se nourrir de beaucoup de végétaux récents, lorsqu'on peut se les procurer ; ou autrement d'herbes, de racines, de fruits, etc., conservés. Il conseille aux mariniers, lorsqu'ils sont au port, d'être plus attentifs à faire provision d'herbes, de racines, etc., que de viandes. Il voudrait qu'en cas de besoin, lorsqu'on est sur mer, on éprouvât les herbes qui croissent sur la quille du vaisseau. Il n'a jamais ouï dire qu'on eût fait cette épreuve (*b*) ; mais il est persuadé que le grand médecin de la nature n'a pas laissé les personnes qui s'embarquent sans quelque remède.

Après une longue abstinence de végétaux, les malades doivent commencer à faire usage des antiscorbutiques les plus doux, et passer ensuite par degré aux plus âcres. Il examine les remèdes minéraux et fossiles, et observe à cette occasion que, comme le nitre entre en grande quantité dans la composition de la plupart des plantes, il est peut-être utile dans cette maladie ; mais qu'on doit

_______________

(*b*) J'ai appris qu'on les avait éprouvées sur le vaisseau du lord Anson.

bannir tous les autres minéraux. Il condamne l'usage du fer, du mercure, de l'alun, des remèdes sulphureux et vitrioliques ; surtout l'esprit de vitriol, que quelques-uns regardent comme spécifique dans le scorbut ; mais qu'ils trouveront eux-mêmes inefficaces, s'ils en viennent à l'expérience.

**1734.** *Parerga Medica conscripta, a* Damiano Sinopæo.

Cronstadt est situé dans une île basse et marécageuse. Le temps y est presque toujours froid, pluvieux et couvert, et le scorbut y est endémique. Cette maladie est très-fréquente, et règne avec beaucoup de violence dans le commencement du printemps ; elle est beaucoup plus rare et plus bénigne dans les autres saisons, à moins que le temps ne soit froid et humide. Elle est plus fréquente, par la même raison, dans certaines années que dans d'autres. — Les symptômes de cette maladie sont la tumeur et la putridité des gencives, la lassitude, une douleur et une faiblesse considérables des jambes, l'enflure des genoux et des pieds, le retirement des tendons, une constitution cachectique, et, pour ainsi dire, leuco-phlegmatique, avec une couleur jaunâtre obscure, la constipation, et une urine épaisse et briquetée. Ces symptômes sont suivis de douleurs, et même du retirement des tendons des extrémités supérieures, de taches livides de différentes grosseurs, de douleurs dans les épaules et au défaut des côtes, qui sont très-violentes chez ceux qui ont la vérole. Cette maladie est rarement mortelle ; il ne meurt ordinairement que ceux qui sont tombés dans la phthisie ou dans l'hydropisie.

Ce savant auteur observe, dans sa relation élégante et exacte des maladies qui régnèrent à Cronstad, depuis l'année 1730 jusqu'à la fin de 1733, que lorsqu'il arriva dans cette ville en 1730, il régnait des pleurésies, des péripneumonies, etc. ; ces fièvres aiguës cessèrent avec le printemps. Cette saison ayant été suivie d'un été sec et chaud, il y eut peu de maladies aiguës, et les anciennes maladies chroniques devinrent moins fâcheuses. L'automne fut froid et sec, et l'hiver neigeux et favorable ; de sorte que ces saisons produisirent très-peu de maladies jusqu'au commencement de février, où il parut une fièvre catarrhale : le temps devint alors très-inconstant. Le printemps fut froid et humide, ainsi que l'été, à quelques petites chaleurs près. Cette fièvre catarrhale régna avec violence pendant vingt jours ; elle fut suivie de pleurésies, de péripneumonies, de rhumatismes, etc., et d'une fièvre intermittente, qui dura pendant tout le printemps. Le scorbut parut aussi dans le mois de mars (1731) : il attaqua d'abord un petit nombre de personnes ; mais peu de temps après, le nombre des scorbutiques fut égal à celui des fébricitants ; il devint ensuite supérieur, et les fièvres cessèrent.

Cette maladie commençait par la bouffissure et la pâleur du visage, les taches livides, etc., et elle était accompagnée des symptômes que nous avons rapportés ci-dessus. Elle régna avec une violence extraordinaire pendant les mois d'avril et de mai, presque jusqu'au milieu de juillet : elle diminua alors, à cause de la chaleur de la saison ; quelques malades devinrent enflés et hydropiques ; quelques autres tombèrent dans la phthisie ; plusieurs furent attaqués des coliques les plus violentes, avec une contraction opiniâtre du ventre ; on remarqua enfin dans d'autres le sphacèle des gencives et du gosier, des tumeurs scorbutiques, etc. Il survenait sur le corps des tumeurs molles et livides ; on aurait cru qu'elles étaient remplies de pus, mais lorsqu'on les ouvrait, il n'en sortait que du sang dissous et noirâtre. Les ulcères que ces tumeurs formaient étaient environnés de chairs fongueuses et putrides : ils étaient très-profonds, et saignaient pour peu qu'on y touchât (c). — Quique le scorbut fût assez fâcheux par lui-même, il était souvent rendu plus mauvais par sa complication avec d'autres maladies sporadiques, telles que les fièvres, les rhumatismes, et surtout les fièvres intermittentes. Tous ceux qui étaient attaqués de ces dernières devenaient scorbutiques dans leur convalescence. Ceux qui avaient quelque maladie chronique, soit dans l'hôpital, soit dans la ville, furent presque tous plus ou moins affectés du scorbut. Ainsi, toutes les maladies, de quelque espèce

---

(c) Cette description des tumeurs et des ulcères scorbutiques est très-exacte. Comparez-la avec celle de Poupart, page 436, tome I, du docteur Huxham, p. 119, tome I, et avec d'autres observations, p. 228, tom. I, etc.

qu'elles fussent, devinrent plus fâcheuses et plus opiniâtres ce printemps. — Le scorbut ayant cessé entièrement dans le mois de juillet, quelques fièvres bénignes prirent sa place pendant le reste de l'été et tout l'automne.

Au commencement de l'année 1732, il régna une fièvre de printemps assez bénigne; la fausse pleurésie parut bientôt après, et fut plus fréquente; enfin, on vit paraître le scorbut. Toutes ces maladies cessèrent entièrement au commencement de l'été, qui fut sec et chaud. Ce temps continua pendant un mois; il devint alors pluvieux et froid, ce qui produisit un catarrhe accompagné de la toux, etc. Cette maladie fut générale, se répandit dans tous les pays voisins, régna avec beaucoup de violence à Pétersbourg, et attaqua même ceux qui étaient sur mer.

Après plusieurs observations curieuses, mais étrangères à notre sujet, l'auteur remarque que le scorbut qui régna dans le printemps de 1733 fut d'une nature plus bénigne que celui des années précédentes. Cependant, comme l'été et l'automne furent humides, cette maladie, contre son ordinaire, continua à régner pendant ces deux saisons. Une chose singulière, c'est que la gale et le pourpre prévalurent en même temps que le scorbut. On se servit pour la curation d'essences et de conserves de plantes antiscorbutiques, aromatiques, amères, etc. L'auteur employa plusieurs remèdes, parmi lesquels, malheureusement, il y en avait peu ou même point qui fussent de véritables antiscorbutiques.

1737. Joannis-Georgii-Henrici Krameri *Dissertatio epistolica de scorbuto.*

1720. *The case of the imperial troops in Hungary, transmitted to the College of physicians at Vienna, by the Author.*

*Relation de la maladie qui régna parmi les troupes impériales en Hongrie, envoyée au Collége des médecins de Vienne, par l'auteur.*

La calamité qui afflige les troupes impériales n'est point cette espèce de scorbut décrite par Eugalenus et plusieurs autres auteurs. Elle en diffère par trois particularités.

1° Elle n'est point contagieuse : car aucun officier n'en est attaqué, et elle règne seulement parmi les régiments qui se nourrissent d'aliments grossiers.

2° C'est une maladie secondaire et non idiopathique. Elle attaque ceux qui viennent d'essuyer des fièvres, et principalement ceux qui ont eu de fréquentes rechutes.

3° Elle n'est point accompagnée de cette variété de symptômes décrits par les auteurs. Les apparences de cette maladie sont, à tous égards, constamment uniformes.

Dans le premier période, les gencives sont tuméfiées, couvertes de taches livides, et saignent facilement. Elles deviennent ensuite extrêmement putrides, l'haleine est très-puante, et les dents tombent. — Dans le second période, le genou est la plupart du temps contracté, de sorte que le malade ne peut point étendre la jambe. On éprouve dans cette articulation, et souvent dans les autres, de violentes douleurs lancinantes. Les genoux contractés s'enflent aussi, et les tendons du jarret deviennent extrêmement raides et douloureux. La peau se couvre d'extravasations bleuâtres, entremêlées de petites éruptions milliaires. Les yeux et même les autres parties du corps se couvrent, dans l'espace d'une nuit, de grandes taches livides : il semble que le malade ait reçu plusieurs contusions. Ces taches sont entièrement indolentes. Les muscles des jambes, des cuisses et même des joues deviennent extrêmement enflés et durs : leur dureté est quelquefois portée au dernier degré. Ces tumeurs, ainsi que les larges ecchymoses, ne suppurent jamais. Le pouls est fréquent, petit et dur. L'urine est rouge, et dépose un sédiment épais et inégal.

Si le malade continue à se nourrir d'une nourriture grossière ( comme c'est le cas de plusieurs de nos soldats, faute de commodités nécessaires ), la maladie parvient à son dernier période. Les gencives et les joues s'enflent prodigieusement. Les mâchoires tombent en gangrène, ou l'os maxillaire se carie : ces deux symptômes sont incurables. La respiration devient si difficile, que les malades tombent en syncope au moindre mouvement qu'ils font, et que souvent ils meurent subitement en se promenant. Ordinairement cette difficulté de respirer devient extrême quelques jours avant la mort : le malade cependant n'est point tourmenté de la toux, et ne crache point. Les hydropisies de toute espèce et les enflures œdémateuses accompagnent les derniers périodes de cette maladie. Si, lorsque le malade est couché, la tête est dans une situation déclive, le visage devient si enflé en moins d'une demi-heure, qu'il ne peut point ouvrir les yeux. Ces sortes d'enflures disparaissent souvent et reviennent. Le malade est sujet à de copieuses hémorrhagies du nez, et enfin à une diarrhée, ou à une dysenterie, qui souvent le mènent au tombeau. — Dans le commencement de la maladie, l'appétit et la soif sont dans l'état naturel ; vers la fin, la soif augmente, et l'appétit disparaît.

De tous les symptômes de cette maladie, rapportés par les auteurs, ceux dont je viens de parler sont les seuls qui se présentent. — Telle est la terrible maladie dont nombre de malheureux sont les tristes victimes en Hongrie. Les malades meurent ordinairement au bout de trois semaines, d'un mois, et tout au plus de deux ou trois mois. S'ils résistent jusqu'à l'été, ils guérissent parfaitement, ou leurs genoux demeurent contractés, et cette contraction est incurable. — Les causes éloignées de cette maladie sont les réchutes après de longues fièvres, qui ont été épidémiques dans ce pays ; le terrain humide et marécageux, et surtout la nourriture grossière et visqueuse, telle que des farines grossières, du pain noir et pesant, et un aliment qu'on appelle *rollatschen*. Les troupes bohémiennes se servent plus de cette nourriture que toutes les autres ; aussi sont-elles presque les seules affectées. Il est à remarquer que cette maladie paraît toutes les années dans le commencement du printemps, et jamais dans l'été, l'automne, ni l'hiver.

Voici maintenant les remèdes que nous avons tentés pour la guérison de cette maladie. Mais, avant d'aller plus loin, il faut observer que quatre cents soldats, près de Belgrade, ayant pris du mercure sans mon avis, furent tous attaqués d'une salivation qui les fit périr ; je bannis en conséquence l'usage de ce funeste remède. J'ai commencé la curation par un émétique, afin de nettoyer les premières voies, et par là, faciliter l'entrée des antiscorbutiques dans le sang. J'ai administré ensuite les plus approuvés de ces remèdes, sous les formes recommandées par les auteurs, et sous toutes celles que j'ai pu imaginer. Telles sont les racines de raifort, de taraxacum, d'arum, de salsepareille, de squine, etc., le bécabunga,

le cresson, le trèfle d'eau, le cochléaria, l'oseille, le scordium, la *ruta muraria*, le romarin, la sauge, la petite centaurée, le *sedum minimum*, etc. ( toutes ces plantes étaient sèches, car nous ne pouvions point en avoir de fraîches ) ; le bois de gayac, de sassafras, etc., les pignons, les écorces de Winter, de gayac, d'oranges ; les baies de laurier, de genièvre, etc. J'ai donné aussi toutes sortes de sels volatils et fixes, particulièrement le sel volatil de corne de cerf, l'*arcanum duplicatum*, le sel de tartre, la crème de tartre, le sel ammoniac cru ; toutes sortes de préparations martiales ; l'esprit de sel ammoniac, le sel volatil huileux, la teinture de tartre, celle du bézoard, l'esprit de cochléaria, etc. Comme on ne peut point avoir ici les sucs de citrons et de limons, j'ai donné à leur place le vinaigre thériacal, où le vinaigre ordinaire, dans lesquels je faisais infuser plusieurs des remèdes dont je viens de parler, et surtout la fameuse racine de raifort sauvage. Je n'ai point épargné les remèdes les plus chers ; la teinture martiale, celle d'antimoine, celle de Lune, etc., ont été employées. Mais, hélas ! tout a été inutile.

En un mot, il n'y a point de remède recommandé par les meilleurs auteurs, que je n'aie éprouvé (*d*), à l'exception du suc des plantes fraîches, et de leur quintessence, recommandée par May (*e*). Il m'est impossible de me procurer ces plantes, ou leurs sucs, parce que, comme j'ai déjà observé, elles ne viennent pas dans ce pays. Nous n'avons ici que la roquette sauvage et le *rapistrum arvorum*. Mais qui est-ce qui pourrait en cueillir une suffisante quantité pour un si grand nombre de malades ? Quand le lait serait convenable, on ne pourrait en fournir à une si grande multitude, et à plus forte raison le petit-lait. — Voyant les malheureux succès des remèdes recommandés par les autres, et de ceux que je pouvais imaginer ; et réfléchissant que le scorbut venait ordinairement après de longues fièvres, et qu'il était acompagné d'une fièvre lente,

(*d*) Il donne, dans cet endroit, la liste de soixante écrivains modernes sur le scorbut, de la plus grande réputation, à laquelle il ajoute un *etc.*

(*e*) C'est un remède du docteur Michaël : voyez page 173. L'auteur observe ensuite qu'elle ne fut d'aucune utilité.

j'ai donné le quinquina sous la forme d'un électuaire, ou en infusion. J'ai guéri en peu de jours, par le moyen de ce remède, soixante soldats du régiment de Bagnan, qui étaient dans le second période de la maladie (1). Mais ces malades avaient alors une nourriture convenable, telle qu'on ne peut se la procurer aujourd'hui. J'ai éprouvé depuis peu la graine de moutarde. On dit que cette semence fut le salut de la garnison de la Rochelle, lorsqu'elle était attaquée de cette maladie. Mais, dans ce cas-ci, elle a eu le sort de tous les autres remèdes. Je n'ai pas besoin de parler des applications extérieures : puisque les puissants remèdes internes, dont j'ai fait mention, ne sont d'aucune utilité, il y a peu de chose à espérer de leur part. J'observerai seulement que plusieurs régiments ont fait usage des bains du pays, mais inutilement. — Je vous prie donc, messieurs, si quelqu'un de vous possède quelque remède ou quelque secret contre cette terrible maladie, d'avoir la bonté de m'en faire part. Faites-moi la grâce aussi de me donner votre meilleur avis. Peut-être que quelqu'un parmi vous a la connaissance du mercure fixé, vanté par Dolée et Van-Helmont, qui guérit le scorbut sans le secours d'une nourriture convenable, que nous ne pouvons procurer aux malheureux malades en Hongrie. — On donna une copie de cette relation à chaque membre du collége des médecins de Vienne ; et, par ordre du doyen de la Faculté, ils furent obligés de donner dans trois jours leurs sentiments par écrit. Ce qui produisit la réponse suivante.

Nous avons reçu votre relation exacte du scorbut, qui fait de si terribles ravages dans le printemps, parmi les troupes impériales en Hongrie. Toutes les circonstances ayant été considérées attentivement par les plus expérimentés de notre Faculté, la première règle que nous prescrivons, c'est de faire une grande attention aux choses non naturelles. Sans cela, les remèdes les plus efficaces peuvent demeurer sans effet ; au lieu que, lorsqu'on y a un égard convenable, les remèdes les plus simples opèrent des merveilles. Comme les causes de cette maladie paraissent être un air impur, et un terrain humide et marécageux (vices auxquels il n'est pas facile de remédier), il faut que les troupes changent souvent de quartier, et qu'elles aillent dans des endroits où l'on respire un meilleur air. Lorsqu'elles sont dans des lieux malsains, elles doivent faire usage, par manière de préservatif, de la fumée de tabac, de genièvre. On devrait leur fournir toujours de la paille sèche pour couvrir la terre, et la meilleure nourriture qu'il est possible. — Pour ce qui est de la curation, après avoir noté d'infamie ceux qui ont recommandé une salivation mercurielle dans cette maladie, comme méritant à plus juste titre le nom de destructeurs du genre humain, que celui de médecins, nous conseillons de commencer par exciter un doux vomissement par le moyen de l'ipécacuanha, et de passer ensuite à l'usage des antiscorbutiques végétaux les plus approuvés, tels que le cochléaria, le bécabunga, le cresson, la fumeterre, les fleurs d'hypéricum, le trèfle d'eau, etc. On peut donner le suc, l'extrait, la teinture, la décoction, etc., de ces plantes dans du petit-lait, ou du bouillon. Comme vous n'avez aucune de ces plantes, nous vous envoyons leurs graines, afin de les semer dans le pays, et, en attendant que ces semences aient eu le temps de germer et de croître, nous vous envoyons aussi ces plantes sèches, et leurs sucs épaissis. Nous vous recommandons encore deux remèdes dont on a éprouvé de très-bons effets (f).

*Voici les autres éclaircissements et expériences de l'auteur.*

Le scorbut attaquait seulement ceux qui, après des fièvres et de fréquentes rechutes, faisaient usage d'une nourriture grossière et visqueuse. Aucun officier, par conséquent, n'en fut affecté, non plus que les dragons qui, ayant meilleure paie, vivaient mieux que les autres soldats. Il était toujours accompagné de quelques restes de fièvre, qui se manifestaient par le pouls et l'urine.

---

(1) L'auteur parle de deux ans auparavant.

(f) Le premier de ces remèdes était une pâte du docteur Hoferus, composée avec les poudres de racine de squine, de salsepareille et d'orge. Le second était une eau distillée antiscorbutique de Swinger. L'auteur observe ensuite que ces remèdes ne furent d'aucune utilité.

Les naturels du pays ont été entièrement exempts de cette maladie, tant en Hongrie qu'en Piémont, où elle régna dernièrement parmi les troupes. On l'observe quelquefois en Allemagne, parmi ceux qui ne se nourrissent que de pois bouillis, sans manger aucune espèce de végétaux récents, ou de fruits d'été. On voit tous les ans des scorbutiques dans l'hôpital de Dresde. Cette maladie est souvent funeste dans les villes assiégées, et sur les vaisseaux, dans les voyages de long cours. Elle se guérit cependant assez promptement dans les pays froids, comme en Groënlande, par le moyen du cochléaria; et dans les pays chauds, par le suc d'oranges. Les matelots hollandais préviennent efficacement cette calamité, en mangeant deux fois par semaine des choux confits. Lorsque, par imprudence, on saignait les scorbutiques, dans le dessein de diminuer leur difficulté de respirer, il ne se faisait point de séparation dans le sang tiré des veines, et sa superficie se couvrait d'une pellicule blanche et graisseuse. On n'observe point de contraction dans d'autres articulations, que dans celle du genou. Le commencement et les progrès de cette maladie se font toujours régulièrement, de la manière que j'ai décrite dans la relation que j'ai envoyée au collége de Vienne. On ne peut point dire qu'une personne soit attaquée du scorbut, ou d'aucun de ses symptômes, si les gencives ne sont affectées. La putréfaction de ces parties est le symptôme principal et inséparable de la maladie, dès le commencement de son premier période.

L'orthopnée, l'hydropisie et la dysenterie, qui accompagnent le dernier période, rendent souvent la maladie incurable. Pour ce qui est des douleurs, elles se font sentir également le jour et la nuit, et ne sont point augmentées par la chaleur du lit. — Lorsque les genoux sont enflés, ils sont couverts ordinairement de larges ecchymoses. Ces ecchymoses ne suppurent jamais dans aucune partie du corps, si ce n'est dans les gencives, où elles se crèvent souvent et s'ulcèrent. Les tendons fléchisseurs de la jambe sont les seuls qui se raidissent; par exemple, ceux des muscles demi-nerveux et demi-membraneux. Les scorbutiques n'éprouvent de coliques, que lorsqu'ils ont une diarrhée ou une dysenterie. — Dans plusieurs milliers de scorbutiques que j'ai vus, il ne s'est jamais présenté une vraie pleurésie, une coli-

que néphrétique, une strangurie, ni des hémorrhagies de la peau, à moins qu'il n'y eût une blessure. Les scorbutiques sont sujets cependant à des hémorrhagies des poumons, de l'estomac, des intestins, etc. Je n'ai jamais observé d'autres ulcères que ceux des gencives et des joues, que j'ai déjà décrits; et beaucoup moins encore aucune espèce de gale. Les scorbutiques n'ont jamais ni accès d'épilepsie, ni paralysie, ni tremblement, etc. Leur mort est la plupart du temps tranquille, excepté que leur respiration est laborieuse. — Je puis assurer, d'après plus de mille expériences, que les sucs récents de cochléaria et de cresson, mêlés ensemble, ou donnés séparément à la dose de trois onces, deux ou trois fois par jour, dans un bouillon chaud, guérissent très-efficacement le scorbut. Ces sucs occasionnent de légères rougeurs de la face, sont carminatifs, et excitent l'urine et la transpiration. Dans les pays où l'on ne peut se procurer ces plantes récentes, comme dans plusieurs endroits de la Hongrie et dans les pays chauds, on peut guérir efficacement cette maladie par le moyen des sucs d'oranges ou de citrons. Ces sucs doivent être donnés deux fois par jour, à la dose de trois ou quatre onces dans une pinte d'eau sucrée, ou, ce qui vaut mieux, dans du petit-lait. Vingt scorbutiques, dans l'hôpital Saint-Marc à Vienne, furent guéris dernièrement par le moyen du suc de citrons, donné dans du petit-lait. — Je ne connais d'autre préservatif contre cette maladie, que l'essence de quinquina (1), prise le soir en se couchant, à la dose de deux dragmes, seule ou mêlée avec d'autres amers. C'est par le moyen de ce remède, que le fameux comte de Bonneval se préserva pendant plusieurs années, ainsi que ses domestiques, des maladies qui régnaient dans la Hongrie.

1739. FREDERICI HOFFMANNI, *Medicinæ rationalis systematicæ, tome 4, part. 5, cap. 1, de scorbuto, ejusque vera indole.*

Cet auteur, à la manière de Willis, donne une énumération des symptômes du scorbut, suivant les différentes parties affectées. Il appelle cette énumération, une histoire complète de cette ma-

_________________

(1) Je crois que l'auteur veut dire l'extrait.

ladie. Il observe, entre autres choses, que la colique scorbutique se distingue de toutes les autres, parce que la douleur est extrêmement aiguë, lancinante et insupportable. Le ventre n'est point distendu par des vents comme dans les autres coliques : mais le nombril est retiré vers les vertèbres, de façon qu'il forme une cavité capable de loger le poing. Elle est très-opiniâtre, et ne cède point aux remèdes, ni aux fomentations. Une chose particulière à cette colique, c'est qu'elle se termine souvent par une paralysie. A la suite de la difficulté de respirer scorbutique, le malade est très-sujet à devenir hydropique ; surtout si on lui a fait prendre des purgatifs violents. On distingue le mal de dents scorbutique de tous les autres, parce qu'il paraît subitement et disparaît avec la même promptitude. Les maux de tête scorbutiques sont très-incommodes le soir, mais ils cessent dès que le malade vient à suer. Certains malades demeurent plusieurs semaines sans pouvoir dormir ; et les veilles ne les affaiblissent pas sensiblement. Les ulcères scorbutiques se montrent de la manière suivante. La partie devient d'abord douloureuse ; l'épiderme se sépare ensuite comme si l'on avait versé de l'eau bouillante sur la peau. Il coule de cette partie une humeur séreuse, et le malade y ressent de très-vives douleurs. On n'y observe presque jamais de véritable pus. D'autres fois les ulcères scorbutiques sont profonds et entièrement secs ; ils ne fournissent ni pus, ni sanie, et sont très-sujets à tomber en gangrène.

Notre auteur regarde les eaux minérales comme les meilleurs remèdes contre le scorbut. Une longue expérience l'avait convaincu qu'elles suffisaient pour la curation de cette maladie, en faisant usage en même temps d'un régime et d'aliments convenables. Il recommande les eaux de Carlesbade, de Selter et d'Egra. Lorsqu'on n'est point à portée de prendre les eaux minérales, il conseille de faire usage de l'eau commune, pourvu qu'elle soit pure et légère : par ce moyen on guérira la maladie, mais on réussira encore mieux, si on se sert d'une eau chargée de parties ferrugineuses, telle que celle de la fontaine de Lauchstadt, à deux milles de Hall : on doit faire usage de cette eau intérieurement et en forme de bains. Il recommande aussi le lait pour toute nourriture, surtout celui d'ânesse. Lorsque

le scorbut est compliqué avec l'obstruction des viscères, la cachexie, la passion hypochondriaque ou le pourpre chronique ; on le traite avec plus de succès, en faisant prendre le lait mêlé avec l'eau minérale. Il observe que le mercure est extrêmement pernicieux dans cette maladie ; et il fait mention de plusieurs antiscorbutiques amers, émollients, etc., qui peuvent être convenables.

1744. Siris : *A chain of philosophical reflections and inquiries concerning the virtues of tar water, by the Right Rev. D. GEORGE BERKELEY, Lord Bishof. of Cloyne.*

*Recherches philosophiques sur les vertus de l'eau de goudron, par le docteur BERKELEY, évêque de Cloyne.*

Le scorbut peut être guéri par l'usage constant, régulier, copieux et unique de l'eau de goudron ; du moins si l'auteur peut en juger par ce qu'il a éprouvé.

1747. *Theoretisch practische abhandlung des Scharboctes, wie sich derselbige vornemlich bey denen Kaiserlich Ruszischen armeen an verschiedenen orten geaussert und gezeiget hat, etc.*

*Traité théorique et pratique du scorbut, particulièrement de celui qui a régné dans les armées russiennes, avec une description circonstanciée de ses causes et les moyens de le prévenir et de le guérir, par ABRAHAM NITZSCH.*

L'auteur censure les trois opinions suivantes : 1° quelques médecins attribuent au virus scorbutique plusieurs maladies opiniâtres, principalement celles qui produisent beaucoup d'impuretés dans la masse du sang, telles que les maladies cutanées, le pourpre chronique, etc. ; 2° quelques autres, sans nier entièrement l'existence du scorbut, le renferment dans des bornes trop étroites ; 3° d'autres enfin ont décrit les causes, les différentes espèces et la curation de cette maladie d'une manière trop vague. — Le scorbut a été attribué à l'usage des viandes salées, séchées et fumées ; mais cette opinion est réfutée par l'expérience journalière. D'autres ont regardé un terrain aqueux et un air humide et chargé de brouillards, ou simplement le défaut d'une suffisante quantité de végétaux, comme la seule cause de cette maladie ; au lieu qu'elle ne vient point d'une cause en particulier, mais seulement du concours de plusieurs causes. Lorsqu'une nourriture grossière, indigeste et corrompue , un air humide, froid ou chaud , et l'usage d'une eau impure et putréfiée , agissent de concert, ils produisent le scorbut et suffisent pour le porter au plus haut degré de violence. — Comme ces causes opèrent lentement , les progrès de la maladie sont très-lents. Le visage change de couleur. Il survient une lassitude universelle. Les jambes et les cuisses deviennent pesantes , et on éprouve une faiblesse considérable dans les genoux. Les gencives en même temps commencent à s'enfler et à se corrompre. Le changement de couleur du visage augmente ensuite ; les jambes commencent à devenir douloureuses ; les joues et les os s'enflent ; les gencives parviennent à un degré extraordinaire de putridité. Le malade devient plus faible, il éprouve une difficulté de respirer après l'exercice. Les genoux et les articulations se contractent. Enfin , l'appétit diminue peu à peu ; le ventre se constipe, l'abdomen et les hypochondres sont affectés. Il paraît tout-à-coup, dans quelques espèces de cette maladie, plusieurs sortes de taches bleuâtres ; tels sont les symptômes du scorbut lent ou froid. Mais, avant de passer à la description du scorbut chaud , il est à propos de distinguer les différentes espèces de scorbut froid. — La première espèce est celle où l'on observe sur les jambes et sur les articulations de grandes taches noires, semblables aux marques qui restent après des coups de fouet. Ces taches paraissent quelquefois sur la poitrine et sur le dos ; on en voit ordinairement sur une ou même sur toutes les deux paupières et sur le blanc des yeux. Les yeux s'enflent, deviennent rouges , et il survient une ophthalmie qui parvient peu peu à son troisième degré ou *chemosis*. Les gencives se tuméfient extrêmement , perdent leur couleur naturelle , deviennent très-mollasses, spongieuses, et laissent échapper, lorsqu'on les presse , une matière jaunâtre et puante. Les glandes parotides sont ordinairement fort grosses ; cette espèce porte le nom de scorbut livide. C'est la seule où la peau soit couverte de raies, en partie obscures, rougeâtres et livides : elle vient d'une dissolution considérable des globules rouges du sang. Le malade a la fièvre, et les douleurs

sont très-violentes. Cette espèce est celle qui régna le plus communément à Wibourg en 1732 , et à Pétersbourg en 1733.

Les globules rouges du sang ne sont pas si dissous dans la seconde espèce que dans la première : elle vient principalement de la viscosité de la partie séreuse ou lymphatique. Les taches sont d'un rouge plus foncé , et deviennent par la suite d'un jaune obscur. Elles sont très-petites, ressemblent à de petites lentilles ou à des pétéchies, rendent la peau douloureuse , et ne paraissent que sur le devant de la jambe et les malléoles. On observe quelquefois des taches (*vibices*) rougeâtres sur le genou et le jarret. La douleur et l'enflure de ces parties, ainsi que la fréquence du pouls , augmentent toujours à proportion de la rougeur de ces ecchymoses. Les gencives ne sont pas si mollasses que dans la première espèce ; leur partie supérieure est cependant plus excoriée. On observe dans l'intérieur des joues, des tumeurs raboteuses semblables à des verrues, et d'autres fois fongueuses. On voit quelquefois une substance unie et fongueuse s'élever des parois internes des joues et s'étendre jusqu'au fond de la bouche : cette espèce est appelée *scorbut lenticulaire* ou *pétéchial*, à cause de la forme des taches. Le malade crache davantage, et l'haleine est plus puante que dans aucune des autres espèces. La partie du muscle crotaphite , située sous l'arcade zygomatique , est quelquefois enflée et durcie ; mais les glandes parotides ne sont jamais tuméfiées. Quelques personnes furent attaquées de cette espèce de scorbut en 1732 à Wibourg ; mais elle en affecta un plus grand nombre dans les retranchements d'Ust-Samara en 1737. — La troisième espèce de scorbut est produite par la corruption des parties huileuses du sang. On n'observe point de taches dans cette espèce, parce que la sérosité, ni la partie grumeleuse ne sont point visqueuses ; tout le corps, au contraire, se couvre d'une tumeur pâle , qui devient jaunâtre à mesure que les particules huileuses acquièrent de la rancidité. Lorsque la graisse est parvenue à une dureté égale à celle du suif, les cuisses et les bras sont prodigieusement enflés et durcis , et on observe des concrétions tophacées sur les mains et sur le tibia. La sérosité devient *vappide* avec beaucoup plus de facilité et de promptitude dans cette espèce que dans les autres ; les particules salines acquièrent de l'acrimonie de jour en jour : les joues en conséquence sont plus enflées, les genoux plus contractés, les dents plus ébranlées, et les gencives beaucoup moins mollasses et putrides. Il s'élève quelquefois de l'angle de la mâchoire inférieure des chairs fongueuses. Les mâchoires se serrent l'une contre l'autre avec une dureté des glandes parotides, et des muscles crotaphites ou masseters, ou même sans aucune dureté. Lorsque cette sérosité *vappide* s'accumule dans la tunique adipeuse, elle produit l'anasarque. Si cette accumulation se fait dans les poumons, elle cause l'asthme, et ensuite une véritable hydropisie dans la poitrine ; si c'est dans le bas-ventre, une ascite par infiltration ; si elle se jette dans les glandes des intestins, elle occasionne une diarrhée ; enfin, lorsque cette sérosité devient âcre par le mélange des particules salines et huileuses, elle produit des douleurs rongeantes des plus cruelles dans différentes parties du corps. Ces douleurs deviennent entièrement insupportables dans les endroits où cette humeur se corrompt, et principalement dans l'articulation des côtes avec le sternum. La carie s'empare des côtes, et on en peut enlever des morceaux. Cette corruption de la sérosité produit un asthme spasmodique et suffoquant, une diarrhée colliquative avec des tranchées, et enfin la gangrène des joues, ou une hydropisie de bas-ventre incurable. Cette espèce de scorbut est de plus longue durée qu'aucune des autres : elle continue souvent pendant tout l'été et jusqu'à la fin de l'automne. Comme elle n'est point accompagnée d'aucune espèce de taches, on peut la nommer *scorbut pâle* ; mais lorsque la graisse est épaisse et visqueuse, il faut y ajouter l'épithète de *muqueux*. Enfin, on peut lui donner les noms de scorbut *rancescent*, *tophacé* ou *muriatique*, suivant que les huiles sont devenues rances, dures, et semblables à du suif, ou que les sucs ont contracté une grande acrimonie. L'auteur vit un grand nombre de malades attaqués de cette espèce de scorbut devant Asoph et dans l'hôpital général de l'armée à Sainte-Anne ; ainsi que dans la campagne de Neister. Il observa le scorbut tophacé pour la première fois à Borgo en Finlande en 1742 ; et le muriatique dans l'hôpital de campagne établi à Abo en 1743. Dans cette dernière espèce, les cartilages des côtes étaient réellement séparés du ster-

num : la vue et le tact le démontraient évidemment (g).

Telles sont les principales espèces de scorbut lent que l'auteur observa dans les armées de Russie. Il parle, à la vérité, d'une autre espèce de ce même scorbut ; mais il ne le remarqua que dans les retranchements d'Ust-Samara. Elle vient d'une entière résolution de la partie rouge du sang. Le malade est d'une faiblesse extraordinaire ; son corps est extrêmement rouge ; ses joues tuméfiées et pendantes ; il tombe dans une profonde cachexie. Les gencives deviennent extrêmement fongueuses, putrides, puantes et purulentes ; les genoux se contractent, etc. — Venons maintenant au scorbut chaud et douloureux. Il n'y en a qu'une seule espèce. Voici les symptômes qui le distinguent du précédent. 1° On n'observe aucune enflure ; le corps, au contraire, est maigre et exténué (h). 2° Les gencives ne sont point fongueuses ni fétides : on y ressent une grande chaleur : elles sont si fort enflées et si douloureuses, que, pour peu qu'on les touche, le malade est réduit aux abois. 3° Les douleurs ne sont pas si fixes que dans le scorbut froid. Le malade se plaint continuellement et déplore son état en soupirant ; il a une fièvre irrégulière, mais cependant continuelle. Les douleurs sont vagues, elles quittent quelquefois le dos et attaquent la moitié de la tête, ou la tête entière, les dents et le cou ; ou, après avoir causé les tourments les plus cruels, elles se jettent subitement sur la partie externe ou interne du thorax, et occasionnent une oppression extrême, des douleurs de côté, etc. Ces douleurs se fixent ensuite dans l'abdomen et produisent des coliques, des douleurs néphrétiques (i), la suppression de l'u-

---

(g) Ce symptôme est semblable à celui qu'on observa à Paris. (Voyez les dissections, part. II, ch. 7.)

(h) Voyez part. II, p. 468, tom. I.

(i) Voyez Sinopée, part. III, p. 1, t. 2. Il semblerait par les relations des auteurs du Nord que les maladies vénériennes ne cèdent point aussi promptement aux remèdes dans ces pays, que dans les climats plus chauds. Sinopée dit qu'il eut beaucoup de peine à guérir même les gonorrhées ordinaires à Cronstadt ; et pour ce qui est de la vérole, on ne pouvait point la guérir par les salivations répétées, à moins qu'elle ne fût très-récente ; car elle reparaissait toujours dans le

...rine, et toute sorte de contractions convulsives dans les extrémités. 4° Les genoux sont extrêmement raides et contractés ; mais ils ne sont pas aussi enflés et enflammés que dans le scorbut froid, à moins que la tumeur n'ait été occasionnée par quelque accident extérieur. 5° On n'y observe point de taches. 6° La principale différence s'aperçoit dans l'urine : car, quoique l'urine soit d'un rouge foncé dans les scorbuts livide et pétéchial, et qu'elle souffre peu d'altération lorsqu'on la laisse reposer, cependant le scorbut chaud est distingué de ces deux espèces, par la fièvre qui l'accompagne, par le sédiment épais et sablonneux que l'urine dépose, et par la pellicule mince, blanche et graisseuse qui couvre cette même urine. L'auteur a remarqué cette espèce de scorbut dans différents endroits, mais il ne l'a vu nulle part aussi fréquemment qu'à Wibourg. — Voici les différentes causes qui produisent cette maladie, et l'ordre dans lequel elles se présentèrent.

1° Quant au siége d'Asoph, cette place fut attaquée dans le printemps de 1736. Le temps était extrêmement froid, et il tomba beaucoup de pluie et de neige. Comme il n'y avait point de bois dans le voisinage, les troupes souffrirent extrêmement, faute de feu. Les régiments qui eurent ordre de nous joindre ne souffrirent pas moins : la plupart furent obligés d'entreprendre avec précipitation un long voyage par terre, où ils furent transportés par des bateaux, sur le Don, avec l'artillerie de la nouvelle Pawloffsky et des places voisines. Or, comme différents accidents firent durer ce siége pendant trois mois, les troupes furent exposées à de très-grands inconvénients et souffrirent beaucoup. 1° Le temps devint excessivement chaud et était entièrement insupportable dans les jours sereins. 2° Nous eûmes beaucoup d'humidité et de pluie. L'armée qui était campée sur un terrain montueux et glissant, et dont les tentes étaient en mau-

vais état, en fut extrêmement incommodée, ainsi que les malades qui étaient mal soignés. 3° La rivière du Don abonde extrêmement en poisson ; l'usage trop fréquent de ce poisson, mal apprêté, occasionna la maladie. 4° Le pain était mal cuit, faute de bois. 5° L'eau qu'on prenait dans les endroits guéables du Don était très-impure, et le devint davantage de jour en jour. On peut ajouter à ces causes les maladies du camp qui avaient précédé, telles que les diarrhées et les fièvres quartes opiniâtres : joignons-y encore les passions de l'âme, la vengeance, la colère, le mécontentement, etc., et les grandes fatigues que les soldats essuyèrent.

2° Pour ce qui est du fort Sainte-Anne, quoique l'endroit où il est placé soit assez élevé eu égard au terrain qui l'environne, cependant il est situé si bas, par rapport à la grande et à la petite Russie, qu'il est inondé toutes les années, lorsque les glaces et les neiges viennent à fondre. Le pays des environs ressemble à une vaste mer, et plusieurs parties du fort sont enfoncées de plusieurs pieds dans l'eau. Cette inondation du Don apporte une quantité incroyable de poissons excellents. Comme ils étaient à très-bon marché, les soldats en mangèrent une quantité immodérée. L'air, pendant l'inondation, est très-humide, froid et agité par les vents, lorsque les eaux se dessèchent. Le temps est excessivement chaud, et le soleil est brûlant dans les jours sereins ; mais les nuits sont extrêmement froides, humides et chargées de brouillards. — A mesure que les marais se dessèchent, et que le poisson qu'ils laissent sur le terrain commence à se putréfier (1), l'air devient puant, et si épais, qu'il faut tous les matins quelques heures de soleil pour dissiper la vapeur nuisible qui couvre la surface de la terre. Lorsque les eaux se retirent, elles laissent à découvert un fond sablonneux, divisé en plusieurs petites îles et bancs de sable, environnés d'eaux croupissantes et peu profondes. Il arrivait souvent qu'au lieu de prendre l'eau dans les courants et dans les endroits profonds, on l'allait chercher dans les endroits où elle était sale et bourbeuse. Les soldats se gorgèrent du poisson que ces eaux lais-

printemps avec le scorbut, qui réveillait constamment les restes du virus vénérien assoupi dans le corps. Ceux qui, dans une constitution scorbutique, subirent une légère salivation, pour des symptômes vénériens, furent attaqués d'un scorbut des plus terribles. Cette maladie étant guérie, elle laissa après elle la vérole plus mauvaise qu'auparavant.

*Lind.*

---

(1) La terre est couverte principalement d'une quantité étonnante d'écrevisses.

saient après elles, et qu'ils mangeaient très-mal apprêté. Les baraques étaient construites sur un terrain bas, humide et marécageux. Enfin, comme il n'y avait dans la garnison d'autres habitants que les soldats, ils étaient obligés d'entrer tous les jours dans l'eau jusqu'à la ceinture, pour décharger le bois nécessaire pour se chauffer et pour bâtir, qu'on leur envoyait toujours de l'Ukraine. — Voici la principale raison pourquoi le scorbut fut si fréquent dans les régiments qui marchaient vers Oczakow, lesquels envoyèrent à l'hôpital de Cobilack un si grand nombre de malades. Ils essuyèrent pendant l'hiver des fatigues excessives, soit en rompant la glace du Nieper, pour prévenir les incursions des Tartares, soit en faisant leurs travaux militaires, par un temps orageux, accompagné de pluie ou de neige ; ou pendant des froids et des gelées extrêmement fortes, sans avoir aucune commodité, ni le logement, ni la nourriture convenables. Ceux même qui ne furent exposés à aucune fatigue, étant attaqués de maladies de différentes espèces, devinrent aussi scorbutiques, faute d'être bien soignés, et d'un repos convenable.

L'auteur ne parle point du scorbut qui régna pendant la marche d'Oczakow ; il ne traite que de celui de la campagne de Neister, parce qu'il y était en personne, et que, suivant les instructions qu'il a reçues, les causes de cette maladie furent peu différentes, ou même entièrement semblables dans l'un et l'autre cas. — La plupart des recrues nécessaires pour compléter les régiments, ne joignirent que lorsque l'armée était prête à marcher, ou actuellement en marche. Ces recrues étaient composées ordinairement de nouveaux soldats ; et, quoiqu'ils fussent extrêmement fatigués par le long voyage qu'ils venaient de faire, il n'était pas possible de leur accorder le temps nécessaire pour se reposer. On les incorporait tout de suite dans les différents régiments, et ils passaient tout-à-coup à un nouveau genre de vie, c'est-à-dire à des inquiétudes continuelles et aux devoirs militaires, extrêmement fatigants. — Les troupes se mettaient en marche de bon matin, souvent par un temps très-froid, très-pluvieux, ou chargé de brouillards épais. Une chaleur brûlante avec des nuages de poussière, ou bien une pluie très-abondante les accablait vers le milieu du jour. — Ces marches duraient ordinairement jusqu'à midi, et souvent davantage, suivant qu'on trouvait de l'eau, du bois et du fourrage dans ces endroits déserts. Le soldat, après une journée fatigante, entièrement affaibli par la chaleur excessive, ou baigné par la pluie, arrivait enfin à l'endroit destiné pour camper. Le repos même alors lui était souvent interdit. Il était obligé d'être de piquet, ou de faire sentinelle à son tour. Les troupes souffraient encore extrêmement parce qu'elles ne trouvaient point de bonne eau sur les chemins. Quelques soldats, excédés par la chaleur, se jetaient dans des eaux bourbeuses, tandis que d'autres tâchaient d'étancher leur soif en buvant avec avidité l'eau sale et croupissante qu'ils pouvaient rencontrer sur leur route. Ceci produisit plusieurs maladies, particulièrement des fièvres continues, inflammatoires, etc. Les tempéraments pléthoriques tombaient en apoplexie, et mouraient promptement si on ne les saignait tout de suite. Le sang était si enflammé, qu'il sortait des veines aussi épais que de la poix ; mais les malades furent exposés à des fatigues encore plus grandes. On les transportait sur des chariots découverts, où il étaient exposés à la pluie, à la poussière, au vent, à la chaleur et au froid. On les faisait partir le matin, long-temps avant le reste de l'armée. Malgré cela, comme ils étaient les derniers qui passaient les défilés, ils arrivaient toujours au camp plusieurs heures après leurs régiments. On les descendait alors de leurs chariots, où ils avaient été entièrement baignés par la pluie, et on les mettait dans leurs lits, sous les tentes humides, et sur un terrain froid et mouillé. Pour surcroît de misère, il était impossible, dans cette contrée inhabitée, de leur procurer une boisson et une nourriture convenables, afin de leur rendre la santé et les forces. De pareilles causes, et le grand nombre de fièvres et d'autres maladies qui avaient régné auparavant dans le camp, et qui, faute de commodité et d'un bon traitement, n'étaient point parvenues à des crises parfaites, doivent nous empêcher d'être surpris de la violence avec laquelle le scorbut régna pendant cette campagne, et de la grande mortalité qu'il causa.

Il est cependant remarquable que cette maladie ne fut pas, à beaucoup près, si fréquente dans la campagne de Cochim, en 1739, parce que les recrues rejoignirent beaucoup de meilleure heure. Elles eurent le temps de se refaire des fatigues de leur voyage, et de s'accoutumer un peu à la nourriture et à la vie militaires. Quatre chariots couverts, dont tous les régiments furent pourvus, et qui garantissaient les malades des injures du temps, contribuèrent aussi à prévenir le scorbut. Ces excellents réglements produisirent un si bon effet, que dans une division entière, composée de dix ou douze régiments, à peine eûmes-nous autant de malades qu'un seul régiment en avait eu la campagne précédente. Pour ce qui est du nombre des morts, il fut extrêmement moindre. — On peut voir la méthode curative de l'auteur, dans sa relation du scorbut, qui régna à Wibourg, dont j'ai donné l'extrait.

*1748. A voyage round the world, in the years 1740, 41, 42, 43, 44, by* GEORGE ANSON, *Esq. now lord* ANSON, *commander in chief of a squadron of his Majesty's ships, sent upon an expedition to the south seas. Compiled from his papers and materials, by* RICHARD WALTER, *M. A. etc.*

*Voyage de* GEORGE ANSON, *etc. dans les mers du Sud, tiré de ses mémoires, et publié par* RICHARD WALTER.

Le scorbut commença à régner parmi nous, peu de temps après que nous eûmes passé le détroit de le Maire. Le long séjour que nous fîmes sur mer, les fatigues et les contretemps que nous éprouvâmes, rendirent cette maladie si générale, qu'à la fin d'avril il y avait peu de personnes à bord qui n'en fussent affectées à quelque degré. Il mourut dans ce mois trente-quatre scorbutiques sur le vaisseau le *Centurion*. Nous crûmes que la maladie était portée alors à un degré extraordinaire, et nous espérions que sa malignité diminuerait à mesure que nous avancerions vers le Nord; mais l'événement ne répondit point à notre attente; nous perdîmes dans le mois de mai près du double des malades. Comme nous n'arrivâmes à terre que vers le milieu de juin, la mortalité augmenta de jour en jour; de sorte qu'après avoir perdu plus de deux cents hommes, nous n'avions pas à la fin plus de six hommes en état de faire la manœuvre. — Cette maladie qui règne si fréquemment dans tous les voyages de long cours, et qui nous fut si fatale, est certainement la plus singulière et la plus bizarre de toutes celles qui affectent le corps humain. Ses symptômes sont inconstants et innombrables. Ses progrès et ses effets sont de la dernière irrégularité. A peine trouve-t-on deux malades qui soient également affectés, ou si on aperçoit quelque conformité dans les symptômes, l'ordre dans lequel ils paraissent est totalement différent. Quoique le scorbut prenne souvent la forme de plusieurs autres maladies, et que par conséquent on ne puisse pas en donner une définition certaine et distinctive, il a cependant quelques symptômes plus communs que les autres. Les symptômes les plus ordinaires sont des taches larges, répandues sur toute la surface du corps; l'enflure des jambes, la putridité des gencives, et surtout une lassitude extraordinaire et universelle après le moindre exercice. Cette lassitude dégénère dans la suite en une disposition à tomber en faiblesse au moindre effort, ou même au moindre mouvement. Cette maladie est accompagnée ordinairement d'un abattement extraordinaire des esprits; de frissonnements, de tremblements, et d'une disposition à être saisi des plus grandes terreurs au plus léger accident. En effet, c'était une chose singulière, que tout ce qui décourageait notre équipage ne manquait jamais de donner de nouvelles forces à la maladie. Ceux qui étaient dans le dernier période périssaient alors ordinairement, et ceux qui étaient capables de remplir encore quelque devoir étaient obligés de se mettre au lit; ainsi la gaîté n'était point un préservatif à mépriser.

Il n'est pas facile de donner une énumération complète des différents symptômes qui accompagnent le scorbut. Il produit souvent des fièvres putrides, des pleurésies, la jaunisse et des douleurs rhumatismales violentes. Il occasionne quelquefois une constipation opiniâtre, accompagnée ordinairement d'une difficulté de respirer: ce symptôme fut regardé comme le plus mortel. D'autres fois on observait sur tout le corps, mais particulièrement sur les jambes, des ulcères de la plus mauvaise espèce. Il s'élevait de ces ulcères une si grande quantité de chairs fongueuses qu'elles ne cédaient à aucun remède; et les os sur lesquels étaient ces ulcères se corrompaient et se cariaient. Mais une circonstance extraordinaire et à peine croyable, si elle n'avait été observée que sur une seule personne, les cicatrices des plaies guéries depuis plusieurs années se rouvraient de nouveau, par la malignité de cette maladie. Nous en eûmes un exemple remarquable chez un invalide du vaisseau le *Centurion*, qui avait été blessé plus de cinquante ans auparavant, à la bataille de Boyne. Quoique sa plaie eût été guérie bientôt après, et qu'il se fût bien porté depuis ce temps-là ; cependant, lorsqu'il fut attaqué du scorbut, ses blessures se rouvrirent, et parurent dans le même état que si elles n'avaient jamais été guéries. Mais ce qui est encore plus surprenant, le cal des os fracturés et parfaitement réunis depuis longtemps, fut détruit par cette maladie, et il semblait que la fracture n'eût jamais été consolidée. Les effets de cet horrible mal étaient surprenants, presque dans chaque malade. Plusieurs, quoique retenus dans leurs lits, paraissaient se bien porter, ils buvaient et mangeaient de bon appétit, et étaient de bonne humeur ; leur ton de voix était fort, on aurait cru qu'ils avaient beaucoup de vigueur ; cependant, pour peu qu'on les remuât, même dans leurs lits, ils expiraient tout de suite. D'autres, se fiant sur leurs forces, et voulant sortir de leurs branles, tombèrent morts avant de pouvoir gagner le tillac. Il n'était point extraordinaire que ceux qui étaient en état de remplir quelque devoir, et de se promener sur les ponts, mourussent subitement lorsqu'ils voulaient faire quelque effort considérable. Plusieurs personnes terminèrent leurs jours de cette manière, dans le cours de ce voyage. — En arrivant à l'île de Juan-Fernandès, on mit à terre cent soixante-sept malades, sans compter ceux qui moururent dans les chaloupes, à cause du changement d'air, lesquels furent au nombre de douze. On peut juger de l'extrême faiblesse des malades, par le nombre de ceux qui moururent après leur débarquement. La terre et ses productions guérissent très-promptement pour l'ordinaire le scorbut de mer dans la plupart de ses périodes ; mais, dans cette occasion, il s'écoula près de vingt jours avant que la mortalité eût commencé à diminuer passablement. Les dix ou douze premiers jours, on enterra jusqu'à six personnes par jour. Plusieurs de ceux qui survécurent se rétablirent très-lentement et par des degrés insensibles. A la vérité, ceux qui étaient en assez bon état, lorsqu'ils furent débar-

qués, pour se traîner et sortir de leurs tentes, recouvrèrent la santé et les forces dans très-peu de temps. Mais, pour ce qui est des autres, la maladie paraissait enracinée chez eux, à un degré dont il n'y a point d'exemple.

Le *Glocester*, ainsi que les autres vaisseaux qui composaient cette escadre, avait extrêmement souffert, et perdu les trois quarts de son équipage. Mais ce qui parut fort surprenant, c'est que de près de quatre-vingts malades qu'il débarqua, il en périt très-peu : soit (comme le remarque l'ingénieux auteur), que ceux dont la maladie était au dernier période fussent déjà morts, soit que les végétaux et les provisions fraîches qu'on leur avait envoyés de l'île, lorsqu'ils étaient encore à bord, les eussent déjà préparés à une prompte guérison. Quoi qu'il en soit, les malades de ce vaisseau se rétablirent généralement beaucoup plus tôt que ceux du *Centurion*. — Le ravage que cette terrible calamité fit dans ces vaisseaux fut des plus surprenants. Le *Centurion*, depuis son départ d'Angleterre jusqu'à son arrivée à cette île, perdit deux cent quatre-vingt-douze hommes ; et il ne lui en restait plus que deux cent quatorze. Le *Glocester*, dont l'équipage n'était point si nombreux, en perdit une égale quantité, et n'en avait plus que quatre-vingt-deux. Cette maladie causa une plus grande mortalité parmi les invalides et les soldats de marine, que parmi les matelots. De cinquante invalides et de soixante-dix-neuf soldats de marine, qui étaient sur le *Centurion*, il ne resta que quatre des premiers, y compris les officiers et onze des derniers. Tous les invalides du *Glocester* périrent, ainsi que les soldats de la marine, à l'exception de deux. — Cette fatale maladie parut une seconde fois sur les vaisseaux, en moins de sept semaines après qu'ils eurent quitté la côte de Mexique. Ils avaient joui auparavant d'une parfaite santé pendant un temps considérable. L'auteur fait à cette occasion la remarque suivante :

Quelques-uns de nous étaient portés à croire que la violence de cette maladie pourrait être diminuée dans ce climat chaud. Mais le ravage que le scorbut fit alors les convainquit de la fausseté de cette conjecture, et fit évanouir en même temps quelques autres opinions sur la nature et la cause de cette maladie. On a cru généralement que l'abondance d'eau et de provisions fraîches prévenaît efficacement cette maladie. Mais, dans le cas dont il s'agit, nous avions une quantité considérable de provisions fraîches, c'est-à-dire des cochons et de la volaille, dont nous nous étions pourvus à Paita. Nous prenions outre cela presque tous les jours une grande quantité de dauphins, de bonites et d'albicores (1), et, comme la saison fut extrêmement pluvieuse, nous eûmes de l'eau en abondance ; de sorte que chaque personne en avait cinq pintes par jour. Mais, malgré l'abondance de l'eau, malgré les provisions fraîches qu'on distribuait aux malades, et, quoique tout l'équipage se nourrît souvent de poissons, les scorbutiques ne s'en trouvèrent pas mieux, et les progrès de la maladie n'en furent point retardés davantage. On a cru aussi qu'on pouvait prévenir le scorbut, ou du moins en diminuer la violence, en tenant le vaisseau propre, et en renouvelant l'air entre les ponts. Mais nous observâmes, sur la fin de notre course, que, quoique nous tinssions tous les sabords ouverts, et que nous prissions des peines extraordinaires pour nettoyer les vaisseaux, les progrès, ni la malignité de la maladie ne furent pas sensiblement diminués. Le chirurgien ayant déclaré alors que tous les moyens qu'il employait pour soulager les malades étaient entièrement inefficaces, on résolut d'éprouver les gouttes et les pilules de Ward. On donna un de ces remèdes, ou même tous les deux à différentes fois, dans tous les périodes de la maladie. Un de ces malades qui avait été abandonné du chirurgien, et qui était presque à l'extrémité, n'eut pas plutôt pris une de ces pilules, qu'il fut attaqué d'une violente hémorrhagie du nez. Il se trouva beaucoup mieux immédiatement après cet accident, et, depuis ce temps-là, il continua, quoique lentement à la vérité, à se rétablir, jusqu'à ce que nous fûmes arrivés à terre environ quinze jours après. Quelques autres malades furent soulagés pendant quelques jours, mais la maladie revint de nouveau avec autant de violence qu'auparavant. Ils ne furent cependant pas réduits à un plus mauvais état, qu'ils ne l'auraient été s'ils n'avaient pris aucun remède, non plus que ceux qui n'avaient reçu aucun soulagement. Ce qu'il y eut de plus remarquable dans l'efficacité de ces remèdes,

c'est qu'ils opéraient à proportion des forces du malade. Ainsi ils ne produisaient presque aucun effet sur ceux dont la mort n'était éloignée que de deux ou trois jours ; et ils excitaient une légère diaphorèse, un vomissement aisé, ou une évacuation modérée par les selles, suivant que le malade était plus ou moins avancé dans la maladie. Mais, si ceux qui les prenaient conservaient encore toutes leurs forces, ils produisaient tous les effets dont nous venons de parler avec une violence considérable. Ces effets duraient quelquefois pendant six ou huit heures avec peu d'intermission. — Dès que ces vaisseaux furent arrivés à *Tinian*, ils ressentirent bientôt les salutaires influences de la terre ; car, quoique dans les deux jours qui précédèrent leur arrivée, ils eussent perdu vingt et un hommes, il n'en mourut pas plus de dix depuis le jour qu'ils débarquèrent. Les fruits qu'ils trouvèrent dans cette île, particulièrement ceux qui sont acides, leur furent d'une si grande utilité, qu'au bout de huit jours, il y eut peu de malades qui ne fussent en état de marcher sans l'aide de personne.

1748. *A voyage* Hudson's-Bay, *by the* Dobbs *galley, and* California, *in the years* 1746, *and* 1747, *for discovering à North-west passage, by* Henri Ellis.

*Voyage à la Baie de* Hudson, *etc. dans les années* 1746 *et* 1747, *pour découvrir un passage au nord-ouest, par* Henri Ellis.

Deux tonneaux d'eau-de-vie, que nous avions transportés du Fort d'York, pour nous régaler aux fêtes de Noël, eurent des conséquences funestes. L'équipage s'était assez bien porté jusqu'alors ; mais ayant fait un usage immodéré de cette eau-de-vie, il fut bientôt attaqué du scorbut, lequel est une suite constante de l'usage des liqueurs spiritueuses. Cette maladie commençait par une faiblesse, une pesanteur de tout le corps, une nonchalance qui, par la suite, était portée au suprême degré. Le malade ressentait une constriction et des douleurs dans la poitrine ; il survenait une grande difficulté de respirer. Il paraissait ensuite des taches livides sur les cuisses, les jambes s'enflaient, les tendons du genou se retiraient, les gencives devenaient putrides, les dents vacillaient. On observait une coagulation de sang

---

(1) C'est l'Alba coretta Pisonis.

sur l'épine du dos et les parties voisines, et le visage devenait pâle et bouffi. Ces symptômes allaient toujours en augmentant, jusqu'à la fin de la maladie. Le malade terminait alors ses jours par une diarrhée ou une hydropisie. Les remèdes qui produisent odinairement de bons effets dans les autres pays, furent entièrement inefficaces dans cette occasion. Les onctions et les fomentations sur les parties contractées ne furent d'aucune utilité. Les provisions fraîches, à la vérité (lorsque nous pouvions en avoir), apportaient quelque soulagement. L'eau de goudron fut le seul remède qui réussit. L'usage constant de cette eau guérit plusieurs malades, même dans les derniers périodes de la maladie, et dans des cas où tous les autres remèdes avaient été tentés inutilement. Cette salutaire boisson, autant que nous pûmes l'observer, n'opérait que par les urines (k).

---

(k) Qu'il me soit permis d'observer sur cette relation, que, quoique l'usage immodéré des liqueurs spiritueuses ait certainement des effets pernicieux, cependant la maladie fut occasionnée principalement par la rigueur de l'hiver, parce qu'on ne put pas tirer des rafraîchissements convenables des forts anglais, et particulièrement (dans ces circonstances) par le manque de végétaux récents, dont la terre ne se couvrit, à ce qu'il paraît (voyez page 4), que vers la fin du mois de mars. Ainsi c'est avec beaucoup de raison que l'auteur dit dans un autre endroit (page 281), en parlant de leur retour en Angleterre : « le mauvais temps » que nous eûmes, principalement les » brouillards épais et malsains, furent la » cause que plusieurs de nos gens furent » attaqués une seconde fois du scorbut. » — Pour ce qui est des bons effets attribués à l'eau de goudron, tandis qu'ils étaient au Port-Nelson, il serait à souhaiter que dans les relations des effets des remèdes dans cette maladie, on nous eût toujours appris le reste du régime que les malades observaient, surtout quant à la nourriture et au logement. La mortalité de cette maladie paraît avoir augmenté vers la fin de janvier, et plusieurs malades étaient réduits à un mauvais état à la fin de mars. Il en mourut quelques-uns aussi lorsqu'ils s'en retournaient en Angleterre. On ne peut pas attribuer leur mort au manque de ce remède dans un vaisseau qui avait été si souvent en mer.

1749. *An historical account of a new method for extracting the foul air out of Ships, etc., with the Description and draught of the machines by which it is performed, by* Samuel Sutton, *the inventor. To which are annexed two relations given thereof, to the Royal Society, by* D. Mead, *and* M. Watson; *and a discourse on the scurvy by* D. Mead.

*Discours sur le scorbut, par le docteur* Mead, *qui est mis à la suite de la description d'une nouvelle machine pour renouveler l'air des vaisseaux, par* Samuel Sutton.

*Ejusdem* (Mead) *monita et præcepta medica, cap.* xvi, *de scorbuto.*

Ce savant auteur décrit très-exactement les symptômes les plus essentiels du scorbut. Il croit que l'air contribue plus qu'aucune autre cause à produire cette calamité. Voici comment il explique la façon dont l'air acquiert des qualités si nuisibles. Premièrement, l'humidité affaiblit son ressort. Secondement, il est chargé de particules corrompues qui lui sont fournies par la transpiration pulmonaire d'un grand nombre de personnes renfermées dans un endroit étroit, et par l'eau croupissante au fond du vaisseau. Enfin, il est imprégné des particules salines de la mer, dont quelques-unes viennent probablement des animaux putréfiés dans cet élément. Toutes ces particules peuvent s'insinuer dans le sang, et, semblables à un ferment, en corrompre toute la masse. Quelques autres causes, telles que la mauvaise nourriture, etc., concourent aussi à produire le scorbut. Pour prévenir cette maladie, il recommande l'usage du sel de M. Lowndes, comme préférable au sel marin, pour saler les viandes et les poissons. Il voudrait qu'au lieu de poisson salé, on se servît sur mer de la morue sèche sans sel; et il croit que le *gort* des Hollandais, qu'il a appris n'être autre chose qu'une espèce d'orge moulue, est moins échauffant et moins desséchant que la graine d'avoine. Le vinaigre est encore un bon préservatif. Il observe que cette maladie se guérit par les végétaux et par l'air de la terre, et que les plantes échauffantes et celles qui sont rafraîchissantes étant mêlées ensemble, se tempèrent et augmentent réciproquement leurs vertus. Il s'arrête particulièrement sur les bons effets des fruits acides, qui ont été trouvés salutaires dans le voyage du lord Anson. Il dit que toutes les espèces de lait fournissent un bon aliment et un bon remède antiscorbutique. Mais, comme le but que l'auteur se propose dans ce discours est principalement de démontrer l'utilité de la machine de Sutton, il insiste particulièrement sur les avantages qu'on doit raisonnablement en attendre. Ce livre contient en effet plusieurs preuves incontestables de l'utilité de cette machine. M. Mead et M. Watson expliquent la façon dont elle opère.

**1750.** *De tube glandulari, sive de usu aquæ marinæ in morbis glandularum, Dissertatio, auctore* RICCARDO RUSSEL, *M. D.*

L'usage de l'eau de mer serait très-utile aux mariniers dans les coliques bilieuses, tant pour prévenir cette maladie, que pour en empêcher le retour après qu'elle a été guérie. On doit traiter cette colique par les demi-bains et les sels purgatifs après que l'inflammation a été dissipée par des saignées copieuses. L'auteur observe, dans sa lettre au docteur Lée, qu'après avoir considéré attentivement la cause de cette putréfaction scorbutique qui affecte les mariniers, il trouve qu'elle est faussement attribuée aux provisions salées dont ils se nourrissent. Non-seulement le sel empêche les viandes de se corrompre, mais il préserve le sang des mariniers de la putréfaction. La vigueur et la bonne santé dont jouissent les pauvres de la campagne, quoiqu'ils se nourrissent des mêmes aliments que les mariniers, prouvent ce fait. On voit des paysans dans tous les pays qui ne se sont nourris, peut-être depuis trente ans, que de bœuf salé, de lard et de *pudding* (1), excepté les jours de grandes fêtes, où ils mangent quelquefois un morceau de viande fraîche. Ces sortes de personnes sont cependant vigoureuses, et se portent parfaitement bien. Aussi la seule différence qu'il y ait entre le genre de vie de ces paysans et des mariniers, c'est que ceux-ci n'ont pas l'avantage de faire autant d'exercice, et qu'ils vivent dans un air humide, qui relâche le ton des fibres et supprime la transpiration.

_______________

(1) V. part. II, ch. I.

**1750.** *An Essay on fevers, etc., by doctor* JOHN HUXHAM, *appendix; a method for preserving the health, of seamen in long voyages.*

*Méthode pour conserver la santé des mariniers dans les voyages de long cours, par le docteur* HUXHAM. (*On trouve cette dissertation à la suite de son Essai sur les fièvres.*)

Il croit que le scorbut est produit sur la mer par le mauvais état des provisions, l'eau corrompue, la mauvaise bière, etc. Il regarde la salure de l'atmosphère sur la mer, et l'air infecté que les matelots respirent entre les ponts, comme des causes qui augmentent considérablement l'action des premières. Le meilleur moyen de corriger l'acrimonie alcalescente du sang dans cette maladie, c'est de faire usage des acides végétaux et minéraux. Dans ce dessein, il recommande particulièrement le cidre, dont on devrait donner à chaque matelot au moins une pinte par jour.

**1752.** *A Dissertation on quicklime and lime-water, by doctor* CH. ALSTON.

*Dissertation sur la chaux vive et l'eau de chaux, par le docteur* ALSTON.

L'auteur avertit qu'il a publié son ouvrage principalement pour l'utilité des mariniers. Il n'attribue pas tant les bons effets de l'eau de chaux dans le scorbut putride à sa vertu antiseptique, qu'à sa qualité pénétrante, détersive et diurétique. Il a découvert que la chaux prévient la corruption de l'eau ou des insectes qui s'engendrent dans ce fluide. Il pense que cette eau doit être utile pour guérir les maladies auxquelles ceux qui se nourrissent des provisions de la mer sont les plus sujets. Une livre de bonne chaux vive nouvelle suffit pour un muid d'eau. Les malades peuvent se servir de cette eau pour boisson ordinaire, ainsi que ceux qui se portent bien, afin de conserver leur santé. On peut encore purifier l'eau corrompue en la faisant bouillir après y avoir mis de la chaux et l'exposant ensuite à l'air pendant quelque temps ; elle deviendra douce et salutaire après l'avoir gardée. Lorsque l'eau de chaux a demeuré quelque temps exposée à l'air, et qu'elle a jeté toutes ses pellicules, il ne lui reste plus aucune vertu de la chaux. La grande vertu que l'auteur a trouvée dans la chaux vive pour prévenir la corruption de l'eau, l'a fait penser souvent qu'en en mettant une certaine quantité dans les endroits où l'eau croupit, on l'empêcherait de s'y corrompre, et par conséquent d'envoyer des vapeurs putrides : toutes ces expériences sont faciles, sans danger, et ne sont d'aucune dépense.

1753. *An essay on the sea-scurvy : wherein is proposed an easy method of curing that distemper at sea, and of preserving water sweet for any voyage, by Dr.* ANTHONI ADDINGTON.

*Essai sur le scorbut de mer, dans lequel on propose une méthode facile de guérir cette maladie sur mer, et de conserver l'eau pure dans toutes sortes de voyages, par le docteur* ADDINGTON.

La description que cet auteur donne du scorbut est empruntée de Cockburn, de Boerhaave, d'Hoffmann, d'Eugalenus, du voyage du lord Anson, etc. Il propose, pour guérir cette maladie sur mer, de commencer par la saignée, s'il y a des signes de pléthore. Cette évacuation est recommandée sur l'autorité d'Hoffmann, de Boerhaave, de Sennert, de Brucæus et d'Eugalenus. Il faut ensuite purger doucement le malade tous les jours avec de l'eau de mer, afin de diminuer davantage la quantité de sang surabondante. Boerhaave, sans aucune restriction au tempérament du malade, nous fait espérer les plus grands effets de l'usage modéré et continué des purgations dans le scorbut, ainsi qu'Hoffmann ; mais lorsqu'il y a des marques de malignité dans cette maladie, c'est en vain qu'on compterait sur l'eau de mer simple, sans le secours de quelque autre remède antiseptique ; ainsi, si en même temps qu'on prend cette eau, on fait un usage prudent de l'esprit de sel, on manquera rarement de guérir cette maladie. Cet esprit corrige efficacement la qualité septique du sel gemme ou du sel gris, lorsqu'on a pris ces sels en assez grande quantité pour occasionner le scorbut. Vingt gouttes de cet esprit, données tous les jours, réussiront, suivant toutes les apparences, chez la plupart des malades. On doit en faire prendre cinq gouttes tous les matins dans de l'eau de mer. Pour ce qui est des quinze autres, on les prendra dans le reste de la journée dans de l'eau douce. Dix gouttes de cet esprit donneront à une pinte d'eau une agréable acidité. Lorsque les vaisseaux ont été assez désemplis par la purgation avec l'eau salée, et que les mauvais symptômes commencent à diminuer, on doit faire baigner le malade tous les matins dans la mer, et lui faire prendre tout de suite l'eau salée. L'auteur fait cependant quelques exceptions, eu égard au tempérament, aux circonstances, etc. On doit se servir extérieurement de cette eau, lorsqu'il y a des ulcères aux gencives, aux jambes, et que les os sont cariés. Pour donner la plus grande authenticité à l'application extérieure de l'eau de mer dans les ulcères scorbutiques, Hippocrate, dit notre auteur, l'a recommandée dans ce cas. On ne doit point se servir de l'eau salée dans les cours de ventre, les gangrènes et les hémorrhagies scorbutiques. Le moyen qui paraît le meilleur pour remédier à ces hémorrhagies, c'est de saigner le malade aussi souvent et aussi copieusement que ses forces et son âge le permettront, de lâcher le ventre s'il est constipé, par le moyen des lavements, et de l'obliger à ne se nourrir que de farines non fermentées, et à boire de l'eau dans laquelle on aura fait dissoudre de la gomme arabique, et fortement acidulée avec de l'esprit de sel. — Une once et demie, ou environ, d'esprit de sel mise dans un tonneau d'eau, l'empêchera de se corrompre.

1754. [GERARDI VAN-SWIETEN *Commentaria in Aphorismos* HERMANNI BOERHAAVE, § 1148, *etc., de scorbuto.*]

[Quoique M. Lind ait donné l'extrait de l'ouvrage de Boerhaave sur le scorbut, il ne laisse pas que d'y avoir d'excellentes observations dans le commentaire de M. Van-Swieten, dont il aurait sûrement fait mention, si le troisième volume des aphorismes avait paru avant l'impression de son Traité du scorbut. Comme on donne ici la traduction de ce morceau tout entier, il est inutile d'en faire l'extrait. (*V.* l'avertissement qui est à la tête de cette traduction.)]

## APPENDICE.

Il n'a pas été facile de parvenir à connaître tous les auteurs qui ont écrit sur cette maladie. On a fait de temps en temps des collections de divers auteurs qui ont écrit sur la peste, la vérole, etc.; mais il n'en est pas de même de ceux qui ont traité du scorbut. Sennert, en donnant son traité sur cette maladie, en 1624, fit réimprimer les ouvrages de Salomon Albertus et de Martini avec Ronsseus, et les auteurs que celui-ci avait publiés en 1583, c'est-à-dire Echthius, Wierus et Langius. Cet ouvrage, qui contient ces sept auteurs, est la seule collection qui ait jamais été publiée sur le scorbut. Les bibliothèques médicinales ne m'ont point été d'un grand secours. Lipenius, dans sa *Bibliotheca realis medica*, compte vingt-neuf traités sur le scorbut, dont huit sont des discours ou des thèses académiques. Mercklin, dans sa *Cynosura medica*, qu'il publia en 1686, fait l'énumération de vingt-quatre auteurs sur cette maladie. Il range mal à propos parmi ces auteurs Henricus-à-Bra, à cause d'une lettre que celui-ci écrivit à Forestus sur un sujet très-différent (*a*). Il a aussi, par mégarde, inséré deux fois dans sa liste Albertus, et a donné une place dans ce catalogue à Jos. Stubendorf, qui est un éditeur d'Eugalenus ; à Simon Paulli, à Jean Langius, à Arn. Weickardus et à Ludov. Schmid. J'ai parlé de ces trois derniers dans la *Bibliothèque scorbutique*, quoique peut-être ils n'en valussent point la peine. Mercklin a renfermé encore dans sa liste trois thèses académiques. L'infatigable docteur Haller publia, en 1751, dans ses notes sur le *Methodus studii medici de Boerhaave*, les titres de presque tous les ouvrages de médecine qui existent aujourd'hui au nombre de trente mille volumes. Mais il aurait été à souhaiter qu'un si bon juge eût indiqué les livres dont les éditions sont épuisées, et qu'il eût distingué les écrits, discours et thèses académiques de peu de conséquence, des ouvrages de plus grande valeur.

La liste suivante contient les titres des ouvrages sur le scorbut dont je n'ai pas parlé dans la Bibliothèque scorbutique, mais dont il est fait mention dans ces collections. Elle comprend tous les ouvrages qui, après les recherches les plus exactes, sont parvenus à ma connaissance, à l'exception de quelques thèses académiques.

----



J. Roetenbeck und Casp. Horns beschreibung des Scharbocks. Nurenberg. 1633.

Christoph. Tinctorius de scorbuto Prussiæ jam frequenti. Regiom. 1639.

J. Van Beverwyck van de Blaauw schuyt. Dordrac. 1642.

Henrici Botteri (b), tractatus de scorbuto. Lubec. 1664.

J. Schmids von der pest Frantzozen und Scharbock (c). Augsbourg. 1667.

Phil. Hæchstetteri (d) observationes medicinales raræ. Lips. 1674.

Henr. Cellarius bericht von Scharbock, Halberstadt. 1675.

Jon. Zipfel von Scharbock gries stein und podagra, Dresd. 1678.

Maitland on the scurvy.

Melchioris Fricell, dissertatio de cholica scorbutica. Ulm. 1696.

J. Hammel de arthritide, tam tartarea, quam scorbutica (e). Buding. 1738.

Pierre Briscow, Traité du scorbut (f). Paris 1743.

Cadet, Dissertation sur le scorbut, avec des observations (f). Paris. 1749.

DISSERTATIONS ACADÉMIQUES.

Jacobi Albini, disputatio de scorbuto (g). Basil. 1620.

Abrahami Deveri, disputatio de scorbuto (g). Basil. 1622.

Amb. Rhodii, disputatio de scorbuto, Haffn. 1635.

Jac. Haberstro, disp. inaug. de scorbuto. Jen. 1644.

Herm. Coringii, disp. resp. Behrens. Helms. 1659.

----

(*b*) Professeur à Cologne. Je n'ai pas vu son traité, non plus qu'Haller, et je ne l'ai trouvé cité par aucun auteur. Il y a eu cependant deux éditions de cet ouvrage.

(*c*) J'ai vu cet ouvrage, il ne contient rien de remarquable.

(*d*) Médecin à Augsbourg. La Décad. 7, cas 10, contient quelques bonnes observations sur le scorbut.

(*e*) Haller dit qu'il n'y a rien d'extraordinaire dans cet ouvrage.

(*f*) Il paraît que les éditions de ces deux ouvrages sont épuisées. Je crois que le dernier est une dissertation académique.

(*g*) On trouve ces deux dissertations dans une collection de thèses académiques, publiée par le libraire Genathius.

Geor. Franci, disp. resp. Wyck. Hei-
   delb. 1670.
And. Birch. Angeli, disp. inaug. de
   scorbuto. Lugd. Bat. 1674.
Olaï Borrichii, disp. resp. Joh. Melch.
   Sulzero. Haffn. 1675.
Caroli Patini (h), oratio de scorbuto.
   Patav. 1679.
Sam. Koeleser. de Kereseer de scorbuto
   Mediterraneo. Cibinii. 1707.
G. Thiesen, de morbo marino. Lugd.
   Batav. 1727.
Mich. Alberti (i), disputatio de scorbuto
   Daniœ non endemio. Hall. 1731.
Christoph. Mart. Burchard, disp. de
   scorbuto, maris, maris Baltichi ac-
   colis non endemio. Rostoch. 1735.
Sim. Pauli Hilscher (k), programma
   de scelotyrbe memorabili casu illus-
   trata. Jen. 1747.
Mich. Law, diss. medic. inaug. de scor-
   buto. Edimb. 1748.
[Henr. Mich. Missa (1), quœstio Me-
   dica : An a diversa virus scorbutici
   indole et sede morbi diversi? Paris.
   1754.]

-----

# TABLE CHRONOLOGIQUE

DES AUTEURS DE MÉDECINE QUI ONT ÉCRIT
DES OUVRAGES PARTICULIERS SUR LE SCOR-
BUT, ET DES PRINCIPAUX AUTEURS SYSTÉ-
MATIQUES ET AUTRES, DONT ON A RAP-
PORTÉ LES SENTIMENTS DANS CE TRAITÉ.

1534. Euritius Cordus, célèbre bota-
niste. Il mourut en 1538.
1539. Jean Agricola (Ammon), professeur de médecine, etc., à Ingolstadt.

1541. Jean Echthius, professeur à Cologne, Hollandais de naissance. Il mourut en 1554.
1560. Jean Langius, premier médecin
de l'électeur Palatin.
1564. Balduin. Ronsseus, médecin
ordinaire de la ville de Goude, en Hollande.
1567. Jean Wierus, premier médecin
du duc de Clèves et de Juliers.
Adrien Junius, célèbre médecin et
historien. Il mourut en 1575.
1581. Rembert Dodonée, premier médecin de l'empereur.
1589. Henri Brucæus, professeur à
Rostock.
Balthasar Bruner, premier médecin
du prince d'Anhalt.
1593. Salomon Albertus, professeur
de médecine à Wittembourg.
1595. Pierre Forestus, médecin à
Alcmaer, professeur à Leyde, etc. (a).
1600. Jérôme Reusner, médecin à
Norlingue.
1604. Severinus Eugalenus, médecin
de Dockum en Frise.
1608. Félix Platerus, professeur de
médecine à Bâle en Suisse.
1609. Grégoire Horstius, premier médecin du landgrave de Hesse, professeur à Giessen.
Matt. Martini, médecin à Eisleben.
1624. Daniel Sennert, professeur de
médecine à Wittembourg, et premier
médecin de l'électeur de Saxe.
1626. Arn. Weickardus, médecin à
Francfort.

-----

(h) Professeur à Padoue [fils du célèbre Guy Patin, médecin de Paris] et plus
célèbre par ses autres ouvrages que par
celui-ci.
(i) Professeur de médecine à Hall, en
Saxe.
(k) Professeur à Jena.
(1) Qu'on s'imagine toutes les maladies
qui peuvent affliger l'espèce humaine ;
qu'on rassemble tous les symptômes qu'il
est possible d'observer dans toutes les
parties extérieures et intérieures du
corps, qu'on se forge toutes les causes
possibles, tant éloignées que prochaines,
qui peuvent agir sur nous, et l'on aura
une idée assez juste de la nature du scorbut, de ses causes et de ses symptômes :
voilà en deux mots l'extrait de cette thèse
dont nous avons déjà parlé.

(a) Outre les auteurs dont nous venons
de parler, il y en a plusieurs autres qui
parlent du scorbut, dans le seizième siècle, tels que Cornelius Gemma (Cosmo-
critic., lib. II, cap. 2); Petrus Pena (ad-
versar. stirpium, pages 121 et 122); Car-
richterus (praxis Germaniæ, lib. I, cap.
41); Mithobius, de peste; Tabernæmon,
de Thermis; Peucerus, de morbis con-
tagiosis, etc. Il y a aussi deux thèses ou
dissertations sur le scorbut publiées dans
le même siècle; une par Twestrengk, à
Bâle, en 1581, et l'autre par Hamber-
ger, à Tubinge, en 1586. On dit qu'un
certain Guillaume Lemnius, de la Zélande, avait écrit dans ce temps-là sur le
scorbut. Il paraît que cet auteur n'a rien
écrit de solide. Il croyait que le scorbut
était la même chose chez les hommes
que la ladrerie parmi les cochons. Il semble, par ce que dit Salomon Albertus,
que l'édition de son ouvrage était épuisée en 1593.

1627. Louis Schmid, premier médecin du marquis de Bade, etc.

1627. Guill. Fabri Hildan, médecin et chirurgien de marquis du Bade, etc.

1633. Jean Hartmann, professeur à Marpurg.

1640. Lazare Rivière, le célèbre professeur de Montpellier.

1655. La Faculté de médecine de Copenhague (b).

1647. Jean Drawitz, médecin à Leipsic, et célèbre chimiste.

1657. Jean-Rodolphe Glauber, célèbre chimiste à Amsterdam.

1662. Balth. Timæus, premier médecin de l'électeur de Brandebourg.

1663. Valent.-André Moëllenbrok, médecin d'Erford.

1667. Thomas Willis, médecin anglais, professeur à Oxford.

1668. Everard Maynwaringe, médecin de Londres.

1669. Paul Barbette, médecin hollandais.

1669. Frédéric Deckers, professeur à Leyde.

1672. Gualterus Charleton, médecin ordinaire de Charles II, roi d'Angleterre.

1672. Hermann Nicolaï, Danois.

1674. François Deleboë Sylvius, professeur à Leyde.

1675. Gédéon Harvey, médecin ordinaire de Charles II, roi d'Angleterre.

1676. Bernard Below, médecin du roi de Suède.

1681. Abraham Muntingius, professeur de botanique à Groningue.

---

(b) C'était dans ce temps-là une des plus célèbres facultés de médecine de l'Europe : Olaüs Wormius, deux des Bartholin, et Simon Paulli en étaient membres alors. On a mis ordinairement ce dernier, qui était médecin du roi de Danemarck, au nombre des auteurs qui ont écrit sur le scorbut, à cause d'un appendix qu'il ajouta, en 1660, à sa *Digressio de vera causa febrium, etc.*

1683. L. Chameau, médecin français.

1684. Etienne Blancard, médecin hollandais.

1684. Jean Dolée, premier médecin du landgrave de Hesse-Cassel.

1685. Michel Ettmuller, professeur de l'université de Leipsic.

Thomas Sydenham, l'Hippocrate anglais.

1694. Martin Lister, médecin anglais.

1696. Guillaume Cockburn, médecin de la flotte royale d'Angleterre.

1699. Fr. Poupart, médecin de Paris.

Arch. Pitcairn, célèbre médecin écossais.

1708. Hermann Boerhaave, le célèbre professeur de Leyde.

1712. Jean-Henri de Heucher, professeur à Wittembourg.

1720. Le collége des médecins de Vienne.

1734. J.-Frédéric Bachstrom, médecin hollandais.

1734. Damien Sinopée, premier médecin de l'hôpital de marine de Cronstadt.

1737. J.-G.-H. Kramer, médecin de l'armée impériale en Hongrie.

1739. Frédéric Hoffmann, auteur célèbre, premier professeur de médecine à Hall en Saxe, etc.

1747. Abraham Nitzch, médecin de l'armée de Russie.

1749. Le savant docteur Richard Mead, médecin du roi d'Angleterre, etc.

1750. Le docteur Richard Russel, médecin à Lewe, dans le comté de Sussex.

1750. Le docteur Jean Huxham, célèbre médecin à Plymouth.

1752. Le docteur Jean Pringle, médecin général de l'armée d'Angleterre.

1752. Le docteur Charles Alston, savant professeur de botanique et de médecine à Edimbourg.

1753. Le docteur Antoine Addington, médecin à Réading.

1754. Le baron Van-Swieten, premier médecin et bibliothécaire de leurs majestés impériales à Vienne.

1181. Louis Schuld, premier médecin
le marquis de Bade, etc.
1837. Guill. Fabri Hildan, médecin
... chirurgien de marquis du Bade, etc.
1832. Jean Hartmann, professeur à
Marbourg.
1610. Lazare Rivière, le célèbre professeur de Montpellier.
1655. La... Faculté de médecine de
Copenhague (?) ...
1645. Jean Dewitz, médecin à Leip-
sig, et célèbre chimiste.
1652. Jean-Rodolphe Glauber, célèbre chimiste à Amsterdam.
1652. Balth. Timæus, premier médecin de l'électeur de Brandebourg.
1662. Valent-André Mollenbrot,
médecin d'Erford.
1663. Thomas Willis, médecin anglais, professeur à Oxford.
1688. Everard Mayawaringa, médecin
de Londres.
1688. Paul Barbette, médecin hollandais.
1690. Frédéric Deckers, professeur à
Leyde.
1673. Gualterus Charleton, médecin
ordinaire de Charles II, roi d'Angleterre.
1673. Hermann Nicolaï, Danois.
1674. François Deleboë Sylvius, professeur à Leyde.
1675. Gédéon Harvey, médecin ordinaire de Charles II, roi d'Angleterre.
1676. Bernard Belevw, médecin du roi
de Suède, ...
1681. Abraham Munniaius, professeur de botanique à Groningue.

1683. L. Chasseau, médecin français.
1684. Étienne Blancard, médecin hollandais.
1685. Jean Dolée, premier médecin
do landgrave de Hesse-Casel.
1688. Michel Ettmuller, professeur
de l'univer...té de Leipsic.
Thomas Sydenham, l'Hippocrate anglais.
1685. Martin Lister, médecin anglais.
1688. Guillaume ..., médecin
de la flotte royale d'Angleterre.
1689. Fr. Poupart, médecin français.
A.b. Picaira, célèbre médecin français.
1704. Hermann Boerhaave, le célèbre
professeur de Leyde.
... Jean-Henri de Heucher, professeur à Wittemberg.
1727. La célèbre ...s médecins de
Vienne.
1733. J. Freind, le historien médecin
hollandais.
1711. Daniel ..., professeur médecin de l'hôpital de marine de ...stadt.
1717. J.-G.-H. ...., médecin de
...
...
... Frédéric ...., premier médecin à
Hall en ...
1717. ... Willis, médecin du roi de
France de Prusse.
1719. Le savant docteur Richard
Mead, médecin du roi d'Angleterre, etc.
1731. Le docteur Richard Hamel,
médecin à ..., dans le comté de Sussex.
1716. Le docteur Jean Huxham, célèbre médecin à Plymouth.
1733. Le docteur Jean Freind, médecin général de l'armée à Angleterre
1757. Le docteur Charles Alston, savant professeur de botanique et de médecine d'Edimbourg.
1757. Le docteur Antoine Addington,
médecin à Reading.
1755. Le baron Van Swieten, premier
médecin et bibliothécaire de leurs majestés impériales à Vienne.

# TRAITÉ DU SCORBUT,

## TRADUIT DES APHORISMES

# DE BOERHAAVE,

### COMMENTÉS

## PAR M. VAN-SWIETEN.

## AVERTISSEMENT.

Boerhaave est un de ces hommes rares et célèbres qu'il suffit de nommer pour faire leur éloge. Cet Hippocrate moderne a su réunir à la pratique la plus consommée, la théorie qui manquait à l'ancien, et avec cet esprit observateur qui a immortalisé le médecin grec, il avait encore par-dessus lui toute l'étendue des connaissances dont notre siècle s'est enrichi. Heureusement pour le bien de la société, ce grand homme n'a pas laissé éteindre avec lui des lumières si utiles et si peu communes ; il se plaisait à les communiquer de vive voix à ceux qui pouvaient se procurer le bonheur de l'entendre, et à les transmettre à la postérité, dans des écrits marqués au coin de l'immortalité. Ce qui paraîtra peut-être un paradoxe parmi nous, qui séparons toujours, je ne sais pourquoi, les idées de savant professeur et de bon médecin, Boerhaave était tout à la fois l'oracle des académies et le premier des médecins cliniques ; il professait, et cependant il guérissait des malades. Tout ce qui a trait à la médecine, directement ou indirectement, suffisait à peine pour ce génie vaste et universel : anatomie, physiologie, botanique, chimie, etc. Il possédait toutes ces sciences à un degré plus parfait qu'on n'est en droit de l'exiger d'un homme qui les embrasse toutes. Il les a traitées avec succès : il les a enseignées avec applaudissement ; il en a écrit en maître. Après avoir conduit ses élèves, pour ainsi dire, depuis le seuil du temple d'Esculape jusqu'au sanctuaire, il ne lui restait plus qu'à leur donner des lumières pour connaître les maladies, et des armes pour les combattre. On trouve l'un et l'autre dans ses excellents aphorismes (1). Mais ces armes deviennent inutiles, et quelquefois même (l'oserai-je dire ?) dangereuses entre les mains de ceux qui ne savent pas s'en servir. La trop grande précision qui y règne, quoique bonne et utile pour ceux qu'on suppose déjà instruits, les rend obscurs pour les commençants, et laissant trop à deviner, expose à ne pas deviner toujours juste. D'ailleurs, comme il est impossible qu'un seul homme voie tout par lui-même, il y a plus d'une maladie que Boerhaave a décrite d'après les autres, et l'on ne sait que trop que sa méthode était de concilier ingénieusement les sentiments des auteurs les plus accrédités, et qu'il avait l'art de faire de plusieurs pièces bien assorties un tout satisfaisant à l'imagination, il est vrai, mais peu conforme quelquefois à l'expérience et à la vérité. L'article du scorbut, entre autres, nous en fournit un exemple bien sensible. Les symptômes y sont admirablement décrits, parce qu'il les a tirés des premiers auteurs qui ont traité du scorbut, et qui les avaient décrits eux-mêmes d'après l'observation ; et la curation qu'il donne est prise de Willis, qui, sous le nom de scorbut, n'a pas décrit la même maladie que ces premiers auteurs. Pour ce qui est des causes immédiates auxquelles il attribue cette maladie, on peut voir dans Lind jusqu'à quel point on peut y compter. Il était donc nécessaire et avantageux, autant pour l'instruction des médecins que pour la santé des malades, qu'une main habile ajoutât à ce texte un commentaire qui pût éclaircir ce qu'il y a d'obscur, étendre ce qui est trop concis, expliquer ce qu'il sous-entend, et confirmer les règles thérapeutiques par des observations répétées. Mais comme personne n'est plus en état d'expliquer les idées d'un auteur que celui qui l'a entendu lui-même, ces commentaires ne pouvaient partir que d'un disciple de Boerhaave. Van-Swieten a parfaitement atteint le but, dans un important ouvrage qui ne nous laisse rien à désirer. Cet illustre médecin, marchant sur les traces de son illustre maître, et joignant l'observation à l'étude des plus excellents modèles, est devenu un des plus grands praticiens de l'Europe. Ses commentaires se ressentent partout de cet esprit judicieux qui fait le vrai médecin. On y trouve l'explication de tous les symptômes conformes aux lois les plus reconnues de l'économie animale ; les causes des maladies y sont prises des principes

_______________

(1) *Aphor. de cognoscendis et curandis morbis.*

de la saine physique comparés avec les phénomènes : les signes sont tirés d'Hippocrate, d'Arétée et des autres anciens observateurs qui les ont mieux décrits ; enfin, ses indications sont très-bien raisonnées, et toutefois il en appelle toujours à l'expérience. Mais le ton qui règne généralement dans son ouvrage, c'est la conformité de sa doctrine avec celle d'Hippocrate, qui, malgré nos nouvelles découvertes, était aussi avancé que nous dans la connaissance des maladies. Avec un pareil secours, les aphorismes de Boerhaave seront désormais le chef-d'œuvre de la médecine, et le livre le plus utile que nous ayons dans l'art de guérir. Si le troisième tome, dans lequel est l'article qui traite du scorbut, eût paru avant l'impression de l'ouvrage de Lind, il n'est pas douteux que cet auteur n'en eût fait mention dans sa Bibliothèque scorbutique. Comme il s'y trouve des choses qui expliquent ou qui corrigent le texte de Boerhaave, et quantité d'excellentes observations dont la plupart appuient celles de M. Lind, nous avons cru faire plus de plaisir au lecteur d'en donner ici la traduction toute entière à la suite de l'anglais, que d'en faire simplement l'extrait. Lorsque nous avons trouvé quelque chose qui ne s'accorde pas avec le sentiment de M. Lind, et qui tient plus de l'hypothèse que de la vérité, nous avons eu soin d'avertir, dans une petite note, d'avoir recours à l'ouvrage du médecin écossais, et nous avons indiqué la page où l'on trouvera les raisons qu'il apporte pour ou contre. Ceux qui ont reconnu l'inconvénient des compilations mal dirigées, qui ne sont que trop fréquentes en médecine, et dont la lecture ne sert qu'à rendre un homme indécis et plus embarrassé qu'il ne l'était, sentiront combien notre précaution peut être utile. Cette espèce de concordance jette de l'uniformité dans deux ouvrages qui paraissent se contredire, met le lecteur en état de comparer les deux sentiments pour savoir à quoi s'en tenir. On se flatte que l'addition de ce petit ouvrage, qui sert de complément au traité anglais, fera plaisir, du moins à ceux qui connaissent les noms de Boerhaave et de Van-Swieten, et qui ne peuvent se procurer la lecture de leurs ouvrages, soit à cause de l'étendue et du nombre des volumes où cet article se trouve, pour ainsi dire, confondu parmi d'autres matières dont ils n'ont que faire, soit même par l'ignorance ou par le peu d'usage de la langue dans laquelle ces auteurs ont écrit ; ignorance au reste assez pardonnable au plus grand nombre de ceux à qui la lecture d'un traité du scorbut sera utile, comme tous les marins, la plupart des chirurgiens des vaisseaux, et les pauvres habitants des pays où cette maladie est endémique.

de la saine physique comparées avec les phénomènes : les signes sont
tirés d'Hippocrate, d'Arétée et des autres anciens observateurs qui les
ont mieux décrits ; enfin, ses indications sont très-bien raisonnées,
toutefois il en appelle toujours à l'expérience. Mais le ton qui règne généralement dans son ouvrage, c'est la concordance de sa doctrine avec
celle d'Hippocrate, qui, malgré nos nouvelles découvertes, était aussi
avancé que nous dans la connaissance des maladies. Avec un pareil
secours, les aphorismes de Boerhaave seront désormais le chef-d'œuvre
de la médecine, et le livre le plus utile que nous avons dans l'art de
guérir. Si le troisième tome, dans lequel est l'auteur qui traite du
scorbut, eût paru avant l'impression de l'ouvrage de Lind, il n'est pas
douteux que cet auteur n'en eût fait mention dans sa Bibliothèque scorbutique. Comme il s'y trouve des choses qui expliquent ou qui corrigent le texte de Boerhaave, et quantité d'excellentes observations dont
la plupart appuient celles de M. Lind, nous avons cru faire plus de
plaisir au lecteur d'en donner ici la traduction toute entière à la suite
de l'anglais, que d'en faire simplement l'extrait. Lorsque nous avons
trouvé quelque chose qui ne s'accorde pas avec le sentiment de M. Lind,
et qu'il tient plus de l'hypothèse que de la vérité, nous avons eu soin
d'avertir, dans une petite note, d'avoir recours à l'ouvrage du médecin
anglais, et nous avons indiqué la page où l'on trouvera les raisons qu'il
apporte pour un tel sentiment. Ceux qui ont reconnu l'inconvénient des compilations mal dirigées, qui ne sont que trop fréquentes en médecine, et dont
la lecture ne sert qu'à rendre un homme indécis et plus embarrassé qu'il
ne l'était, sentiront combien notre précaution peut être utile. Cette espèce
de concordance faite de l'uniformité dans deux ouvrages qui paraissent
se contredire, met le lecteur en état de comparer les deux sentiments
pour savoir à quoi s'en tenir. On se flatte que l'addition de ce petit ouvrage, qui sert de complément au traité anglais, fera plaisir, du moins
à ceux qui connaissent les noms de Boerhaave et de Van-Swieten, et
qui ne peuvent se procurer la lecture de leurs ouvrages, soit à cause de
l'étendue et du nombre des volumes où cet article se trouve ; pour ainsi
dire, confondu parmi d'autres matières dont ils n'ont que faire ; soit
même par l'ignorance ou par le peu d'usage de la langue dans laquelle ces auteurs ont écrit ; ignorance au reste assez pardonnable
au plus grand nombre de ceux à qui la lecture d'un traité du scorbut
sera utile, comme tous les marins, la plupart des chirurgiens des vaisseaux et les pauvres habitants des pays où cette maladie est endémique.

# TRAITÉ DU SCORBUT,

TRADUIT

## DES APHORISMES DE BOERHAAVE,

COMMENTÉS

## PAR M. VAN-SWIETEN.

§ 1148. Le scorbut est très-fréquent sur les côtes de la mer du Nord. Cette maladie, source de quantité d'autres, n'est pas nouvelle, et n'a pas été absolument inconnue aux anciens, quoiqu'ils ne nous en aient pas laissé de description exacte, faute d'avoir fait des voyages de long cours, d'avoir passé dans les pays froids.

Quoiqu'on ne puisse nier que l'on trouve dans les anciens auteurs plusieurs symptômes du scorbut dans la description de certaines maladies qu'ils ont appelées d'un autre nom, il ne paraît pas cependant qu'ils aient eu des idées assez claires de la nature de ce mal, ni qu'ils en aient laissé des descriptions assez exactes pour en donner une connaissance satisfaisante : il n'y a pas d'apparence non plus que cette maladie ait été aussi fréquente autrefois qu'elle l'est aujourd'hui, pour les raisons que j'en donnerai bientôt. Car il est constant que des médecins fort habiles, et versés dans la lecture des anciens, ont regardé le scorbut comme une maladie nouvelle dans le temps qu'il a commencé à se répandre partout. C'est le sentiment de Citésius (a) et de Freind (b), qui ont prétendu qu'il n'a commencé à faire des progrès que vers le milieu du seizième siècle. Forestus (c), qui vivait à peu près dans le même temps, a parlé du scorbut comme d'une maladie nouvelle. De plus, le nom même qu'on lui donne aujourd'hui ne se trouve dans aucun des médecins grecs ni latins, et n'est point dérivé de leurs langues ; mais il y a apparence qu'il lui a été donné par les peuples du Nord, qui sont fréquemment exposés à cette maladie, comme on le voit par le passage suivant d'Olaüs Magnus (d), où il parle de quelques villes assiégées dont les habitants tâchent, par toutes sortes de moyens, de dérober les vivres des assiégeants, *de peur que le manque de viandes fraîches ne leur donne une maladie pire que tout ce qu'on peut imaginer. Ils l'appellent en langue du pays schorbuk, qui signifie des tranchées, des maux cruels d'estomac ; car les aliments froids et indigestes causent une maladie qui paraît de la même nature que celle que les médecins appellent cachexie universelle.* Dans un autre endroit (e), il appelle cette maladie *schœrbuch*, d'où semble venir le mot flamand *scheurbuyk*, quoiqu'on lui donne aussi

(a) Opusc. Med., p. 168.
(b) Histor. of. Physic., tome II, page 587.

(c) Lib. XIX, Observ. II, tom. II, page 417. Dodon. Prax. Med., cap. 17, page 701.
(d) Histor. de gent. septentr., lib. IX, cap. 38, p. 516.
(e) Lib. XVI, cap. 1, p. 570.

le nom de *scheurbeck*, à cause des ulcères de la bouche et des gencives, et de
*scheurbot*, à cause des douleurs qui semblent briser les os ; mais comme dans
cette maladie, après des douleurs vives
et lancinantes, la peau est souvent marquée de taches bleuâtres, on l'a encore
appelée *blœuwescheut*, et par corruption *blœuweschuyt*. Pour le nom de
*scorbut*, il est assez clair qu'il est dérivé
de l'ancien mot dont les peuples du Nord
se servaient pour désigner cette maladie (1).

Hippocrate (*f*), dans la description
des maladies de la rate, désigne entre
autres une affection de ce viscère, dans
« laquelle la couleur du malade change
» et devient noirâtre ou pâle comme l'é-
» corce de grenade. La bouche sent mau-
» vais, les gencives puent et s'écartent
» des dents ; il paraît aux jambes des
» ulcères semblables aux épinictides, les
» membres s'exténuent et le ventre est
» constipé. » Plusieurs de ces symptômes
conviennent, à la vérité, au scorbut ;
cependant Hippocrate regarde la rate
comme le siége et la cause de tout le mal,
et conseille d'y porter le feu si la maladie est opiniâtre. Dans un autre endroit (*g*), il parle d'une maladie qu'il appelle εἰλεὸς αἱματώδης, *ileum cruentum*,
dans laquelle il dit avoir observé ces
accidents. « La bouche sent mauvais,
» les gencives s'écartent des dents, et il
» survient des saignements de nez. Quel-
» quefois il paraît encore des ulcères
» aux jambes, lesquels se guérissent, à
» la vérité, mais il en revient d'autres ;
» la peau est mince, de couleur noirâ-
» tre ; on ne se sent pas disposé à mar-
» cher, ni à faire aucun exercice. » Assurément, les scorbutiques sont assez
sujets à des hémorrhagies même dangereuses, et à ressentir des lassitudes
dans tous les membres, comme nous le
verrons dans la suite. Outre cela, Hippocrate remarque que ces malades, dont
il est question dans le passage que je
viens de citer, ont la peau tendre et délicate, λεπτοδέρμοι, et nous voyons que
nos scorbutiques ont la peau si tendre,
qu'un rien suffit pour les écorcher et
leur causer des ulcères difficiles à guérir, surtout aux jambes où ils n'ont qu'à
se gratter pour se faire venir des ulcères
qui durent des années entières. Malgré
toutes les apparences qu'Hippocrate nous
a laissé plusieurs symptômes du scorbut (1), il n'a pas fait cependant une
maladie particulière du concours de tous
ces symptômes ; mais il les a tous regardés comme dépendants d'un vice de la
rate ; car voici comme il s'exprime (*h*) :
« Ceux qui ont la rate grosse ont les
» gencives gâtées et l'haleine mauvaise ;
» mais tous ceux qui ont la rate grosse,
» sans avoir l'haleine mauvaise et sans
» qu'il leur survienne d'hémorrhagies,
» ont toujours de mauvais ulcères aux
» jambes et des cicatrices noirâtres. »
Les médecins modernes ont observé aussi
que la rate avait beaucoup de volume
chez les gens attaqués du scorbut. M.
Mead (*i*) a trouvé la rate d'une grosseur
prodigieuse dans le cadavre d'un paysan
qui avait eu le scorbut ; « mais elle avait
» conservé sa forme, sa mollesse et sa
» couleur naturelle, sans squirrhe ni tu-
» meur. Elle n'avait d'extraordinaire que
» l'augmentation de volume et de poids :
» elle pesait cinq livres et un quart, tan-
» dis que le foie ne pesait que quatre li-
» vres quatre onces ; sa substance était
» la même qu'on observe ordinairement
» dans ce viscère, un tissu de fibres lâ-
» ches, abreuvées d'un sang noir. » Cependant il conste par plusieurs obser-

---

(1) [Voyez l'étymologie la plus naturelle de ce mot dans le traité de Lind,
part. III, p. 1, tome II.]

(*f*) De internis affection., cap. 33,
Charter, tome VII, p. 662.

(*g*) Ibid., cap. 48, p. 672. Voici le
texte latin : « Ex ore male olet ; denti-
» bus gengivæ abscedunt, et ex naribus
» sanguis effluit : interdum vero et ex
» cruribus ulcera erumpunt, et hæc qui-
» dem sanescunt, ulcera vero exoriuntur,
» color niger est, cutis tenuis, ad deam-
» bulationem et exercitationem haud
» promptus est. » Tous les interprètes et
tous les éditeurs d'Hippocrate conviennent que la particule négative *haud* a été
omise dans le texte : car il répugnerait
de dire que dans une pareille maladie on
fût bien disposé à faire de l'exercice.

(1) [Quelque ressemblance que puissent avoir avec le scorbut les symptômes
que l'on trouve décrits dans tous ces différents passages d'Hippocrate, on n'est
pas en droit de conclure qu'il ait eu en
vue le vrai scorbut. (Voyez la troisième
partie du traité de M. Lind, tom. II, p.
2 et suivantes.)]

(*h*) Prædict., lib. II, cap. 17. Charter,
tom. 8, p. 826.

(*i*) Monita et præcepta medica, page
223.

vations de Bonet (*k*), qu'on a souvent trouvé la rate tout-à-fait saine dans les cadavres des scorbutiques. — Pline (*l*) fait mention aussi d'une maladie qui affligea l'armée de Germanicus en Allemagne au-delà du Rhin. Les dents leur tombaient en moins de deux ans, et les ligaments des genoux se relâchaient : il attribue à la mauvaise qualité des eaux cette maladie qu'il dit être appelée par les médecins *stomacace* et *scelotyrbe*. Le premier de ces noms conviendrait assez, à cause du mal de bouche qui accompagne le scorbut ; mais le mot grec σκελοτύρϐη a un autre sens. Galien (*m*) le définit « une espèce de paralysie, dans » laquelle le malade, ne pouvant marcher » droit, est obligé, en marchant, de » tourner le corps ou de gauche à droite, » ou de droite à gauche. Souvent même » il ne saurait lever le pied ; mais il le » traîne, comme on fait quand on a à » monter quelque pente raide. » Mais, quoique la paralysie survienne quelquefois au scorbut, comme on le dira dans la suite, la définition du *scelotyrbe* ne paraît cependant pas lui convenir (1). — De tout ce que je viens de dire, il paraît qu'on peut conclure que la maladie que nous appelons aujourd'hui *scorbut*, n'a pas été tout-à-fait inconnue aux anciens ; mais que cependant ils ne nous en ont point laissé de description exacte, parce qu'elle était plus rare de leur temps. Car les observations nous apprennent que les pays du Nord sont les plus sujets à ce mal, et nous savons que les anciens médecins dont les écrits sont parvenus jusqu'à nous habitaient d'autres climats. D'ailleurs, le scorbut de l'espèce la plus dangereuse s'observe parmi les gens de mer, qui sont obligés de se nourrir pendant plusieurs mois de viandes salées ou fumées ; mais dans les temps où vivaient les anciens médecins, on ne faisait point de voyages de long cours, la boussole n'étant pas encore découverte.

----

(*k*) Sepulc. anat., lib. III, sect. XIX, t. II, p. 337.

(*l*) Hist. nat., lib. XXV, cap. III, page 629.

(*m*) Definit. Medic., n° 293. Charter, t. II, p. 265.

(1) Voyez ce qu'on doit penser de ces termes et du passage de Pline dans le Traité de M. Lind, partie III, chapitre I.

§ 1149. Comme la variation des symptômes fait souvent prendre le change dans cette maladie, la meilleure façon de la faire connaître, c'est d'en donner d'abord toute l'histoire avant que de rien établir sur sa nature.

Tous les médecins qui ont écrit sur le scorbut sont convenus des difficultés qu'il y a de bien définir cette maladie, et de bien déterminer les signes pathognomoniques, par lesquels on puisse la connaître et la distinguer de toutes les autres. Sennert, qui a recueilli tout ce que les meilleurs auteurs en ont dit d'essentiel, s'exprime ainsi (*a*) : « L'affection » scorbutique est le concours de tant » de maladies différentes et de tant de » symptômes divers, qu'il n'y en a pres- » que point qui soit susceptible de tant » de formes et qui se masque sous tant » d'espèces de maladies pour tromper les » médecins, même lorsqu'ils semblent » être le plus sur leurs gardes (1). » On verra effectivement par ce qui doit suivre, que les symptômes changent dans le cours de cette maladie. Dans le commencement, elle a plusieurs propriétés qui lui sont communes avec d'autres ; ensuite, quand elle est invétérée, elle attaque tantôt une partie, tantôt une autre, de sorte que les meilleurs observateurs conviennent qu'à peine ils ont rencontré chez deux scorbutiques les mêmes symptômes. Il est bien vrai que, dans tous ces malades, les humeurs dégénèrent au point de devenir de plus en plus visqueuses, et d'acquérir en même temps de l'acrimonie, comme nous le dirons (§ 1153) : mais les degrés de cette viscosité peuvent être bien différents, aussi bien que la nature et l'intensité de l'acrimonie. Outre cela, selon que telle ou telle partie se trouve plus affectée de cette mauvaise disposition des humeurs, et cela en conséquence du tempérament ou d'autres causes qui concourent ensemble, il surviendra de nouveaux symptômes qui ressembleront à d'autres maladies. Ainsi, le scorbut (comme on le verra § 1151) occasionne des douleurs

----

(*a*) Lib. III, part. V, sect. II, cap. I.

(1) Il n'est pas étonnant que Sennert ait fait du scorbut un Prothée ; cet auteur n'a fait que copier Eugalenus, qui a confondu plusieurs maladies sous le nom de scorbut. (Voyez part. I, chap. I, du traité de M. Lind.)

d'estomac, d'intestins, de côté, etc., qui ne cèdent qu'aux remèdes antiscorbutiques, et qu'un autre traitement augmenterait plutôt que de les adoucir, comme l'a prouvé par plusieurs faits de pratique Eugalenus, qui a très-bien écrit sur le scorbut (1). Voilà pourquoi les médecins qui ont pratiqué dans les pays où le scorbut est commun, trouvaient le scorbut partout, même où il n'était pas. Sydenham (b) s'en plaignait en ces termes : « Je le dirai en passant, mais avec fran- » chise, quoique je ne doute point que » dans ces pays du Nord le scorbut ne se » rencontre effectivement : cependant je » suis assuré qu'il n'est pas si fréquent » qu'on le croit ordinairement, et que » plusieurs des indispositions qu'on met » sur son compte sont, ou des symp- » tômes de maladies qui commencent à » se former et qui n'ont pas encore de » type certain, ou des suites malheu- » reuses de quelque maladie qui n'a pas » été bien guérie et qui a dépravé le » sang et les autres humeurs. » Il est constant que la langueur et l'engourdissement qui accompagnent le scorbut dans son commencement, précèdent aussi d'autres affections, et restent souvent long-temps après des maladies considérables. C'est pour cela que ce grand praticien ajoute ensuite que, si l'on n'y prend garde, *le scorbut verra croître son nom et jouera le plus grand rôle dans la médecine.*

Pour avoir donc un bon diagnostic, par lequel on puisse être assuré de la présence du scorbut, il faut considérer auparavant l'histoire de cette maladie, ou l'énumération des causes qui y ont pu donner lieu et des symptômes qui s'y présentent successivement. C'est le vrai moyen de se faire une idée juste d'un mal qui a tant de fois trompé les médecins peu attentifs, en se masquant sous d'autres maladies.

§ 1150. Le scorbut attaque principalement les habitants de la Grande-Bretagne, de la Hollande, de la Suède, du Danemarck, de la Norwége, de la basse Allemagne, et conséquemment les peuples du Nord, et ceux qui vivent dans un climat froid ; et surtout ceux qui sont voisins de la mer, ou des lieux submergés par les eaux de la mer, des lacs, des marais, des terres grasses, spongieuses, qui habitent un terrain enfoncé entre des digues qu'on élève pour arrêter les eaux. Et parmi ces habitants, il exerce particulièrement sa violence contre ceux qui ne font point d'exercice, et qui passent l'hiver dans des souterrains pavés ; contre les gens de mer, qui vivent, soit sur mer, soit sur terre, de viandes salées et fumées, de biscuit de mer, d'eau corrompue et pleine de vers ; ceux qui aiment à se nourrir d'oiseaux de rivière, de poissons salés et endurcis à l'air ou à la fumée, de viandes de bœuf ou de porc fumées et salées, ou de végétaux farineux non fermentés, de pois, de fèves, de vieux fromage fort et salé ; enfin, ceux qui sont sujets à la mélancolie, à la manie, à l'affection hypochondriaque ou hystérique, à des maladies lentes, surtout quand ils ont trop usé de quinquina.

Il paraît assez, par tout ce qui nous est dit au § 1148, que le scorbut attaque particulièrement les peuples du Nord ; il y a lieu de croire cependant que cela ne vient pas tant du grand froid de ces climats, que d'autres causes ; puisqu'on ne sait que trop combien les gens de mer en sont souvent affligés sous la zône torride même, et qu'on a observé en France, lorsque le scorbut y était en 1699 (a), que la violence du mal augmenta dans les plus grandes chaleurs de l'été, et que plusieurs qui commençaient à se porter mieux, retombèrent dans le plus mauvais état. Un habile médecin (b), fondé sur ces raisons, a établi pour cause véritable et principale du scorbut, *une trop longue abstinence de tous végétaux récents*, et il appuie son sentiment sur beaucoup de preuves très-fortes. Au siége de Thorn, cette maladie emporta, outre les habitants de la ville, des milliers de soldats de la garnison, sans que les Suédois qui assiégeaient Thorn s'en ressentissent aucunement. Or, on sait que les assiégeants peuvent se procurer des légumes et des végétaux frais, tandis

---

(1) Voyez ce qu'on doit penser de cet auteur dans le ch. i de la première partie du traité de M. Lind.

(b) Sect. vi, cap. 5, pag. 549, 550.

(a) Mém. de l'Acad. des Scienc., l'an. 1699, même page 245.

(b) Bachstrom. observat. circa scorb., p. 42 et seq. (Voyez l'extrait de son ouvrage dans la troisième partie du traité de M. Lind.)

que les assiégés en manquent absolument. L'armée de l'empereur étant en quartier d'hiver aux environs de Temeswar, plusieurs milliers de soldats périrent du scorbut; et ce qu'il y a à remarquer, c'est que ce mal ne s'attaqua qu'aux simples soldats, tandis que tous les officiers, même du plus bas ordre, en furent exempts. Mais il fait observer à ce sujet que l'hiver avait été long, que tous les jardins avaient été ravagés pendant le siége qui avait précédé, et qu'à cause des marais voisins de cette ville, les jardins potagers en étaient fort éloignés; qu'ainsi les pauvres soldats ne pouvaient avoir que peu ou point de végétaux pour se nourrir, au lieu que les officiers se nourrissaient mieux dans leurs quartiers d'hiver. Mais le printemps n'eut pas plus tôt rendu à la terre sa fécondité, que la maladie cessa. Il est constant que ceux qui vont aux Indes orientales sont attaqués du scorbut pendant plusieurs mois qu'ils sont obligés de se priver de végétaux frais. Mais dès qu'ils sont arrivés au cap de Bonne-Espérance, on porte les malades à l'hôpital; et là, avec de simples bouillons faits avec toutes sortes de légumes, et avec quelques fruits agréables, ils se rétablissent si heureusement, qu'en quatorze jours de temps, ils sont presque tous en état de reprendre leurs travaux ordinaires. Ce sentiment se trouve encore confirmé par les observations de Cochi (c), qui, avant l'édition du traité de Bachstrom, avait eu les mêmes idées que lui sur le caractère et la nature du scorbut, ayant remarqué que cette maladie suivait toujours la longue abstinence des aliments végétaux, et qu'elle se guérissait au contraire par le simple usage de ces mêmes aliments, pourvu que les viscères ne fussent pas encore altérés ou détruits par l'acrimonie d'un scorbut invétéré. Or, comme c'est dans le pays du Nord que l'hiver est le plus rude et le plus long, et que la terre, ensevelie plusieurs mois sous les neiges, n'y produit aucuns végétaux, il n'est pas étonnant que ces peuples, qui sont obligés de vivre de viandes salées ou fumées, soient plus exposés au scorbut que les autres nations.

*[ Et surtout ceux qui sont voisins de la mer, etc. ]* Le scorbut de la plus mauvaise espèce est toujours accompagné d'une si grande pourriture, comme on le dira dans la suite, que les malades sentent une odeur cadavéreuse; et si le manque d'aliments végétaux est une des principales causes du scorbut, comme nous venons de le dire, c'est sans doute parce qu'il dispose nos humeurs à la putréfaction. On conçoit donc que les gens qui sont obligés de vivre dans un air infecté d'exhalaisons putrides, seront plus exposés à cette maladie que les autres. Les habitants des côtes maritimes sont dans ce cas-là, et surtout ceux qui demeurent dans des lieux submergés de temps en temps par les eaux de la mer. Ceux qui ont essayé de rendre l'eau de la mer saine et potable n'ont jamais pu lui ôter ce goût désagréable et putride qu'on lui trouve, parce qu'il n'est pas aisé d'en séparer le sel marin qui y est en abondance. Aussi sent-on une puanteur insupportable dans tous les environs, quand, dans le temps du reflux, le rivage encore mouillé des eaux de la mer est exposé à la chaleur du soleil, surtout lorsqu'il s'y joint la putréfaction des poissons, des coquilles, etc., jetés sur la rive. Et on n'en sera pas surpris, pour peu qu'on considère le nombre prodigieux de poissons, leur propagation incroyable, et l'énorme grosseur de quelques-uns d'entre eux. Mais la plus grande partie meurt dans la mer, et les cadavres de ces poissons pourrissent sous les eaux. Si une baleine jetée sur la côte a pu répandre à quelques milles à la ronde une puanteur horrible en pourrissant, que doit-on penser du nombre innombrable d'animaux qui pourrissent dans la mer? Car il y a peu de poissons dont nous fassions usage; et les pêcheurs qui vont à la pêche de la baleine, n'en prennent que la graisse et les cartilages flexibles des ouïes, et ils laissent ces vastes corps pourrir dans la mer. Ajoutez à cela les plantes marines molles qui sont en si grand nombre, et qui pourrissent pareillement dans les eaux, tant de cadavres d'hommes et d'autres animaux submergés, et vous concevrez aisément pourquoi ce grand amas d'eaux a une saveur et une odeur si désagréables. Il est vrai qu'on s'aperçoit moins de cette puanteur dans les endroits où la mer est profonde, parce qu'une grande colonne d'eau couvre toutes ces matières putrides qui sont au fond, et que le peu qui s'en exhale est bientôt dissipé par les

_____

(c) Bagni di Pisa [ voyez la note (*y*) du chap. 6 de la seconde partie du traité de M. Lind, p. 297 ].

vents. Mais, sur les côtes où la mer n'est pas profonde, et où il y a des endroits tantôt couverts d'eau, tantôt à sec, à cause du flux et reflux, on y sent beaucoup plus cette odeur désagréable : aussi observe-t-on tous les jours que ceux qui habitent ces côtes sont maladifs et sujets au scorbut.

C'est pour la même raison que cette maladie est encore fréquente parmi ceux qui demeurent auprès des étangs et des lieux marécageux, qui répandent une très-mauvaise odeur, surtout dans les chaleurs de l'été, et principalement quand ces exhalaisons nuisibles ne sont pas dissipées par des vents forts et fréquents. C'est pour cela que ceux qui habitent des lieux humides et enfoncés, où les vents ne soufflent point, y sont encore plus exposés. Il y a beaucoup d'endroits comme cela en Hollande. Je parle des fouilles d'où l'on a tiré la tourbe ; on les laisse se remplir d'eau, qu'on fait ensuite écouler par le moyen des vannes, et on fait de ces étangs d'excellents pâturages. Mais ceux qui habitent ces endroits-là sont presque tous attaqués du scorbut, et ne témoignent que trop cette maladie par leurs dents cariées et leurs gencives sanguinolentes, et la plupart ont déjà perdu leurs dents à la fleur de leur âge (d) : cependant ils supportent plus long-temps la maladie à cause de leurs exercices et de leurs travaux continuels, par les raisons suivantes.

[*Il exerce particulièrement sa violence contre ceux qui ne font point d'exercice.*] Nous avons prouvé dans une autre occasion que la diminution du mouvement animal dispose nos humeurs à devenir épaisses et visqueuses ; et nous prouverons bientôt (§ 1153) que dans le scorbut la grossièreté du sang se trouve jointe à l'acrimonie. Une vie oisive et sédentaire doit donc disposer à cette maladie. Aussi observe-t-on que dans les endroits où le scorbut est fréquent, les tisserands, les tailleurs et autres gens de métiers sédentaires en sont plus souvent atteints que les autres. J'ai vu quantité de gens qui, par une vie laborieuse et frugale, avaient amassé assez d'argent pour pouvoir se retirer à un certain âge, et passer le reste de leurs jours dans le sein d'un agréable repos, contents du peu qu'ils avaient amassé ; je leur ai toujours conseillé de faire de l'exercice, soit en se promenant tous les jours, soit en s'amusant à l'agriculture, ou de quelque autre manière que ce fût : et j'ai remarqué que ceux qui ont négligé cet avis n'ont pas manqué d'être bientôt attaqués de cette maladie. Dans les voyages de long cours, tant que le mauvais temps ne permet pas aux matelots de se reposer, ils se portent communément assez bien ; mais aussitôt que le calme dure un peu de temps, on commence à voir des traces du scorbut, et ce mal fait des progrès très-rapides par rapport à la façon de vivre et aux autres causes que nous détaillerons bientôt. C'est pour cela que des capitaines bien entendus font travailler les matelots malgré eux, lorsque le calme dure trop long-temps, quand même ils devraient leur faire faire des manœuvres inutiles.

[*Qui passent l'hiver dans des souterrains, etc.*] En Hollande beaucoup de gens passent presque toute leur vie dans des maisons qui, enfoncées au-dessous du sol, n'ont que les fenêtres hors de terre (c'est ce qu'ils appellent *Kelderkeukens*) : comme ils éprouvent une humidité perpétuelle dans ces souterrains, ils tâchent de s'en garantir en pavant leurs planchers, et incrustant de pierres plates les murs de leurs chambres, parce qu'ils savent bien que l'humidité corrompt et détruit en peu de temps tous les ouvrages de charpente. De plus, ils ont l'imprudence de coucher dans ces sortes d'endroits, quoiqu'ils voient tous les jours leurs lits, leurs couvertures et leurs paillasses tout humides. Il est vrai qu'ils y ont du feu, mais seulement sous la cheminée, encore n'en font-ils pas beaucoup, et la nuit pendant qu'ils dorment dans des lieux si froids et si humides, le feu est éteint. Plusieurs même par économie, couvrent leur feu dès que leur cuisine est faite, et souvent la frugalité de leur repas ne les met point dans le cas d'en rallumer. Bien plus, les femmes, par un excès de propreté mal entendue, aiment mieux souffrir le froid toute une soirée que de déranger leur foyer qu'elles ont pris beaucoup de peine à nettoyer. Il n'y a qu'à examiner les dents de tous ces gens-là, leurs gencives douloureuses et à demi pourries, les douleurs insupportables qu'ils ressentent par tout le corps, pour

---

(d) Voici ce qui a été dit sur les dangers d'un air épais, marécageux et humide, au § 1108 de ces aphorismes.

se convaincre combien cette manière de vivre est capable d'occasionner le scorbut. Olaüs Magnus (e) l'avait déjà remarqué. « Le scorbut, dit-il, paraît ve- » nir de l'usage des viandes salées et » indigestes, et être entretenu par les » exhalaisons fraîches des murs ; et il » n'aura jamais tant de violence dans » les maisons où les murs des apparte- » ments sont boisés. »

[*Contre les gens de mer qui vivent, soit sur mer, soit sur terre, de viandes salées, etc.*] Comme on ne peut pas garder de viandes fraîches dans de longues navigations, les matelots sont obligés de vivre de ces viandes salées et fumées. On nourrit quelquefois dans les vaisseaux des moutons, de la volaille et des porcs, pour avoir de temps en temps de la viande fraîche et de quoi faire des bouillons, mais cela ne suffit pas pour tout l'équipage. Cette bonne nourriture est réservée pour les officiers du vaisseau et pour les malades. Il n'est donc pas étonnant que la manière de vivre des gens de mer rende leurs humeurs grossières, visqueuses, terrestres, et qu'il s'y joigne une acrimonie muriatique (f). Tant qu'ils font de l'exercice, ils se portent assez bien et ne se ressentent pas de cette mauvaise disposition, comme nous l'avons déjà dit, parce que le mouvement du corps empêche les molécules grossières du sang de se rapprocher, et les autres de s'épaissir de plus en plus, surtout s'ils ont soin de les délayer par une boisson copieuse, et de laver cette salure qui surabonde dans le sang. Mais, lorsqu'ils commencent à éprouver les chaleurs de l'équateur, l'eau destinée à leur boisson venant à se corrompre et à s'empuantir, ces pauvres malheureux s'en dégoûtent et n'en boivent que très-peu, ou même point du tout. Il est vrai que cette eau corrompue, après quelque temps, commence à déposer un sédiment et redevient claire et potable pour ne plus se gâter. Cependant durant plusieurs jours, quelquefois même plusieurs semaines, que l'eau ainsi putréfiée inspire de l'horreur pour la boire, les humeurs ont tout le temps d'acquérir une mauvaise disposition, faute d'une boisson abondante qui puisse

délayer ce qu'il y a de grossier, et fournir à l'urine et à la sueur un véhicule suffisant pour laver et chasser du sang, par ces voies naturelles, les âcretés que le mauvais régime y a fait naître. Mais ceux en qui la grande soif fait surmonter le dégoût, avalent avec la boisson ces miasmes putrides qui leur font tout autant de mal. La même chose arrive quelquefois quand l'équipage manque d'eau, dans les circonstances où la navigation dure plus long-temps qu'à l'ordinaire à cause du mauvais temps.

Une autre preuve incontestable que l'usage des viandes salées peut donner le scorbut, c'est que parmi ces malheureux, qui, après avoir fait naufrage, passèrent l'hiver dans les pays les plus voisins du pôle septentrional, ou parmi ceux que l'on paya pour y aller ensuite, ceux qui n'usèrent point d'autres aliments moururent presque tous du scorbut ; au contraire, plusieurs de ceux qui se nourrirent de viandes fraîches de cerfs, de renards, d'ours et d'autres animaux qu'ils avaient tués à la chasse, en réchappèrent (g).

[*Ceux qui aiment à se nourrir d'oiseaux de rivière, etc.*] Les oiseaux de rivière vivent de poissons, du moins pour la plupart. Or, comme les poissons se putréfient promptement, il s'ensuit que les oiseaux qui s'en nourrissent ne peuvent que fournir une nourriture qui tend à la putréfaction, puisqu'on sait que tous les animaux qui vivent d'autres animaux n'ont que des sucs faciles à s'alcali er (h). D'ailleurs, les poissons abondent en huile grasse, et c'est pour cela que les oiseaux *piscivores* sentent tous le rance plus ou moins : or, cette acrimonie rance est de bien plus mauvaise qualité qu'une simple putréfaction, et bien plus difficile à laver et à chasser de nos humeurs, quand une fois elle y est mêlée. C'est pour la même raison que les poissons salés conservent si long temps leur salure ; de même que les viandes grasses, lorsqu'elles ont été une fois pénétrées de sel, puisqu'on ne saurait venir à bout de les dessaler même par une longue macération et en les faisant cuire dans beaucoup d'eau. Comme

---

(e) Hist. de gentib. Septentrion., lib., cap. 51, page 570.

(f) Voyez les commentaires des aphoris. de Boerhaave, § 1093.

(g) Hedendaasche historie, etc. Door Salmon. 7. Deels sesde stukie, page 169 et seq.

(h) Voyez Aphorism. de Boerhaave, § 79.

les Hollandais font leurs délices de ces sortes de mets, surtout en hiver, au point de les préférer aux viandes fraîches, il n'est pas étonnant que le scorbut soit si fréquent parmi eux. Les peuples du Nord, instruits par leur propre expérience que c'était là une des causes du scorbut, faisaient tout leur possible, pendant les longs siéges qu'ils avaient à soutenir, pour enlever les bestiaux des assiégeants, et ils avaient trouvé le secret de leur faire des pâturages sur les toits mêmes. « Car, dit l'historien, ils » couvrent leurs maisons de bois de sa- » pin, et d'écorce de bouleau avec une » adresse admirable, et ils mettent par » dessus des mottes de gazon, où ils ont » eu soin de semer ou de l'orge ou de » l'avoine. Ces semences ne tardent pas » à lever, et leurs racines entrelaçant » leurs chevelus, joignent plus solide- » ment ces mottes l'une contre l'autre, » moyennant quoi leurs toits ressemblent » précisément à de petits prés ver- » doyants, et en font l'office (i) ». En se procurant par ce moyen des viandes toujours fraîches, ils évitaient le scorbut qu'ils craignaient plus que toutes les autres maladies, et dont ils connaissaient les funestes effets, et les ravages qu'il a coutume de faire dans les villes assié- gées.

Mais, comme les végétaux farineux, crus et non fermentés, favorisent la pro- duction de la viscosité dans nos humeurs, comme nous l'avons dit ailleurs (k), et comme nous le dirons encore dans la suite (§ 1153), et que cette viscosité se remarque dans le scorbut, du moins commençant ; on sent bien pourquoi de pareils aliments, pris en abondance, sont capables de disposer au scorbut, surtout si ceux qui en usent ne font pas en même temps beaucoup d'exercice ; car ces sortes d'aliments, ni bien d'au- tres encore qui sont si nuisibles aux per- sonnes sédentaires, n'incommoderaient point du tout un gros paysan laborieux et robuste. Les pois, les fèves et les au- tres légumes semblables doivent être comptés parmi les farineux dont nous parlons, puisqu'on en peut tirer une fa- rine qui, étant pétrie, est autant vis- queuse que les autres farines tirées des différentes sortes de blés. — Pour ce qui

est du fromage, quoiqu'il soit fait avec le lait, qui est ce qu'il y a de plus doux, il ne laisse pas d'acquérir une grande acrimonie en vieillissant, au point de piquer la langue. On sait que le fromage se fait en mettant quelque acide, ou de la pressure dans du lait nouvellement trait. Alors la partie grossière se sépare de la partie séreuse, et on la presse dans un linge serré pour en faire sortir toute la sérosité ; ce qui reste dans le linge est composé de la partie butyreuse et de la partie caséeuse proprement dite : ainsi, quand le fromage est gardé long-temps, il acquiert beaucoup d'âcreté à cause de la partie grasse et butyreuse qui y est mêlée. Mais cette âcreté n'est point acide, elle est plutôt d'une nature alca- line ; au lieu que, quand on a d'abord écrémé le lait, et qu'on l'a fait cailler ensuite, alors le fromage qu'on en tire devient moins âcre en vieillissant ; mais il durcit comme de la corne, et étant approché du feu, il s'étend, se grille, se brûle comme de la véritable corne, et donne la même odeur (l). Ainsi, le fromage ayant acquis de l'acrimonie en vieillissant, tourne à la putréfaction, quoiqu'il soit fait avec du lait, qui est une substance disposée à s'aigrir. Et comme ordinairement on sale beaucoup les fromages qu'on veut garder long- temps, on doit comprendre aisément pourquoi leur usage est pernicieux à ceux qui ont déjà de la disposition au scorbut pour d'autres causes. Bien plus, les observations journalières prouvent que tous les symptômes augmentent chez les scorbutiques, dès qu'ils veulent man- ger de ces fromages gras et salés, seule- ment pendant quelques jours.

[*Enfin, ceux qui sont sujets à la mélancolie, etc.*] Par ce que nous avons dit ailleurs (m) sur les causes de la mé- lancolie, il est constant que plusieurs d'entre elles peuvent favoriser le scor- but, parce qu'elles rendent nos humeurs visqueuses et tenaces, en dissipant ce qu'il y a de plus ténu, et en condensant le reste. C'est pourquoi les auteurs qui ont écrit sur le scorbut ont établi une grande affinité entre cette maladie et la cacochymie atrabilaire. Et même Euge- lenus prononce hardiment : « Toutes les » fois que j'ai vu des mélancoliques se

---

(i) Olaüs, Histor. gent. septentrion., lib. ix, cap. 38, p. 340.
(k) Aph. de Boerhaave, § 69.

(l) Boerhaave, Chem., tome ii, page 304.
(m) Boerhaave, Aph., § 1195.

» nourrir d'aliments grossiers, j'ai tou-
» jours constamment osé prédire qu'ils
» seraient attaqués du scorbut. » Et il
ajoute ensuite : « On pense que l'abon-
» dance de l'humeur mélancolique est la
» cause interne de ce mal. » L'auteur (n)
qui a donné la relation du voyage du
lord Anson autour du monde, a remarqué que les soldats de l'équipage devenaient faibles et poltrons dès qu'ils
étaient attaqués du scorbut, et qu'ils
étaient saisis de frayeur pour le moindre
sujet ; bien plus, il a observé que s'il
survenait quelque accident qui leur fît
perdre l'espérance de revoir leur patrie,
aussitôt la violence du mal augmentait,
au point que ceux qui étaient au dernier
période mouraient sur le champ, et que
les autres qui pouvaient encore agir tout
doucement étaient obligés tout aussitôt
de s'aliter.

Mais, comme on a démontré ailleurs (o)
que l'affection hypochondriaque et hystérique doivent être comptées parmi les
causes évidentes de la mélancolie, on
voit encore clairement pourquoi les malades attaqués de ces maux sont sujets
au scorbut, s'il se joint à cette disposition encore d'autres causes de cette maladie, et surtout s'ils sont dans des
pays où le scorbut est endémique.

Enfin, il est constant, par tout ce que
nous avons dit en parlant des causes
générales des maladies chroniques (p),
que, dans les maladies lentes, on observe une plus grande viscosité des humeurs et différente acrimonie, à cause
que le sang dégénère de son état naturel. Voilà pourquoi ces malades ont
beaucoup de disposition à devenir scorbutiques.

[*Et surtout quand ils ont trop usé de
quinquina.*] Quand nous avons parlé
des effets qui suivent ordinairement la
fièvre intermittente (q), nous avons remarqué qu'après ces sortes de fièvres,
surtout si elles ont été fortes et de longue durée, les humeurs deviennent grossières et âcres, et les solides en même
temps affaiblis ; qu'ainsi les vaisseaux
étant lâches, et les liquides âcres et grossiers, il n'était pas étonnant de voir les
fièvres intermittentes se terminer par le

scorbut et d'autres maladies chroniques.
Quand donc on emploie le quinquina
pour la guérison de ces fièvres opiniâtres, on a tort de lui attribuer les changements que la fièvre elle-même a causés
dans les fluides et dans les solides. Cependant on observe aussi qu'après des
étés fort chauds, il règne pendant l'automne des fièvres intermittentes difficiles à guérir, accompagnées d'anxiétés
dans la région de l'estomac, avec une
légère teinte jaune dans les yeux,
et des urines à peu près telles qu'on les
observe dans la jaunisse. Tous ces symptômes indiquent assez qu'il s'est formé
des obstructions dans les viscères du
bas-ventre. Quand on donne les apéritifs aux jours d'intermission, souvent
ces remèdes mis en mouvement par la
fièvre de l'accès suivant, débarrassent
heureusement les viscères de la saburre
qui les obstruait ; et par ce moyen on
emporte les fièvres d'une façon sûre ;
ou si elles continuent encore après avoir
ôté les obstructions, on achève de les
guérir entièrement par l'usage du quinquina. Mais, quand on le donne avant
que d'avoir fondu et emporté la matière
qui cause les obstructions, les malades
tombent en langueur ; et, si on s'obstine
à le donner encore aux premiers signes
de récidive, l'obstruction se fixera opi-
niâtrement dans tout le système des
vaisseaux mésentériques, et pourra donner lieu dans la suite à la mélancolie et
à l'affection hypochondriaque (r), et
conséquemment au scorbut, comme nous
venons de le dire tout à l'heure. Sydenham (s), qui était fâché, comme nous
avons dit, de voir si souvent accuser le
scorbut dans les maladies chroniques,
et qui se servait assez librement du quinquina dans le traitement des fièvres intermittentes et d'autres maladies, avoue
cependant de bonne foi que ces maladies
sont souvent suivies de douleurs vagues
et accompagnées de symptômes irréguliers. Il soupçonna d'abord qu'on pouvait rapporter ces maux à la classe des
affections hystériques ; mais, par des expériences répétées, il apprit que ces
douleurs ne cédaient point aux remèdes
anti-hystériques, au lieu que les antiscorbutiques les guérissaient radicalement ; c'est pour cela qu'il a donné à ces
douleurs le nom de rhumatisme scorbu-

(n) Anson's voyage round the World,
etc., p. 143.
(o) Boerhaave, Aph., § 1108.
(p) Boerhaave, Aph., § 1051.
(q) Boerhaave, Aph., § 753.

(r) Voyez Boerhaave, Aphor., § 1108.
(s) Sect. vi, cap. 5, p. 351.

tique, en avertissant que ceux qui ont fait un long usage du quinquina y sont sujets. « Et c'est, pour le dire en passant, » ajoute-t-il, le seul inconvénient que » j'aie jamais vu suivre de ce remède. » Nous avons cependant remarqué dans l'histoire des fièvres intermittentes, que l'usage imprudent du quinquina est suivi d'autres maux. Il suffit d'avoir observé que, de l'aveu de Sydenham, le trop grand usage de cette écorce a été quelquefois suivi de quelques symptômes du scorbut, lesquels ne cédaient qu'aux remèdes propres à cette maladie.

§ 1151. Voici donc à présent l'ordre des symptômes du scorbut dans son commencement, dans son augmentation, dans son état et sur sa fin.

1° Une paresse extraordinaire, un engourdissement, une envie insurmontable de rester assis ou couché ; une lassitude spontanée par tout le corps ; une pesanteur dans tous les muscles, comme on en ressent après de grandes fatigues, surtout dans les jambes et dans les lombes ; une difficulté extrême de marcher, principalement quand il faut monter ou descendre ; le matin, en s'éveillant, un sentiment douloureux, comme si on avait tous les membres et tous les muscles fatigués et rompus.

Pour donner un bon diagnostic d'une maladie, il faut faire l'énumération des symptômes qu'on observe, quand cette maladie est présente. Voilà pourquoi on donne ici une description exacte de tous les symptômes du scorbut. Mais, dans plusieurs maladies, et nommément dans les maladies aiguës, parmi le grand nombre des symptômes qu'on observe, il y en a quelques-uns dont la présence détermine sûrement la maladie et la distingue de toute autre, quoiqu'on en observe plusieurs qui lui sont communs avec d'autres maladies. Ainsi, par exemple, une fièvre avec un pouls dur, une douleur de côté aiguë, qui empêche l'inspiration, avec une toux presque continuelle, sont des symptômes qui s'observent dans la pleurésie, et qui en donnent le vrai diagnostic. Quand on voit un délire furieux et continuel joint à une fièvre aiguë, on prononce qu'il y a frénésie. Cependant ces deux maladies là ont bien des symptômes communs, savoir, la soif, l'anxiété, quelquefois des nausées, une chaleur brûlante, une veille opiniâtre, etc. Mais, dans les mala-

dies chroniques qui sont causées insensiblement par le vice des liquides (a), et qui détruisent petit à petit les fonctions du corps, il est souvent plus difficile de démêler les signes pathognomoniques qui peuvent donner un diagnostic sûr, surtout dans le commencement de la maladie où la santé n'est pas entièrement lésée, mais ne fait encore que commencer à chanceler.

Les causes qui ont précédé ne laissent pas que de donner bien du jour sur le diagnostic du scorbut, dont les symptômes sont si variables que les praticiens qui ont le mieux observé cette maladie assurent que rarement, ou jamais, ils n'ont remarqué les mêmes accidents dans deux malades attaqués de ce mal ; ou si quelquefois ils sont les mêmes, ils ne laissent pas cependant que de se présenter dans un ordre différent chez les différents malades.

Les auteurs conviennent cependant en ce qu'ils reconnaissent tous que le scorbut commençant est accompagné d'un engourdissement extraordinaire et d'une lassitude par tout le corps qu'on appelle spontanée, pour la distinguer d'un certain malaise qu'on ressent après de grandes fatigues (b).

Mais cette lassitude spontanée, et cette pesanteur de tout le corps s'observent aussi dans le commencement de quelques autres maladies, comme Hippocrate en avertit (c), en prononçant en général que les lassitudes spontanées présagent des maladies. Outre cela, ceux qui relèvent de fortes maladies, et dont les forces sont épuisées, ne sauraient faire le moindre mouvement qu'ils n'éprouvent une lassitude semblable, surtout quand la maladie n'est pas encore entièrement guérie, et qu'il en reste toujours quelque levain dans le corps. Sydenham, qui avait bien observé ces lassitudes, ne pouvait souffrir qu'on accusât partout le scorbut, et il a prétendu que ces symptômes étaient ou *des signes de maladies prêtes à se déclarer, ou des restes de maladies mal guéries qui avaient altéré le sang et toutes les au-*

(a) Voyez Boerhaave, Aphor., § 1050.

(b) Eugalenus en plusieurs endroits. Van der Mye, de morbis Bredanis, pages 5, 6 et 7. Bachstrom, de scorbuto, page 19.

(c) Voyez Boerhaave, Aphor., § 455, 734.

*tres humeurs* (*d*). Outre cela, dans un temps humide et chaud, nous nous sentons plus lourds, plus pesants et moins disposés à nos mouvements accoutumés, à cause que la transpiration insensible est alors beaucoup diminuée, comme cela est constant par les observations de Sanctorius. De plus, on observe encore la même lassitude et la même pesanteur chez les personnes fort pléthoriques. Il est donc évident que ce symptôme du scorbut se trouve encore dans beaucoup d'autres maladies.

Cependant un médecin attentif à tout pourra distinguer le scorbut commençant d'avec toute autre maladie, en s'assurant que les causes propres à produire le scorbut ont précédé. Quand cette lassitude spontanée est le signe avant-coureur d'une maladie aiguë, cette maladie ne tarde guère à paraître. Si elle a pour cause la rétention de l'humeur de la transpiration, elle se dissipera bientôt avec un peu de repos et de diète, et une sueur douce, ou, si on la néglige, elle occasionnera bientôt une maladie très-sérieuse. Mais dans le scorbut la lassitude vient petit à petit, et augmente insensiblement pendant plusieurs jours, et même plusieurs semaines, sans être suivie d'aucune autre maladie, et elle a cela de particulier, qu'on la sent plus le matin en s'éveillant que le reste de la journée, au lieu que celle qui vient d'autres causes diminue ordinairement après le sommeil.

Mais d'où vient ce sentiment de pesanteur et de lassitude dans le scorbut commençant? On sait que nous ne nous sentons légers et alertes que quand nos humeurs circulent librement dans nos vaisseaux, et qu'au contraire, aussitôt que la liberté de cette circulation est empêchée, ou dans tout le corps, ou dans une de ses parties, nous éprouvons une pesanteur et un malaise. Un homme qui se porte bien ne sent point le poids de son bras; qu'il lui vienne un phlegmon à cette partie, il ne peut plus le soutenir, et il est obligé de le mettre en écharpe, ou de l'appuyer sur tout ce qu'il rencontre en son chemin. Comme donc les humeurs pèchent dans le scorbut par la viscosité qui en rend la circulation difficile (comme nous le verrons plus bas, § 1153), et que les causes que nous avons assignées dans le paragraphe précédent sont très-propres à favoriser la production de cette viscosité, il paraît qu'on peut avec raison attribuer les symptômes observés dans le premier période du scorbut à la difficulté avec laquelle les humeurs coulent dans les vaisseaux, et à la disette de ce fluide subtil qui sert au mouvement musculaire. Car on sait que ce fluide ne saurait se séparer, avec la qualité et la quantité convenables d'un sang trop épais, et qui dégénère de l'état de santé. Il est vrai que dans le commencement de la maladie, comme il ne s'est pas encore joint une grande acrimonie à cette viscosité, les scorbutiques ne se plaignent pas si fort de douleurs insupportables, mais seulement d'un sentiment de pesanteur et de lassitude par tout le corps. Et c'est là le premier période du scorbut, auquel si on ne remédie pas d'abord, on verra paraître de nouveaux symptômes dont nous allons faire l'énumération successivement.

2° La respiration devient courte, difficile, et manque presque tout-à-fait aux moindres mouvements; les jambes enflent et désenflent, et on y éprouve un sentiment de pesanteur qui les rend immobiles; on aperçoit des taches rouges, brunes, jaunes, violettes; le teint devient plombé; la bouche commence à sentir mauvais; les gencives sont gonflées, douloureuses: on y sent de la chaleur et de la démangeaison, et elles saignent pour peu qu'on les presse; les dents sont à découvert par l'écartement des gencives, et elles branlent dans leurs alvéoles; différentes douleurs vagues causent des tourments inexprimables dans toutes les parties du corps, tant intérieures qu'extérieures, dans la plèvre, dans l'estomac, dans l'intestin, dans le foie, dans la rate, etc.; enfin différentes hémorrhagies, mais peu considérables dans ce période.

Il faut supposer ici, pour avoir ces symptômes dans l'ordre où Boerhaave les décrit, que le scorbut ne se glisse que petit à petit, et que ses progrès sont assez insensibles, comme cela arrive communément. Mais dans les siéges et dans les longues navigations, où l'on manque de vivres et d'aliments sains, et où l'on est toujours dans la crainte et dans la tristesse, cette maladie fait des progrès bien plus rapides, et tous les symptômes sont bientôt parvenus au plus

_________________

(*d*) Sect. VI, cap. 5, p. 349.

haut point de malignité. On a déjà remarqué au chiffre précédent que les scorbutiques ont beaucoup de peine à marcher, surtout quand il faut monter ou descendre, et qu'ils se fatiguent, et ont beaucoup à souffrir, principalement quand ils sont obligés de monter quelque pente un peu raide. Car il faut savoir qu'en montant, presque tous les muscles doivent agir pour élever tout le poids du corps; en descendant, quoiqu'il ne soit pas besoin d'une si forte action de la part des muscles, ils ne laissent pas que d'agir avec assez de force, ayant à soutenir le corps, et à l'empêcher de descendre avec un mouvement trop précipité. Or, quand les muscles agissent (e), le mouvement du sang veineux vers le ventricule droit du cœur s'accélère, le cœur conséquemment serait accablé de cette quantité de sang, s'il ne se vidait très-promptement et très-librement par l'artère pulmonaire. Voilà pourquoi, chez les gens mêmes qui se portent bien, lorsqu'ils montent un escalier avec rapidité, le cœur commence à palpiter, la respiration devient plus fréquente et plus difficile; le sang des veines revient alors avec tant de vitesse et en si grande quantité de toutes les parties du corps au ventricule droit du cœur, qu'il lui serait impossible de circuler dans les poumons dans un même temps, comme il est obligé de le faire, si par une respiration plus prompte et plus pressée ce viscère ne se dilatait plus fréquemment; aussi est-on obligé de se reposer dans ces cas-là, autrement on courrait risque d'être suffoqué. C'est aussi pour la même raison qu'on voit souvent les meilleurs chevaux tomber morts sur-le-champ après une course forcée. Or, si cela arrive dans un homme sain, dont les humeurs circulent librement et avec facilité, dont tous les vaisseaux sont perméables, il est aisé de comprendre que la plus légère accélération du sang des veines, occasionnée par le mouvement musculaire, produira le même effet chez ceux dont le sang épais et visqueux a bien plus de peine à traverser les dernières soudivisions de l'artère pulmonaire : mais nous prouverons bientôt (§ 1153) que cette viscosité se trouve réellement dans le sang des scorbutiques. On voit donc manifestement la raison

de la difficulté de marcher qu'on éprouve au commencement du scorbut, soit qu'on veuille monter ou descendre, et pourquoi dans l'augmentation de la maladie, la respiration manque tout-à-fait, même aux moindres mouvements. Eugalenus (f), qui a bien décrit cette maladie (1), a remarqué ce symptôme avec beaucoup d'exactitude. « Si cette maladie ne se » déclare pas manifestement, dit-il, on » s'en assurera par un symptôme infailli- » ble; c'est lorsque, sans qu'il y ait » obstruction dans les viscères, la respi- » ration devient difficile au plus léger » mouvement, et que les joues et les » lèvres paraissent livides contre l'ordi- » naire, et sans que cela soit occasionné » par le froid. » Nous avons expliqué ailleurs, en parlant de la péripneumonie mortelle (g), pourquoi, le poumon étant embarrassé, la face paraît livide. Au reste, Eugalenus observe très-judicieusement (h) qu'il ne faut pas confondre cette difficulté de respirer des scorbutiques avec un pareil mal qui vient d'autres causes; et il la distingue en ce qu'il n'y a ici ni *toux*, ni *sifflement*, ni *douleur poignante*, ni *orthopnée*, ni *enfin aucun des autres symptômes qui affectent ordinairement la poitrine.*

[ *Les jambes enflent et désenflent, etc.* ] Comme le sang veineux remonte plus difficilement des extrémités inférieures vers le cœur, la nature a donné aux veines de ces parties plusieurs valvules, et a disposé ces veines sur les muscles ou entre leurs interstices, de telle sorte que les muscles venant à se gonfler dans leur action, compriment les veines, et accélèrent ainsi le mouvement du sang veineux vers le cœur. C'est pour cette raison que les personnes qui restent long-temps assises, ont souvent les pieds enflés, parce que les petites veines ne sauraient se vider dans les grosses qui sont trop distendues. Comme donc, dans le scorbut, la paresse extraordinaire et la perte d'haleine qu'on éprouve au moindre mouvement, empêchent les malades de faire aucun mouvement musculaire, on ne doit pas être surpris qu'ils aient souvent les jambes enflées. Mais la chaleur du lit et la situation ho-

---

(e) Voyez Boerhaave, Aphor., § 28, nº 2.

(f) P. 13.
(1) Voyez la critique de cet auteur dans le traité de M. Lind, part. I, ch. I.
(g) Boerhaave, Aph., § 848.
(h) P. 13.

rizontale du corps facilitant le retour du sang des extrémités inférieures, cette enflure se dissipe quelquefois, pour revenir ensuite, pour les raisons que nous en venons de donner.

Quant à la pesanteur que les scorbutiques sentent dans les jambes, qu'ils ne peuvent non plus remuer qu'une masse de plomb, cela vient principalement de ce que les humeurs, passant difficilement dans les extrémités inférieures, y causent une tumeur gravative. Ajoutez à cela que leur sang étant visqueux, et pour ainsi dire *vappide* et sans force, ne fournit plus ni en assez grande quantité, ni d'une assez bonne qualité, la matière de ce fluide subtil qui se prépare dans le cerveau, pour être porté ensuite aux muscles par les nerfs, et pour produire leurs mouvements.

[*On aperçoit des taches rouges, brunes, etc.*] Tous les auteurs qui ont écrit sur le scorbut, et qui en ont décrit les symptômes, assurent qu'ils ont observé ces taches. Au siège de Breda (*f*), ceux qui en furent attaqués eurent des taches livides par tout le corps, et même plusieurs avaient toute la peau de couleur pourpre. Eugalenus (*g*) avertit que ces taches livides ont fait prendre le change à des empiriques et à des chirurgiens, qui, les regardant comme des symptômes de la peste, donnaient à leurs malades de la thériaque et d'autres remèdes chauds, et qui n'ont pas laissé que d'avancer les jours de beaucoup de malheureux. Et on n'en sera pas étonné, si l'on considère que M. Poupart (*h*), après avoir observé avec soin tous les symptômes d'un scorbut épidémique de très-mauvaise espèce qui régnait à Paris dans l'hôpital Saint-Louis, a conclu que cette maladie avait quelque ressemblance avec la peste des Athéniens, décrite par Lucrèce ; ce qu'il prouve assez bien en comparant les symptômes qu'il a observés avec la description de la peste qu'on lit dans ce poète (*i*). Au reste, les observations de M. Poupart ne laissent pas que de verser un grand jour sur cette

maladie, parce qu'il a recherché, par la dissection des cadavres, la cause des symptômes qu'il avait observés. Quelques-uns de ces malades avaient eu la peau des bras, des jambes et des cuisses marquée de taches d'un noir rouge et comme brûlé, et en les ouvrant après leur mort, il trouva un sang noirâtre coagulé sous la peau. Il observa pareillement que les taches bleues, rouges, jaunes, noires, venaient aussi d'un sang extravasé sous la peau, selon que ce sang avait changé de couleur après s'être extravasé ; de sorte qu'il paraissait noir tant qu'il restait coagulé, et que dès l'instant qu'il commençait à se dissoudre jusqu'à ce qu'il disparût entièrement, il passait par les différentes nuances de couleurs, précisément comme cela se passe dans les contusions, dont nous avons donné ailleurs l'explication (1). Car il y a une grande analogie entre les taches du scorbut et celles qui suivent une contusion ; dans l'un et dans l'autre cas les humeurs extravasées restent épanchées sous les téguments entiers ; dans l'un et dans l'autre cas les vaisseaux sont rompus ; et il paraît que dans le scorbut quelques causes internes produisent les mêmes effets qui viennent d'une cause externe dans la contusion, savoir la rupture des vaisseaux et l'épanchement des liqueurs. Car on observe dans le scorbut, non-seulement que les liqueurs dégénèrent et acquièrent de l'acrimonie, mais encore que les parties solides deviennent si tendres que la moindre force suffit pour les rompre. Je me souviens qu'il m'est arrivé quelquefois, en tâtant le pouls des scorbutiques, d'appuyer peut-être un peu trop les doigts sur leur poignet, et que le lendemain ils me montraient les impressions de mes doigts, qui faisaient autant de taches bleuâtres sur leur peau. Pareillement, lorsque dans les parties contuses, les liquides sont épanchés profondément entre les parties musculeuses, on sent une douleur insupportable ; mais cette douleur diminue dès qu'il paraît sous la

<hr>

(*f*) Van der Mye, de morb. Bred., p. 5 et 7.

(*g*) P. 47.

(*h*) Acad. des Sciences, 1699, p. 237 et suiv.

(*i*) [M. Lind dit que cette opinion ne mérite pas une réfutation sérieuse, part. II.]

(1) M. Poupart ne dit pas tout-à-fait cela : il attribue la couleur rouge des taches au sang extravasé, et qui a conservé encore sa couleur naturelle ; la couleur noire au sang caillé, la couleur jaune au mélange de la bile, enfin les autres couleurs au mélange des humeurs de différentes couleurs.

peau des taches bleues ou livides, qui sont des marques que les liqueurs extravasées ont changé de place. La même chose arrive dans le scorbut. M. Poupart (*i*) a trouvé dans certains cadavres des muscles gonflés et durs comme du bois, parce que le sang était demeuré extravasé et figé entre les chairs musculaires : on peut juger quelles douleurs énormes les malades doivent souffrir dans ces cas là : douleurs dont ils se trouvent soulagés aussitôt que le sang extravasé change de place, et vient à s'épancher sous la peau. C'est ce que j'ai remarqué souvent dans ma pratique. Les douleurs vives dont se plaignaient les scorbutiques, diminuaient toujours dès qu'on voyait paraître des taches bleues ou livides sous la peau de la partie douloureuse. Brunner (*k*) dit aussi que ces grandes douleurs ne cessaient point qu'il ne survînt des taches, mais fort larges, dont il tentait ensuite la résolution par des discussifs.

[ *Le teint devient plombé.* ] Nous avons dit dans le paragraphe précédent qu'il y avait beaucoup d'affinité entre la cacochymie atrabilaire et le scorbut, et nous avons parlé ailleurs (*l*) de ce changement de teint. Eugalenus (*m*), dans la recherche qu'il fait des signes qui peuvent faire connaître de bonne heure le scorbut, afin de le guérir plus aisément avant qu'il soit invétéré, remarque que *quelques malades ont un teint livide, surtout ceux qui ont un sang grossier et mélancolique* ; et il ajoute que, pour peu qu'ils fassent de mouvement, leurs lèvres et leurs joues paraissent de couleur plombée.

[ *La bouche commence à sentir mauvais, etc.* ] Les signes du scorbut se déclarent assez tôt aux gencives et aux dents ; et même il paraît que c'est à ces parties que s'attaque principalement l'acrimonie scorbutique : aussi, dans les pays où cette maladie est endémique, tout le monde a les dents cariées et les gencives rongées. Les médecins qui pratiquent dans ces endroits-là regardent toujours avec soin comment vont les gencives. Elles doivent être naturellement un peu gonflées et assez fermes, et recouvrir toute la partie des dents qui

n'est point revêtue d'émail : mais quand le scorbut commence à se déclarer, les gencives s'aplatissent, s'écartent du collet de la dent, et, s'affaissant, laissent une partie du corps de la dent à découvert. Mais en même temps elles s'élèvent et croissent dans les interstices des dents, elles deviennent rouges, se gonflent, et causent quelquefois de la démangeaison, ensuite de la douleur. Dès que les médecins aperçoivent ces symptômes, ils se tiennent assurés de la présence du scorbut. Or, comme les gencives sont naturellement adhérentes à la partie molle des dents et leur servent de périoste, elles ne peuvent point s'en écarter, qu'aussitôt les dents ne commencent à se gâter, à se carier et à tomber par morceaux. Mais la membrane qui tapisse les alvéoles étant une continuation des gencives, elle ne peut manquer d'être pareillement affectée, et d'occasionner en conséquence l'ébranlement et même la chute des dents avant même qu'elles soient entièrement cariées. C'est pour cela que, dans les endroits où cette maladie est fréquente, on voit souvent des hommes édentés à la fleur de leur âge. Car, quoique la maladie soit bien guérie, si la partie inférieure de la dent qui devrait être couverte de la gencive est déjà cariée, jamais la gencive ne reviendra dessus ; de même que le périoste ne renaît jamais sur un os qui a été une fois gâté. Voilà pourquoi les dents paraissent déchaussées, et cette excroissance des gencives qui s'élève dans les interstices des dents ne tient à rien, et obéit facilement à la sonde. Les gencives sont alors rouges ; elles causent d'abord quelque démangeaison, ensuite elles font de la douleur, et elles saignent pour peu qu'on y touche. Poupart (*n*) a vu des enfants qui, ne pouvant souffrir cette démangeaison, se déchiraient les gencives avec les ongles, et en arrachaient des lambeaux ; ce qui n'est pas difficile, quand une fois les gencives ne tenant plus aux dents commencent à se putréfier. En mordant à même dans un morceau de pain ou dans une pomme, il n'y a rien de si vilain à voir que les traces sanguinolentes de leurs gencives qu'ils y laissent. Mais ce sang qui sort à la moindre pression s'arrête entre les dents et les gencives, et même dans les alvéoles

(*i*) Ibid., p. 241.
(*k*) De scorbuto, p. 17.
(*l*) Boerhaave, Aph., § 1094.
(*m*) P. 15.

(*n*) Acad. des Scienc., l'an 1699. Mém. p. 258.

quand les dents commencent à branler ; et c'est ce sang qui, en se putréfiant, cause la puanteur de la bouche dont il est ici question. C'est ce dont je me suis convaincu plusieurs fois en voyant des scorbutiques qui pressaient légèrement leurs gencives tout le long de leurs mâchoires, et qui en faisaient sortir du sang corrompu. Il arrive quelquefois que ce sang putréfié, se ramassant dans les alvéoles des dents, ronge les tendres interstices osseux qui séparent les alvéoles l'une de l'autre, et, se glissant ainsi dans toute la longueur de l'os maxillaire, infecte et carie tout, à moins qu'on ne lui donne une issue, en arrachant une ou plusieurs dents. Tel est le cas dont parle Poupart (o) au sujet d'un enfant de dix ans, à qui le chirurgien fut obligé d'arracher toutes les dents pour pouvoir venir à bout de la guérison des gencives et de la mâchoire. Tous ces symptômes se succèdent insensiblement quand le scorbut est doux, mais très-rapidement quand la maladie est devenue maligne.

[*Différentes douleurs vagues, etc.*] Tous les auteurs qui ont écrit sur le scorbut sont d'accord sur ces douleurs ; et même Sydenham, qui ne croyait pas aisément au scorbut, a remarqué qu'après l'usage du quinquina, les malades souffraient quelquefois des douleurs vagues, irrégulières, qu'il avait d'abord rapportées à des affections hystériques ; mais, comme elles ne cédaient point aux remèdes appropriés à cette maladie, il apprit dans la suite par son expérience que les antiscorbutiques seuls les guérissaient aisément, quand on les donnait dès le commencement, comme nous l'avons déjà dit dans le paragraphe précédent. Cela prouve encore que le scorbut peut se déguiser sous différentes maladies, selon que l'acrimonie scorbutique se jette sur telle ou telle partie. Il est vrai que, le plus ordinairement, c'est aux dents et aux gencives qu'il commence à se déclarer ; mais il ne laisse pas que d'attaquer plusieurs autres parties, comme cela est constant par ce que nous avons déjà dit, et comme on le verra encore plus clairement dans la suite, quand nous parlerons de ce qu'on a observé à l'ouverture des cadavres. Eugalenus (p) démontre, par plusieurs faits de pratique, que le scorbut en a imposé aux médecins

peu expérimentés, en se masquant sous différentes espèces de maladies. Il fait mention d'un habitant d'Embden, chez qui le scorbut était déguisé sous l'apparence d'une pleurésie. Un empyrique avait tenté inutilement de calmer la douleur, en faisant deux saignées à ce malade, qui était d'un tempérament froid et pituiteux ; Eugalenus, remarquant que la toux n'était pas violente, ni le pouls dur, ni la fièvre forte ; que les douleurs quittaient et revenaient par intervalles ; que d'ailleurs, le malade n'était pas d'une complexion favorable aux maladies aiguës inflammatoires, et que ses urines épaisses déposaient dans la suite un sédiment copieux et briqueté (1) [signe dont nous parlerons dans la suite], il conclut aussitôt que cette douleur de côté n'était rien moins qu'une pleurésie, mais qu'elle dépendait absolument du scorbut, et que par conséquent il fallait la traiter par les remèdes propres à guérir cette maladie : le succès fit voir qu'il ne s'était point trompé. Pour moi, j'ai observé plus d'une fois dans des scorbutiques, des douleurs très-vives au creux de l'estomac : mais j'avais déjà un diagnostic certain de la maladie, moyennant les signes du scorbut commençant, desquels nous avons fait mention, joints aux urines qu'on observe dans cette maladie, et à un pouls petit, faible et inégal, surtout dans le temps que les douleurs dont je parle augmentaient, et devenaient plus vives.

[*Différentes hémorrhagies, mais peu considérables dans ce période.*] Cela vient, ou de ce que les vaisseaux sanguins sont rongés par l'acrimonie même des humeurs, ou de ce qu'ils deviennent si mous et si tendres qu'au moindre effort ils se rompent, et laissent échapper le sang qu'ils contiennent. C'est pour cette raison que les gencives saignent, pour peu qu'on les presse ; de là viennent aussi les taches, et le sang extravasé qui se ramasse dans les interstices des fibres musculaires, comme nous l'avons dit plus haut, et quelquefois aussi de légers saignements de nez, mais qui reviennent souvent. Mais quand une fois le sang commence à s'échapper de ses vaisseaux, à cause de sa dissolution putride, alors surviennent ces hémorrhagies si consi-

---

(o) Ibid., p. 243.
(p) P. 50 jusqu'à 59.

(1) Voyez l'incertitude de ce signe, part. I, chap. I.

dérables et si effrayantes, dont on parlera dans le chiffre suivant.

3° Les gencives se putréfient, sentent une odeur cadavéreuse, s'enflamment, saignent et se gangrènent ; les dents s'ébranlent, jaunissent, noircissent, se carient ; il se forme des anneaux variqueux aux veines ranines ; il survient des hémorrhagies souvent mortelles par la peau même, sans apparence de plaie, par les lèvres, les gencives, la bouche, le nez, les poumons, l'estomac, le foie, la rate, le pancréas, les intestins, la matrice, les reins, etc., il se forme par tout le corps, surtout aux jambes, des ulcères de très-mauvais caractère, opiniâtres, qui ne cèdent à aucun remède, qui dégénèrent facilement en gangrène, qui passent d'un endroit à un autre, et qui répandent une odeur très-fétide. On observe quelquefois aussi dans ce période, des écailles sur la peau, une espèce de gale, une petite lèpre sèche. Le sang tiré des veines a sa partie fibreuse noire, grumeleuse, grossière, et cependant dissoute ; et sa partie séreuse est salée, âcre, couverte à sa surface d'une mucosité jaune, verdâtre ; on sent des douleurs vives, lancinantes, rongeantes, qui passent vite d'un endroit à un autre, qui augmentent pendant la nuit, dans tous les membres, dans les jointures, dans les os, dans les viscères ; il paraît sur la peau des taches livides.

On a parlé déjà au chiffre précédent de la puanteur de la bouche dans les commencements du scorbut ; mais quand la maladie fait des progrès, la fétidité devient alors insupportable. Je me souviens qu'un jour je fus appelé auprès d'un malade dont j'ignorais la maladie ; je m'approchai de lui pour entendre ce qu'il avait à me dire, il m'envoya en parlant une exhalaison si horrible, que je pensai me trouver mal, quoique assurément je ne sois pas fort délicat dans ces circonstances. Les gencives commencent alors à se gonfler en assez peu de temps ; mais elles sont molles et comme fongueuses, de façon qu'elles recouvrent quelquefois les dents, et empêchent de prendre aucun aliment solide ; la langue même ne saurait les toucher en parlant, que le sang n'en sorte aussitôt : bientôt après elles deviennent livides, et même noires, étant déjà toutes gangrénées. Cette gangrène fait des progrès rapides, et gagne toute la bouche qu'elle gâte en peu de temps, surtout chez les enfants ; on remarque en même temps un flux abondant d'une salive ténue et très-fétide, comme je l'ai dit ailleurs (q) (en parlant de la gangrène occasionnée par une matière âcre, scorbutique, qui se jette sur différentes parties du corps). J'ai vu quelquefois une grande partie de l'os de la mâchoire tomber en pourriture, pour avoir négligé cette putridité gangréneuse des gencives. On aperçoit quelquefois, à la partie interne des joues ou des lèvres, un petit ulcère blanc et dur tout autour ; si on n'a pas soin, comme le dit Poupart (r), d'y appliquer sur-le-champ l'esprit de vitriol, cet endroit, en peu de temps, devient noir et fétide, et gâte toutes les parties voisines. On sent bien que, dans ces cas-là, les dents doivent être aussi dans un bien mauvais état, comme nous l'avons dit au chiffre précédent.

[*Il se forme des anneaux variqueux aux veines ranines.*] L'anatomie nous apprend que, sous la langue, à chaque côté du filet, il y a une veine assez considérable qu'on ouvre quelquefois à certaines maladies. Ce sont là les veines ranines, lesquelles se déchargent le plus souvent dans les jugulaires externes. Elles paraissent quelquefois variqueuses et enflées dans les scorbutiques ; ce qui peut venir de la tumeur des parties voisines, qui empêchent le sang de se vider de ces veines dans les jugulaires. On pourrait encore en donner une autre raison. Nous avons dit au chiffre précédent que les scorbutiques avaient beaucoup de peine à respirer, et qu'au moindre mouvement ils étaient tout hors d'haleine. Or, on sait que, quand la respiration est difficile, le cœur a de la peine à pousser dans l'artère pulmonaire le sang qui est contenu dans le ventricule droit, et dans l'oreillette droite ; et par conséquent les veines jugulaires auront de la peine à se vider. Mais nous avons prouvé ailleurs, en parlant de la squinancie (s), que le passage du sang dans le ventricule droit du cœur, trouvant quelque obstacle, les veines qui rapportent le sang de la tête, se distendent plus que celles des autres parties : maintenant, si on fait attention que les veines ranines

---

(q) Boerhaave, Aph., § 243, lit. B.
(r) Acad. des Scienc., l'an 1699, Mém. p. 244.
(s) Boerhaave, Aph., § 807.

ne sont couvertes d'aucunes parties, et qu'elles sont continuellement mouillées et trempées de salive, on comprendra aisément pourquoi ces veines paraissent variqueuses dans le scorbut. Ajoutez à cela que l'enflure et la douleur des gencives sont cause que ces malades n'osent essayer de mâcher, ni même de parler, au moyen de quoi la langue et les muscles qui servent à son mouvement et à celui de la mâchoire, n'agissant presque point, ne pourront favoriser le cours du sang dans les veines dont nous parlons. Or, on sait combien les muscles, dans toutes les parties du corps, contribuent au retour du sang veineux, étant situés, à l'égard des veines, de façon que, lorsqu'ils s'enflent dans leur action, ils pressent les veines voisines, et aident par cette pression le mouvement du sang vers le cœur.

[*Il survient des hémorrhagies souvent mortelles, etc.*] On a remarqué au chiffre précédent, en parlant des taches scorbutiques, que les fluides et les solides du corps dégénèrent tellement de leur état naturel dans cette maladie, que les vaisseaux laissent échapper pour la moindre cause les liqueurs qu'ils contiennent; ces liquides épanchés sous les téguments sains et entiers produisent les taches rouges, bleues, livides, etc. On a même observé souvent de ces sortes d'extravasations dans les interstices des chairs musculaires; mais, dans ces cas-là, le sang épanché venant à se coaguler empêche qu'il ne s'en extravase de nouveau; au lieu que, si le sang s'échappe de quelques vaisseaux, qui s'ouvrent à la surface intérieure ou extérieure du corps, il s'ensuivra des hémorrhagies assez considérables et souvent dangereuses. Sennert (*t*) rapporte qu'il a observé chez un homme qui avait le scorbut, une hémorrhagie considérable à la jambe, qui durait depuis quelques jours, sans que le chirurgien eût pu l'arrêter; ce qui fit qu'on l'appela en consultation. *A peine*, dit-il, *voyait-on l'ouverture par où le sang sortait.* Pour moi, j'ai vu quelquefois dans cette maladie une quantité de sang sortir de la langue et des lèvres, sans avoir pu remarquer l'endroit par où il se pratiquait une issue, malgré toutes les précautions que je prenais d'essuyer les parties. Rien

n'est plus commun dans le scorbut, que de voir saigner les gencives. Poupart (*u*) a observé de fréquentes hémorrhagies chez les scorbutiques, par les narines, par le fondement, et même quelquefois par la bouche, presque toujours mortelles aux vieillards (*x*). Si on fait attention maintenant que les mêmes accidents peuvent arriver dans la rate, dans le foie, etc., (*y*) que les chairs des scorbutiques sont tellement gangrénées qu'on ne saurait les manier dans les cadavres, sans qu'elles restent par pièces entre les mains (*z*), on n'aura pas de peine à comprendre pourquoi les hémorrhagies internes font souvent mourir les scorbutiques subitement. Ainsi on en a vu (*f*) qui se trouvaient assez bien, qui mangeaient et buvaient gaiement dans leurs lits, qui avaient la parole ferme et assurée, et qui cependant sont morts subitement pendant qu'on les transportait d'un autre côté du vaisseau, sans les faire sortir de leur lit. D'autres, voulant essayer de se lever, tombaient morts avant que de pouvoir monter sur le pont. Quelques-uns, qui pouvaient encore marcher et faire quelques pas, mouraient sur-le-champ, dès qu'ils voulaient faire quelque effort. Il est très-probable que ces malheureux mouraient d'une hémorrhagie interne, causée par la consomption des viscères.

[*Des ulcères de très-mauvais caractère, opiniâtres, etc.*] On a déjà parlé de ces ulcères gangréneux qui rongent les gencives et les autres parties intérieures de la bouche dans le scorbut. Nous avons aussi des observations de différents abcès formés dans les viscères, sous les aisselles et aux aines. Bien plus, en disséquant les cadavres, on a trouvé les intervalles des muscles, des bras et des cuisses tout remplis de pus (*a*). On voyait paraître chez certains malades, en différentes parties du corps, de petites tumeurs qui grossissaient de jour en jour; ces tumeurs qui devaient leur origine à un sang caillé, venant ensuite à percer, formaient un ulcère scorbuti-

---

(*t*) Lib. III, part. V, sect. II, cap. II, tom. II, p. 982, 985.

*Lind.*

(*u*) Acad. des Scienc., l'an 1699. Mém. p. 238.

(*x*) Ibid., p. 242.

(*y*) Ibid., p. 240, 241.

(*z*) Ibid., p. 244.

(*f*) A voyage round the World, etc., p. 145.

(*a*) Acad. des Scienc., l'an 1699, Mém. p. 241.

que. A chaque fois qu'on levait l'emplâtre, on trouvait dessous un gros amas de sang caillé, et on guérissait ainsi l'ulcère petit à petit (b). J'ai vu aussi fort souvent de ces sortes d'ulcères; mais ce ne sont pas là les plus mauvais. Je n'en sache pas de plus dangereux et de plus difficiles à guérir, que ceux qui viennent aux jambes, et surtout aux environs des malléoles. On remarque tout autour de ces ulcères une couleur brune et livide; le fond en est sordide; les bords, presque rongés, laissent échapper une sanie fétide; et tous ceux qui ont pratiqué la médecine, dans les endroits où le scorbut est fréquent, ne savent que trop combien ces ulcères donnent de peine aux chirurgiens, combien il est difficile de les cicatriser, et combien il est ordinaire d'en voir reparaître de nouveaux dans le voisinage. Les plus opiniâtres et les plus difficiles à guérir sont ceux qu'on observe chez les personnes qui exercent des professions sédentaires. Quoique la maladie ait été bien traitée par les remèdes propres, cependant comme ces gens-là continuent à vivre comme auparavant dans des endroits marécageux et enfoncés, et à user des mêmes aliments, leurs ulcères durent toujours; il en suinte une sanie acrimonieuse, de façon qu'ils font proprement l'office de cautères. Il y aurait même du danger à les consolider, parce qu'ils dépurent la masse du sang en la délivrant de particules âcres qui nuiraient beaucoup, si elles y étaient retenues. J'ai vu de ces ulcères-là, qui duraient depuis plus de vingt ans à peu près dans le même état, sans que les malades s'en trouvassent fort incommodés; mais quand ces vieux ulcères venaient à se fermer, soit d'eux-mêmes, soit par le moyen des remèdes dessiccatifs, sans qu'il en vînt de nouveaux dans le voisinage, cette consolidation leur causait une maladie dangereuse ou même la mort. Il paraît que les anciens ont connu ces sortes d'ulcères des jambes, et qu'ils les ont attribués à des causes qui favorisent le scorbut. Ainsi, Hippocrate a écrit (c) que l'usage d'une eau marécageuse faisait venir des ulcères aux jambes; et Galien (d) a observé

que le manque de vivres avait causé des ulcères de la peau, des dartres, la gale, la lèpre et autres maladies de la peau, que les médecins d'aujourd'hui comptent parmi les symptômes du scorbut, comme nous l'allons voir.

[*Des écailles sur la peau, une espèce de gale, etc.*] Ce que nous avons dit jusqu'à présent fait assez voir, et ce qui nous reste à dire le confirmera encore davantage, que, dans le scorbut, le sang et les humeurs dégénèrent de l'état naturel, et acquièrent une grossièreté, une viscosité qui les empêche de passer librement dans les vaisseaux, et en même temps une acrimonie qui ronge les endroits où ces humeurs s'arrêtent. Et, par conséquent, cette maladie doit être accompagnée de différents symptômes fâcheux, suivant les différentes parties affectées. Si donc les humeurs infectées du virus scorbutique commencent à s'arrêter dans les vaisseaux de la peau, elles produiront différentes maladies cutanées, soit en obstruant les vaisseaux, soit en les corrodant, et principalement dans les glandes cutanées, dont les vaisseaux sont plus entortillés et plus embarrassés qu'ailleurs. Voilà la raison de tant de différentes sortes de boutons et de taches qu'on remarque chez les scorbutiques. J'ai vu une femme de cinquante ans attaquée depuis long-temps du scorbut, qui avait toute la peau parsemée de vésicules de différente grosseur; les unes étaient grosses comme le bout du doigt, les autres beaucoup plus petites. Ces vésicules étaient remplies d'une eau ichoreuse, si âcre qu'elle ulcérait la peau, si on ne lui donnait pas issue en perçant ces vésicules. Mais, dès qu'on les perçait, elles s'affaissaient, se desséchaient, et tombaient par écailles. L'épiderme commençait à s'épaissir avec la peau dans plusieurs endroits sans changer de couleur; les ongles même tombaient. J'ai observé aussi les mêmes symptômes chez une autre femme scorbutique chez qui la maladie était invétérée. Elle avait la peau en différents endroits marquée vilainement de taches livides, et l'épiderme se détachait par écailles assez épaisses, sans qu'il en sortît aucune humeur sanieuse. Mais, à mesure que ces écailles tombaient, il en reparaissait d'autres; ce qui faisait le spectacle le plus dégoûtant et le plus hideux à voir. Maintenant, si on se donne la peine de comparer ce qu'Arétée a écrit sur la lèpre, avec ce que je viens d'exposer, on se convaincra

---

(b) Ibid., p. 242.

(c) De aëre, locis et aquis. Charter, t. VI, p. 195.

(d) De probis pravisque aliment. succis, cap. I. Charter, tome VI, pag. 416, 417.

qu'on rencontre quelquefois dans le scorbut plusieurs symptômes de cette affreuse maladie. D'ailleurs, Galien (e) a remarqué que quantité de gens étaient attaqués de la lèpre à Alexandrie pour avoir usé d'aliments salés, de lentilles, de bouillie, d'escargots, et en même temps parce que l'air chaud environnant portait les humeurs à la peau. Il remarque à cette occasion que cette maladie attaquait très-rarement les peuples de la Germanie et de la Mysie, et presque jamais les Scythes qui ne vivent que de laitage. Cocchi (f), après avoir considéré toutes ces circonstances, a soupçonné qu'on pourrait bien rapporter la lèpre au scorbut, et que ce mal n'était si fréquent en Égypte que parce qu'on y manquait souvent d'aliments végétaux. Il va plus loin, il conjecture avec beaucoup d'apparence de raison que si les lépreux, désespérés et chassés de la compagnie des autres hommes, à cause de l'horreur que leur maladie inspirait, se sont guéris quelquefois dans les déserts où on les avait relégués, ce n'est pas à cause des vipères qu'ils mangeaient de désespoir, comme quelques-uns l'ont écrit, mais à cause que ces pauvres malheureux ne trouvaient autre chose à manger que des végétaux. On a remarqué au § 1150, que le manque de végétaux frais dans les voyages de long cours et dans les sièges des villes est capable de produire le scorbut ; et l'on verra dans la suite que cette maladie se guérit heureusement par l'usage de ces aliments, aussi bien que par celui du lait et du petit-lait. Et, par conséquent, l'analogie qu'il y a entre ces remèdes de la lèpre et ceux du scorbut confirme l'analogie qu'il y a entre ces deux maladies, et donne la raison pour laquelle on remarque dans celle-ci les mêmes affections de la peau qu'on observait autrefois dans la lèpre.

[*Le sang tiré des veines, etc.*] Comme il est quelquefois nécessaire de saigner dans le scorbut (ainsi qu'on le verra au § 1161), les médecins ont examiné le sang qu'on tirait à ces malades, pour voir combien et comment il dégénérait du sang qui est sain et dans son état naturel. On sait que le sang qu'on tire de la veine d'un homme sain, étant reçu dans un vaisseau net, se coagule en peu de temps et forme une masse rouge, de laquelle il se sépare peu à peu une sérosité jaunâtre fluide. La partie rouge concrète, qui nage au milieu de cette sérosité, est de couleur d'écarlate à sa partie supérieure qui est contiguë à l'air ; mais la partie inférieure est d'une couleur plus obscure et d'un rouge si foncé qu'il tire sur le noir. Mais, dans le sang des scorbutiques, cette masse concrète qui nage dans la sérosité est d'une couleur noirâtre, et paraît inégale, grumeleuse, et pour peu qu'on y touche, elle se résout en une espèce de gelée brune. Le sérum est verdâtre, d'un goût âcre, et si visqueux quelquefois, qu'il a la consistance d'une gelée. J'ai vu souvent toute la sérosité ainsi dégénérée en une mucosité tenace ; d'autres fois il n'y en avait qu'une partie qui formait une couenne au-dessus de la partie rouge. Eugalenus (g) dit qu'il a toujours observé ce caractère dans le sang de ceux qui, par les aliments grossiers dont ils usaient, avaient eu le scorbut pendant long-temps ; et même que le peuple, à l'inspection seule d'un pareil sang, prononçait la présence du scorbut (1). Mais, lorsque l'on saigne dans le dernier degré de la maladie, comme les humeurs sont dissoutes alors par la putréfaction, *au lieu d'un sang grossier, on voit une sérosité fort ténue, d'un rouge vif et éclatant, d'un goût âcre, sans qu'il y ait au fond du vase aucune substance plus grossière* ; c'est ce que Frédéric Hoffmann dit avoir observé avec la dernière surprise (h).

[*Des douleurs vives, lancinantes, etc.*] Le sang et sa sérosité étant dégénérés au point que nous venons de le dire, on conçoit que par sa ténacité visqueuse il s'arrêtera facilement dans les vaisseaux les plus petits, et que par son acrimonie il corrodera les endroits où il séjourne. Quand les humeurs, ne circulant plus librement, commencent à s'arrêter dans les extrémités des vaisseaux convergents, la distension qu'elles causent ne saurait manquer d'exciter de la douleur. Mais si, par l'action répétée du liquide qui les pousse en avant, elles peuvent encore

---

(e) Method. Medard ad Glauc., lib. II, cap. XII, Chanter, t. X, p. 30.
(f) Del vitto Pythagor, p. 58 et seq.

(g) P. 45.
(1) Voyez, contre le sentiment de Boerhaave, d'Hoffmann, d'Eugalenus, quel est le véritable état du sang dans le scorbut, t. II, p. 70, 71, 412, 415, in-12.
(h) Med. ration. system., t. IV, part. V, ch. I, p. 10.

passer, quoiqu'avec beaucoup de peine, alors les malades éprouvent ces douleurs vives, lancinantes, qui passent vite; ce qui arrive précisément dans l'instant où le liquide obstruant est poussé des extrémités les plus étroites des artères dans les veines.

Et, comme toute la masse du sang est infectée de même, ces douleurs vives reviendront fréquemment. Mais elles redoublent ordinairement pendant la nuit, de même que dans la vérole invétérée; ce qui a fait hésiter quelquefois les habiles médecins sur le diagnostic de cette maladie, comme Eugalenus a eu soin de nous en avertir (i). Cependant on peut s'en assurer, en comparant les causes qui ont précédé avec les signes du scorbut présent, desquels nous avons parlé plus haut, surtout si dans le temps de ces douleurs le pouls est petit et inégal, ainsi que l'a observé Eugalenus, qui rapporte, à cette occasion, diverses sortes de douleurs qu'il a remarquées dans différentes maladies.

Nous avons quantité d'observations sûres, qui prouvent que le scorbut attaque particulièrement les os. Car, dès le commencement, il gâte les dents et les mâchoires, et M. Petit (k), observe que, dans les cadavres des scorbutiques, on a trouvé le périoste séparé de presque tous les os du corps. Poupart (l) a observé des épiphyses séparés du corps de l'os, la partie osseuse des côtes cariée et écartée de la partie cartilagineuse, plusieurs os du corps noirs et cariés, les ligaments des articulations tout-à-fait détruits, le tissu spongieux des os réduit en pourriture. Mais ce qui paraîtra plus surprenant que tout cela, on a vu des os qui avaient été cassés long-temps auparavant et dont le cal était bien formé, se recasser de nouveau dans le scorbut (m). Le cal qui avait soudé les extrémités fracturées de l'os se détruisait, de sorte que la fracture paraissait récente. Et aussitôt que le scorbut était emporté par les remèdes convenables et par un bon régime, le cal se reformait, et la fracture se consolidait tout de nouveau (n). On a vu, chez un matelot attaqué du scorbut, des plaies bien cicatrisées se rouvrir au bout de cinquante ans (o). Il n'est donc pas étonnant que les fractures des os ne se consolident point dans les scorbutiques, que les plaies les plus légères ne puissent pas se guérir, et qu'elles dégénèrent, si elles sont aux jambes, en ulcères qui durent des temps considérables.

Mais les viscères ne sont pas plus exempts de cette infection que les autres parties. J'ai principalement observé chez ces malades des cardialgies et des douleurs d'estomac affreuses, qui augmentaient dès qu'ils prenaient quelque nourriture, quoique cependant il leur restât toujours un assez bon appétit. En ouvrant les cadavres de quelques scorbutiques qui étaient morts d'un étouffement subit, on a trouvé le péricarde, le poumon, la plèvre, le diaphragme, non-seulement collés ensemble, mais confondus en une seule masse (p). On verra dans le chiffre suivant qu'on a observé plus d'une fois dans cette maladie les viscères ulcérés et corrompus. Ce qu'il y a de plus étonnant dans tout cela, c'est de voir que, malgré la corruption des humeurs portée à un aussi haut degré, on a toujours trouvé le cerveau sain et entier (q). Les observations qu'on a faites dans tout le cours de la maladie confirment que les actions du cerveau n'ont jamais été lésées un moment. On y a observé quelquefois, à la vérité des convulsions, des tremblements, des paralysies, etc., comme nous le dirons bientôt; mais ces accidents venaient plutôt de la part des nerfs et des muscles que d'un vice du cerveau; car la mémoire, le jugement, le raisonnement, etc., restaient sains chez ces malades. Ces pauvres malheureux qui passèrent l'hiver aux extrémités du Nord, et qui périrent tous l'un après l'autre, ne laissèrent pas que de faire exactement le journal de tout ce qui leur arrivait, et celui qui mourut le dernier de tous acheva l'histoire de leurs malheurs avec sa vie, en terminant le journal par ces mots: *Je meurs*. Il pa-

----

(i) P. 51.

(k) Traité des maladies des os, t. 1, p. 446.

(l) Acad. des Scienc., l'an 1699, Mém. p. 258 et suiv.

(m) Anson's voyage round the World, p. 245.

(n) Mead. Dissert. sur le scorbut, page 135.

(o) Anson voyage, etc., ibid.

(p) Acad. des Scienc., l'an 1699, Mém., 240.

(q) Ibid., p. 216.

rait donc qu'il garda le sens jusqu'au dernier soupir, et il ne fait pas mention qu'aucun de ses camarades ait eu le délire avant que de mourir (r). Il est bon de remarquer aussi que l'appétit ne leur manqua point jusqu'au dernier moment, mais la faiblesse et les douleurs continuelles empêchaient ces pauvres misérables de se lever pour préparer leur nourriture (s). Bien plus, Poupart dit avoir remarqué une faim canine chez quelques scorbutiques jusqu'au dernier moment de leur vie, et il en attribue la cause à l'humeur âcre qui se trouvait dans l'estomac de ceux qui étaient morts de cette maladie (t).

[*Des taches livides*]. Nous avons parlé des taches scorbutiques au chiffre précédent. Mais, quand toute l'habitude du corps commence à se couvrir de vilaines taches livides, à mesure que la malignité du scorbut augmente, c'est alors une marque de putridité gangréneuse.

4° Différentes fièvres, ardentes, malignes, intermittentes, de toute espèce, vagues, périodiques, continues, qui produisent l'atrophie, des vomissements, des diarrhées, des dysenteries, des stranguries fâcheuses, des défaillances, des anxiétés, qui souvent causent des morts subites; l'hydropisie, la phthisie, les convulsions, les tremblements, la paralysie, les retirements des membres, des taches noires, des vomissements de sang, des déjections sanguines, la putréfaction et la consomption du foie, de la rate, du pancréas, du mésentère, une contagion prompte.

Nous avons remarqué ailleurs (u), en parlant des causes de la fièvre, que tout ce qui est capable d'apporter quelque changement considérable dans nos humeurs peut allumer la fièvre. Or, il est assez évident, par tout ce que nous avons dit jusqu'à présent sur le scorbut, combien le sang peut dégénérer de son état naturel dans cette maladie. Lors donc que la maladie est déjà avancée, il ne faut pas être surpris s'il survient de

très-mauvaises fièvres (1) de différente nature, selon le différent degré de corruption, et selon les différentes parties du corps qui se trouvent plus particulièrement affectées. Il est rare d'observer de la fièvre dans le commencement du scorbut; elle ne se déclare que lorsque la maladie est déjà invétérée. C'est aussi ce qu'on observe dans les autres maladies chroniques. Ainsi, dans la mélancolie (x) le pouls est lent, et le froid assez sensible; mais, dès que l'humeur atrabilaire entre en mouvement, il survient bientôt des fièvres horribles qui corrompent toutes les humeurs (y). L'hydropisie commençante est une maladie bien éloignée de la fièvre; quand elle a duré long-temps, une fièvre lente se manifeste souvent, sans doute parce que les humeurs qui croupissent trop long-temps commencent à se corrompre. Eugalenus (z) a vu chez les scorbutiques de ces fièvres irrégulières, internes, continues. On lit ailleurs qu'un scorbut d'une nature très-mauvaise était accompagné de fièvre putride (fi). Toutes ces fièvres consument peu à peu l'embonpoint du corps; et le sang, ainsi que les autres humeurs, dégénèrent tellement de son état naturel, qu'il est impossible qu'il se fasse la réparation qui devrait se faire de toutes les parties solides et fluides du corps qui se perdent tous les jours par une suite nécessaire de l'action même des forces vitales; et par conséquent l'atrophie doit suivre nécessairement.

[*Vomissements, diarrhées, dysenteries*]. Nous avons dit au chiffre précédent que l'on observe souvent chez les scorbutiques des cardialgies suivies quelquefois de vomissements. Ils se trouvent ordinairement soulagés après qu'ils ont vomi. C'est ce qui fait qu'ils se mettent quelquefois les doigts dans le gosier pour s'exciter à vomir et pour adoucir

---

(1) M. Lind n'admet point de fièvres vraiment scorbutiques [in-12]; il reconnaît cependant des fièvres putrides, colliquatives dans le dernier période du scorbut [ibid., p. 225]. M. Van-Swieten dit aussi que la fièvre ne se montre que dans le scorbut invétéré.

(x) Boerhaave, Aph., § 1094.

(y) Boerhaave, Aph., § 1104.

(z) P. 28, 34, 35.

(fi) A voyage round the World, page 145.

---

(r) Salmon Hedendægse historie 7, p. 918.

(s) Ibid., p. 892.

(t) Acad. des Scienc., l'an 1699, Mém., p. 245.

(u) Boerhaave, Aph., § 576.

un peu par ce moyen les douleurs vives qu'ils ressentent dans l'estomac. Si les intestins se trouvent irrités par la même cause qui irrite l'orifice du ventricule, il pourra s'en suivre une diarrhée, ou même une dysenterie, si l'acrimonie des humeurs est plus considérable. Il y a beaucoup à craindre, surtout de la dysenterie qui est une suite de la putréfaction et de la consomption des viscères du bas-ventre, parce qu'elle est toujours mortelle. On a observé encore dans le scorbut une constipation opiniâtre accompagnée d'une respiration difficile, et ce signe était regardé comme un des plus fâcheux (a).

[ *Des stranguries fâcheuses.* ] Les causes de la stranguric peuvent se rapporter, ou à l'augmentation de l'acrimonie de l'urine, ou à l'indisposition des parties par où elle passe, ou à l'un et à l'autre ensemble, quand, par exemple, l'urine trop âcre excorie les uretères, la vessie ou l'urètre. La physiologie nous apprend (b) que l'urine est une lessive du sang, qui contient : 1° une sérosité aqueuse; 2° un sel âcre très-subtil, très-volatil, très-approchant de la nature alcaline; 3° une huile âcre, et qui n'est pas bien éloignée de la putréfaction; et par conséquent la trop grande acrimonie de l'urine dépend ou de la trop grande quantité de parties salines et huileuses du sang contenues dans l'urine, ou de la trop grande âcreté de cette huile et de ce sel. Ainsi nous voyons que, dans les grandes chaleurs de l'été, la partie aqueuse du sang se dissipant en abondance par les pores de la peau, l'urine se sépare en plus petite quantité, mais aussi elle est plus colorée, et elle est quelquefois si âcre, qu'elle cause une strangurie, n'étant pas délayée dans une assez grande quantité de sérosité. Nous avons dit aussi dans une autre occasion (c) qu'on ressent une espèce de strangurie lorsqu'il se fait une résolution de la matière morbifique, et que cette matière âcre, circulant avec les autres humeurs, est chassée du corps par la voie des urines. Mais alors cette strangurie est d'un bon présage, puisqu'elle marque que l'urine n'est devenue plus âcre que parce qu'elle contient la matière morbifique qui va être chassée hors du corps.

Pour ce qui est de l'urine des scorbutiques, elle est rouge et chargée d'un sédiment épais et copieux, semblable à de la brique rouge pilée, lequel redevient soluble dans l'urine, lorsqu'on la met sur le feu, surtout si on y ajoute une certaine quantité d'eau. Car cette urine contient une si grande quantité de sels, que, dès qu'elle commence à refroidir, une partie de ces sels tombe aussitôt au fond, et même on voit souvent nager à la surface une pellicule saline, de la même manière précisément que cela arrive dans les eaux-mères bien chargées, qui déposent les sels en refroidissant, comme le savent tous ceux qui ont quelque connaissance des purifications et des cristallisations que l'on fait en chimie et en pharmacie. Quant à la couleur foncée de l'urine, les chimistes nous apprennent qu'elle dépend principalement des parties huileuses. Il faut remarquer encore, à propos de l'urine, que, dans le scorbut, elle devient plus obscure quand le mal empire, et qu'elle tire sur le brun foncé : or, l'urine des personnes saines étant gardée acquiert une pareille couleur brune quand elle commence à se putréfier, et alors elle dépose un sédiment copieux. Il y a donc beaucoup d'apparence qu'une telle urine chez les personnes attaquées du scorbut marque que la disposition à la putréfaction est augmentée. Eugalenus (d) a regardé l'urine comme un des principaux signes diagnostics du scorbut (1); il avertit que dans le commencement de la maladie, les urines sont quelquefois citrines et ténues, quelquefois blanches et épaisses, telles qu'elles sont ordinairement dans les cas de crudités; mais il observe qu'à mesure que la maladie augmente, elles paraissent quelquefois d'une consistance ténue et d'un rouge foncé tirant sur le brun, pareilles à celles qu'on rend ordinairement dans les fièvres ardentes, sinon qu'elles sont plus obscures et plus livides. C'est pourquoi il établit le diagnostic suivant. « Lorsque vous voyez des malades dont » les urines marquent la putréfaction » plus que la chaleur externe et la soif ne » l'indiquent, et qui ont d'ailleurs une » maladie lente, et qui ne ressemble à » aucune des fièvres connues et dé-

---

(a) Ibid., p. 144.
(b) Boerhaave, Institut. Med., § 575.
(c) Boerhaave, Aph., § 888.

(d) P. 18, 23 et suiv., 27, 31, 58.
(1) [ Voyez le peu de fond qu'il y a à faire sur ce signe, partie II, chapitre II.]

» crites par les anciens, vous pouvez,
» vous devez même prononcer hardiment
» que ces malades-là ont le scorbut. » Il
ajoute dans un endroit (e) : « Surtout si
» ces urines sont rendues par des per-
» sonnes qui vont et viennent, et qui
» vaquent encore librement à toutes leurs
» affaires. »

Lors donc que les urines sont chargées
d'une grande quantité de sels et d'huiles
âcres et presque putrides, ce qui arrive
dans le dernier degré du scorbut, on comprend aisément qu'il doit s'ensuivre une
strangurie très-fâcheuse, surtout si on
manque en même temps de boisson qui
aurait pu délayer les urines, et les rendre par conséquent moins âcres, inconvénient auquel on est exposé dans les navigations.

[*Défaillances, anxiétés, etc.*] Tous
les auteurs qui ont écrit sur cette maladie avec quelque exactitude avertissent
qu'on a souvent à craindre des défaillances et des morts subites, quand le
scorbut est d'une mauvaise espèce. C'est
ce qu'Eugalenus (f) a eu soin de remarquer, en ajoutant que presque tous ceux
qui en sont attaqués ont le pouls petit,
faible et inégal (1) : or on sait qu'un pareil pouls menace de défaillance. Ce passage de Forestus (g) sur le scorbut confirme encore cette observation. « Toutes
» les fois que le mal augmente, ils ne
» peuvent plus faire un pas, ils éprou-
» vent une grande difficulté de respirer,
» principalement quand ils veulent faire
» quelque mouvement ou se tenir droits;
» s'il leur arrive quelquefois d'essayer
» seulement de se mettre sur leur séant,
» ils se trouvent mal aussitôt et tombent
» en syncope comme si la respiration leur
» manquait; et dès qu'ils se recouchent,
» ils reviennent à eux et respirent libre-
» ment. » Il ajoute ensuite qu'il a vu
des malades mourir dans de pareilles
faiblesses. Nous avons remarqué au chiffre précédent que des matelots qui s'é-
taient trouvés passablement bien, tant
qu'ils étaient demeurés tranquilles dans
leurs lits, étaient morts subitement au
moindre mouvement qu'on leur avait fait
faire, et même quelques-uns d'entre eux

paraissaient déjà être en convalescence,
et tâchaient de reprendre leurs travaux
ordinaires. Poupart (h) a observé aussi
de ces morts subites parmi les scorbutiques, et il a remarqué, à l'ouverture
des cadavres, que toutes les parties intérieures étaient pourries, que plusieurs
avaient aussi les oreillettes du cœur de la
grosseur du poing, et remplies d'un sang
caillé, d'où l'on peut conclure avec raison
que la circulation avait été arrêtée subitement.

[*Hydropisie.*] Ce que nous avons dit
au § 1150 prouve assez qu'on doit mettre au rang des causes du scorbut les
aliments qui sont capables d'occasionner
des obstructions opiniâtres dans les viscères. Nous avons ajouté encore que
tous ceux qui sont sujets aux maladies
lentes ont une disposition au scorbut.
Mais nous ferons voir ailleurs, en parlant des causes de l'hydropisie (i), que
les obstructions opiniâtres des viscères
préparent la voie à l'hydropisie, et nous
mettrons pour cette raison le scorbut au
nombre des causes de cette maladie.
Outre cela, on doit se rappeler qu'au
n° 2 de ce paragraphe-ci, nous avons
compté l'enflure des jambes parmi les
phénomènes du scorbut : or, on sait que
cette enflure des jambes se remarque
aussi dans l'hydropisie commençante (k).
On sent donc la raison pour laquelle le
scorbut invétéré est quelquefois suivi
de l'hydropisie; et c'est, selon la remarque de Sydenham (l), ce qui a donné
lieu à cette espèce d'aphorisme vulgaire :
« Où finit le scorbut, l'hydropisie commence. » Il est vrai que ce grand homme
était indigné (comme je l'ai déjà dit au
§ 1149) de voir que les médecins mettaient le scorbut partout, et c'est le peu
de foi qu'il avait à ce scorbut qui lui a
fait interpréter l'aphorisme en question
de la manière suivante (m). « Quand on dit
» que l'hydropisie commence où le scor-
» but finit, il faut entendre presque tou-
» jours que, quand une fois l'hydropisie
» s'est déclarée par des signes manifestes,
» le préjugé du scorbut tombe. » Au
reste, quoi qu'il en dise, on ne peut
disconvenir, pour peu qu'on fasse atten-

---

(e) P. 3.
(f) P. 48.
(1) Voyez ce que M. Lind dit de ce signe, part. I, ch. 1.
(g) Lib. xx, Observation II, tome II,
p. 418.

(h) Acad. des Scienc., l'an 1699, Mém.,
p. 44.
(i) Boerhaave, Aph., § 1229.
(k) Boerhaave, Aph., 1230.
(l) Sect. IX, cap. v, p. 350.
(m) Boerhaave, Aph., § 1214.

tion à ce qui a été dit plus haut, que le scorbut, après avoir duré long-temps, ne puisse être suivi de l'hydropisie, et ce sentiment est confirmé par plusieurs faits de pratique.

[ *Phthisie.* ] On a déjà expliqué dans ce n° pourquoi le scorbut est suivi d'une atrophie, qui consume petit à petit toute l'habitude du corps. Mais il produit aussi quelquefois une vraie phthisie, qui est l'effet de la putréfaction des viscères. Car nous prouverons ailleurs que la phthisie ou consomption peut venir aussi bien des ulcères des autres viscères que de l'ulcère des poumons. Or, on a trouvé dans les cadavres des personnes mortes du scorbut, du pus épanché dans la cavité de la poitrine (n), dans le poumon, dans le foie, dans les reins, sous les aisselles, dans les interstices des muscles des bras et des cuisses; et par conséquent il est clair que la phthisie purulente peut naître du scorbut.

[ *Convulsions.* ] On a vu au chiffre précédent qu'il survenait quelquefois dans le scorbut de grandes hémorrhagies; mais nous avons prouvé dans une autre occasion (o) que les évacuations de sang trop considérables produisent des convulsions : il peut donc se faire que chez les scorbutiques on remarque quelquefois des convulsions qui sont dues à cette cause. Outre cela, nous avons remarqué, en parlant de la convulsion fébrile, que le *sensorium commune* ( le centre des sensations ) pouvait être également affecté à l'occasion d'autres parties affectées, comme si la cause physique de ce dérangement eût préexisté dans le cerveau même, quand même la source du mal serait fixée dans des parties fort éloignées. On ne doit donc pas être surpris de voir arriver des convulsions dans le scorbut porté à un haut degré de malignité, quoique à l'ouverture des cadavres on ait toujours trouvé le cerveau en bon état (p). Car si une bile corrompue, refluant dans l'estomac et y séjournant, est capable d'exciter des convulsions qui cessent dès le moment qu'on a délivré l'estomac de cette saburre par le moyen du vomissement (q); si des douleurs for-

tes et périodiques, si la matière d'un ulcère, se jetant sur quelque partie du corps, ont été capables de produire une épilepsie terrible (r), que n'avait-on pas à craindre pour des malades qui avaient presque tous les os cariés (s), dont les ligaments étaient corrodés par une sanie acrimonieuse, ramassée dans les cavités des articulations, dont le péricarde était presque tout rongé et le cœur même profondément ulcéré (t), dont les viscères étaient remplis et abreuvés d'une lymphe si corrosive, qu'elle enlevait l'épiderme de ceux qui disséquaient ces cadavres, et leur faisait venir des ulcères au visage (u)? On sent donc assez la raison des convulsions dans le scorbut porté à son dernier période, dont il s'agit ici. Et Poupart remarque qu'il était survenu des convulsions à tous les scorbutiques, et il les compte au nombre des symptômes communs du scorbut porté au plus haut point de putridité (x).

[ *Des tremblements.* ] En parlant du tremblement fébrile (y), nous avons dit que ce symptôme venait ou du défaut du fluide nerveux, et conséquemment d'une très-grande faiblesse, ou de quelque cause qui irrite le *sensorium commune*. Or, il est évident, par tout ce que nous avons dit jusqu'à présent du scorbut, qu'il se trouve dans cette maladie des causes irritantes assez fortes; et en même temps que la faiblesse est si grande dans le dernier période du scorbut, que la moindre chose suffit pour faire tomber le malade en syncope. Consultez tout ce que nous avons dit à l'endroit cité, vous y trouverez tout ceci expliqué plus au long.

[ *Paralysie.* ] (1) Ce que nous avons dit ailleurs des causes de la paralysie (z) fait assez voir que ceux qui sont malades du scorbut peuvent devenir paralytiques, aussi bien que les autres hommes, si ces causes viennent à agir ; mais il s'agit ici de la paralysie qui reconnaîtrait

<hr>

(n) Acad. des Scienc., l'an 1699, Mém.; p. 236, 240, 241.

(o) Boerhaave, Aph., § 232.

(p) Acad. des Scienc., l'an 1699, Mém., p. 246.

(q) Voyez les Aphor. de Boerhaave, § 710.

(r) Voyez Boerhaave, Aphor., § 1075, n. 4.

(s) Acad. des Scienc., l'an 1699, Mém., p. 239.

(t) Ibid., p. 245.

(u) Ibid., p. 246.

(x) Ibid., p. 238.

(y) Boerhaave, Aph., § 627.

(1) M. Lind ne rapporte ni ce symptôme, ni les deux précédents. Boerhaave les a sans doute tirés d'Eugalenus, de Willis et de Charleton.

(z) Boerhaave, Aph., § 1060.

le scorbut pour sa cause. Eugalenus (*f*) en décrit une de cette espèce, et il remarque qu'elle diffère de la paralysie des anciens, en ce que, quoique la force et la fermeté se perdent dans les membres attaqués de la paralysie scorbutique, il reste néanmoins encore dans la plupart quelque mouvement qui augmente et diminue par intervalles. (Nous avons dit au § 1057, qu'on donnait à ce léger degré de paralysie le nom de *paresis*; c'est-à-dire quand il reste dans le membre paralytique quelque mouvement, mais qui n'est pas constant.) C'est aussi pour cette raison qu'Eugalenus a mieux aimé lui donner le nom de *passion paralytique*, que de *paralysie* (*a*), surtout voyant que cette *paresis* se guérissait en peu de temps par les remèdes convenables, au lieu que la paralysie véritable a toujours été regardée par tous les médecins comme une maladie opiniâtre et de longue durée. Maintenant, si l'on fait attention qu'on a toujours trouvé le cerveau très-sain dans tous les cadavres des personnes qui étaient mortes du scorbut le plus mauvais, comme nous l'avons dit plus haut, il paraîtra fort probable que cette paralysie scorbutique ne dépend nullement du vice du cerveau ni des nerfs. Mais les dissections ont appris que les ligaments se trouvent rongés (*b*), les épiphyses séparées du corps des os; que les muscles mêmes, abreuvés d'un sang noir et pourri, se rompaient et tombaient par morceaux dès qu'on les maniait, tandis qu'ils sont si fermes dans l'état de santé (*c*). En voilà assurément assez pour empêcher le libre mouvement des membres; joint à ce qu'il ne suffit pas que la cause du mouvement musculaire soit appliquée aux muscles par le moyen des nerfs (*d*); mais il faut encore que les muscles soient sains et en bon état, pour que la cause du mouvement appliqué aux muscles par le canal des nerfs puisse produire son effet. Mais, puisque dans le scorbut la structure des muscles, des ligaments et des os où les muscles s'attachent, est si souvent gâtée et détruite, il n'est pas étonnant que la paralysie soit quelquefois un des effets du scorbut.

[*Les retirements des membres.*] Dans la paralysie, le muscle est relâché et immobile; mais dans les retirements des membres, les muscles sont tout à la fois raides et immobiles; mais alors les articulations au mouvement desquelles ils servent restent toujours fléchies et ne peuvent plus s'étendre. Poupart (*e*) a observé cet accident parmi les scorbutiques; les muscles étaient raides comme du bois, à cause de la grande quantité du sang caillé qui les gonflait. On peut juger de l'effet qu'une pareille cause est capable de produire, par l'expérience suivante, faite sur un cadavre (*f*). Si on injecte de l'eau tiède dans une artère, on fera gonfler le muscle où elle se perd, au point de le raccourcir et de faire mouvoir la partie à laquelle il s'attache; ainsi la même chose doit arriver quand les vaisseaux sont farcis d'un sang coagulé, et extrêmement enflés dans les muscles d'un homme encore vivant. Mais, comme les fléchisseurs ont beaucoup plus de force que les extenseurs, il est clair que, la même cause agissant également sur les uns et sur les autres, les membres doivent se retirer, ainsi que nous l'avons déjà remarqué en parlant de la cure de la paralysie (*g*). Eugalenus a observé un retirement de la jambe vers le jarret chez une personne attaquée du scorbut (*h*).

[*Des taches noires.*] On a déjà parlé dans les chiffres précédents de ce paragraphe, des taches de différentes couleurs; mais, quand une fois elles sont noires, ce sont des marques sûres de la gangrène, et par conséquent de la mort.

[*Vomissements de sang et déjections sanguines.*] On a parlé au chiffre précédent des hémorrhagies subites, et souvent effrayantes, qui surviennent dans le scorbut. Mais, dans le dernier période de cette maladie, quand une fois les vaisseaux et les viscères étant rongés, occasionnent ces évacuations par haut et par bas, il est évident qu'il n'y a plus rien de bon à espérer.

[*Putréfaction et comsomption du foie*, etc.] Toute la masse du sang, tou-

---

(*f*) P. 61, 62.
(*a*) P. 63.
(*b*) Acad. des Scienc., l'an 1699, Mém., p. 239.
(*c*) Acad. des Scienc., l'an 1699, Mém., p. 244.
(*d*) Voyez Boerh., Aph., § 1058.
(*e*) Acad. des Scienc., l'an 1699, Mém., p. 241.
(*f*) Voyez Boerh., Aph., § 1058.
(*g*) Boerhaave, Aph., § 1069.
(*h*) P. 60.

tes les humeurs dégénèrent enfin en une acrimonie corrosive. Il n'est donc pas étonnant que tous les viscères se putréfient et se consument. Cela se trouve confirmé par plusieurs observations que j'ai rapportées ci-dessus.

[ *Contagion prompte.* ] (1) Il est vrai que plusieurs observations nous apprennent qu'il y a eu plusieurs personnes attaquées à la fois du scorbut dans le même endroit; mais cela ne prouve pourtant pas que cette maladie se communique d'une personne à l'autre par contagion. Car, lorsque le scorbut règne dans des villes assiégées ou dans les vaisseaux, on peut en attribuer la cause occasionnelle au mauvais régime, au manque de végétaux, à la disette d'eau, etc., comme cela est évident par tout ce que nous avons dit, et par conséquent il est plus raisonnable d'attribuer ce mal épidémique à des causes communes qui agissent également sur tous ceux qui se trouvent dans un même lieu, que de l'assigner à la contagion. Il est vrai que Sennert (*i*) a prétendu que de son temps le scorbut n'était si fréquent dans la Basse-Saxe, que parce que c'était la coutume du pays de boire tous au même pot; et, « comme il est rare que tous ceux qui » mangent à la même table soient exempts » de ce mal, et que d'ailleurs c'est aux » gencives qu'il s'attaque d'abord, il ne » faut pas s'étonner, dit-il, que le virus » scorbutique se communique si aisé- » ment de l'un à l'autre. Mais on pourrait lui répondre que l'usage des mêmes aliments parmi toutes les personnes qui mangent ensemble pouvait également rendre cette maladie commune à tous. J'avoue que je ne voudrais pas, malgré cela, conseiller à personne de boire après quelqu'un dont les gencives rendraient un sang putréfié. Cependant, il ne paraît pas constant que le scorbut soit contagieux comme le sont les maladies vénériennes, la petite-vérole, la gale et quelques autres maladies semblables. Dans les endroits où le scorbut passe pour une maladie endémique, j'ai remarqué que ceux qui habitaient le rez-de-chaussée en étaient attaqués, tandis que ceux qui occupaient le haut de la maison en étaient exempts, pourvu que d'ailleurs ils ne prissent que des aliments sains, quoiqu'ils se trouvassent tous les jours avec des gens qui en étaient infectés.

Je conviens que Poupart (*k*) a traité le scorbut de maladie contagieuse, et qu'il a cru trouver quelque ressemblance entre ce mal et la fameuse peste des Athéniens. Je conviens encore que dans le même hôpital le plus grand nombre en était attaqué. Mais il faut faire attention que les malades qu'on portait à l'Hôtel-Dieu étaient déjà scorbutiques; et qu'à cause de la quantité, on les transféra dans un autre hôpital (1), pour qu'ils ne fissent point de tort aux autres malades par leurs exhalaisons putrides. Et on ne voit pas, du moins dans le mémoire que j'ai cité tant de fois, que les autres malades en aient été infectés. Outre cela, on sait que les Hollandais qui vont aux Indes, ne sont pas plus tôt arrivés au Cap de Bonne-Espérance, qu'ils portent à l'hôpital ceux de l'équipage qui ont le scorbut, sans rien appréhender de la contagion, et ordinairement la bonne nourriture les rétablit presque tous en très-peu de temps. Cependant il est de la prudence de n'approcher qu'avec quelques précautions des malades qui sont dans le dernier période du scorbut; car, quand même la contagion ne serait pas à craindre, les exhalaisons putrides qui s'échappent de leur corps ne laisseraient pas que de faire beaucoup de mal.

§ 1152. On n'aura donc pas de peine à comprendre la nature et les effets de cette maladie, si on fait attention à tout ce que nous avons dit ci-dessus.

Car le mauvais régime et les autres causes dont nous avons fait l'énumération dans le § 1150, font dégénérer peu à peu le sang, et enfin toutes les humeurs, à un point de ténacité et de viscosité, qu'elles ne peuvent plus circuler librement dans les petits vaisseaux; et à mesure que la maladie augmente, l'acrimonie se joint à la viscosité. Pour ce qui

---

(1) Sennert, Hoffmann et Charleton ont dit aussi que le scorbut était contagieux. (Voyez la réfutation de ce sentiment, t. I, p. 202 et suiv. in-12.)

(*i*) Lib. III, part. V, sect. II, cap. III, t. II, p. 994.

(*k*) Acad. des Scienc., l'an 1699, Mém., p. 237.

(1) On les fit transporter à l'hôpital de S. Louis, le 2 mars 1699, où plusieurs restèrent jusqu'à la fin du mois d'août de la même année.

est des effets de la maladie, ils varient selon le caractère différent et selon les différents degrés de cette acrimonie ; enfin, selon les différentes parties du corps qui se trouvent principalement affectées. En même temps la cohésion des parties solides est tellement affaiblie, que la cause la plus légère est capable de la rompre, comme le prouvent les symptômes du scorbut que nous venons de détailler.

§ 1153. On verra que sa cause prochaine est une certaine constitution du sang dans laquelle une de ses parties est trop épaisse et trop grossière, tandis que l'autre est ténue et chargée d'une acrimonie ou salée, ou alcaline, ou acide; circonstances qu'il faut surtout soigneusement rechercher et distinguer.

On appelle cause prochaine d'une maladie, tout ce dont la présence constitue cette maladie, de façon que, tant que vous le supposez, le mal continue ; dès que vous l'emportez, vous emportez aussi le mal (a). Or, le sang est composé de différentes parties, dont quelques-unes sont plus disposées à s'unir et à se coaguler, quelques autres, plus ténues, sont beaucoup moins unies et liées entre elles et se séparent très-facilement du reste de la masse. Si nous examinons le sang qu'on vient de tirer par la saignée, nous verrons qu'il contient : 1° une vapeur très-subtile qui se dissipe en peu de temps, et qui, étant reçue et condensée dans des vases qui soient propres, nous présentera un liquide d'une très-grande ténuité ; 2° la partie rouge qui se coagule d'elle-même dans la palette ; 3° la sérosité qui, étant exposée à la chaleur de l'eau bouillante, s'épaissit et forme une masse semblable à un blanc d'œuf cuit; 4° outre cela, il y a encore dans le sang une lymphe plus ténue qui ne se coagule ni d'elle-même, ni par le moyen de la plus forte chaleur. Or, c'est la partie concrescible du sang qui s'épaissit dans le scorbut, comme nous l'avons dit au chiffre troisième du § 1151, et qui s'épaissit tellement qu'une partie du *serum* se change en une mucosité d'un jaune verdâtre. Mais nous avons remarqué en même temps que la partie ténue de cette sérosité était alors âcre et salée. Et, en effet, comme on sait que la partie la plus

ténue du sang n'est presque qu'un liquide aqueux, et que toutes les matières salines sont très-solubles dans l'eau, on doit comprendre aisément pourquoi, aussitôt que l'acrimonie saline abonde dans le sang, c'est la partie la plus ténue du sang qui se charge de la plus grande acrimonie. On doit dire la même chose de l'huile du sang lorsqu'elle est parvenue à un certain degré d'âcreté : on sait que les sels âcres, s'unissant aux parties huileuses, forment une espèce de savon qui se délaie promptement dans les humeurs aqueuses. Si le sang ne péchait que par son trop d'épaisseur, il surviendrait des obstructions, les humeurs s'arrêtant aux extrémités des capillaires sans pouvoir passer ; si tout le mal était du côté de l'acrimonie dans les parties ténues de la masse du sang, on viendrait à bout, par une boisson copieuse et légèrement atténuante, de laver, de détremper ces humeurs âcres, et de les pousser hors du corps, soit par les voies de l'urine, soit par les pores de la peau. Mais, quand l'âcreté se trouve jointe à la viscosité qui lui donne des entraves, elle reste dans les parties où s'arrêtent les humeurs épaisses, elle s'y fixe et les corrode. On peut donc, par ces deux qualités, je veux dire la trop grande viscosité dans la partie grossière du sang (1), et l'acrimonie dans la partie ténue, rendre raison de tous les phénomènes du scorbut, comme on le dira dans le paragraphe suivant ; et par conséquent on est en droit de conclure que ces deux qualités réunies constituent ensemble la cause prochaine de cette maladie.

Mais l'acrimonie peut être de différente nature (2) ; car, si elle vient d'un trop

---

(a) Boerhaave, Instit. Med., § 740.

(1) Il est absurde, dit M. Lind, de supposer que la partie rouge du sang soit épaisse et visqueuse, lorsque la putréfaction est portée à un aussi haut degré que dans le scorbut. Toutes les expériences faites sur le sang tiré des veines font voir que le *coagulum* se dissout promptement par la putréfaction. (Voyez la suite des raisons que cet auteur apporte pour combattre cette opinion de Boerhaave, qui est aussi celle d'Hoffmann, t. I, p. 70, 71, in-12, etc.)

(2) Outre que ces différentes espèces d'acrimonie ne sont pas faciles à démontrer dans le sang, il est étonnant qu'on veuille nous persuader que des causes aussi opposées produisent le même ordre de symptômes, et la même altération du

long usage d'aliments salés, ce sera une acrimonie muriatique, et le scorbut qui en viendra ne tendra pas si vite à la putréfaction : on le supportera plus long-temps, quoiqu'il ne laisse pas de causer des douleurs très-vives, et d'occasionner quelquefois la raideur des membres. Cette espèce de scorbut est fréquente parmi les gens de mer, et se guérit assez heureusement et même assez promptement par le régime seul, en ne mangeant que des nourritures fraîches et non salées, et en buvant beaucoup. Mais, quand ces pauvres gens sont obligés de se nourrir de viandes qui, ayant été mal salées, se gâtent en passant dans des climats chauds, et de boire de l'eau corrompue, l'acrimonie qui naît alors dans les humeurs est d'une nature alcaline putride, et le scorbut qui en vient est très-mauvais, et détruit le corps en peu de temps. Pour ce qui est de l'acrimonie acide, il est vrai qu'elle est plus rare, mais on ne laisse pas que de l'observer cependant dans les endroits où le petit peuple ne vit que de pain de seigle, de lait de beurre et de végétaux farineux, surtout parmi les pauvres malheureux qui sont obligés, pour vivre, de faire des métiers sédentaires et qui ne demandent point d'exercice. Le scorbut de cette dernière espèce n'est pas bien dangereux, on peut en être attaqué pendant long-temps, et même il se guérit assez facilement, pourvu qu'on puisse changer de régime et faire quelque exercice ; ce qu'on ne peut pas toujours obtenir de ces pauvres gens, tant à cause de leur misère, que parce qu'ils ne sont pas propres à faire d'autres ouvrages.

§ 1154. Il suit encore que, quand on est parvenu à les bien distinguer par l'histoire de la maladie (1154), il est aisé d'en expliquer tous les phénomènes, quelque merveilleux qu'ils paraissent.

La cause prochaine que nous venons d'assigner au scorbut paraît déjà assez plausible ; mais l'examen des symptômes de cette maladie, quelque nombreux et quelque étonnants qu'ils soient, en confirmera encore plus la vérité. Car ils en sont une suite naturelle ; et d'ailleurs les causes occasionnelles de cette maladie, que nous avons détaillées au paragraphe ... sang. (Voyez la réfutation de cette opinion, t. 1, in-12, p. 60 et suiv.)

phe 1150, sont très-propres à produire dans nos humeurs cette dégénération qui en fait la cause prochaine.

Dans le commencement de la maladie, le sang est déjà épaissi ; mais on n'observe pas encore une si grande acrimonie dans les humeurs : de là cette paresse, cet engourdissement, ce sentiment de douleurs obtuses par tous les membres, qui accompagnent le scorbut dans son commencement (§ 1151, n° 1). Quand la maladie augmente, les humeurs s'épaississent de plus en plus ; de là vient la difficulté de la respiration au moindre mouvement, le sang ne pouvant, à cause de sa viscosité, passer à travers les extrémités de l'artère pulmonaire qu'avec beaucoup de difficulté ; de là vient aussi que le retour du sang des veines au ventricule droit du cœur est retardé, ce qui produit l'enflure des jambes (§ 1151, n° 2). Mais en même temps l'acrimonie commence à augmenter, et, comme c'est dans la partie la plus ténue du sang qu'elle réside, elle se déclare manifestement dans les liqueurs qui se séparent de la masse du sang, et qui, par conséquent, sont plus ténues que le sang même. L'urine devient plus âcre, plus chargée, plus foncée en couleur ; la salive pareillement dégénère de sa douceur naturelle, et, comme elle humecte continuellement les gencives, elle les infecte et y cause de la douleur. Si l'acrimonie est alcaline, la bouche commence à sentir mauvais, parce que la salive qui dégénère de son état naturel, étant versée à tout moment dans la bouche où l'air a toujours un libre accès, se putréfie en très-peu de temps ; les gencives, continuellement mouillées de cette salive putride, se gâtent aussi elles-mêmes et augmentent la pourriture et conséquemment la puanteur de la bouche. Le suc pancréatique, qui est assez analogue à la salive, venant aussi à dégénérer, de même que la bile, il n'est pas étonnant qu'il survienne des coliques d'estomac et d'intestins. Mais, comme toutes les liqueurs sont âcres, elles détruisent insensiblement les vaisseaux dans lesquels elles circulent, surtout les petits vaisseaux dont les tuniques sont moins fortes ; de là viennent les hémorrhagies, mais seulement celles qui sont moins considérables, parce que les gros vaisseaux, ayant des tuniques plus fortes, ne souffrent pas aisément une solution de continuité, pour parler le langage de la chirurgie.

Mais tous ces symptômes paraissent

surtout dans le scorbut putride ; car, quand c'est l'acrimonie acide ou l'acrimonie muriatique qui domine, les symptômes sont plus doux et ne croissent pas si promptement. Mais, quand la pourriture est augmentée, les gencives dégouttent une sanie cadavéreuse, les dents se gâtent promptement, et quelquefois même les mâchoires se carient. En même temps cette pourriture extrême dissout le sang épais, comme on le voit encore dans les fièvres putrides, où le sang tiré des veines ne se coagule point, et reste toujours fluide. Un pareil sang ne peut donc plus être contenu dans ses vaisseaux, mais, s'échappant par leurs extrémités, ou même rongeant ou détruisant leurs tuniques, il produit des hémorrhagies dangereuses ( § 1151, nº 3 ). Les autres symptômes que nous avons détaillés, et qui accompagnent ordinairement le scorbut de la plus mauvaise espèce, s'expliqueront de même fort aisément par cette seule dégénération des humeurs ; surtout si l'on fait attention que la cohésion des parties solides se trouve affaiblie, non-seulement à cause de l'acrimonie corrosive des humeurs, mais aussi parce que les pertes que le corps fait tous les jours, par un effet nécessaire des actions même de la vie, ne peuvent plus se réparer quand les humeurs sont dégénérées dans leur état naturel. Ainsi, les vaisseaux qui rampent sous la peau, venant à s'ouvrir d'eux-mêmes, ou à se briser pour peu qu'on les touche, on verra paraître les taches scorbutiques. La même chose se passe dans les parties intérieures du corps, comme le démontrent assez les grandes faiblesses et les morts subites qui arrivent au moindre mouvement.

§ 1155. Ce qui est confirmé encore par les règles thérapeutiques fondées sur le bon ou le mauvais succès qu'on a eu dans le traitement de cette maladie : voici les principales de ces règles.

Un médecin prudent, après avoir considéré les causes d'une maladie, et en avoir examiné attentivement tous les symptômes, se détermine en conséquence sur ce qu'il y a à faire pour la guérir. Cependant, lorsqu'il emploie les remèdes que les causes et les phénomènes de la maladie lui ont indiqués, il observe avec une attention scrupuleuse si l'événement répond aux idées qu'il s'était formées, auquel cas il est assuré qu'il a véritablement connu la maladie ; si, au contraire, le traitement ne lui réussit pas, c'est une marque qu'il ne connaît pas assez la nature de la maladie, et il apporte tous les soins et toute l'attention dont il est capable, pour tâcher de découvrir en quoi il s'est trompé ; et c'est là cette fameuse règle des choses nuisibles et des choses profitables, règle qui est d'un si grand usage dans l'art, soit en confirmant le diagnostic et les indications, soit du moins en faisant apercevoir bientôt les fautes que l'on a faites. On peut voir ce que nous en avons dit ailleurs (a). J'espère que la curation du scorbut que nous allons donner fera voir clairement que la cause prochaine de cette maladie a été bien définie par Boerhaave ; et, par conséquent, tout ce que nous avons dit jusqu'à présent se trouvera confirmé par la pratique.

§ 1156. Il faut avoir pour but de dissoudre et d'atténuer ce qui est épaissi, de rendre mobile ce qui croupit, de donner de la fluidité à ce qui est trop lié.

Nous commençons par les indications générales, qui répondent à la cause prochaine du scorbut, qui a été assignée au § 1133. Nous y avons dit que le sang péchait par trop de grossièreté dans l'une de ses parties, ce qui empêche le passage libre des humeurs dans leurs vaisseaux. Il faudra donc atténuer ces humeurs grossières, afin que le sang qui croupissait dans ses vaisseaux à cause de sa trop grande viscosité, ayant été ainsi atténué, puisse passer librement à travers les extrémités les plus étroites des artères ; et, en même temps, les molécules qui avaient acquis une certaine cohésion reprendront leur première fluidité.

§ 1157. Il faut aussi épaissir ce qui est trop ténu, et adoucir l'acrimonie en général et chaque espèce d'acrimonie en particulier.

Si le sang pèche par la viscosité dans l'une de ses parties, dans l'autre il dégénère de son état naturel par sa trop grande ténuité, à laquelle il se joint quelque acrimonie, comme nous l'avons encore dit au § 1153. D'ailleurs, on observe quelquefois dans le scorbut porté à un

---

(a) Boerhaave, Aph., § 602, n. 7.

haut degré, surtout si l'acrimonie est putride, que le sang se dissout au point de ne pouvoir plus être retenu dans ses vaisseaux, et que cette dissolution est suivie d'hémorrhagies effrayantes et souvent dangereuses ( *voy.* § 1151, n° 3). L'indication qui se présente alors est de corriger cette ténuité, et de rendre aux humeurs leur consistance ordinaire, afin qu'elles ne s'échappent point de leurs vaisseaux. Il y a eu des médecins qui ont cru que jamais la trop grande ténuité des humeurs ne pouvait être contraire à la santé : la raison spécieuse qu'ils donnaient de cette opinion, c'est que, disaient-ils, plus les humeurs sont atténuées, plus elles passent librement dans les extrémités étroites des vaisseaux ; et, comme il est nécessaire pour la santé que nos humeurs circulent librement et sans aucun obstacle qui puisse nuire aux fonctions de notre corps, ils concluaient que jamais la ténuité des humeurs ne pouvait être nuisible ; aussi faisaient-ils consister la curation des maladies et la conservation de la santé dans l'atténuation de toutes les humeurs ; et, en conséquence de leur système, ils recommandaient avec soin, tant aux malades qu'aux personnes en bonne santé, l'usage continuel des boissons aqueuses tièdes, comme le thé, le café et quelques autres semblables ; mais ils ne faisaient pas attention qu'il est nécessaire pour la santé que les vaisseaux des différents ordres ne contiennent que les humeurs qui leur sont propres, que le sang ne soit contenu que dans les vaisseaux sanguins, la sérosité dans les vaisseaux séreux, la lymphe dans les vaisseaux lymphatiques, et ainsi de suite dans les différents ordres de vaisseaux qui vont toujours en décroissant. Car, si le sang était d'une ténuité semblable à celle de l'eau, qu'arriverait-il ? Il se dissiperait entièrement par les vaisseaux transpirants, qui vont s'ouvrir à la surface extérieure du corps, ou bien il s'épancherait dans les cavités intérieures, et produirait bientôt une hydropisie ; les veines rapporteraient bien peu de sang au cœur, si les humeurs étaient assez fluides et assez ténues pour passer dans les artères, qui ne doivent contenir que l'humeur de la transpiration : les grandes artères se videraient donc en même temps ; mais le cœur, en poussant le sang dans les artères, ne pourrait plus les dilater, puisqu'il ne les distend qu'autant qu'elles sont pleines ; les artères n'étant plus di-

latées, ne pourraient plus se contracter ; la circulation cesserait bientôt dans toute l'étendue du corps ; et, par une suite nécessaire, il arriverait une syncope mortelle.

Quant à l'acrimonie qui se trouve jointe à la ténuité des humeurs dans le scorbut, il est évident qu'il faut l'adoucir, pour la mettre hors d'état de nuire à l'économie animale. On en vient à bout par la curation générale ou par la curation particulière. La méthode générale d'adoucir les âcretés, c'est d'employer tout ce qui est capable de corriger toutes les espèces d'acrimonies ; par exemple, l'eau qui lave, qui délaie tout ce qui est âcre, les huiles douces qui émoussent et empâtent les humeurs acrimonieuses, et qui défendent en même temps les parties du corps contre les impressions nuisibles des humeurs âcres. La curation particulière d'une acrimonie consiste à employer les remèdes opposés à l'espèce d'acrimonie que l'on connaît, quoiqu'ils aient aussi eux-mêmes quelquefois une acrimonie manifeste, comme, par exemple, quand on corrige l'acrimonie alcaline putride par le moyen des acides.

§ 1258. Et en corrigeant l'un des vices du sang (1156), il ne faut pas perdre de vue la nature de l'autre (1157) ; aussi la guérison de cette maladie est-elle le chef-d'œuvre de l'art.

Cet avis est d'une grande importance dans la pratique, et on ne saurait croire combien on a eu de mauvais succès pour l'avoir négligé. Nous avons fait mention ailleurs, en parlant de l'obstruction (a), de quantité de remèdes atténuants, qu'il ne faudrait pourtant pas employer indifféremment dans le traitement du scorbut. Si, par exemple, cette maladie venait d'une acrimonie alcaline putride, en ce cas, les alcalis fixes, les alcalis volatils, les savons formés d'un sel alcali fixe ou d'un sel alcali volatil, unis à une huile, seraient très-nuisibles, parce qu'en atténuant les humeurs épaisses, ils augmenteraient encore l'acrimonie. C'est pour la même raison que les mercuriaux ne feraient pas bien dans cette circonstance, parce que, quoiqu'ils soient de très-bons fondants, ils putréfient les humeurs qu'ils ont dissoutes, comme on le

---

(a) Boerhaave, Aph., § 155.

voit par la salivation que produit le mercure. Il faut faire aussi une grande attention à l'état où les viscères se trouvent réduits par la maladie, pour voir les remèdes qu'ils sont capables de supporter. On voit donc qu'il est besoin d'une grande prudence pour traiter le scorbut comme il faut, surtout si le mal est déjà parvenu à un certain degré; et il ne faut pas se fier aux titres spécieux des remèdes antiscorbutiques, ni aux éloges qu'on en fait, plusieurs d'entre eux étant capables de faire plus de mal que de bien, quand ils ne sont pas donnés à propos, et qu'ils n'ont pas une vertu opposée à l'espèce d'acrimonie qui domine.

§ 1159. Les évacuants âcres ne font qu'aigrir le mal, et souvent ils le rendent incurable.

Comme le scorbut est occasionné souvent par des aliments difficiles à digérer (voyez le § 1150), et qu'il vient encore quelquefois à la suite des maladies d'obstructions, les médecins ont cru en pouvoir tenter la guérison par de forts évacuants, dans l'intention de vider au plus vite la saburre dont les viscères sont embarrassés. Je conviens qu'il faut évacuer les humeurs des premières voies; mais il ne faut employer que des purgatifs doux, comme on le dira dans le paragraphe suivant. Car les solides étant tellement affaiblis dans cette maladie, surtout lorsqu'elle est avancée, que la moindre force suffit pour rompre leur cohésion, et pour procurer l'épanchement des humeurs qu'ils contiennent, il est clair qu'il y aurait tout à craindre des désordres que les évacuants âcres pourraient exciter dans le corps. Les émétiques seraient encore bien plus dangereux, parce que, dans le vomissement, le diaphragme et les muscles abdominaux, entrant en convulsion, compriment fortement les viscères du bas-ventre (b); ce qui occasionnerait, dans les scorbutiques, la destruction entière de ces viscères, s'ils avaient déjà commencé à se putréfier, d'où il s'ensuivrait une syncope mortelle. Outre cela, on observe que les purgatifs âcres, tels que la *scammonée*, le *jalap*, la *coloquinte*, etc., fondent même les humeurs saines, et les font sortir par les selles

sous la forme de glaires putrides; ce qui fait encore une raison pour laquelle ces sortes de purgatifs ne conviennent point dans le scorbut, principalement quand il est porté à un haut degré, et que les humeurs commencent à dégénérer et à se putréfier.

Eugalenus (c), qui s'est rendu célèbre dans la guérison de cette maladie par une longue expérience, établit comme une thérapeutique, *que le scorbut ne saurait supporter de fortes purgations, ni de grandes saignées.* Van-der-Mye (d) a observé aussi que plusieurs scorbutiques s'étaient mal trouvés de la purgation. J'ai remarqué pareillement que, quand il régnait des dysenteries et des diarrhées épidémiques, les scorbutiques étaient plus en danger que les autres malades.

Il ne nous reste plus qu'à détailler les remèdes qui ont été utiles dans le traitement du scorbut; mais, comme nous avons distingué (au § 1151) quatre degrés de cette maladie, dont le premier est plus léger, et les suivants sont accompagnés de plus de symptômes et d'accidents plus fâcheux, nous suivrons le même ordre dans le détail de la curation.

§ 1160. Ainsi, dans la première espèce (1151, n° 1), il faut: α commencer par un purgatif doux, atténuant, désobstruant, à petite dose, souvent répétée. β Continuer les remèdes atténuants, et ceux qu'on appelle digestifs. γ Finir par les spécifiques les plus doux, continués long-temps, sous quelque forme que ce soit. δ Cependant, régler tellement les six choses non naturelles, qu'elles soient contraires aux causes mentionnées dans le § 1150.

Les symptômes que l'on observe dans le premier degré du scorbut (1151, n° 1) annoncent une grande viscosité dans les humeurs; mais il n'y a pas encore de signes ni de l'acrimonie des humeurs, ni de la corruption des viscères.

On donne d'abord un purgatif doux, pour débarrasser les premières voies des matières crues et indigestes qui s'y amassent à cause du mauvais régime, et en même temps pour atténuer les humeurs par le *stimulus* doux d'un fondant sa-

---

(b) Voyez Boerhaave, Aph., § 652.

(c) P. 20.
(d) P. 5—7.

lin, et pour les attirer vers les intestins en plus grande abondance. Par là non-seulement on vide les matières fécales qui sont contenues dans le canal intestinal, mais encore on fond et on évacue les humeurs grossières qui commençaient à s'arrêter et à croupir dans les vaisseaux des viscères du bas-ventre.

On trouvera dans la matière médicale qui est à la suite de ce traité plusieurs formules qui remplissent cette indication (*a*). On y recommande aussi, à la vérité, les *pilules cochées majeures*, qui contiennent la scammonée, la coloquinte, l'aloès, etc.; mais on ne les donne qu'en petite quantité; et d'ailleurs, dans ce premier degré, il n'y a pas encore une grande acrimonie, ni de dissolution putride dans les humeurs.

On a coutume de répéter souvent l'usage de ces purgatifs, en laissant trois ou quatre jours d'intervalle, pour placer les fondants et les atténuants dont nous allons bientôt parler, ensuite on recommence le purgatif; mais il ne faut jamais perdre de vue l'axiome d'Hippocrate, dont j'ai déjà fait mention dans un autre endroit de ces commentaires (*b*). « Si la purgation évacue ce qu'il faut » évacuer, les malades la supportent ai- » sément, et s'en trouvent bien; si, au » contraire, ils en sont tourmentés, c'est » une marque qu'on n'a pas évacué les » matières qu'il fallait purger. » Ainsi, quand nous voyons que cette paresse et cet engourdissement, qui sont les premiers symptômes du scorbut, commencent à se corriger, et que tout le corps redevient alerte, en usant des remèdes purgatifs dont nous parlons ici, nous devons être assurés qu'ils ont été donnés à propos; si, au contraire, les malades commencent à sentir encore plus de faiblesse et de langueur, il faut s'abstenir des purgatifs. Au reste, on peut insister sur ces médicaments avec moins de risque, quand on a affaire à des personnes grasses, ou d'une constitution leucophlegmatique; mais ils conviennent moins aux tempéraments secs et maigres.

β Nous avons déjà assez prouvé que toutes les humeurs sont épaisses et visqueuses dans le scorbut; mais dans la cure de l'obstruction (*c*) nous avons vanté, parmi les atténuants, la vertu des sels et des savons tant naturels qu'artificiels. On trouvera dans la matière médicale les remèdes qui satisfont le plus efficacement à cette intention, et on a pris le soin de les varier, afin de pouvoir s'accommoder aux différents tempéraments des malades. Ainsi, par exemple, chez les gens d'une constitution froide et lâche, les atténuants un peu chauds conviennent mieux que les autres, tels sont la *teinture du sel de tartre*, l'*élixir de propriété*, le *sel volatil aromatique huileux*, le *savon de Starkey*, etc., mais, pour les tempéraments chauds et bilieux, nous nous servons par préférence des *cristaux* et de la *crème de tartre*, du *sel polychreste*, de l'*oxymel simple, scillitique*, et surtout des sucs salutaires d'oranges, de citrons et d'autres fruits semblables, dont le suc acidule, savonneux, est un bon atténuant, et flatte le goût agréablement. Il faut aussi avoir égard à la différence des saisons; car, dans le temps des grandes chaleurs, il faut s'abstenir des remèdes trop chauds, qu'on peut employer dans l'hiver avec plus de sûreté.

γ On connaît un assez grand nombre de remèdes que les auteurs ont recommandés sous le titre d'antiscorbutiques, quoiqu'ils n'aient pas tous les mêmes vertus; et c'est pour cette raison qu'il y a du choix à faire ici, non-seulement selon les différents degrés de la maladie, mais encore eu égard aux différents tempéraments des malades. Nous avons dit plus haut (§ 1150) que le manque d'aliments végétaux devait être regardé comme une des principales causes du scorbut; c'est pour cette raison que, dans la matière médicale, on a donné à cet article-ci une liste de toutes les plantes qui peuvent y suppléer, sous le titre de spécifiques contre le scorbut. Toutes les espèces d'oseille, les tiges de bardane qui commencent à pousser dans le printemps, le choux rouge, le cerfeuil, la chicorée, l'endive, l'ortie, etc., toutes ces plantes font un très-bon effet dans des bouillons. Il faut dire la même chose du jus d'orange, de citron, etc., dont on arrose tout ce que l'on mange, ou

---

(*a*) Consultez la matière médicale de Boerhaave à l'endroit des remèdes antiscorbutiques. J'en ai donné la traduction à la suite de cet ouvrage. On y trouvera tous les médicaments et toutes les formules, sous le paragraphe et le n° auxquels ils se rapportent.

(*b*) Boerhaave, Aph., § 14.

(*c*) Voyez Boerhaave, Aph., § 153.

même dont on peut faire une boisson agréable et salutaire, en le délayant dans de l'eau, et en y ajoutant un peu de vin. Car ceux qui sont attaqués du scorbut, sont toujours en langueur, ils ont le pouls petit, faible, inégal, comme l'a toujours observé Eugalenus (d), qui même a regardé ce pouls comme un des signes diagnostics de la présence du scorbut. Il est quelquefois si languissant qu'un médecin italien, qui n'était pas accoutumé à traiter cette maladie, était étonné qu'un homme pût vivre avec un pareil pouls. C'est à cause de cela que, dans le catalogue des antiscorbutiques, on trouve de très-bons aromates, dont la seule odeur agréable est capable de réveiller les forces languissantes. Telle est la vertu, par exemple, de l'aurône, de l'absinthe, de l'eupatoire, de la menthe qu'on appelle communément du *baume*, etc. On recommande encore l'usage des plantes qui, outre la vertu de stimuler doucement, ont encore celle de fondre et d'atténuer. L'anagallis, le bécabunga, la fumeterre, le cresson d'eau, remplissent parfaitement ces indications; mais il en faut continuer long-temps l'usage dans ce degré du scorbut, et quoiqu'on puisse employer ces remèdes sous différentes formes, néanmoins il est plus à propos d'en faire un vin ou une bière, si on veut que les malades les prennent avec moins de dégoût, et qu'ils en usent pendant long-temps. Eugalenus assure (e) qu'avec une simple infusion d'absinthe dans de l'eau, du vin, ou même de la petite bière, il a guéri non-seulement des symptômes fâcheux du scorbut, mais encore la maladie elle-même. Pour moi, j'ai vu des familles entières qui se sont guéries du scorbut, en usant pour boisson ordinaire d'une bière faite de la manière suivante: ils laissaient infuser simplement, dans un tonneau de bière, quelques têtes de choux rouges, hachées par morceaux, avec douze poignées de cresson de fontaine ou de cochléaria, et une livre de *raphanus rusticanus* récent.

δ. Tous les remèdes qu'on peut faire sont inutiles, si on ne peut pas obtenir des malades de s'observer dans le régime; car, quoique le vice soit bien corrigé, il ne tarde pas à reparaître de nouveau, dès que les mêmes causes qui y ont donné lieu recommencent encore à agir. C'est assez la coutume dans quelques endroits de la Hollande, de ne se nourrir pendant l'hiver que de lard et de bœuf salé; aussi se trouvent-ils tous infectés du scorbut sur la fin de l'hiver; ensuite l'usage des herbes récentes et des fruits pendant le printemps corrige ce vice scorbutique, ou même emporte quelquefois entièrement la maladie, mais elle reparaît de nouveau l'hiver d'ensuite, parce qu'ils reprennent toujours leurs mêmes nourritures. J'ai vu tous les symptômes du scorbut renaître bien plus promptement de ce que les malades mangeaient tous les jours du fromage vieux et salé, que de toute autre cause. Ordinairement les malades se moquent des conseils des médecins, quand ils sentent que cela va mieux, et surtout dans les maladies chroniques. Il y en a cependant qui entendent raison là-dessus, et qui prennent tout de bon le parti de changer de régime. La curation est bien plus difficile quand on a affaire à des scorbutiques qui sont obligés d'habiter des lieux bas et marécageux pour gagner leur vie; car il est impossible dans ces cas-là de déraciner le mal entièrement, quand on se servirait des meilleurs remèdes; tout ce qu'on peut faire, c'est de pallier le mal en leur prescrivant le petit-lait pour boisson ordinaire pendant tout le printemps et tout l'été. Aussi les médecins ont-ils la douleur de voir de ces pauvres gens de la campagne qui, à la fleur de leur âge, ont déjà perdu leurs dents, et qui souffrent des douleurs horribles par tout le corps, surtout pendant l'hiver qu'ils ne font aucun exercice, car on sait que les travaux qu'ils sont obligés de faire pendant l'été leur font du bien.

§ 1161. Les mêmes remèdes que nous avons prescrits pour le premier degré de la maladie (1160. α. β. γ. δ.) peuvent encore servir pour le second degré (1151, n° 2). On passera ensuite à l'usage des antiscorbutiques un peu plus âcres sous la forme de sucs exprimés, de conserve, d'esprit, de sel volatil, de vin, de bière. On emploiera aussi les bains extérieurs et les pédiluves faits avec des plantes antiscorbutiques; les frictions chaudes, sèches, ou avec des liquides appropriés. La saignée sera quelquefois à propos, pour évacuer une partie des humeurs acrimonieuses, pour diminuer l'érosion des vaisseaux trop distendus, pour pro-

_(d) P. 48 et 58._
_(e) Ibid., p. 83._

curer une révulsion, pour faire place aux médicaments qu'on doit prescrire.

Les symptômes détaillés dans ce second degré du scorbut (§ 1151, n° 2) font voir que les humeurs sont bien plus épaisses, et circulent bien plus difficilement que dans le premier degré. Témoin cette enflure des jambes, cette pesanteur qui les rend presque immobiles, cette difficulté de respiration qui manque presque tout-à-fait aux moindres mouvements. Ainsi tous les remèdes que nous avons recommandés dans le paragraphe précédent, ne peuvent qu'être utiles dans ce second degré; mais on a coutume de se servir de ceux qui sont un peu plus forts, afin de mieux diviser et atténuer cette langueur dont se plaignent les malades. Mais il faut, dans l'administration de ces remèdes, user de quelques précautions dont nous parlerons dans le paragraphe suivant.

On trouvera dans la matière médicale, à cet article, plusieurs de ces antiscorbutiques âcres qui peuvent satisfaire à cette indication : mais il ne faut pas cependant les employer tous indifféremment. Car il y en a qui sont de la plus grande âcreté, tels que la capucine, l'ail, le pied de veau, le piperitis, la petite joubarbe qu'on appelle *sedum minus vermiculare acre*. On ne peut s'en servir que pour des tempéraments froids et leucophlegmatiques; ou du moins il faut les donner à petite dose, si on les emploie pour d'autres tempéraments. Pour ce qui est de la *gratiole*, elle donne un purgatif hydragogue qui, à la vérité, a la vertu de fondre les humeurs les plus tenaces, mais qu'on ne doit cependant employer ici qu'avec beaucoup de circonspection et à très-petite dose, parce que les évacuants âcres ne font qu'irriter cette maladie, comme nous l'avons dit au paragraphe 1159. On trouvera pareillement dans la matière médicale, des formules composées de ces remèdes. Mais il faut se rappeler aussi que la puanteur de la bouche, l'enflure et la douleur des gencives, les douleurs vagues qui se remarquent dans ce second degré du scorbut (§ 1151, n° 2), déclarent que l'acrimonie est jointe à la ténacité des humeurs. Il faut donc songer à adoucir cette acrimonie en même temps qu'on travaille à atténuer la viscosité par les antiscorbutiques âcres; autrement cette acrimonie qui était jointe à la ténacité, se trouvant libre et dégagée des liens qui la retenaient, n'en serait que plus nuisible, si l'on n'avait soin de l'énerver par les délayants, ou de la corriger par des remèdes opposés. Mais il n'y a rien de mieux à faire que de chasser du corps tout à la fois ces humeurs tenaces avec l'acrimonie qui y est jointe, en augmentant avec prudence les évacuations naturelles, comme on le dira dans le paragraphe 1164.

On peut encore faire servir au même but les bains faits avec des plantes antiscorbutiques. L'eau chargée de la vertu de ces médicaments s'insinue dans les veines absorbantes qui sont répandues par toute la surface extérieure du corps. Et c'est surtout quand il y a des taches à la peau, que l'on s'aperçoit du bon effet de ces bains; car rien ne dissipe plus facilement les liquides extravasés sous la peau, lesquels forment proprement les taches scorbutiques. Et comme c'est particulièrement aux jambes que l'on remarque ces taches violettes (d'où est venu le mot *scelotyrbe* que quelques-uns ont donné à cette maladie), c'est pour cette raison qu'on recommande surtout les pédiluves, ou bains de pied, dont Sennert a donné différentes formules (a), à l'exemple desquelles on peut en composer des différentes plantes dont on trouve la liste dans la matière médicale.

Ordinairement on met encore alors en usage les frictions dont nous avons expliqué ailleurs fort au long les avantages, lorsqu'il s'agit de résoudre les humeurs coagulées, et d'augmenter l'action des solides sur les liquides (b); nous en avons aussi parlé lorsque nous avons expliqué la contusion (c), qui, dans le fond, n'est autre chose qu'un épanchement du sang sous la peau, occasionné par quelque cause externe, qui a rompu les vaisseaux sans offenser la peau. Or, il est assez évident par l'histoire que nous avons donnée du scorbut, que les taches scorbutiques viennent pareillement d'un épanchement des humeurs sous la peau. Mais comme les vaisseaux se rompent facilement chez les scorbutiques, ainsi que nous l'avons dit plusieurs fois, il ne faut donner que des frictions douces; enfin, parce qu'il y a à craindre en même

(a) Lib. III, part. V, sect, II, cap. VIII, t. I, p. 1020.
(b) Boerhaave, Aph., § 75 et 132.
(c) Ibid., § 334.

temps que les humeurs épanchées ne se corrompent, plusieurs médecins recommandent les spiritueux pour en arroser légèrement les linges ou draps dont on se sert pour frotter les membres des scorbutiques.

Mais on n'est pas d'accord sur l'utilité de la saignée dans cette maladie. Plusieurs médecins, fondés sur ce que le sang des scorbutiques pèche d'un côté par la viscosité, et de l'autre par la ténacité et l'acrimonie, soit salée, soit alcaline, soit acide, comme nous l'avons dit au paragraphe 1153, ont cru qu'il n'y avait rien de plus avantageux pour la guérison de cette maladie, que de tirer ce mauvais sang par des saignées répétées, et de rétablir en même temps les humeurs dans leur état sain par un bon régime. Mais ils devraient faire attention que ce n'est pas assez de prendre de bons aliments, et qu'il faut encore qu'ils soient élaborés dans notre corps, pour s'assimiler à nos humeurs. Or, comme nous l'avons prouvé ailleurs (d), les grandes hémorrhagies et les saignées copieuses empêchent cette élaboration des sucs alimentaires et leur assimilation à nos humeurs. Il est donc évident que des saignées trop fréquentes, ou trop abondantes, bien loin de faire un bon effet dans le scorbut, empêcheraient au contraire la réparation des bonnes humeurs. Outre cela, le sang qui est trop épais et trop grossier dans cette maladie, commence à s'arrêter dans les extrémités des artères, et ce qui passe dans les veines n'est que la partie la plus ténue et la plus mobile, ce ne serait donc pas ce sang épais et visqueux, dont on se propose l'évacuation que l'on tirerait par les saignées; par conséquent les saignées ne paraissent pas corriger beaucoup la cacochymie des humeurs dans cette maladie. De plus, quantité d'observations de pratique ont appris à Eugalenus, comme on l'a dit au § 1159, que les scorbutiques ont de la peine à supporter les grandes saignées. Ce qui n'est que trop confirmé par la faiblesse du pouls de ces malades, et par les syncopes dans lesquelles ils tombent assez fréquemment. Mais quand les vaisseaux sanguins sont fort pleins, il n'y a pas de risque de diminuer la pléthore par la saignée, et en même temps on emporte une partie du liquide âcre, pourvu qu'on ait attention de ne point énerver encore davantage, par la trop grande évacuation de sang, les fonctions du corps qui sont déjà assez languissantes dans cette maladie. Il faut remarquer encore que les douleurs scorbutiques qui se font sentir dans différentes parties du corps, ressemblent quelquefois à des douleurs inflammatoires, et en imposent à ceux qui n'ont point d'expérience, comme nous en avons averti au § 1151, n° 2; et on sent bien que dans ce cas-là, on tenterait encore la saignée sans aucun succès. On voit donc par tout ce que nous venons de dire, ce qu'on peut attendre de bon de la saignée dans le scorbut, et dans quel cas elle est utile (1).

§ 1162. Mais, suivant que la ténuité acrimonieuse des humeurs, la crainte de l'hémorrhagie et la chaleur seront plus grandes, ou selon que l'épaississement, l'inaction, le froid et la pâleur des vaisseaux seront plus considérables, on usera des spécifiques médiocrement astringents et un peu froids, ou de ceux qui sont chauds et âcres.

La description des phénomènes de cette maladie (§ 1151) a fait assez connaître que, dans le commencement, les humeurs sont épaisses et croupissantes : mais à mesure que le mal augmente, on aperçoit des marques d'une plus grande acrimonie, et souvent même d'un commencement de putréfaction. Dès qu'elle est une fois présente, les humeurs commencent à se dissoudre et à devenir en même temps plus âcres; ce qui occasionne souvent des fièvres et des hémorrhagies, l'acrimonie des humeurs rongeant les vaisseaux. Or, les remèdes scorbutiques que nous avons recommandés dans le paragraphe précédent, ne laissent pas que d'être âcres et échauffants, et par conséquent lorsque la bouche commence à sentir mauvais, que l'on sent aux gencives de la douleur, du gonflement, de la chaleur, que les malades se plaignent de douleurs vagues par tout le corps, et que l'on voit survenir des hémorrhagies, même peu considérables, on doit se défier alors de l'usage de ces remèdes. Car les solides sont quelquefois si tendres

_______________

(d) Boerhaave, Aph., § 25.

(1) M. Lind dit expressément que la saignée ne convient point du tout dans le corbut, surtout lorsqu'il est avancé.

dans le scorbut, que la cohésion des parties se rompt pour la moindre cause, et en même temps les humeurs sont dans une si grande dissolution, qu'elles ne peuvent plus être contenues dans leurs vaisseaux, comme on l'a vu par l'histoire que nous avons donnée de cette maladie. Lorsque le scorbut est dans cet état, les médecins prudents ont recours à un autre genre de remèdes antiscorbutiques, je veux dire ceux qui sont capables de fortifier les solides, et de corriger la trop grande ténuité des liquides. De ce nombre sont la patience, le polypode de chêne, l'écorce de caprier et de tamarisc, l'oseille et autres, dont on trouvera la liste dans la matière médicale. Mais tant qu'on observe un simple froid et un simple engourdissement dans le scorbut commençant, ou même que la maladie, quoique déjà avancée, attaque des tempéraments froids et leucophlegmatiques, on peut employer avec sûreté les antiscorbutiques âcres. Si les signes sont équivoques, ou qu'on ait à craindre une putréfaction prochaine, quoiqu'elle ne se déclare pas encore, on se sert alors des antiscorbutiques un peu froids, dont on verra la liste dans la matière médicale, sous le chiffre de ce paragraphe. La plupart de ces derniers ont une vertu singulière. Ils sont résolutifs comme les savonneux, et en même temps ils résistent à toute sorte de pourriture. C'est encore pour la même raison que nous voyons les médecins prescrire fort souvent le *cochléaria*, le cresson, et autres plantes semblables, en y ajoutant l'oseille, le suc de citron, d'orange, etc., afin que ces derniers remèdes tempèrent la vertu trop âcre des premiers, et qu'ils puissent s'opposer à la putréfaction qui est fort à craindre dans cette maladie.

§ 1163. Pour corriger les vices de la bouche dans ce second période, il faut user d'antiphlogistiques et d'antiscorbutiques appropriés aux différentes espèces de scorbut.

Parmi les symptômes du scorbut (§ 1151, n.os 2, 3), on compte les maux qui affectent la bouche, savoir la puanteur de l'haleine, le gonflement, la douleur et le saignement des gencives pour peu qu'on les presse. Quand le mal a fait du progrès, les gencives se putréfient. Elles ont une odeur cadavéreuse, la gangrène se répand et gagne bientôt toute la bouche. Tant que ces maux ne sont que lé-

gers, on peut s'attendre qu'ils se passeront d'eux-mêmes, lorsqu'on aura guéri radicalement la maladie par les remèdes convenables. Mais il arrive quelquefois que ces accidents sont si fâcheux, qu'ils ne permettent point d'attendre, et qu'il faut y porter du remède sur-le-champ. Or, comme il est constant, par ce que nous avons dit au § 1153, que l'acrimonie qui domine dans le scorbut est de différente nature, il s'ensuit qu'il faut aussi varier les remèdes de ces accidents de la bouche, selon que l'on a à combattre telle ou telle acrimonie : si dans un tempérament leucophlegmatique, les gencives sont pâles, un peu gonflées et douloureuses, on pourra se servir avec succès de l'esprit thériacal, de l'esprit de cochléaria, de l'esprit de vin camphré, etc., ainsi que cela est prescrit dans la matière médicale à cet article. Mais lorsque les gencives sont rouges, et que l'on y sent de la chaleur, de la démangeaison, ou de la douleur, alors ces remèdes feraient plus de mal que de bien, parce qu'ils sont trop chauds. La saumure dans laquelle on a fait confire des limons fait ici des merveilles, parce qu'elle contient du sel marin qui est bon contre toute sorte de putréfaction, et à cause de l'odeur agréable et pénétrante des limons et de leur suc acide, surtout si l'on délaie cette saumure dans quelque eau distillée, et qu'on y ajoute un peu de miel rosat, de diamoron (1), etc., pour affermir ces parties flasques et déjà à demi gangrenées. On trouvera pareillement dans la matière médicale des formules convenables. Il suffit de laver et de gargariser sa bouche, et plusieurs fois le jour, avec un pareil remède, ou même d'appliquer entre les lèvres, les joues et les gencives, des plumasseaux trempés dans ce gargarisme, et de les renouveler souvent. Mais il ne faut pas croire qu'il soit besoin de frotter rudement les gencives des scorbutiques avec ces sortes de remèdes, comme je l'ai vu faire quelquefois à des chirurgiens; car on ne fait qu'augmenter par-là la douleur et l'inflammation, et on détruit les vaisseaux de ces parties tendres et délicates, ce qui produit la gangrène. Mais quand on commence à apercevoir des taches larges et blanchâtres, dont le tour est rouge et enflammé,

_____

(1) C'est un électuaire préparé avec le fruit du chamœmorus : voyez ci-dessous, § 1165.

et qui sont accompagnées d'une puanteur insupportable et d'un flux abondant de salive, il faut y porter sur-le-champ les remèdes les plus efficaces pour arrêter le progrès de la putréfaction qui est très-rapide. L'esprit de sel l'emporte sur tous les remèdes que j'ai vu tenter. Dans le commencement du mal, il suffit de se servir d'une dragme d'esprit de sel délayée dans quatre onces d'eau de fleur de sureau, de roses, ou autres semblables, en y ajoutant une once de miel rosat pour l'édulcorer. Mais j'ai été quelquefois obligé, quand la putréfaction était déjà considérable, de toucher ces endroits gangrénés avec l'esprit de sel tout pur par le moyen d'un pinceau; et quand je voyais que la gangrène s'arrêtait et ne faisait plus de progrès, ce qui arrivait en moins de douze heures, je me servais encore du même remède, mais plus délayé; et je voyais bientôt les parties gangrénées se séparer des parties saines. Ensuite je fomentais continuellement les chairs vives et douloureuses avec parties égales de suc de grande joubarbe et de miel rosat, ce qui adoucissait bien la douleur et l'inflammation, et disposait à une bonne consolidation ces ulcères qui n'étaient plus sordides. Mais quand les gencives ont été corrodées par cette putréfaction gangréneuse, les dents branlent et tombent bientôt; bien plus, on voit quelquefois tomber des esquilles considérables de l'os maxillaire; ce qu'on ne saurait éviter, si l'on a appelé le médecin trop tard, ou si la maladie n'a pas été bien traitée. On peut consulter encore ce que nous avons dit au chapitre de la gangrène (a) sur la matière scorbutique qui se jette sur les gencives.

§ 1168. Quant à la troisième espèce (1151, n. 3), on peut employer tout ce qui a été dit, si ce n'est qu'il faut user copieusement de liquides doux, qui passent aisément dans les vaisseaux, qui soient antiseptiques et antiscorbutiques; provoquer légèrement et long-temps les sueurs, les urines et les selles.

Dans la troisième espèce, comme cela paraît par les symptômes que nous avons détaillés (1151, n. 3), le sang est parvenu à un plus haut degré d'acrimonie, de sorte que la cohésion des solides se rompt et se détruit même par les causes les plus

légères, et qu'en même temps toutes les humeurs commencent à tourner davantage à la putréfaction; ainsi, il est besoin d'une plus grande précaution dans le traitement. Si on employait imprudemment les antiscorbutiques chauds et âcres, comme le cochléaria, le cresson, la moutarde, le raifort sauvage, etc., ces remèdes, par leurs parties stimulantes, augmenteraient le mouvement des humeurs acrimonieuses dans des vaisseaux qui n'ont que très-peu de cohérence; ce qui occasionnerait souvent des hémorrhagies soudaines et terribles: c'est pour cela qu'on doit préférer les plus doux, qui ont tout à la fois la vertu de s'opposer au progrès de la pourriture, et de fortifier les vaisseaux. C'est à ce titre que l'oseille, la patience, l'alléluia, et quelques autres plantes semblables sont si renommées. Il y a même des médecins qui, dans le traitement de cette maladie, ont soin de mêler ordinairement l'oseille avec le cochléaria, quoique le scorbut ne soit pas encore parvenu à ce troisième degré dont nous parlons ici.

Car le but qu'on se propose dans le traitement du scorbut, c'est de laver le sang et d'emporter l'acrimonie qui y domine, et en même temps d'atténuer la viscosité, si elle s'y trouve aussi jointe. Or, on obtient l'un et l'autre par la grande abondance de liquides doux et qui passe aisément dans les plus petits vaisseaux; et on fournit aussi par-là un véhicule à la sueur et à l'urine pour faire sortir les âcretés du sang par ces deux voies. Car nous voyons, même chez les personnes qui sont en bonne santé, que c'est par les pores de la peau et par la secrétion de l'urine que se séparent de la masse du sang toutes les parties qui, devenues trop âcres par une suite nécessaire de l'économie animale et de la santé même, seraient capables de faire beaucoup de mal, si elles y étaient retenues plus long-temps. Pareillement le corps se débarrasse encore par les selles, non-seulement des matières fécales, restes inutiles des aliments après que le chyle en a été extrait, mais encore de toutes les humeurs récrémentitielles qui se déchargent dans l'estomac et les intestins pour travailler à la digestion. Il est donc à propos d'augmenter toutes ces excrétions, mais avec prudence. On a averti ci-devant, à la vérité, que les purgatifs forts étaient nuisibles aux scorbutiques; mais on s'est toujours bien trouvé de leur tenir le ventre libre par le moyen de quelque laxatif doux, ce que

---

(a) Boerhaave, Aph., § 423.

les Anciens appellent *purger par épi-crase*, en laissant quelques jours d'intervalle pour placer les remèdes délayants et qui fondent doucement. Si on observe les urines des scorbutiques, on trouvera, comme nous l'avons déjà dit, qu'elles sont chargées, âcres, et qu'elles déposent beaucoup. Ne semble-t-il pas que la nature veuille nous indiquer elle-même de dépurer le sang et de le débarrasser de l'acrimonie qui s'y trouve, comme elle le purifie par la voie des urines? Voilà pourquoi le petit-lait est si renommé dans la curation du scorbut. Le suc des herbes fraîches dont il est chargé, surtout au printemps, et qui lui donne même alors une couleur tirant sur le vert, lui a mérité ce renom à juste titre, car il agit par la vertu atténuante et apéritive du chiendent, et en même temps il ne laisse pas que de pousser par les urines; aussi le regarde-t-on comme un des bons diurétiques. On le fait encore bouillir avec de doux antiscorbutiques, et il n'en devient que plus efficace. Boerhaave a donné dans sa matière médicale, à l'article qui répond à ce paragraphe, quelques formules de ces sortes de décoctions, et il est aisé d'en faire plusieurs autres sur le même modèle.

Les bons effets du lait ont été connus des Anciens. Nous lisons dans Hippocrate (*a*) que, pour la guérison de l'*ileum cruentum* (nous avons dit au paragraphe 1148 qu'il paraît avoir décrit le scorbut sous ce nom), rien n'est meilleur que de faire un grand usage du lait d'ânesse bouilli avec le miel pour le rendre purgatif. Il ajoute ensuite : « On ordonnera » le lait de vache, si la saison le permet, » pendant quarante jours. On fera boire » tous les matins deux *hémines* (1) de lait » de vache, en y mêlant, de quelques jours » l'un, un tiers d'eau de miel. »

On voit par ce passage qu'Hippocrate avait intention de lâcher le ventre en ajoutant du miel, et qu'il ne donnait le lait que pour adoucir et délayer l'acrimonie du sang. Mais, quoique le lait soit très-bon pour émousser et énerver toute acrimonie par les parties grasses et douces de la crème qu'il contient, néanmoins le petit-lait convient mieux, parce qu'il

est plus diluant, et que d'ailleurs il a une vertu diurétique.

Frédéric Hoffmann (*b*) vante aussi les bons effets du lait et du petit-lait dans la curation du scorbut, et il confirme cet éloge par ses propres observations et par celles d'autres médecins célèbres. Il recommande au même endroit de faire un grand usage de lait coupé avec des eaux minérales. Bien plus, il assure que c'est par l'expérience de trente années qu'il a appris les vertus admirables des eaux minérales dans le traitement du scorbut même invétéré. Dans un autre endroit (*c*) il remarque qu'il n'y a point de remède plus prompt, plus sûr et plus efficace pour déraciner le scorbut que l'usage des eaux thermales de *Carlesbaden*, et il rapporte que des ulcères scorbutiques sordides, qui sont ordinairement si difficiles à guérir, ont été entièrement consolidés par l'usage intérieur et extérieur de ces eaux, sans qu'il s'en soit suivi aucun mauvais effet. Or, on sait que ces eaux délaient par le principe salin qu'elles contiennent, qu'elles sont atténuantes, et qu'en même temps elles purgent et poussent par les urines.

Mais, quand il y a déjà une grande dissolution dans les humeurs, et que l'on aperçoit déjà des signes de putréfaction, il paraît que les eaux thermales ne conviennent pas si bien alors, à cause du sel alcali qu'elles contiennent. Dans ce cas-là, les remèdes médiocrement astringents et acidules conviendraient beaucoup mieux, comme nous l'avons dit au § 1162.

§ 1149. Quant à la quatrième espèce, on la guérit rarement; il faut varier la méthode curatoire selon la variété des symptômes; quelquefois les mercuriaux sont assez bien, ainsi que les remèdes que nous avons prescrits au paragraphe 1164.

Tout ce que nous avons dit (depuis 1148 jusqu'à 1166) étant bien examiné et comparé avec les phénomènes de la maladie et avec les dissections, il s'ensuivra que, pour bien traiter cette maladie, il faut s'attacher principalement à reconnaître le caractère de l'acrimonie particulière qui domine dans les humeurs; et comme cette acrimonie est

---

(*a*) De intern. affection., cap. 48, Charter, t. 7, p. 672.

(1) C'est une mesure des Anciens qui contenait dix onces, c'est-à-dire les 5/8 de la chopine de Paris.

(*b*) Medic. ration. system., t. iv, part. v, p. 29.

(*c*) Opusc. Phys. Medic., tome ii, page 300.

ou saline-muriatique, ou acide-austère, ou alcaline-putride, ou enfin rancido-huileuse, et que nous avons parlé souvent dans d'autres occasions de toutes ces acrimonies en général, et de chacune d'elles en particulier, on en peut tirer des lumières pour traiter le scorbut avec plus de méthode et de sûreté. On n'aura pas de peine à expliquer, après tout ce que nous avons dit, pourquoi le petit-lait, le lait de beurre, les eaux médicinales ont guéri tant de fois des accidents de cette maladie, desquels on n'espérait plus la guérison, et quels sont ces accidents; pourquoi les sucs des fruits acides, des oranges, des citrons, des limons, des grenades, de l'oseille, de l'alléluia; le vinaigre, le vin du Rhin, de la Moselle, ont été si souvent de bons spécifiques dans cette maladie, et quand; pourquoi les astringents austères, comme la rhubarbe, la patience, le tamarisc, le caprier, le vin austère noir et rouge, comme aussi les martiaux, ont eu quelquefois de si bons effets, et en quels cas; pourquoi les aromates les plus âcres, le cochléaria, la passerage, les cressons, le pied-de-veau, les raiforts, le poivre, le gingembre, le petit *sedum acre*, les sels alcalis volatils, fixes, huileux, aromatiques, savonneux, sont souvent très-bien seuls; pourquoi ce qui est salutaire à un scorbutique fait du mal à un autre; pourquoi enfin il ne faut pas s'arrêter au nom de cette maladie, mais s'attacher seulement au caractère différent de ses espèces, comme si c'étaient autant de maladies différentes.

Si l'on fait attention aux symptômes que nous avons détaillés au § 1151, n. 4, on verra bien qu'il y a peu d'espérance quand le mal est venu à ce période. Car les fièvres malignes putrides, qui accompagnent le scorbut dans ce degré, désignent qu'il y a déjà une grande corruption dans les humeurs, et tous les autres symptômes marquent que les viscères même sont déjà consumés. Mais on peut tenter divers remèdes, selon la diversité des symptômes, dans la vue seulement d'en adoucir la rigueur, comme on a coutume de faire dans les cures qu'on nomme palliatives, et qui, en adoucissant les symptômes, ne laissent pas que d'emporter quelque chose du fond de la maladie (a), ou qui du moins rendent plus supportables les maux qu'il est impossible de guérir entièrement. C'est ainsi, par exemple, qu'on remédie aux diarrhées et aux dysenteries, par des narcotiques doux et légers, mêlés avec les adoucissants; qu'on tâche de calmer les douleurs dans la strangurie, par le moyen de quelque décoction de racines et de feuilles de guimauve dans de l'eau ou du lait; qu'on emploie dans les lipothymies ou défaillances des cordiaux agréables, sans être cependant trop échauffants, et ainsi des autres palliatifs.

Mais si le scorbut n'est pas encore tout-à-fait incurable, et que les viscères ne soient point putréfiés, les seuls remèdes qui conviennent alors sont les mêmes qui ont été détaillés au paragraphe précédent.

Quelques médecins, voyant que les mercuriaux ont souvent réussi dans la cure radicale des maladies les plus fâcheuses, se sont avisés de les employer dans le scorbut; et ils se fondaient principalement sur ce qu'on remarque quelquefois dans le sang des scorbutiques une ténacité visqueuse, comme nous l'avons déjà dit plusieurs fois. Dans le premier degré du scorbut (1151, n° 1), où cette viscosité domine, sans qu'il y ait encore beaucoup d'acrimonie, on pourrait passer l'usage du mercure administré avec beaucoup de prudence, quoique, après tout, il soit beaucoup plus sage de s'en tenir aux remèdes que nous avons exposés, puisqu'on est assuré qu'ils réussissent dans ce premier degré de la maladie; mais quand la bouche commence à sentir mauvais, que les malades ressentent beaucoup de chaleur, de douleur et de gonflement aux gencives, on ne peut douter que l'usage des remèdes tirés du mercure ne soient alors fort dangereux, puisqu'on sait que leur effet est d'ulcérer l'intérieur de la bouche, d'exciter une salivation fétide et abondante. Par conséquent, les humeurs âcres n'en afflueraient que davantage aux gencives; et l'on conçoit quelle douleur il en résulterait, et combien il y aurait à craindre. Nous trouvons un exemple dans Frédéric Hoffmann (b) du succès malheureux du mercure employé tant intérieurement qu'extérieurement sur un homme qui était infecté du scorbut, et dont la langue devint toute ulcérée. C'est pour cela que ce médecin établit comme

----

(a) Boerhaave, Instit. Med., § 1244.

(b) Médic. ration. system., t. IV, part. V, p. 54 et seq.

une règle de pratique, « que les remèdes
» tirés du mercure, de quelque façon
» qu'on les prépare et qu'on les emploie,
» ne sont pas, à la vérité, toujours très-
» nuisibles dans le scorbut simple, mais
» que le danger est beaucoup plus grand
» et plus certain dans les affections scor-
» butiques des dents et de la langue,
» etc. » Comme donc, dans ce quatrième
degré du scorbut, il y a une grande acrimonie dans les humeurs, et même souvent une dissolution putride, il est clair
que l'usage des mercuriaux est très-sus-
pect, surtout dans ce période (1). Ceux
qui ont traité beaucoup de maladies vénériennes, n'ont que trop éprouvé que
la plus petite quantité de mercure excitait de grands désordres dans le corps des
scorbutiques, lorsqu'ils voulaient les guérir de la vérole par cette méthode. Il ne
nous reste plus qu'à expliquer quelques
corollaires pratiques, qu'il ne sera pas
difficile de tirer de tout ce que nous avons
dit jusqu'ici.

[*Tout ce que nous avons dit*, etc.]
Nous avons d'abord examiné les causes
occasionnelles du scorbut, ensuite nous
avons détaillé les différents symptômes
qui accompagnent ordinairement cette
maladie dans tout son cours; après quoi
nous avons exposé les changements que
les dissections nous ont appris que le
scorbut est capable de produire dans les
différentes parties du corps; et de tout
cela, nous avons conclu, au § 1153, que
la cause prochaine de cette maladie était
un vice de ténacité dans l'une des parties du sang, et d'acrimonie dans l'autre.
Mais cette grossièreté des humeurs est
quelquefois muqueuse, peu active, froide; et alors les amers et les aromatiques
sont d'un très-grand usage. C'est dans
ce cas que l'absinthe, dont Eugalenus
a fait de si grands éloges, a un effet si
merveilleux. Quelquefois cette viscosité
des humeurs est inflammatoire; et alors
le suc des fruits, les sirops et les robs
qu'on en fait, comme le rob de sureau,
de groseilles, etc., peuvent être donnés
très-à-propos, de même que dans le cas
où les scorbutiques sont gras et replets,
parce qu'alors le sang étant trop chargé
de parties grasses et huileuses, ne passe point facilement dans les petits vaisseaux. Il peut aussi y avoir dans les humeurs une viscosité atrabilaire, que
l'on ne peut fondre et atténuer par les
remèdes miellés, savonneux, etc., comme
nous l'avons assez expliqué dans le chapitre de la mélancolie.

Pareillement, l'acrimonie peut être
de différente espèce dans le scorbut; et
il y a des remèdes qui sont bons contre
toutes sortes d'acrimonies en général;
par exemple, l'eau et tous les aqueux
qui sont capables, à titre de simples délayants, d'adoucir et de corriger quelque acrimonie que ce soit; tels sont aussi les huileux doux qui émoussent et qui
empâtent pour ainsi dire toutes les parties âcres de nos humeurs, de quelque
nature qu'elles soient. Il y a d'autres
remèdes qui ne sont propres qu'à corriger telle ou telle acrimonie, et non toutes les espèces indifféremment; ainsi les
acides sont excellents contre la putréfaction alcaline, et les alcalis sont seuls
capables de corriger l'acrimonie acide,
mais comme on a parlé ailleurs de ces
différentes espèces d'acrimonies, et de
la manière d'y remédier, il serait inutile de répéter ce qu'on trouvera expliqué fort au long dans plusieurs endroits
de ces aphorismes (d).

[*Pourquoi le petit-lait*, etc.] Cela
vient de ce que tous ces médicaments
diminuent la grossièreté et la viscosité
des humeurs, en les délayant et en les
atténuant, et en même temps de ce
qu'ils fournissent au sang un véhicule
aqueux, qui soit capable de le laver, et
de le dépurer des sels âcres et des huiles
qui le disposent à la corruption, et de
charrier ces matières nuisibles hors des
voies de la circulation, soit par les sueurs,
soit par les urines, soit par les selles, mais
on suppose que les actions vitales ont encore assez de force dans ces maladies pour
faire circuler librement ces médicaments
avec le sang dans tous les vaisseaux, sans
quoi ils resteraient dans le corps, et produiraient des tumeurs hydropiques. Ils ne
conviennent donc pas quand on aperçoit une grande langueur, ou qu'il y a
quelque signe d'une trop grande dissolution dans les humeurs.

[*Pourquoi les sucs acides*, etc.] Ces
sucs sont utiles, quand le manque d'ali-

---

(1) On voit que M. Van-Swieten contredit ouvertement et avec raison le sentiment hasardé de Boerhaave. (Voyez le
danger des mercuriaux dans le scorbut,
t. I, p. 223, 225, 227.)

(d) Consultez ces aphorismes et leurs
commentaires : § 60 et suiv., § 76 et suiv.
et § 605.

ments végétaux a fait dégénérer les humeurs de leur état naturel dans une rancidité putride, comme cela arrive dans les siéges des villes, et dans les voyages de long cours; car on peut alors, avec de simples fruits, et des bouillons faits avec de la viande fraîche, et des herbes potagères, guérir très-sûrement le scorbut, comme nous l'avons dit, pourvu que les viscères n'aient pas encore été fort endommagés de cette cacochymie putride. M. Morin a guéri plusieurs scorbutiques dans l'Hôtel-Dieu de Paris, en leur faisant manger beaucoup d'oseille qui avait été cuite avec des œufs (e). Eugalenus (f) assure que des gens attaqués du scorbut se sont très-bien trouvés d'une décoction d'orge dans du vin du Rhin. On lit dans Clusius (g), que les peuples de la Norwége exposent les scorbutiques dans une île voisine, qui est fort abondante en mûres (1), et qu'ils ne les laissent point revenir chez eux qu'ils ne soient entièrement guéris. Ces pauvres gens, pendant tout le temps qu'ils sont ainsi éloignés du commerce de tous les autres hommes, ne vivent que de mûres, et ils se rétablissent quelquefois en peu de jours; mais l'hiver, quand on ne peut pas les envoyer dans cette île, à cause des grands froids, on leur donne avec tout autant de succès un électuaire préparé de ces fruits, et ils en usent en grande quantité.

[*Pourquoi les astringents austères,* etc.] Les symptômes du scorbut que nous avons exposés au § 1151 prouvent manifestement que la cohésion des parties solides est quelquefois si faible dans cette maladie, que la force la plus légère suffit pour la rompre; et cette faiblesse des solides ne va guère sans une grande dissolution dans les fluides. C'est dans ce cas qu'on peut faire usage des astringents austères que nous avons recommandés ailleurs (h), pour remédier à la trop grande débilité, au relâchement des solides; ils sont d'ailleurs très-propres à rendre aux humeurs trop dissoutes leur consistance naturelle. Ainsi, dès qu'on remarque dans les scorbutiques un relâchement et une flaccidité des fibres de tout le corps, et qu'en les touchant un peu rudement, on fait paraître des taches bleuâtres sous la peau, c'est là le cas de placer les remèdes dont nous parlons. Peut-être que l'*herba Britannica* que Pline a recommandée (i) pour le *stomacace et le scélétyrbe,* avait cette vertu d'astreindre et de corroborer; car cette maladie qui affligeait l'armée de Germanicus campée au-delà du Rhin, était probablement une maladie lente, puisque *les dents leur tombèrent dans l'espace de deux ans, et que les ligaments des articulations des genoux se relâchaient.* Or, on sait que les maladies sont lentes dans les tempéraments faibles, quoique assez fâcheuses et incommodes par les langueurs et les lassitudes. D'ailleurs, il y a bien des savants qui ont cru que cette *herba Britannica* des anciens était une espèce de *lapathum :* on peut consulter sur cela Muntigius (k), qui cependant a entassé sur ce sujet beaucoup plus d'érudition qu'il n'en était besoin pour son but (1).

Quant aux bons effets de l'acier dans un pareil relâchement des solides, nous en avons déjà parlé, quand il s'agissait de la maladie des fibres lâches (l), et nous en dirons encore quelque chose dans le chapitre suivant, où nous traitons de la cachexie.

[*Pourquoi les aromates les plus âcres, la rhubarbe,* etc.] Ces remèdes sont utiles dans les cas où il y a pâleur, froid, engourdissement. La bouffissure du corps, les urines pâles et sans odeur, l'absence de la soif, une pesanteur par tout le corps sont des signes qu'on peut donner ces remèdes avec sûreté. Mais, comme

---

(e) Académ. des Sciences, 1708, hist., p. 63.

(f) De scorbuto, p. 47.

(g) Rariorum plantar. hist., lib. I, cap. 85, p. 119.

(1) Ce ne sont point les mûres de nos pays, mais les fruits d'une espèce de ronce qu'on trouve dans la Norwége, *Chamæmorum Norwegicum Clusii.* Ray prétend que c'est la même plante que le *Chamæmor. offic. Germ.* qui n'est autre chose que le *Chamærubus folio ribes Anglica C. B.* Holerus nous apprend que les habitants de la Norwége et de la Finlande préparent tous les ans avec ce fruit un électuaire contre le scorbut; c'est ce qu'on appelle *Diamoron.*

(h) Boerhaave, Aph., § 28, n. 4.

(i) Hist. Nat., lib. xxv, cap. 3.

(k) De vera Antiquorum herba Britannica.

(1) Voyez les conjectures de cet auteur, et le sentiment de M. Lind sur cette maladie, part. III, chap. I.

(l) Boerhaave, Aph., § 28, n. 4.

plusieurs d'entre eux ont beaucoup d'à-creté, il faut les employer avec prudence, de peur que les humeurs glutineuses et épaisses, étant remuées subitement par ces stimulants, ne s'amassent dans les poumons, et ne causent une maladie dangereuse (m).

[*Pourquoi ce qui convient à un scorbutique fait mal*, etc.] Cela vient de la différence, tant du degré de la maladie, que de l'espèce et de l'intensité de l'acrimonie. Ainsi, par exemple, ces aromates âcres qui font si bien dans le scorbut lent et froid, pourraient causer des hémorrhagies mortelles, si on les donnait dans le degré où les gencives saignent, et ont une odeur cadavéreuse; non-seulement parce qu'ils augmenteraient l'acrimonie des humeurs, mais encore parce qu'ils ne tarderaient pas à causer la rupture des vaisseaux déjà faibles, en augmentant l'impétuosité des humeurs par leur vertu stimulante. C'est pourquoi plusieurs médecins suivent le conseil de Sennert (n), et n'emploient pas si facilement les antiscorbutiques les plus âcres qu'on vante ordinairement sous le nom d'esprits antiscorbutiques; mais ils préfèrent une infusion de cochléaria, de cresson, etc., dans le petit-lait, ou bien encore ils délaient dans le petit-lait les sucs récemment exprimés de ces plantes, et les donnent à boire à leurs malades.

[*Pourquoi enfin ne faut-il pas s'arrêter*, etc.] Nous avons déjà dit plusieurs fois dans l'histoire de quelques autres maladies, qu'il n'y a rien de plus dangereux que de s'arrêter seulement au nom d'une maladie, et de recourir, sans examiner rien de plus, à quelque remède en vogue qui se débite dans les boutiques sous un titre spécieux, comme ayant une vertu spécifique et infaillible pour guérir radicalement cette maladie. Ainsi on vend chez les apothicaires des esprits, des essences, des élixirs, etc., anti-apoplectiques, anti-pleurétiques, anti-scorbutiques, etc.; tous ces beaux remèdes, quoiqu'ils puissent se donner en certains cas, sont cependant souvent inutiles et même pernicieux. Il n'y a que ceux qui voudraient abréger un art qu'Hippocrate a eu raison d'appeler long (1), qui vont ainsi chercher dans les boutiques d'apothicaires un remède opposé au nom de la maladie, et ils s'imaginent alors avoir bien fait la fonction de médecin. Mais l'histoire du scorbut, que nous avons donnée ici d'après les observations les plus fidèles, nous montre assez combien de différentes maladies sont comprises sous ce nom, et combien les remèdes doivent être différents, selon que la maladie commence ou est confirmée; selon que le scorbut est ou putride, ou muriatique; selon qu'il y a dans les humeurs ou une ténacité visqueuse, ou une trop grande dissolution; selon que les viscères sont encore sains et entiers, ou qu'ils commencent déjà à se gâter, et ainsi du reste. Un médecin donc qui veut traiter avec succès cette maladie, doit faire peu de fond sur le titre spécieux et imposant de remèdes antiscorbutiques; mais il doit rechercher avec soin les causes de cette maladie, faire attention à tous les signes diagnostiques qui peuvent lui marquer les différentes espèces d'acrimonie et leur différente intensité; et de toutes ces connaissances exactes et scrupuleuses, il doit tirer ses indications et sa méthode curatoire. Et ainsi, par les lumières de son art, il traitera sous un même nom plusieurs maladies différentes.

----

(m) Voyez Boerhaave, Aph., § 871.
(n) Lib. III, part. V, sect. II, cap. VI, t. II, p. 1113.

(1) « Vita brevis, ars longa, occasio præceps, experimentum periculosum, judicium difficile. » Hippocr., Aphor.

FIN DU TRAITÉ DU SCORBUT DE BOERHAAVE.

# MATIÈRE MÉDICALE DE BOERHAAVE,

## POUR LE SCORBUT.

### § 1160, lettre α.

*Poudre purgative.*

℞ Tartre vitriolé non acide,
Cristal de tartre,
Sel polychreste, ana ʒ ß
Mêlez : faites une poudre pour prendre le matin avec du petit-lait, en buvant par-dessus ℥ xij de petit-lait.

*Autre purgatif en forme de potion.*

℞ Sel polychreste, ℥ ij
Pilules cochées majeures, scr. j
Syr. de roses solut. avec le séné, ʒ vj
Eau distillée de chicorée, ℥ ij
Mêlez : faites une potion.

*Autre de même vertu.*

℞ Elixir de prop. comp. avec le sel de tartre, ʒ ij
Syr. de roses solut. avec le séné, ʒ vij
Pour une potion.

*Pilules purgatives dans le premier état du scorbut.*

℞ Pilules cochées majeures, ʒ j
Faites-en xxj pilules.
Le malade en prendra deux le soir avant de se coucher, et cinq le matin avant de déjeûner.

### § 1160, lettre β.

*Atténuants digestifs.*

La teinture de sel de tartre de Van-Helmont, ʒ j dans ℥ ij de vin.
— d'Harvée, ʒ iv sur ℥ iij de vin.
— de Mars, de Ludovic. ʒ j sur ℥ j de vin.
Le tartre vitriolé,
Les cristaux et la crème de tartre, } à la dose d'ʒ ß.
Le vitriol de Mars,
Le sel polychreste,
Les sels végétaux à la façon de Tachenius, ʒ j sur ℥ iij de vin.
L'élixir de propriété préparé avec l'esprit de vinaigre, ʒ ij

—avec le sel de tartre, ʒ ij
—avec les eaux aromatiques, ʒ iij
Les esprits aromatiques huileux volatils, ʒ j
Le savon de Venise, ʒ iv
— de Starkey, scr. ß.
L'oxymel simple, ʒ iv
— scillitique simple, ʒ iij
—— composé, ʒ ij
La conserve d'oseille,
—— d'alleluia,
Les oranges,
Les oranges de la Chine,
Les citrons,
Les limons,
Les grenades.

### § 1160, lettre γ.

*Les spécifiques antiscorbutiques doux.*

L'aurône mâle,
—— femelle,
La grande absinthe,
La petite absinthe,
Toutes les espèces d'oseille,
Toutes les espèces d'alleluia,
L'*ageratum* ou eupatoire,
L'aigremoine,
Le mouron mâle,
Le mouron femelle,
L'armoise,
La menthe-coq,
La bardane,
Le bécabunga,
Le botrys ou *chenopodium*,
Le choux pommé rouge,
Le navet,
Le buis,
Le cerfeuil,
Le chamœdrys,
Le chamœpitis,
La chicorée,
Le crambe, ou chou marin,
Le cuminoïdès,
L'endive,
L'*eupatorium cannabinum*,
Le fenouil,
La fumeterre,

Les deux espèces de galéga,
Le lierre terrestre,
Les *lapathum*,
La livêche,
La marjolaine,
La mélisse,
La menthe,
Le cresson d'eau,
— de jardin,
La nummulaire,
La rhubarbe,
La sauge,
La scabieuse,
Le scordium,
La *sophia chirurgorum*,
La véronique,
L'ortie.

### *Fruits aromatiques odorants.*

Les oranges,
Les citrons,
Les grenades,
Les limons.

### *Autres fruits.*

L'épine-vinette,
Les cerises mûres de toutes espèces,
Les fraises,
Les groseilles,
Les mûres,
Les pommes aigres-douces,
Les abricots,
Les pêches,
Les prunes mûres de toutes espèces,
Les fruits de la ronce commune bleue,
—————————————————— rouge,
Les framboises,
Les baies de sureau,
Les tamarins,
L'airelle.

## § 1164.

### *Les antiscorbutiques âcres.*

La capucine,
L'ail,
L'alliaire,
L'arum,
Le cran, ou raifort sauvage,
L'absinthe,
Les oignons,
La grande chélidoine,
Le cochléaria,
L'*enula campana*,
L'*erysimum*,
La roquette,
La gentiane,
La gratiole,
Le pastel,
La passe-rage,

Le poireau,
La ptarmique,
Le raifort des jardins,
— sauvage,
La rhue,
La sabine,
Le santonicum,
La saponaire,
Le *sedum minus vermiculare acre*,
La moutarde,
Le trèfle d'eau.

### *Suc exprimé antiscorbutique.*

24 De raifort sauvage ratissé, ʒ iv
Feuilles récentes de cochléaria,
de nummulaire,
d'ortie, ana
man. iv

Exprimez le suc de ces plantes selon l'art, et édulcorez avec du sucre ; le malade en prendra ʒ ij quatre ou six fois dans la journée.

### *Esprit de même vertu.*

24 Semence de sinapi,
de raifort des jardins,
de roquette,
d'*erysimum*,
de cresson de jardin, ana ʒ j
Feuilles de cochléaria,
de passe-rage,
de raifort sauvage, ana
man. ij

Le tout étant haché et pilé, ajoutez-y
du sel marin, ʒ ij
de la levure de bière, ʒ j
de l'esprit de vin, *q. s.* pour surpasser le tout de deux doigts,
Distillez et cohobez trois fois.

### *Sel volatil.*

Aux drogues précédentes, au lieu de sel et de levure de bière, vous ajouterez :
Sel ammoniac pilé, ʒ iij
Cendres gravelées, ʒ vij
Distillez comme ci-dessus.

### *Bière médicamenteuse antiscorbutique.*

24 Feuilles récentes de cochléaria,
de roquette,
d'*erysimum*,
de trèfle d'eau, ana
man. j
Semences récentes contuses de cresson
de jardin,
de raifort de jardin, ana ʒ ij
Fleur de petite centaurée, ʒ j
Rac. de *raphanus rusticanus*, ʒ v
Mettez toutes ces plantes, bien hachées, dans un demi-tonneau de bière nouvelle, dans le temps qu'elle fermente.
Pour boisson ordinaire.

*Vin médicamenteux de même vertu.*

♃ Bulbe d'arum récemment tirée de
    terre, ℥ ß
*Raphanus rusticanus,* ℥ j
Feuilles de cochléaria,
       de trèfle d'eau, ana. man. j
Sem. de *sinapi,* ʒ ij
Vin du Rhin, lib. vj
Faites un vin médicamenteux, s. a.

## § 1162.

*Antiscorbutiques modérément
astringents.*

Le caprier,
La fleur de genêt,
Le frêne,
Le lapathum et toutes ses espèces,
Le houblon,
Le polypode de chêne,
La rhubarbe,
Le tamarisc.

*Antiscorbutiques un peu froids.*

Les oranges,
Les citrons,
Les limons,
Les oranges de la Chine,
Les grenades,
Les fruits âcres,
L'oseille,
La chicorée,
L'endive,
L'alleluia,
Les laitues,
Les pissenlits,
Le lait coupé en été,
Le petit-lait,
Le lait de beurre,
Le tartre et tous les acides tartarisés.

*Antiscorbutiques chauds et âcres.*

*Voyez* § 1161.

## § 1163.

*Gargarismes dans le scorbut chaud.*

♃ De la saumure de limons,
Du miel rosat, ℥ ij
Esprit de sel dulcifié, ℥ ß
Eau distillée de rhue, ℥ ij
Mêlez.

*Autre.*

♃ Esprit de sel, ʒ ij
  Eau distillée de sauge, ℥ vij
Mêlez.

*Autre.*

♃ Suc de limon récent, ℥ j
  Sel ammoniac, ℥ j
  Eau distillée de rhue, ℥ vj
Mêlez.

*Dans le scorbut froid.*

♃ Esprit thériacal,
      de cochléaria, ana ℥ j
  Miel de romarin, ℥ ij
Mêlez.

*Autre.*

♃ Esprit de vin camphré, ℥ ß
  Teinture de myrrhe, ℥ j
  Rob de genièvre, ℥ j
  Eau distillée d'absinthe, ℥ iv
  Sel gemme, ʒ j
Mêlez.

## § 1164.

*Décoction douce et antiseptique dans
le scorbut âcre.*

♃ Fumeterre,
  Oseille,
  Bécabunga,
  Trèfle d'eau, ana, man. j
  Petit-lait,
  Lait de beurre, ana, pint. j
Faites-en une décoction.

*Petit-lait antiscorbutique.*

♃ Alleluia, man. j ß
  Bétoine,
  Cerfeuil, ana, man. ß
  Tamarins, ℥ j ß
Toutes ces plantes étant bien hachées,
faites-les infuser dans lib. iij de petit-
lait en été, pendant l'espace d'une
heure, à une chaleur forte, néanmoins
sans ébullition; ensuite ayant passé la
liqueur dans un linge avec expression,
mêlez-y
  Du sirop de suc de citron,
       de framboise,
       de violette, ana ℥ j
Le malade boira de l'un ou de l'autre
℥ j de demi-heure en demi-heure pendant toute la journée.

FIN DE LA MATIÈRE MÉDICALE DE BOERHAAVE.

# TABLE DES MATIÈRES

### CONTENUES

## DANS CE VOLUME.

---

### PRINGLE.

---

MÉMOIRES SUR LES SUBSTANCES SEPTIQUES ET ANTI-SEPTIQUES. — 139

MÉMOIRE Ier. — ib.

Expériences qui démontrent qu'on ne doit point appeler les substances putrides, *alcalines*; que ni les sels alcalis volatils, ni les fixes, ne tendent naturellement à produire la putréfaction dans le corps humain, étant d'eux-mêmes anti-septiques; que deux anti-septiques combinés peuvent en produire un troisième plus faible que chacun d'eux. Expériences servant à comparer les vertus de quelques sels neutres pour résister à la putréfaction. Des qualités antiseptiques de la myrrhe, du camphre, de la serpentaire, des fleurs de camomille et du quinquina. — ib.

## LIND ET BOERHAAVE.



27